江山中草药图鉴

江山市政协文化文史和学习委员会
江山市农业农村局
江山市中药材产业协会
编著

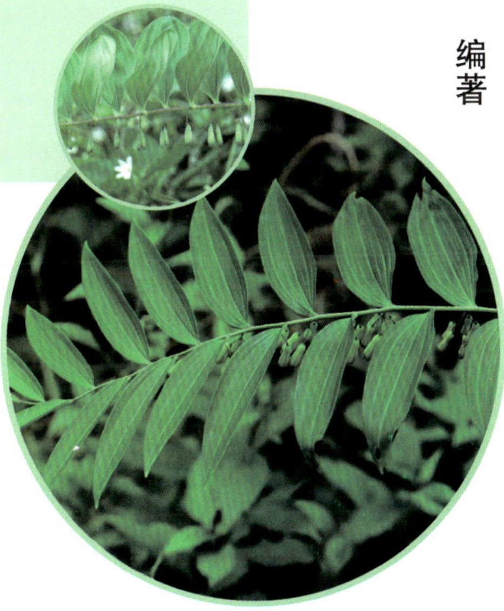

中医古籍出版社
Publishing House of Ancient Chinese Medical Books

图书在版编目（CIP）数据

江山中草药图鉴 / 江山市政协文化文史和学习委员会，江山市农业农村局，江山市中药材产业协会编著 . —北京：中医古籍出版社，2020.1

ISBN 978-7-5152-1955-4

Ⅰ . ①江… Ⅱ . ①江… ②江… ③江… Ⅲ . ①中草药—图谱 Ⅳ . ① R282-64

中国版本图书馆 CIP 数据核字（2019）第 275659 号

江山中草药图鉴

江山市政协文化文史和学习委员会
江山市农业农村局 编著
江山市中药材产业协会

策划编辑 郑 蓉
责任编辑 周 平 秦 琳
封面设计 韩博玥
出版发行 中医古籍出版社
社 址 北京市东城区东直门内南小街 16 号（100700）
电 话 010-64089446（总编室）010-64002949（发行部）
网 址 www.zhongyiguji.com.cn
印 刷 北京中献拓方科技发展有限公司
开 本 889mm×1194mm 1/16
印 张 39
字 数 800 千字
版 次 2020 年 1 月第 1 版 2020 年 1 月第 1 次印刷
书 号 ISBN 978-7-5152-1955-4
定 价 368.00 元

编委会

中国人民政治协商会议第十届江山市委员会文化文史和学习委员会成员名单

主　　任	胡汉民
副 主 任	周晓赟　徐　彬（兼）　郑犁敏（兼）
委　　员	王小芳　占苗森　朱永春　刘雁来　陈　敏　周建新　周晓赟　郑犁敏　胡汉民　施　建　姜志鹏　徐　彬　郭元敏
特聘委员	王　驰　王厚让　王淑贞　刘鸿才　李端贞　周晋光　周慧清　姜荣珍　祝龙光　徐江都　徐雪良　潘海峰　戴明桂

序言

继2016年编辑出版《江山中医医案》之后，江山市政协文化文史和学习委员会会同江山市农业农村局、江山市中药材产业协会联合编辑出版的《江山中草药图鉴》一书即将出版发行，这是我市政协文化文史工作助推产业发展的一项新成果，也是献给新中国70华诞、人民政协成立70周年的一份厚礼！可喜可贺！

《史记·三皇本纪》记载："神农始尝百草，始有医药。"中草药是中华医药的创始之源，是中华民族抗争疾病的宝贵经验积累，为中华民族永续发展做出了不可磨灭的贡献。约成书于汉代或更早时期的《神农本草经》是中国现存最早的一部中药学著作，由此开启了中华民族绵绵不绝的编修药典传统。有唐一代，官方开始全面介入了中药的管理，诞生了中国古代第一部官修药物专著《唐本草》，开创了本草著作图文并茂的先例。到了明代，李时珍编撰的《本草纲目》标志着我国的中药典籍已发展到成熟阶段，是中国本草史上的一座丰碑。进入新时代，党和国家高度重视中医药事业产业发展，中药材正成为乡村振兴的重要产业。《江山中草药图鉴》一书是编修药典传统在当下的赓续和发扬，可谓善莫大焉。

江山市位于浙江省西南部，境内江郎山是世界自然遗产，为国家5A级旅游景区。江山地处浙闽赣三省边界，为钱塘江源头之一，地貌类型复杂多样，四季分明、光照充足、降雨充沛，适宜中草药生长。境内仙霞山脉斜贯东南，怀玉山支脉盘亘西北，大山茂林之中蕴藏着极其丰富的中草药资源。借此资源禀赋优势，近年来，江山市中药材产业迅速发展，种植规模不断提高，中药加工快速崛起，产业链不断完善，是江山市委市政府重点发展的农业产业，已成为浙江省中药材产业基地。

《江山中草药图鉴》是一部系统、全面、实用的区域性中草药工具书，书中收录了716味中草药，每一味中草药项下都分列了“药材来源”“江山土名”“性味归经”“功能主治”“采收加工”“参考资料”及植物图片7个部分，内容翔实，文字简明，图文并茂，彩图精美，有助于广大读者较为快速、准确地识别，具有较强的科学性和实用性。从某种意义上说，《江山中草药图鉴》就是一部江山中草药“家谱”，一部江山中草药科普读本，一部江山版的“本草纲目”。相信《江中草药图鉴》一书必将成为普及江山中草药科学知识、弘扬中草药文化的新载体，必将成为保障人民健康、助推“健康江山”建设的新桥梁，必将成为保护开发我市珍稀中草药资源、助力我市中药材产业提质升级的新媒介。在此，我们向社会各界郑重推荐，《江山中草药图鉴》一书值得一读，开卷定当有益。

锲而不舍，久久为功。当前，江山正处于推进“健康江山”建设和大健康产业发展的关键期，迫切需要全市上下更加重视、关心和支持中草药事业发展，充分发挥中草药“简、便、廉、验”特质和朝阳产业优势，依托我市中草药资源优势，大力发展中医药健康产业，有效助推“健康江山”和“江山大花园”建设，为推动幸福江山建设向更高层次迈进贡献力量！希望江山市政协文化文史和学习委继续发挥文史资料“存史、资政、团结、育人”的重要作用，再接再厉，继续选编具有江山地方特色的文史资料图书，为满足人民群众日益增长的美好生活需要和助推产业经济发展提供更多的基础支撑！

江山市政协

凡例

1. 本书以习近平新时代中国特色社会主义思想为指导，贯彻落实以人民为中心的发展思想，以弘扬中医药文化、普及中草药知识为目的，着力为江山市中药材产业持续健康发展和乡村振兴服务。

2. 本书以中草药的正名为辞目，下分药材来源、江山土名、性味归经、功能主治、采收加工、参考资料、植物图片共 7 项。

3. 本书共收录江山地产中草药植物 655 种，不同部位入药的分列 716 种。

4. 本书辞目顺序按照笔画、字数及笔形排列。笔形顺序为起笔横、竖、撇、捺、折及字形结构的左右、上下顺序。

5. 本书所收录的中草药以《中华人民共和国药典》(2015 年版) 和《浙江省中药炮制规范》(2015 年版) 为主要依据，凡上述两部标准中未收录的，主要参考《浙江省中药炮制规范》(2005 年版)、《福建省中药饮片炮制规范》(2012 年版)、《江西省中药炮制规范》(2008 年版)、《安徽省中药饮片炮制规范》(2005 年版)、《浙江植物志》(1993 年版)、《浙江药用植物志》(1980 年版)。部分资料选自近年出版的医药期刊、江山媒体资料和江山市名老中医验方。

6. 凡书中药材来源中有 2 个或 2 个以上种的，根据江山境内的分布情况，只列出江山境内有野生或已经引种的种。如江山习惯使用的种与标准不符的，在参考资料中做出说明。

7. 凡书中药材来源一致而又有多个药用部位可供药用的均集合在目录中首先出

现的药材名下。例如，陈皮、橘红、橘核、橘叶、橘络一起集合在陈皮名下，不再按橘红等的笔画另列。

8. 参考资料收集的内容主要涉及药材性状、植物化学成分、药理研究、民间临床应用、江山本土民间用法和使用注意事项等。

9. 附录中设有笔画索引和拼音索引，索引名称均包括正名、土名、植物名及收录的中药名等，方便读者查阅。

目录

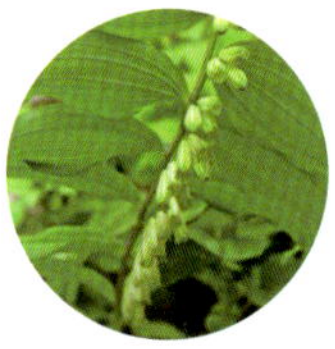

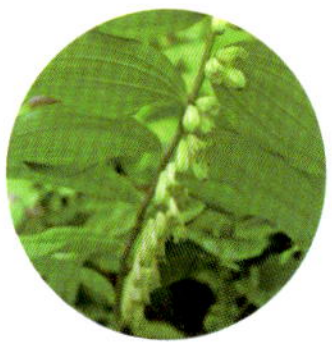

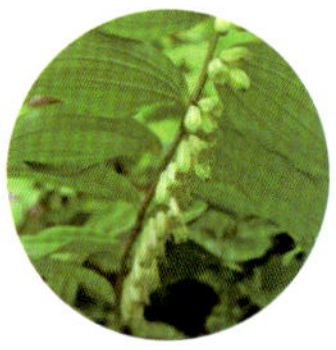

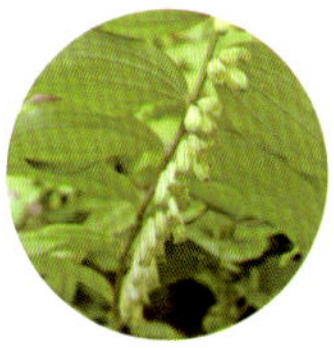

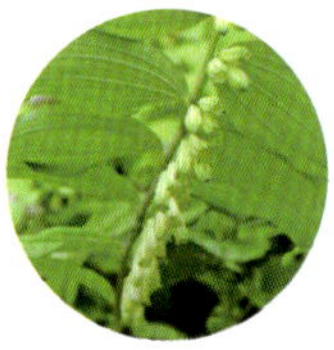

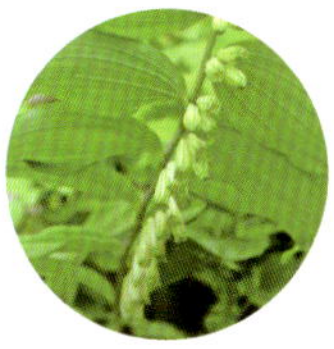

六　画 \ 185

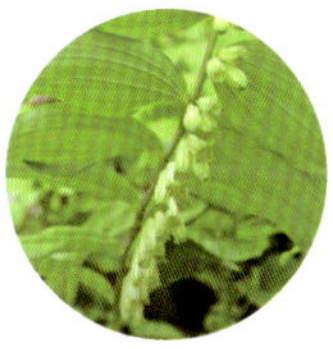

七　画 \ 225

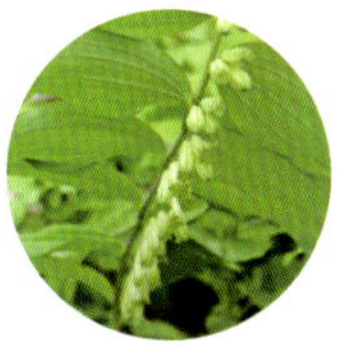

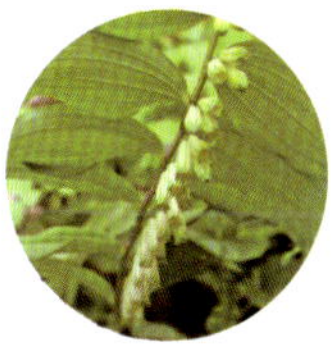

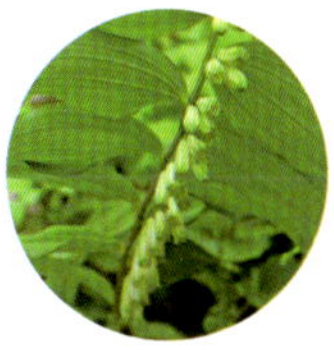

十　画 \ 401

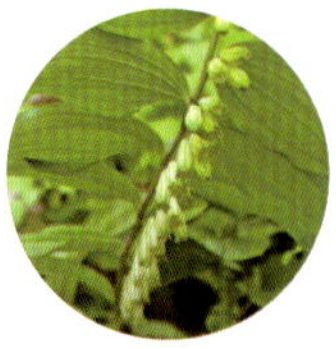

十一画 \ 445

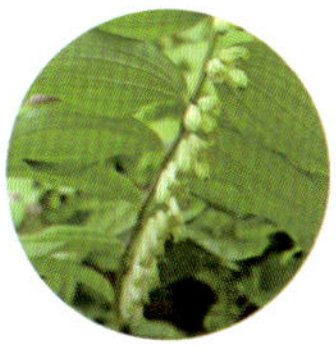

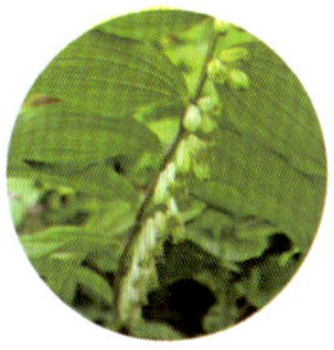

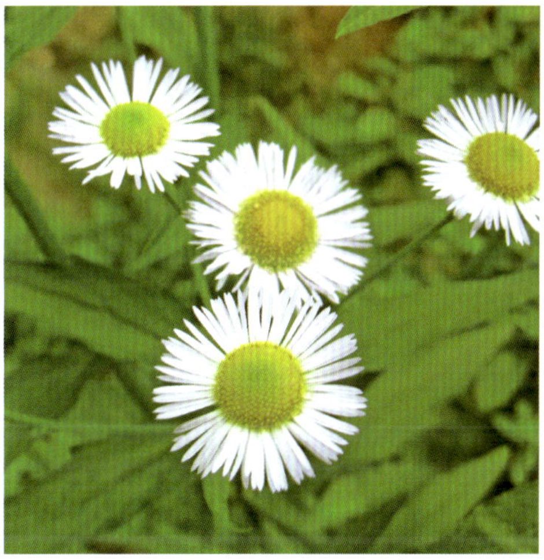

一画

一年蓬

[药材来源] 为菊科植物一年蓬 *Erigeron annuus*（L.）Pers. 的全草。

[江山土名] 长毛头。

[性味归经] 微苦，凉。归胃、大肠经。

[功能主治] 清热解毒，健脾截疟。用于淋巴结炎，牙龈炎，疟疾，消化不良，胃肠炎，血尿，毒蛇咬伤。

[采收加工] 5～8月采收，除去泥沙，鲜用或晒干。

[参考资料] 主要含有黄酮类、萜类、甾醇类和有机酸类等成分，一年蓬花穗的营养价值较全草高，而全草中铁、铜等微量元素高于花穗。一年蓬在民间及临床上有广泛的应用，具有治疗疟疾、清热解毒及抑菌消炎等作用。

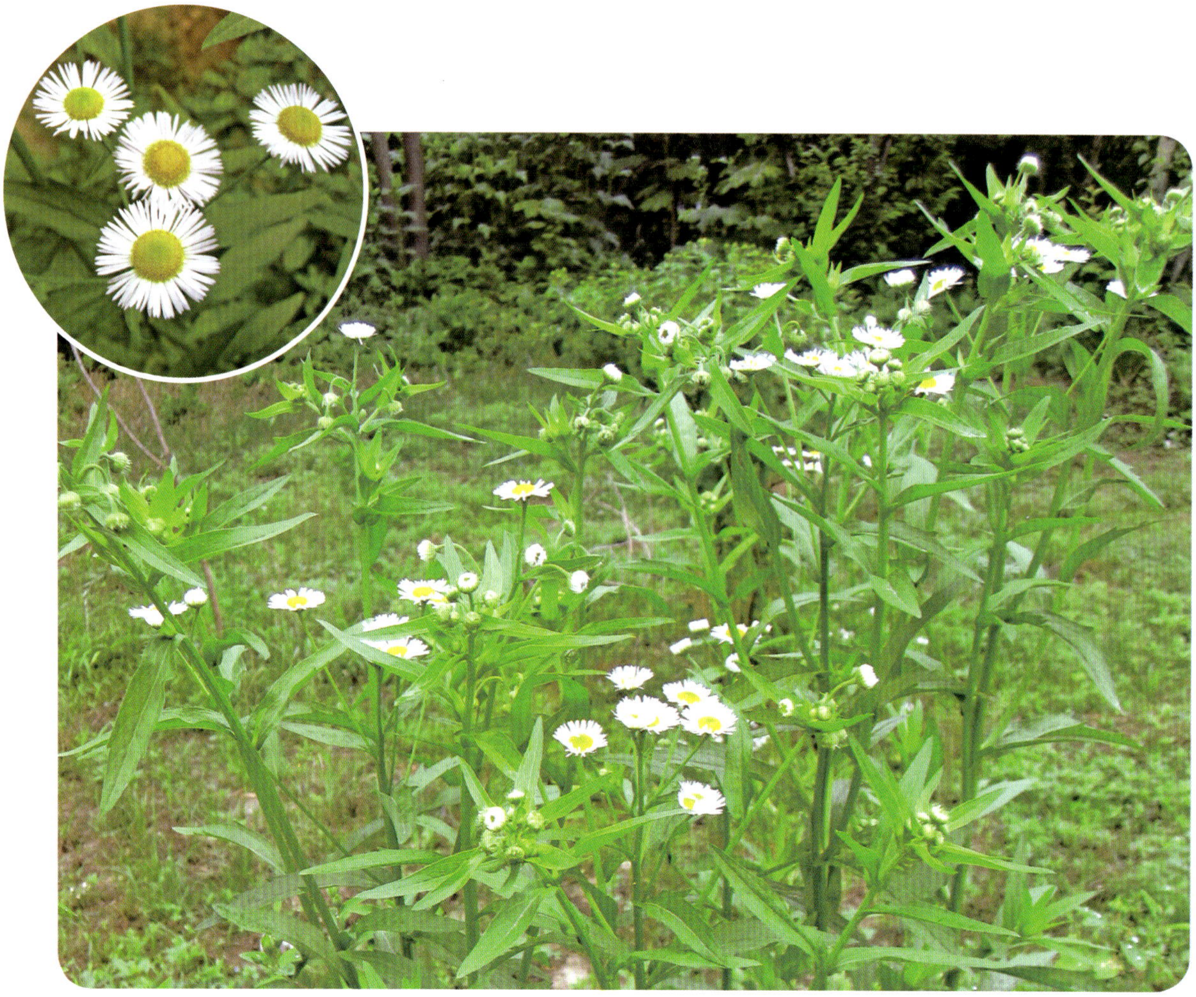

一枝黄花

［药材来源］为菊科植物一枝黄花 *Solidago decurrens* Lour. 的全草。

［江山土名］金锁匙、黄花草。

［性味归经］辛，苦，凉。归肺、肝经。

［功能主治］清热解毒，疏散风热。用丁喉痹，乳蛾，咽喉肿痛，疮疖肿毒，风热感冒。

［采收加工］秋季花果期采挖，除去泥沙，晒干。

［参考资料］主要含有山柰酚、糖苷、芸香苷、二甲氧基苯甲酸苄酯和苯丙烯基当归酸酯，可用于感冒、急性咽喉炎、扁桃体炎、疮疖肿毒等。

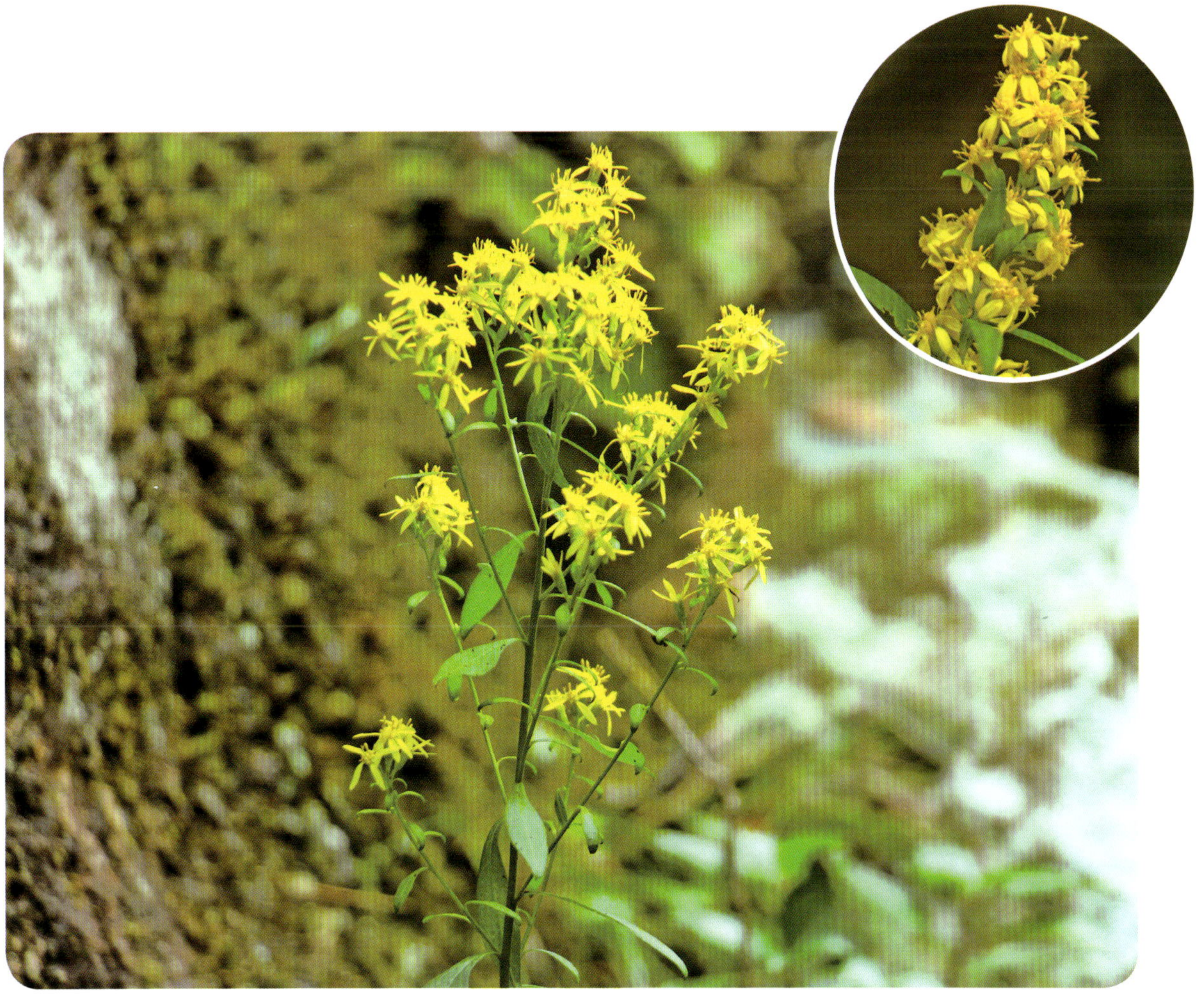

一点红

［药材来源］为菊科植物一点红 *Emilia sonchifolia*（L.）DC 的全草。

［江山土名］一点红。

［性味归经］微苦，凉。归肝、脾、肺经。

［功能主治］清热解毒，利尿。用于痢疾，泄泻，便血，疮痈，目赤，疔疮肿毒。现代多用于肠炎，尿路感染，上呼吸道感染，结膜炎，口腔溃疡。

［采收加工］夏、秋二季采收，除去杂质，晒干。

［参考资料］本品呈干缩、卷皱状，根细而弯曲，有须根。茎细圆柱形，有纵纹，外表灰青色或黄褐色。叶多皱缩，展平后基生叶呈琴状分裂，灰青色，先端裂片大，近三角形，基部抱茎，边缘具疏钝齿；茎生叶渐狭。头状花序干枯，花多脱落，仅存花托及总苞苞片，茶褐色，干燥膜质，瘦果浅黄褐色，冠毛较多，白色。

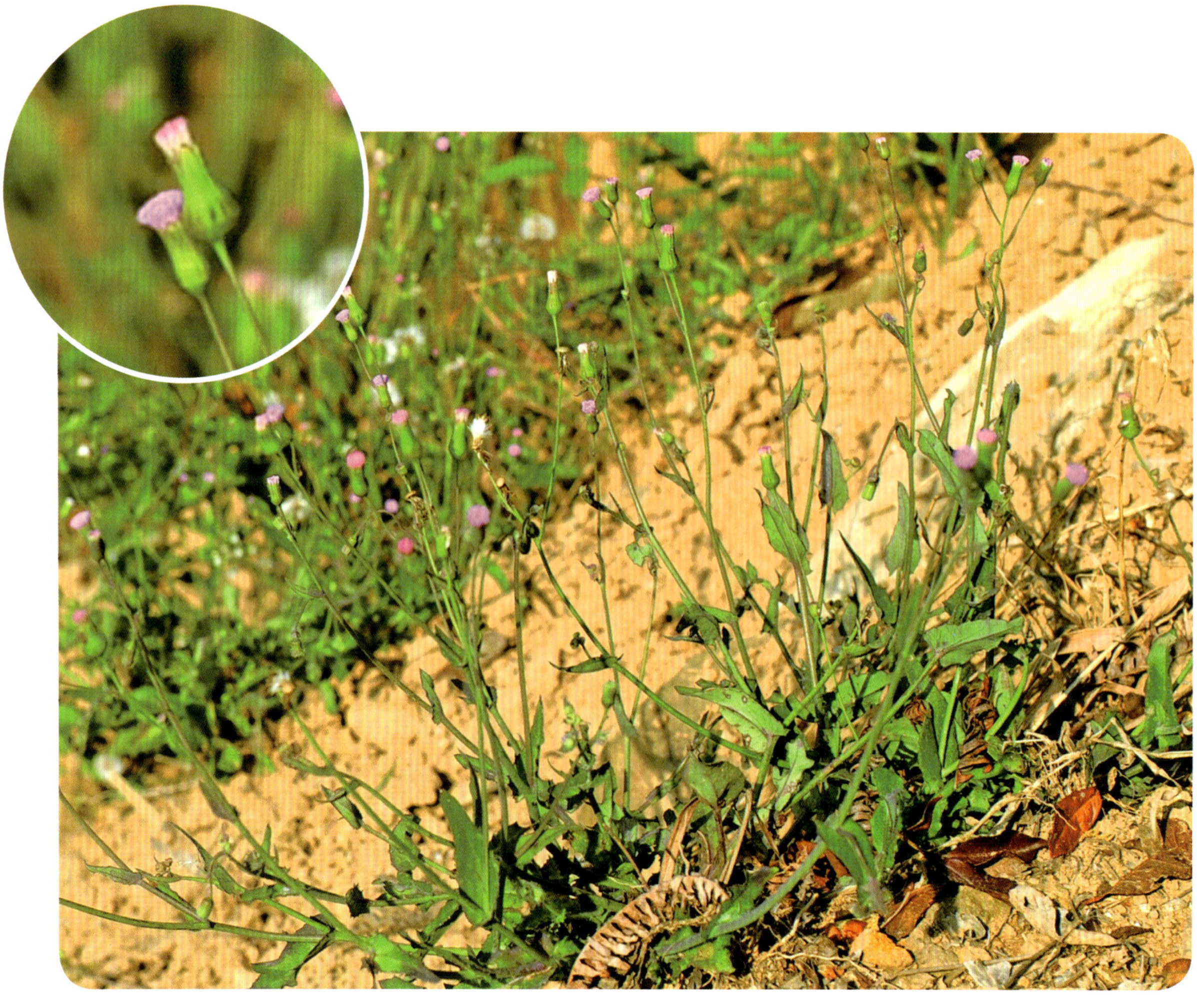

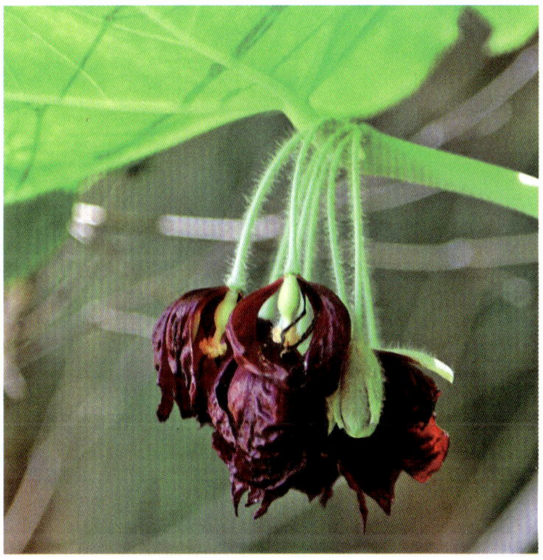

二画

七层楼

［药材来源］为萝藦科植物七层楼 *Tylophora floribunda* Miquel 的根。

［江山土名］娃儿藤、老虎须。

［性味归经］辛，温。有小毒。归心、肺、肾经。

［功能主治］祛风化痰，解毒散瘀。用于小儿惊风，中暑腹痛，哮喘痰咳，咽喉肿痛，胃痛，牙痛，风湿疼痛，跌打损伤。

［采收加工］全年均可采，挖根，洗净；鲜用或切片晒干。

［参考资料］含有娃儿藤碱和异娃儿藤碱。娃儿藤碱对腺癌、淋巴肉瘤、淋巴细胞性白血病均有显著抗肿瘤作用。孕妇及体弱者慎用。民间多用于治疗肝炎、小儿惊风、白喉、跌打损伤、关节肿痛和蛇咬伤等。

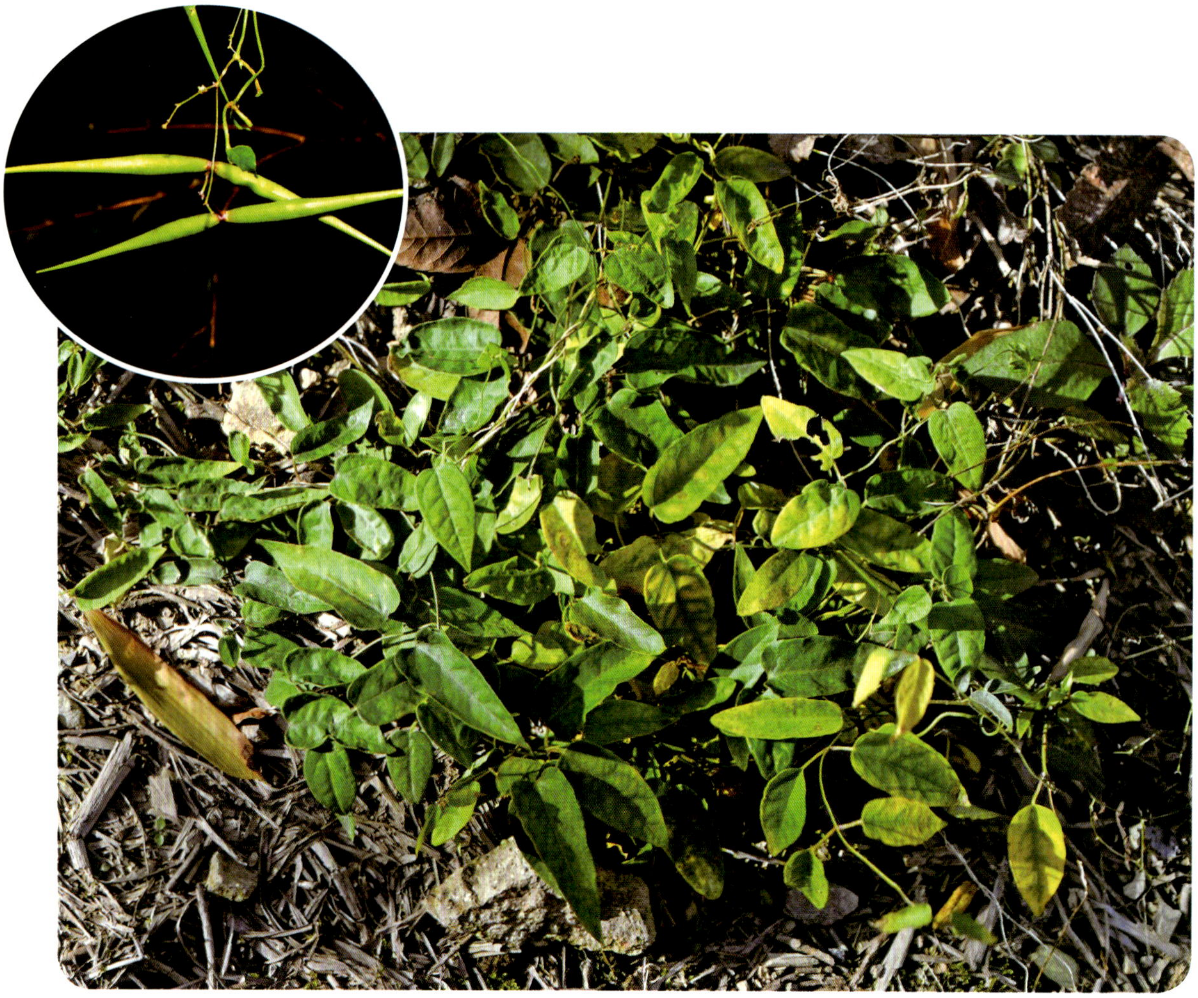

七星草

［药材来源］为水龙骨科植物瓦韦 *Lepisorus thunbergianus*（Kaulf.）Ching 的全草。

［江山土名］七星草。

［性味归经］苦，平。归肺、小肠经。

［功能主治］清热解毒，利尿消肿，止血，止咳。用于尿路感染，肾炎，痢疾，肝炎，眼结膜炎，口腔炎，咽炎，肺热咳嗽，百日咳，咯血，血尿，发背痈疮。

［采收加工］四季可采，除去泥沙，晒干。

［参考资料］七星草对金黄色葡萄球菌、伤寒杆菌、绿脓杆菌及福氏痢疾杆菌均有抑制作用。七星草所含蜕皮甾酮对实验动物有降低血糖及胆固醇的作用。

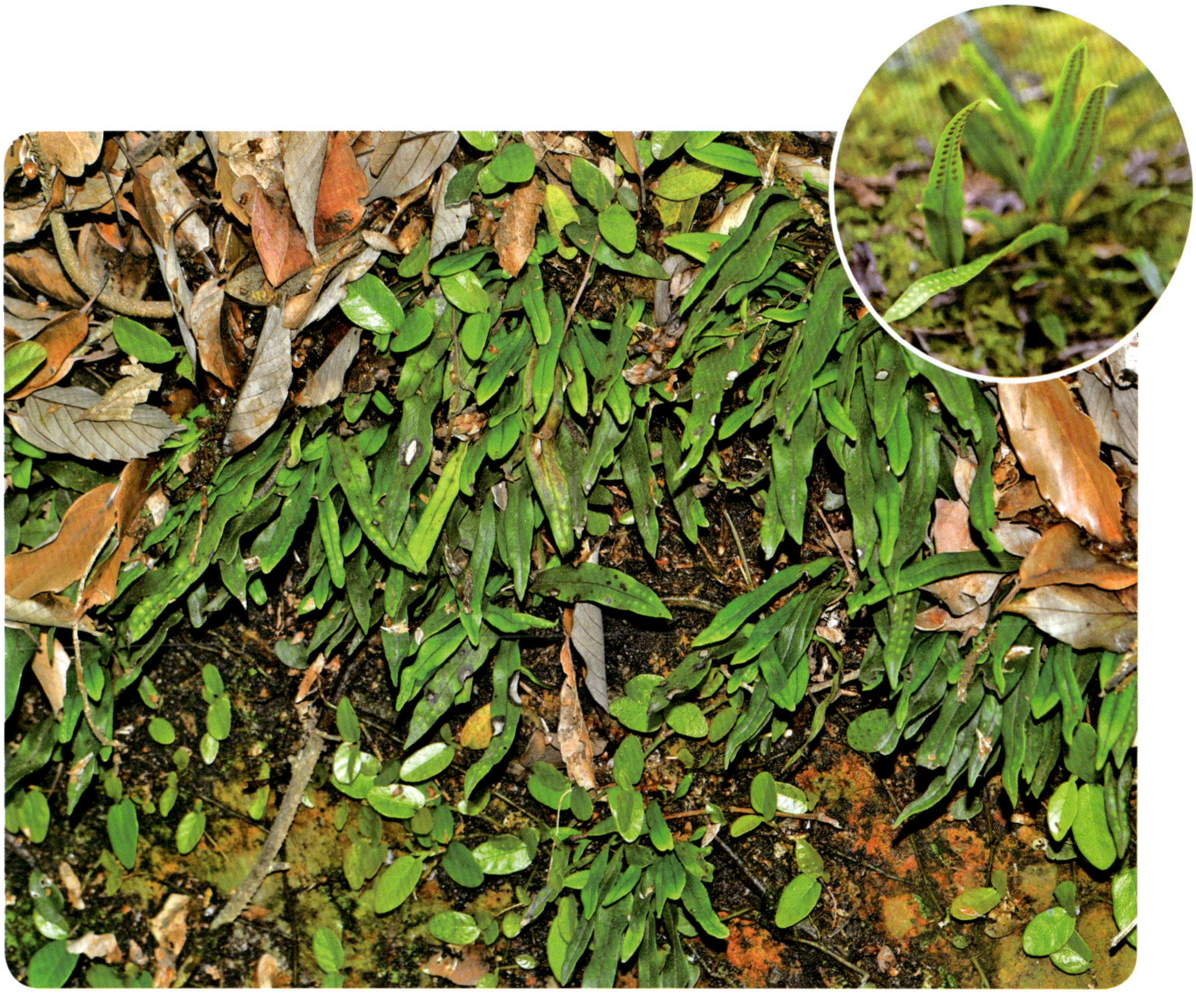

八角枫根

［药材来源］为八角枫科植物八角枫 *Alangium chinense*(Lour.)Harms 的根及根皮。其叶（八角枫叶）和花（八角枫花）也可药用。

［江山土名］白金条。

［性味归经］辛、苦，微温。有小毒。归肝、肾、心经。

八角枫叶：苦、辛，平。有小毒。归肝、肾经。

八角枫花：辛，平。有小毒。归肝、肾经。

［功能主治］祛风除湿，舒筋活络，散瘀止痛。用于风湿痹痛，四肢麻木，无名肿毒，跌打损伤。

八角枫叶：解毒消肿，化瘀止痛。用于疮肿，乳痈，乳头皲裂，漆疮，疥癣，鹤膝风，跌打瘀肿，骨折，外伤出血。

八角枫花：解毒消肿，化瘀止痛。用于头风痛及胸腹胀痛。

［采收加工］秋季挖取根或须根，或剥取根皮，除去泥沙，晒干。

八角枫叶：夏季采收，鲜用或晒干研粉。

八角枫花：夏季花开时采花，晒干。

［参考资料］八角枫的根及根皮含生物碱、酚类、氨基酸、有机酸、树脂。八角枫叶主要含有苯甲醇苷和水杨基醇苷类成分。八角枫花的提取物有较好的抑菌活性。

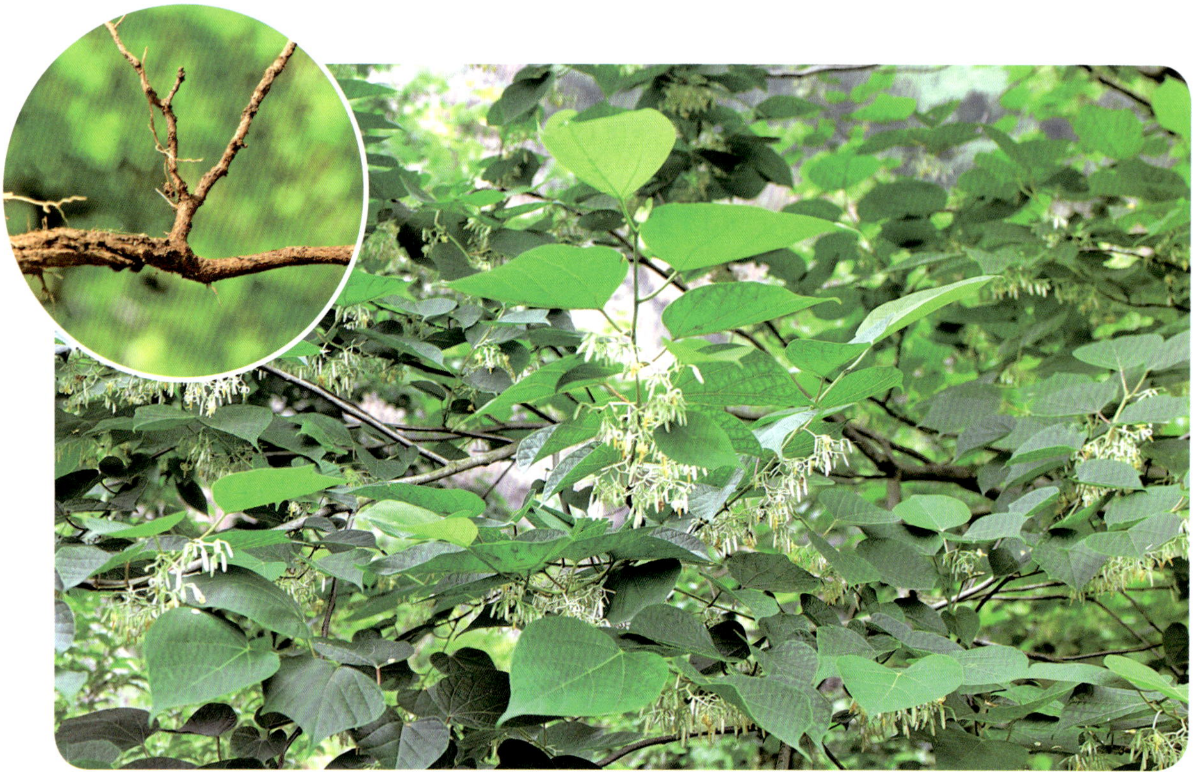

八角莲

［药材来源］为小檗科植物八角莲 *Dysosma versipellis*（Hance）M. Cheng ex Ying 或六角莲 *Dysosma pleiantha*（Hance）Woodson 的根状茎。其叶（八角莲叶）也可药用。

［江山土名］鬼臼、江边一碗水、八角金盘。

［性味归经］苦、辛，平。有小毒。归肺、肝经。

八角莲叶：苦、辛，平。有小毒。归肝、肾经。

［功能主治］清热解毒，化痰散结，祛瘀消肿。用于痈肿疔疮，咽喉肿痛，瘰疬，瘿瘤，无名肿毒，带状疱疹，毒蛇咬伤，跌打损伤，风湿痹痛。

八角莲叶：解毒平喘。用于痈肿疔疮，蛇咬伤，哮喘。

［采收加工］秋、冬二季采挖，洗净晒干。

八角莲叶：夏季采收，鲜用或晒干。

［参考资料］八角莲的分布虽广，但散生，常被采挖作药用，使分布范围逐渐缩小，植株数量日益减少。根和根茎含抗癌成分鬼臼毒素和脱氧鬼臼毒素。

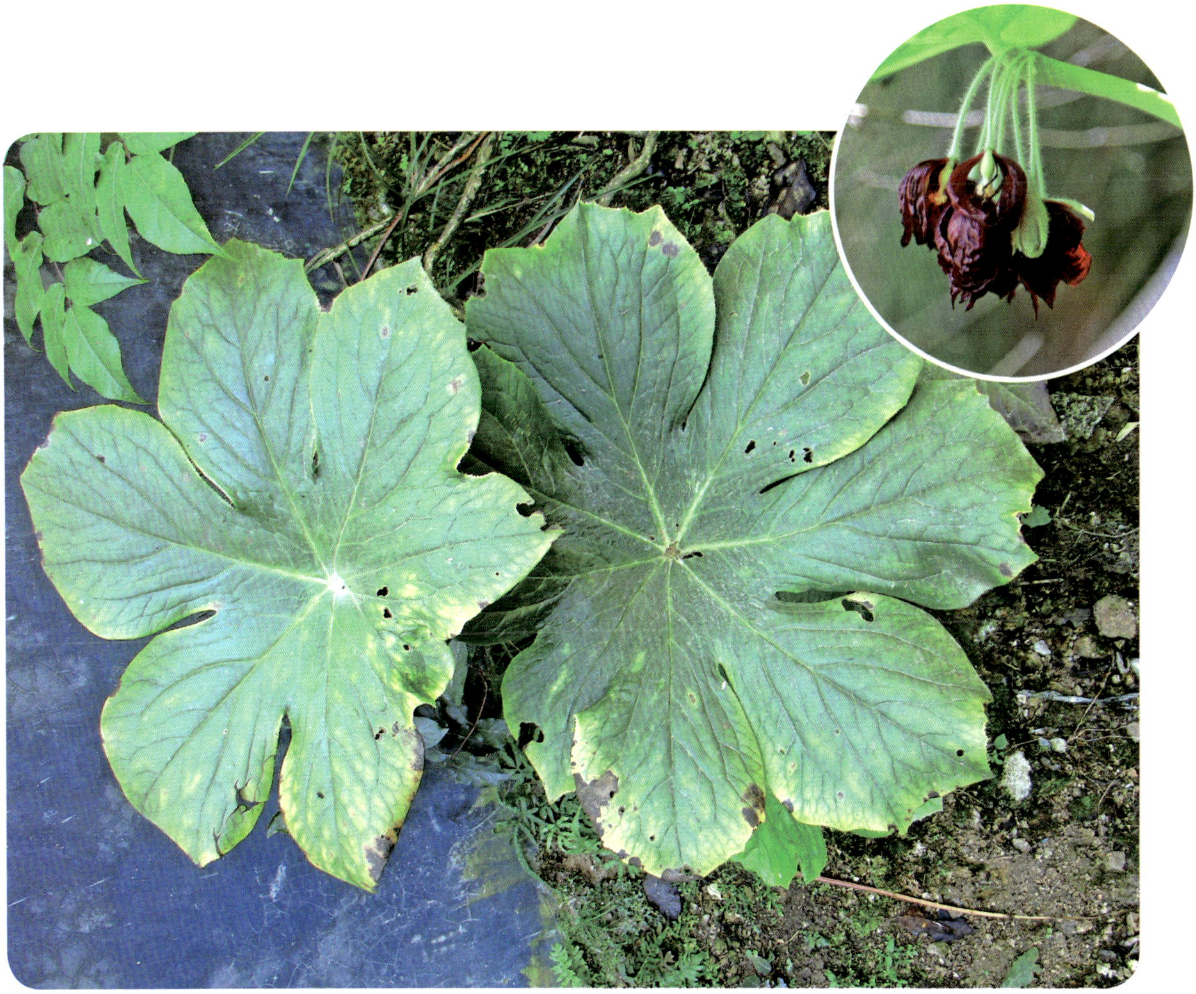

九头狮子草

[药材来源] 为爵床科植物九头狮子草 *Peristrophe japonica*（Thunb.）Bremekamp 的全草。

[江山土名] 观音草、九节篱、奶甘草。

[性味归经] 辛、微苦，凉。归肺、肝经。

[功能主治] 祛风清热，凉肝定惊，解毒消肿。用于感冒发热，肺热咳喘，肝热目赤，小儿惊风，咽喉肿痛，痈疖肿毒，瘰疬，痔疮，蛇虫咬伤，跌打损伤。

[采收加工] 野生品四季可采，栽培品可夏、秋二季采收。拔取全草，除去杂质，晒干。

[参考资料] 主要含有植物甾醇类，如羽扇豆醇、豆甾醇、豆甾醇葡萄糖苷等。具有抗菌作用，对金黄色葡萄球菌、溶血性链球菌、铜绿假单胞菌、肺炎克雷白杆菌有较强的抑制作用。

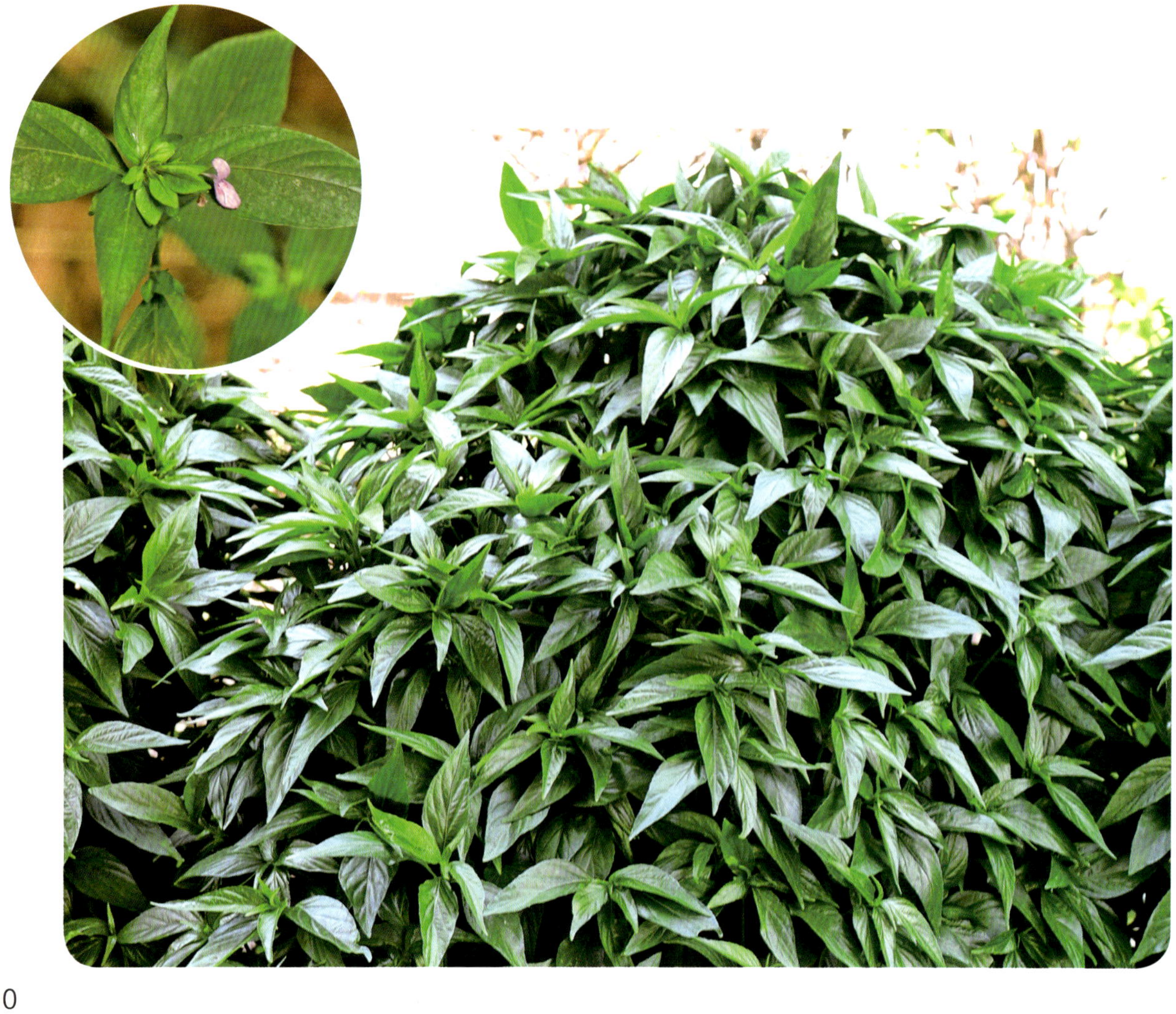

了哥王

[药材来源] 为瑞香科植物南岭荛花 *Wikstroemia indica*（L.）C. A. Mey. 的根皮。其根（了哥王根）和果实（了哥王子）也可药用。

[江山土名] 贼骨药、山棉皮。

[性味归经] 苦、辛，微温。有毒。归肺、肝经。

了哥王根：苦、辛，微温。有毒。归肺、肝经。

了哥王子：辛，平。有毒。归肺、肝经。

[功能主治] 清热解毒，散瘀逐水。用于支气管炎，肺炎，腮腺炎，淋巴结炎，风湿痛，晚期血吸虫病腹水，疮疖痈疽。

了哥王根：清热解毒，化痰散结，通经利水。用于扁桃体炎，腮腺炎，淋巴结炎，支气管炎，哮喘，肺炎，风湿性关节炎，跌打损伤，麻风，闭经，水肿。

了哥王子：消肿散结。用于瘰疬，痈疽。

[采收加工] 秋季采剥，刮去栓皮，干燥。

了哥王根：全年均可采挖，切去地上部分，洗净、晒干或烘干。

了哥王子：秋季果实成熟时采摘，鲜用或晒干。

[参考资料] 根皮含有黄酮苷（南荛苷）、羟基芫花素及酸性树脂。本品有毒，内服需久煎（3个小时以上），可降低其毒性，中毒时出现剧烈呕吐、腹泻。解救方法为先洗胃，后饮浓茶，服活性炭或鞣酸蛋白；大量饮盐水或静脉滴注 5% 葡萄糖盐水对症治疗。了哥王根含南荛苷、多糖、树脂、挥发油、酚性成分以及微量不饱和甾醇。了哥王子含有皂苷、黄酮类成分，并含有多量油脂。

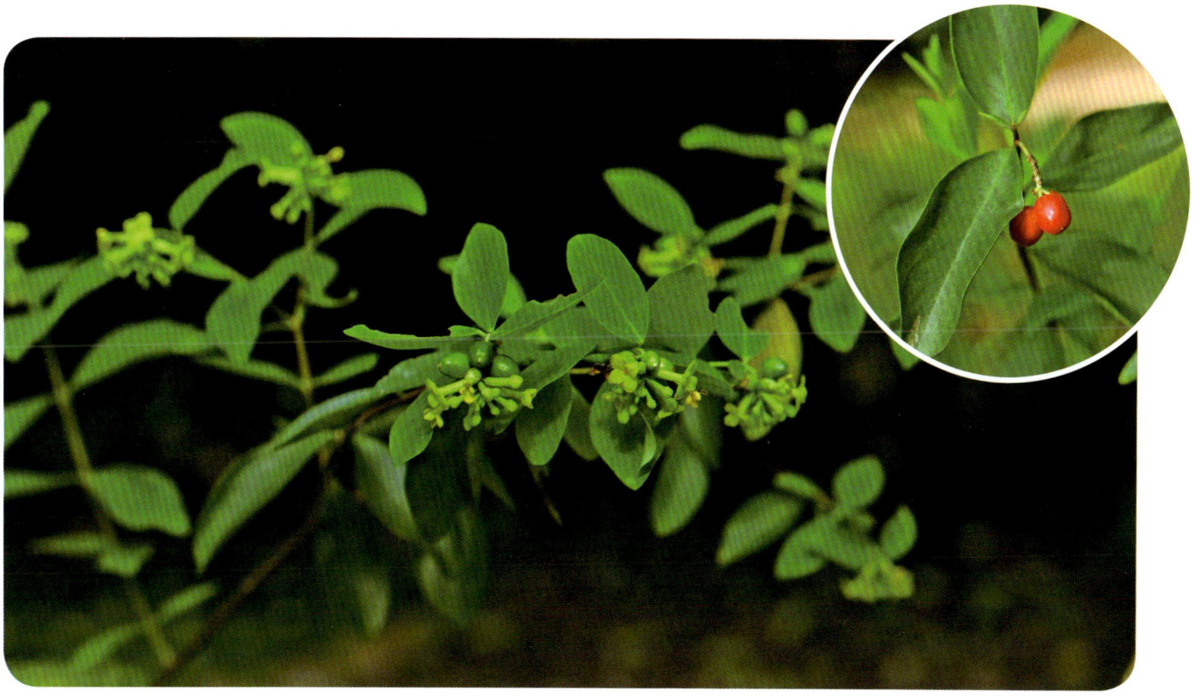

刀豆

[药材来源] 为豆科植物刀豆 *Canavalia gladiata*（Jacq.）DC. 的成熟种子。其成熟果壳（刀豆壳）也可药用。

[江山土名] 刀豆、刀豆子、刀豆壳。

[性味归经] 甘，温。归胃、肾经。

刀豆壳：淡，平。归胃、肾经。

[功能主治] 温中，下气，止呃。用于虚寒呃逆，呕吐。

刀豆壳：和中下气，散瘀活血。用于反胃，呃逆，久痢，经闭，喉痹，喉癣。

[采收加工] 秋季采收成熟果实，剥取种子，干燥。

刀豆壳：秋季果实成熟时采收，晒干果实，剥去种子，将果壳晒至全干。

[参考资料] 刀豆具有脂氧酶激活作用，其有效成分是刀豆毒素。刀豆球蛋白 A 是一种植物血凝素，具有强力的促细胞有丝分裂的作用，有较好的促淋巴细胞转化反应的作用，还能选择性激活抑制性 T 细胞，对调节机体免疫反应具有重要作用。

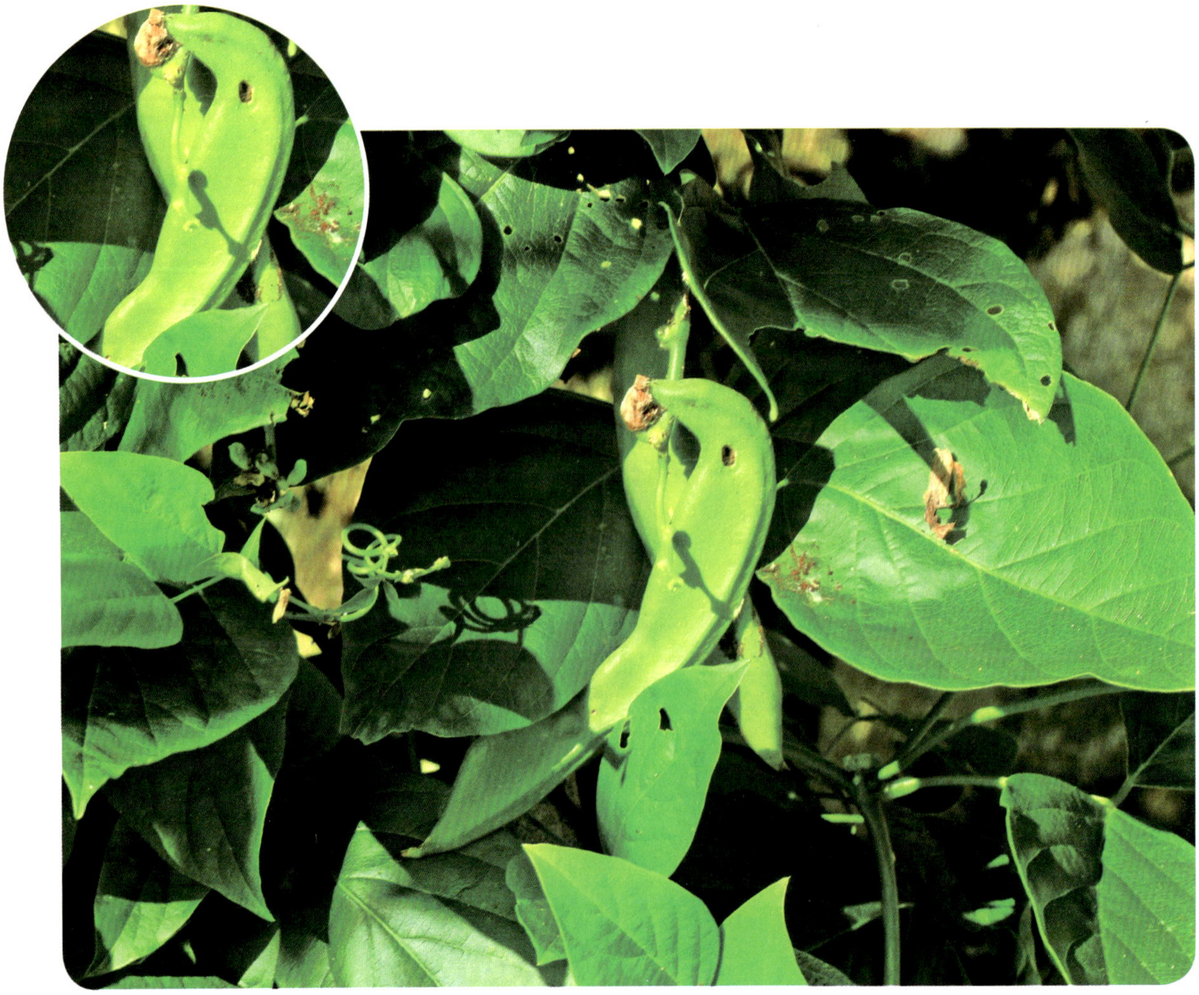

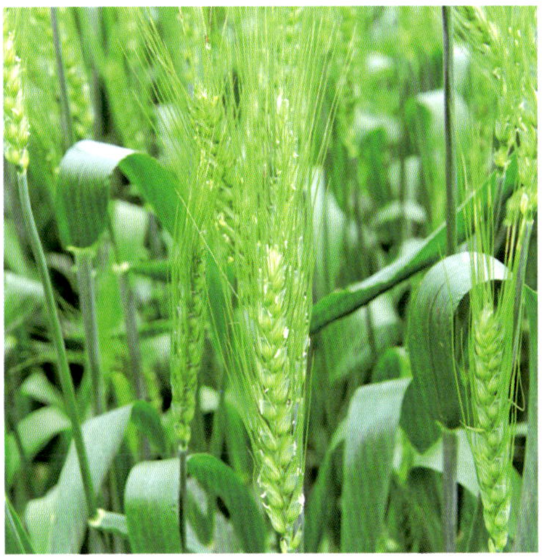

三画

三叶青

［药材来源］为葡萄科植物三叶崖爬藤 *Tetrastigma hemsleyanum* Diels et Gilg 的新鲜或干燥块根。

［江山土名］金线吊葫芦。

［性味归经］微苦，平。归肝、肺经。

［功能主治］清热解毒，消肿止痛，化痰散结。用于小儿高热惊风，百日咳，疮痈痰核，毒蛇咬伤。

［采收加工］全年可采，鲜用者，除去泥土、须根等杂质；干用者，洗净，干燥。

［参考资料］对各种热证（高烧惊厥、不明原因的高热）、各种水肿（各种炎性水肿）、蛇伤有独特的疗效，俗称“植物抗生素”，经济价值较高。

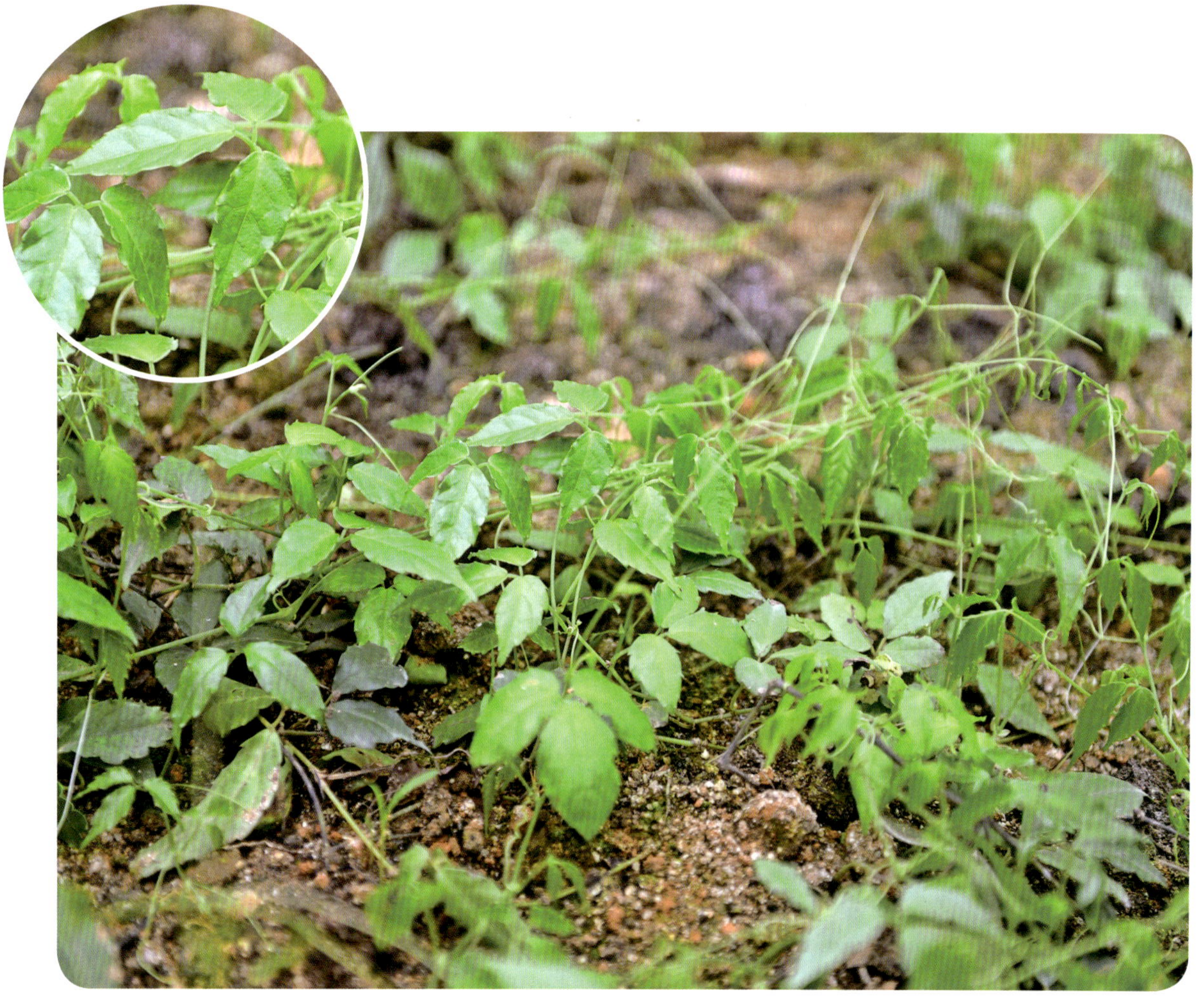

三叶委陵菜

[药材来源] 为蔷薇科植物三叶委陵菜 *Potentilla freyniana* Bornm. 的全草。

[江山土名] 三叶蛇莓。

[性味归经] 苦，微寒。归胃、肝经。

[功能主治] 清热解毒，散瘀止血。用于骨结核，口腔炎，瘰疬，跌打损伤，外伤出血。

[采收加工] 6 ～ 8 月采收开花的全草，晒干。

[参考资料] 据报道，三叶委陵菜适量，加食盐少许，捣烂敷患处，可治骨结核。三叶委陵菜水煎服，可用于口腔炎。外伤出血可用三叶委陵菜捣烂外敷。

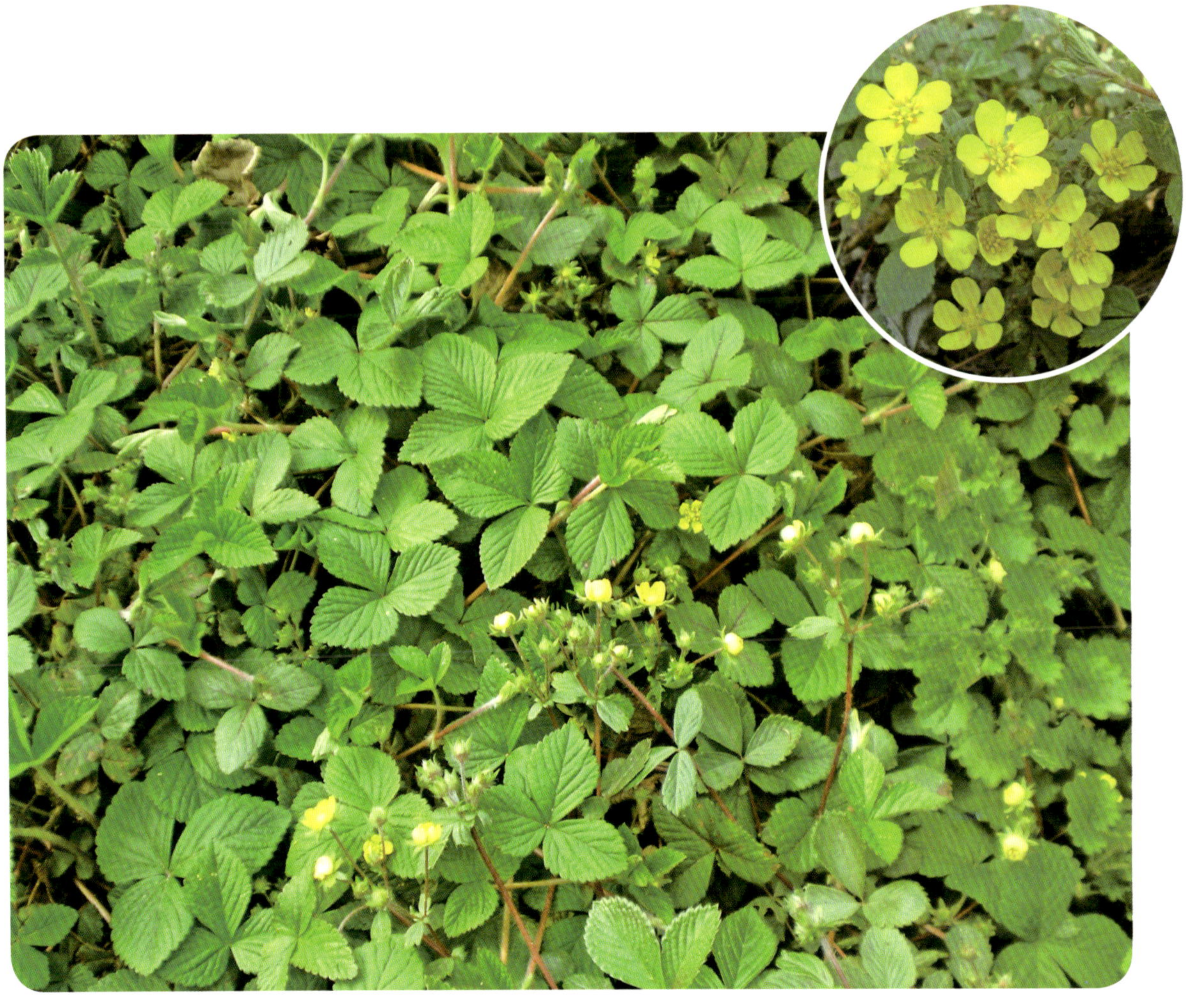

三白草

[药材来源] 为三白草科植物三白草 *Saururus chinensis* (Lour.) Baill. 的全草。

[江山土名] 三白草。

[性味归经] 辛、甘，寒。归肝、胆经。

[功能主治] 清热利尿，解毒消肿。用于尿路感染，肾炎水肿，黄疸，脚气，妇女白带过多；外用疔疮痈肿，皮肤湿疹。

[采收加工] 四季均可采，洗净，晒干。

[参考资料] 主要含有挥发油和鞣质，江山民间将其煎水服有利小便的功效。

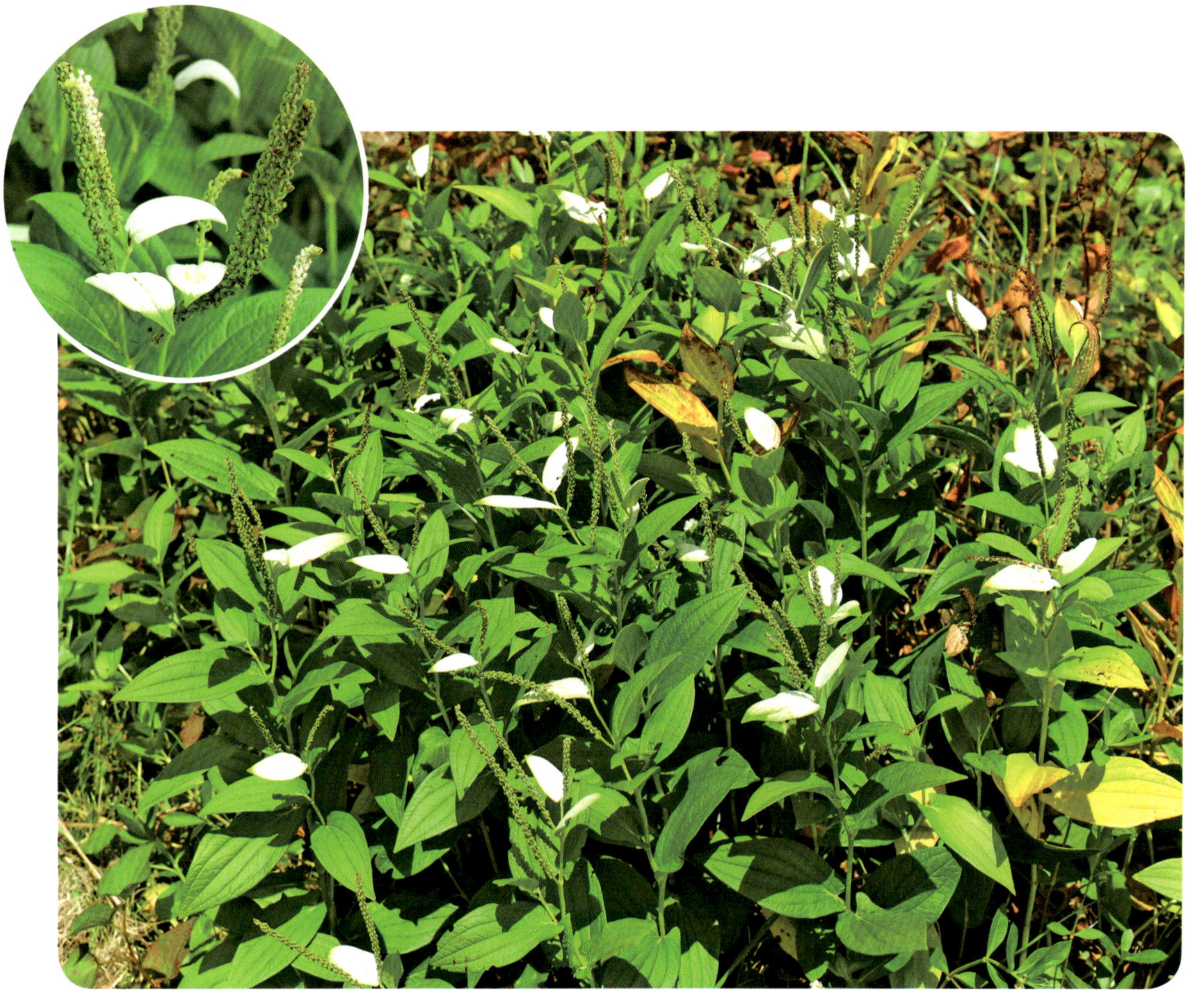

三脉叶马兰

[药材来源] 为菊科植物三脉紫菀 *Aster ageratoides* Turcz. 的地上部分。

[江山土名] 山马兰头、山雪花。

[性味归经] 辛、苦，微寒。归肝、肺、胃、大肠经。

[功能主治] 清热解毒，散瘀止咳。用于鼻出血，乳痈，疮痈肿毒，毒蛇咬伤及蜂蜇，外感咳嗽痰多；外用治外伤出血。

[采收加工] 夏、秋二季采收，洗净，鲜用或晒干。

[参考资料] 据报道，可用于治疗急性肠炎，还可治疗上呼吸道感染，支气管炎，扁桃体炎，腮腺炎，肝炎，泌尿系统感染；外用治痈疖肿毒，外伤出血。

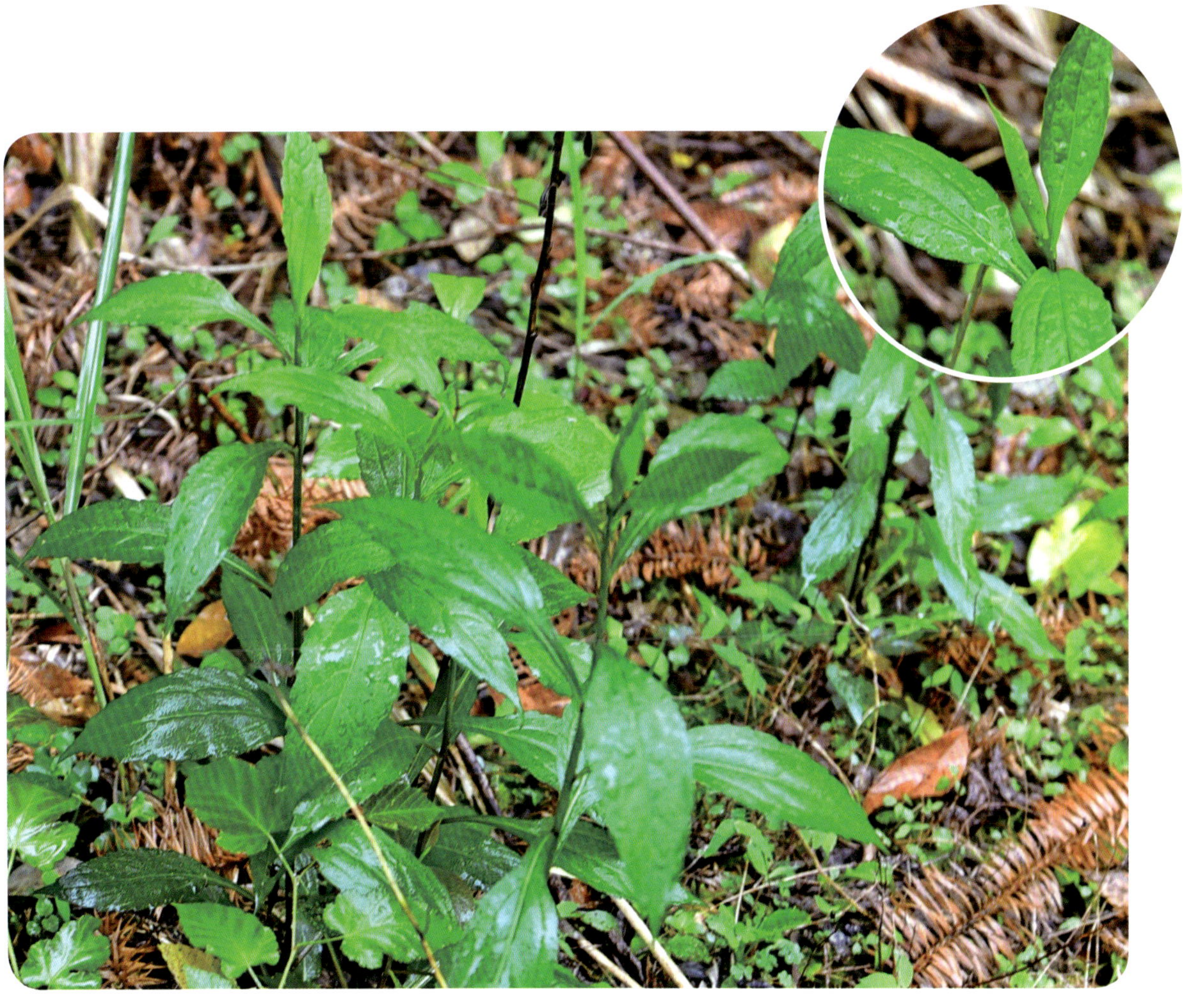

三棱

［药材来源］为黑三棱科植物黑三棱 *Sparganium stoloniferum* Buch.-Ham. 的块茎。

［江山土名］三棱。

［性味归经］辛、苦，平。归肝、脾经。

［功能主治］破血行气，消积止痛。用于癥瘕痞块，痛经，瘀血经闭，胸痹心痛，食积胀痛。

［采收加工］冬季至次春采挖，洗净，削去外皮，干燥；或趁鲜切成厚片，干燥。

［参考资料］主要含有挥发油，如苯乙醇、对苯二酚、棕榈酸等。孕妇禁用。不宜与芒硝、玄明粉同用。

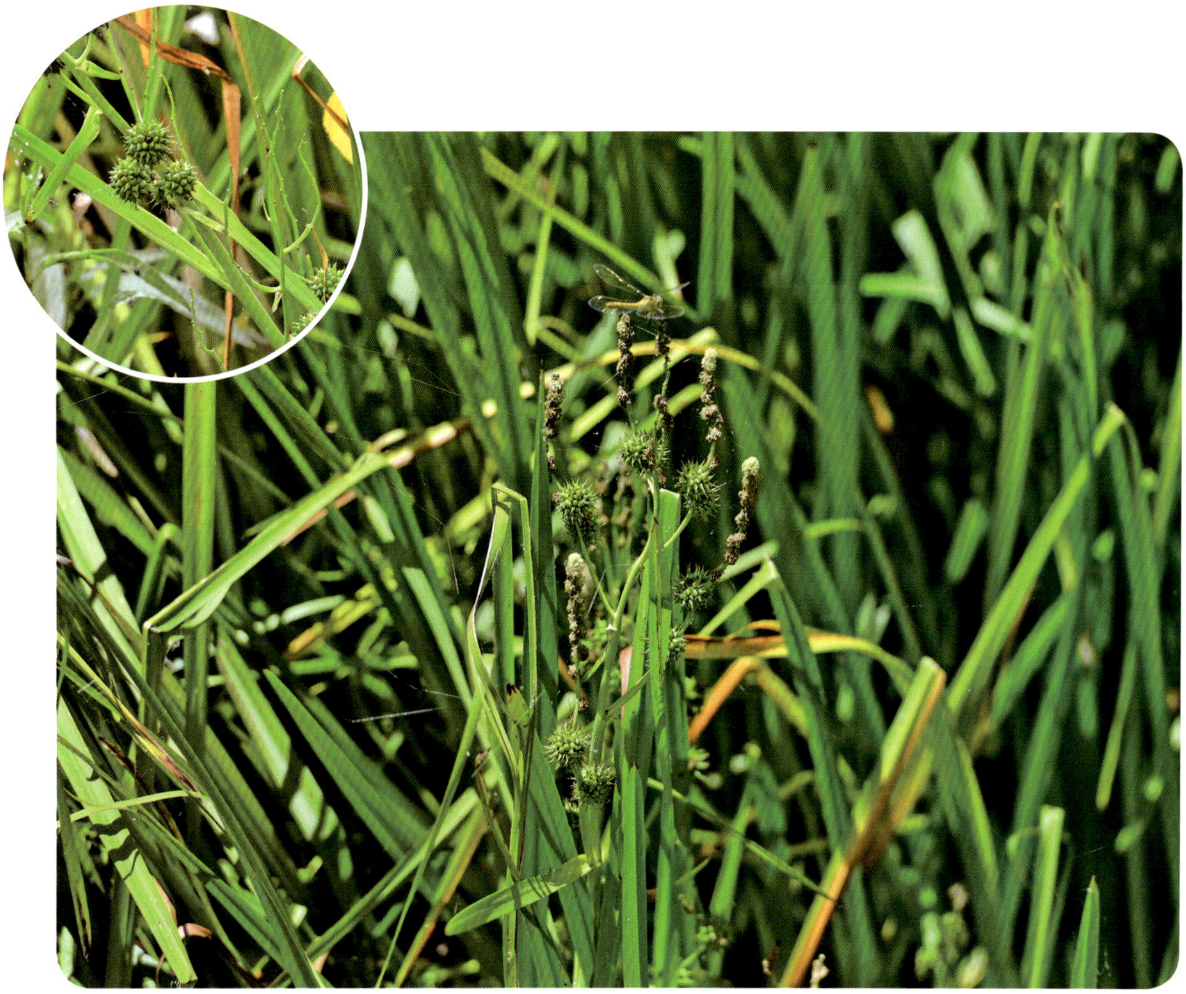

土人参

[药材来源] 为马齿苋科植物土人参 *Talinum paniculatum*（Jacq.）Gaertn. 的根。

[江山土名] 土人参。

[性味归经] 甘，平。归肾、肺经。

[功能主治] 补虚健脾，润肺止咳，调经。用于病后、产后虚弱，月经不调，老年多尿，小儿遗尿，虚热咳嗽。

[采收加工] 秋季采挖，洗净，晒干或烘干。

[参考资料] 含 8- 苄四氢原小檗碱型生物碱。土人参与大枣水煎服，可治脾虚泄泻。

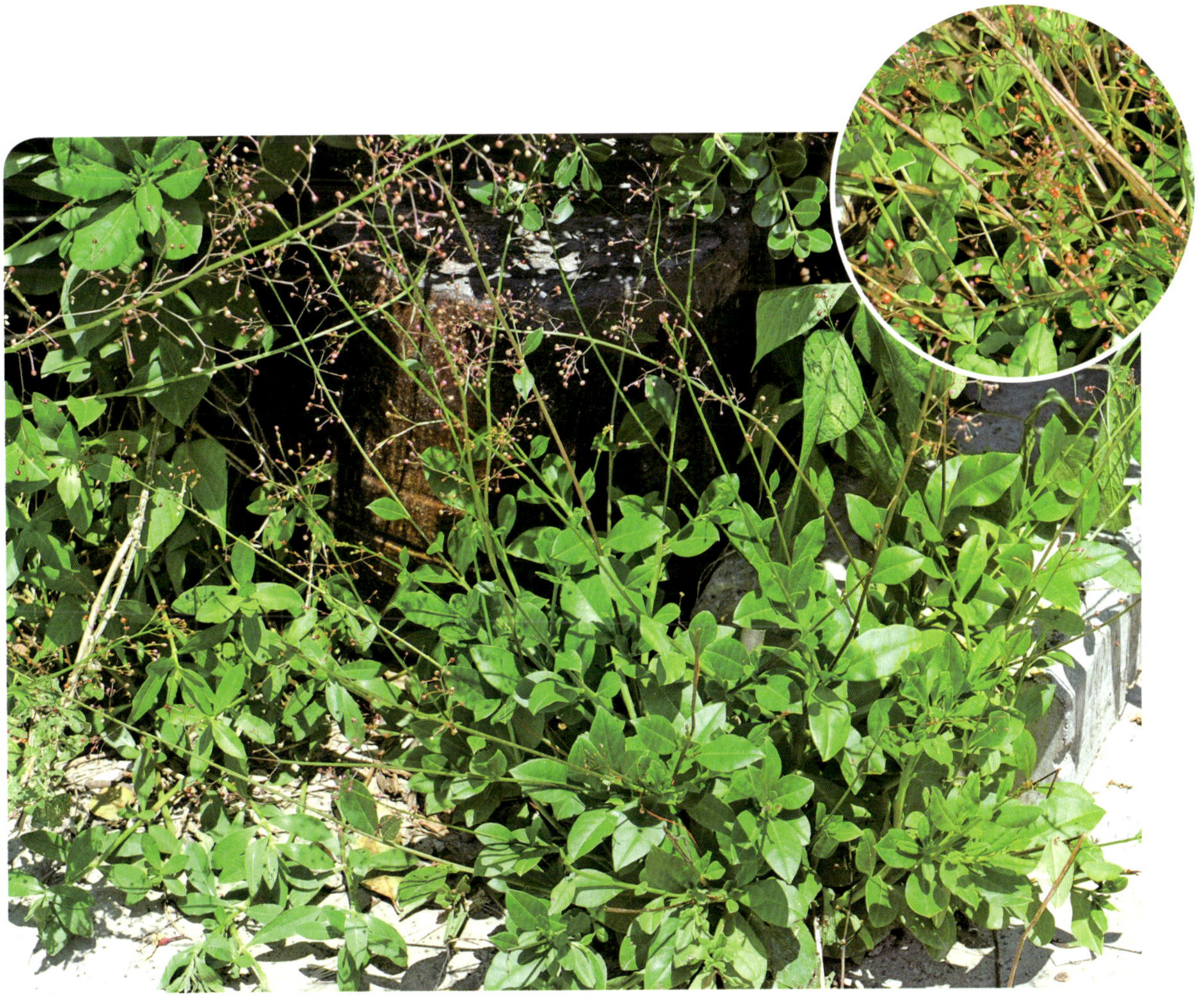

土大黄

[药材来源] 为蓼科植物羊蹄 *Rumex japonicus* Houtt. 或皱叶酸模 *Rumex crispus nepalensis* Spreng 的根。

[江山土名] 野菠菜、羊蹄。

[性味归经] 苦、辛，凉。有小毒。归肺、肝经。

[功能主治] 清热解毒，通便利水，凉血止血，杀虫止痒。用于肺脓疡，肺结核咯血，衄血，流行性乙型脑炎，急、慢性肝炎，便秘；外用治跌打损伤，烧烫伤，痈疖肿毒，流行性腮腺炎，疥疮，湿疹，皮炎。

[采收加工] 秋季挖根，洗净，切片，晒干或鲜用。

[参考资料] 主要含有蒽醌类成分，如大黄素、大黄素甲醚、大黄酚衍生物等，具有抗菌和止血作用。

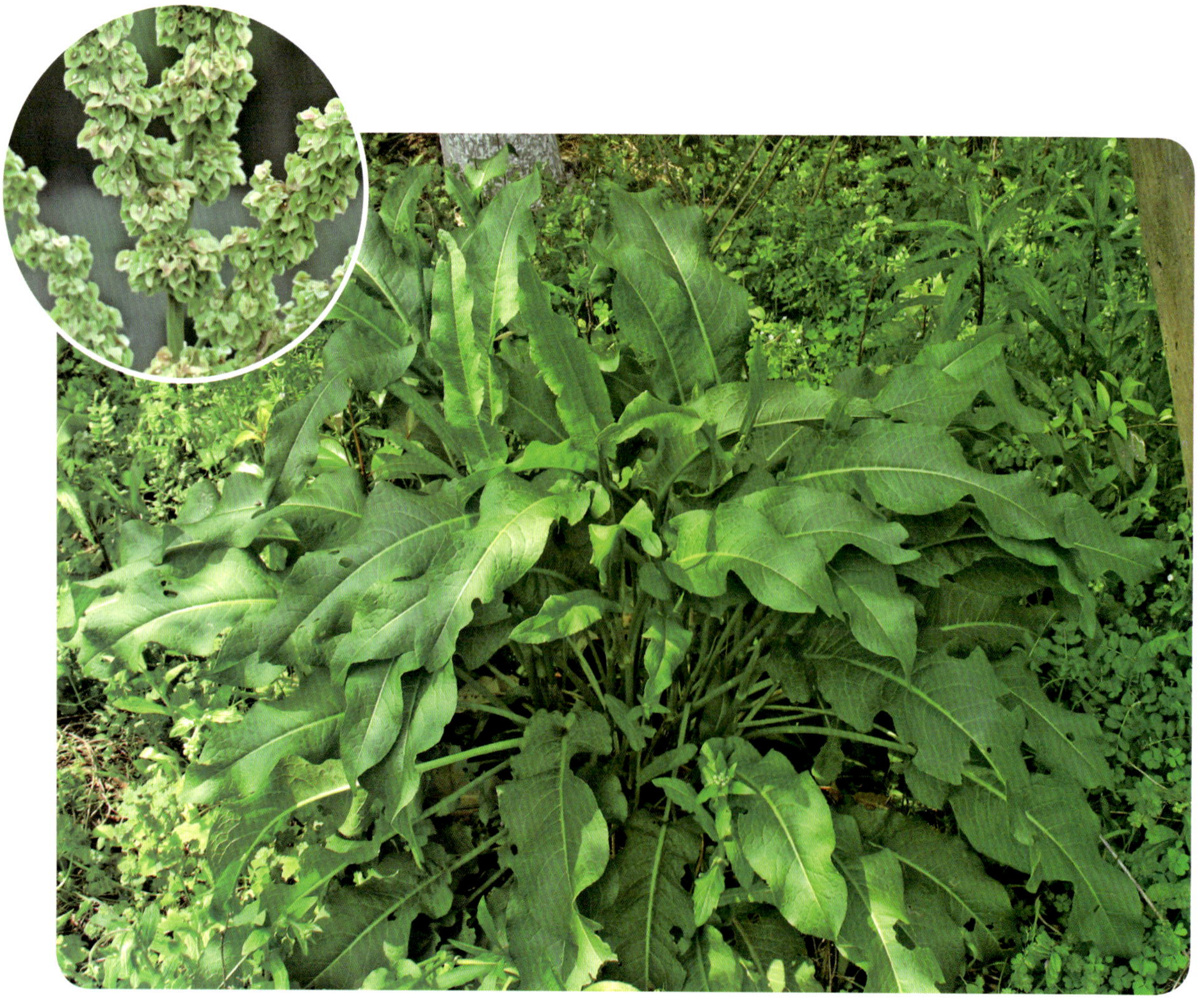

土荆皮

[药材来源] 为松科植物金钱松 *Pseudolarix amabilis*（Nelson）Rehd. 的根皮或近根茎皮。

[江山土名] 金钱松皮。

[性味归经] 辛，温。有毒。归肺、脾经。

[功能主治] 杀虫，疗癣，止痒。用于疥癣瘙痒。

[采收加工] 夏季剥取，晒干。

[参考资料] 含有土槿皮酸、酚性成分、鞣质及色素。具有抗真菌作用，土荆皮的有机酸、乙醇浸膏及苯浸膏，对常见的致病真菌均有一定的抗菌作用，其中以粗提土荆皮酸的作用最强。

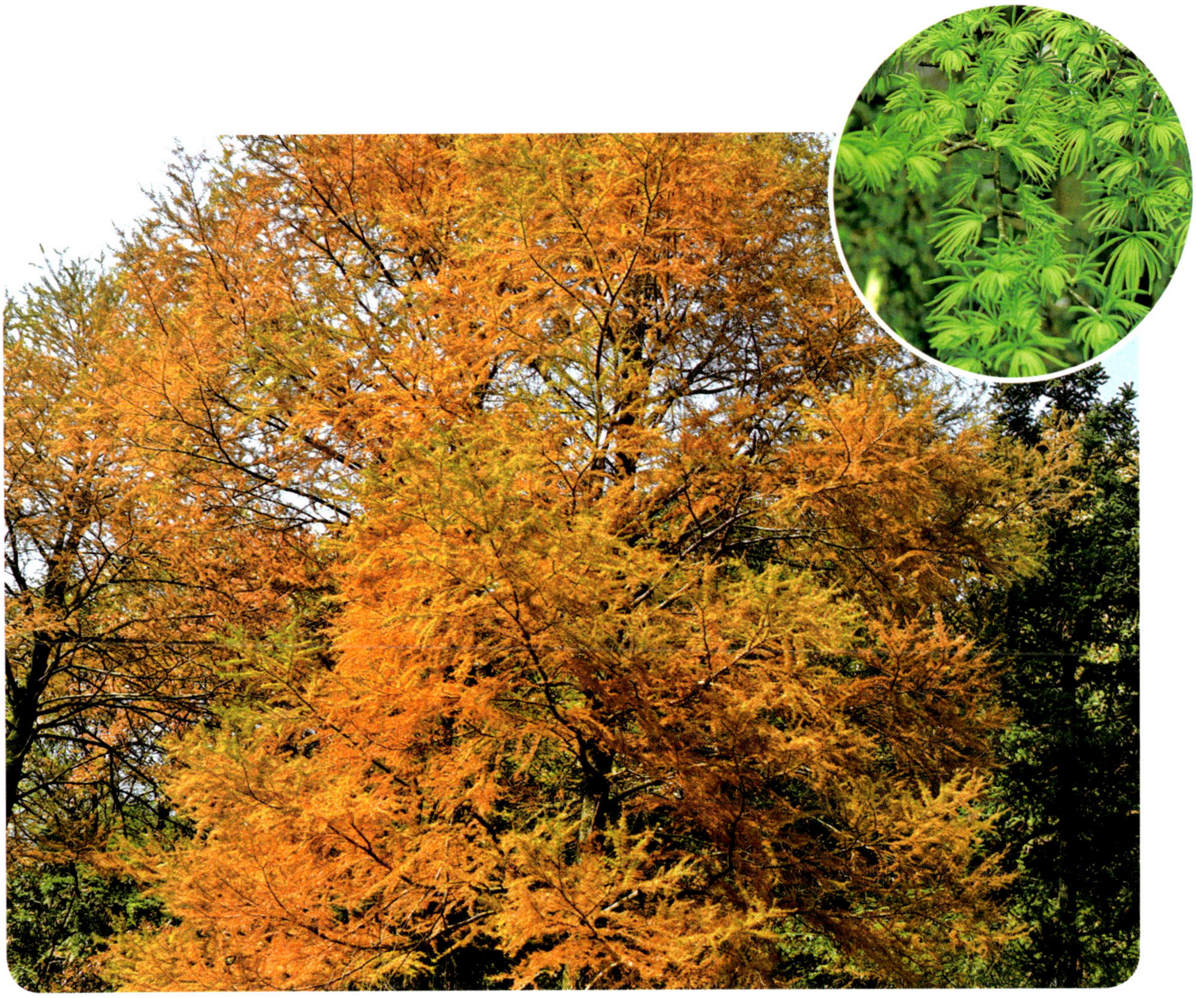

土茯苓

[药材来源] 为百合科植物光叶菝葜 *Smilax glabra* Roxb. 的根茎。

[江山土名] 连饭。

[性味归经] 甘、淡，平。归肝、胃经。

[功能主治] 除湿，解毒，通利关节。用于湿热淋浊，带下，痈肿，瘰疬，疥癣，梅毒及汞中毒所致的肢体拘挛，筋骨疼痛。

[采收加工] 夏、秋二季采挖，除去须根，洗净，干燥；或趁鲜切成薄片，干燥。

[参考资料] 主要含有菝葜皂苷类成分，现临床主要用于湿热疮毒，常与白鲜皮、地肤子、苦参、苍术等配伍。此外，本品近年来在临床上用于治疗痛风和钩端螺旋体病，有一定疗效。

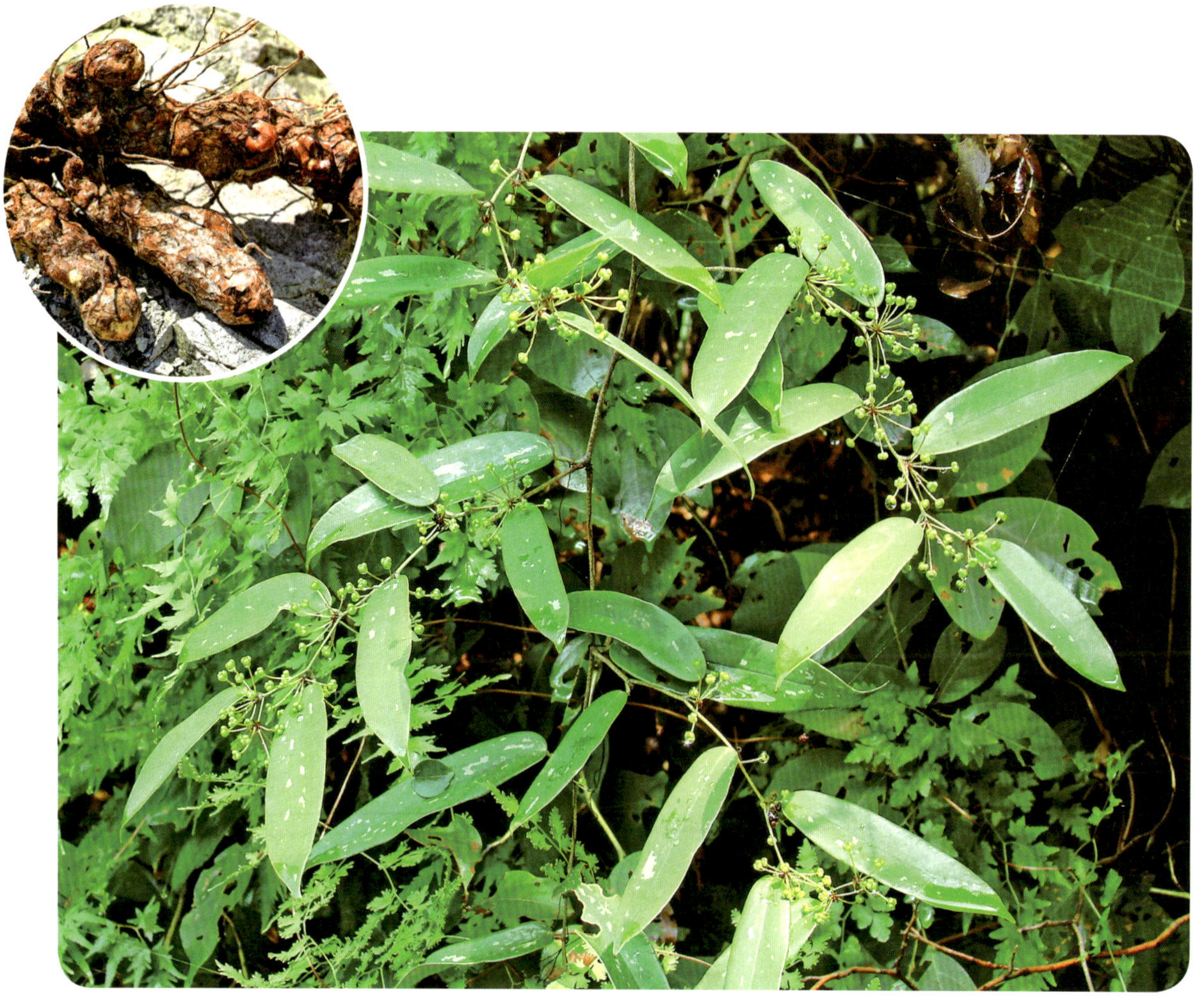

土黄连

[药材来源] 为毛茛科植物短萼黄连 *Coptis chinensis* Franch. var. brevisepala W. T. Wang et Hsiao 的根茎。

[江山土名] 浙黄连、鸡爪黄连。

[性味归经] 苦，寒。归心、肝、胃、大肠经。

[功能主治] 清热燥湿，泻火解毒。用于胃肠湿热，脘腹痞满，腹泻，赤痢，火眼赤痛，齿龈肿痛，咽喉炎，热淋，痄腮，丹毒，湿疹。

[采收加工] 秋季采挖，除去须根及泥沙，干燥，除去残留须根。

[参考资料] 短萼黄连为黄连的变种，生药学特征和黄连十分相似。性状上，短萼黄连多为单枝，黄连多聚集成簇。化学成分上，黄连和短萼黄连的主要成分基本一致。

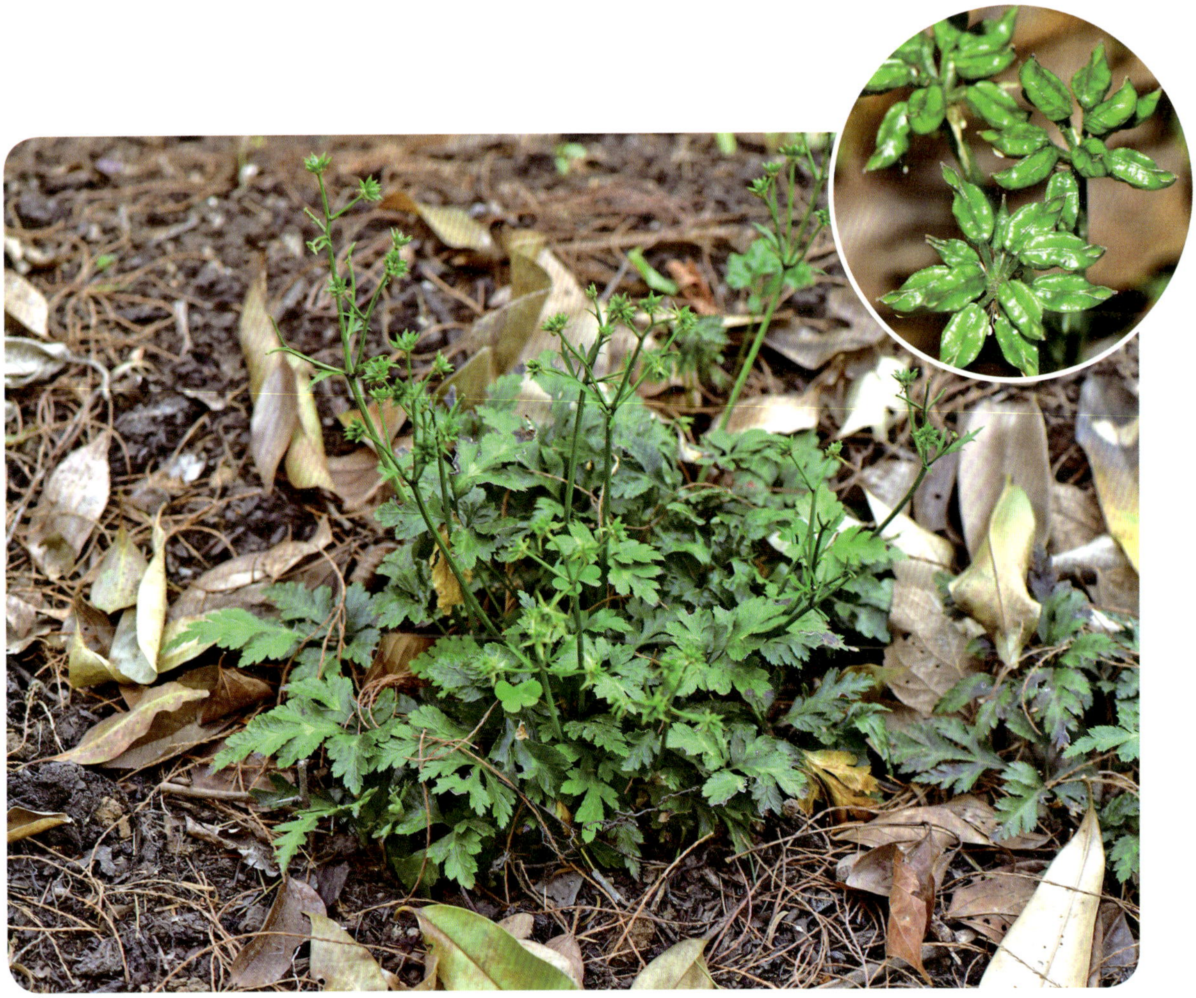

土藿香

［药材来源］为唇形科植物藿香 *Agastache rugosa*（Fisch. et Mey.）O. Ktze. 的地上部分。

［江山土名］野薄荷。

［性味归经］辛，微温。归肺、脾、胃经。

［功能主治］化湿，解暑，和中，止呕。用于暑湿头痛，腹痛脘闷，呕吐泄泻。

［采收加工］夏季花开前采收，切段，晒干；或直接干燥。

［参考资料］含有挥发油，主要为甲基胡椒酚、柠檬烯、α–蒎烯和 β–蒎烯、对伞花烃、芳樟醇、1–丁香烯等。

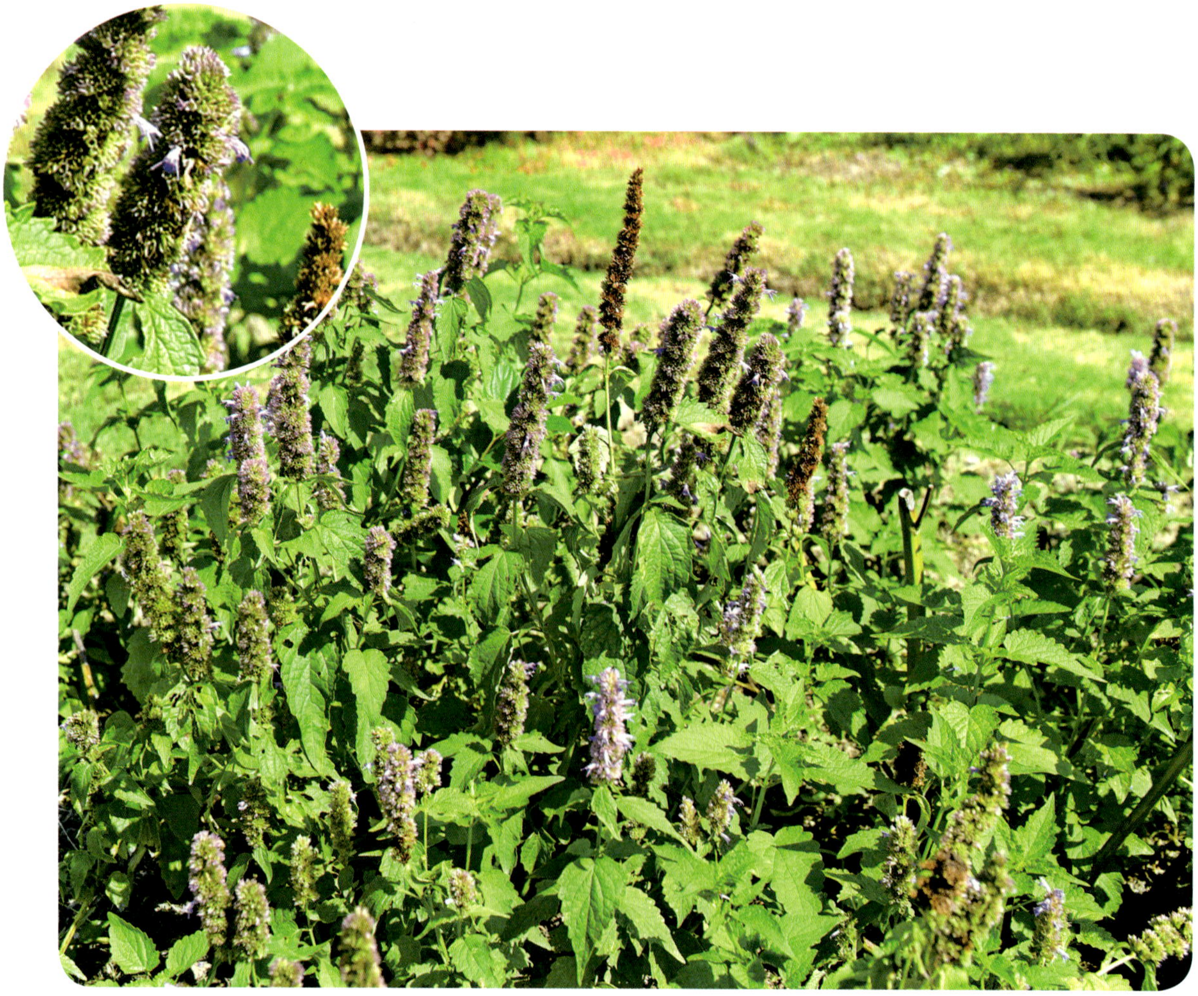

土圞儿

[药材来源] 为豆科植物土圞儿 *Apios fortunei* Maxim 的块根。

[江山土名] 野三叶青、黄皮三叶青。

[性味归经] 甘、微苦，平。归脾、肺经。

[功能主治] 清热解毒，祛痰止咳。用于感冒咳嗽，咽喉肿痛，百日咳，疮疡肿毒，毒蛇咬伤。

[采收加工] 秋后采挖，洗净切片，晒干。

[参考资料] 含有淀粉、生物碱。土圞儿捣烂敷伤口，可用于毒蛇咬伤。如被蕲蛇咬伤，可加生半夏、生天南星、蒲公英捣烂外敷。

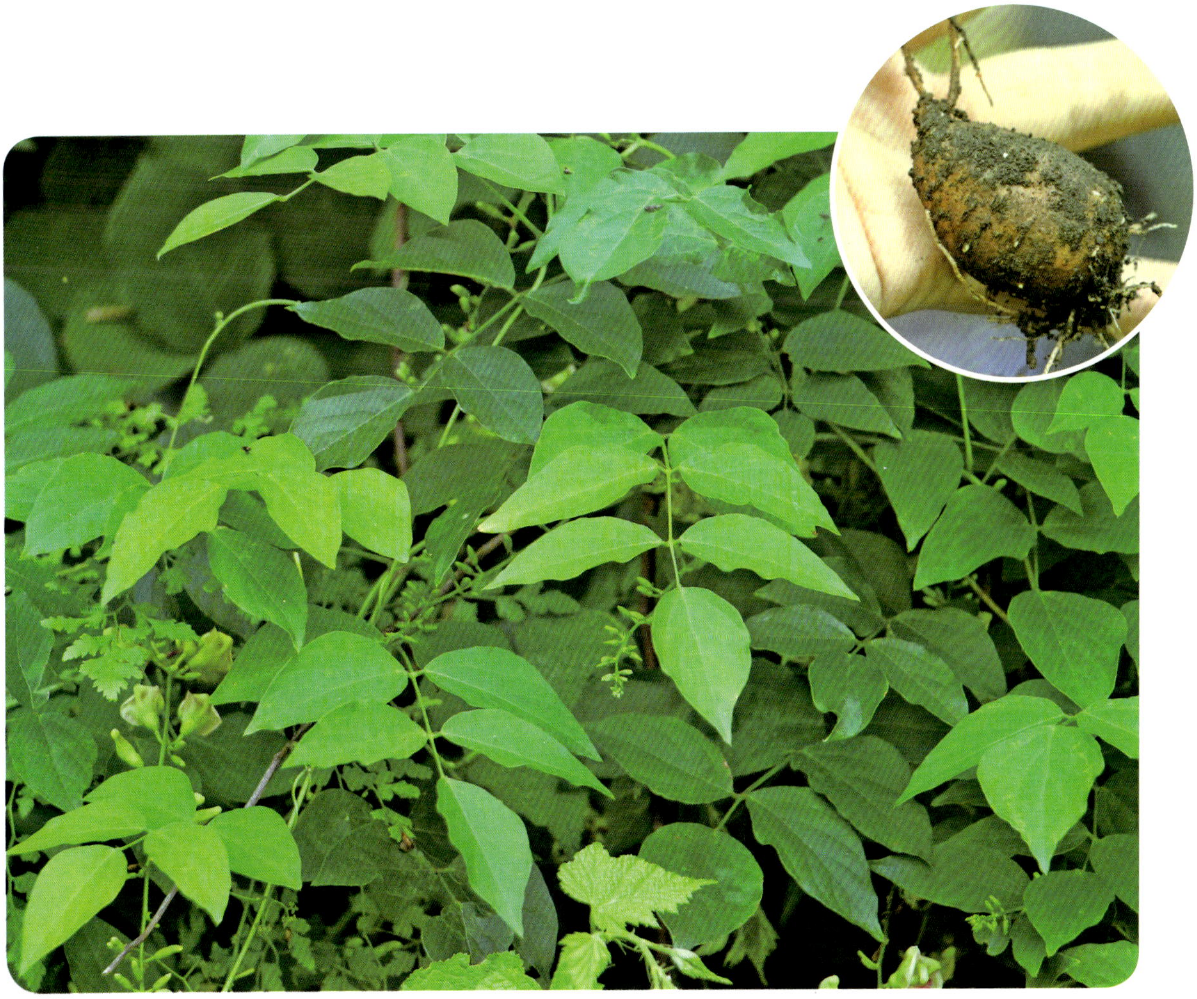

大叶白纸扇

［药材来源］为茜草科植物大叶白纸扇 *Mussaenda esquirolii* Levl. 的茎叶或根。

［江山土名］大纸扇。

［性味归经］苦、微甘，凉。归心、肺、肾经。

［功能主治］清热，利湿，解毒。用于感冒，中暑，风热喉痹，泄泻，无名肿毒。

［采收加工］6～8 月采集茎叶，7～10 月挖根，切碎，晒干或鲜用。

［参考资料］大叶白纸扇用水煎服或代茶饮，可用于防治中暑。大叶白纸扇鲜叶加食盐少许捣烂绞汁，频频咽服，可治咽喉肿痛。

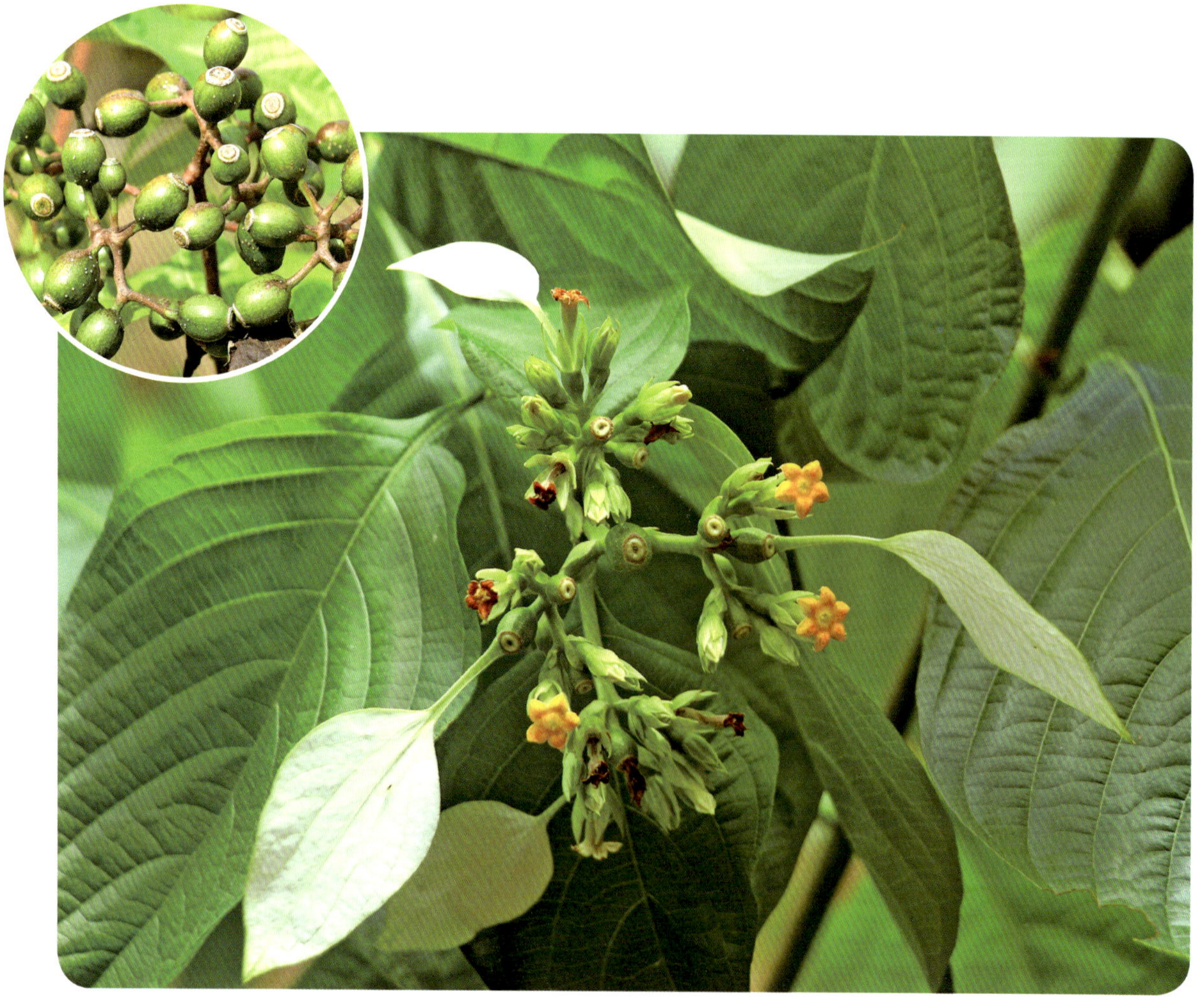

大血藤

[药材来源] 为木通科植物大血藤 *Sargentodoxa cuneata*（Oliv.）Rehd. et Wils. 的藤茎。

[江山土名] 红藤。

[性味归经] 苦，平。归大肠、肝经。

[功能主治] 清热解毒，活血，祛风止痛。用于肠痈腹痛，热毒疮疡，经闭，痛经，跌扑肿痛，风湿痹痛。

[采收加工] 秋、冬二季采收，除去侧枝，截段，干燥。

[参考资料] 有通经活络、散瘀止痛、理气行血、杀虫等功效，江山地区多用于风湿痛、跌打损伤、痛经、闭经、蛔虫病。

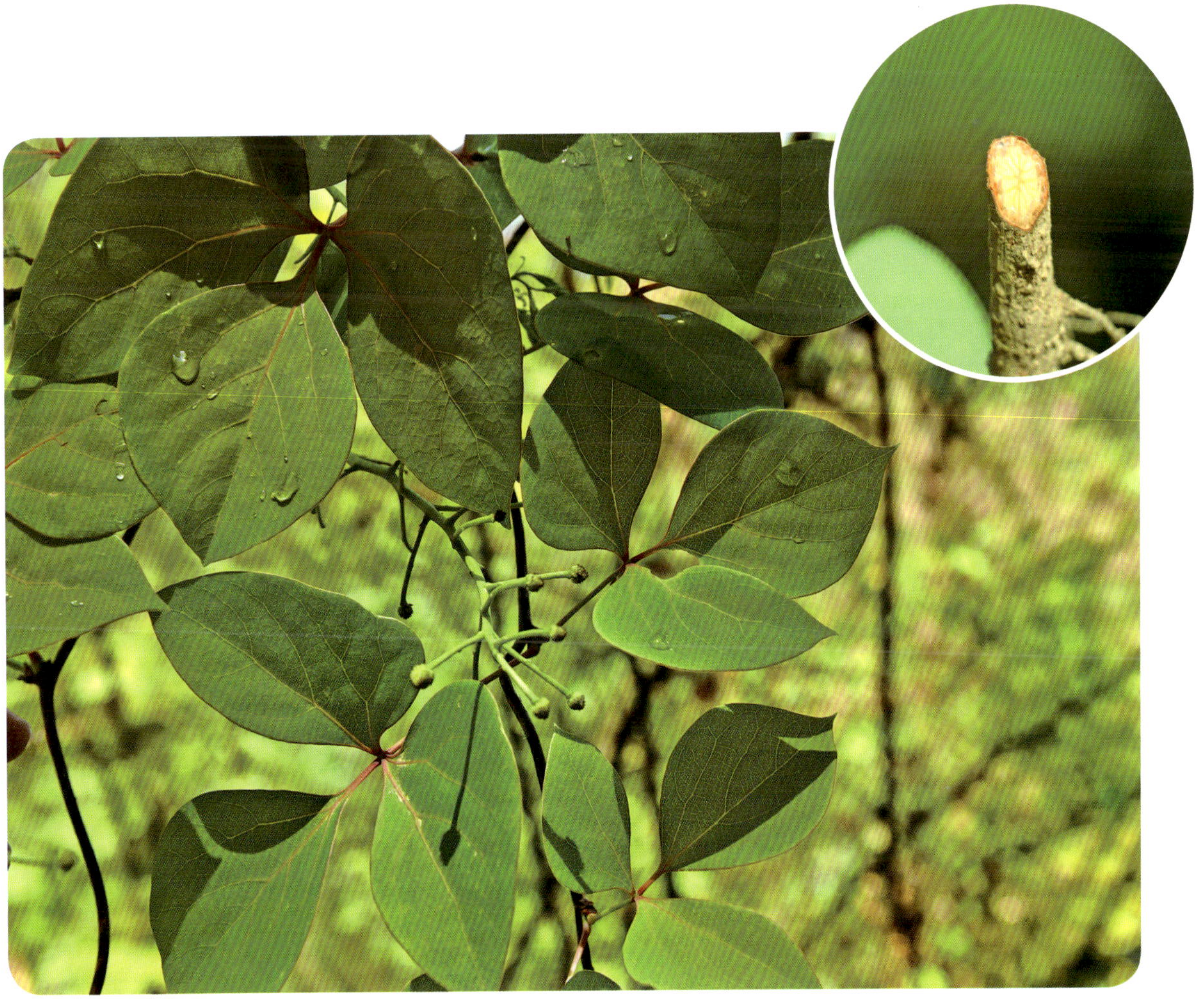

大皂角

[药材来源] 为豆科植物皂荚 *Gleditsia sinensis* Lam. 的成熟果实。其棘刺（皂角刺）、种子（皂角子）和叶（皂角叶）也可药用。

[江山土名] 皂角、皂荚。

[性味归经] 辛、咸，温。有小毒。归肺、大肠经。

皂角刺：辛，温。归肝、胃经。

皂角子：辛，温。有毒。归肺、大肠经。

皂角叶：辛，温。归肺经。

[功能主治] 祛痰开窍，散结消肿。用于中风口噤，昏迷不醒，癫痫痰盛，关窍不通，喉痹痰阻，顽痰喘咳，咳痰不爽，大便燥结；外治痈肿。

皂角刺：消肿托毒，排脓，杀虫。用于痈疽初起或脓成不溃；外治疥癣，麻风。

皂角子：润燥通便，祛风消肿。用于大便燥结，肠风下血，下痢里急后重，疝气，瘰疬，肿毒，疮癣。

皂角叶：祛风杀虫。用于风热疮癣。

[采收加工] 秋季果实成熟时采摘，晒干。

皂角刺：全年均可采收，干燥，或趁鲜切片，干燥。

皂角子：秋季果实成熟时采收，剥取种子，晒干。

皂角叶：夏秋季采摘，晒干。

[参考资料] 皂角刺对痈疽未破者能开窍；已破者能引药达疮所，用于各种疮癣及疠风。皂角刺治风杀虫，其功效与大皂角同，但其作用更强。

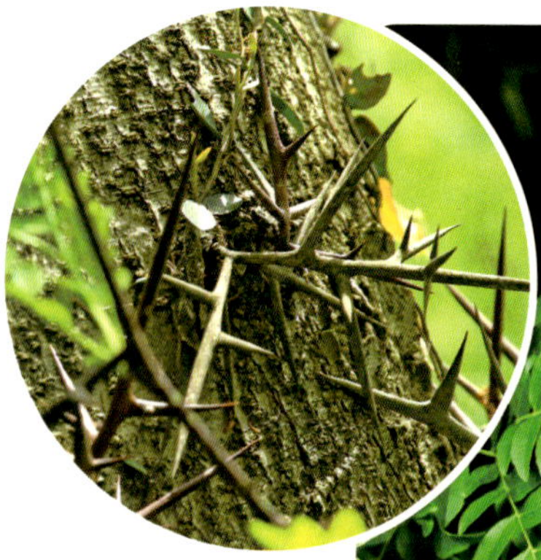

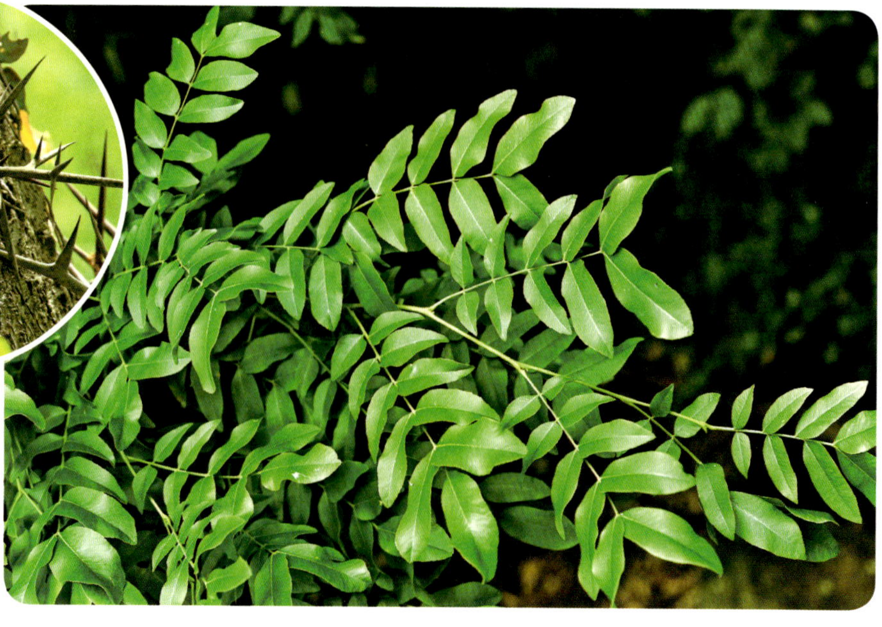

大青草

[药材来源] 为爵床科植物水蓑衣 *Hygrophila salicifolia*（Vahl）Nees 的地上部分。

[江山土名] 鱼骨草、九节花、墨菜。

[性味归经] 苦，寒。归胆、心经。

[功能主治] 清热解毒，祛瘀止血。用于跌打损伤，吐血，衄血。

[采收加工] 夏、秋二季采收，割取地上部分，晒干。

[参考资料] 含有挥发油及微量生物碱、磷酸钙及氯化钾。种子与叶中均含有钾盐，但叶中钾盐含量更高，因此叶的利尿作用也更强。

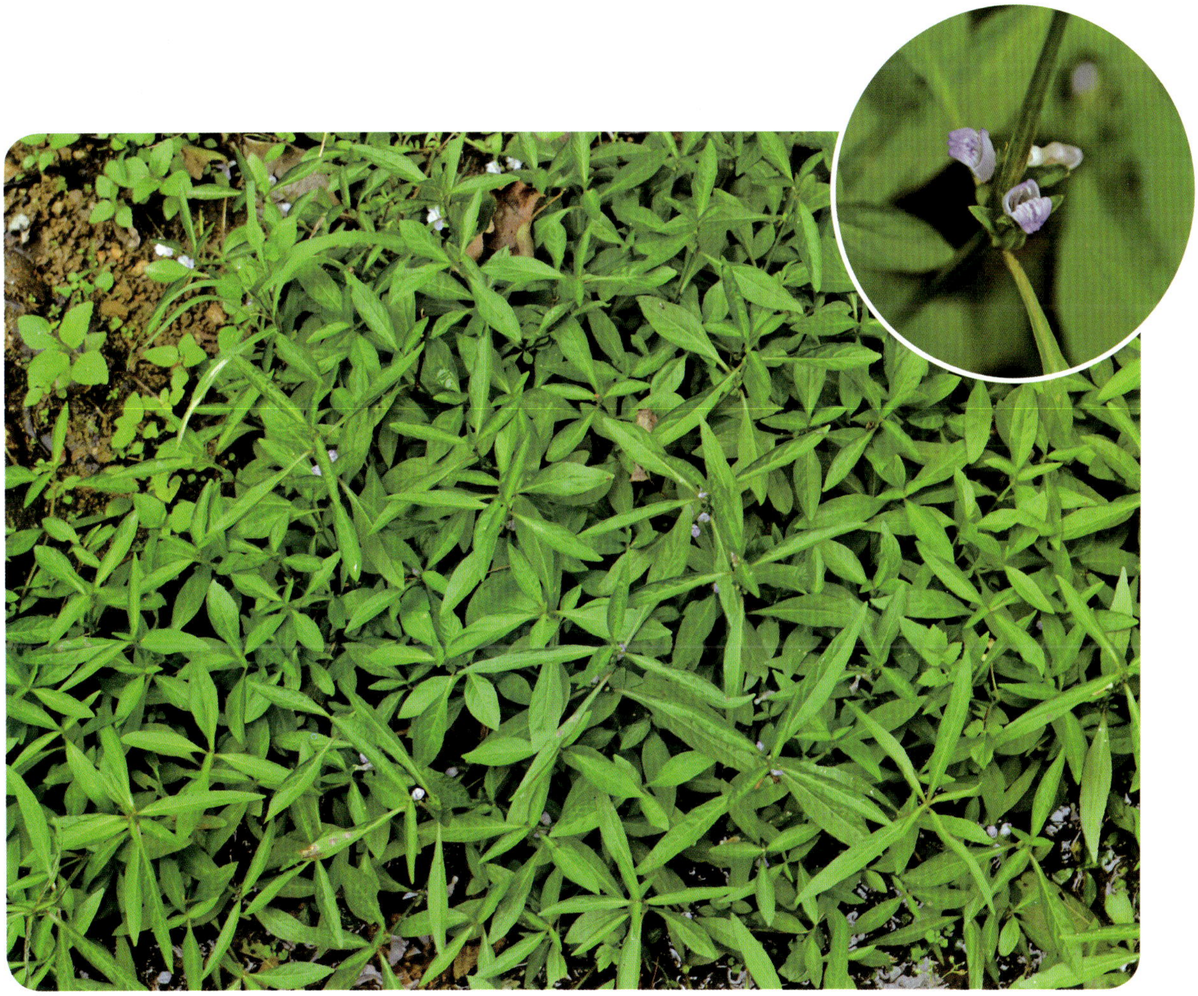

大青根

[药材来源] 为马鞭草科植物大青 *Clerodendrum cyrtophyllum* Turczaninow 的根。

[江山土名] 青心草、土地骨、羊味青。

[性味归经] 苦，寒。归胃、心经。

[功能主治] 清热解毒，凉血止血。用于高热头痛，黄疸，齿痛，鼻衄，咽喉肿痛，肠炎，痢疾，乙型脑膜炎，流行性脑脊髓膜炎，衄血，血淋，外伤出血。

[采收加工] 全年可采，除去茎、须根及泥沙，干燥。

[参考资料] 有清热泻火、凉血解毒、散瘀止血之功效。可用于治疗肠炎、菌痢、咽喉炎、扁桃体炎、腮腺炎、感冒发热、齿龈出血等病证。

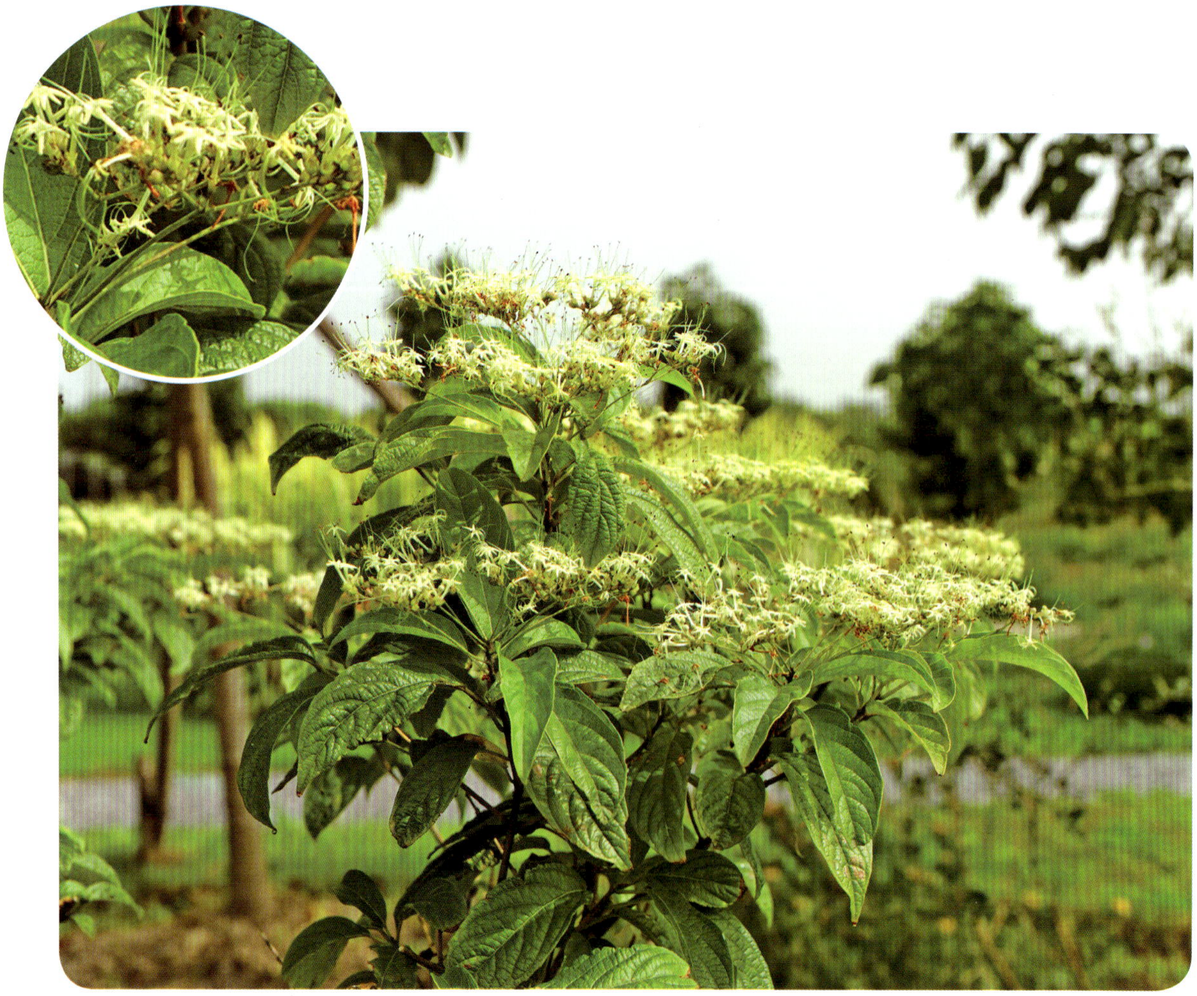

大枣

[药材来源] 为鼠李科植物枣 *Ziziphus jujuba* Mill. 的成熟果实。

[江山土名] 红枣、青枣。

[性味归经] 甘，温。归脾、胃、心经。

[功能主治] 补中益气，养血安神。用于脾虚食少，乏力便溏，妇人脏躁。

[采收加工] 秋季果实成熟时采收，晒干。

[参考资料] 主要含有机酸、三萜苷类、生物碱类、黄酮类、糖类、维生素类、氨基酸、挥发油、微量元素等成分。置干燥处，注意防蛀，保存不当易产生黄曲霉毒素。

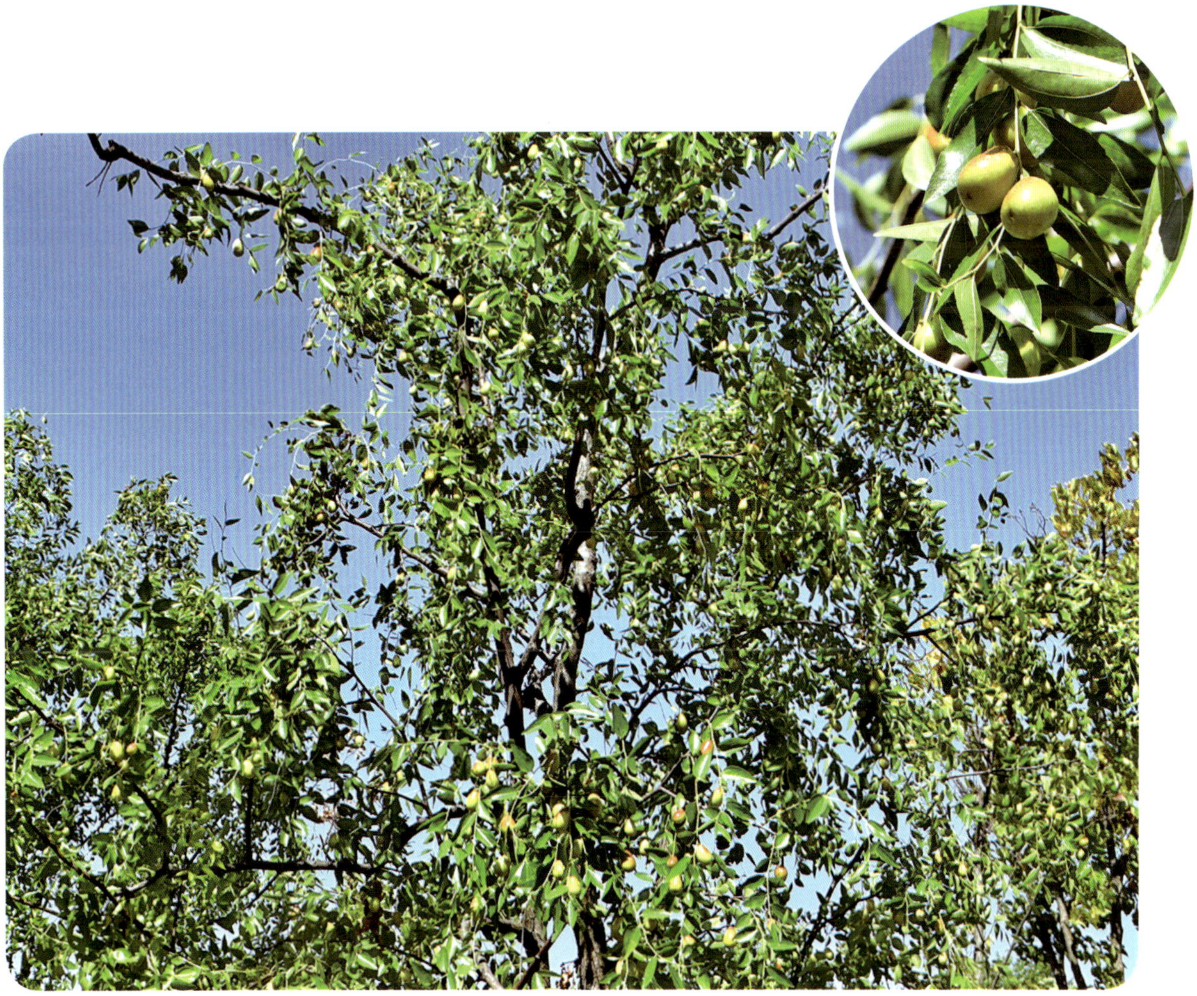

大蒜

[药材来源] 为百合科植物大蒜 *Allium sativum* L. 的鳞茎。

[江山土名] 蒜、蒜头。

[性味归经] 辛，温。归脾、胃、肺经。

[功能主治] 解毒消肿，杀虫，止痢。用于痈肿疮疡，疥癣，肺痨，顿咳，泄泻，痢疾。

[采收加工] 夏季叶枯时采挖，除去须根和泥沙，通风晾晒至外皮干燥。

[参考资料] 大蒜含有挥发油，主要成分为大蒜辣素，是一种植物杀菌成分。大蒜辣素为无色油状液体，具有特殊的刺激性强臭，气味与大蒜相同，性质不稳定，其溶液遇热或遇碱均会失效，但不受稀酸影响。新鲜大蒜中无大蒜辣素，而有一种无色无臭的含硫氨基酸，称为大蒜氨酸，此酸经大蒜中的大蒜酶分解才产生大蒜辣素。

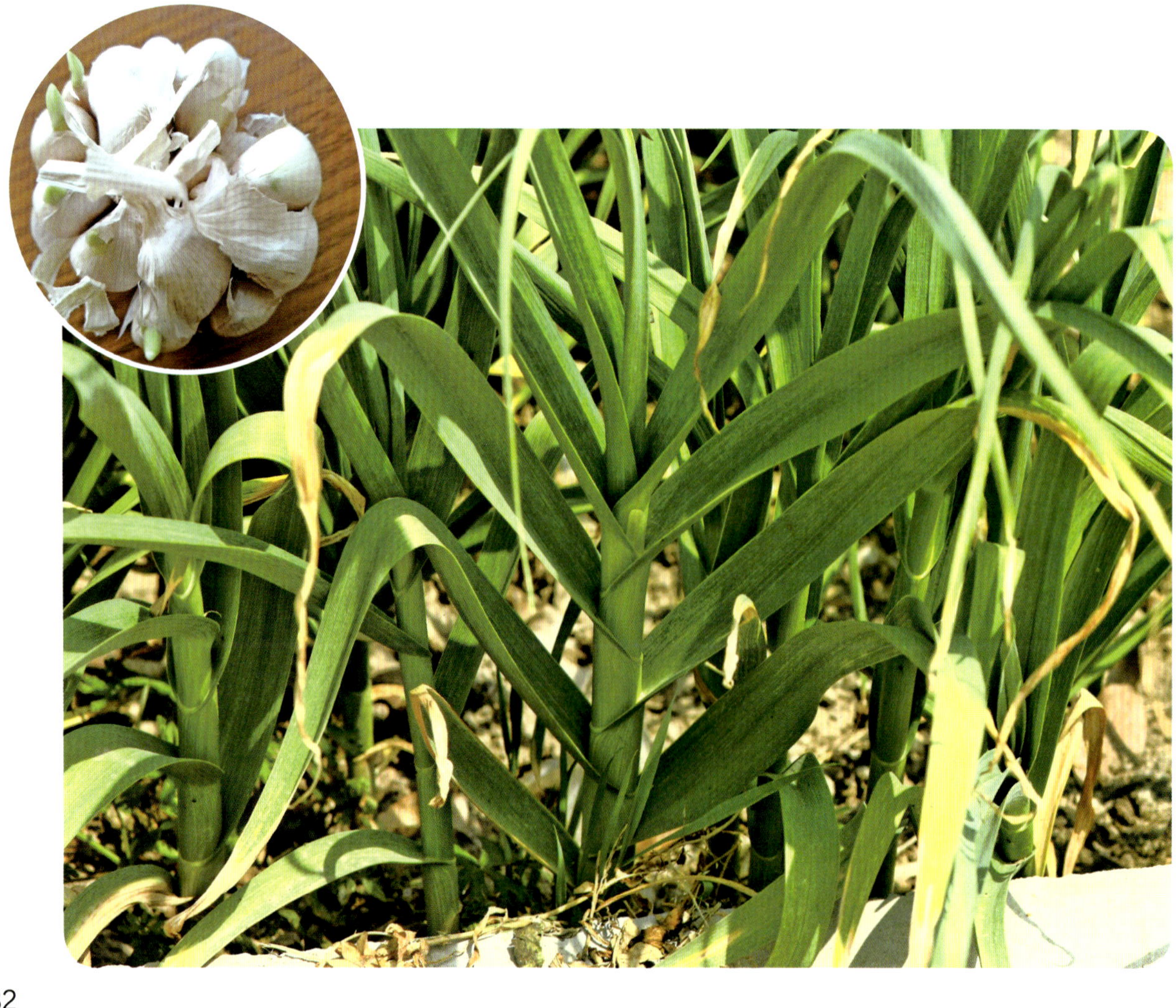

大蓟

[药材来源] 为菊科植物蓟 *Cirsium japonicum* Fisch. ex DC. 的地上部分。其根（大蓟根）也可药用。

[江山土名] 牛扎口。

[性味归经] 甘、苦，凉。归心、肝经。

大蓟根：甘、苦，凉。归心、肝经。

[功能主治] 凉血止血，散瘀解毒消痈。用于衄血，吐血，尿血，便血，崩漏，外伤出血，痈肿疮毒。

大蓟根：凉血止血，散瘀解毒消痈。用于衄血，吐血，尿血，便血，崩漏，外伤出血，痈肿疮毒。

[采收加工] 夏、秋二季花开时采割地上部分，除去杂质，晒干。

大蓟根：秋末挖根，除去杂质，晒干。

[参考资料] 大蓟的化学成分多样，药理作用广泛，用于各种血证、带下、妇女崩漏等疾病，是中医临床的主要止血药物之一。目前止血多以制炭为主。大蓟根含乙酸蒲公英甾醇、豆甾醇及挥发油等。对咯血、衄血、崩中下血、尿血等症，常与小蓟、生地黄、蒲黄、藕节等中药配伍应用。此外，大蓟鲜草还可用于疮痈肿毒，无论内服、外敷，都有散瘀消肿的功效。

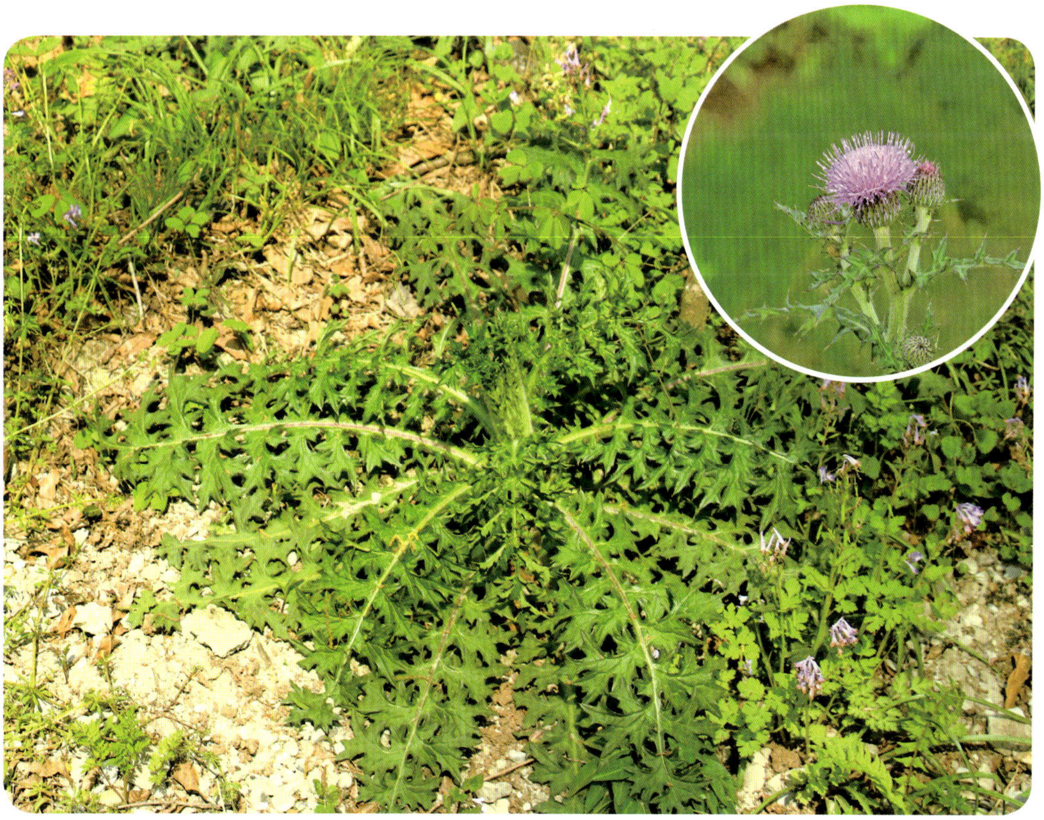

大薸

［药材来源］为天南星科植物大薸 *Pistia stratiotes* L. 的叶。

［江山土名］水浮莲。

［性味归经］辛，寒。归肝、肺经。

［功能主治］凉血活血，利尿解毒。用于荨麻疹，丹毒，湿疹，无名肿毒，跌打损伤。

［采收加工］夏、秋二季采收，晒干。

［参考资料］孕妇忌服。鲜品捣汁涂或煎水洗患处，可治汗斑、湿疹。大薸、皂角刺、刺蒺藜、海桐皮配伍，水煎服，可治荨麻疹。

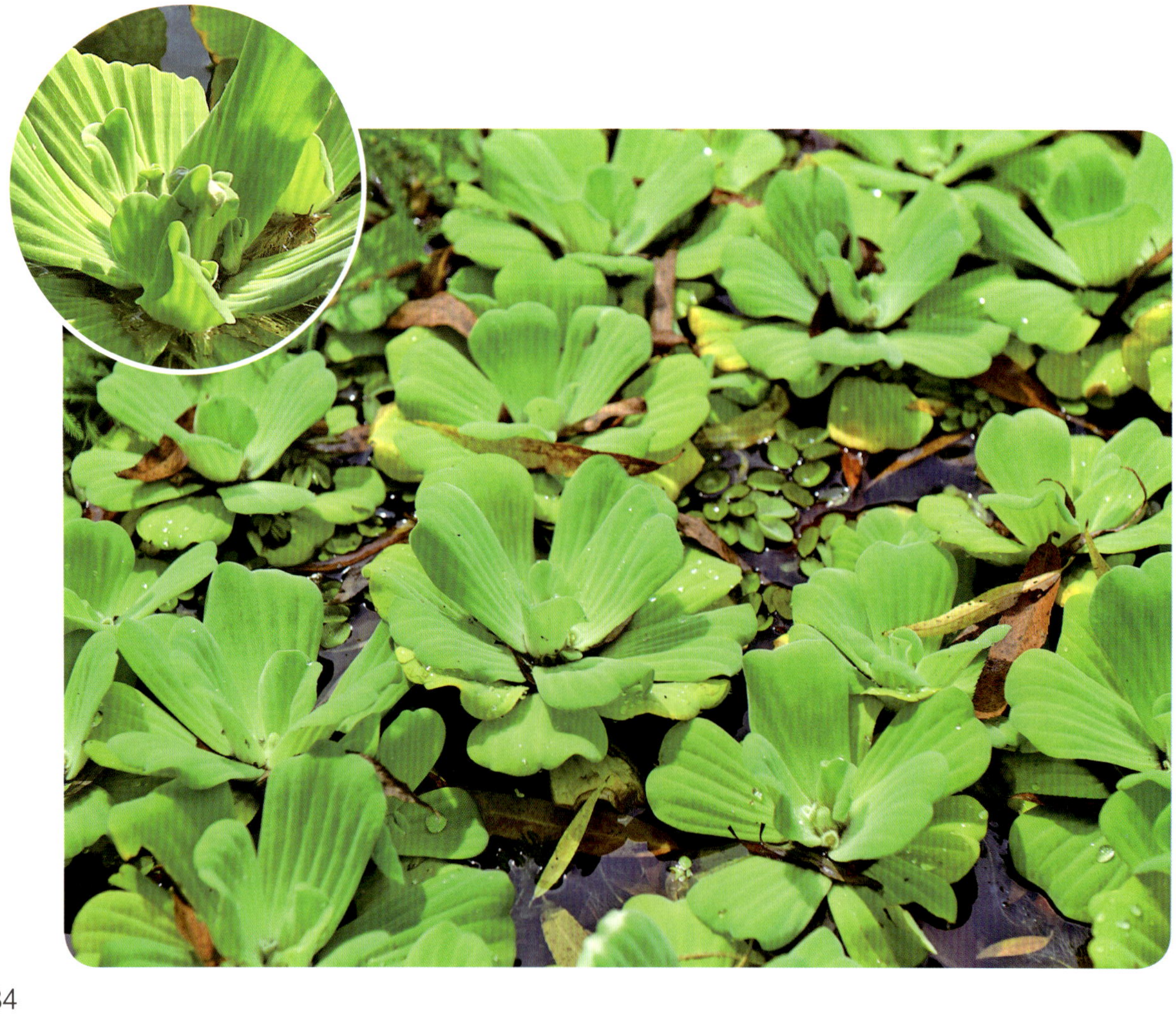

小二仙草

[药材来源] 为小二仙草科植物小二仙草 *Haloragis micrantha*（Thunb.）R Br. ex Sieb. et Zucc. 的全草。

[江山土名] 小二仙草。

[性味归经] 苦、辛，凉。归肝、胆经。

[功能主治] 清热，利湿，通便，活血，解毒。用于热淋，痢疾，便秘，月经不调，跌打损伤，疔疮痈疖，乳痈，烫伤，毒蛇咬伤。

[采收加工] 夏季采收，干燥。

[参考资料] 鲜小二仙草以红糖或白糖为引煎服，可治赤白痢。

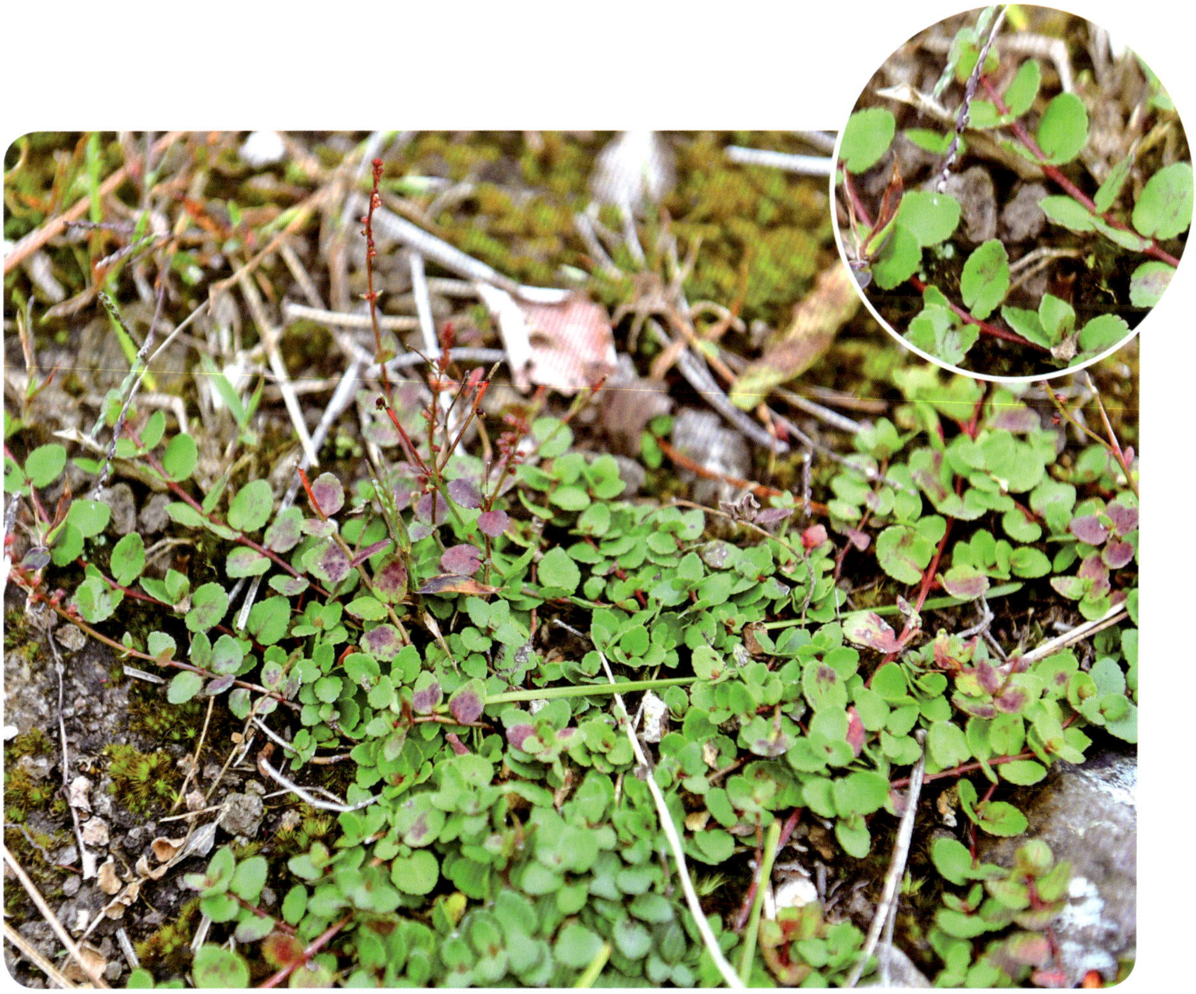

小　麦

[药材来源] 为禾本科植物小麦 *Triticum aestivum* L. 的种子。其干瘪轻浮的种子（浮小麦）、茎叶（小麦苗）亦可供药用。

[江山土名] 卸麦。

[性味归经] 甘，平。归心、脾、肾经。

浮小麦：甘、咸，凉。归心经。

小麦苗：辛，寒。无毒。归心、小肠经。

[功能主治] 养心，益肾，除热，止渴。用于脏躁，烦热，消渴，泻痢，痈肿，外伤出血，烫伤。

浮小麦：止汗，退热除烦。用于骨蒸劳热，自汗，盗汗。

小麦苗：除热解毒。用于黄疸，酒精中毒。

[采收加工] 果期采集，晒干。

浮小麦：果期采集，拣去杂质，筛净灰屑，漂洗，捞取以干瘪、洁净、能浮于水面者，晒干。

小麦苗：秋季采收果穗，晾晒，打下果实，除去杂质，取成熟果实发芽得嫩茎叶。

[参考资料]《本草纲目》有言“新麦性热，陈麦平和，小麦面甘，温”。小麦饱满质重，入水淘洗时沉入水中；而浮小麦干瘪枯瘦，体轻而浮于水面。二者药性不同，功能各异。

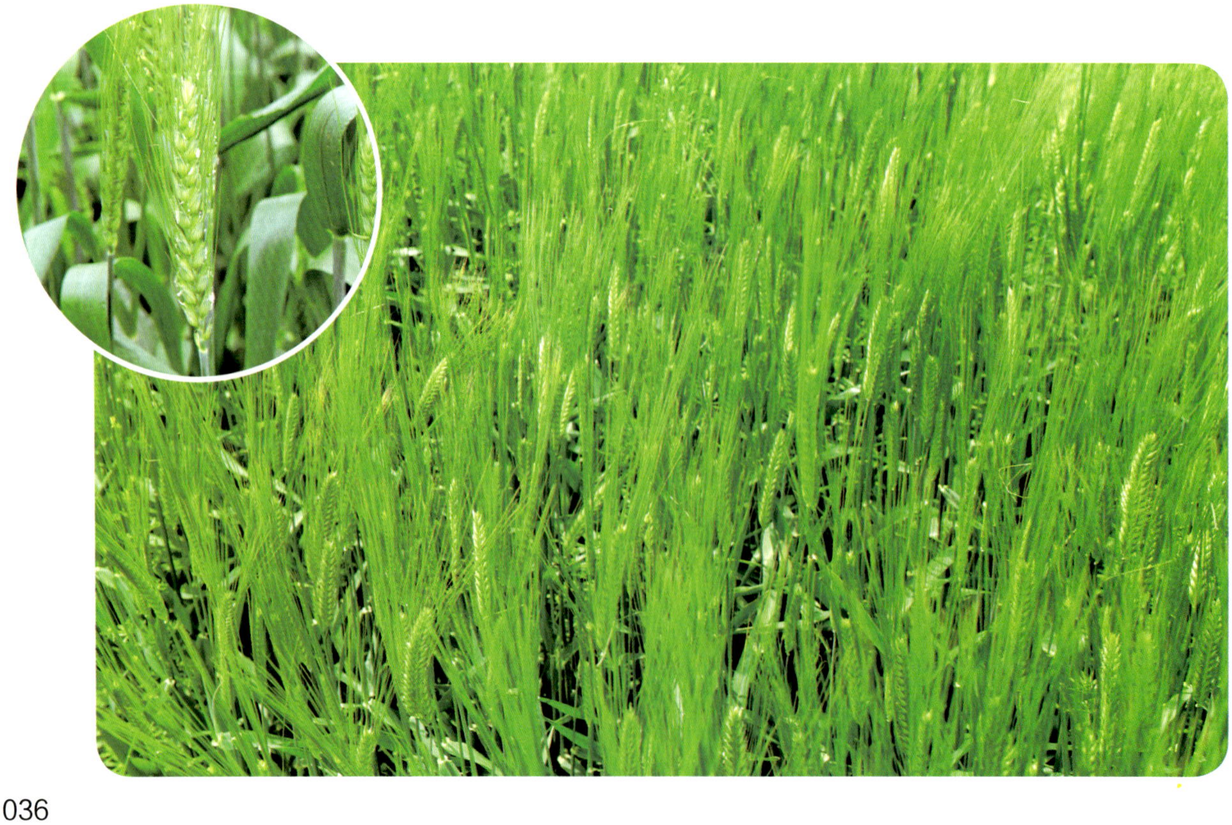

小青草

［药材来源］为爵床科植物爵床 *Rostellularia procumbens*（L.）Nees 的地上部分。

［江山土名］爵床、小青草。

［性味归经］微苦，寒。归肝、胆经。

［功能主治］清热解毒，利尿消肿。用于感冒发热，疟疾，咽喉肿痛，痢疾，肠炎，肾炎水肿，尿路感染，乳糜尿，痈疮疖肿。

［采收加工］夏、秋二季采收，干燥。

［参考资料］苦能泻火、寒能清热，具有凉血除热、清解火热之毒的功能，用于治疗咽喉肿痛及痈疽疮疡等。配秦艽清热利湿，用于湿热血痢。小青草入肝、胆经，能入血分、解热毒、消湿滞；秦艽入大肠经，能去湿热、利二便。二药配伍，相使为用，能清热解毒、利湿止痢。

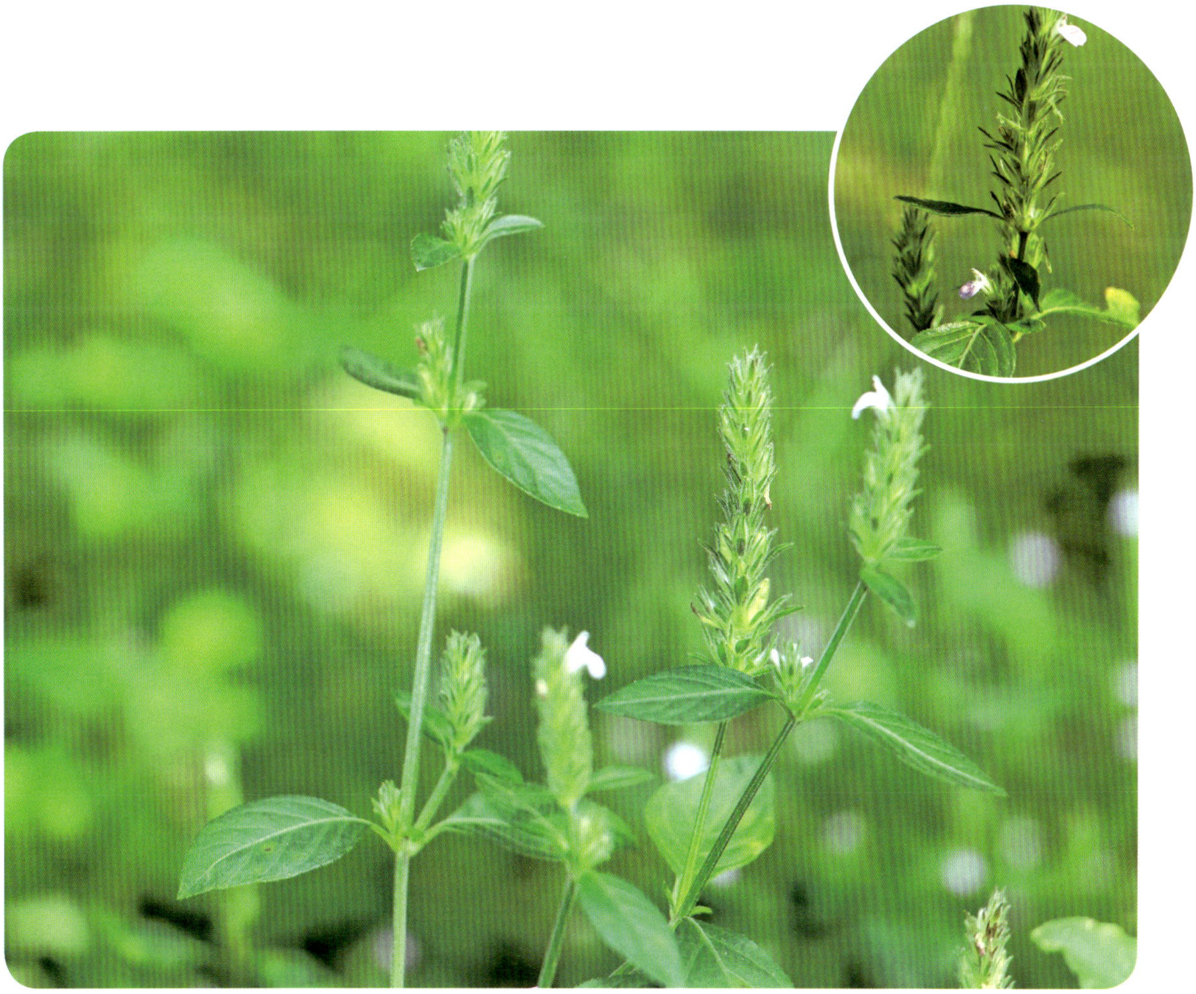

小肺筋草

［药材来源］为百合科植物粉条儿菜 *Aletris spicata*（Thunb.）Franch. 的全草。

［江山土名］粉条儿菜。

［性味归经］苦，寒。归肺、胃、大肠经。

［功能主治］止咳平喘，活血止血，清热解毒，通乳调经，消积杀虫。用于咳嗽吐血，百日咳，气喘，肺痈，乳痈，肠风便血，妇人乳少，经闭，小儿疳积，蛔虫病。

［采收加工］夏季采收，除去杂质，洗净，晒干。

［参考资料］含有皂苷类成分，苷元为异钠草苷元及薯蓣皂苷元。能清肺经郁热，化痰。治久嗽，劳伤气喘。

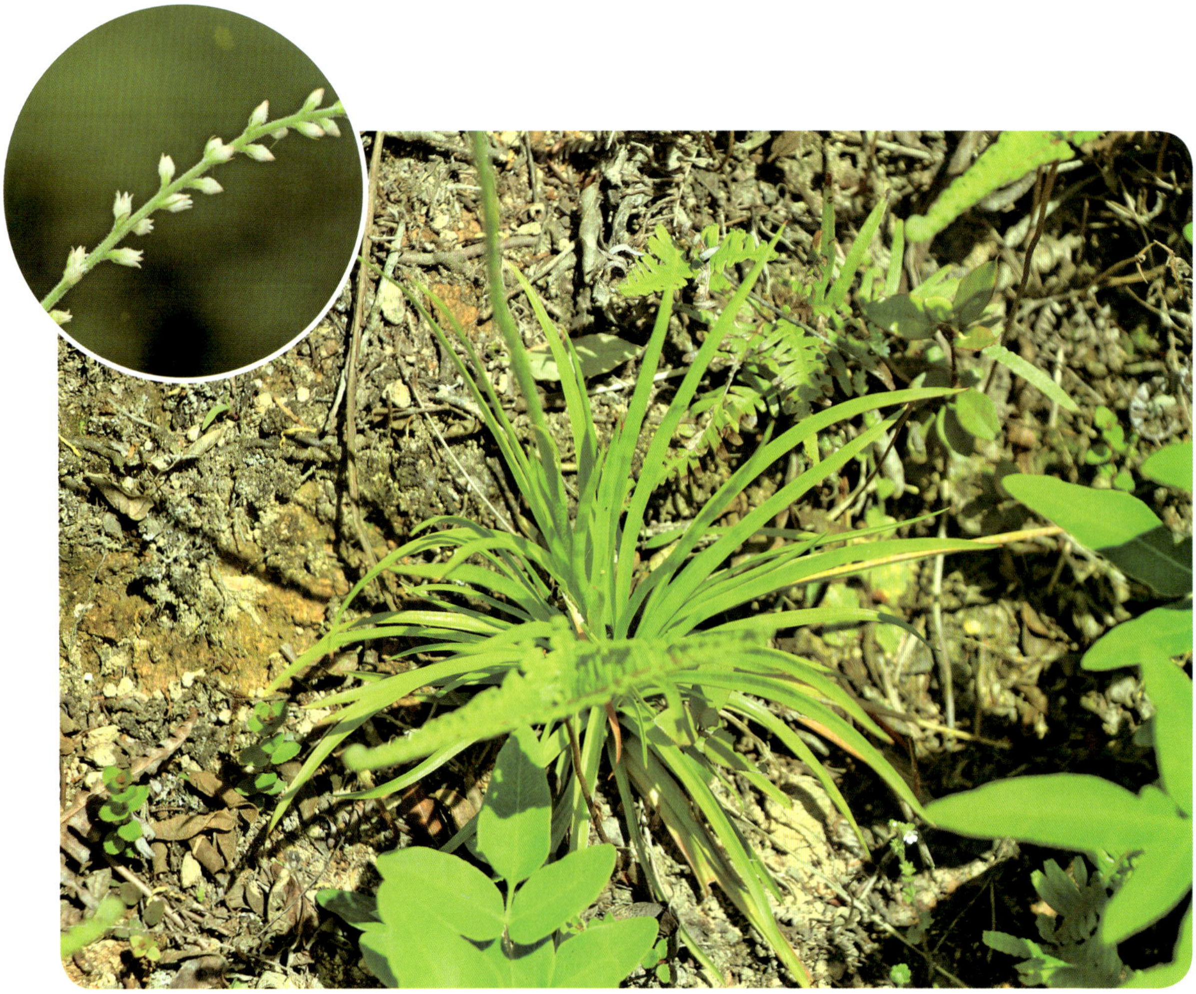

小鱼仙草

[药材来源] 为唇形科植物小鱼仙草 *Mosla dianthera*（Buch.-Ham.）Maxim. 的地上部分。

[江山土名] 野香薷。

[性味归经] 辛、苦，温。归肝、肺、肾经。

[功能主治] 祛风解表，利湿止痒。用于感冒头痛，扁桃体炎，中暑，溃疡病，痢疾，湿疹，皮肤瘙痒，疮疖，蜈蚣咬伤。

[采收加工] 夏、秋二季采割，除去杂质，阴干。

[参考资料] 含有挥发油，主要成分为桉叶素及芳樟醇、柠檬烯及石荠苧烯等萜类化合物。

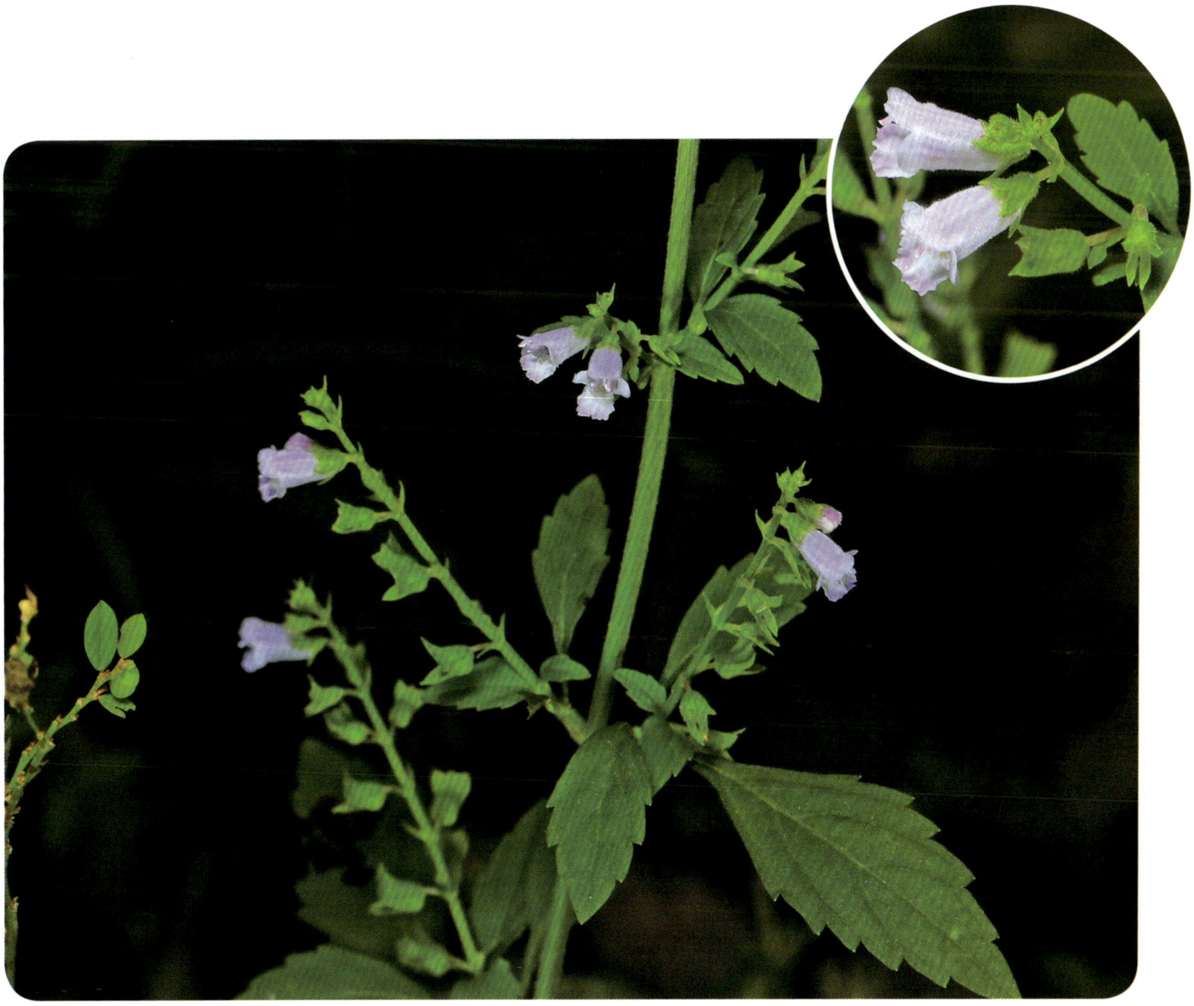

小春花

［药材来源］为阴地蕨科植物阴地蕨 *Botrychium ternatum*（Thunb.）Sw. 的全草。

［江山土名］独脚狼衣、独脚金鸡。

［性味归经］甘、苦，凉。归肺、肝经。

［功能主治］清热解毒，止咳化痰。用于感冒咳嗽，小儿高热惊风，瘰疬，目翳，疮痈，毒蛇咬伤。

［采收加工］冬季或春季采收，连根挖取，洗净，晒干。

［参考资料］有消炎退热作用，擅于治疗小儿上呼吸道感染、咽炎、扁桃体炎、腮腺炎、下颌淋巴结炎等。

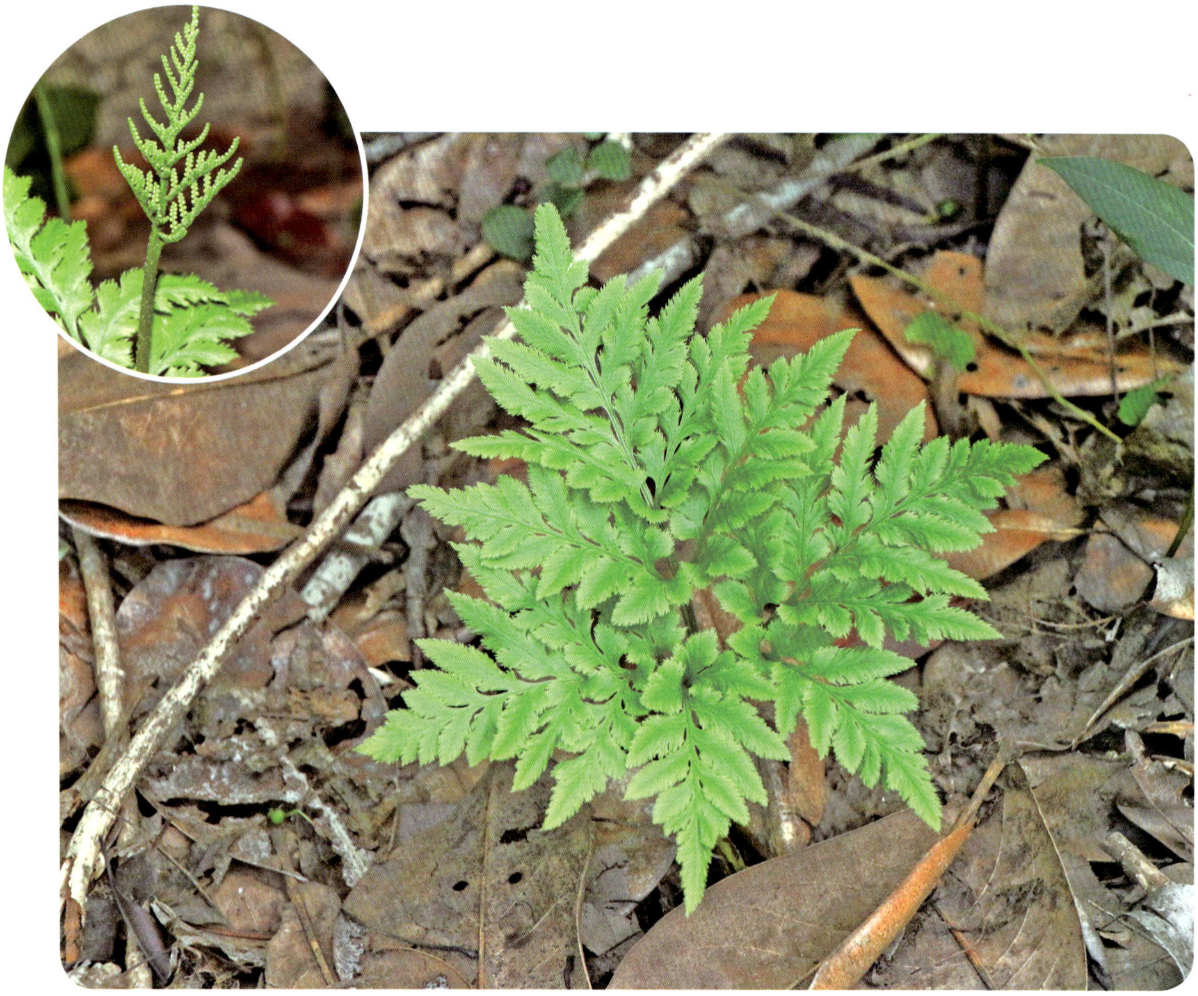

小通草

[药材来源] 为旌节花科植物喜马山旌节花 *Stachyurus himalaicus* Hook. f. et Thoms.、中国旌节花 *Stachyurus chinensis* Franch. 或山茱萸科植物青荚叶 *Helwingia japonica*（Thunb.）Dietr. 的茎髓。

[江山土名] 小通花、鱼泡通。

[性味归经] 甘、淡，寒。归肺、胃经。

[功能主治] 清热，利尿，下乳。用于小便不利，乳汁不下，尿路感染。

[采收加工] 秋季割取茎，截成段，趁鲜取出髓部，理直，晒干。

[参考资料] 具有较好的利尿、抗炎和解热作用。同属植物中多个种亦以茎髓同供药用，应注意区分。

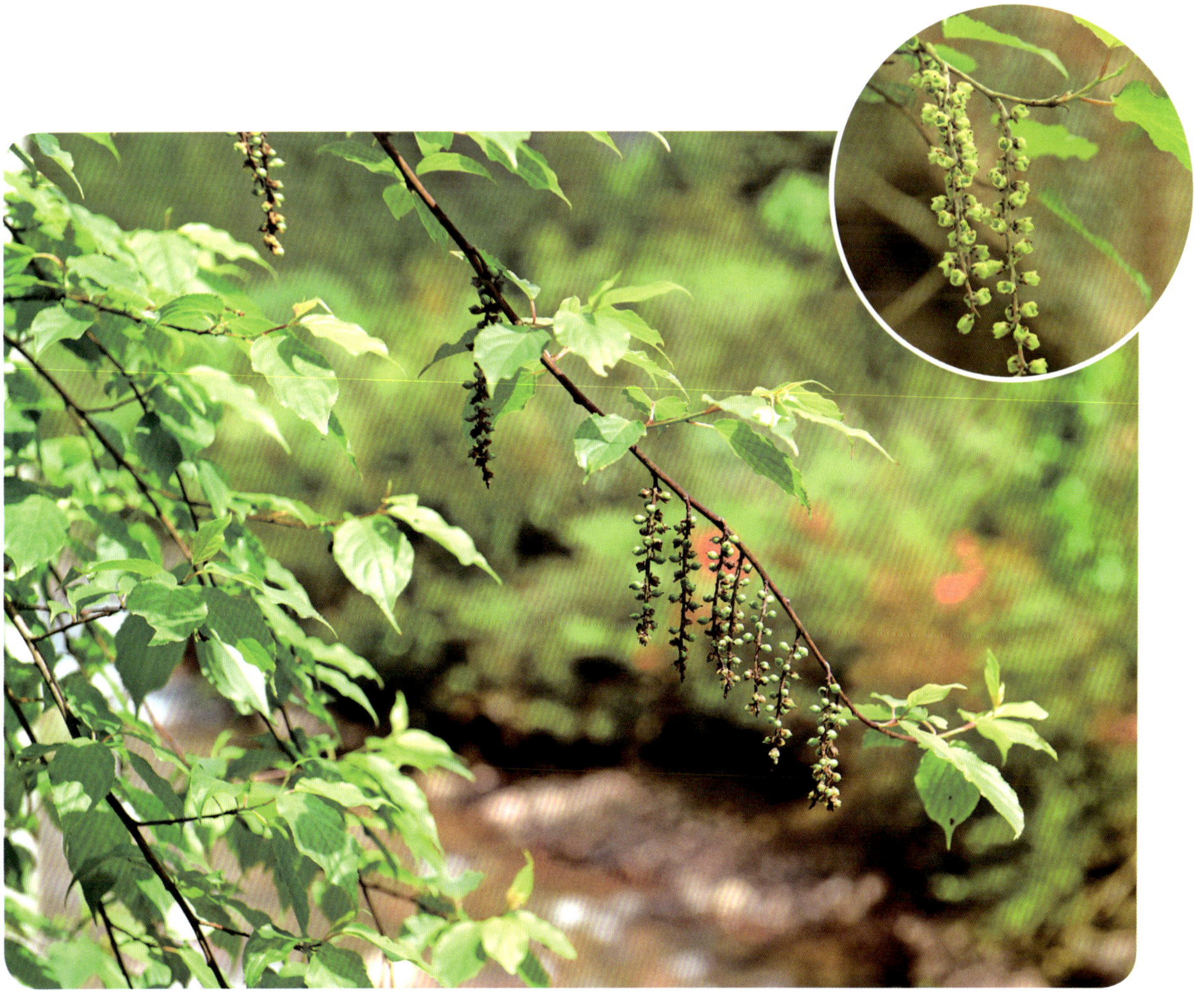

小 蓟

[药材来源] 为菊科植物刺儿菜 *Cirsium setosum*（Willd.）MB. 的地上部分。

[江山土名] 小牛扎口。

[性味归经] 甘、苦，凉。归心、肝经。

[功能主治] 凉血止血，散瘀解毒消痈。用于衄血，吐血，尿血，血淋，便血，崩漏，外伤出血，痈肿疮毒。

[采收加工] 夏、秋二季花开时采割，除去杂质，晒干。

[参考资料] 含有胆碱、生物碱及皂苷。主要有止血作用，能显著缩短出血时间。小蓟含有儿茶酚胺类物质，小蓟水煎剂有直接的拟交感神经药的作用。

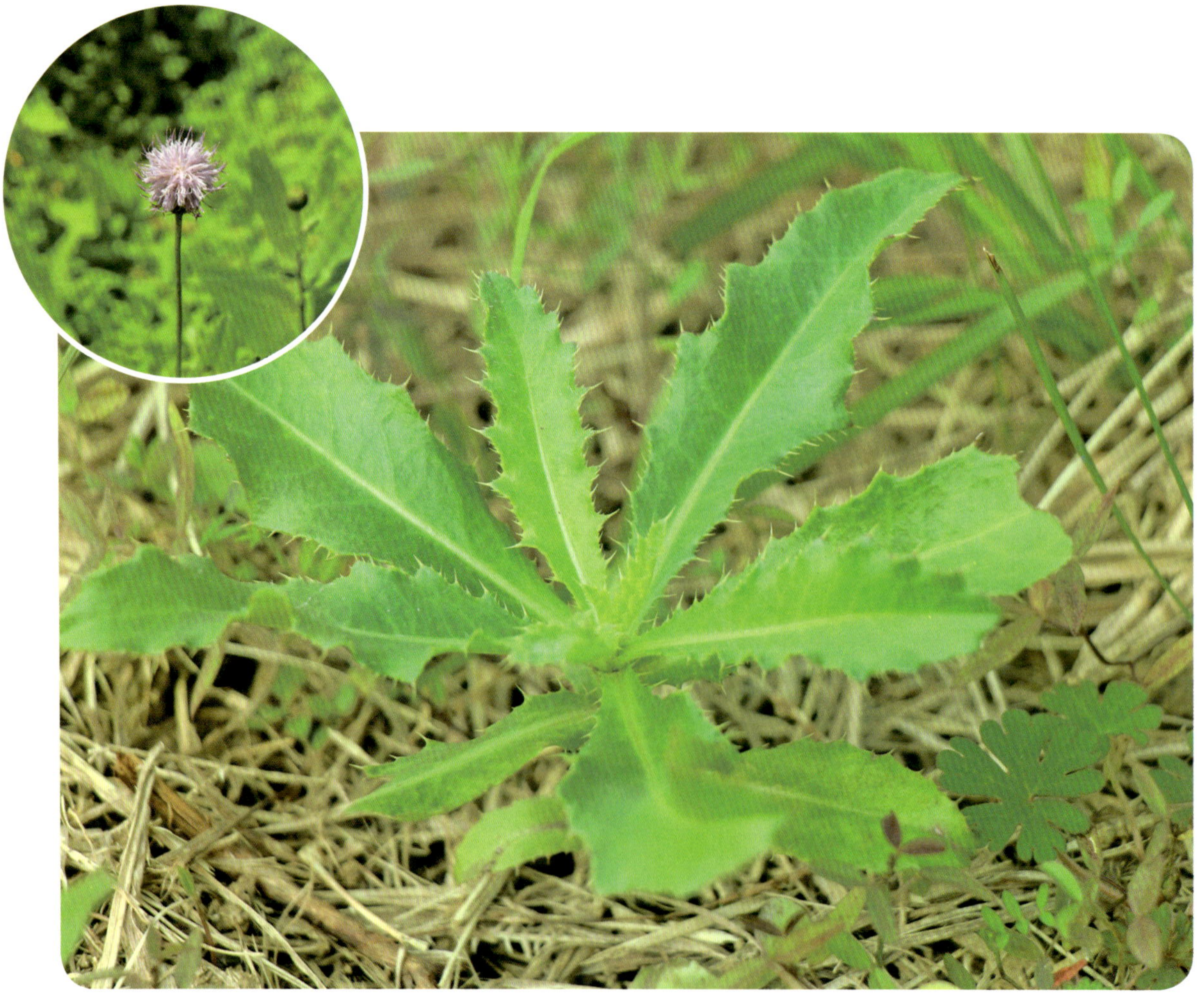

小槐花

[药材来源] 为豆科植物小槐花 *Desmodium caudatum*（Thunb.）DC. 的全草。

[江山土名] 草鞋板、金腰带。

[性味归经] 甘、苦，微寒。归心、肺、脾经。

[功能主治] 清热解毒，祛风透疹，消积止痛。用于感冒发热，疹出不透，小儿疳积，脘腹疼痛，泄泻；外用治毒蛇咬伤，痈疖疔疮，乳腺炎。

[采收加工] 全年可采集，洗净晒干，鲜用四季可采。

[参考资料] 叶中含黄酮类衍生物当药黄素，即 6–C–β–D–吡喃葡糖–芫花素。

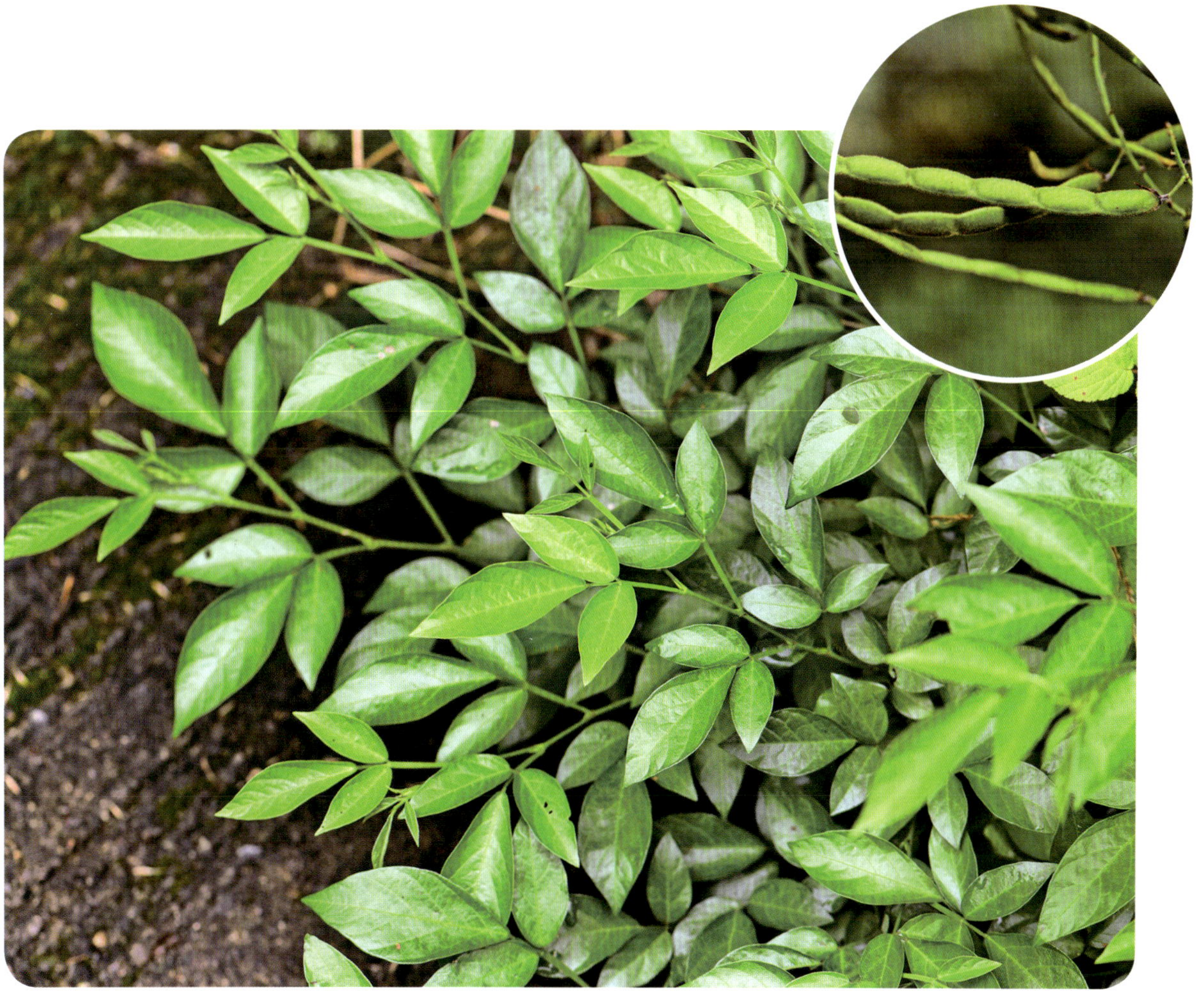

山茱萸

[药材来源] 为山茱萸科植物山茱萸 *Cornus officinalis* Sieb. et Zucc. 的成熟果肉。

[江山土名] 枣皮、萸肉。

[性味归经] 酸、涩，微温。归肝、肾经。

[功能主治] 补益肝肾，涩精固脱。用于眩晕耳鸣，腰膝酸痛，阳痿遗精，遗尿尿频，崩漏带下，大汗虚脱，内热消渴。

[采收加工] 秋末冬初果皮变红时采收果实，用文火烘或置沸水中略烫后，及时除去果核，干燥。

[参考资料] 有强心作用，山茱萸总苷和熊果酸能明显抑制 T 淋巴细胞增殖、转化，抑制 LAK 细胞（淋巴因子激活的杀伤细胞）生成和白细胞介素 –2 的产生，对器官移植产生的排斥反应有明显的对抗作用。山茱萸水煎剂对二甲苯、蛋清、醋酸等致炎物引起的炎性渗出和组织水肿及肉芽组织增生均有明显抑制作用。能增强机体的抗应激能力，提高小鼠耐缺氧、抗疲劳能力，增强记忆力。

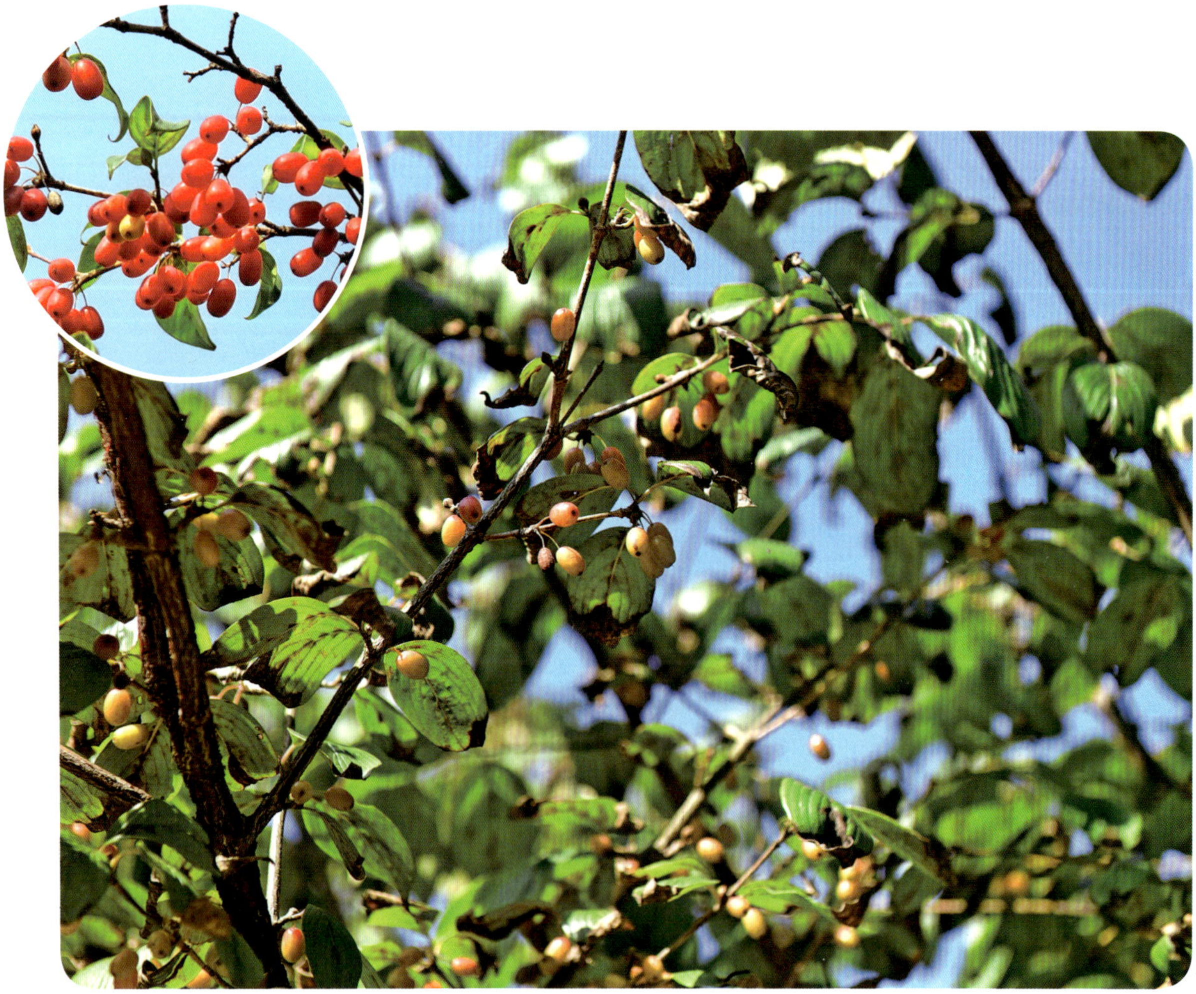

山茶花

［药材来源］为山茶科植物山茶 *Camellia japonica* L. 的含苞欲放的花。

［江山土名］茶花、红茶花。

［性味归经］辛、苦，寒。归肺、肝经。

［功能主治］凉血散瘀，收敛止血。用于吐血，衄血，便血，胃出血，子宫出血；外用治烧烫伤，创伤出血。

［采收加工］春、冬二季采收，晒干或烘干。

［参考资料］含有花白苷、花色苷等。果实含脂肪油、山茶苷及山茶皂苷，山茶皂苷水解后可得山茶皂苷元 A、B、C。叶含有表儿茶精。

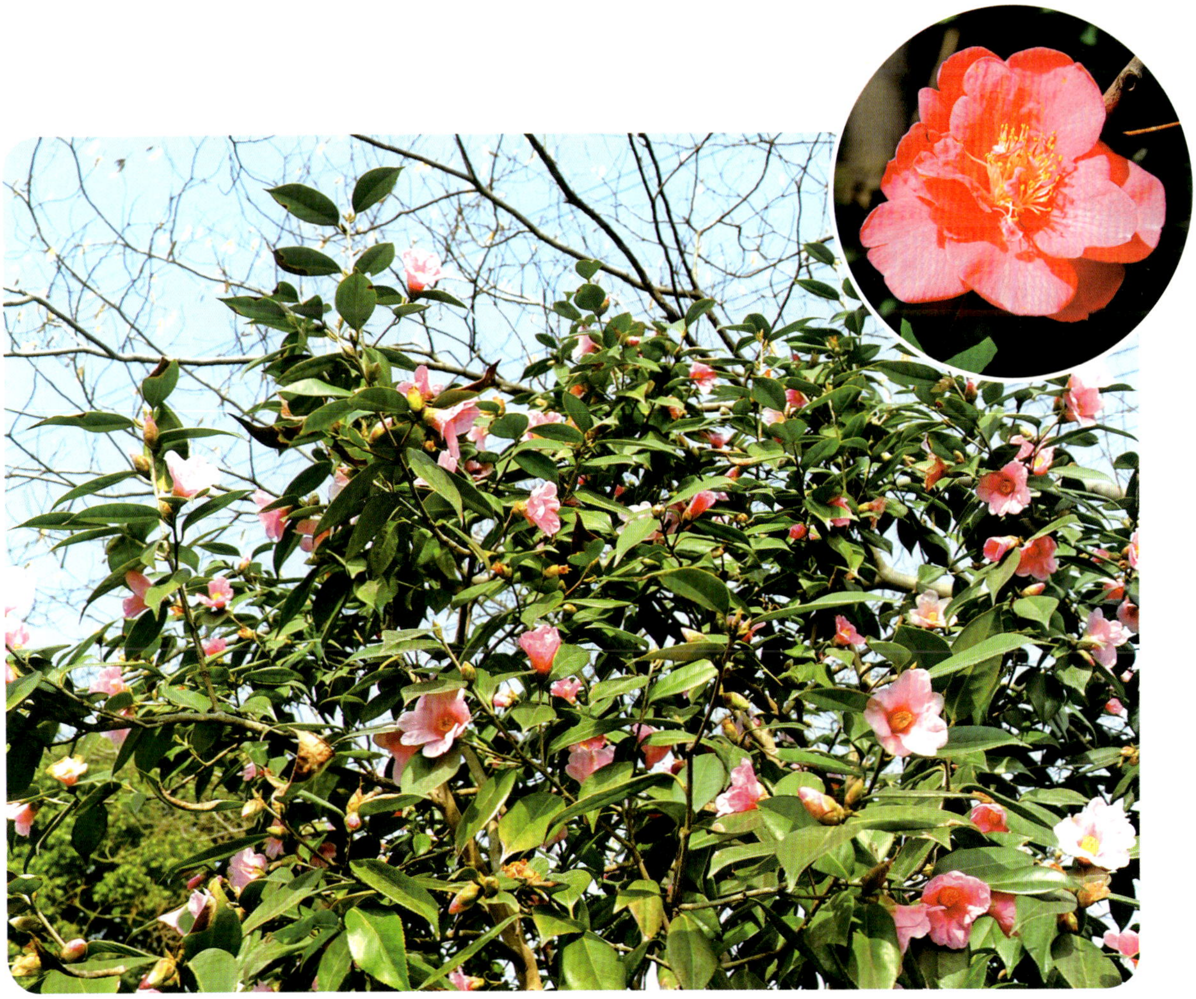

山胡椒

[药材来源]为樟科植物山胡椒 *Lindera glauca*(Sieb. et Zucc.)Bl. 的果实。其根(山胡椒根)和叶(山胡椒叶)也可药用。

[江山土名]野胡椒。

[性味归经]辛，温。归胃、肺经。

山胡椒根：辛，温。归膀胱、肾经。

山胡椒叶：辛、苦，寒。归肝、膀胱经。

[功能主治]温中散寒，行气止痛，平喘。用于脘腹冷痛，胸满痞闷，哮喘。

山胡椒根：祛风除湿，散瘀通络。用于风湿麻木，筋骨疼痛，脘腹冷痛，跌打损伤。

山胡椒叶：祛风，解毒，散瘀，止血。用于感冒，筋骨疼痛，痈疮肿毒，跌打创伤。

[采收加工]秋季果实成熟时采收，晒干。

山胡椒根：秋季挖取根部，洗净，晒干。

山胡椒叶：夏、秋二季采集新鲜叶，干燥。

[参考资料]果实含有挥发油，主要为罗勒烯。挥发油有不同程度的抗菌作用。山胡椒根主要含有有机酸、生物碱类成分。山胡椒叶主要含有挥发油及多糖类成分。

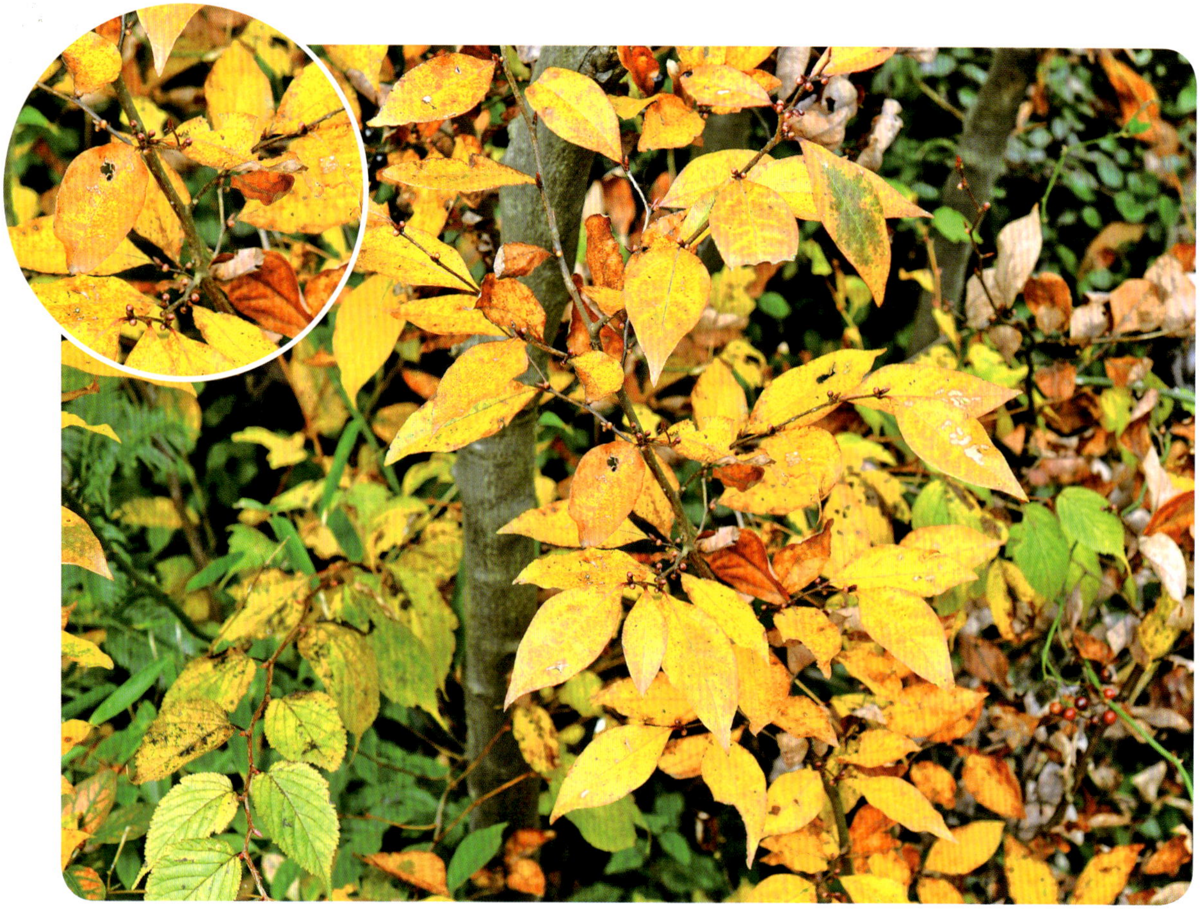

山药

[药材来源] 为薯蓣科植物薯蓣 *Dioscorea opposita* Thunb. 的根茎。其茎藤（山药藤）、叶腋间的珠芽（零余子）也可药用。

[江山土名] 山药薯。

[性味归经] 甘，平。归脾、肺、肾经。

山药藤：甘，平。归肺经。

零余子：甘，平。归肾经。

[功能主治] 补脾养胃，生津益肺，补肾涩精。用于脾虚食少，久泻不止，肺虚喘咳，肾虚遗精，带下，尿频，虚热消渴。麸炒山药补脾健胃。用于脾虚食少，泄泻便溏，白带过多。

山药藤：燥湿解毒。用于皮肤湿疹，丹毒。

零余子：补虚益肾强腰，温补肾阳。用于虚劳羸瘦，腰膝酸软，耳聋，肾虚耳鸣，阳痿。

[采收加工] 冬季茎叶枯萎后采挖，切去根头，洗净，除去外皮和须根，干燥，习称“毛山药”；或除去外皮，趁鲜切厚片，干燥，称为“山药片”；也有选择肥大顺直的山药，置清水中，浸至无干心，闷透，切齐两端，用木板搓成圆柱状，晒干，打光，习称“光山药”。

山药藤：秋季连根拔起，晒干。

零余子：秋季采收，晒干或鲜用。

[参考资料] 含有薯蓣皂苷元、β－谷甾醇、豆甾醇和胆甾醇等。山药补而不滞，不热不燥，能补脾气而益胃阴，在许多抗衰老方剂中常应用山药。

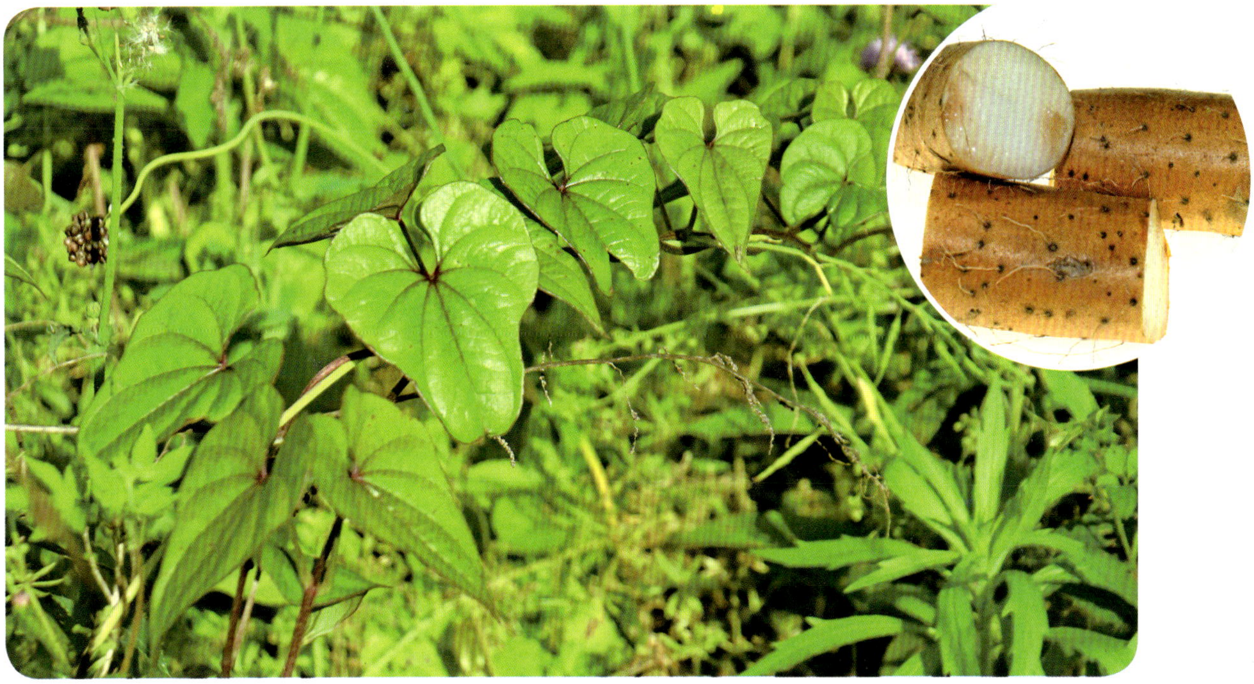

山　姜

[药材来源] 为姜科植物山姜 *Alpinia japonica* (Thunb.) Miq. 的根及根茎。其种子（山姜子）也可药用。

[江山土名] 野姜。

[性味归经] 辛，温。归脾、胃、肺经。

山姜子：辛，温。归脾、胃、肾经。

[功能主治] 祛风通络，理气止痛。用于风湿性关节炎，跌打损伤，牙痛，胃痛。

山姜子：温脾止泻，行气止痛，安胎。用于脘腹冷痛，呕吐，泄泻，胎动不安。

[采收加工] 冬、春二季采挖，除去茎叶泥沙，洗净，晒干。

山姜子：秋季果实成熟时采收，除去果皮，取出种子团，晒干。

[参考资料] 能增加胃液及胃蛋白酶活性，降低总酸度与游离酸度，对离体肠胃平滑肌有短暂收缩兴奋作用，随即转入抑制，降低胃张力和拮抗乙酸胆碱引起的胃收缩。此外，还有抗菌作用。

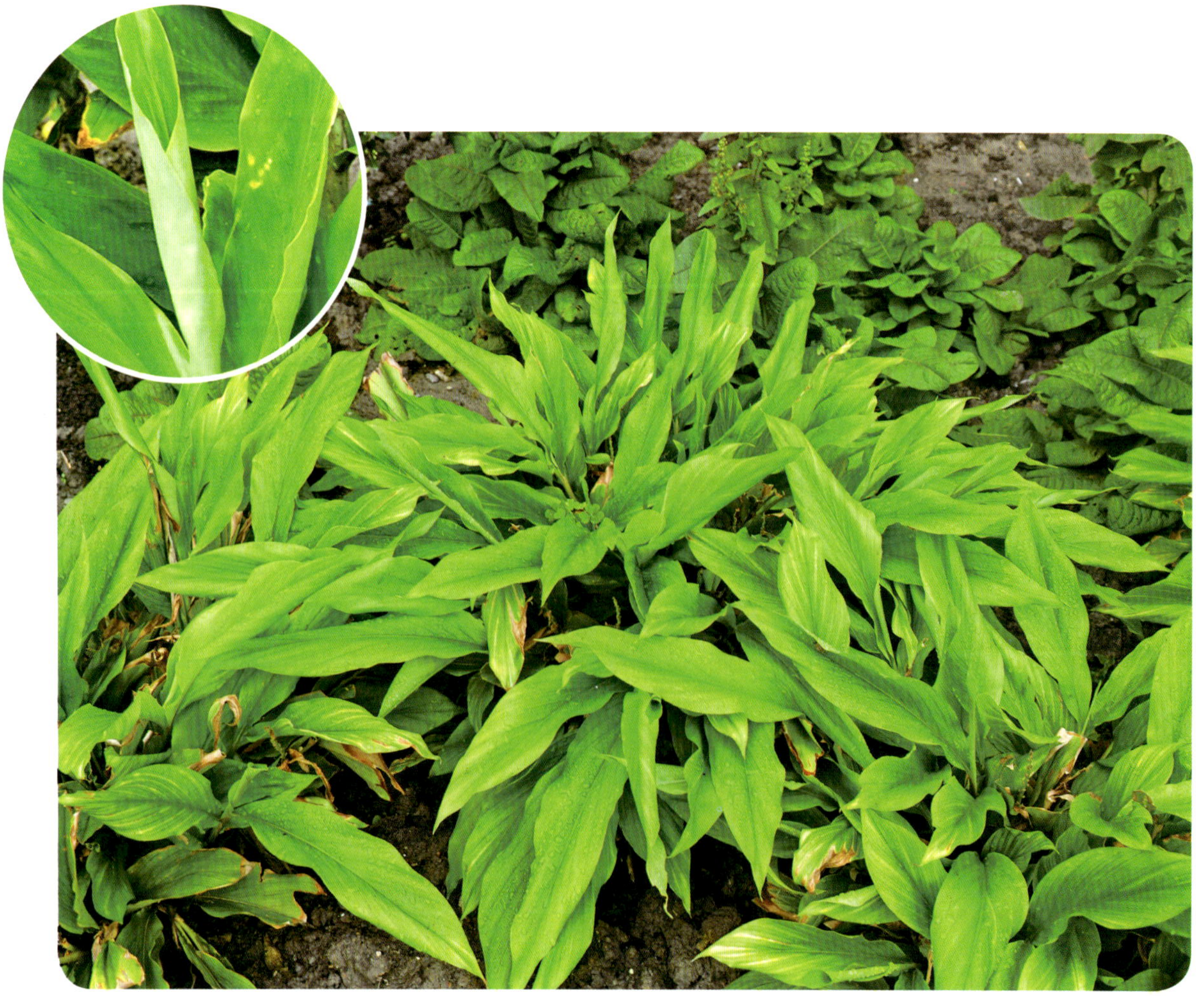

山 稔

[药材来源] 为桃金娘科植物桃金娘 *Rhodomyrtus tomentosa*（Ait.）Hassk. 的根。其叶（山稔叶）和果实（山稔子）也可药用。

[江山土名] 岗稔、桃金娘。

[性味归经] 甘、微酸，平。归肝、心、胃经。

山稔叶：甘，平。归脾、胃、肝经。

山稔子：甘，平。归脾、肾、肝经。

[功能主治] 除湿祛风，止血，止痛。用于肝炎，血崩，胃痛，风湿关节痛，疝气，痔疮，烫伤。

山稔叶：散热解毒，止血止痢，消积疗疳。用于头痛，泻痢，疳积，外伤出血，疮疥。

山稔子：养血止血，涩肠固精。用于血虚，吐血，鼻衄，便血，痢疾，脱肛，耳鸣，遗精，血崩，带下。

[采收加工] 9～10 月，挖取根部，洗净，晒干。

山稔叶：全年可采，鲜用或晒干。

山稔子：秋季采收成熟的果实，晒干。

[参考资料] 根含有酚类、鞣质，根皮含有鞣质。山稔叶含鞣质较高。山稔子含有黄酮苷、酚类、氨基酸、有机酸、糖类成分。

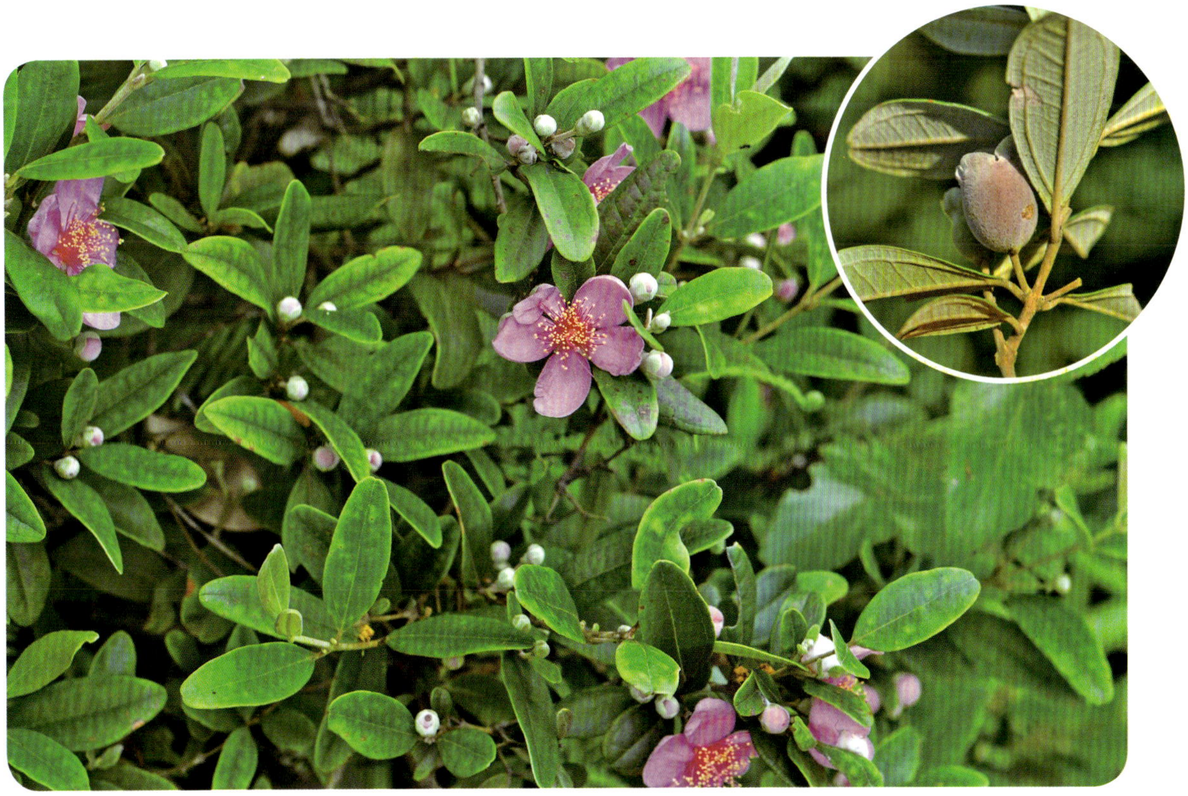

千日红

[药材来源] 为苋科植物千日红 *Gomphrena globosa* L. 的干燥花序。

[江山土名] 千年红。

[性味归经] 甘，平。归肺、肝经。

[功能主治] 止咳平喘，平肝明目。用于百日咳，哮喘，头晕目眩，白带。

[采收加工] 秋季花序开放时采收，除去杂质，干燥。

[参考资料] 呈圆球形或长圆球形，由多数稠密排列的花集合而成，基部有绿色、背面密被细长柔毛的总苞片。每朵花下有膜质苞片具绒毛。有时可见近球形的胞果，内有细小棕黑色具光泽的种子 1 粒。气微，味淡。

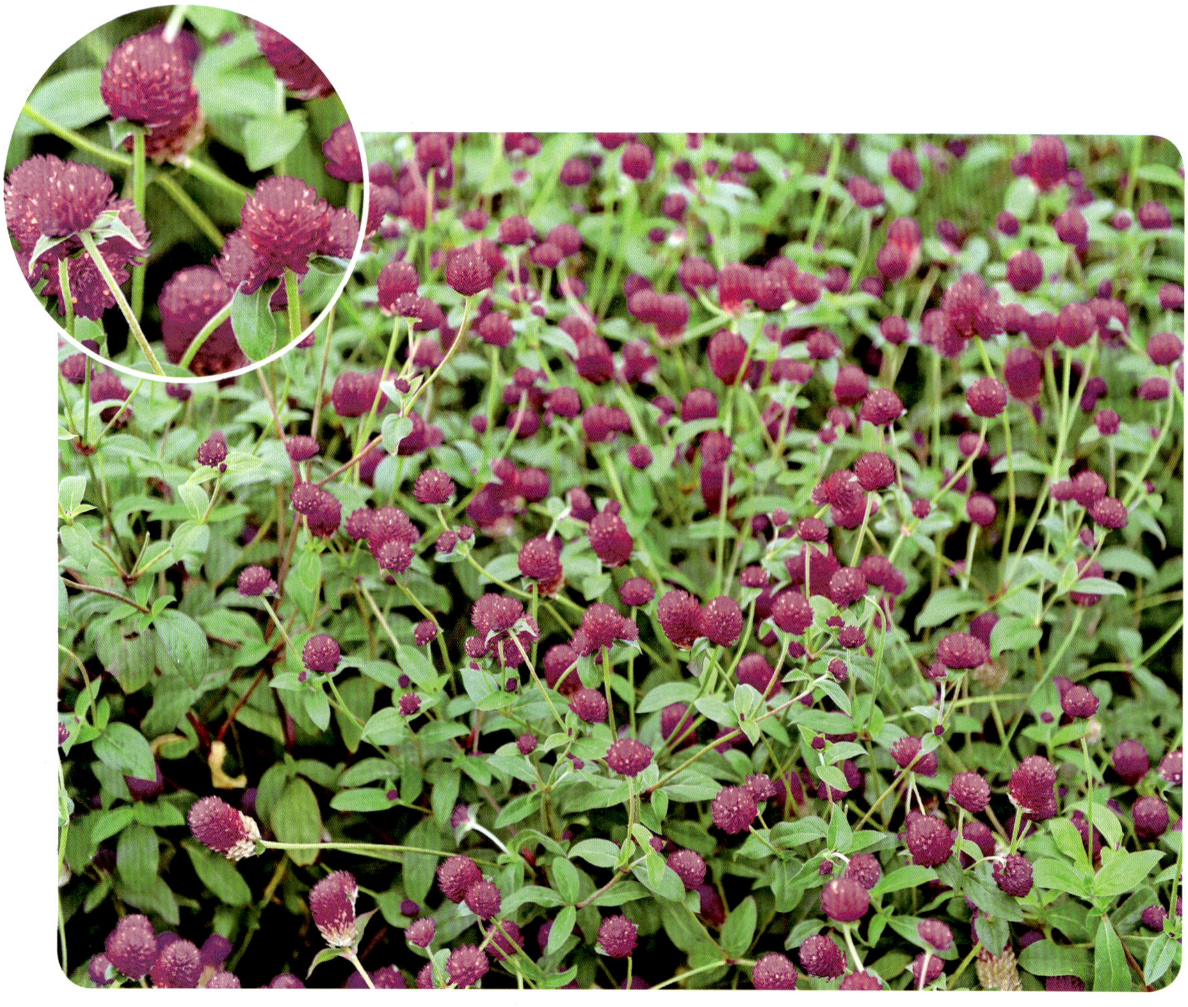

千斤拔

[药材来源] 为豆科植物蔓性千斤拔 *Flemingia philippinensis*（Mer. et rolfe）L. 的根。

[江山土名] 千斤拔、一条根、钻地风。

[性味归经] 甘、辛，微温。归肝、脾经。

[功能主治] 祛风除湿，强筋壮骨，活血解毒。用于风湿痹痛，腰肌劳损，四肢痿软，跌打损伤，咽喉肿痛。

[采收加工] 秋季采收，洗净，除去杂质，晒干。

[参考资料] 外表红棕色或灰棕色，有横向皮孔和纵皱纹。皮部易剥离。根头部膨大，有圆形疤痕和残留茎基，下部渐细。质硬，不易折断，断面纤维性，皮部薄，红棕色，木部黄白色，有放射状纹理。气微，味淡。

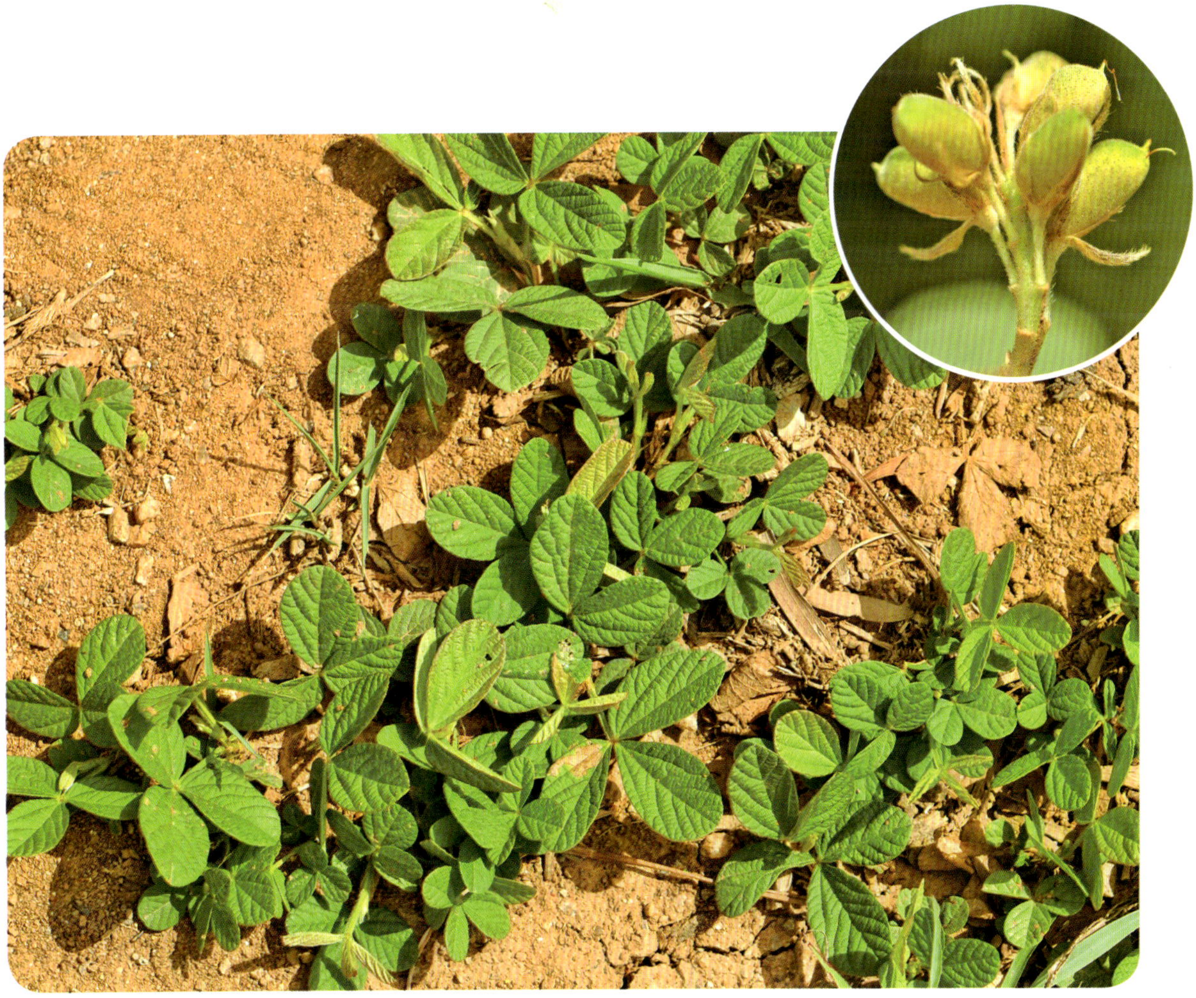

千里光

[药材来源] 为菊科植物千里光 *Senecio scandens* Buch-Ham. 的地上部分。

[江山土名] 九里光、九领光。

[性味归经] 苦，寒。归肺、肝经。

[功能主治] 清热解毒，明目，利湿。用于痈肿疮毒，感冒发热，目赤肿痛，泄泻，痢疾，皮肤湿疹。

[采收加工] 全年均可采收，除去杂质，阴干。

[参考资料] 主要含有毛茛黄素、菊黄素、黄酮、鞣质、生物碱等。具有抗菌作用和抗螺旋体作用。

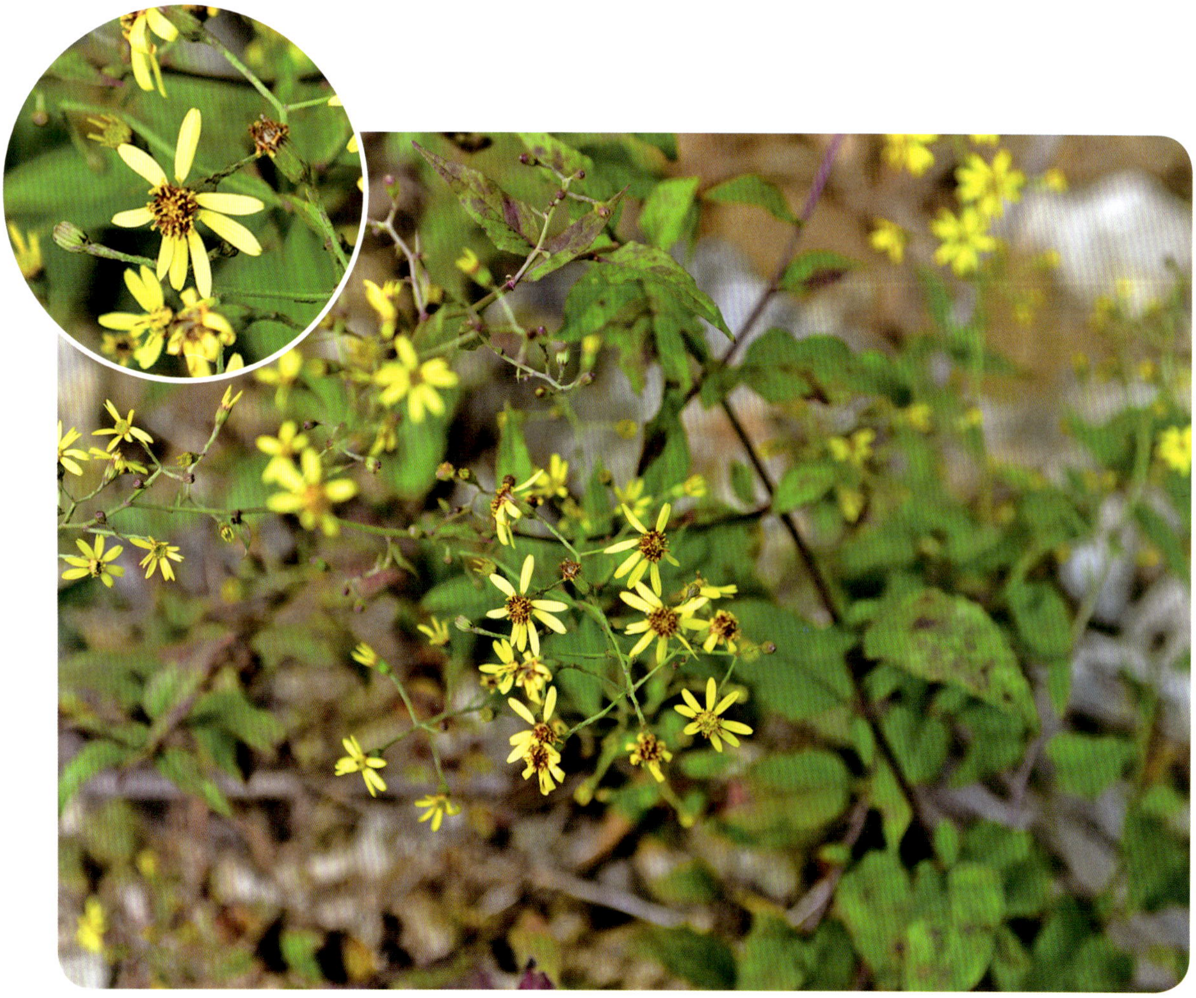

千层塔

[药材来源] 为石杉科植物长柄石杉 *Huperzia javanica*（Sw.）Fraser -Jenk. 的全草。

[江山土名] 千层塔。

[性味归经] 苦、辛、微甘，平。有小毒。归心经。

[功能主治] 散瘀止血，消肿止痛，除湿，清热解毒。用于肺炎，肺痈，劳伤吐血，痔疮便血，白带，跌打损伤，肿毒，水湿臌胀，溃疡久不收口，烫火伤。

[采收加工] 夏末秋初采收全草，去泥土，晒干；7～8 月间采收孢子，干燥入药。

[参考资料] 中国石杉分为皱边石杉、南岭石杉、中国北部的蛇足石杉和中国南部的蛇足石杉四个不同的种，将中国北方的 H. serrata 确定为真正的蛇足石杉 H. serrata，而中国南方的 H. serrata 为长柄石杉 H. javanica。现代临床研究表明该植物的提取物石杉碱甲，对精神分裂症、重症肌无力及老年性记忆功能减退有显效或改善作用。但该品有毒，中毒时可出现头昏、恶心、呕吐等症状。

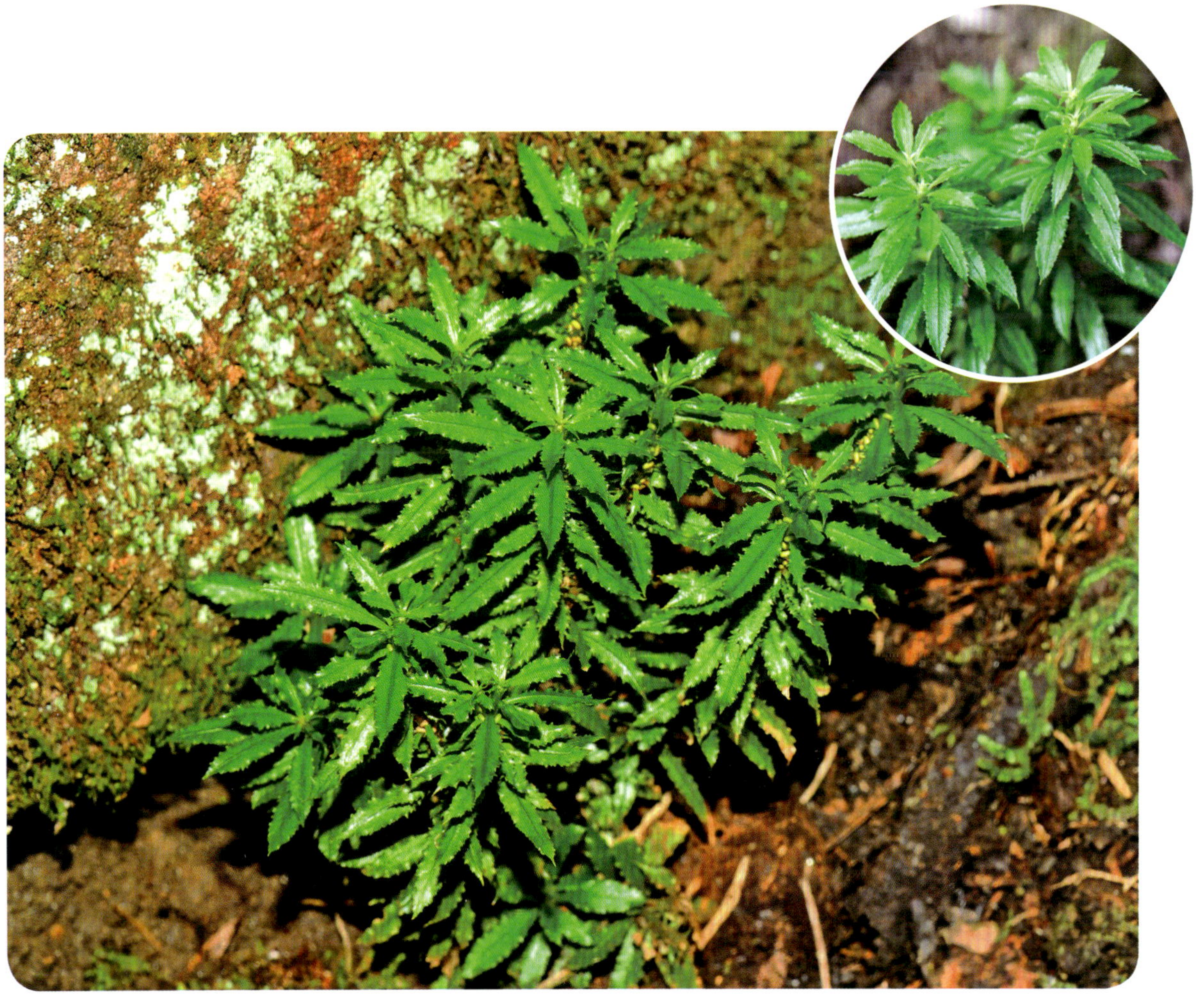

千金藤

[药材来源] 为防己科植物千金藤 *Stephania japonica*（Thunb.）Miers. 的根及茎叶。

[江山土名] 金线吊蛤蟆。

[性味归经] 苦、辛，微寒。归肺、肝经。

[功能主治] 清热解毒，祛风止痛，利水消肿。用于咽喉肿痛，痈肿疮疖，毒蛇咬伤，风湿痹痛，胃痛，脚气水肿。

[采收加工] 夏、秋二季采收茎叶，秋季挖根，晒干。

[参考资料] 主要含有千金藤碱等，据报道可治风湿性关节炎。

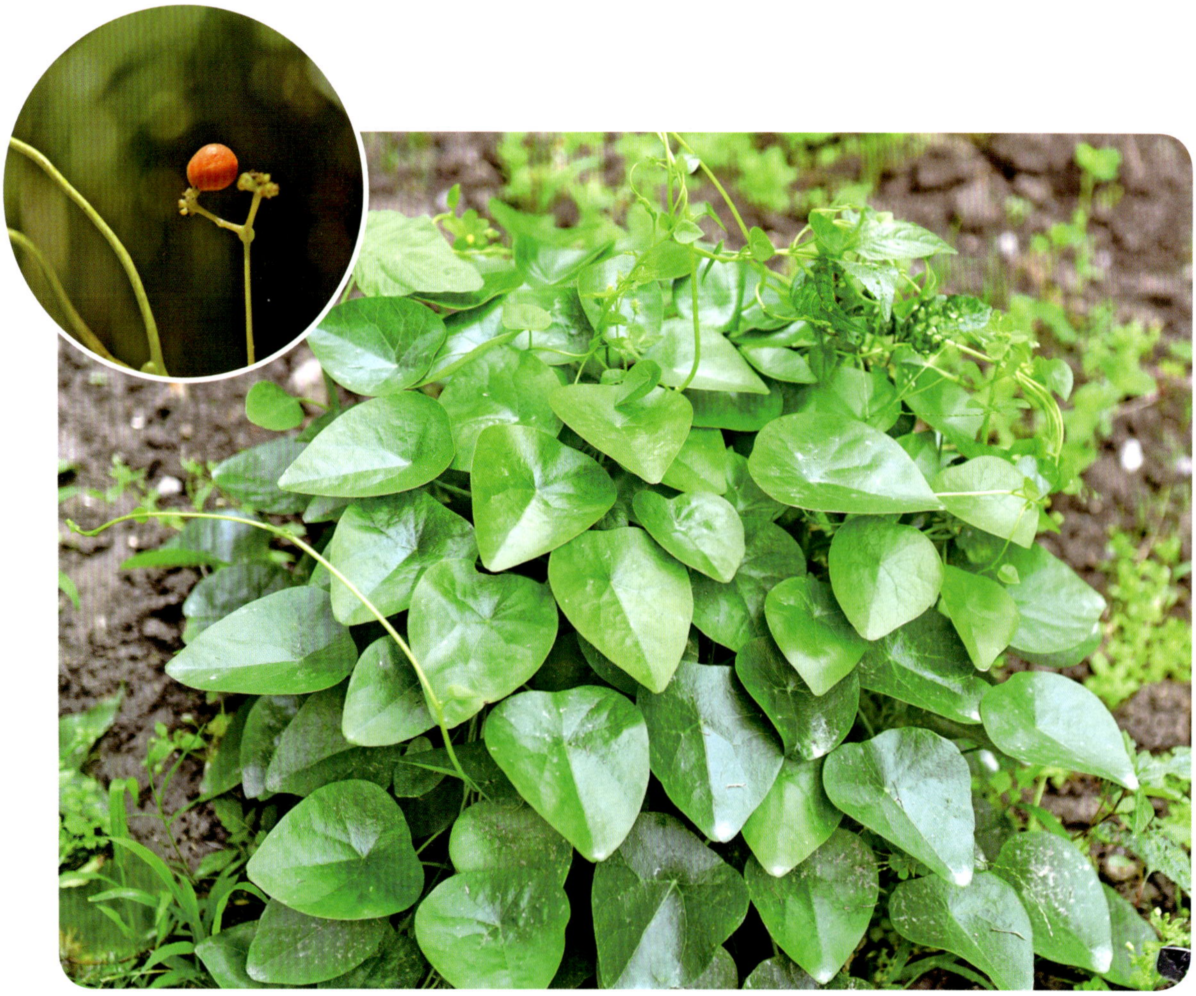

及己

[药材来源] 为金粟兰科植物及己 *Chloranthus serratus*(Thunb.)Roem. et Schult. 的根或全草。

[江山土名] 四叶对。

[性味归经] 辛，温。有毒。归肝经。

[功能主治] 舒筋活络，祛风止痛，消肿解毒。用于跌打损伤，风湿腰腿痛，疔疮肿毒，毒蛇咬伤。

[采收加工] 夏、秋二季采挖全草，洗净，晒干；或将根砍下，分别晒干。

[参考资料] 孕妇禁服。有毒。全草含有焦莪术酮、左旋二氢焦莪术酮。

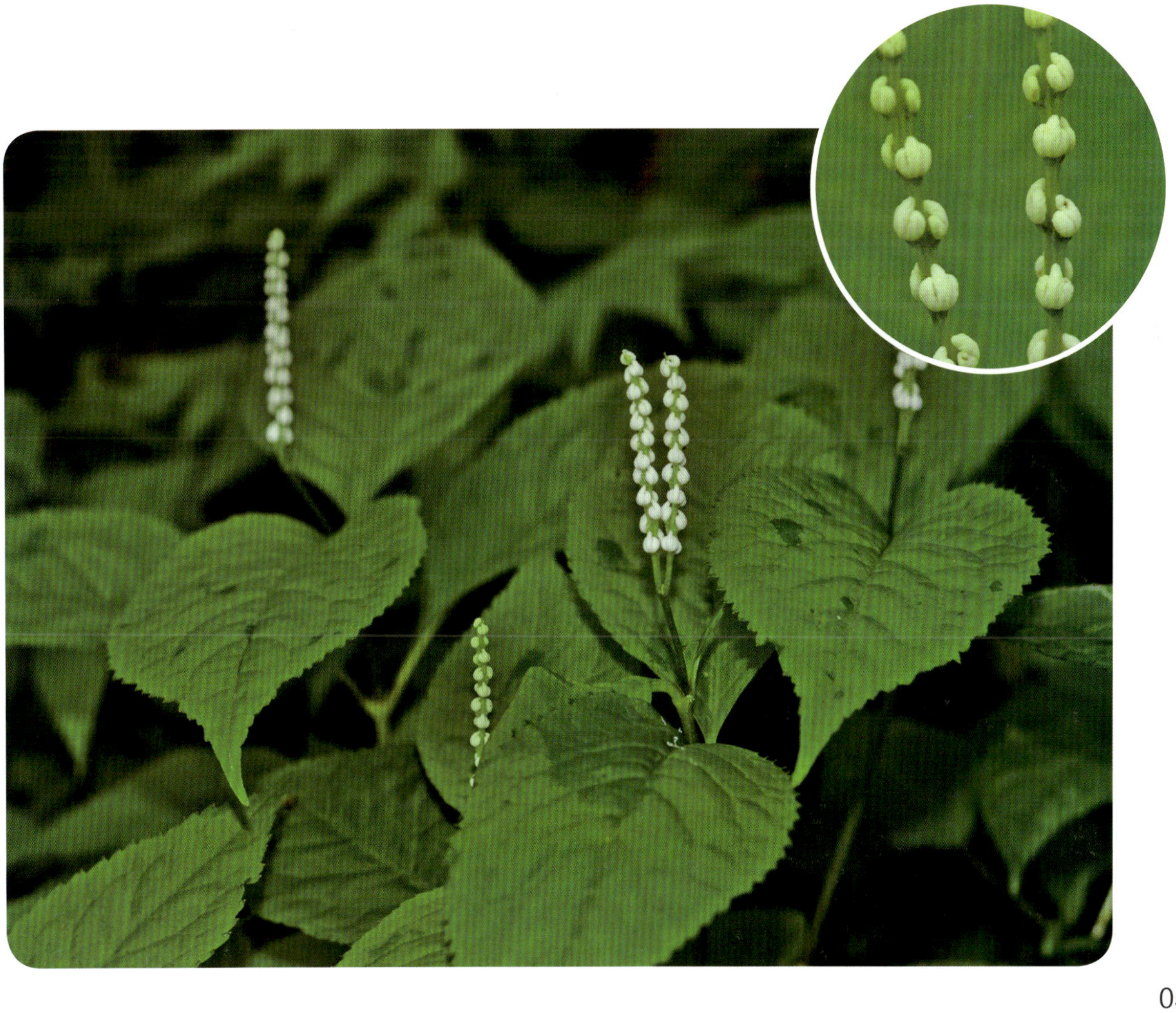

女贞子

[药材来源] 为木犀科植物女贞 *Ligustrum lucidum* Ait. 的成熟果实。

[江山土名] 冬青子。

[性味归经] 甘、苦，平。归肝、肾经。

[功能主治] 滋补肝肾，明目乌发。用于眩晕耳鸣，腰膝酸软，须发早白，目暗不明。

[采收加工] 冬季果实成熟时采收，除去枝叶，稍蒸或置沸水中略烫后干燥，或直接干燥。

[参考资料] 果实含齐墩果酸、甘露醇等。果皮含齐墩果酸、乙酰齐墩果酸、熊果酸。种子含脂肪油，油中含棕榈酸与硬脂酸等。多用于肝肾阴虚的目暗不明，视力减退，须发早白，腰酸耳鸣及阴虚发热等。

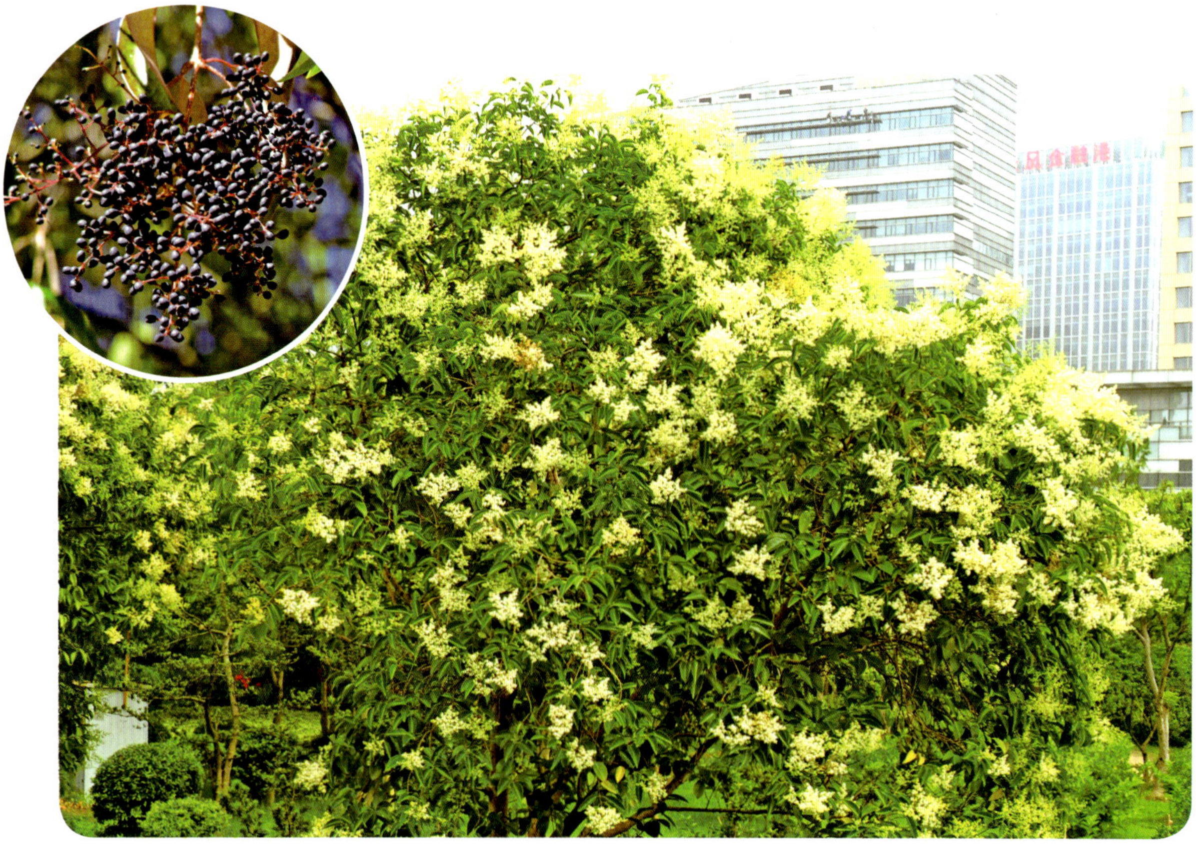

女萎

[药材来源] 为毛茛科植物女萎 *Clematis apiifolia* DC. 的根、茎藤或全草。

[江山土名] 粗糠藤、蔓楚。

[性味归经] 辛，温。有小毒。归脾、肝、大肠经。

[功能主治] 消炎消肿，利尿通乳。用于肠炎，痢疾，甲状腺肿大，风湿关节疼痛，尿路感染，乳汁不下。

[采收加工] 秋季采收，扎成小把，晒干。

[参考资料] 全草含有槲皮素、有机酸、甾醇及少量生物碱。

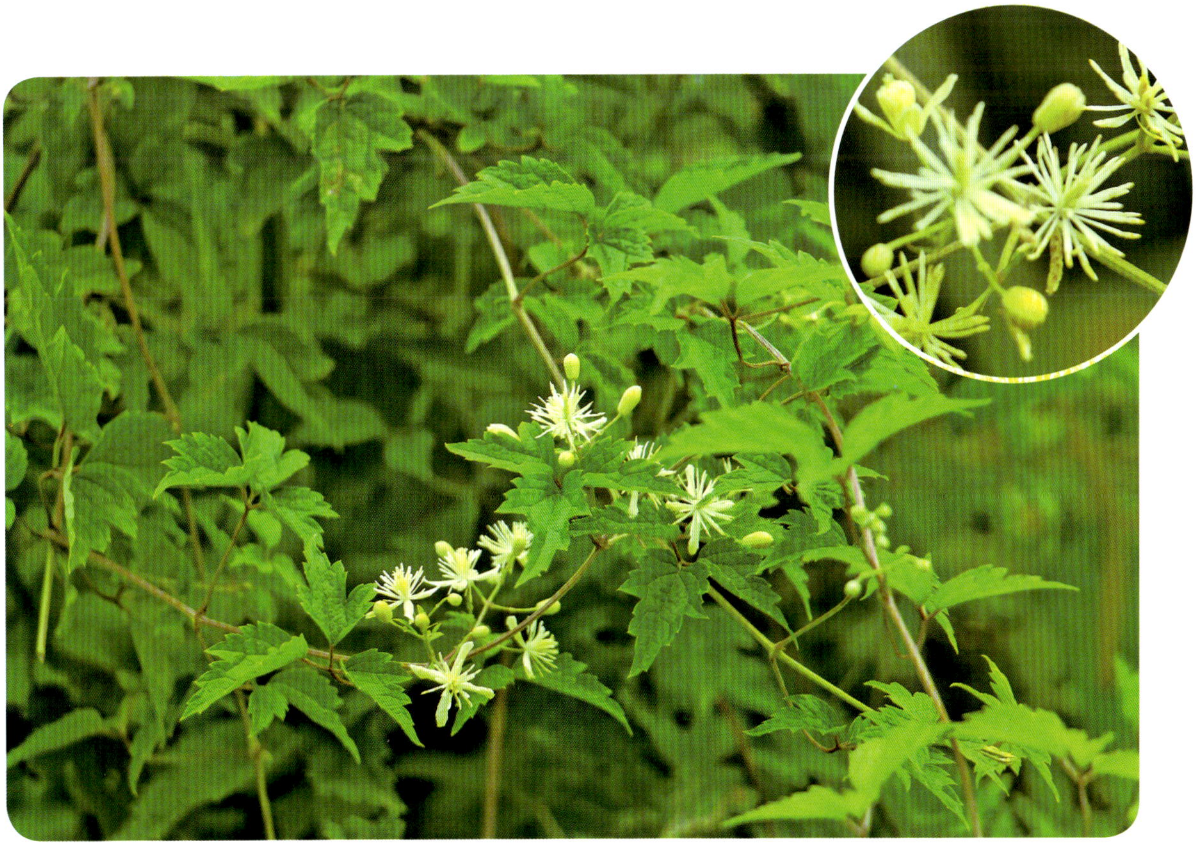

飞龙掌血

[药材来源] 为芸香科植物飞龙掌血 *Toddalia asiatica*（Linnaeus）Lamarck 的根。

[江山土名] 见血飞、散血丹。

[性味归经] 辛、苦，微温。归脾、胃经。

[功能主治] 祛风止痛，散瘀止血。用于风湿痹痛，胃痛，吐血，衄血，跌打损伤，刀伤出血，痛经，闭经等。

[采收加工] 四季可采挖，切成长约 30cm 的段，洗净，晾干。

[参考资料] 含有白屈菜红碱、二氢白屈菜红碱等。

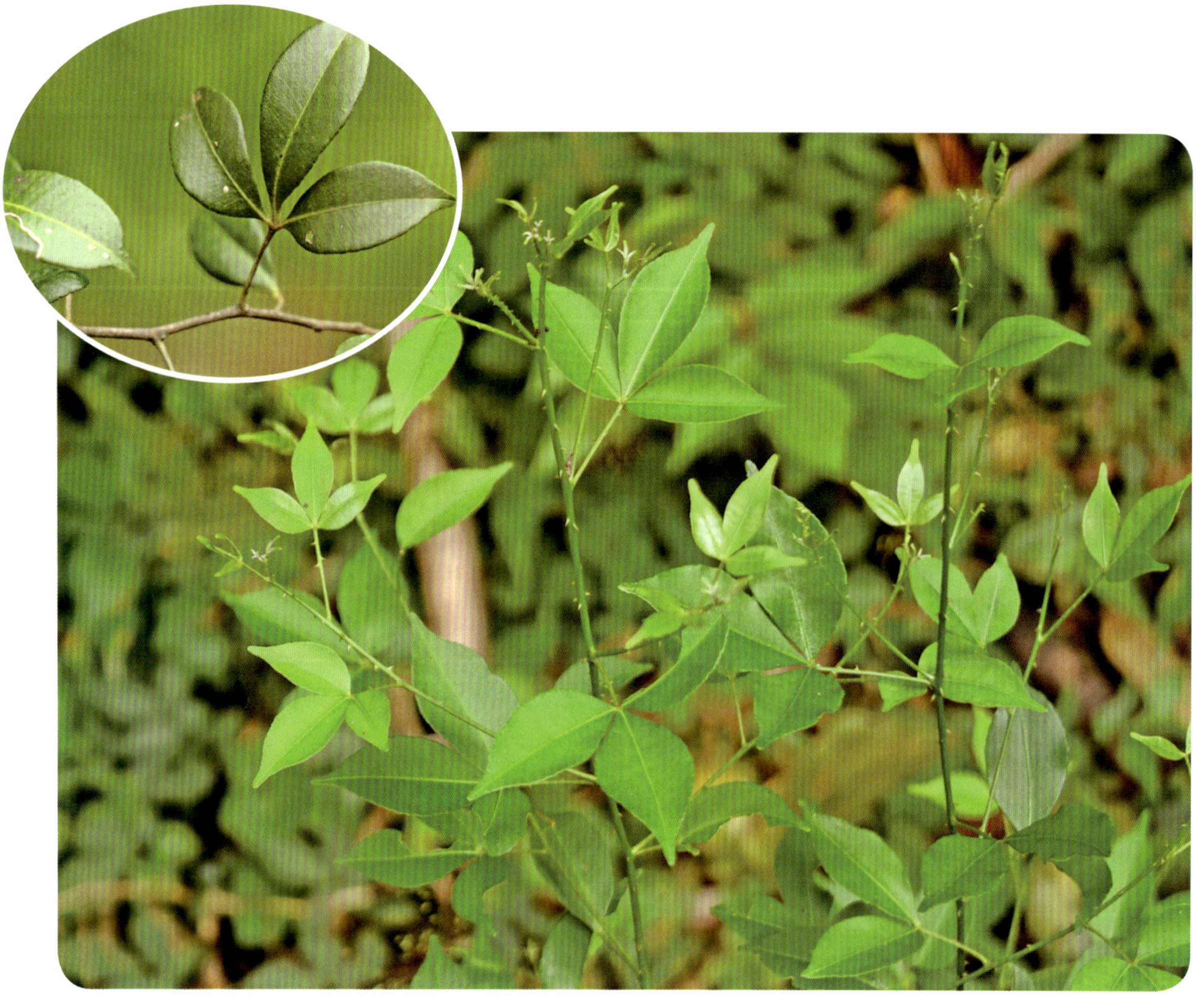

马兰

[药材来源] 为菊科植物马兰 *Kalimeris indica*（L.）Sch.–Bip. 的全草或根。

[江山土名] 马兰头。

[性味归经] 辛、苦，寒。归胃、肺、肝、大肠经。

[功能主治] 清热解毒，散瘀止血，消积。用于感冒发烧，咳嗽，急性咽炎，扁桃体炎，流行性腮腺炎，传染性肝炎，胃、十二指肠溃疡，小儿疳积，肠炎，痢疾，吐血，崩漏，月经不调；外用治疮疖肿痛，乳腺炎，外伤出血。

[采收加工] 夏、秋二季采收。洗净，鲜用或晒干。

[参考资料] 主要含有黄酮苷、挥发油等成分。体外实验有抗癌活性。水浸液在肿瘤组织培养液内对白血病细胞有抗肿瘤作用；水浸液对金黄色葡萄球菌有抑制作用。

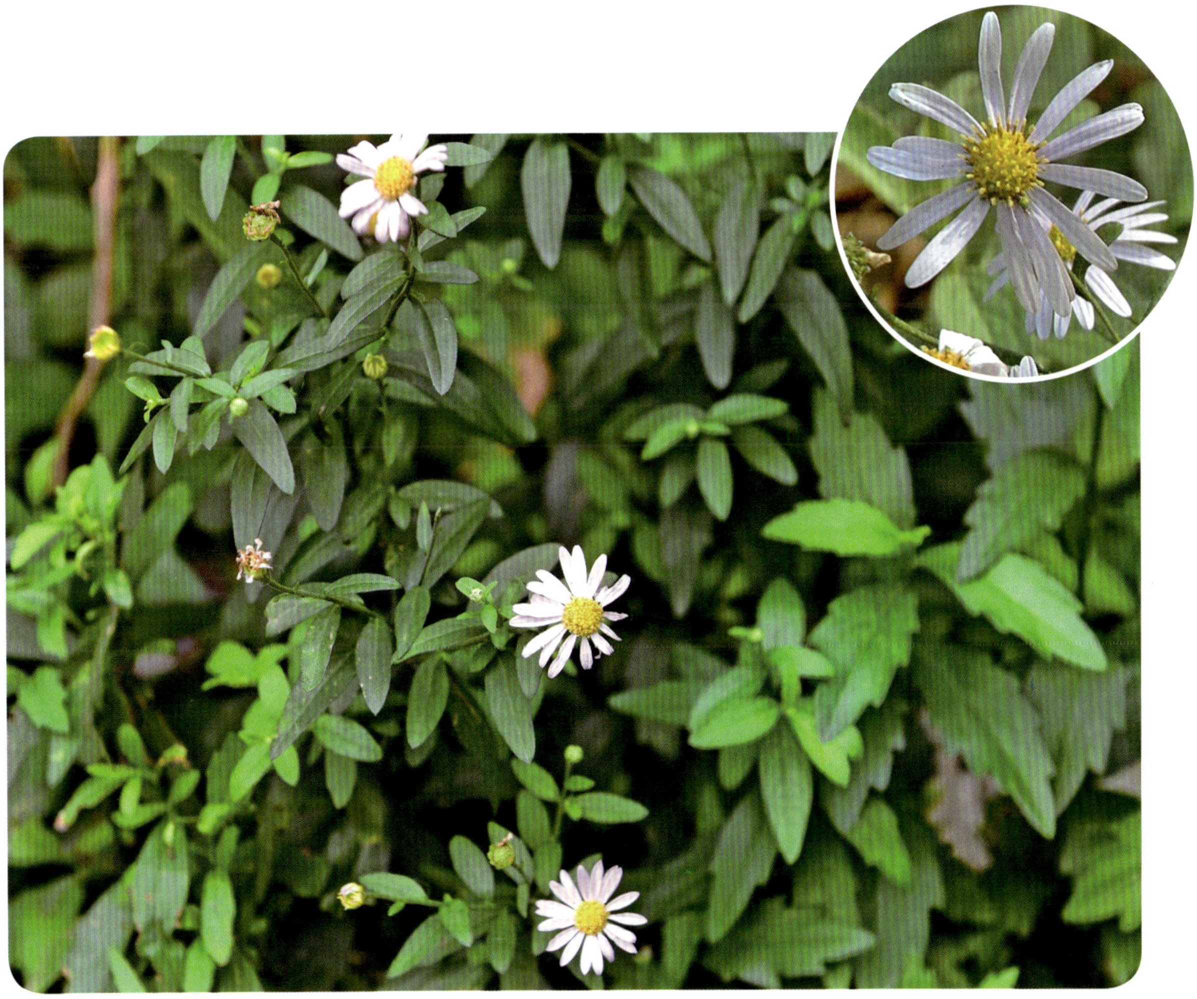

马齿苋

［药材来源］为马齿苋科植物马齿苋 *Portulaca oleracea* L. 的地上部分。

［江山土名］西苋、蚂蟥西。

［性味归经］酸，寒。归肝、大肠经。

［功能主治］清热解毒，凉血止血，止痢。用于热毒血痢，痈肿疔疮，湿疹，丹毒，蛇虫咬伤，便血，痔血，崩漏下血。

［采收加工］夏、秋二季采收，除去残根和杂质，洗净，略蒸或烫后晒干。

［参考资料］含有左旋去甲肾上腺素、维生素 A 样物质和多种维生素等。因含有丰富的维生素 A 样物质，能促进上皮细胞的生理功能趋于正常，并能促进溃疡的愈合。马齿苋对大肠杆菌、痢疾杆菌、伤寒杆菌均有抑制作用；对常见致病性皮肤真菌亦有抑制作用；对血管有显著的收缩作用。

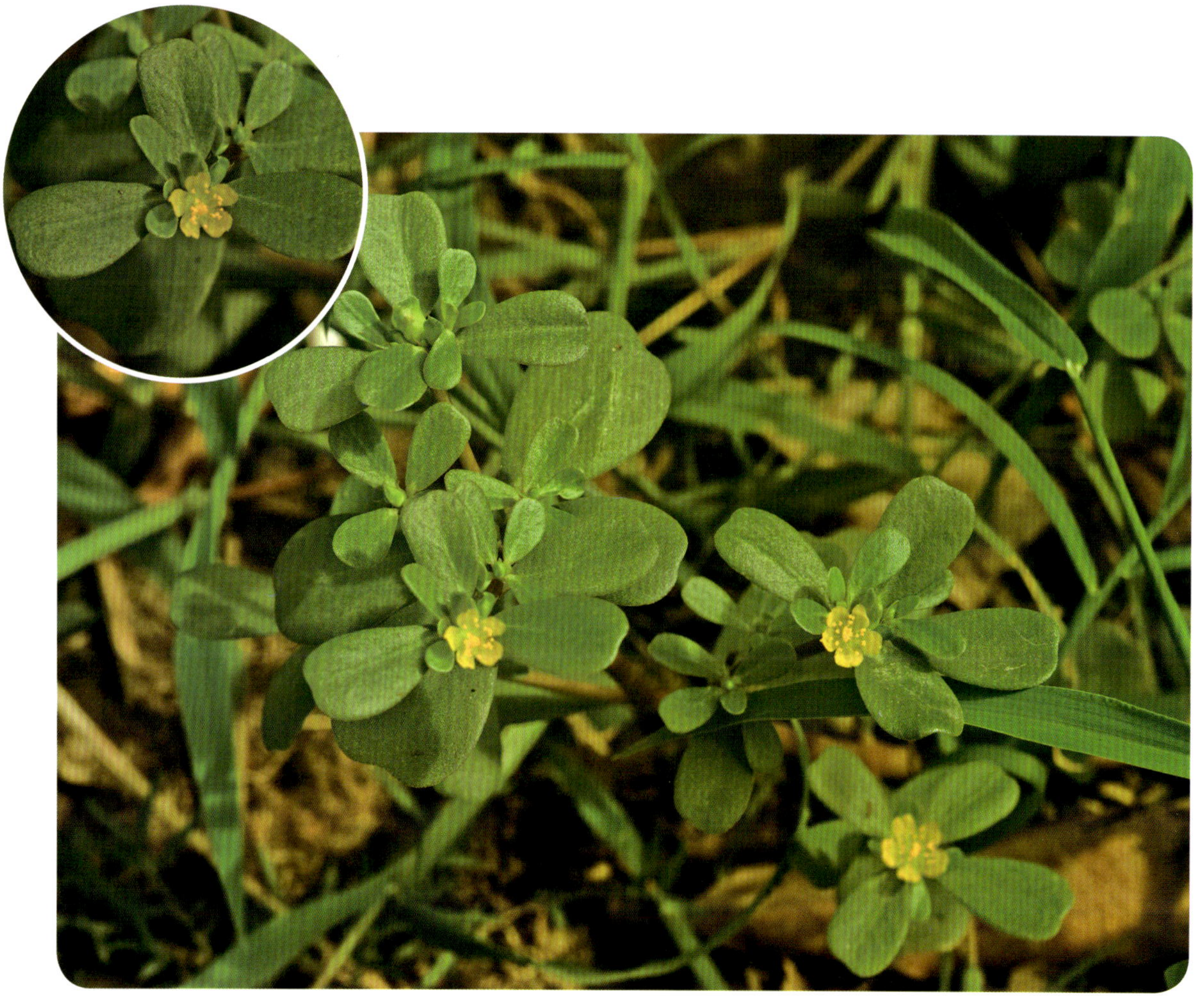

马 勃

[药材来源] 为灰包科真菌脱皮马勃 *Lasiosphaera fenzlii* Reich.、大马勃 *Calvatia gigantea*（Batsch ex Pers.）Lloyd 或紫色马勃 *Calvatia lilacina*（Mont. et Berk.）Lloyd 的子实体。

[江山土名] 牛屎扑。

[性味归经] 辛，平。归肺经。

[功能主治] 清肺利咽，止血。用于风热郁肺咽痛，音哑，咳嗽；外治鼻衄，创伤出血。

[采收加工] 夏、秋二季子实体成熟时及时采收，除去泥沙，干燥。

[参考资料] 嫩时色白，圆球形如蘑菇，但较大，鲜美可食，嫩如豆腐。老时褐色而虚软，弹之有粉尘飞出，内部如海绵。主要含有氨基酸、干酪基酸、尿素、麦角甾醇、类脂质、马勃素等。

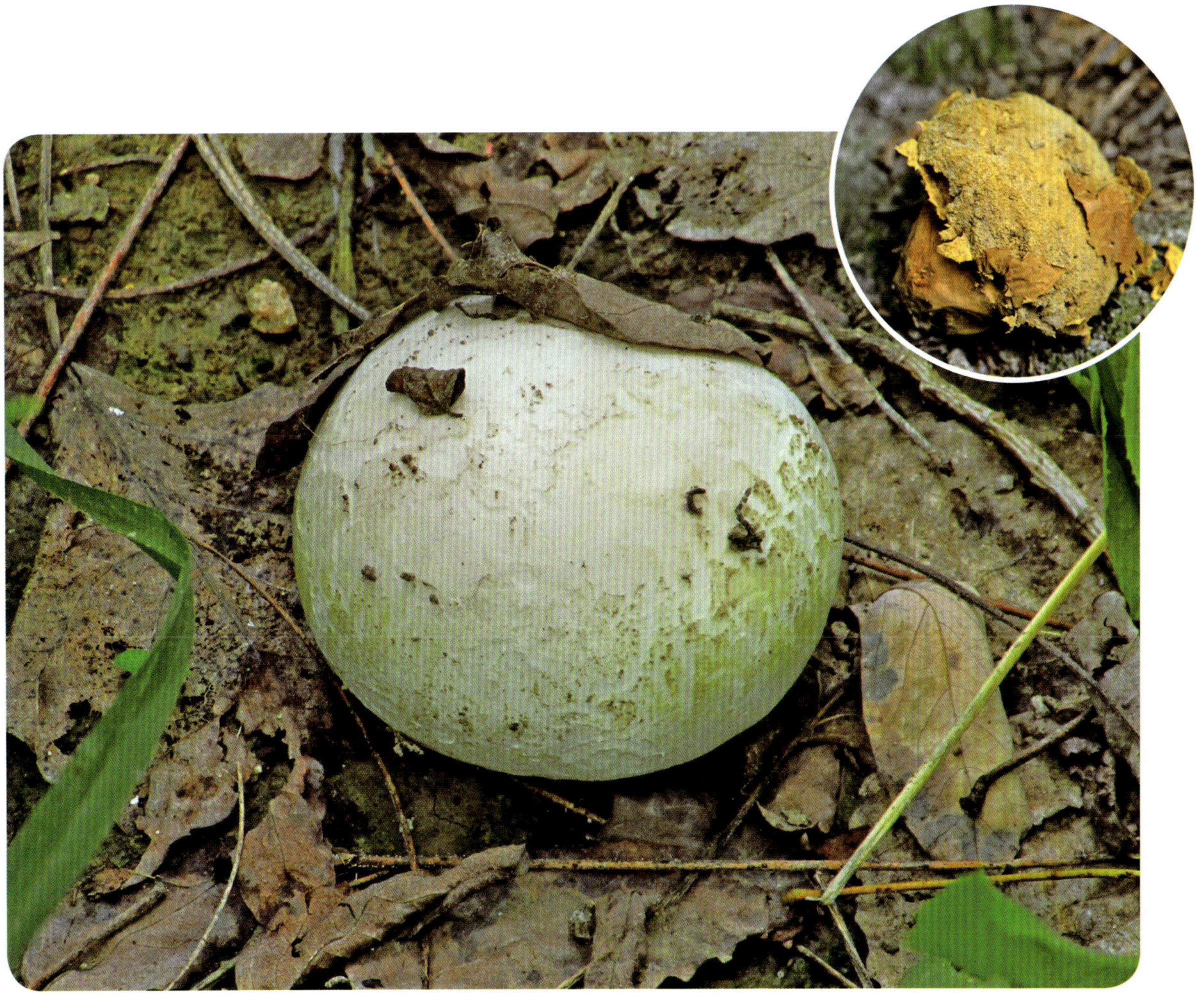

马银花

[药材来源] 为杜鹃花科植物马银花 *Rhododendron ovatum*（Lindl.）Planch. ex Maxim. 的根。

[江山土名] 灯盏蒲花。

[性味归经] 苦，平。有毒。归肝、胆经。

[功能主治] 清湿热，解疮毒。用于湿热带下，痈肿，疔疮。

[采收加工] 夏、秋二季挖根，洗净，切片，晒干。

[参考资料] 主要含有槲皮素、杨梅树皮素、棉花皮素、双氢槲皮素。根有毒。根水煎外洗可治疗疔疮。

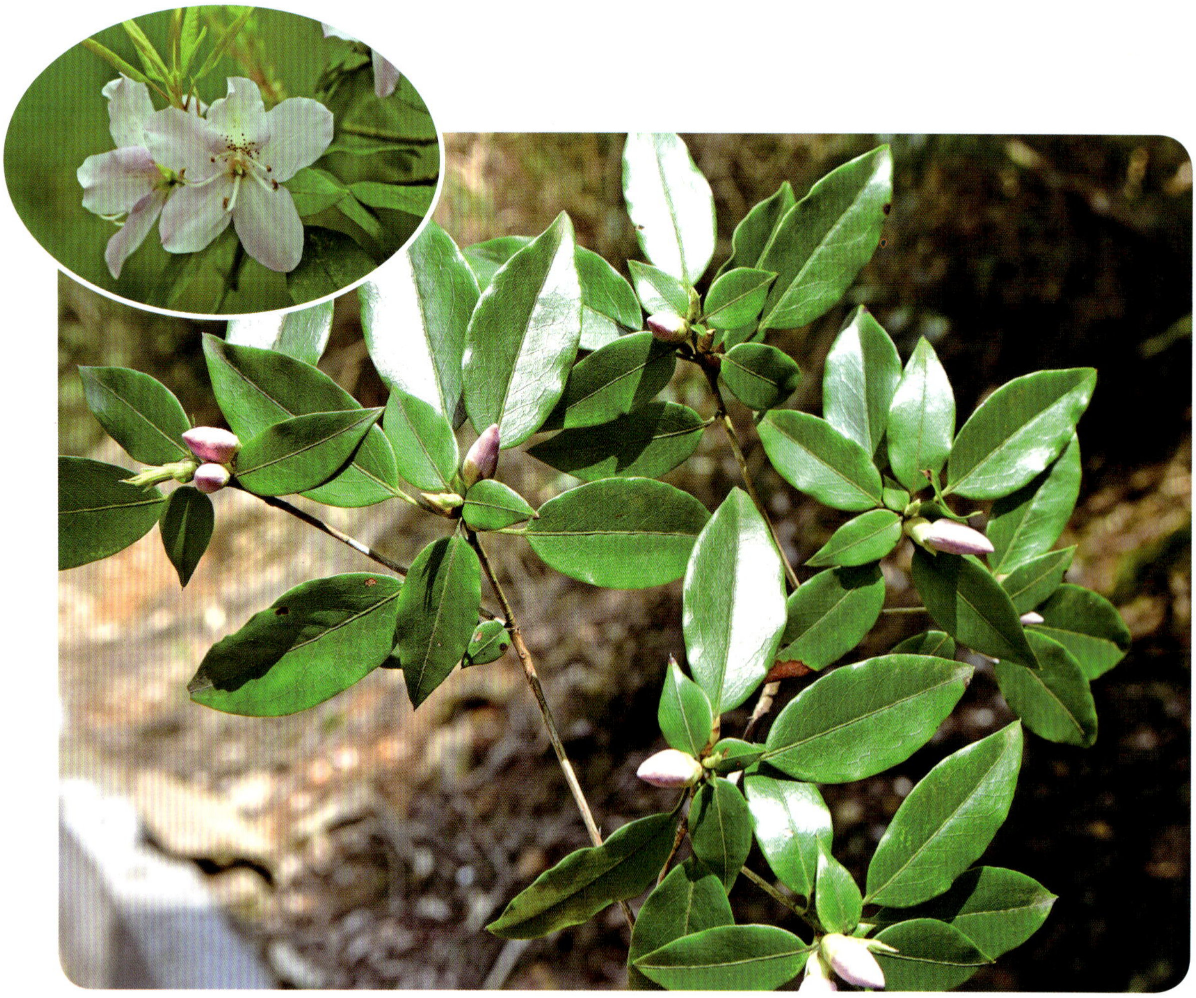

马兜铃

[药材来源] 为马兜铃科植物马兜铃 *Aristolochia debilis* Sieb. et Zucc. 的成熟果实。其根（青木香）和地上部分（天仙藤）也可药用。

[江山土名] 臭铃铛、青木香。

[性味归经] 苦，微寒。有毒。归肺、大肠经。

青木香：辛、苦，寒。有毒。归肺、胃经。

天仙藤：苦，温。有毒。归肝、脾、肾经。

[功能主治] 清肺降气，止咳平喘，清肠消痔。用于肺热喘咳，痰中带血，肠热痔血，痔疮肿痛。

青木香：平肝止痛，解毒消肿。用于眩晕头痛，胸腹胀痛，痈肿疔疮，蛇虫咬伤。

天仙藤：行气活血，通络止痛。用于脘腹刺痛，风湿痹痛。

[采收加工] 秋季果实由绿变黄时采收，干燥。

青木香：春、秋二季采挖，除去须根及泥沙，晒干。

天仙藤：秋季采割，除去杂质，晒干。

[参考资料] 因其成熟果实如挂于马颈下的响铃而得名。青木香含有挥发油（主要为马兜铃酮），并含有马兜铃酸、青木香酸、木兰花碱等。青木香煎剂对多种原因引起的高血压有明显的降压作用，其所含的木兰花碱对肾性高血压的降压作用明显；青木香总碱对金黄色葡萄球菌及绿脓杆菌、大肠杆菌等杆菌有不同程度的抑制作用。马兜铃酸有肾毒性、致突变和致癌作用，应用时需注意。

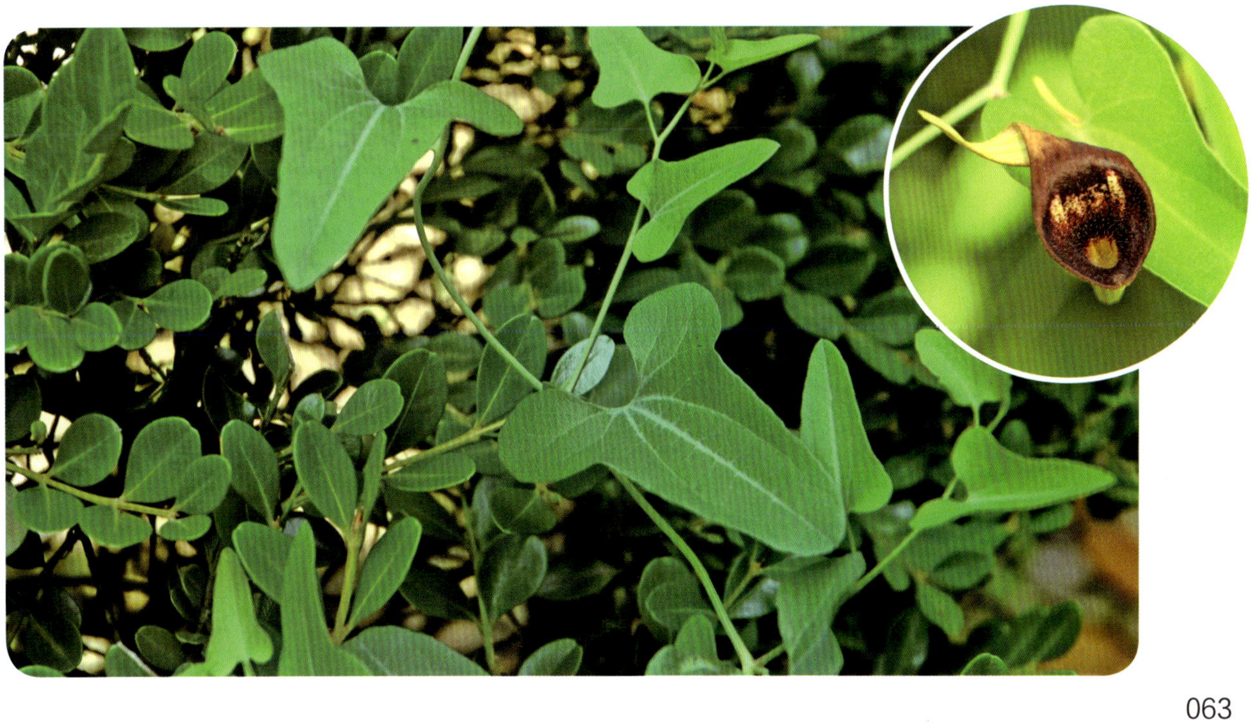

马鞭草

[药材来源] 为马鞭草科植物马鞭草 *Verbena officinalis* L. 的地上部分。

[江山土名] 野荆芥。

[性味归经] 苦，凉。归肝、脾经。

[功能主治] 活血散瘀，截疟，解毒，利水消肿。用于癥瘕积聚，经闭痛经，疟疾，喉痹，痈肿，水肿，热淋。

[采收加工] 夏季花开时采割，除去杂质，晒干。

[参考资料] 主要含有马鞭草苷、马鞭草新苷、羽扇豆醇等，具有抗炎止痛和镇咳等作用。

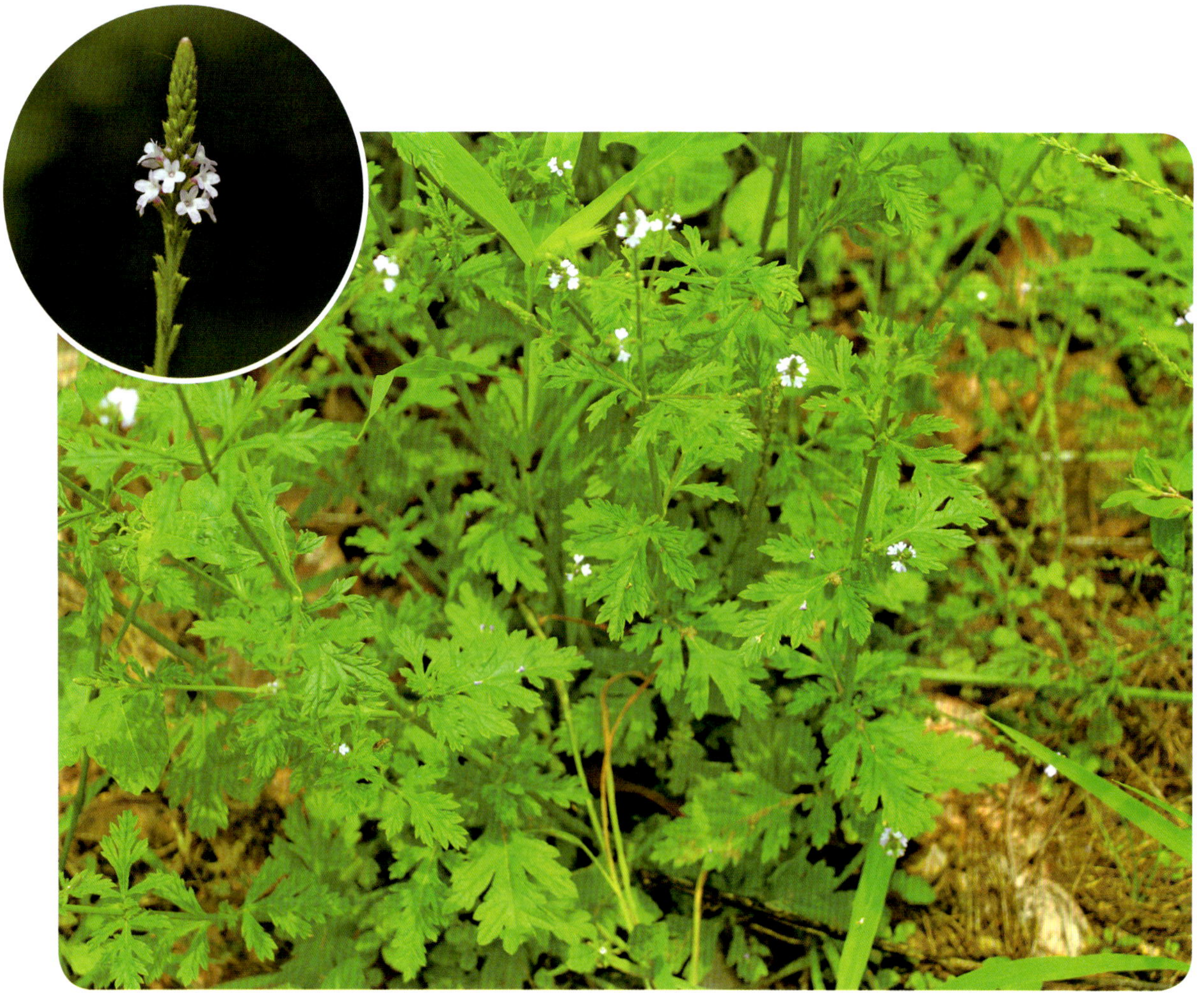

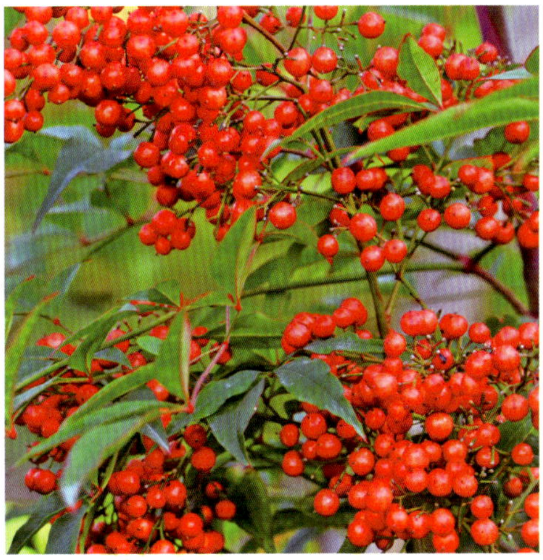

四画

王瓜子

[药材来源] 为葫芦科植物王瓜 *Trichosanthes cucumeroides*（Ser.）Maxim. 的成熟种子。其根（王瓜根）、果实（王瓜）和果皮（王瓜皮）也可药用。

[江山土名] 王瓜籽。

[性味归经] 酸、苦，平。归肺、胃、大肠经。

王瓜根：苦，寒。归心、肺、膀胱经。

王瓜：苦，寒。归心、肾经。

王瓜皮：苦，寒。归肺、脾经。

[功能主治] 润肺化痰，清火止血。用于痰热咳嗽，肺痿吐血，肠风下血，黄疸，反胃吐食。

王瓜根：泻热，生津，破血，消瘀，利大小便。用于热病烦渴，黄疸，热结便秘，或小便不利，经闭，痈肿。

王瓜：清热，生津，消瘀，通乳。用于消渴，黄疸，噎膈反胃，经闭，乳汁不通，痈肿，慢性咽喉炎。

王瓜皮：宽胸润肺，通乳散结。用于痰热咳嗽，胸闷痞满，噎膈反胃，乳汁滞少，乳痈。

[采收加工] 秋季采摘成熟的果实，对剖，取出种子，洗净后晒干。

王瓜根：夏、秋间采挖，晒干。

王瓜：秋季果实成熟时采收，晒干。

王瓜皮：秋季采摘成熟的果实，置通风处，待皮色鲜红时，对剖，除去瓜瓤及种子，晒干。

[参考资料] 王瓜子形似螳螂头，外表褐色，有细密颗粒状突起，中部略呈三角形宽带状，边缘突起成棱脊，两端各有一圆钝部分，顶端各有凹孔；种皮坚厚，种仁呈扁平三角形或长方圆形，黄褐色或黄白色，富含脂肪。王瓜根含蛋白质、精氨酸、淀粉、胆碱等。王瓜含 β－胡萝卜素，番茄烃和 α－菠菜甾醇等。

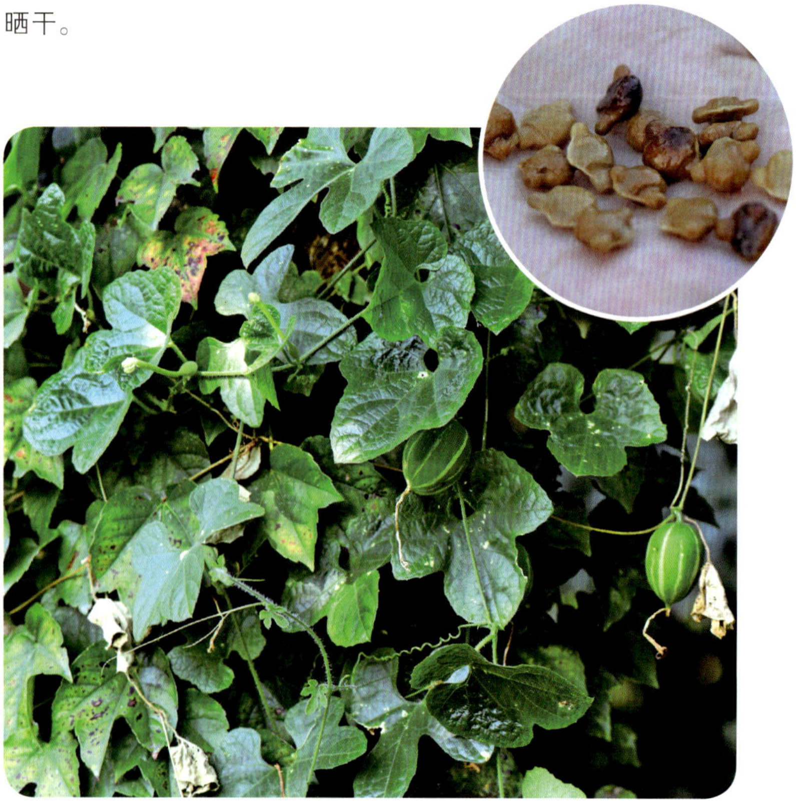

天目地黄

[药材来源] 为玄参科植物天目地黄 *Rehmannia chingii* H. L. Li 的根状茎。

[江山土名] 紫花地黄、浙地黄。

[性味归经] 甘、苦，寒。归肝、肾经。

[功能主治] 清热凉血，补益肝肾。用于鼻衄，热病口干，耳病。

[采收加工] 秋季采挖，除去芦头、须根及泥沙，鲜用；或将地黄缓缓烘焙至约八成干。

[参考资料] 主要含有环烯醚萜、苯乙醇苷、天目地黄素等成分，具有醛糖还原酶抑制活性。

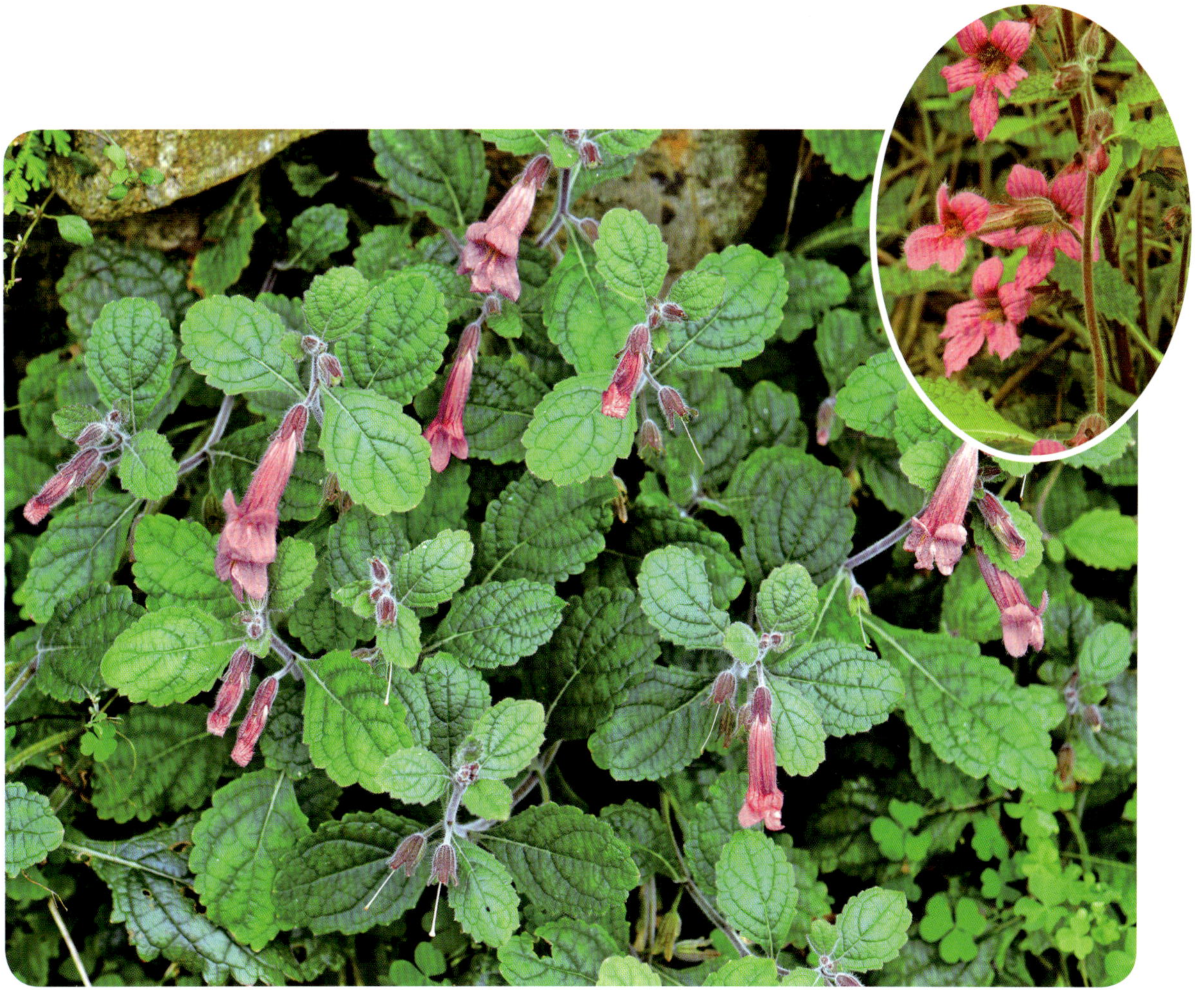

天仙果

［药材来源］为桑科植物天仙果 *Ficus beecheyana* Hook. et Arn. 的果实。

［江山土名］牛奶珠、山牛奶。

［性味归经］辛、酸、涩，温。归肝、肾、肺经。

［功能主治］祛风化湿，止痛。用于关节风湿疼痛，头风疼痛，跌打损伤，月经不调，腹痛，腰痛，带下，小儿发育缓慢。

［采收加工］全年均可采收，鲜用或晒干。

［参考资料］果卵圆形或梨形，顶具凸头，黄红色至紫黑色，带有极短的果梗及残存的苞片。质坚硬，横切面内壁可见众多细小瘦果。气微，味甜、略酸。以干燥、紫黑色、无霉变者为佳。

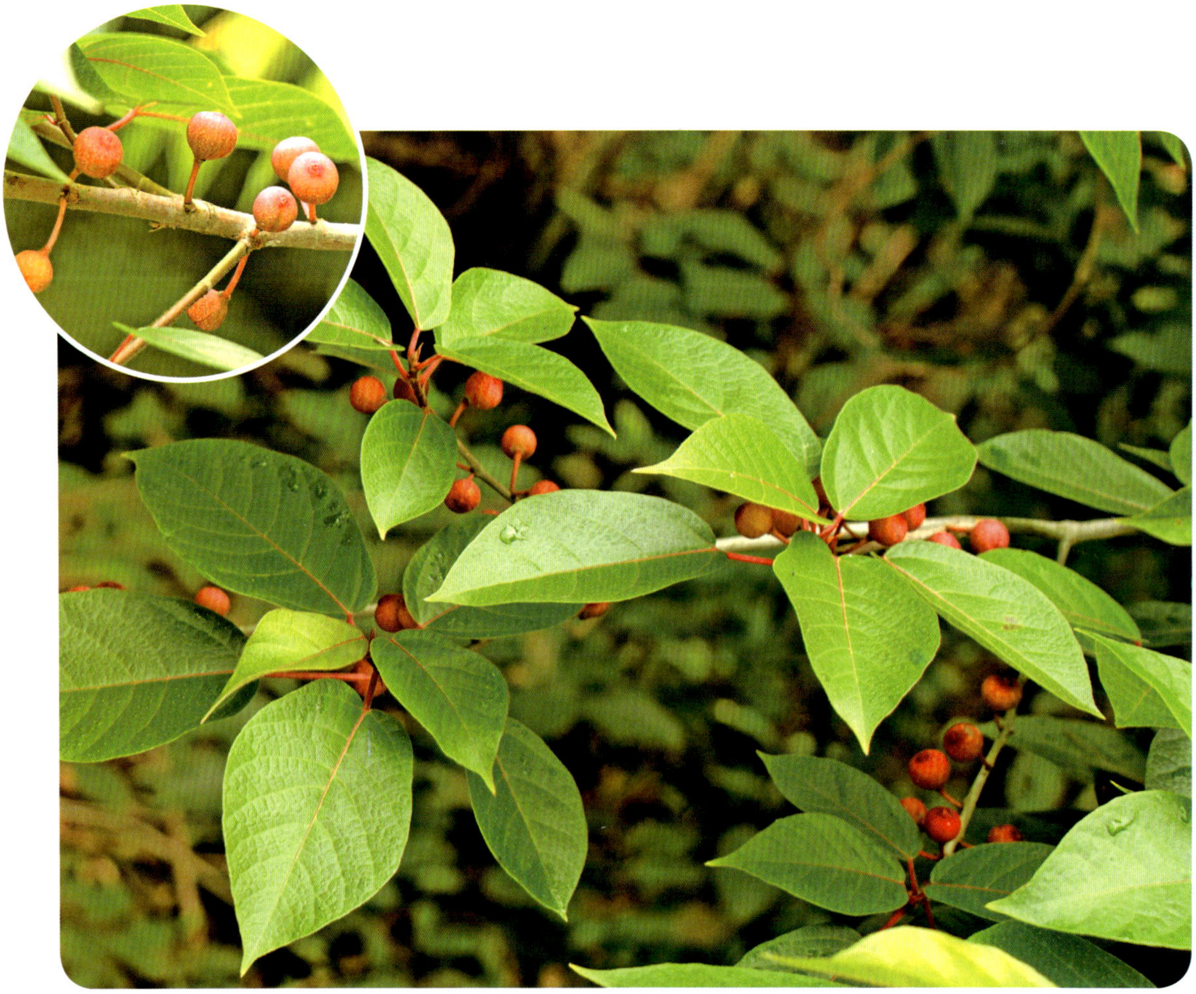

天冬

[药材来源] 为百合科植物天冬 *Asparagus cochinchinensis*（Lour.）Merr. 的块根。

[江山土名] 天门冬。

[性味归经] 甘、苦，寒。归肺、肾经。

[功能主治] 养阴润燥，清肺生津。用于肺燥干咳，顿咳痰黏，腰膝酸痛，骨蒸潮热，内热消渴，热病津伤，咽干口渴，肠燥便秘。

[采收加工] 秋、冬二季采挖，洗净，除去茎基和须根，置沸水中煮或蒸至透心，趁热除去外皮，洗净，干燥。

[参考资料] 含有多种螺旋甾苷类化合物天冬苷-Ⅳ～Ⅶ，天冬酰胺、瓜氨酸、丝氨酸等近 20 种氨基酸，以及低聚糖Ⅰ～Ⅶ，并含有 5-甲氧基-甲基糠醛。天冬有抗癌作用。天冬酰胺有镇咳与祛痰作用。

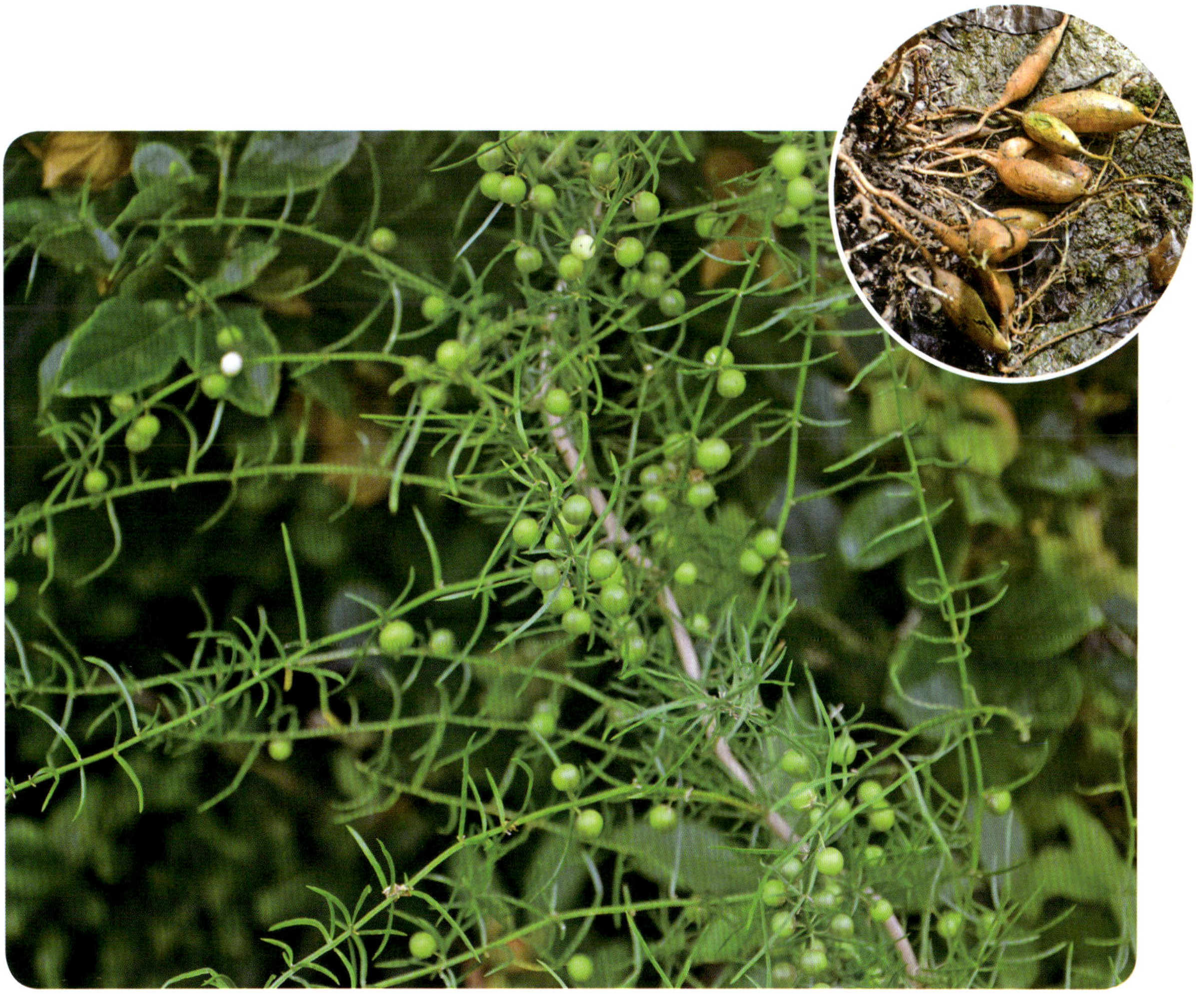

天竹子

[药材来源] 为小檗科植物南天竹 *Nandina domestica* Thunb. 的果实。其根（南天竹根）和叶（南天竹叶）也可药用。

[江山土名] 天竹子、南竹子、白天竹。

[性味归经] 酸、甘，平。有小毒。归肝、肺经。

南天竹根：苦，寒。归肝、肺经。

南天竹叶：苦，寒。归肺、膀胱经。

[功能主治] 敛肺止咳，清肝明目。用于久咳，喘息，百日咳，疟疾。

南天竹根：祛风化痰，清热除湿。用于风热头痛，肺热咳嗽，湿热黄疸，风湿痹痛，火眼，疮疡，瘰疬。

南天竹叶：清热解毒，止咳止血，散结消肿。用于感冒，百日咳，目赤肿痛，瘰疬，血尿，小儿疳积。

[采收加工] 秋、冬二季采收，晒干。

南天竹根：秋季采收，晒干。

南天竹叶：全年可采收，晒干。

[参考资料] 含有生物碱，主要为南天竹碱甲醚。果还含有氢氰酸，并以氰苷形式存在。

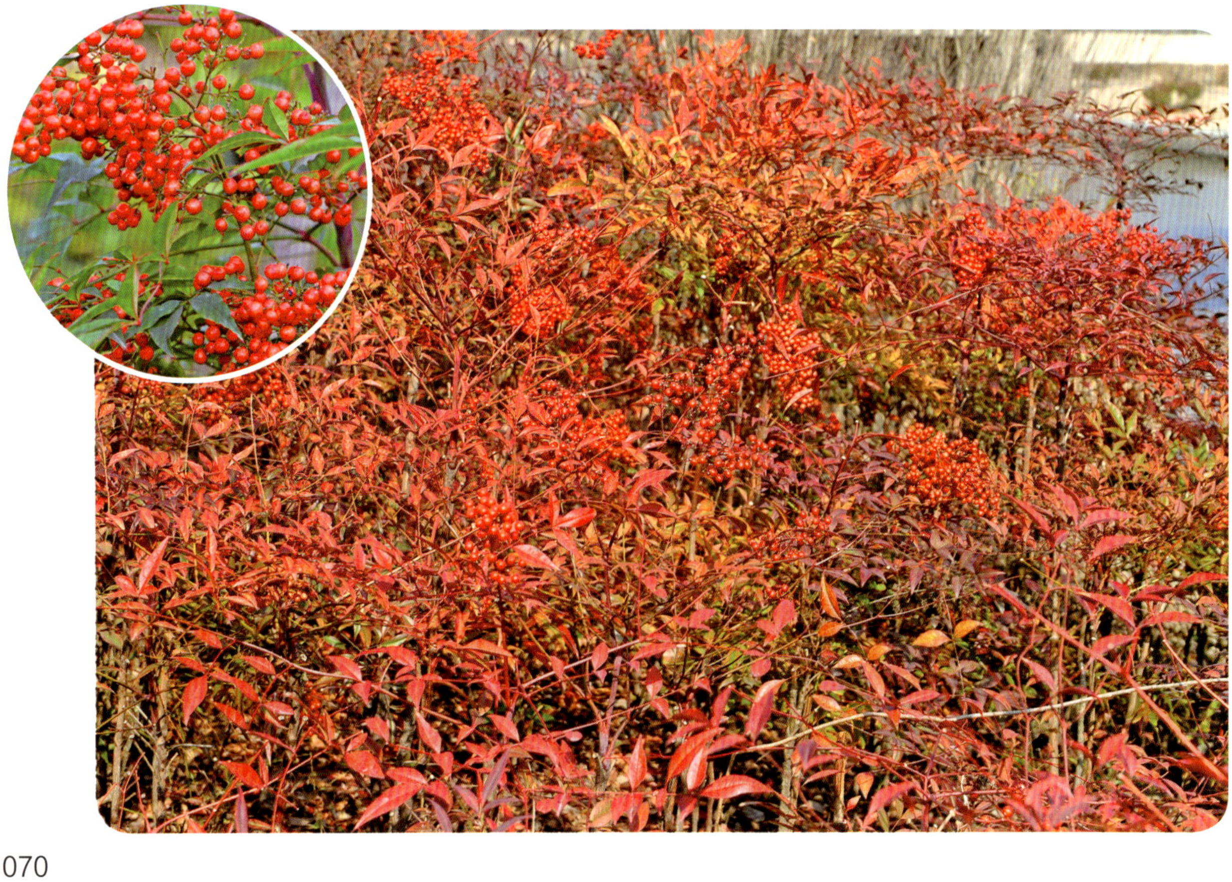

天名精

[药材来源] 为菊种植物天名精 *Carpesium abrotanoides* L. 的全草。其成熟果实（鹤虱）也可药用。

[江山土名] 野烟。

[性味归经] 辛，寒。归肺、肝经。

鹤虱：苦、辛，平。有小毒。归脾、胃经。

[功能主治] 祛痰，清热，破血，止血，解毒，杀虫。用于乳蛾，喉痹，疟疾，急性肝炎，急慢惊风，虫积，血瘕，衄血，血淋，疔肿疮毒，皮肤痒疹。

鹤虱：杀虫消积。用于蛔虫病，蛲虫病，绦虫病，虫积腹痛，小儿疳积。

[采收加工] 秋季挖根，洗净，切片，晒干或鲜用。叶随用随采。

鹤虱：秋季果实成熟时采收，晒干，除去杂质。

[参考资料] 该物种为中国植物图谱数据库收录的有毒植物，其毒性反应为过敏性皮炎、疮疹；有中枢麻痹作用。现用于治疗急性乳腺炎和皮肤消毒。

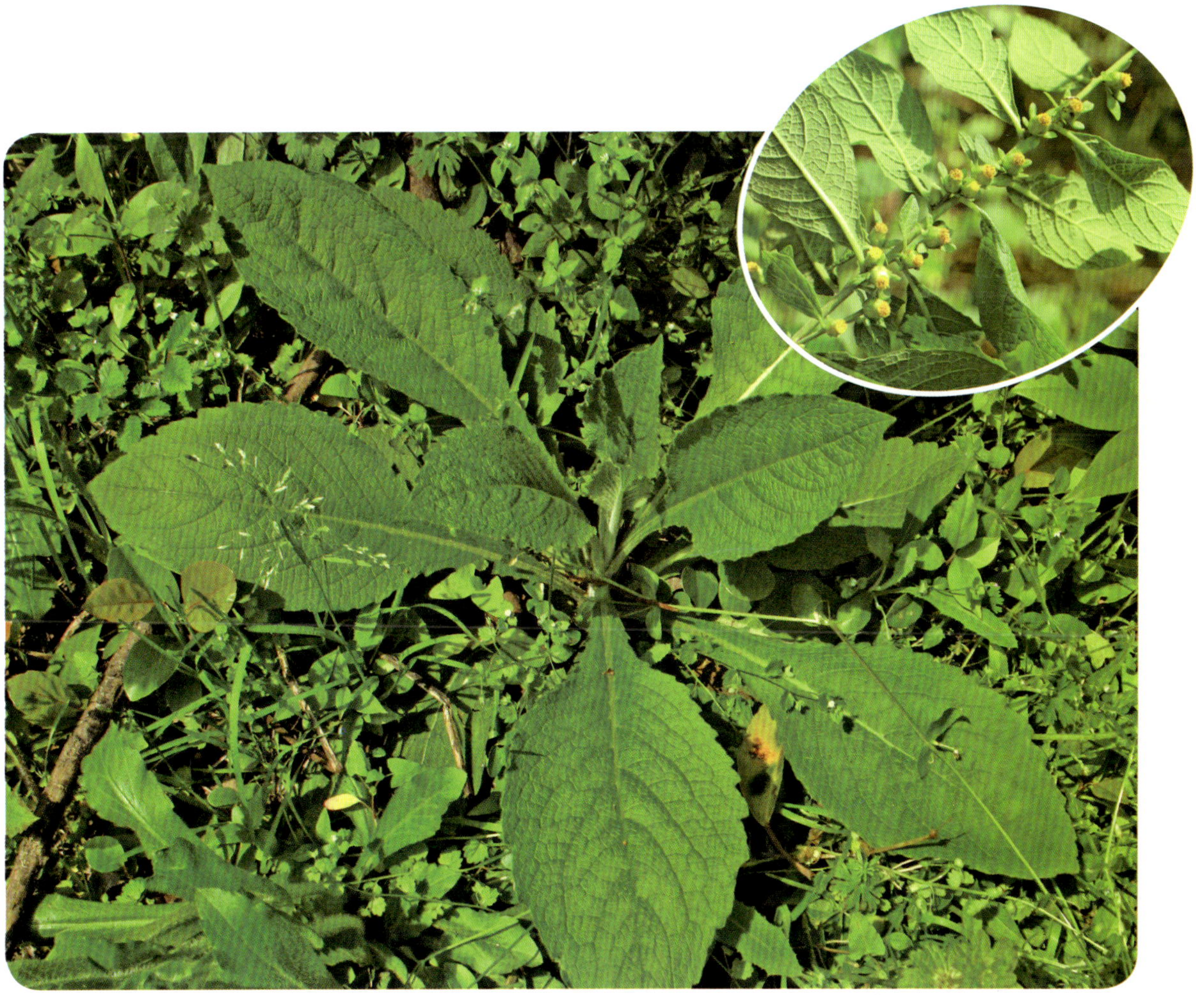

天青地白草

[药材来源] 为蔷薇科植物茅莓 *Rubus parvifolius* L. 的地上部分。其根（茅莓根）也可药用。

[江山土名] 茅莓。

[性味归经] 苦、凉。归肝、胃、肺、膀胱经。

茅莓根：甘、苦，平。归肝、胃、肾经。

[功能主治] 活血消肿，清热解毒，祛风湿。用于跌打损伤，风湿痹痛，疮痈肿毒。

茅莓根：清热解毒，祛风利湿，活血消肿。用于感冒高热，咽喉肿痛，风湿痹痛，肝炎，泻痢，肾炎水肿，尿路感染，结石，咯血，吐血，妇人崩漏，跌打损伤，疔疮肿毒。

[采收加工] 夏、秋二季采收，晒干或鲜用。

茅莓根：秋季采收，晒干。

[参考资料] 叶含有鞣质，茎含酚类、鞣质。果实含有赤霉素。

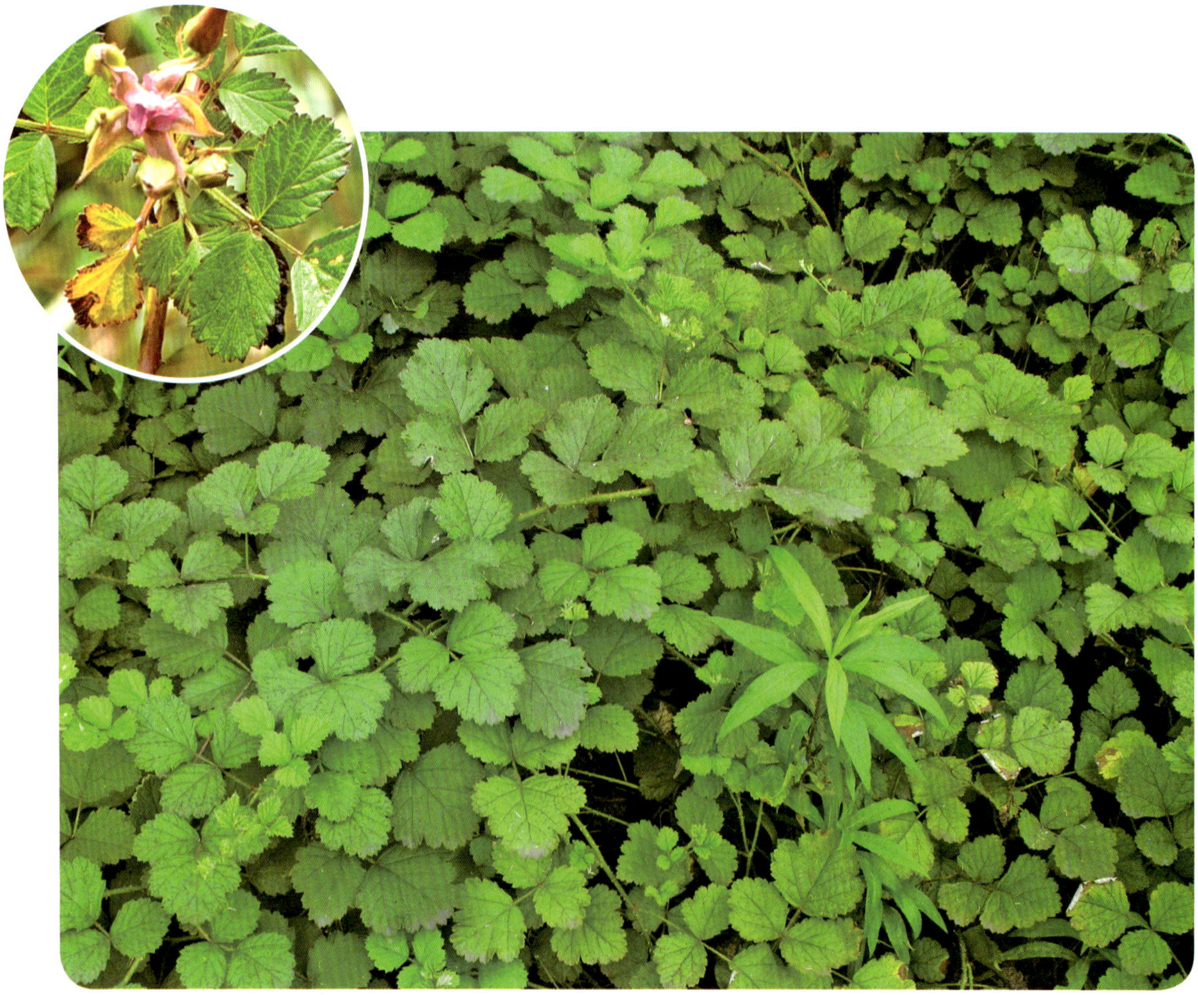

天竺桂

［药材来源］为樟科植物天竺桂 *Cinnamomum japonicum* Sieb. 的树皮和叶。

［江山土名］天竺桂、天竹桂、山肉桂、野桂。

［性味归经］甘、辛，温。归肝、胃经。

［功能主治］温中散寒，理气止痛。用于胃痛，腹痛，风湿关节痛；外用治跌打损伤。

［采收加工］全年可采，剥下树皮阴干；叶随时可采，鲜用或阴干。

［参考资料］枝叶及树皮可提取芳香油，供制各种香精及香料的原料。果核含脂肪，供制肥皂及润滑油。根皮或根研粉，水调或酒调敷患处，可治跌打损伤。

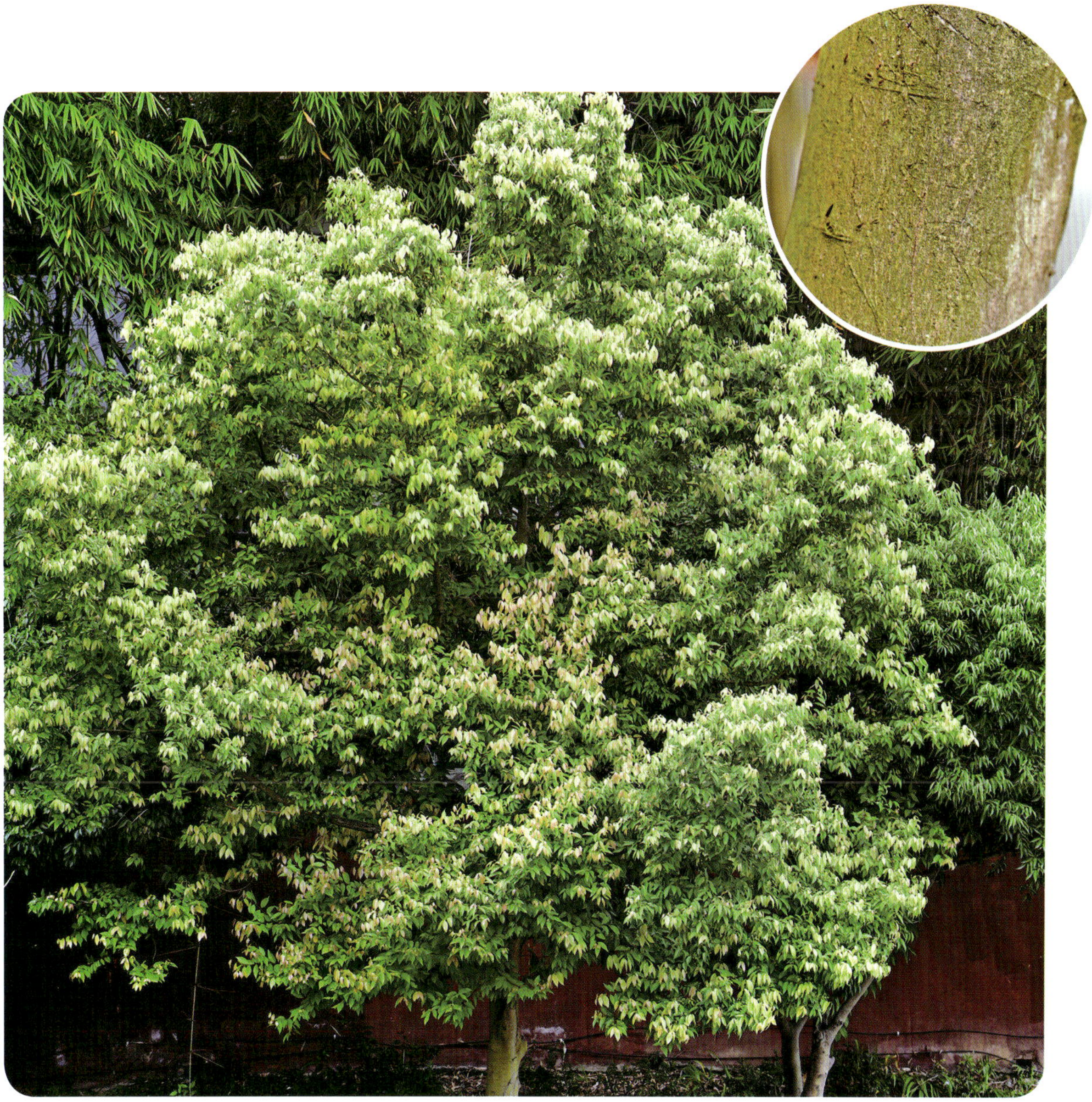

天竺黄

［药材来源］为禾本科植物青皮竹 *Bambusa textilis* Mc Clure 等秆内的分泌液干燥后的块状物。

［江山土名］天竹黄、竹黄。

［性味归经］甘，寒。归心、肝经。

［功能主治］清热豁痰，凉心定惊。用于热病神昏，中风痰迷，小儿痰热惊痫、抽搐、夜啼。

［采收加工］秋、冬二季采收。

［参考资料］主要含有甘露醇、硬脂酸、竹红菌甲素、竹红菌乙素、头孢素和硬脂酸乙酯等成分。竹红菌乙素具有明显的镇痛抗炎作用。

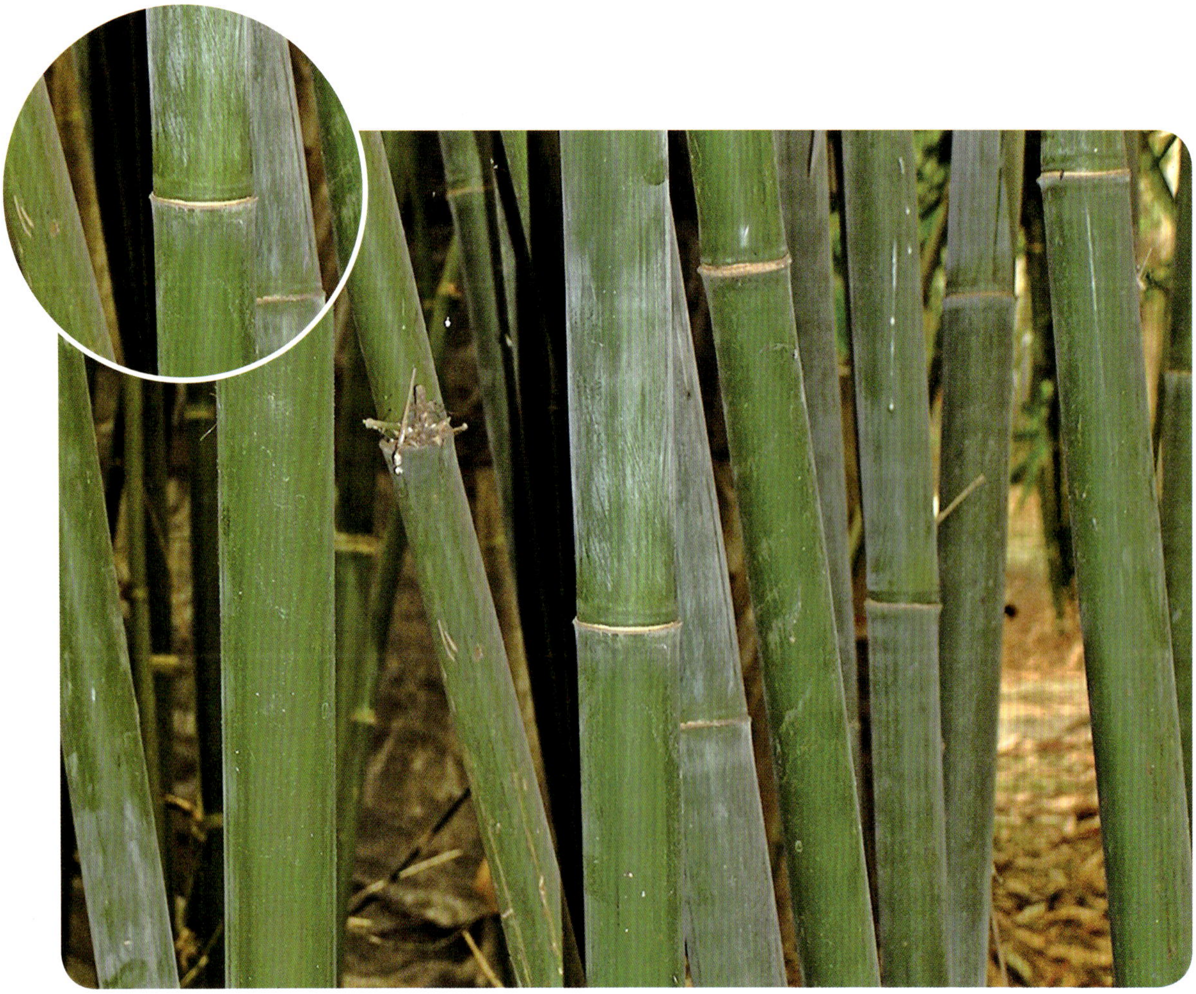

天南星

［药材来源］为天南星 *Arisaema heterophyllum* Blume 或一把伞南星 *Arisaema erubescens*（Wall.）Schott 的块茎。

［江山土名］天南星、蛇苞谷。

［性味归经］苦、辛，温。有毒。归肺、肝、脾经。

［功能主治］燥湿化痰，祛风止痉，散结消肿。用于顽痰咳嗽，风痰眩晕，中风痰壅，口眼㖞斜，半身不遂，癫痫，惊风，破伤风。生用外治痈肿，蛇虫咬伤。

［采收加工］秋、冬二季茎叶枯萎时采挖，除去须根及外皮，干燥。

［参考资料］孕妇慎用。天南星中毒，可致舌、喉发痒而灼热，严重的可致窒息，呼吸停止。轻者可服稀醋或鞣酸及浓茶、蛋清、甘草水、姜汤等解毒。

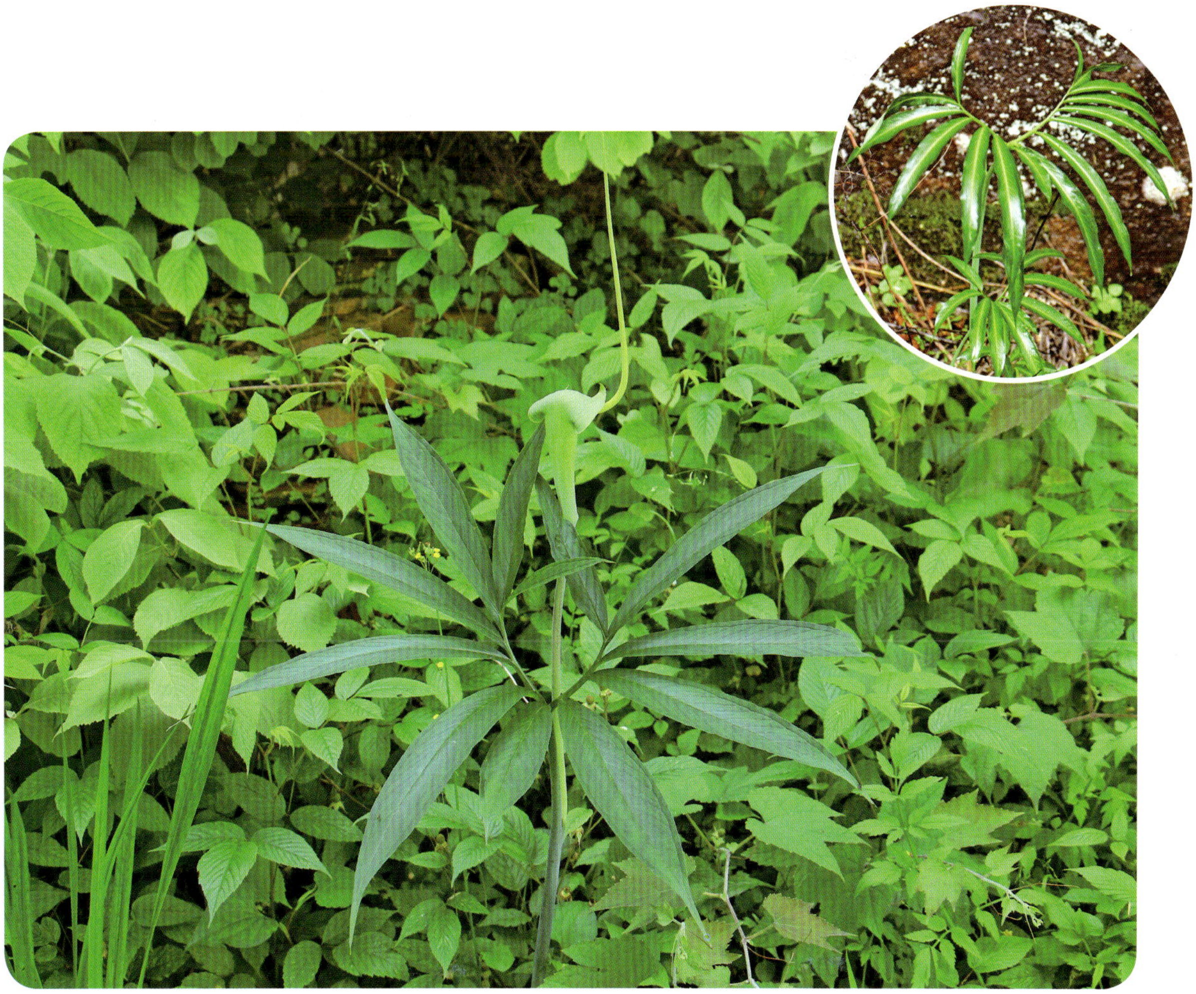

天浆壳

[药材来源] 为萝藦科植物萝藦 *Metaplexis japonica*（Thunb.）Makino. 的成熟果壳。其全草（萝藦）也可药用。

[江山土名] 羊奶藤。

[性味归经] 咸，平。归肺、肾经。

萝藦：甘、辛，平。归肾、肝经。

[功能主治] 清肺化痰，定惊透疹。用于咳嗽痰多，肺风痰喘，百日咳，惊痫，麻疹不透。

萝藦：补益精气，通乳，解毒。用于虚损劳伤，阳痿，带下，乳汁不通，丹毒，疮疖。

[采收加工] 秋季采收成熟果实，剥取果壳，晒干。

萝藦：夏末采收，除去杂质，扎成小把，晒干。

[参考资料] 含有延胡索酸、琥珀酸、苹果酸等成分。

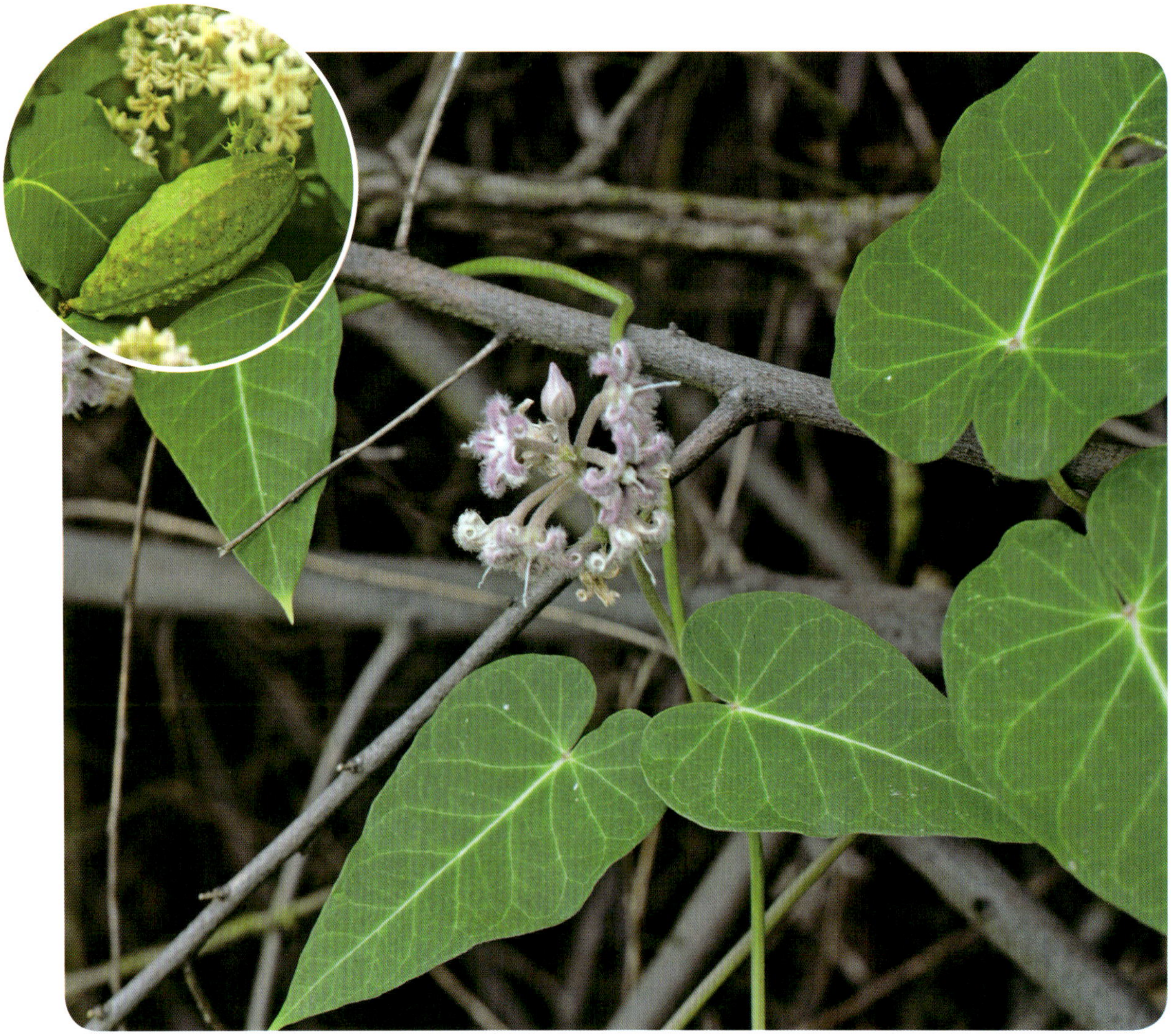

天葵子

[药材来源] 为毛茛科植物天葵 *Semiaquilegia adoxoides*（DC.）Makino 的块根。其地上部分（天葵草）也可药用。

[江山土名] 老鼠奶。

[性味归经] 甘、苦，寒。归肝、胃经。

天葵草：苦，寒。归脾、小肠、膀胱经。

[功能主治] 清热解毒，消肿散结。用于痈肿疔疮，乳痈，瘰疬，蛇虫咬伤。

天葵草：消肿，解毒，利水。用于瘰疬，疝气，小便不利。

[采收加工] 夏初采挖，洗净，干燥，除去须根。

天葵草：秋季采集，除杂质，洗净，晒干。

[参考资料] 根含有生物碱、内酯、香豆精类、酚性成分、氨基酸。

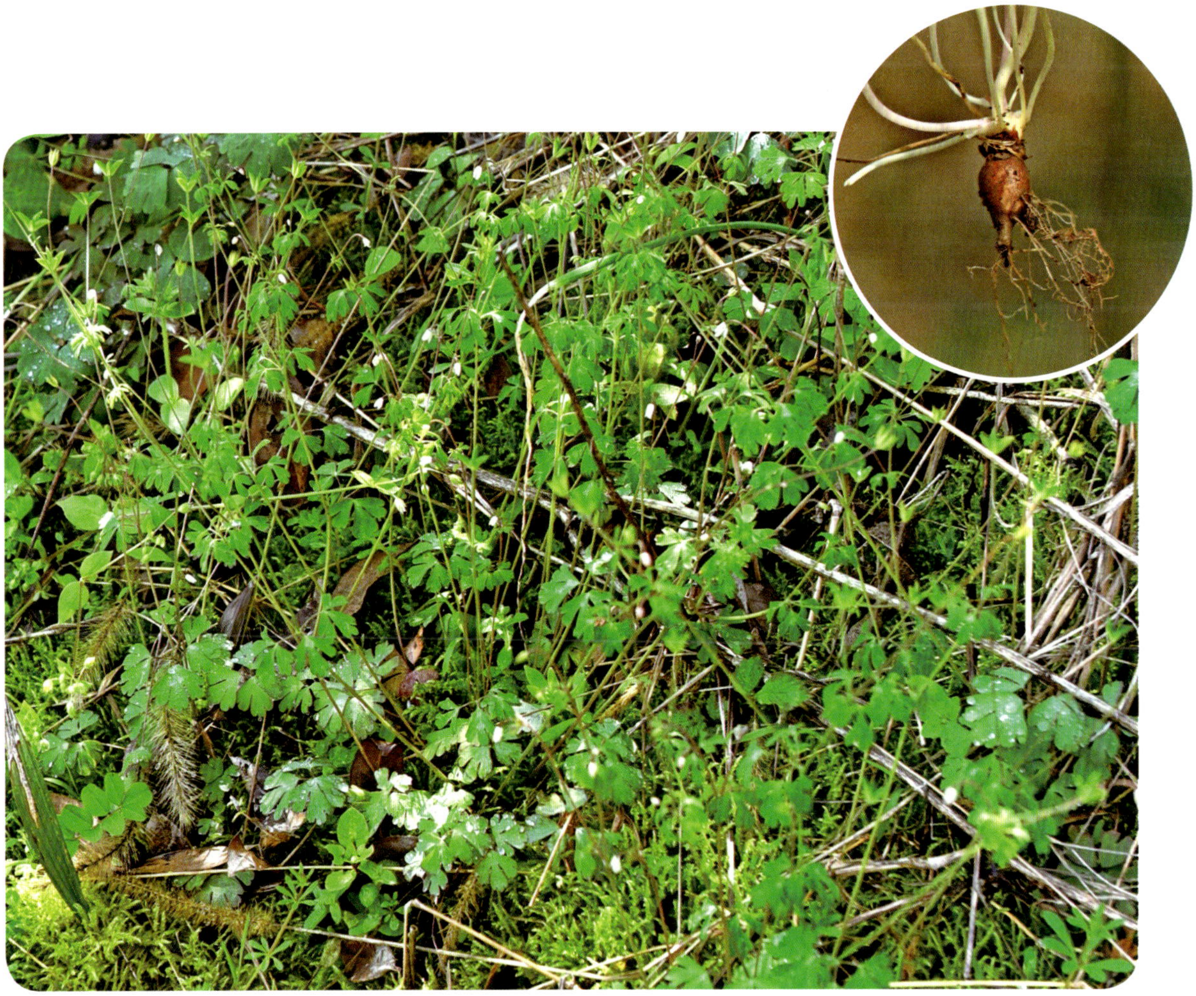

元宝草

[药材来源] 为藤黄科植物元宝草 *Hypericum sampsonii* Hance 的全草。

[江山土名] 元宝草。

[性味归经] 微辛、微苦，凉。归脾、肝经。

[功能主治] 清热解毒，通经活络，凉血止血。用于小儿高热，痢疾，肠炎，吐血，衄血，月经不调，白带；外用治外伤出血，跌打损伤，乳腺炎，烧烫伤，毒蛇咬伤。

[采收加工] 夏、秋二季采收，除去泥沙，洗净晒干或鲜用。

[参考资料] 含有多环多异戊烯基间苯三酚衍生物类化合物，具有抗肿瘤、抗病毒、抗炎、抗菌等作用。

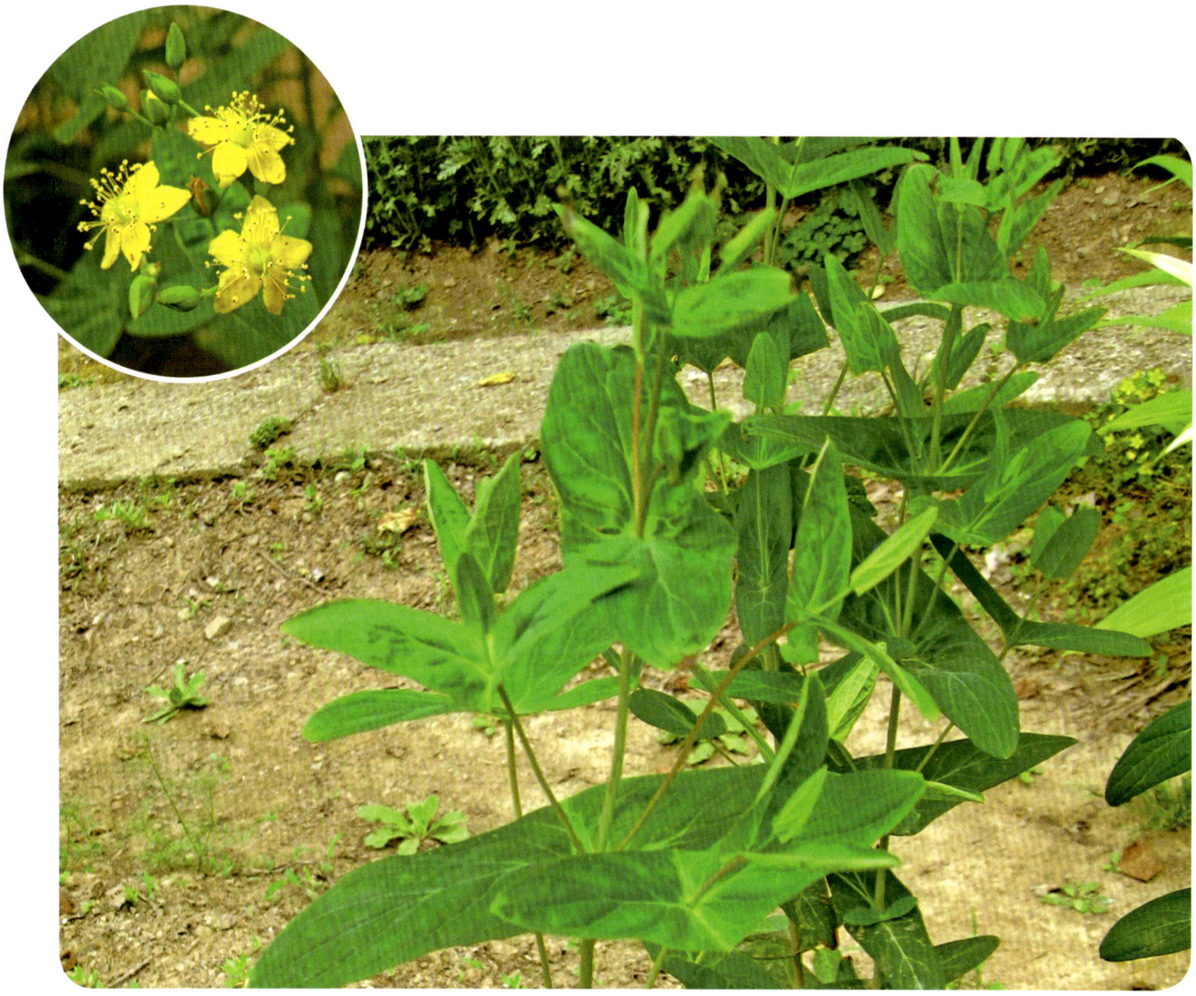

无花果

[药材来源] 为桑科植物无花果 *Ficus carica* L. 的成熟或近成熟内藏花和瘦果的花序托。其根（无花果根）和叶（无花果叶）也可药用。

[江山土名] 无花果。

[性味归经] 甘，平。归胃、肺、大肠经。

无花果根：甘、苦，凉。归肝、脾、肾经。

无花果叶：甘、微辛，平。归心、大肠经。

[功能主治] 健脾益胃，润肺止咳，解毒消肿。用于食欲不振，脘腹胀痛，痔疮，便秘，咽喉肿痛，热痢，咳嗽多痰等。

无花果根：舒筋活络，消肿散结，消热通乳。用于筋骨疼痛，痔疮，瘰疬。

无花果叶：解毒消肿，行气止痛。用于痔疮，肿毒，心痛。

[采收加工] 夏、秋二季摘取未成熟青色聚花果，放于沸水中烫过，立即捞起，晒干或烘干。

无花果根：秋后采收，晒干或烘干。

无花果叶：夏、秋枝叶茂盛时采收。

[参考资料] 含有枸橼酸、延胡索酸、琥珀酸、生物碱、苷类、糖类、无花果朊酶等。

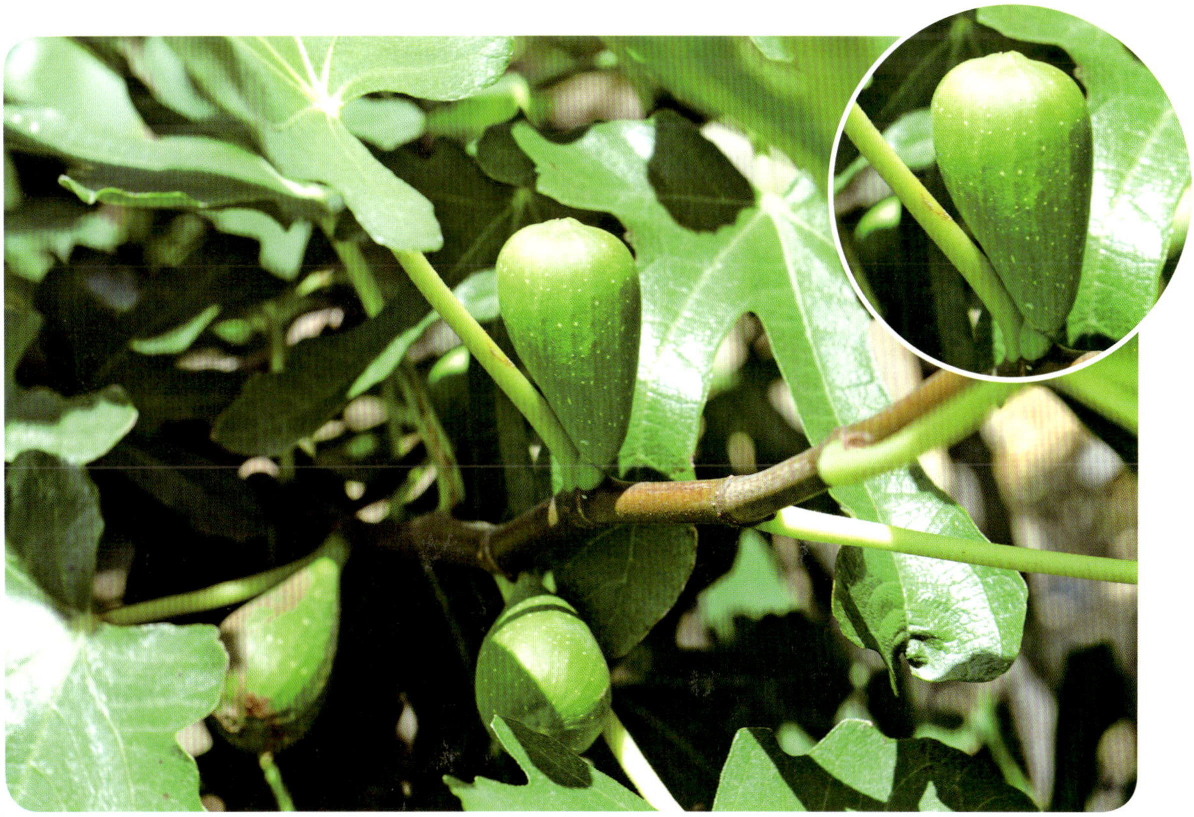

无患子

[药材来源] 为无患子科植物无患子 *Sapindus mukorossi* Gaertn. 的种子。其根（无患子根）和叶（无患子叶）也可药用。

[江山土名] 珍珠肥皂。

[性味归经] 苦，平。有毒。归胃经。

无患子根：辛、苦，温。有毒。归心、肺、肾经。

无患子叶：苦，平。有毒。归心、肺经。

[功能主治] 清热，祛痰，消积，杀虫。用于喉痹肿痛，肺热咳喘，音哑，食滞，疳积，蛔虫腹痛，滴虫性阴道炎，癣疾，肿毒。

无患子根：解表止咳，止血敛带，解毒消肿。用于外感发热，咳嗽，吐血，白浊，白带，鹅喉，毒蛇咬伤。

无患子叶：温中，理气，止痛。用于腹中寒痛，小便滑数，食积，风湿关节痛。

[采收加工] 秋季采摘成熟果实，除去果肉，取种子，晒干。

无患子根：全年均可采，挖根，洗净；鲜用或切片晒干。

无患子叶：夏、秋枝叶茂盛时采收。

[参考资料] 服无患子，如有中毒，则其症状为恶心、呕吐。解救方法：洗胃，内服蛋清或面糊及活性炭等；注射 25%～50% 葡萄糖液，经上述处理后仍频繁呕吐时，可注射阿托品对症治疗。无患子叶含无患子皂苷 A、芹菜素、山柰酚、芸香苷、维生素 C 等。

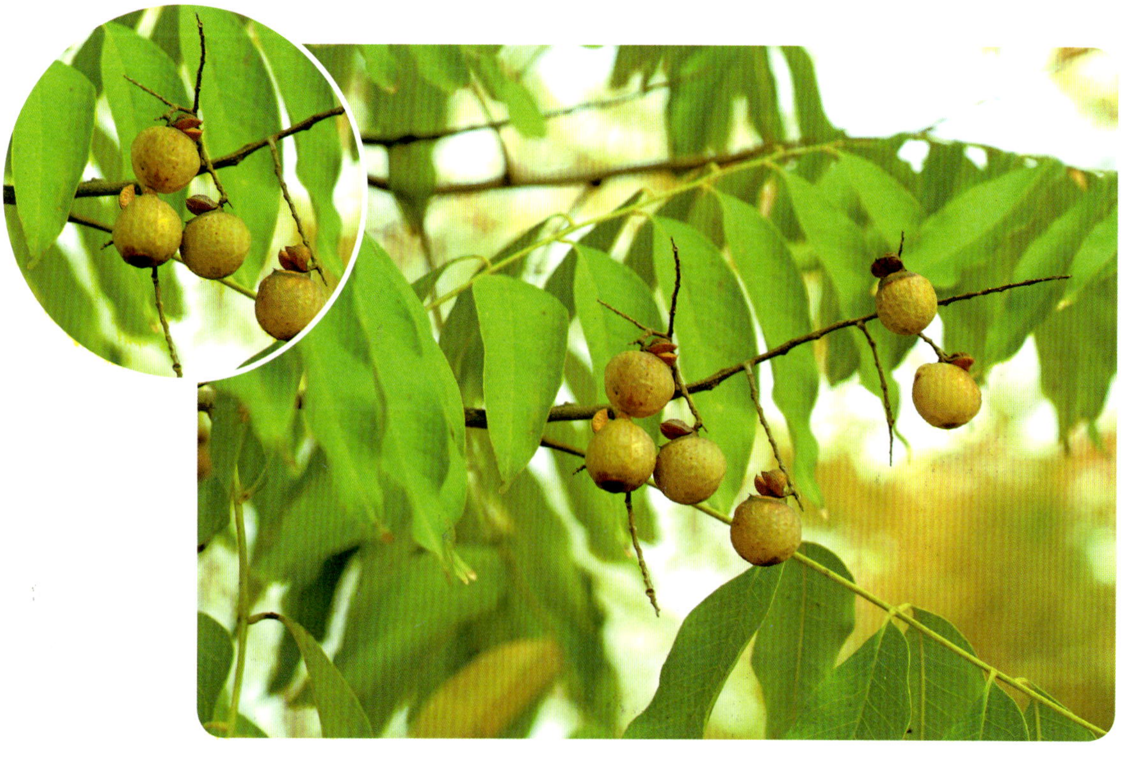

云实子

[药材来源] 为豆科植物云实 *Caesalpinia sepiaria* Roxb. 的种子。其茎中一种昆虫的幼虫（斗米虫）、根（云实根）和根皮（云实皮）也可药用。

[江山土名] 吊搭刺、阎王刺。

[性味归经] 辛，温。有毒。归肺、大肠经。

斗米虫：辛，微温。归肝、肾经。

云实根：辛，温。归肺、肾经。

云实皮：辛、苦，微温。归肝、肾经。

[功能主治] 清热除湿，杀虫。用于痢疾，疟疾，消渴，小儿疳积。

斗米虫：化痰，杀虫。用于痰黏难咳，小儿疳积，麻疹透发不畅，筋骨疼痛。

云实根：祛风，散寒，除湿。用于感冒咳嗽，身痛，腰痛，喉痛，牙痛，跌打损伤。

云实皮：解表散寒，止咳祛痰。用于防治感冒，支气管炎。

[采收加工] 栽后 4 ～ 5 年采收，秋季采果实，除去果皮，取种子晒干。

斗米虫：夏、秋二季寻觅树茎或根部的蛀孔，用刀剖取，随用或烘干。

云实根：全年可采，采后，洗净切片，晒干。

云实皮：秋末或春初挖根，洗净，剥取根皮，晒干。

[参考资料] 该物种为中国植物图谱数据库收录的有毒植物，人误食后兴奋狂躁。研究表明有止咳祛痰和抑菌作用，对金黄色葡萄球菌、大肠杆菌等有抑制作用。现用于治疗慢性支气管炎。

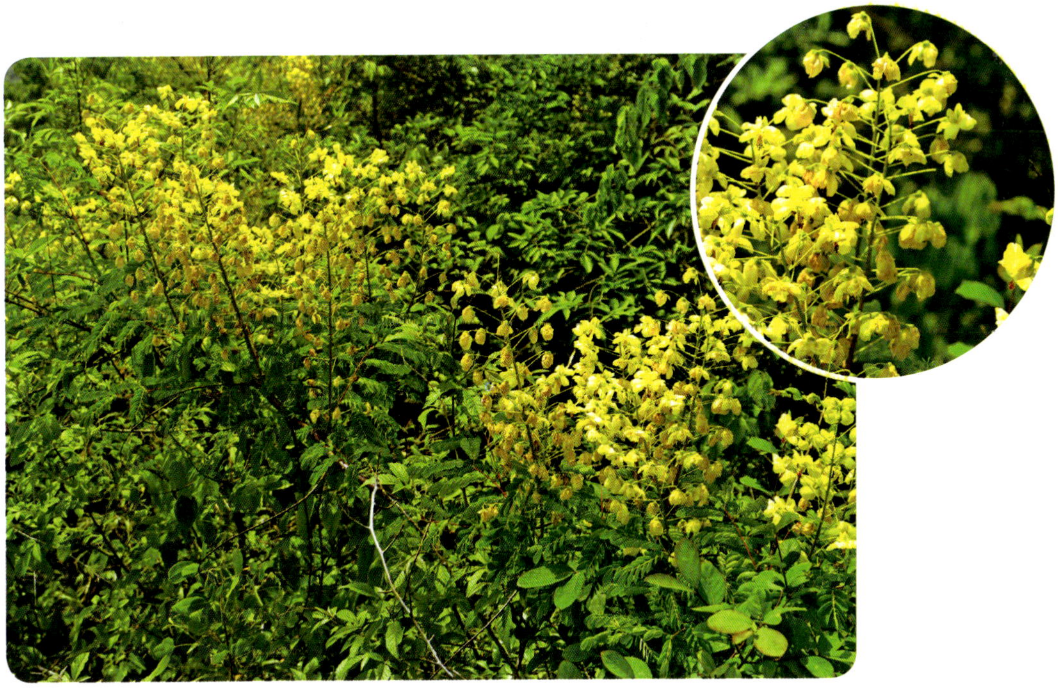

木瓜

[药材来源] 为蔷薇科植物贴梗海棠 *Chaenomeles speciosa*（Sweet）Nakai 的近成熟果实。

[江山土名] 木瓜。

[性味归经] 酸，温。归肝、脾经。

[功能主治] 平肝舒筋，和胃化湿。用于湿痹拘挛，腰膝关节酸重疼痛，吐泻转筋，脚气，水肿。

[采收加工] 夏、秋二季果实绿黄时采收，置沸水中烫至外皮灰白色，对半纵剖，晒干。

[参考资料] 为治吐泻转筋之要药。治风湿痹痛时一般用于腰膝酸痛者居多，常与虎骨等配伍。此外，本品又为治脚气肿痛要药，可配伍吴茱萸、紫苏、槟榔。尚有消食作用，可用于消化不良。

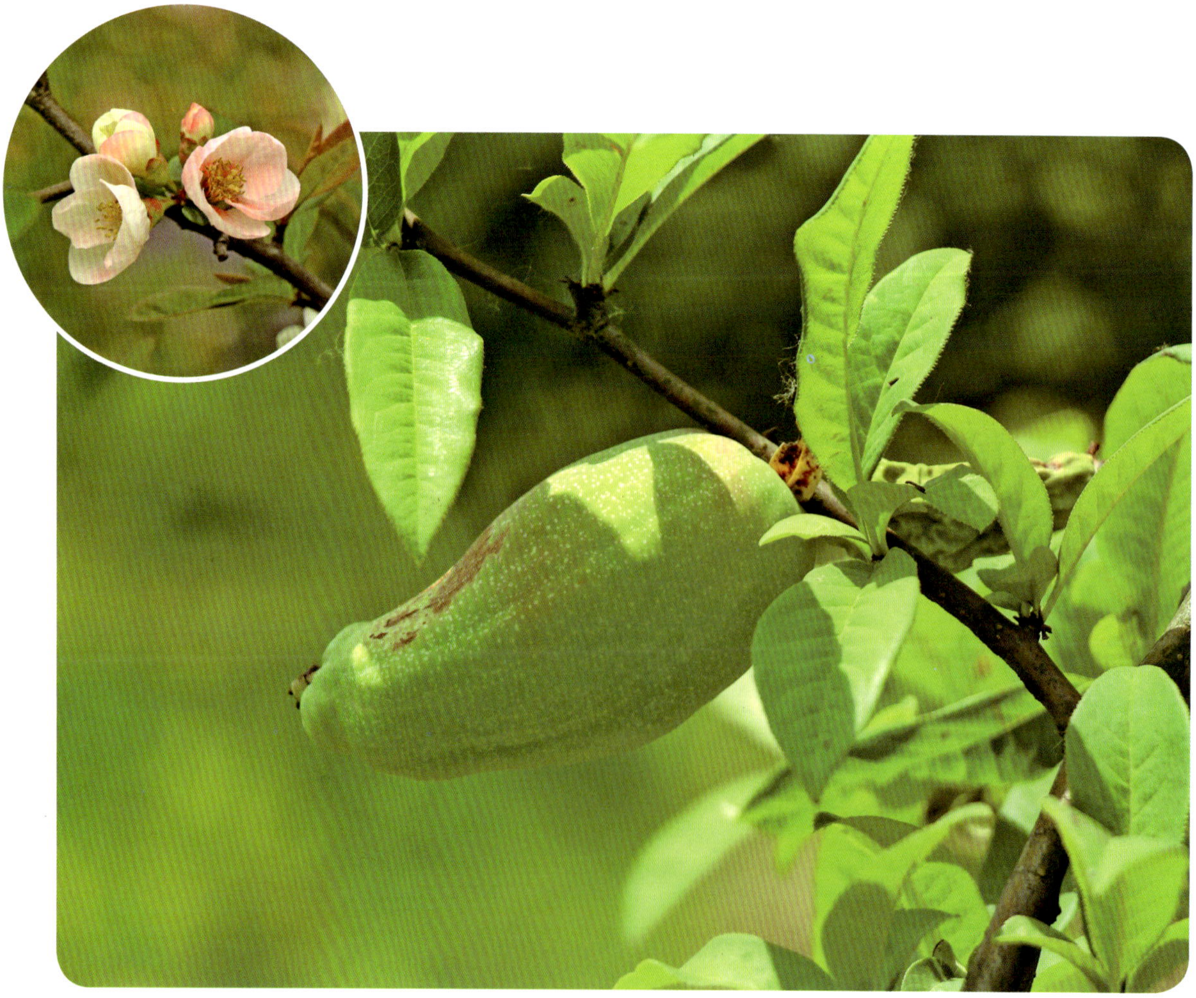

木防己

［药材来源］为防己科植物木防己 *Cocculus orbiculatus*（L.）DC. 的根。

［江山土名］土木香。

［性味归经］苦、辛，寒。归肺、脾、肾、膀胱经。

［功能主治］祛风止痛，利尿消肿，解毒，降血压。用于风湿关节痛，肋间神经痛，急性肾炎，尿路感染，高血压病，风湿性心脏病，水肿；外用治毒蛇咬伤。

［采收加工］春、秋二季采挖，洗净，切片，晒干。

［参考资料］根含有多种生物碱，如木兰碱、木防己碱、异木防己碱、高木防己碱、木防己胺碱、去甲毛木防己碱及木防己新碱等成分。

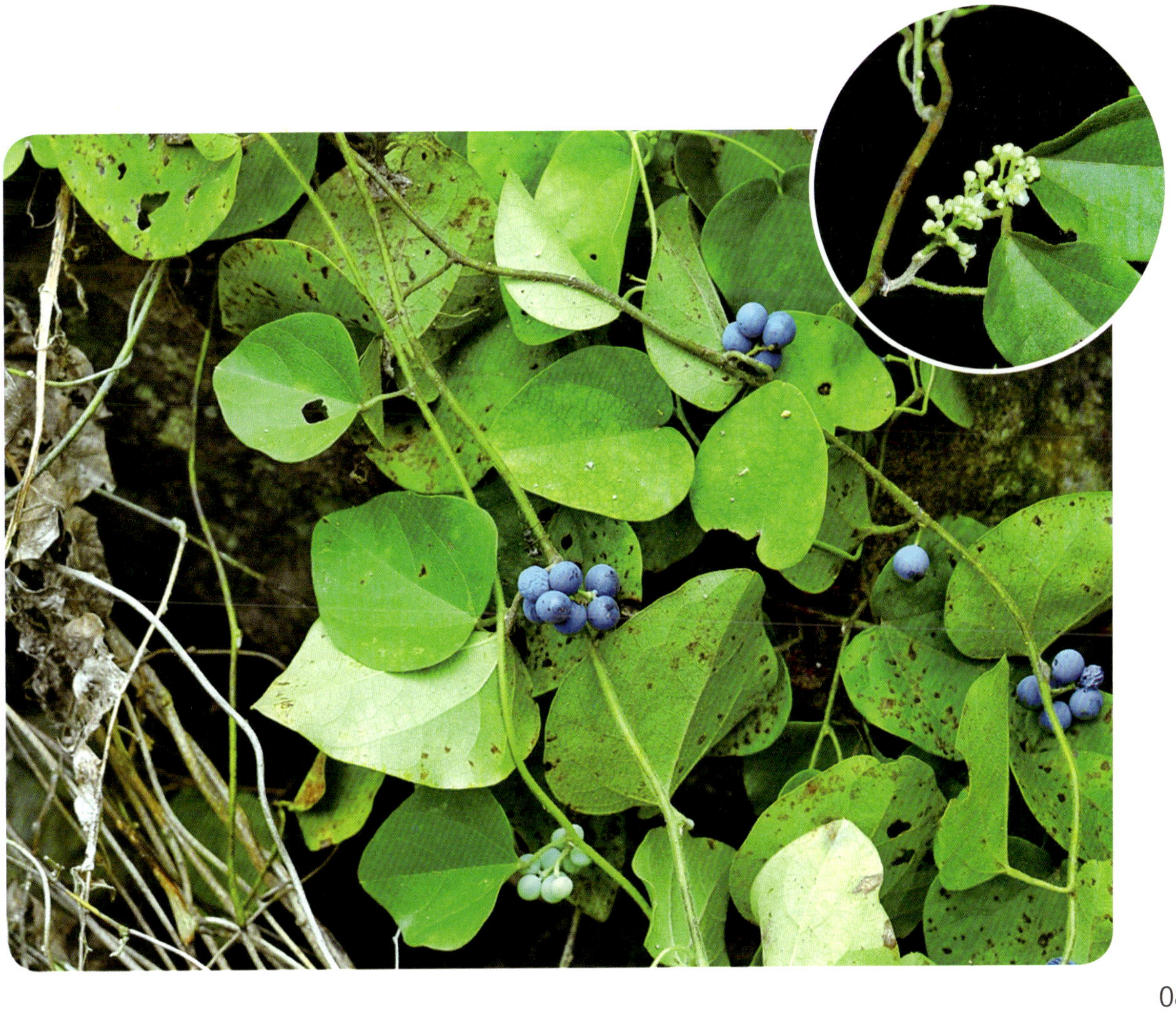

木芙蓉叶

[药材来源] 为锦葵科植物木芙蓉 *Hibiscus mutabilis* L. 或重瓣木芙蓉 *Hibiscus mutabilis* L cv. Plenus 的叶（浙木芙蓉叶）。其花（木芙蓉花）也可药用。

[江山土名] 木芙蓉、芙蓉叶。

[性味归经] 辛，平。归肺、肝经。

木芙蓉花：微辛，凉。归肺、肝经。

[功能主治] 凉血，解毒，消肿，止痛。用于痈疽焮肿，缠身蛇丹，烫伤，目赤肿痛，跌打损伤。

木芙蓉花：清肺凉血，散热解毒，消肿排脓。用于肺热咳嗽，瘰疬，肠痈，白带；外用于痈疖脓肿，脓耳，无名肿毒，烧、烫伤。

[采收加工] 夏、秋二季，剪下叶片，晒干。须经常复晒，存放干燥通风处。

木芙蓉花：秋季花开时采摘，晒干。

[参考资料] 含有黄酮苷、酚类、氨基酸、鞣质、还原糖等成分。木芙蓉花含有黄酮苷和花色苷。江山民间常以研末油调或熬膏使用。

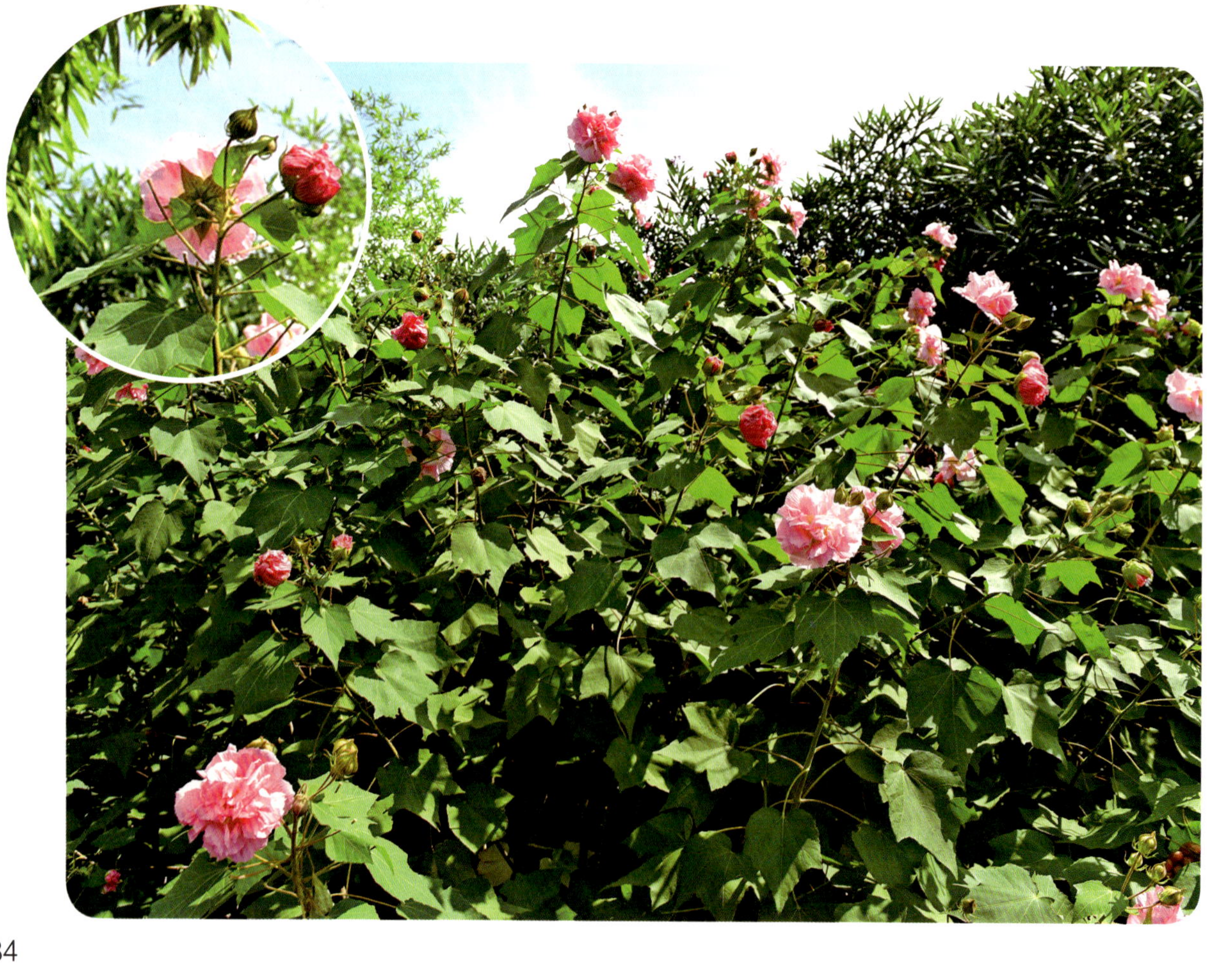

木莲果

[药材来源] 为木兰科植物乳源木莲 *Manglietia yuyunensis* Law 的成熟果实。

[江山土名] 木莲。

[性味归经] 苦，凉。归肺、大肠经。

[功能主治] 通便，止咳。用于实热便闭，老人干咳。

[采收加工] 8 月果实成熟而未开裂前采收，晒干。

[参考资料] 干燥果实由多数蓇葖聚合而成，形如松球。

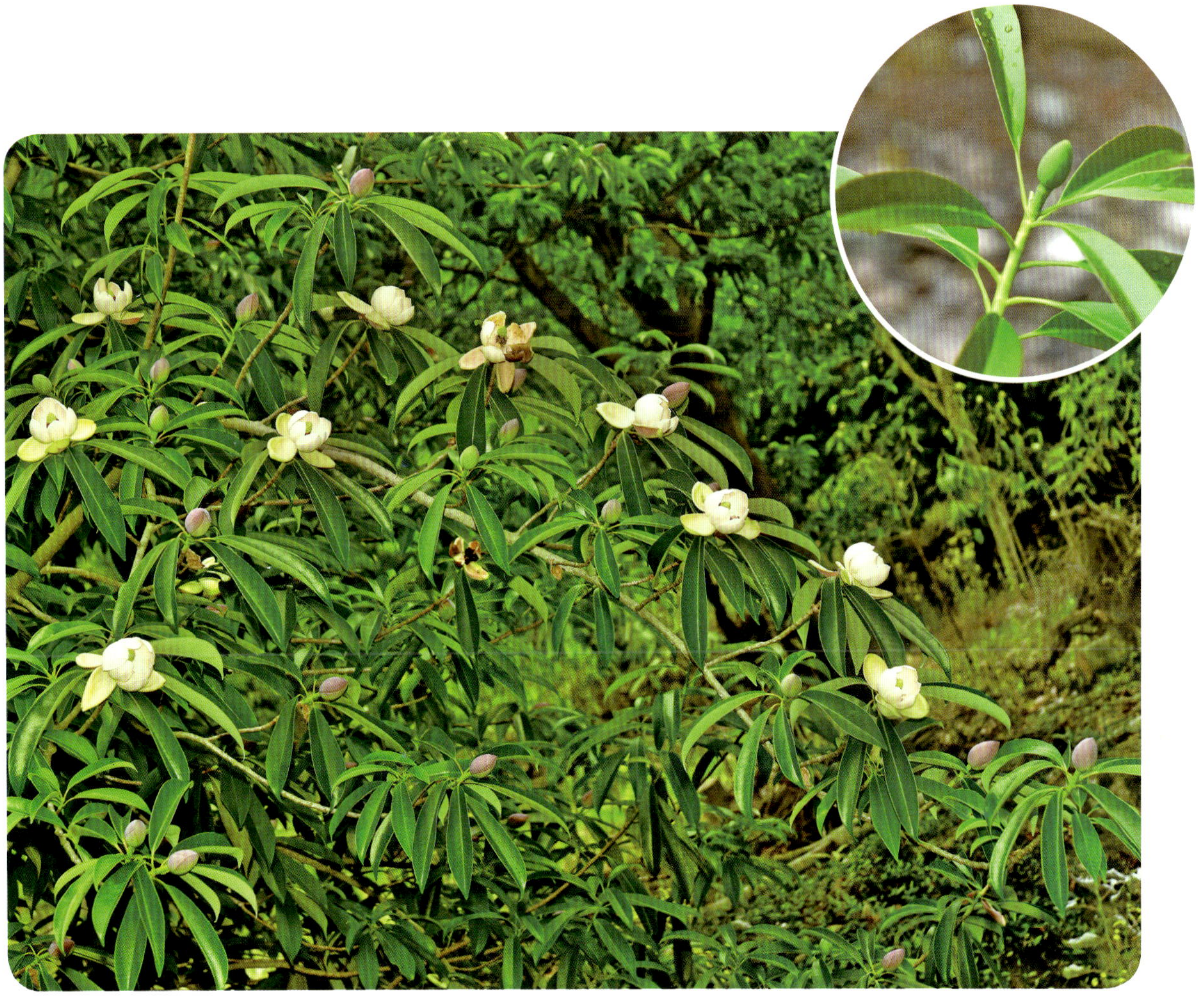

木 通

[药材来源] 为木通科植物木通 *Akebia quinata*（Thunb.）Decne. 或三叶木通 *Akebia trifoliata*（Thunb.）Koidz. 的藤茎。其干燥近成熟果实（预知子）也可药用。

[江山土名] 掷藤。

[性味归经] 苦，寒。归心、小肠、膀胱经。

预知子：苦，寒。归肝、胆、胃、膀胱经。

[功能主治] 利尿通淋，清心除烦，通经下乳。用于淋证，水肿，心烦尿赤，口舌生疮，经闭乳少，湿热痹痛。

预知子：疏肝理气，活血止痛，散结，利尿。用于脘胁胀痛，痛经经闭，痰核痞块，小便不利。

[采收加工] 秋季采收，截取茎部，除去细枝，阴干。

预知子：夏、秋二季果实绿黄时采收，晒干，或置沸水中略烫后晒干。

[参考资料] 本品不宜过量服或久服，孕妇忌服，内无湿热者、儿童与年老体弱者慎用。

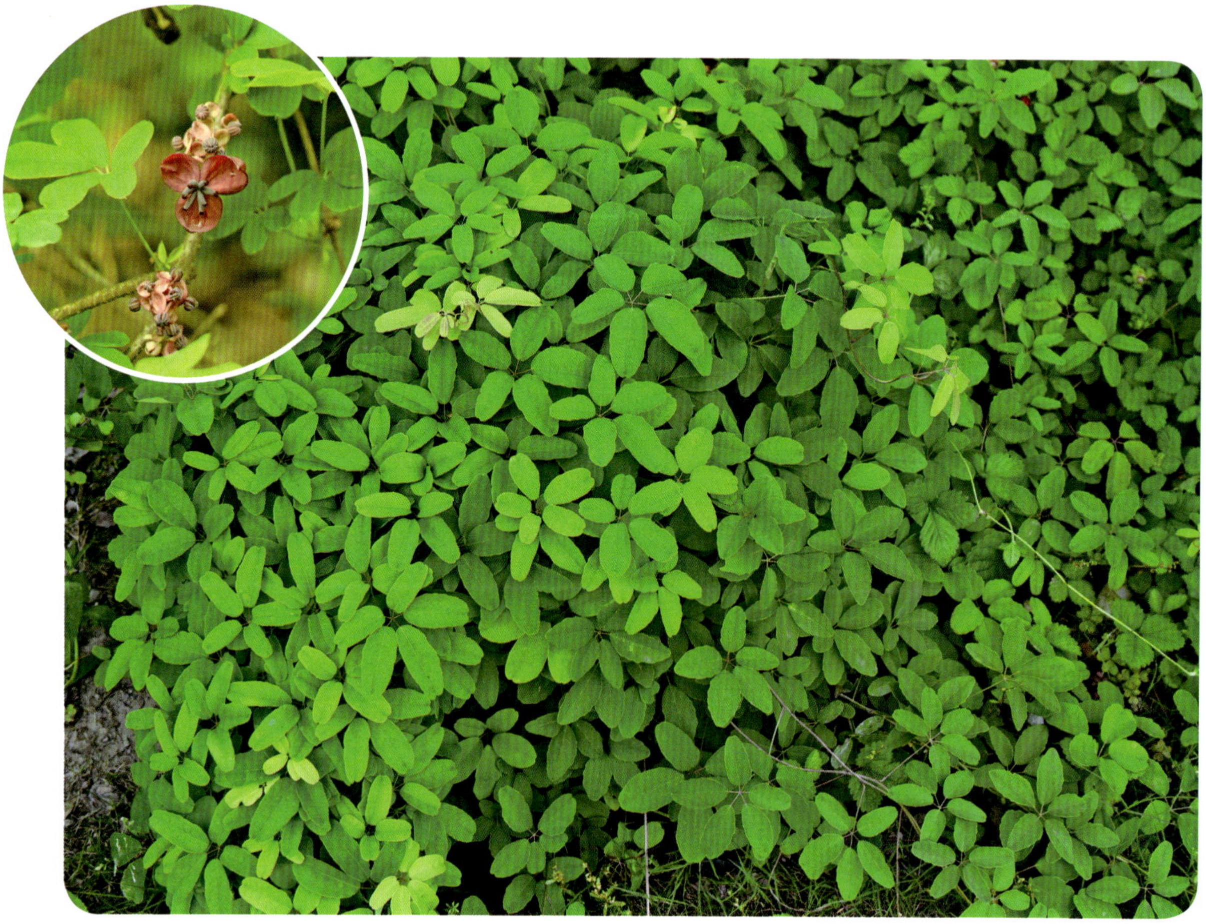

木蜡树叶

[药材来源] 为漆树科植物木蜡树 *Toxicodendron sylvestre*（Sieb. et Zucc.）O. Kuntze 的叶。其根也可药用（木蜡树根）。

[江山土名] 木蜡。

[性味归经] 辛，温。归肝、胃经。

木蜡树根：辛，温。归肝、肾经。

[功能主治] 祛瘀消肿，杀虫，解毒。用于跌打损伤，创伤出血，钩虫病，疥癣，疮毒，毒蛇咬伤。

木蜡树根：活血止痛，祛瘀消肿。用于风湿腰痛，痢疾，跌打损伤，蛇伤。

[采收加工] 夏、秋二季采收，晒干。

木蜡树根：秋季采收，切片，晒干。

[参考资料] 木蜡树根又习称野漆树根，孕妇及阴虚燥热者禁服。浸酒涂抹患处，可治蛇伤。

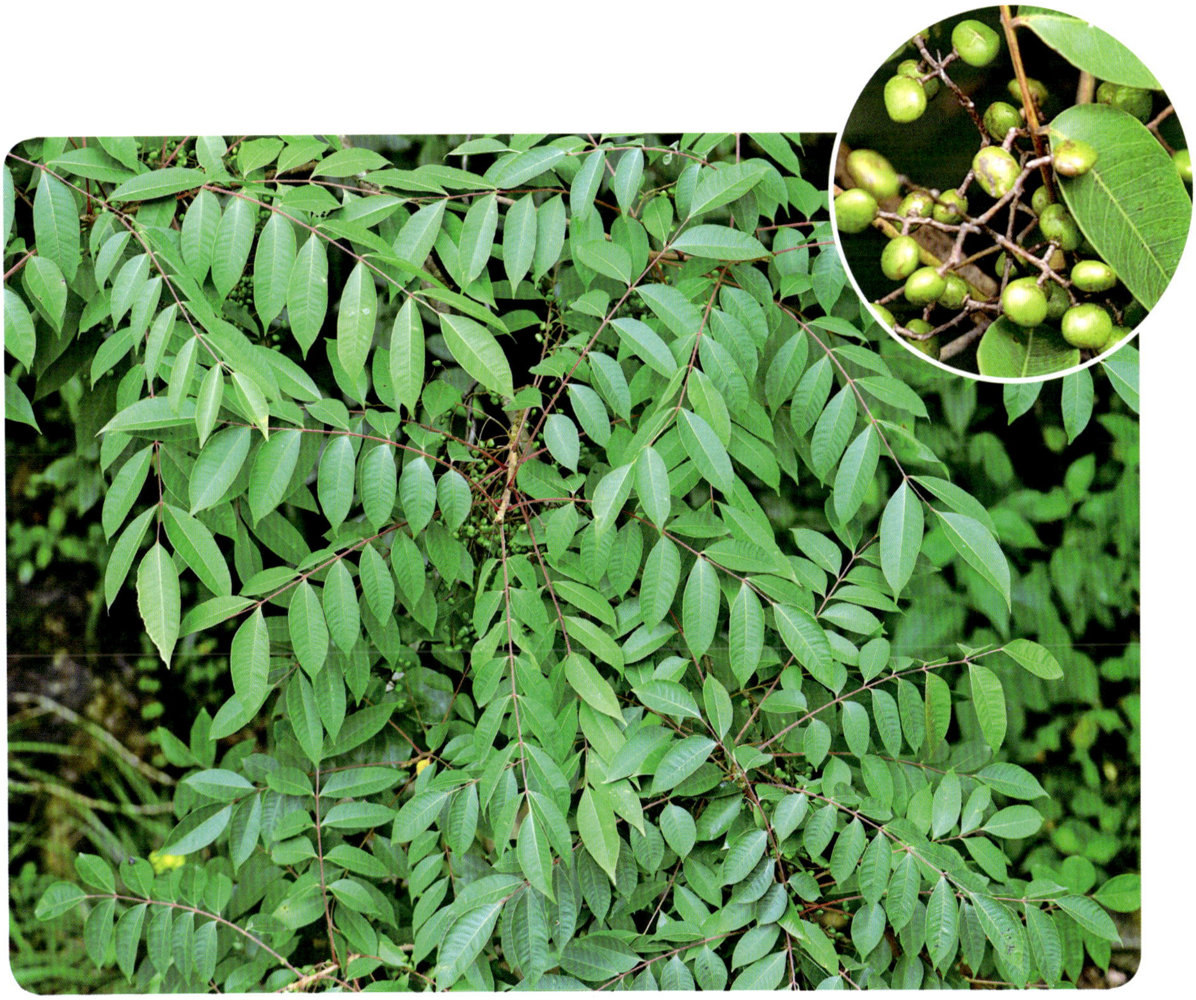

木槿花

[药材来源] 为锦葵科植物木槿 *Hibiscus syriacus* L. 或白花重瓣木槿 *Hibiscus syriacus* L. cv. Albus-plenus 的白色干燥花。其叶（木槿叶）、茎皮（木槿皮）和果实（朝天子）也可药用。

[江山土名] 荆条花、垂红花。

[性味归经] 甘、苦，凉。归脾、肺、肝经。

木槿叶：苦，寒。归心、胃、大肠经。

木槿皮：甘、苦，微寒。归脾、肝、大肠经。

朝天子：甘、苦，凉。归肺、心、肝经。

[功能主治] 清热止咳，凉血止血，清热燥湿。用于风热束肺所致咳喘，血热妄行所致吐血、衄血、尿血、肠风泻血等，痢疾，白带。

木槿叶：清热止痢，解毒疗疮。用于赤白下痢，疔疮疖肿。

木槿皮：清热利湿，杀虫止痒，解毒。用于肠风下血，痢疾，脱肛，白带，黄疸，头面钱癣，牛皮癣，疥疮，痔疮。

朝天子：清肺止咳，凉肝熄风，燥湿止痒。用于肺热壅盛，肝经风热，肝阳上亢等证，湿疮作痒，流黄臭水，疮面糜烂。

[采收加工] 大暑至处暑间，晴天早晨，花半开时采摘，晒干。

木槿叶：夏、秋二季枝叶茂盛时采收。

木槿皮：春、夏二季砍伐茎枝，剥皮晒干。

朝天子：夏、秋二季果实现黄绿色时摘下晒干。

[参考资料] 含有肥皂草苷、肌醇、黏液质等。以花朵大而完整、干燥、色白无杂质者为佳。

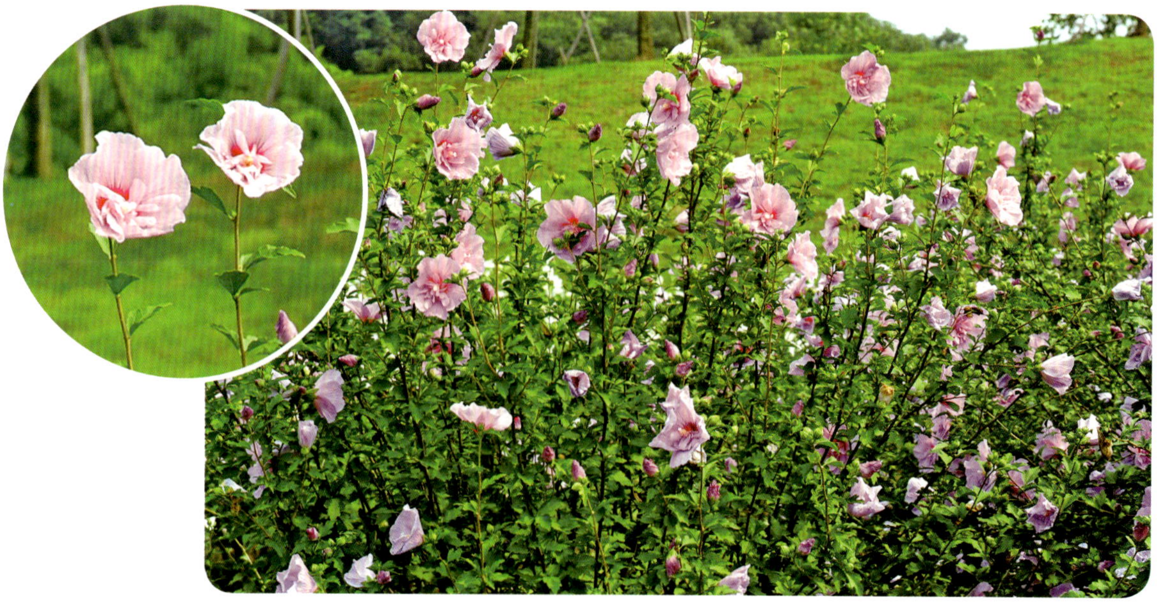

五加皮

[药材来源] 为五加科植物细柱五加 *Acanthopanax gracilistylus* W. W. Smith 的根皮。

[江山土名] 南五加皮、五加皮。

[性味归经] 辛、苦，温。归肝、肾经。

[功能主治] 祛风除湿，补益肝肾，强筋壮骨，利水消肿。用于风湿痹病，筋骨痿软，小儿行迟，体虚乏力，水肿，脚气。

[采收加工] 夏、秋二季采挖根部，洗净，剥取根皮，晒干。

[参考资料] 主要含有丁香苷、刺五加苷 B_1 等，具有抗炎、镇静、镇痛及抗应激等作用。

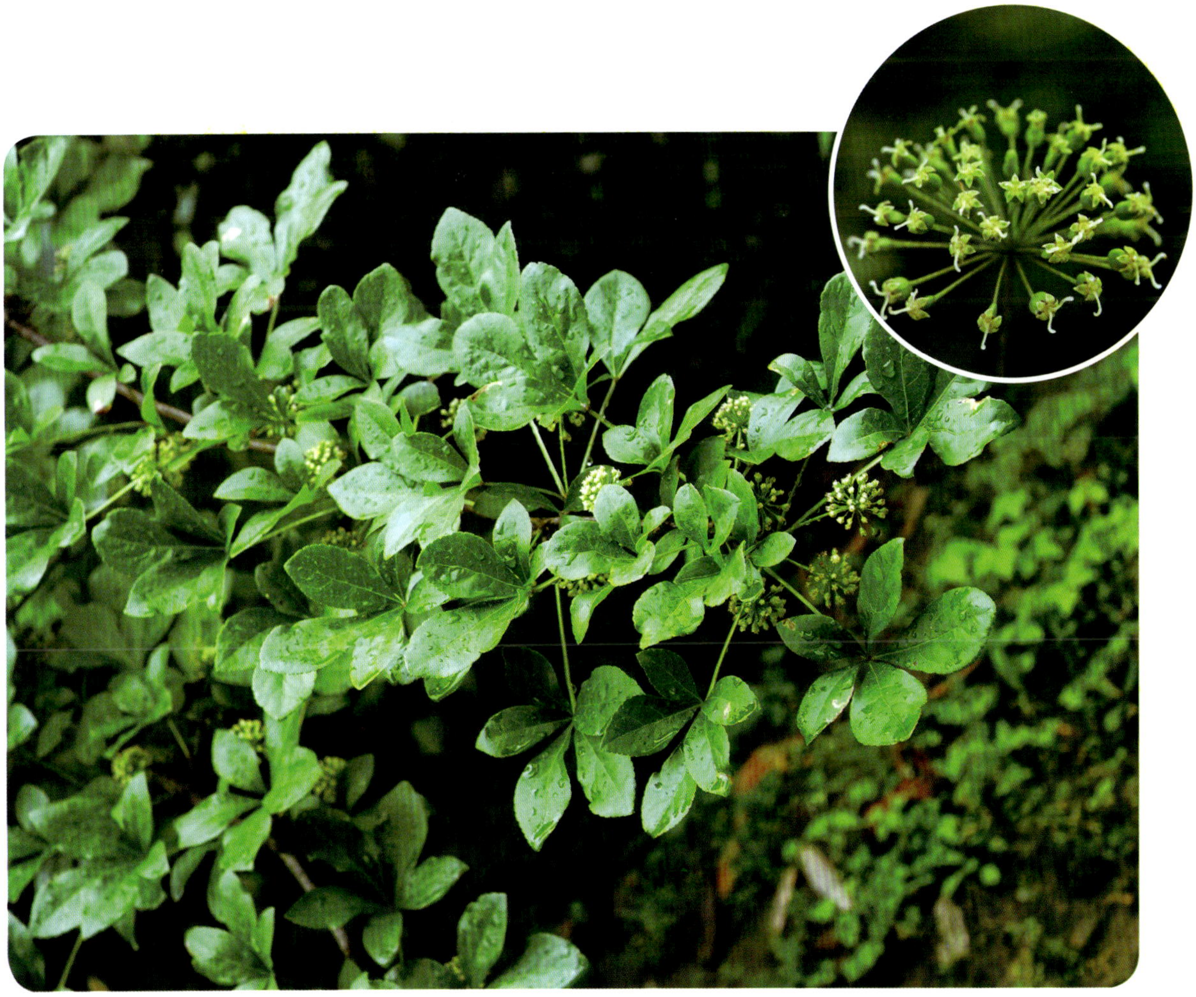

五指毛桃

［药材来源］为桑科植物粗叶榕 *Ficus hirta* Vahl. 的根。

［江山土名］五指榕、五爪桃。

［性味归经］甘，微温。归肺、脾、大肠经。

［功能主治］健脾化湿，行气化痰，舒筋活络。用于肺虚咳喘，腰腿痛，脾虚浮肿，病后盗汗，白带。

［采收加工］全年可采，洗净，晒干。

［参考资料］主要含有香豆素类、黄酮类、挥发油等。

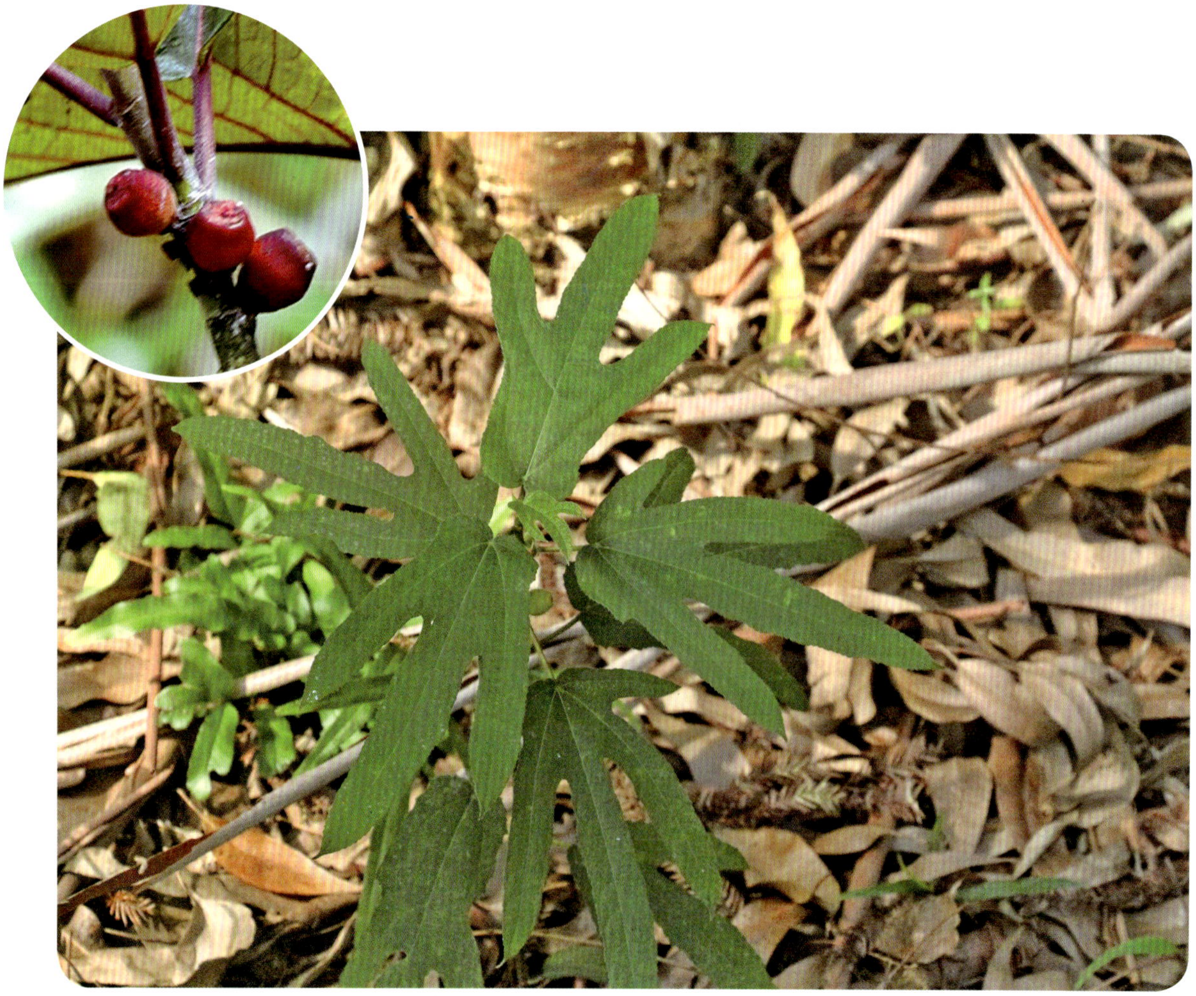

太子参

[药材来源] 为石竹科植物孩儿参 *Pseudostellaria heterophylla* (Miq.) Pax ex Pax et Hoffm. 的块根。

[江山土名] 太子参。

[性味归经] 甘、微苦，平。归脾、肺经。

[功能主治] 益气健脾，生津润肺。用于脾虚体倦，食欲不振，病后虚弱，气阴不足，自汗口渴，肺燥干咳。

[采收加工] 夏季茎叶大部分枯萎时采挖，洗净，除去须根，置沸水中略烫后晒干或直接晒干。

[参考资料] 主要含有太子参多糖、多种氨基酸和微量元素。能明显提高网状内皮系统的吞噬功能，增加环磷酰胺致免疫功能低下小鼠的体重与脾脏、胸腺的重量等，能明显提高机体的免疫功能。

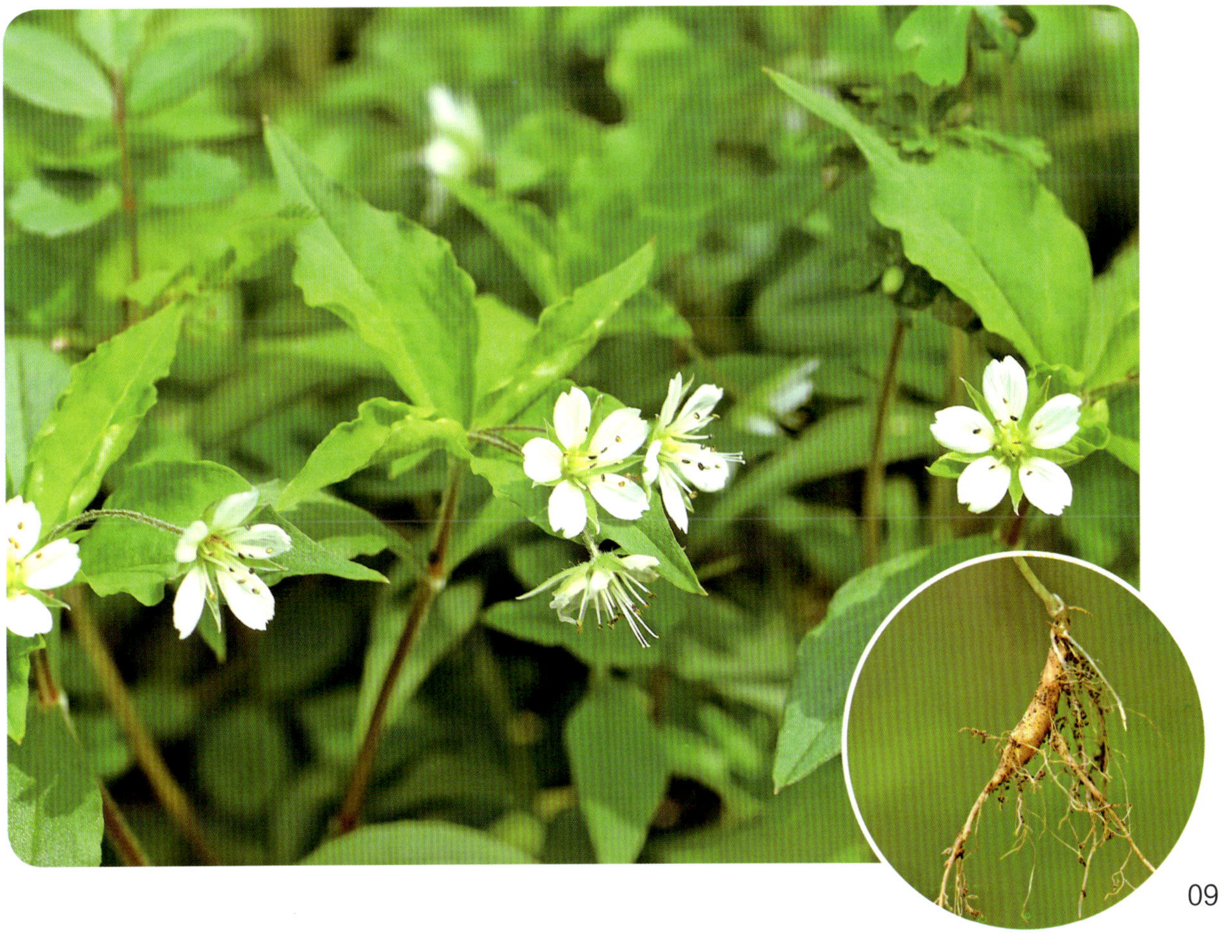

太平莓

[药材来源] 为蔷薇科植物太平莓 *Rubus pacificus* Hance. 的全草。

[江山土名] 老虎莓、大叶莓。

[性味归经] 辛、苦、酸，平。归心、肺、肾经。

[功能主治] 清热，活血。用于发热，产后腹痛。

[采收加工] 夏季割取带花、叶的全草，洗净，晒干。

[参考资料] 太平莓、甘草，水煎煮，冲红糖、黄酒，可治妇女产后腹痛、发热。

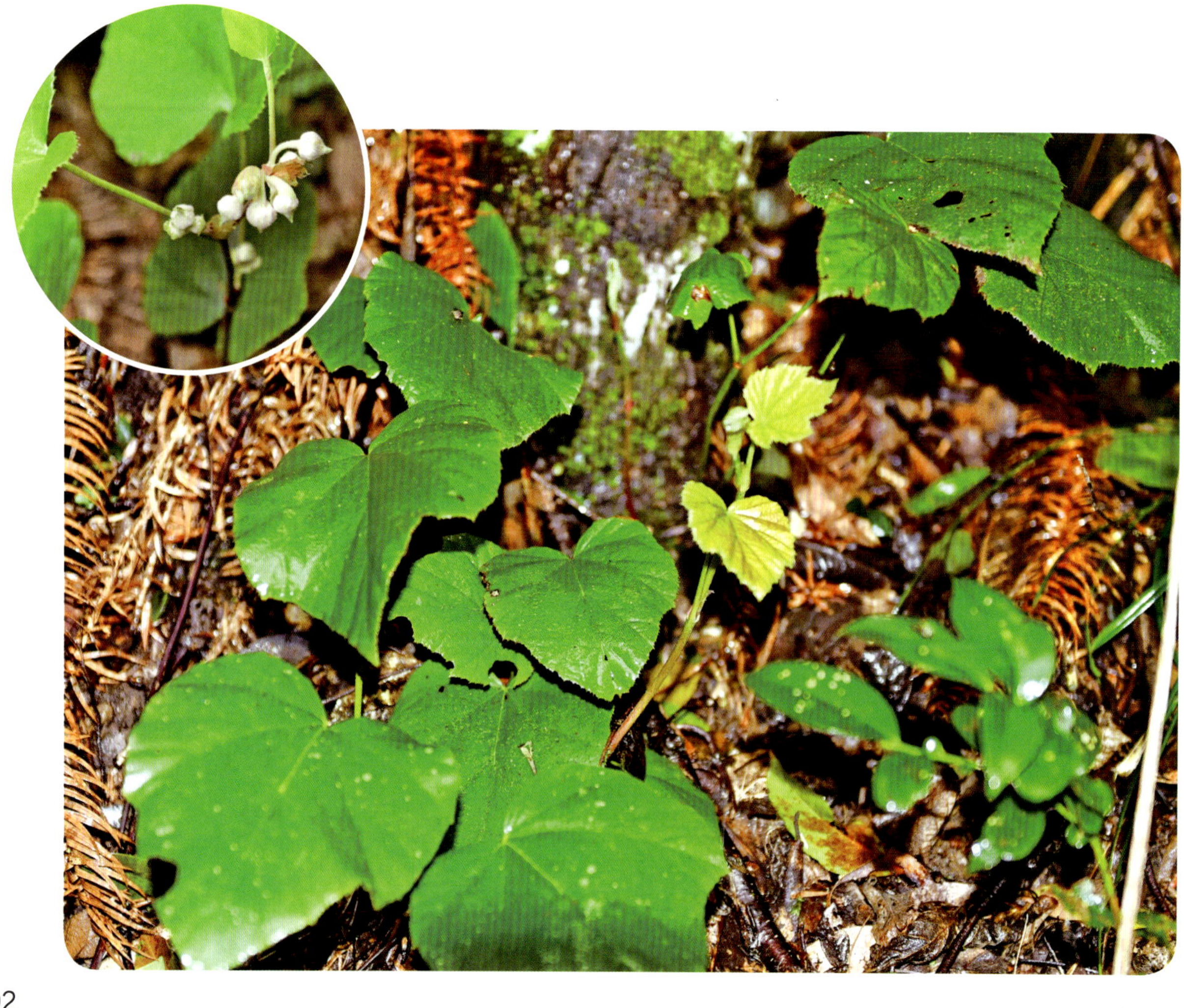

车前草

[药材来源] 为车前科植物车前 *Plantago asiatica* L. 或平车前 *Plantago depressa* Willd. 或大车前（浙车前草）*Plantago major* Linn. 的全草。其种子（车前子）也可药用。

[江山土名] 蛤蟆衣。

[性味归经] 甘，寒。归肝、肾、肺、小肠经。

车前子：甘，寒。归肝、肾、肺、小肠经。

[功能主治] 清热利尿通淋，祛痰，凉血，解毒。用于热淋涩痛，水肿尿少，暑湿泄泻，痰热咳嗽，吐血，衄血，痈肿疮毒。

车前子：清热利尿通淋，渗湿止泻，明目，祛痰。用于热淋涩痛，水肿胀满，暑湿泄泻，目赤肿痛，痰热咳嗽。

[采收加工] 夏季采挖，除去泥沙，晒干。

车前子：夏、秋二季种子成熟时采收果穗，晒干，搓出种子，除去杂质。

[参考资料] 车前草煎剂有较好的祛痰、止咳作用，临床上用以治疗百日咳、腮腺炎、急性黄疸型肝炎、痛风性关节炎、细菌性痢疾等。

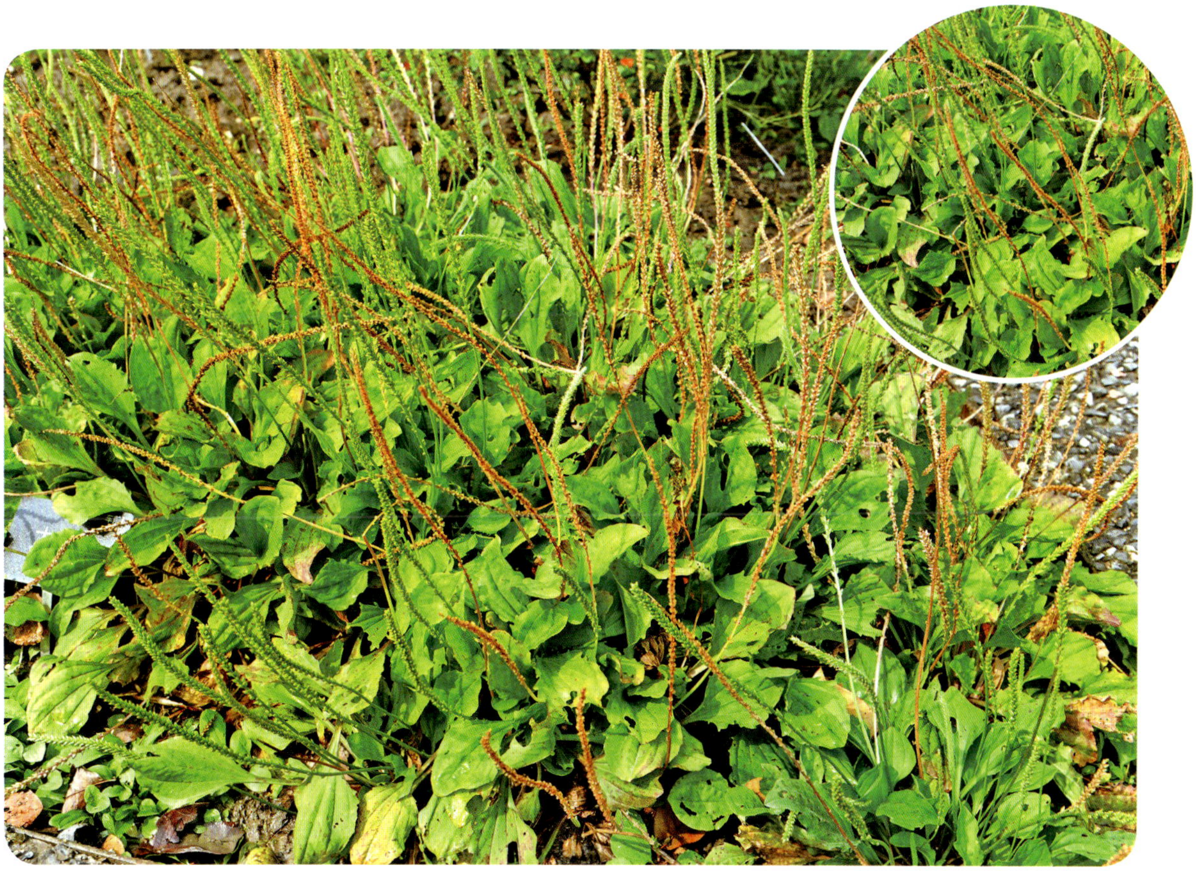

中华常春藤

[药材来源] 为五加科植物中华常春藤 *Hedera nepalensis K. Koch var.* sinensis（Tobl.）Rehd. 的全草。

[江山土名] 常春藤。

[性味归经] 苦、辛，温。归脾、肾、肝经。

[功能主治] 祛风利湿，活血消肿。用于风湿关节痛，腰痛，跌打损伤，急性结膜炎，肾炎水肿，闭经；外用治痈疖肿毒，荨麻疹，湿疹。

[采收加工] 全年可采，切段晒干或鲜用。

[参考资料] 全草有舒筋散风之效，茎叶捣碎治衄血，也可治其他初起肿毒。

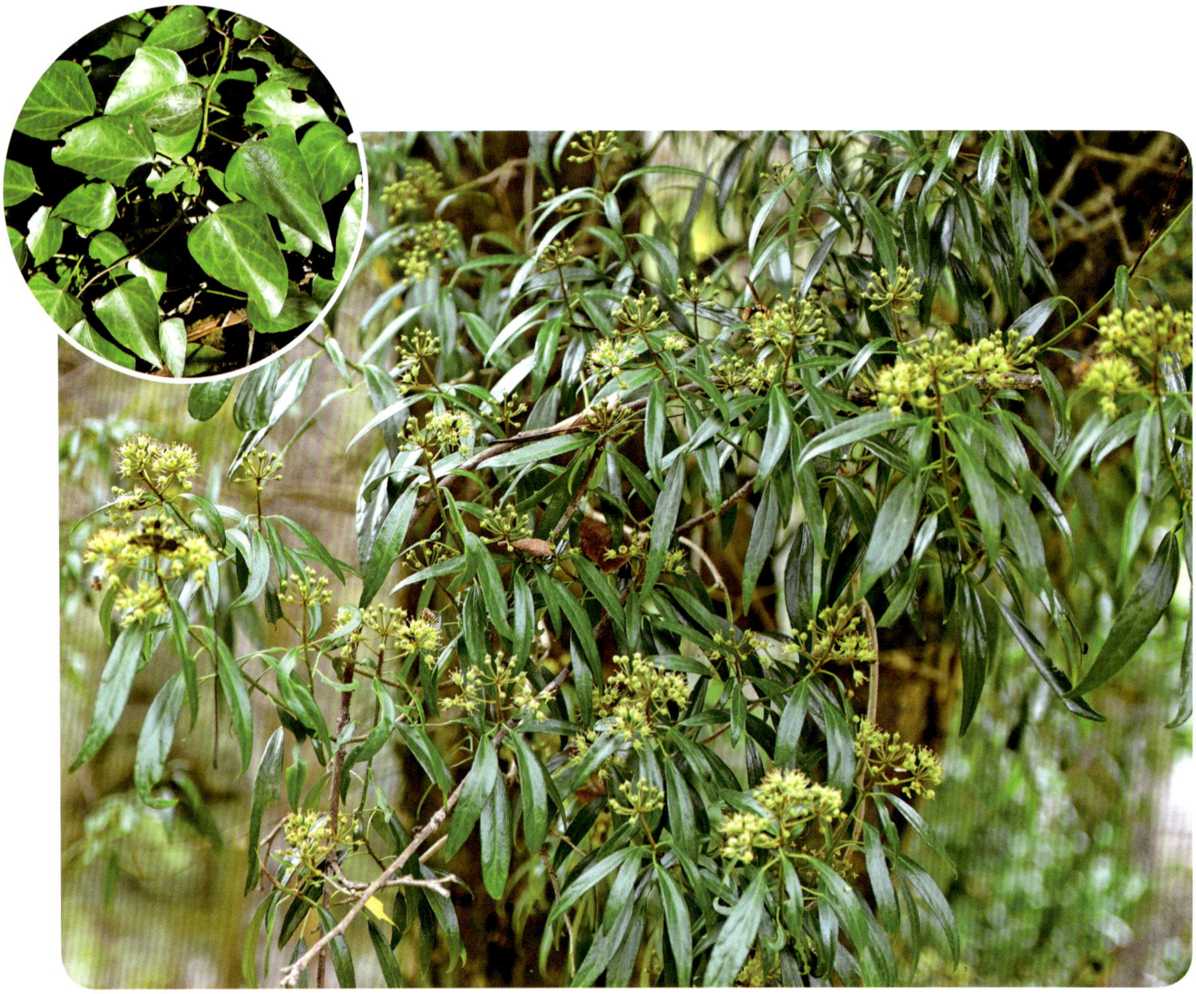

水飞蓟

[药材来源] 为菊科植物水飞蓟 *Silybum marianum*（L.）Gaertn. 的干燥成熟果实。

[江山土名] 水飞蓟。

[性味归经] 苦，凉。归肝、胆经。

[功能主治] 清热解毒，舒肝利胆。用于肝胆湿热，胁痛，黄疸。

[采收加工] 秋季果实成熟时采收果序，打下果实，除去杂质，晒干。

[参考资料] 呈长倒卵形或椭圆形，表面淡灰棕色至黑褐色，光滑，有细纵花纹，顶端钝圆，稍宽，有一圆环，中间具点状花柱残迹，基部略窄。

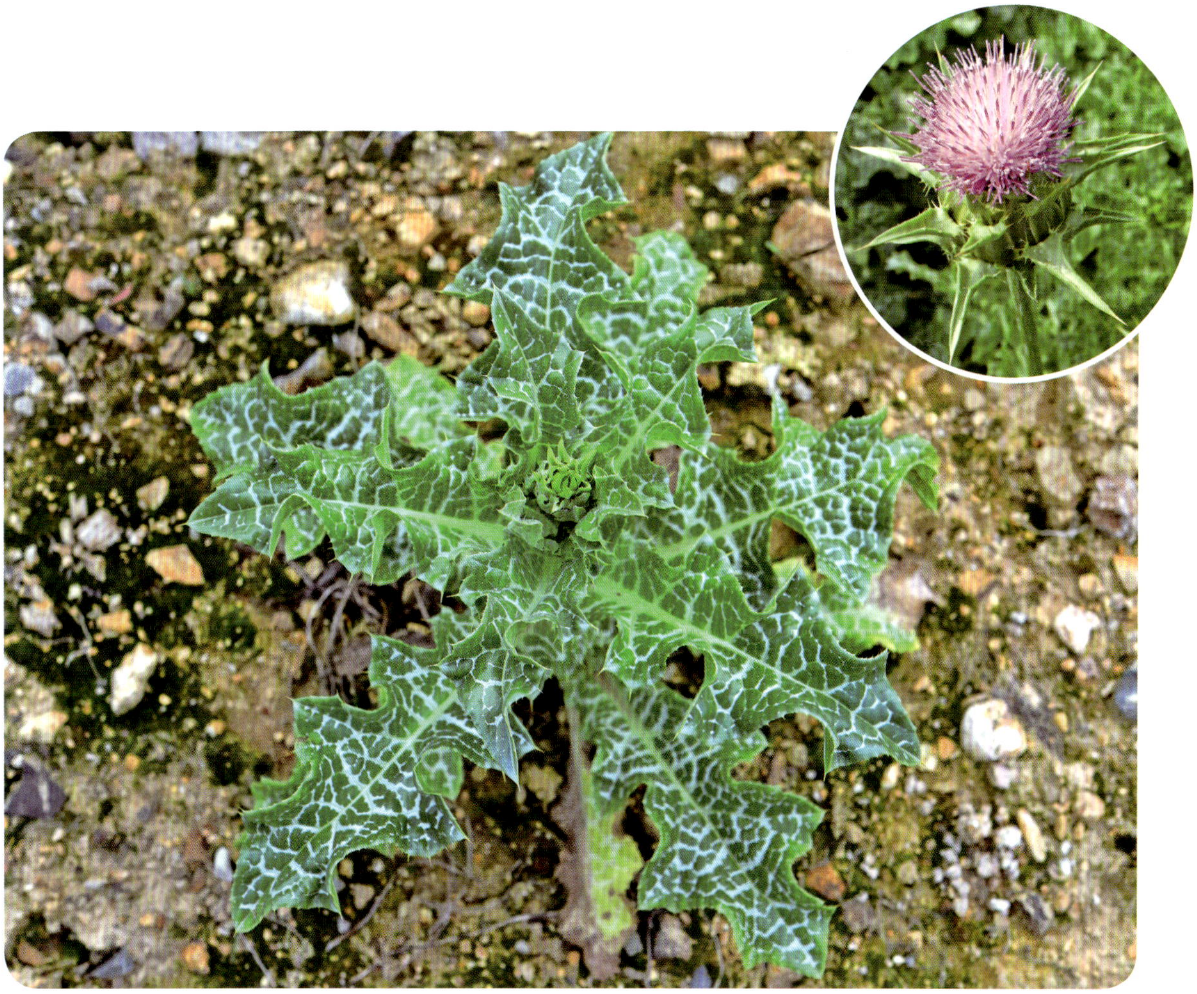

水红花子

[药材来源] 为蓼科植物红蓼 *Polygonum orientale* L. 的成熟果实。其果穗及带叶茎枝（荭草）也可药用。

[江山土名] 红蓼子。

[性味归经] 咸，微寒。归肝、胃经。

荭草：辛，凉。有小毒。归心、肝、胃、大肠经。

[功能主治] 散血消癥，消积止痛，利水消肿。用于癥瘕痞块，瘿瘤，食积不消，胃脘胀痛，水肿腹水。

荭草：清热解毒，祛风除湿，活血消肿。用于风湿痹痛，吐泻转筋，水肿，疝气，脚气，疮肿。

[采收加工] 秋季果实成熟时采收，除去杂质，干燥。

荭草：夏、秋二季采收，晒干。

[参考资料] 呈扁圆形，表面棕黑色或红棕色，有光泽，两面微凹，中部略有纵向隆起。顶端有突起的柱基，基部有浅棕色略突起的果梗痕，有时有残存的膜质花被。以粒大、饱满、色棕黑者为佳。

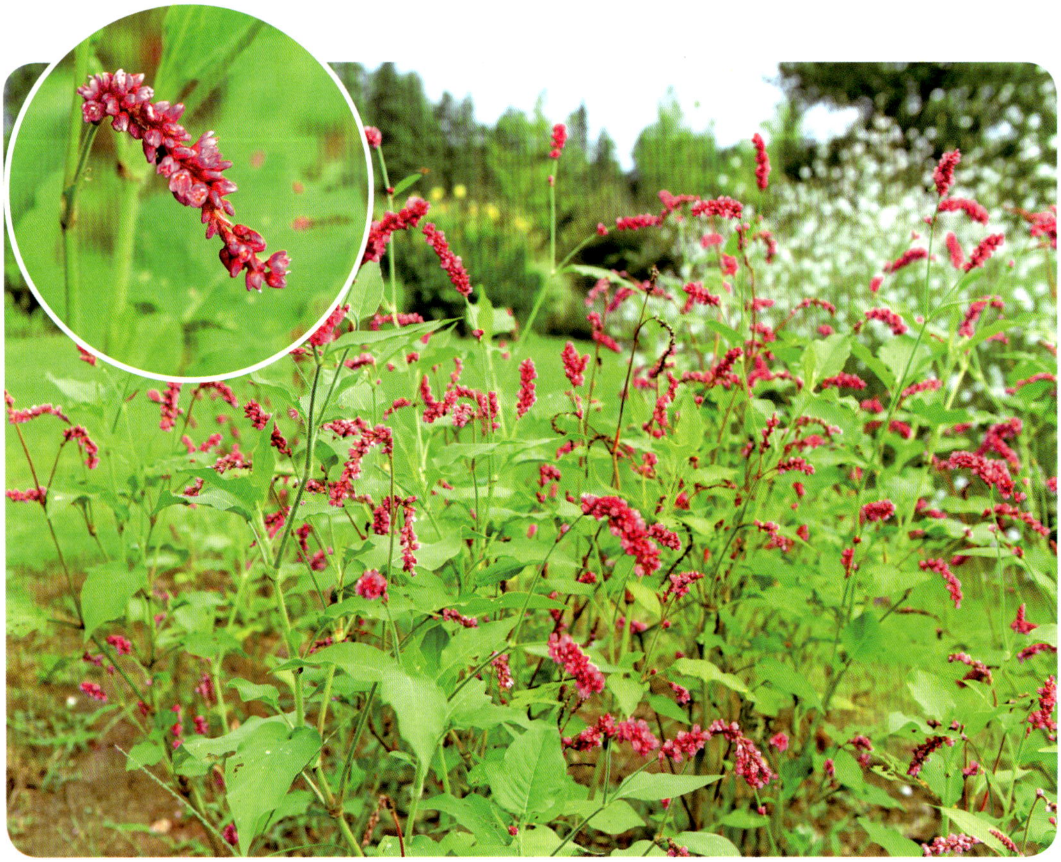

水杨梅根

[药材来源] 为茜草科植物细叶水团花 *Adina rubella* Hance. 的根。其干燥带花果序（水杨梅）也可药用。

[江山土名] 水杨梅根。

[性味归经] 微苦、涩，凉。归肺、肝、大肠经。

水杨梅：苦、涩，凉。归胃、大肠经。

[功能主治] 清热解毒，散瘀止痛。用于肺热咳嗽，湿热泻痢，跌打损伤；外用治疖肿，下肢溃疡。

水杨梅：清热解毒。用于细菌性痢疾，肝炎，阴道毛滴虫病。

[采收加工] 全年均可采挖，除去泥沙及须根，洗净，干燥；或趁鲜切厚片，晒干。

水杨梅：秋季果实未完全成熟时采摘，除去枝叶及杂质，干燥。

[参考资料] 主要含有果胶、鞣质等，有抗菌作用，对金黄色葡萄球菌、溶血性链球菌、阴道毛滴虫以及各种痢疾杆菌均有抑制作用。

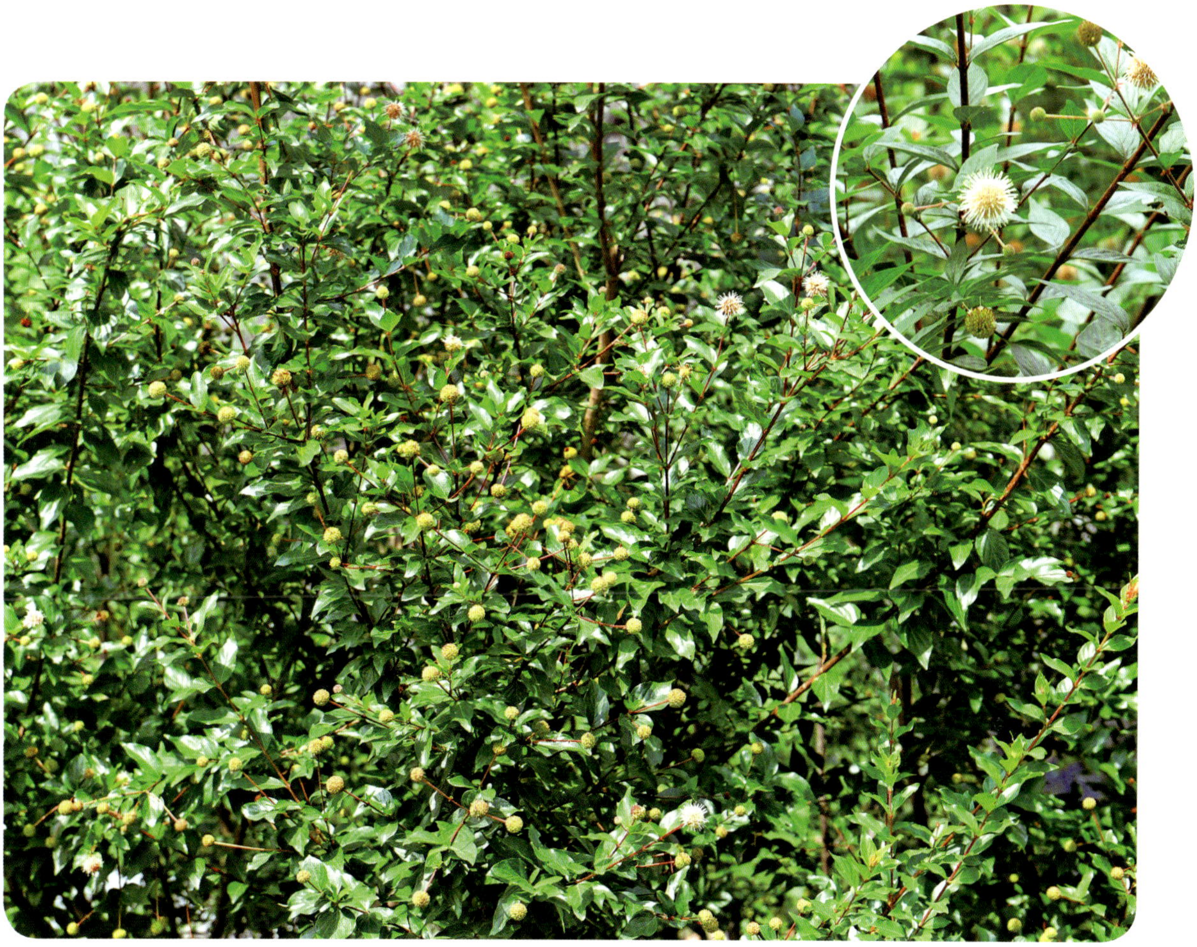

水菖蒲

[药材来源] 为天南星科植物菖蒲 *Acorus calamus* L. 的根茎。

[江山土名] 菖蒲。

[性味归经] 辛、苦，温。归心、肝、胃经。

[功能主治] 化痰开窍，除湿健胃，杀虫止痒。用于痰厥昏迷，中风，癫痫，惊悸健忘，耳鸣耳聋，食积腹痛，痢疾泄泻，风湿痹痛，湿疹，疥疮。

[采收加工] 秋季采挖，取根茎后，洗净泥沙，去除须根，晒干。

[参考资料] 主要含有单萜、倍半萜、苯丙素、黄酮、皂苷和有机酸等，具有杀虫、抑菌、镇静、抗抑郁、抗炎、抗肿瘤和降血糖等作用。

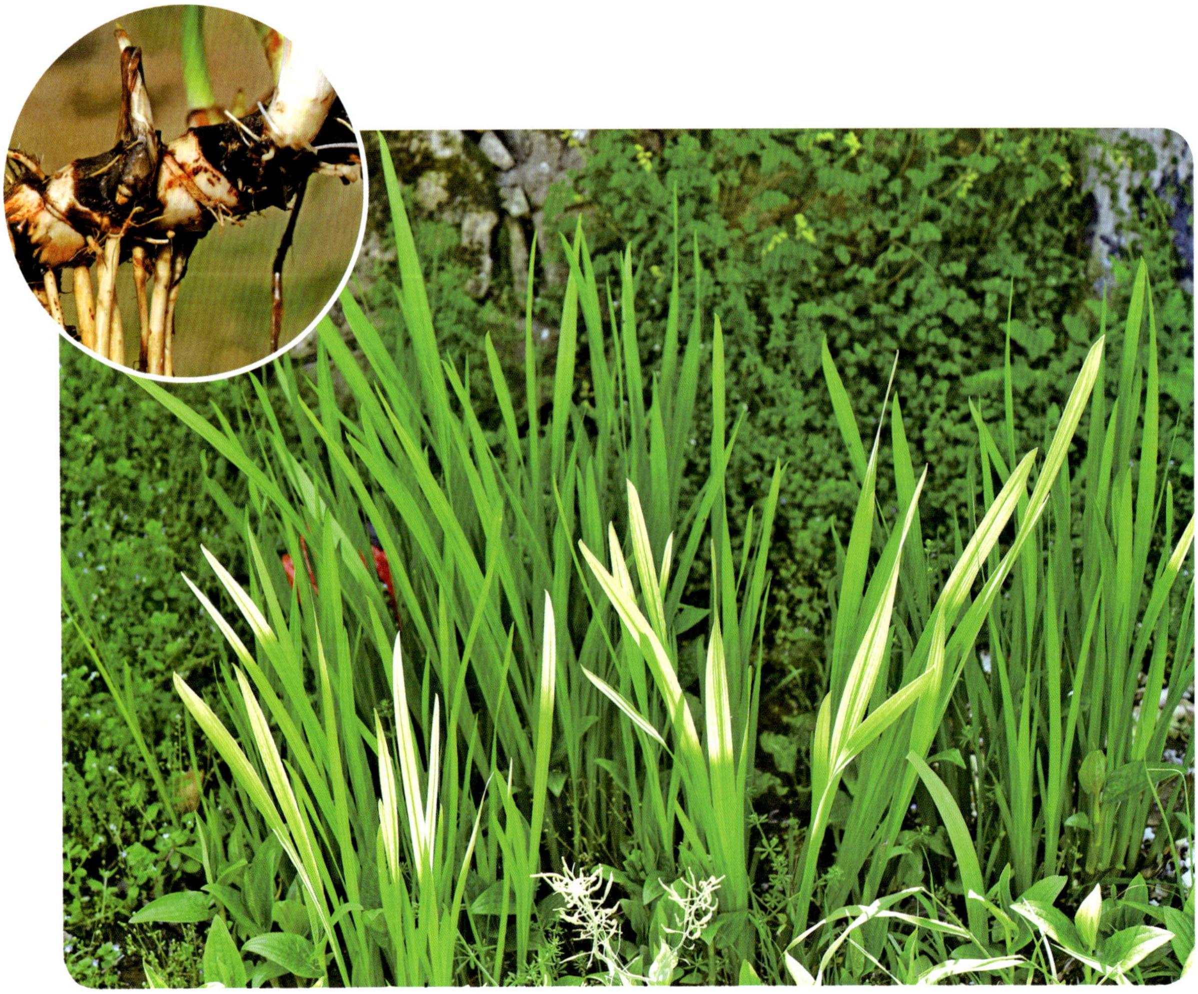

水葫芦

[药材来源] 为雨久花科植物凤眼莲 *Eichhornia crassipes* (Mart.) Solms 的根或全草。

[江山土名] 凤眼蓝、浮水莲。

[性味归经] 淡，凉。归心、肺、肾经。

[功能主治] 疏散风热，利水通淋，清热解毒。用于风热感冒，水肿，热淋，尿路结石，风疹，湿疮，疖肿。

[采收加工] 夏季采收，晒干。

[参考资料] 水葫芦的根含有赤霉素类成分以及亚油酸等。水葫芦在家蝇、蚊虫实验中有保幼激素类似物的活性。

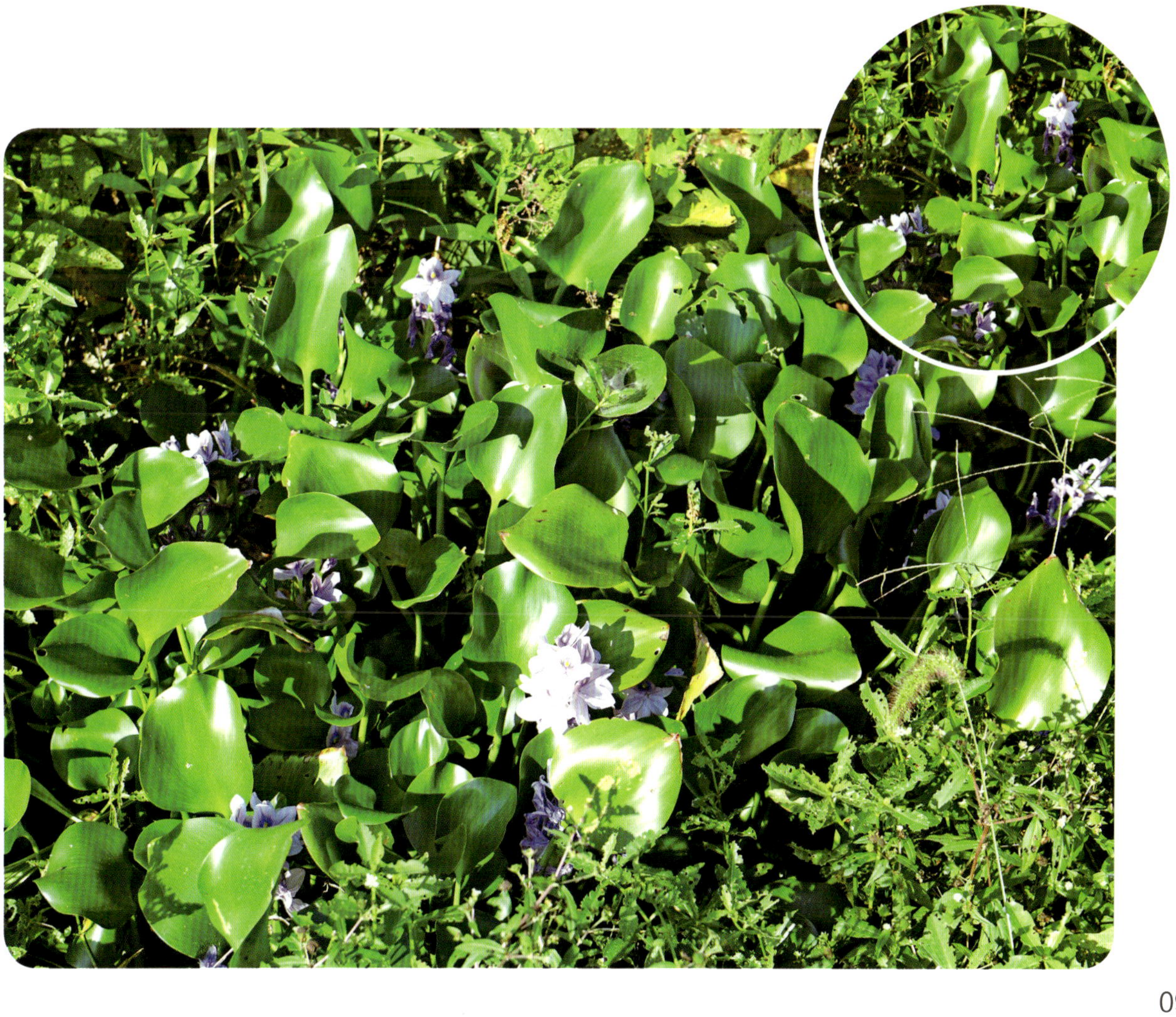

牛耳朵

[药材来源] 为苦苣苔科植物西子报春苣苔 *Primulina xiziae* F. Wen, Yue Wang & G. J. Hua 的全草。

[江山土名] 牛耳朵。

[性味归经] 甘，平。归心、肝经。

[功能主治] 补虚，止咳，止血，除湿。用于阴虚咳嗽，肺结核咯血，红崩，白带；外用治外伤出血，痈疮。

[采收加工] 四季均可采收，鲜用或晒干。

[参考资料] 主要含有甾类、萜类、苯乙醇苷类等活性物质。

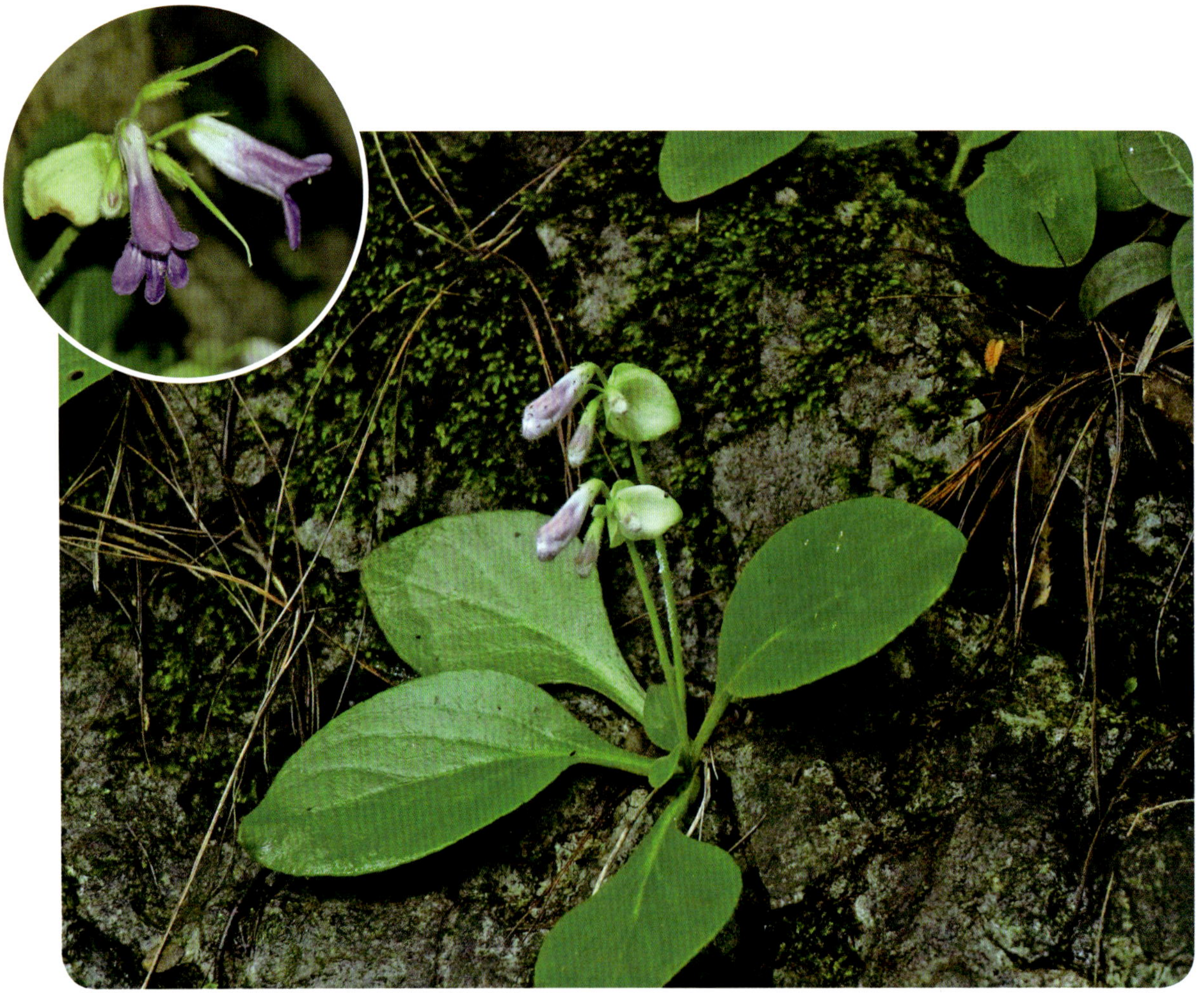

牛尾菜

[药材来源] 为百合科植物牛尾菜 *Smilax riparia* DC. 的根及根茎。

[江山土名] 老虎胡须。

[性味归经] 甘、苦，平。归肺、肝经。

[功能主治] 祛风活络，祛痰止咳。用于风湿痹痛，跌打损伤，劳伤腰痛，肺结核咳嗽咯血。

[采收加工] 全年均可采挖，除去杂质，洗净切片，晒干。

[参考资料] 牛尾菜是一种集食用、药用和工业用途为一体的野生植物，具有重要的经济价值。

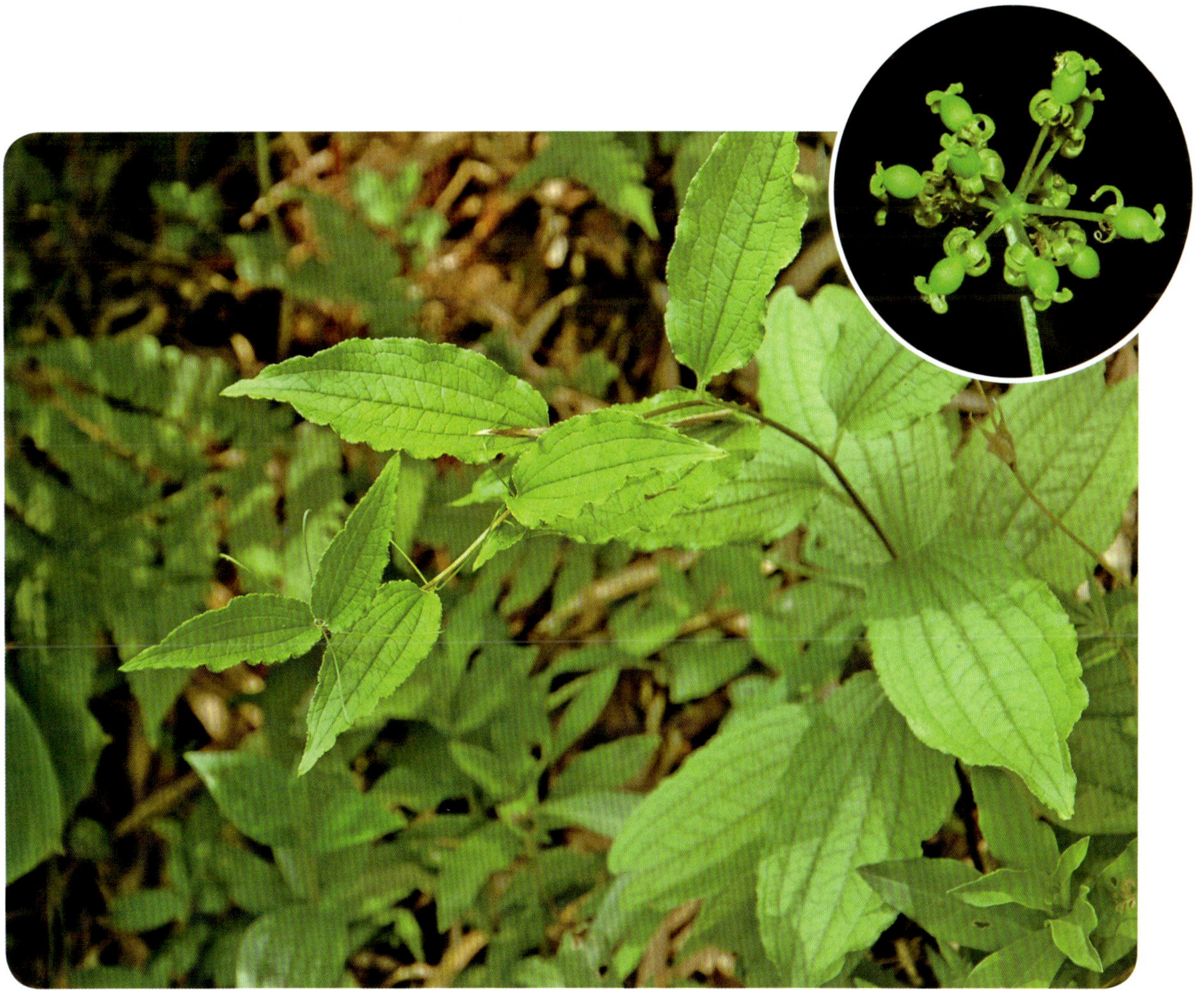

牛筋草

[药材来源] 为禾本科植物牛筋草 *Eleusine indica*（L.）Gaertn. 的全草。

[江山土名] 牛筋草。

[性味归经] 甘、淡，平。归肝、胃经。

[功能主治] 清热解毒，祛风利湿，散瘀止血。用于防治流行性乙型脑炎、流行性脑脊髓膜炎，风湿性关节炎，黄疸型肝炎，小儿消化不良，肠炎，痢疾，尿道炎；外用治跌打损伤，外伤出血，狗咬伤。

[采收加工] 秋季采收，除去泥沙，洗净，晒干。

[参考资料] 本种根系极发达，秆叶强韧，全株可作饲料，又为优良保土植物。全草水煎服，可防治乙型脑炎。

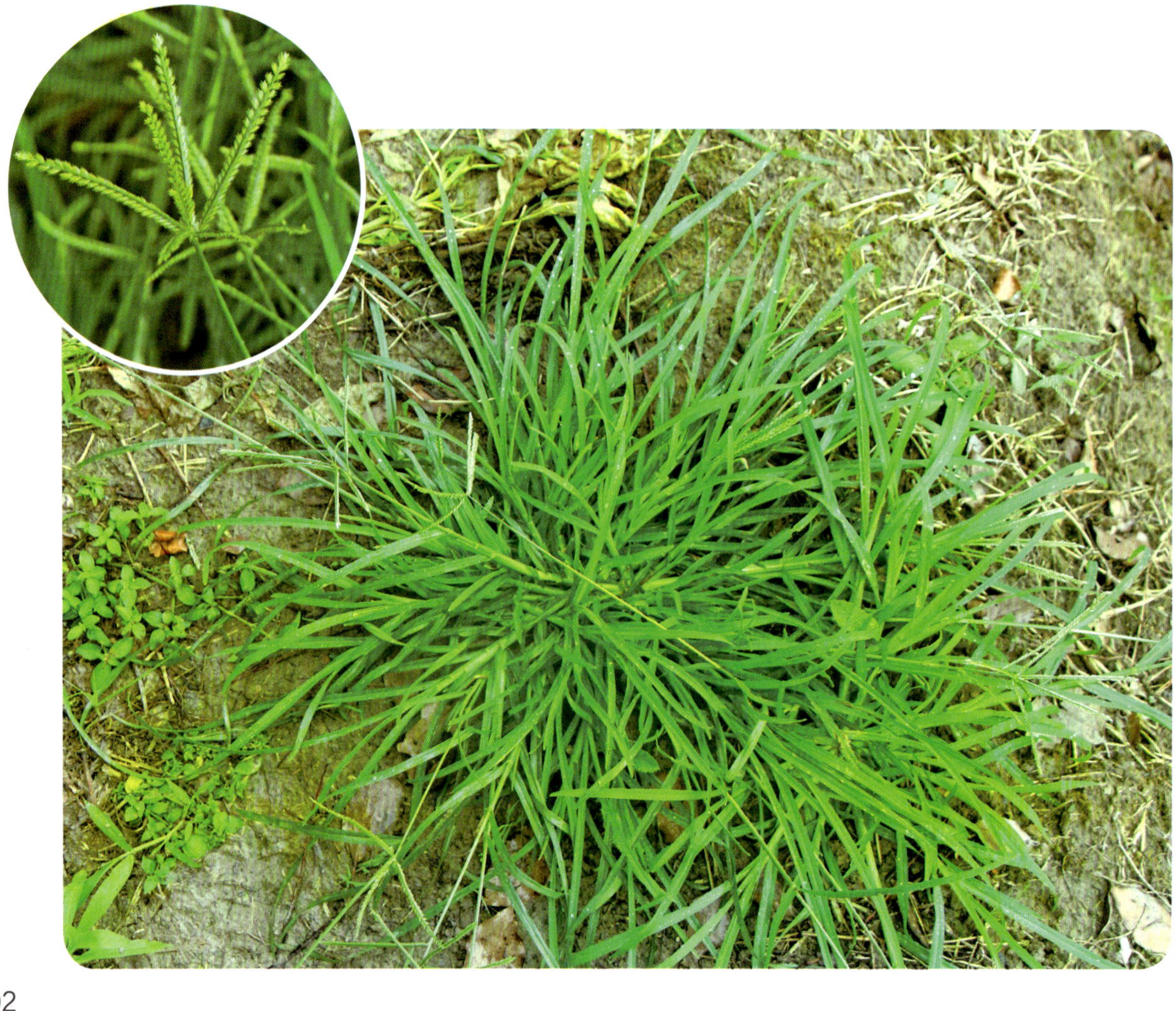

牛蒡子

[药材来源] 为菊科植物牛蒡 *Arctium lappa* L. 的成熟果实。其根（牛蒡根）也可药用。

[江山土名] 大力子、恶实。

[性味归经] 辛、苦，寒。归肺、胃经。

牛蒡根：苦，寒。归肺、肝经。

[功能主治] 疏散风热，宣肺透疹，解毒利咽。用于风热感冒，咳嗽痰多，麻疹，风疹，咽喉肿痛，痄腮丹毒，痈肿疮毒。

牛蒡根：祛风热，消肿毒。用于风毒面肿，头晕，咽喉热肿，齿痛，咳嗽，消渴，痈疽疮疥。

[采收加工] 秋季果实成熟时采收果序，晒干，打下果实，除去杂质，再晒干。

牛蒡根：秋季采挖 2 年以上的根，洗净晒干。

[参考资料] 牛蒡子辛苦而寒，主要有透发与清泄两种功效，既能疏散风热，又能清解热毒。本品透发力较弱，并无发汗作用，故用于外感风热或透发麻疹时，须与薄荷同用。清泄热毒的作用显著，无论咽喉红肿、痄腮肿痛、疮痈肿毒以及痰热咳嗽等，都可适用。脾虚腹泻者忌用；痈疽已溃、脓水清稀者也不宜应用。

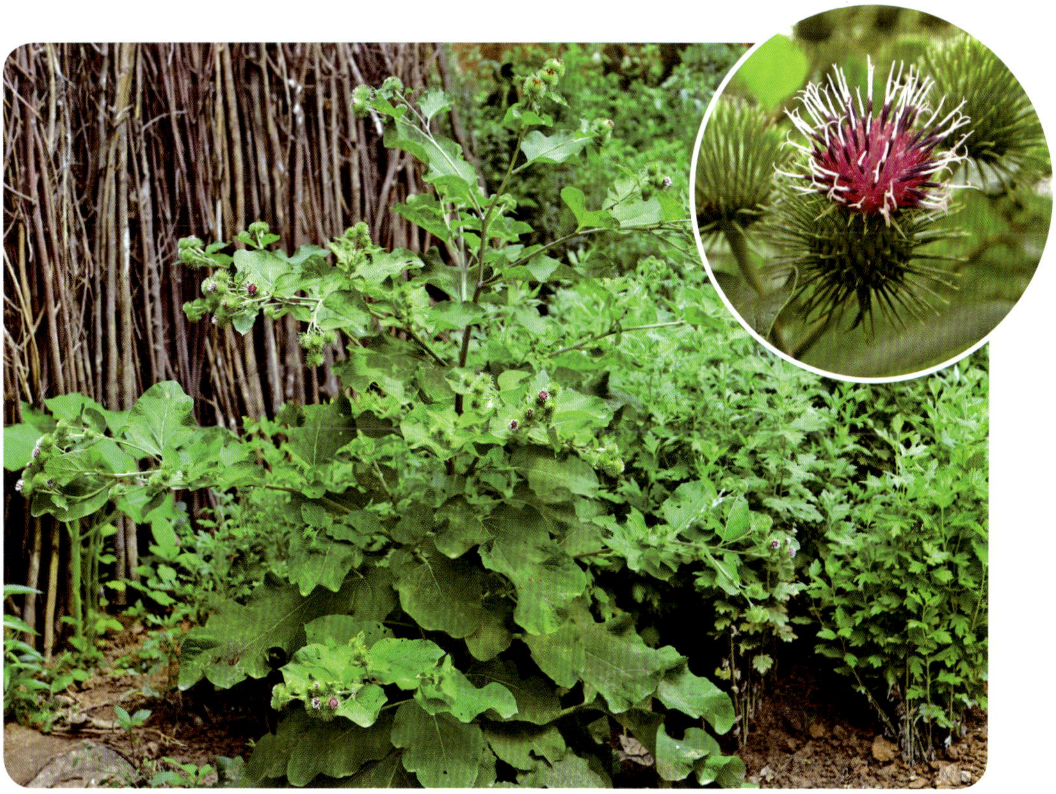

毛冬青

[药材来源] 为冬青科植物毛冬青 *Ilex pubescens* Hook. et Arn. 的根。

[江山土名] 毛冬青。

[性味归经] 苦、涩，寒。归心、肺经。

[功能主治] 凉血，活血，通脉，消炎解毒。用于血栓闭塞性脉管炎，冠状动脉粥样硬化性心脏病；外用治烧、烫伤。

[采收加工] 夏、秋二季采挖，干燥；或切厚片，干燥。

[参考资料] 主要成分为三萜皂苷类和黄酮类，还含有酚类、木脂素类、环烯醚萜、甾体、氨基酸、鞣质等。

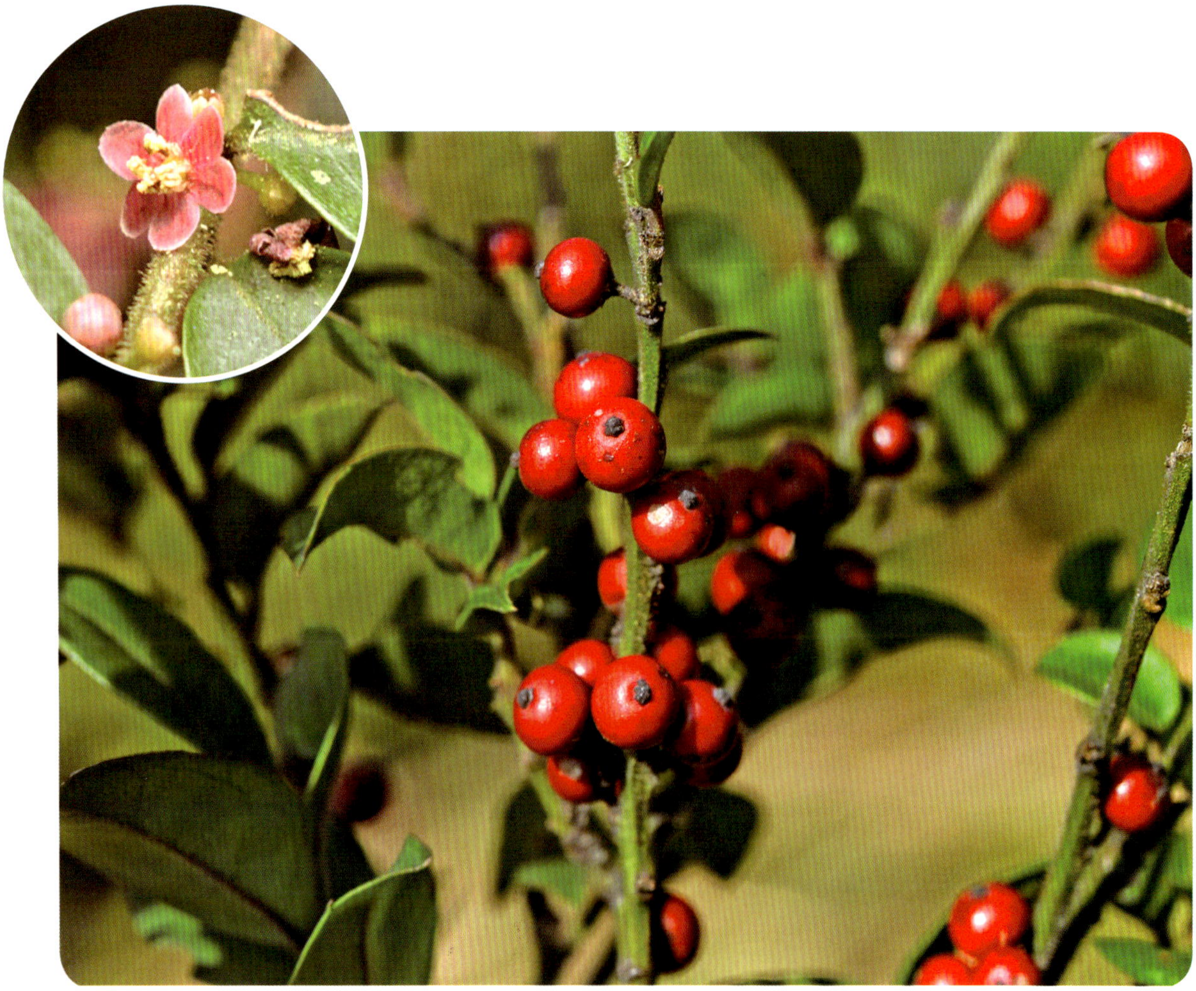

毛花点草

[药材来源] 为荨麻科植物毛花点草 *Nanocnide lobata* Wede. 的全草。

[江山土名] 毛花点草。

[性味归经] 辛，凉。归肺经。

[功能主治] 清热解毒，通经活血。用于咳嗽，疮毒，痱子风疹，水火烫伤。

[采收加工] 夏、秋二季采收，除去泥沙，干燥。

[参考资料] 常卷缩成团。茎丛生，上部分枝，被有向下弯曲的柔毛。叶互生，呈扇形或三角状卵形，长与宽近相等，顶端钝圆，边缘有粗锯齿，基部呈宽楔形或浅心形，两面散生白色长毛，上面有白色点状突起。雄花序有短梗，略长于雌花序，生于茎梢叶腋，雌花序有梗或无梗，聚伞状，生于上部叶腋。瘦果卵形，表面有小点。

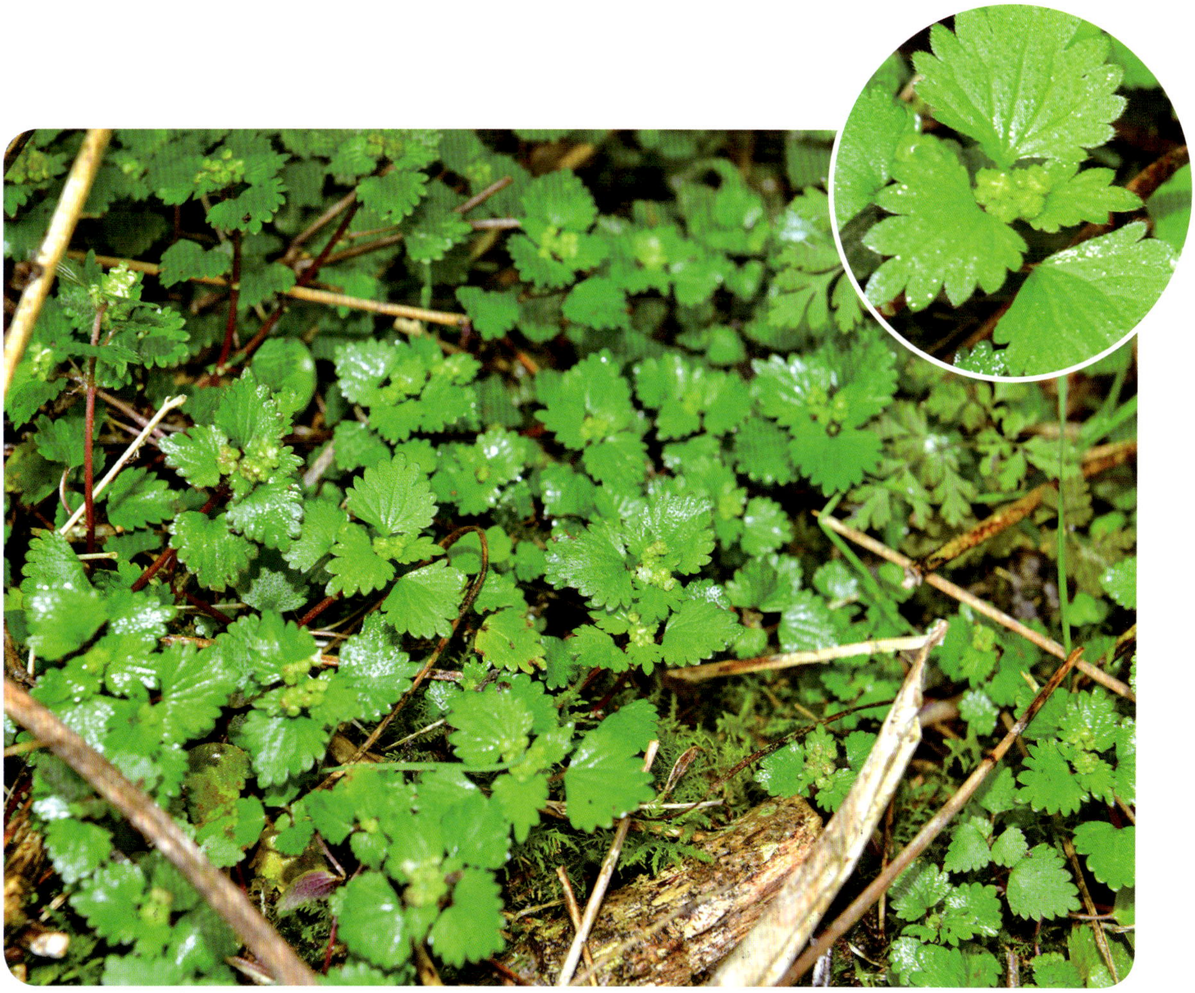

毛 茛

[药材来源] 为毛茛科植物毛茛 *Ranunculus japonicus* Thunb. 的全草。

[江山土名] 九重甲。

[性味归经] 辛、微苦，温。有毒。归胃、心、胆、肝经。

[功能主治] 利湿，消肿，止痛，退翳，截疟，杀虫。用于胃痛，黄疸，疟疾，淋巴结结核，翼状胬肉，角膜云翳。

[采收加工] 夏、秋二季采集，切段，鲜用或晒干用。

[参考资料] 本品有毒，一般不作内服。皮肤破损及过敏者禁用，孕妇禁用。毛茛含有原白头翁素，为挥发性刺激成分，与皮肤接触可引起炎症及水泡，内服可引起中毒反应。

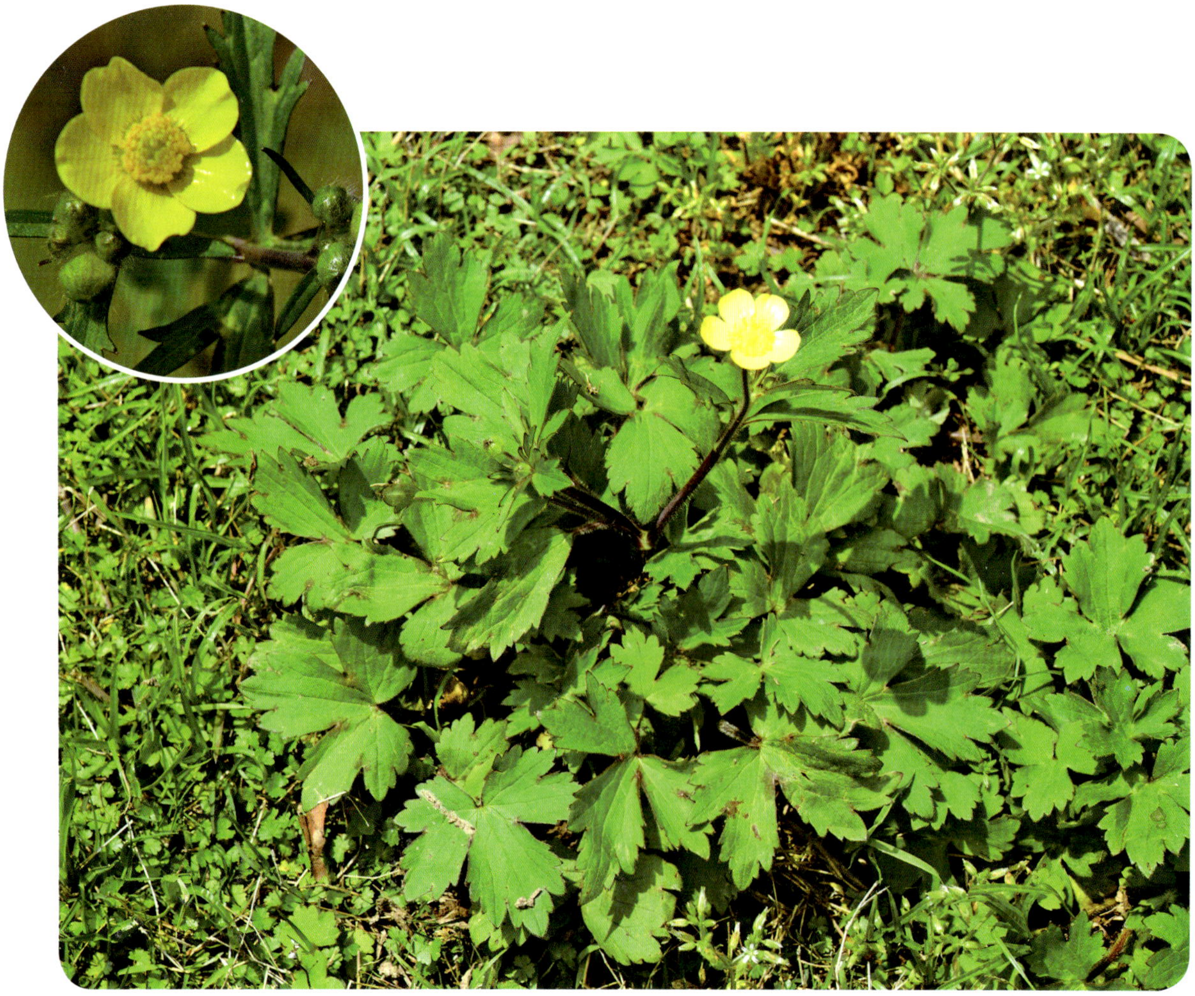

化橘红

[药材来源] 为芸香科植物化州柚 *Citrus grandis*（L.）Osbeck 的未成熟或近成熟的干燥外层果皮。

[江山土名] 青橘壳。

[性味归经] 苦、辛，温。归脾、肺经。

[功能主治] 燥湿化痰，理气，健胃，消食。用于胸中痰滞，咳嗽气喘，呕吐呃逆，饮食积滞。

[采收加工] 7 ～ 8 月摘取未成熟的果实，投入沸水中，即捞出，将果皮割成 5 ～ 7 瓣，除去果瓤及部分中果皮，压制成形，干燥。

[参考资料] 配泽泻，理气健脾，渗湿利水，用于湿阻气滞，小便不利等。配贝母，既可通畅气机，又可润肺化痰，气顺则痰消，用于气滞痰阻，心胸郁闷，咳嗽痰黏等。

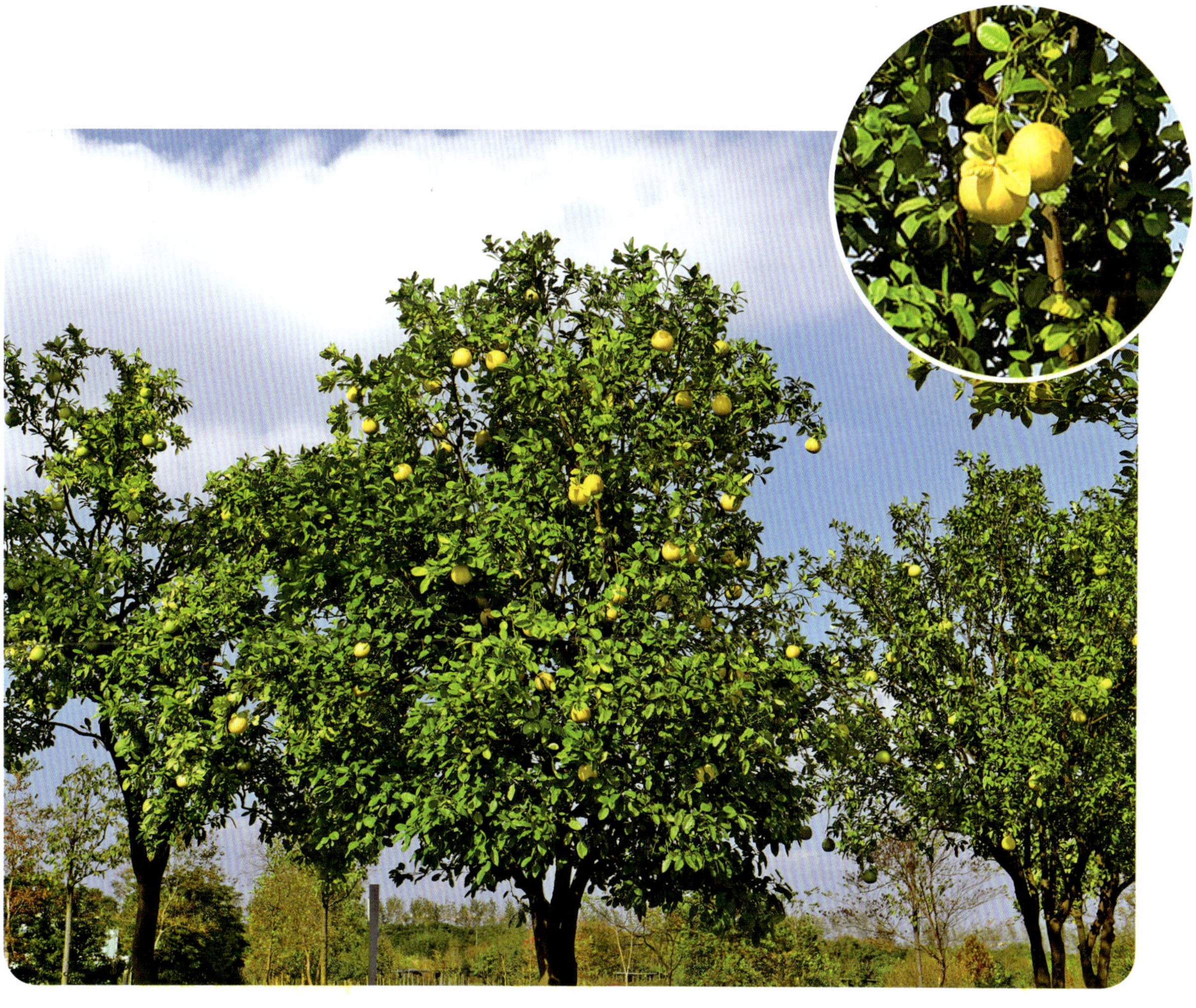

月季花

［药材来源］为蔷薇科植物月季 *Rosa chinensis* Jacq. 的花。

［江山土名］月月红、月月花。

［性味归经］甘，温。归肝经。

［功能主治］活血调经，疏肝解郁，消肿解毒。用于月经不调，经闭痛经，胸胁胀痛，跌打损伤，痈疽肿毒，瘰疬等。

［采收加工］花期，选晴天早晨，花半开时采摘，晒干。

［参考资料］主要含有挥发油，大部分为萜醇类化合物，包括香茅醇、橙花醇、丁香油酚等，此外还含有没食子酸、苦味酸、鞣质等，所含没食子酸有很强的抗真菌作用。

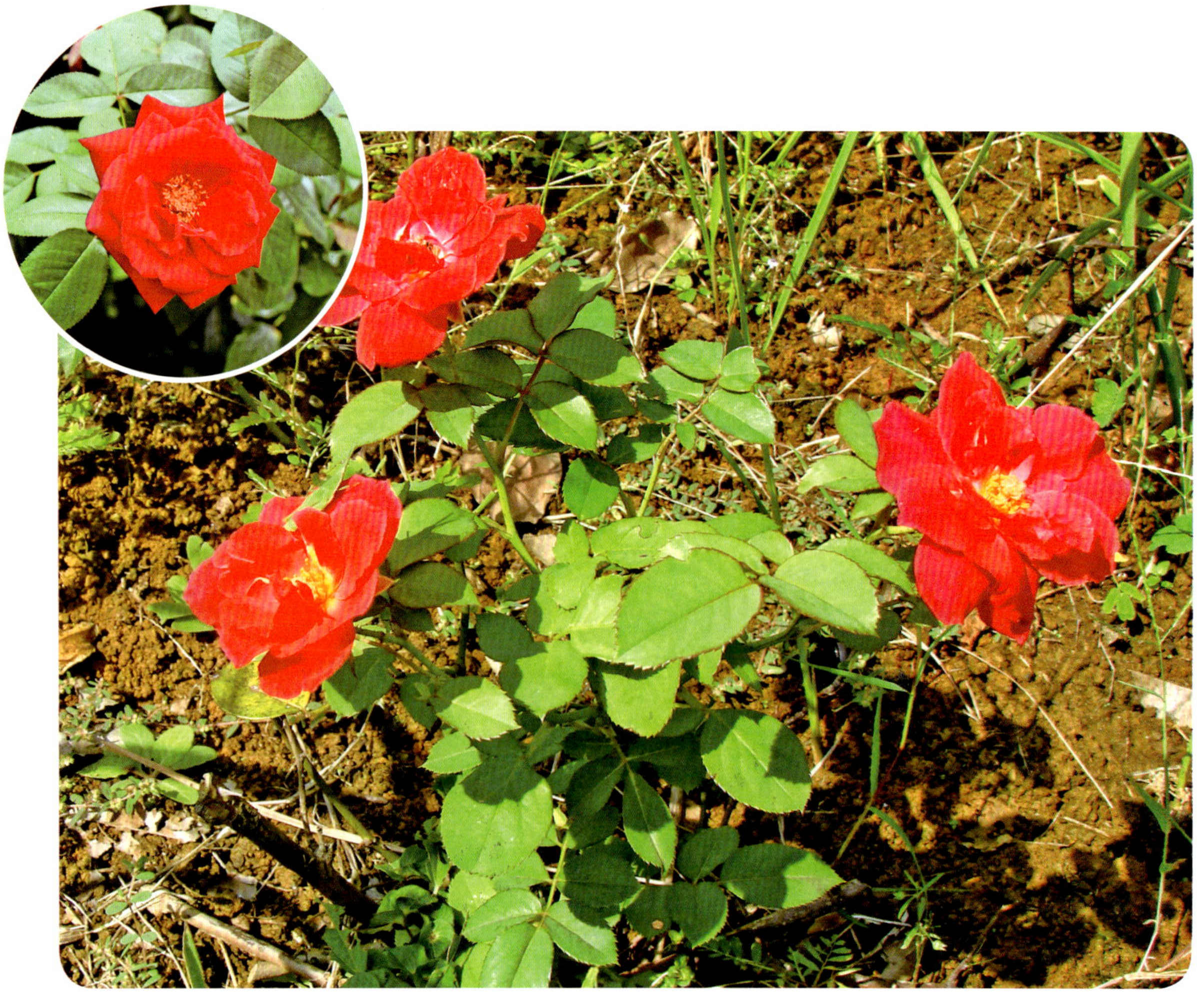

风茄子

[药材来源] 为茄科植物曼陀罗 *Datura stramonium* L. 的成熟种子。

[江山土名] 金盘托荔枝。

[性味归经] 辛、苦，温。有大毒。归肺、肝经。

[功能主治] 平喘止咳，镇痛解痉。用于哮喘咳嗽，脘腹冷痛，风湿痹痛，牙痛，外伤疼痛。

[采收加工] 秋季果实上部开裂时采收，取出种子，除去杂质，干燥。

[参考资料] 江山当地习惯用法：风茄子配桔梗，止咳平喘；配桑寄生，祛风除湿、通风活络；配紫苏子，活血温经通络；配白术，豁痰熄风。

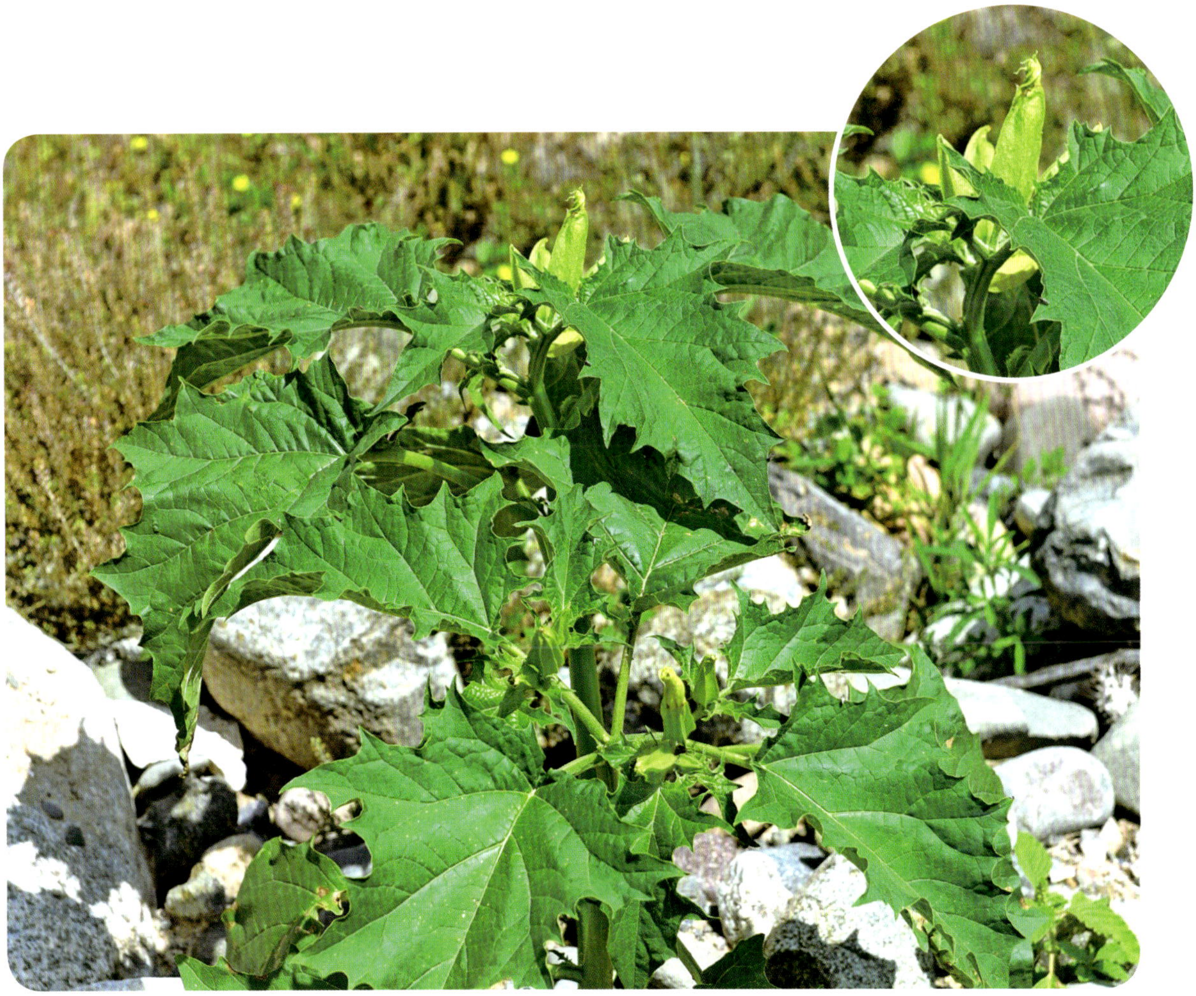

风轮菜

[药材来源] 为唇形科植物风轮菜 *Clinopodium chinense* (Benth.) O. Kuntze 的干燥地上部分。

[江山土名] 断血流。

[性味归经] 微苦、涩，凉。归肝经。

[功能主治] 收敛止血。用于崩漏，尿血，鼻衄，牙龈出血，创伤出血。

[采收加工] 夏季开花前采收，除去泥沙，晒干。

[参考资料] 主要含有黄酮和皂苷类成分，具有止血、抗菌、抗炎、降血糖、抗肿瘤、抗辐射等生物活性。

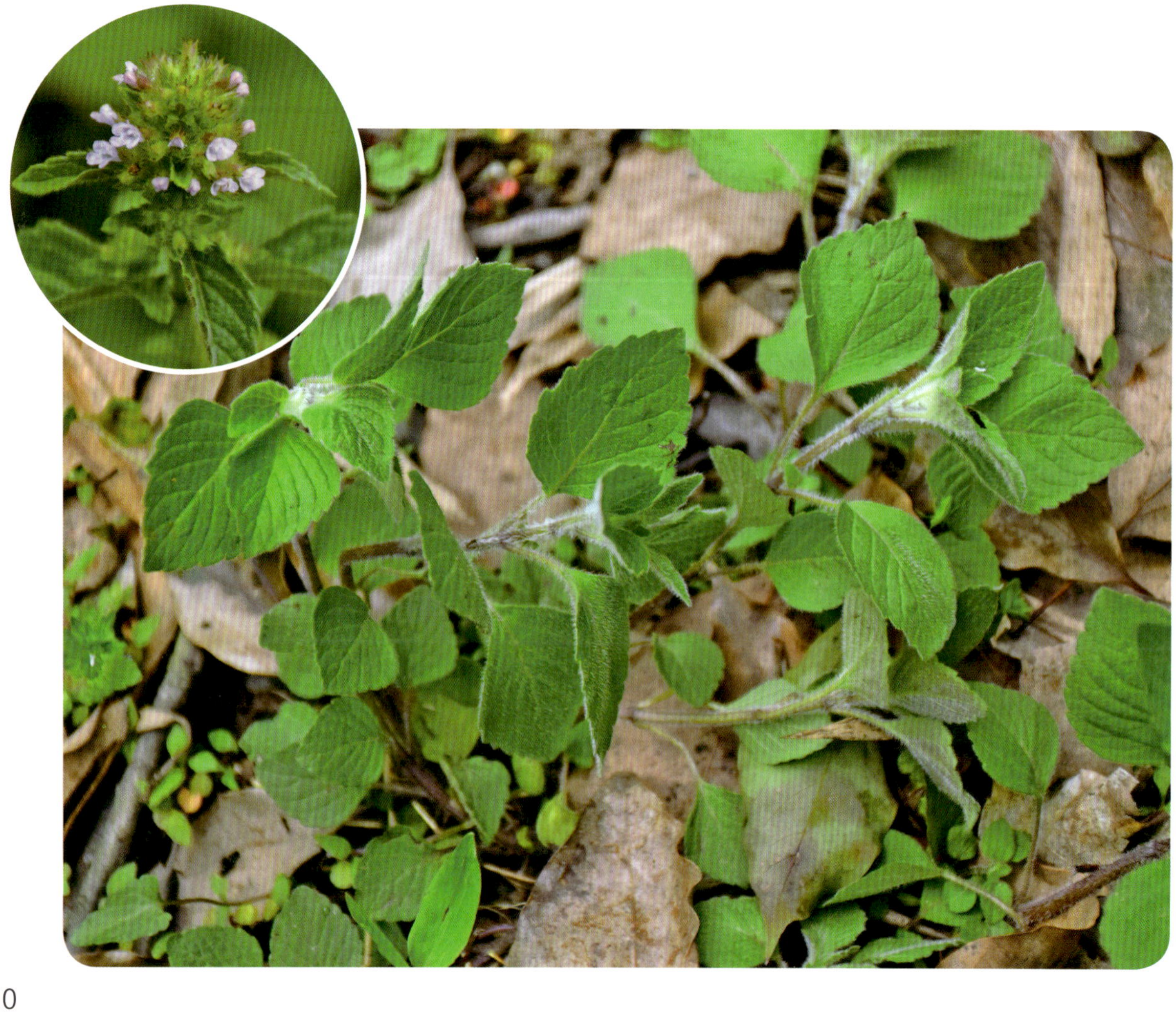

乌药

[药材来源] 为樟科植物乌药 *Lindera aggregata*(Sims)Kosterm. 的干燥块根。其叶（乌药叶）也可药用。

[江山土名] 棠皮柴。

[性味归经] 辛，温。归肺、脾、肾、膀胱经。

乌药叶：辛，温。归脾、肾经。

[功能主治] 行气止痛，温肾散寒。用于寒凝气滞，胸腹胀痛，气逆喘急，膀胱虚冷，遗尿尿频，疝气疼痛，经寒腹痛。

乌药叶：温中，理气，止痛。用于腹中寒痛，小便滑数，食积，风湿关节痛。

[采收加工] 全年均可采挖，除去细根，洗净，趁鲜切片，晒干，或直接晒干。

乌药叶：夏、秋二季，剪下叶片，晒干。须经常复晒，存放干燥通风处。

[参考资料] 主要含有生物碱及挥发油，油中的主要成分为乌药烷、乌药烃、乌药醇、乌药酸、乌药醇酯等。

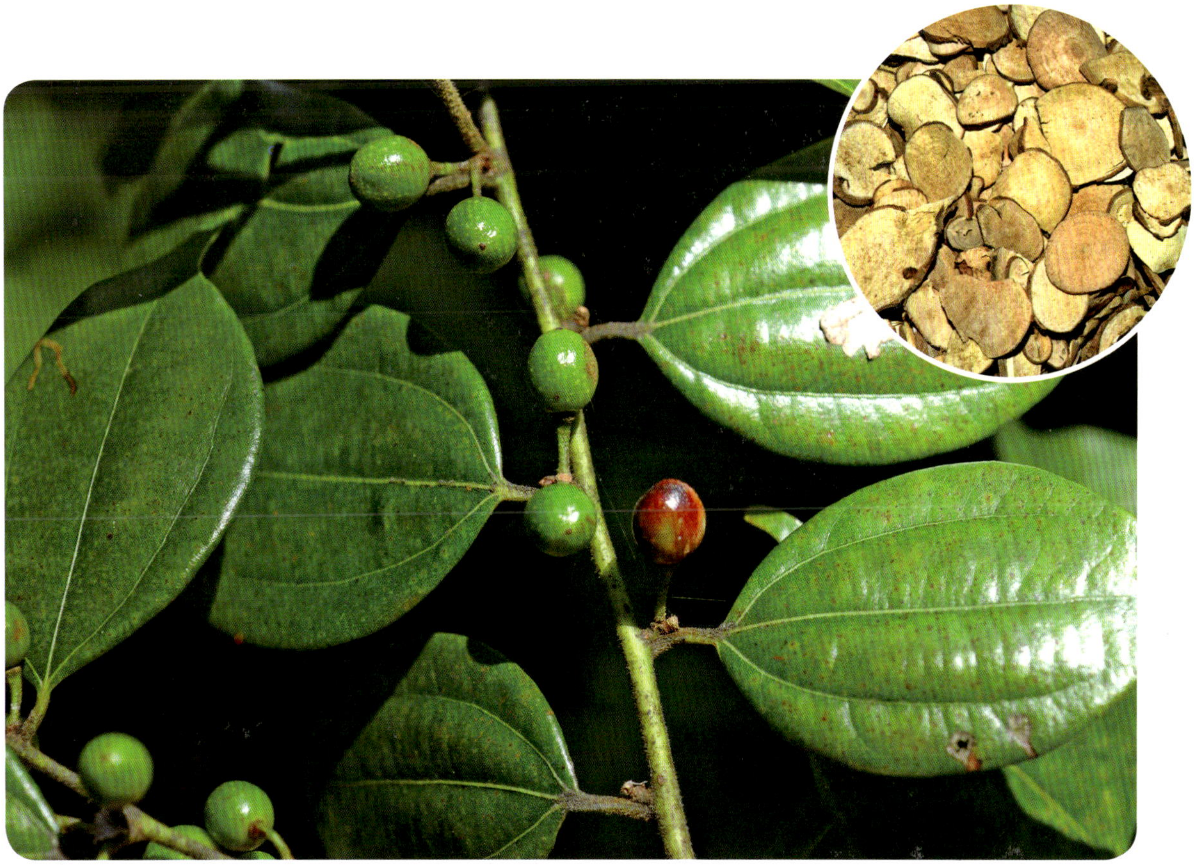

乌韭

［药材来源］为鳞始蕨科植物乌蕨 *Stenoloma chusanum*（L.）Ching. 的地上部分。

［江山土名］野鸡尾。

［性味归经］微苦，寒。归肝、大肠经。

［功能主治］清热解毒，利湿，止血。用于肝炎，痢疾，肠炎，乳腺炎，胆道结石；外用治外伤出血，皮肤湿疹。

［采收加工］夏、秋二季采收，除去杂质，晒干。

［参考资料］乌韭叶晒干，研细末撒患处，纱布包扎，可用于创伤出血。

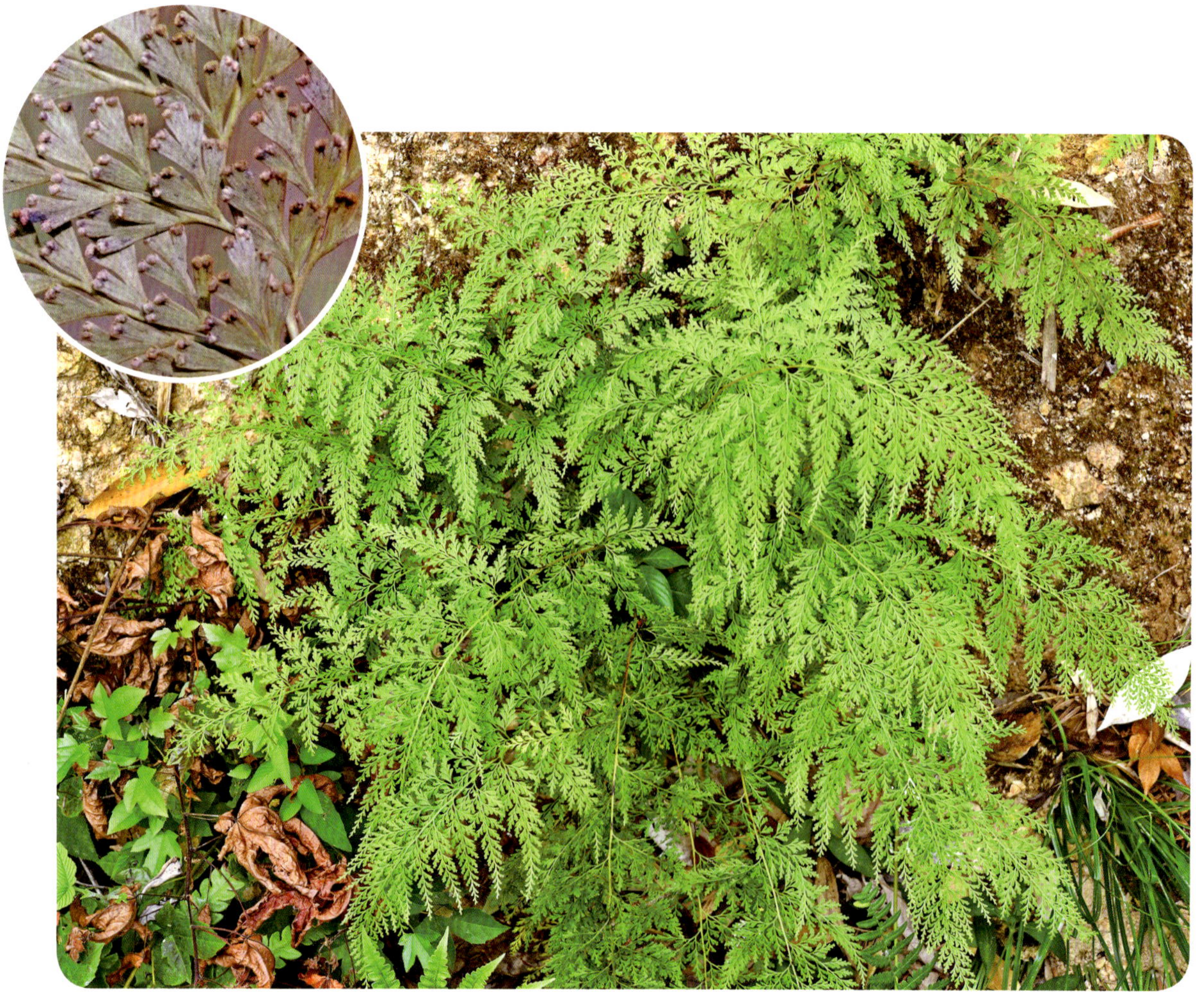

乌 柏

[药材来源] 为大戟科植物乌桕 *Sapium sebiferum*（L.）Roxb. 的根皮。其根（乌桕根）和叶（乌桕叶）也可药用。

[江山土名] 皂子树。

[性味归经] 苦，温。有毒。归肺、脾、肾、大肠经。

乌桕根：苦，温。有毒。归肺、胃、肾、大肠经。

乌桕叶：苦，温。归心经。

[功能主治] 杀虫，解毒，利尿，通便。用于血吸虫病，肝硬化腹水，大小便不利，毒蛇咬伤；外用治疔疮，鸡眼，乳腺炎，跌打损伤，湿疹，皮炎。

乌桕根：泻火逐水，利尿消肿。用于便秘，水肿，癥瘕积聚，疔毒痈肿，毒蛇咬伤。

乌桕叶：解毒，杀虫。用于痈疮肿毒，脚癣，湿疹，蛇伤。

[采收加工] 全年可采，挖出根部，剥取根皮，切片晒干或直接晒干。

乌桕根：全年可采，挖出根部，切片晒干或直接晒干。

乌桕叶：全年可采，晒干或直接鲜用。

[参考资料] 具有多种生物活性，对金黄色葡糖球菌、福氏痢疾杆菌、大肠杆菌、伤寒杆菌等有抑制作用。

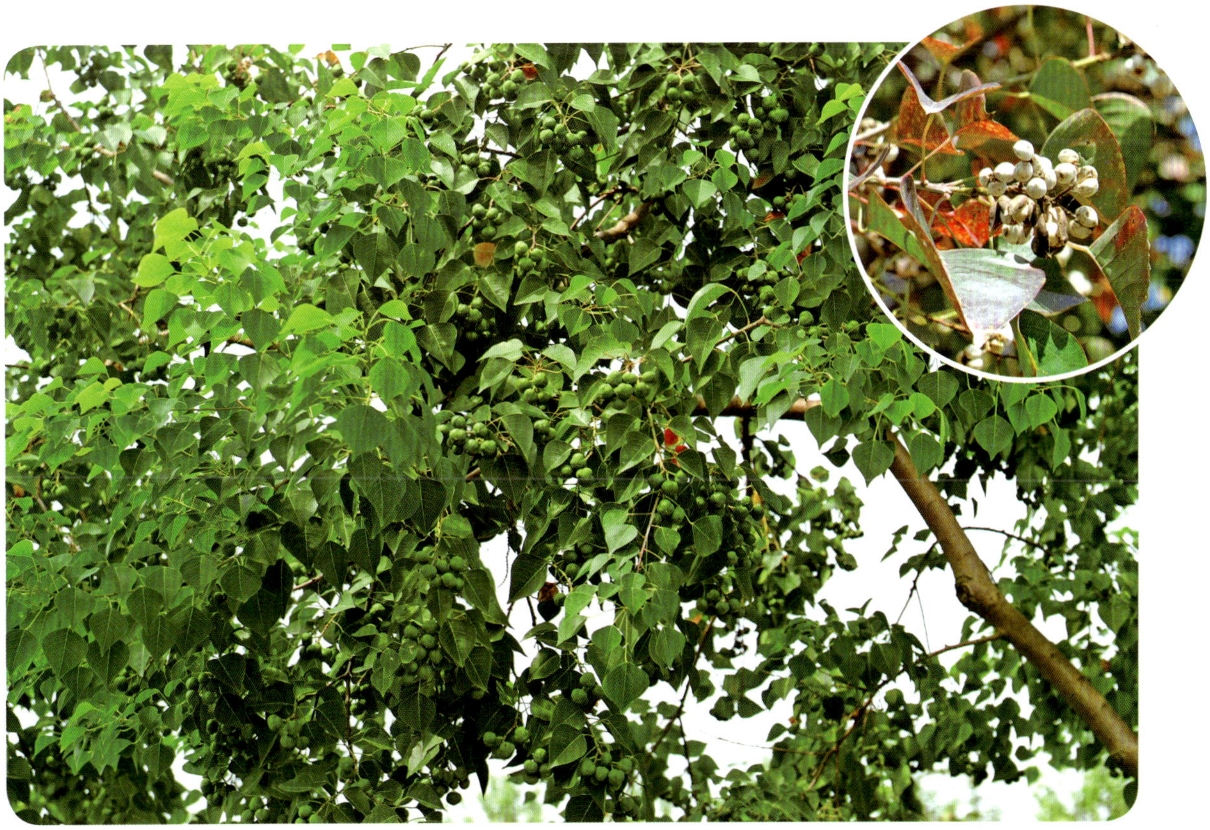

乌 梅

[药材来源] 为蔷薇科植物梅 *Prunus mume*（Sieb.）Sieb . et Zucc. 的干燥近成熟果实。其花蕾或初开放的花（梅花）也可药用。

[江山土名] 梅、绿萼梅、白梅花。

[性味归经] 酸、涩，平。归肝、脾、肺、大肠经。

梅花：微酸、涩，平。归肝、胃、肺经。

[功能主治] 敛肺，涩肠，生津，安蛔。用于肺虚久咳，久泻久痢，虚热消渴，蛔厥呕吐腹痛。

梅花：开郁和中，化痰，解毒。用于郁闷心烦，肝胃气痛，梅核气，瘰疬疮毒。

[采收加工] 夏季果实近成熟时采收，低温烘干后闷至色变黑，干燥。

梅花：春初花未开放或初开放时采收，及时低温干燥。

[参考资料] 本品呈类球形或扁球形，直径 1.5 ～ 3cm。表面乌黑色或棕黑色，皱缩不平，基部有圆形果梗痕。果核坚硬，椭圆形，棕黄色，表面有凹点；种子扁卵形，淡黄色。

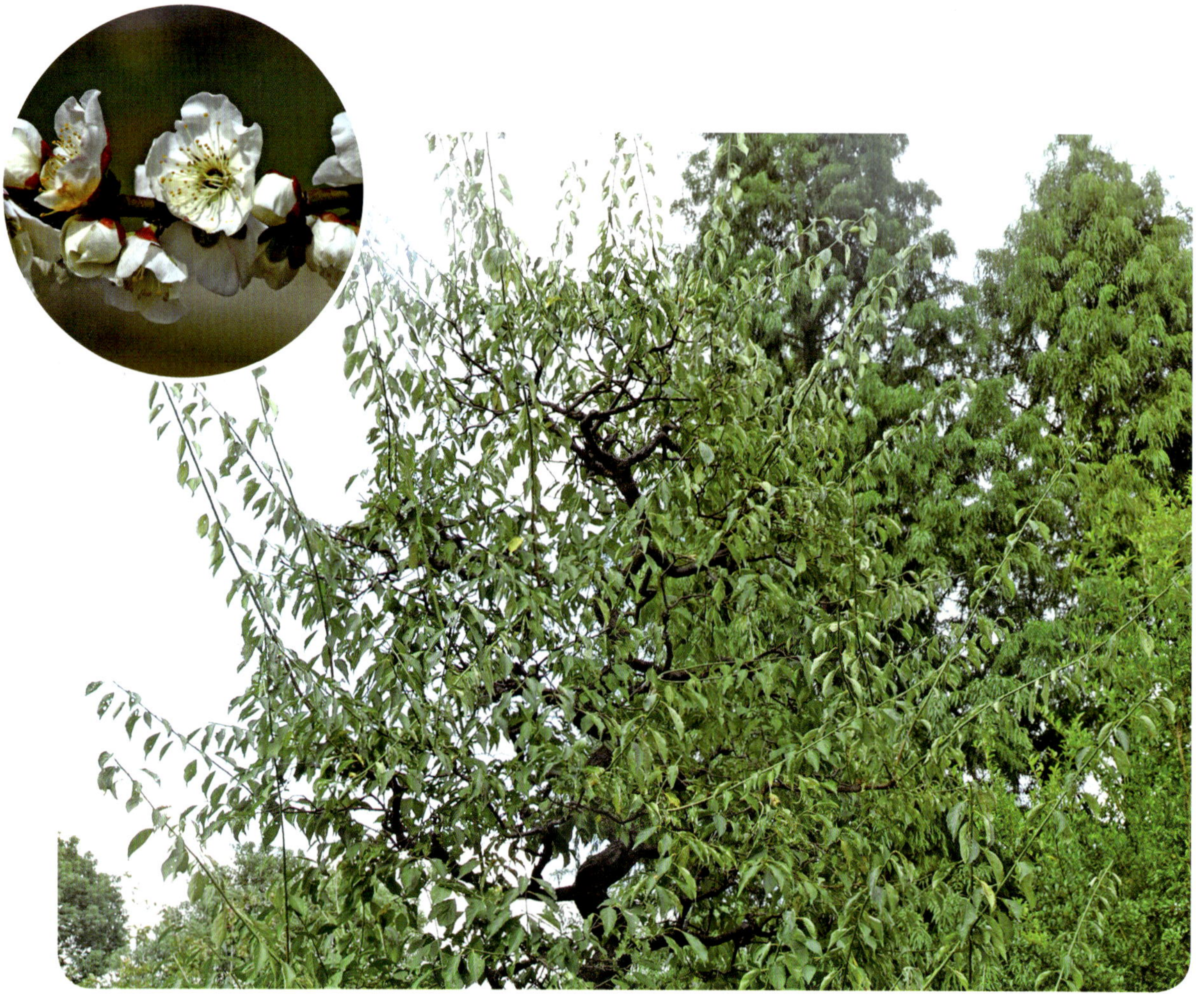

乌蔹莓

[药材来源] 为葡萄科植物乌蔹莓 *Cayratia japonica*（Thunb.）Gagnep. 的全草。

[江山土名] 五爪龙。

[性味归经] 苦、酸，寒。归胃、心、肝经。

[功能主治] 解毒消肿，活血散瘀，利尿，止血。用于咽喉肿痛，目翳，咯血，血尿，痢疾；外用治痈肿，丹毒，腮腺炎，跌打损伤，毒蛇咬伤。

[采收加工] 夏、秋二季采集，切段，晒干或鲜用。

[参考资料] 全草含有挥发油，主要为樟脑、香桧烯等。根含有生物碱、鞣质、淀粉、树胶、黏液质等，果皮中含有乌蔹色苷。

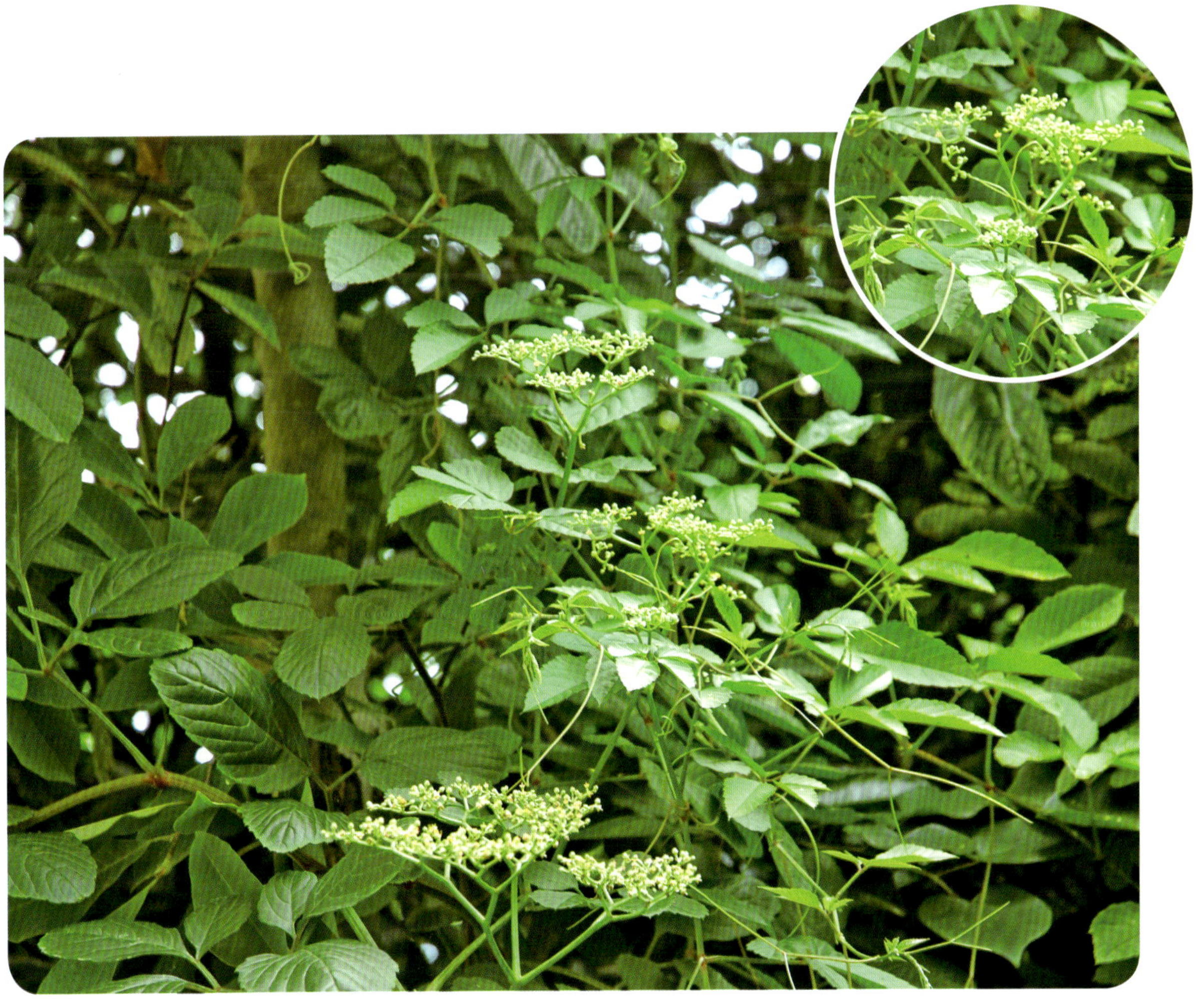

凤仙花

[药材来源] 为凤仙花科植物凤仙花 *Impatiens balsamina* L. 的花。其茎（透骨草）和种子（急性子）也可药用。

[江山土名] 指甲花。

[性味归经] 甘，温。归肝经。

透骨草：辛、苦，温。归肝经。

急性子：微苦、辛，温。有小毒。归肺、肝经。

[功能主治] 活血通经，祛风止痛，外用解毒。用于闭经，跌打损伤，瘀血肿痛，风湿性关节炎，痈疖疔疮，蛇咬伤，手癣。

透骨草：散风祛湿，解毒止痛。用于风湿性关节炎；外用于疮疡肿毒。

急性子：破血，软坚，消积。用于癥瘕痞块，经闭，噎膈。

[采收加工] 夏季花盛开时采收，鲜用或阴干。

透骨草：秋季采收，除去杂质及茎基，干燥。

急性子：秋季果实成熟，尚未开裂时采收，取出种子，干燥。

[参考资料] 主要含有糖类、黄酮类、醌类、甾醇类、香豆素类等。取凤仙花全草（鲜品）适量，捣烂外敷伤处，可治疗毒蛇咬伤。

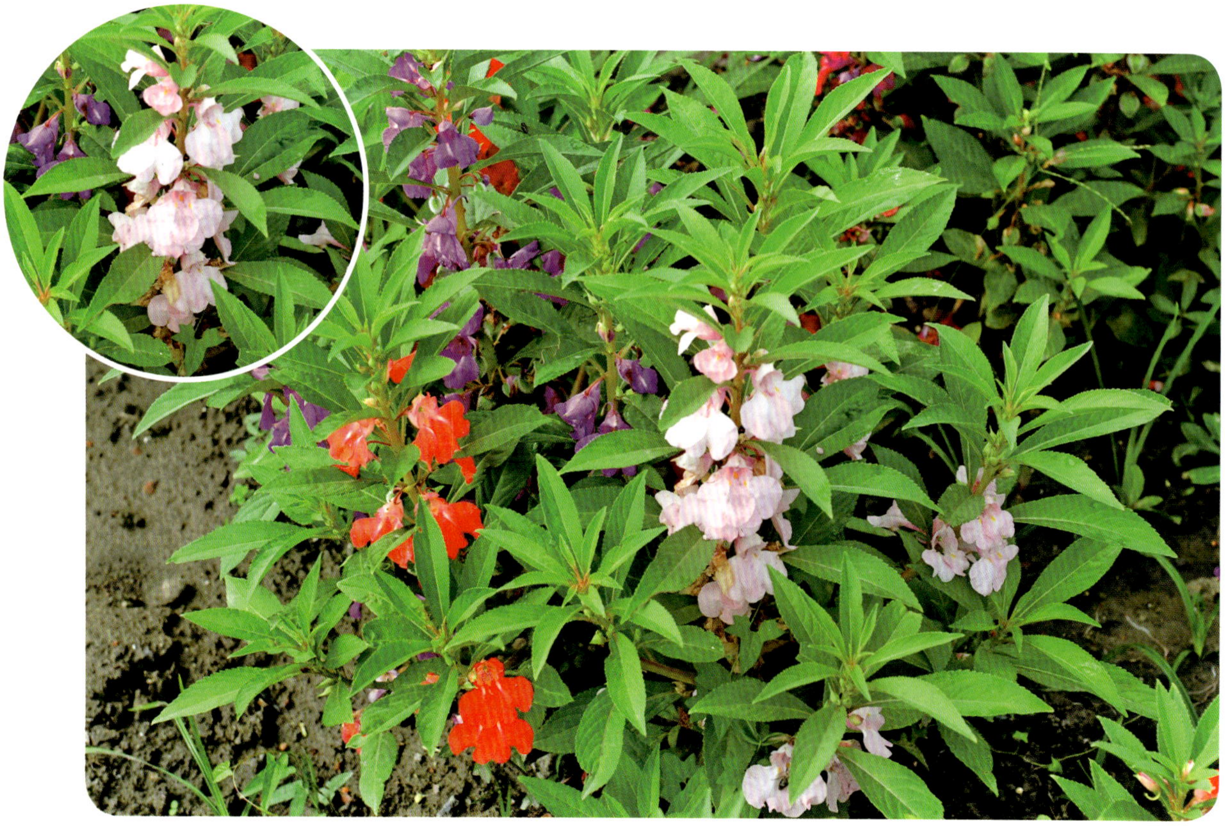

凤尾草

［药材来源］为凤尾蕨科植物井栏边草 *Pteris multifida* Poir. 的全草。

［江山土名］细叶凤凰尾。

［性味归经］微苦，凉。归肝、胃、大肠经。

［功能主治］清热利湿，解毒止痢，凉血止血。用于痢疾，黄疸，肝炎，咽喉肿痛，泌尿系感染，带下，崩漏，湿疹。

［采收加工］夏季采收，洗净，鲜用或晒干用。

［参考资料］全草含有黄酮类、甾醇、氨基酸、酯类、酚性成分。江山当地习惯用法：用于痢疾、腹泻，与辣蓼、马齿苋等药同用；治疗小便涩痛不利、湿热带下，与萹蓄、瞿麦、海金沙等同用；用于咽喉肿痛，与大青叶、板蓝根等药同用；用于尿血、便血、痔疮出血，与侧柏叶、大蓟、小蓟、藕节炭、蒲黄炭等药同用。

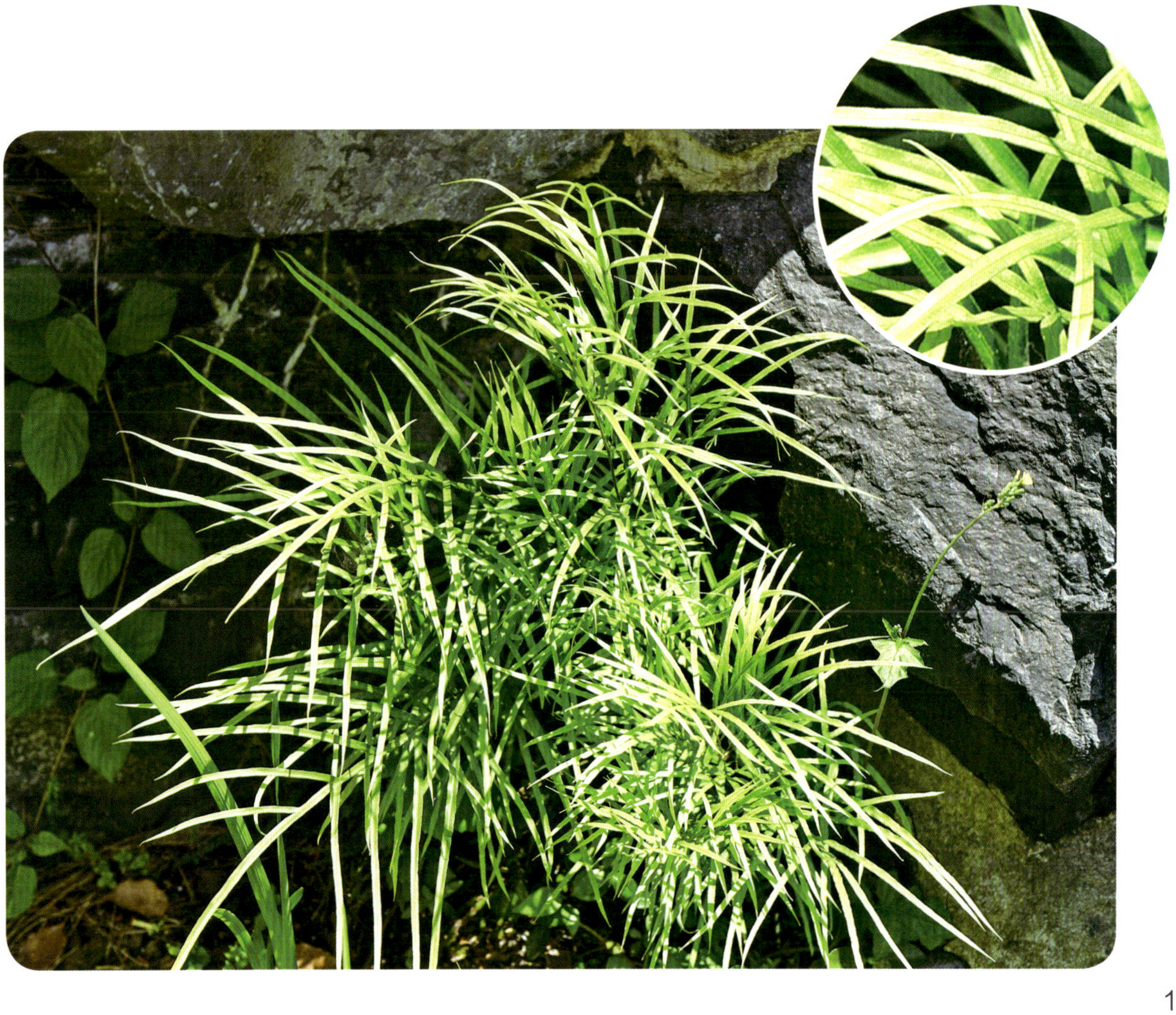

六月雪

[药材来源] 为茜草科植物白马骨 *Serissa serissoides*（DC.）Druce 或六月雪 *Serissa japonica*（Thunb.）Thunb. Nov. Gen. 的全草。

[江山土名] 六月雪、白马骨、鸡骨柴。

[性味归经] 淡、微辛，凉。归肝、肾经。

[功能主治] 疏风解表，清热利湿，舒筋活络。用于感冒，咳嗽，牙痛，急性扁桃体炎，咽喉炎，急、慢性肝炎，肠炎，痢疾，小儿疳积，高血压头痛，偏头痛，风湿性关节痛。

[采收加工] 全年可采，洗净鲜用或切段晒干。

[参考资料] 主要含有挥发油、萜类、甾体类、木脂素类、蒽醌类等。

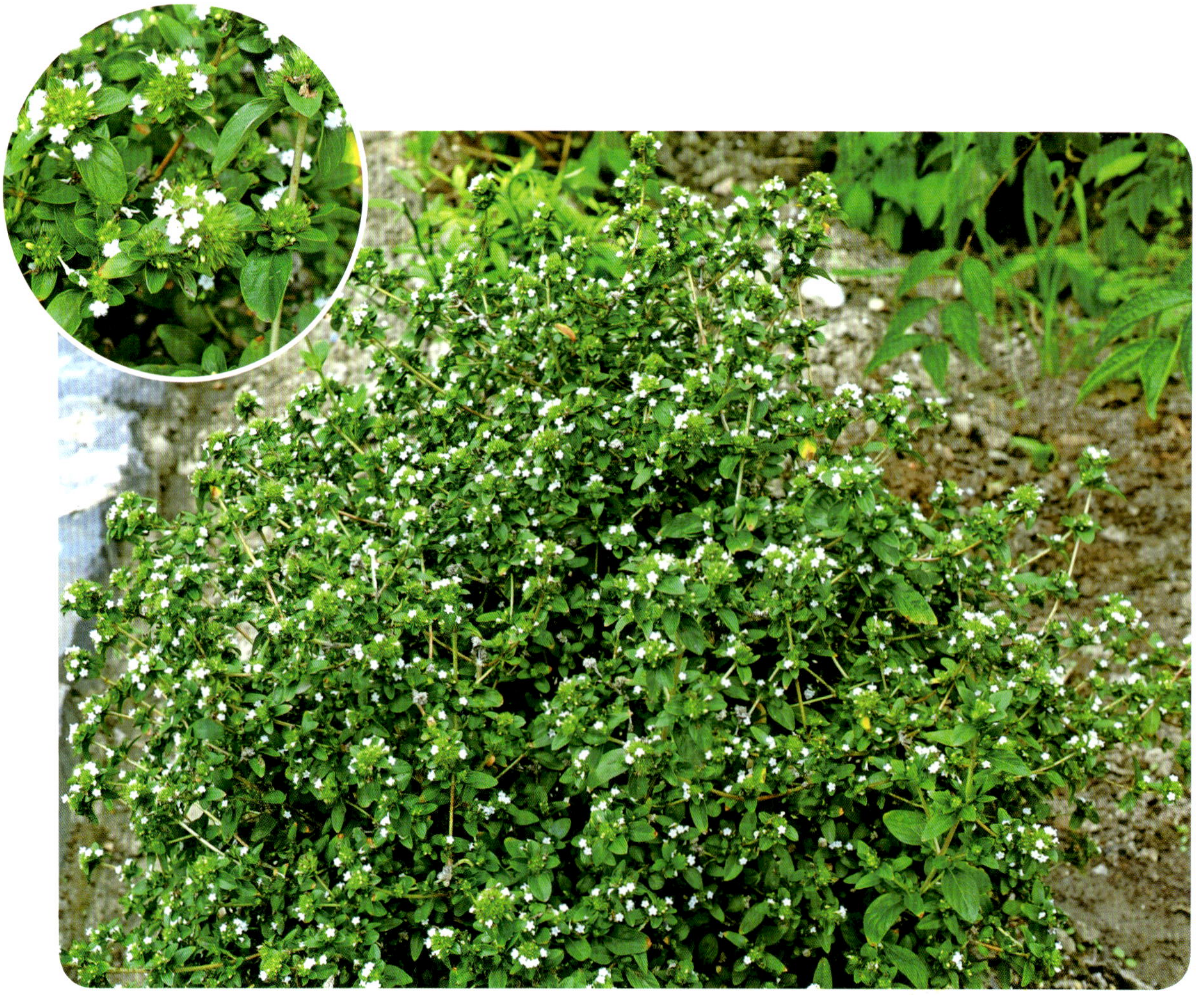

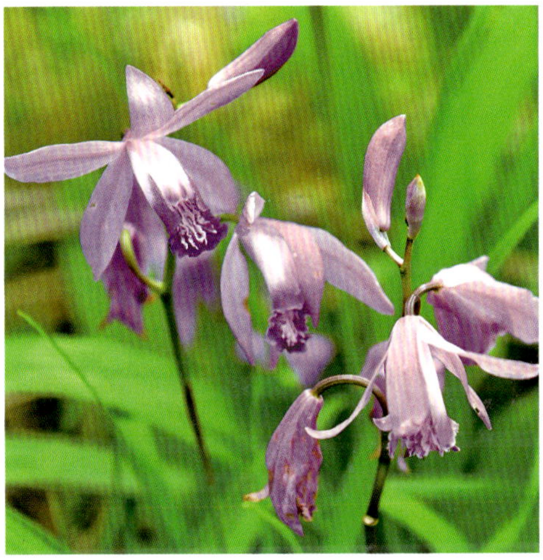

五画

玉叶金花

［药材来源］为茜草科植物玉叶金花 *Mussaenda pubescens* Ait. f. 的茎和根。

［江山土名］白头公。

［性味归经］甘、微苦，凉。归肝、脾经。

［功能主治］清热解暑，凉血解毒。用于中毒，感冒，支气管炎，扁桃体炎，咽喉炎，肾炎水肿，肠炎，子宫出血，毒蛇咬伤。

［采收加工］全年可采，鲜用或洗净晒干，切碎备用。

［参考资料］主要含有酚类、氨基酸、有机酸、豆甾醇等。

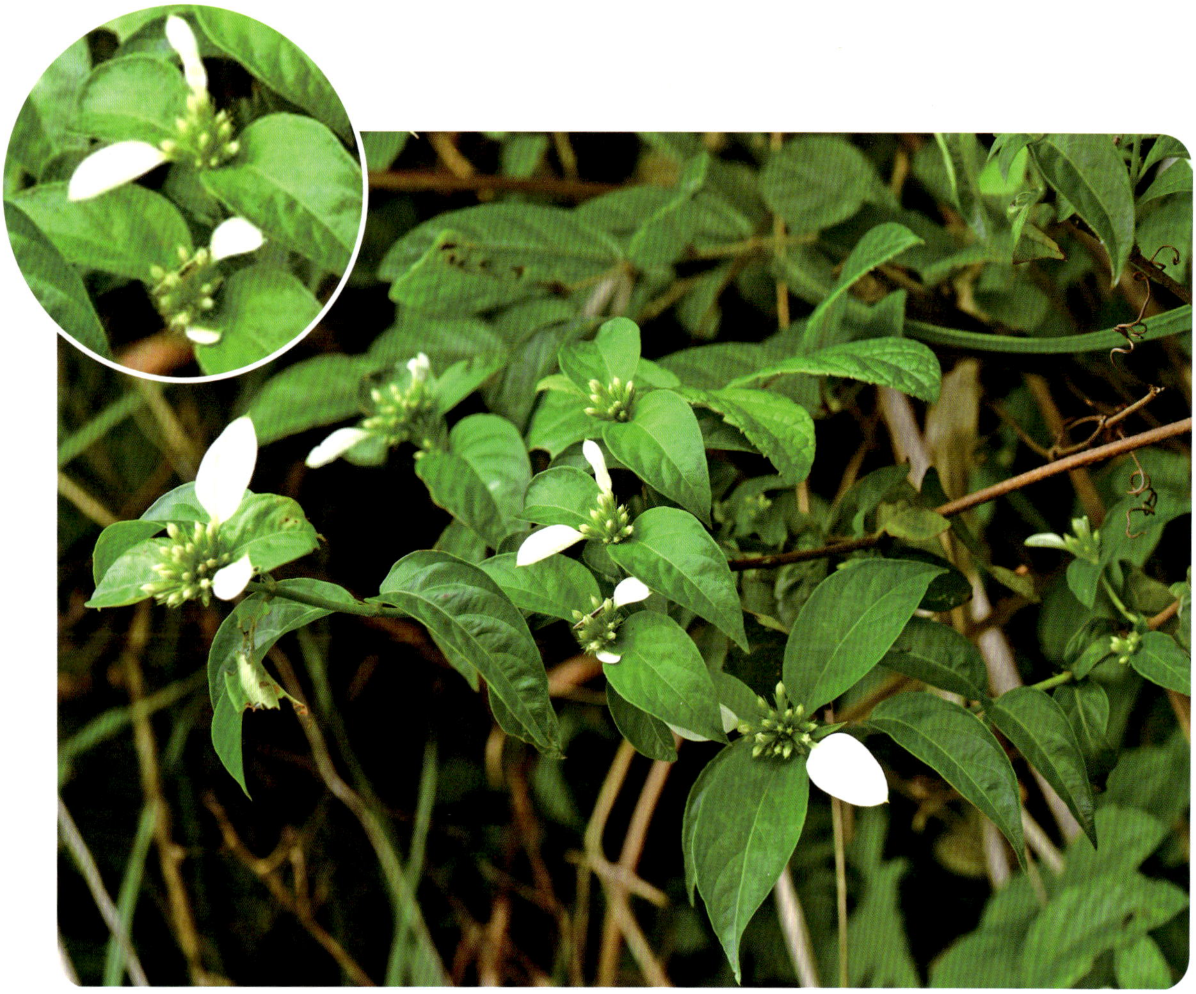

玉　竹

[药材来源] 为百合科植物玉竹 *Polygonatum ordoratum*（Mill.）Druce 的根茎。

[江山土名] 玉竹。

[性味归经] 甘，微寒。归肺、胃经。

[功能主治] 养阴润燥，生津止渴。用于肺胃阴伤，燥热咳嗽，咽干口渴，内热消渴。

[采收加工] 秋季采挖，除去须根，洗净，晒至柔软后，反复揉搓、晾晒至无硬心，晒干；或蒸透后，揉至半透明，晒干。

[参考资料] 玉竹鲜品含有蛋白质、粗纤维、烟酸、铃兰苷、铃兰苦苷、山柰酚、槲皮素、黏液质、碳水化合物、维生素。

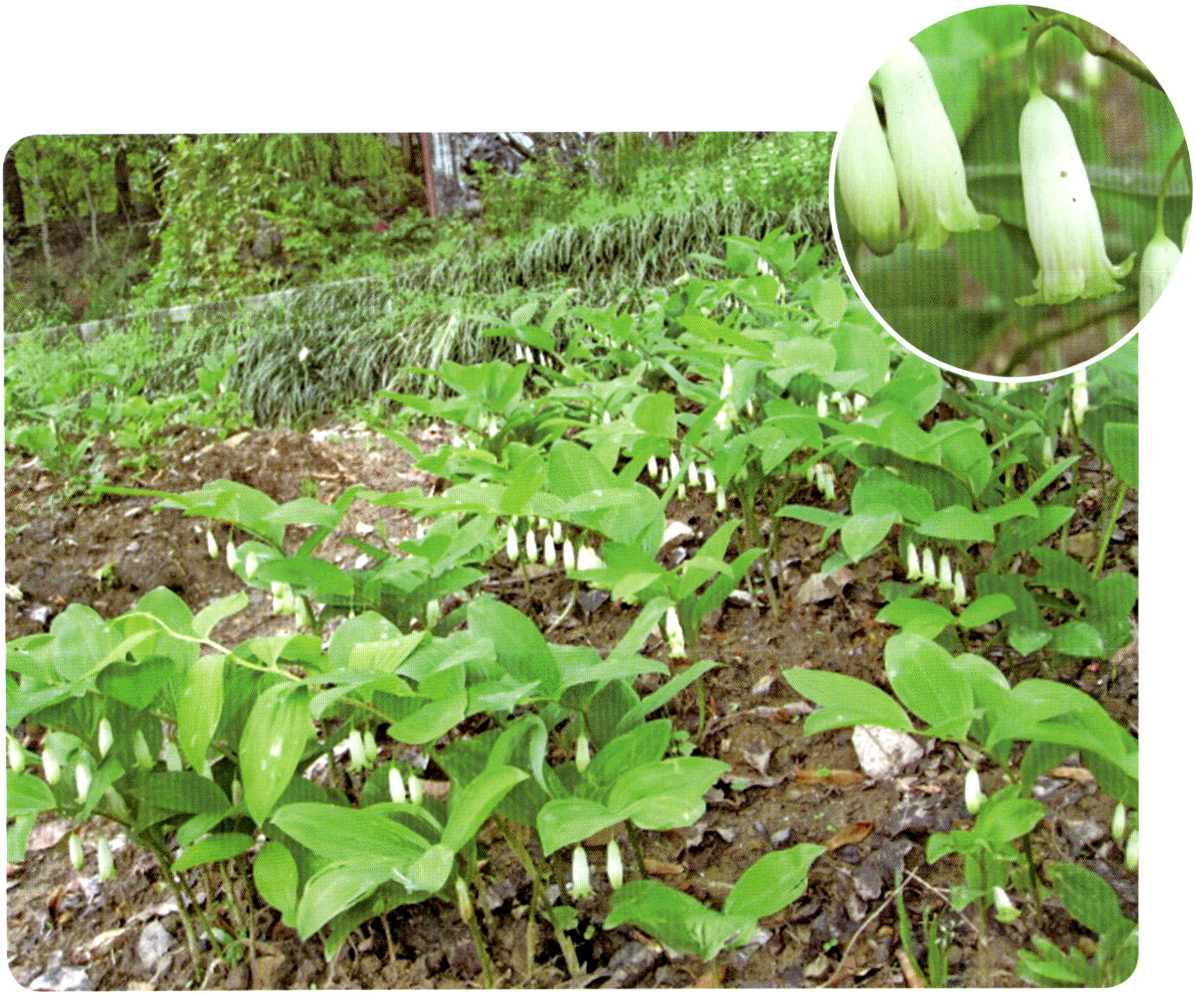

玉米须

[药材来源] 为禾本科植物玉蜀黍 *Zea mays* L. 的花柱和柱头。

[江山土名] 包萝胡须。

[性味归经] 甘，平。归肾、肝、胆经。

[功能主治] 利水消肿，清肝利胆。用于水肿，小便淋沥，黄疸，胆囊炎，胆结石，高血压，糖尿病，乳汁不通。

[采收加工] 夏、秋二季果实成熟时采收，干燥。

[参考资料] 含有脂肪油、挥发油、树脂、皂苷、生物碱等，具有降血压、降血糖的作用。

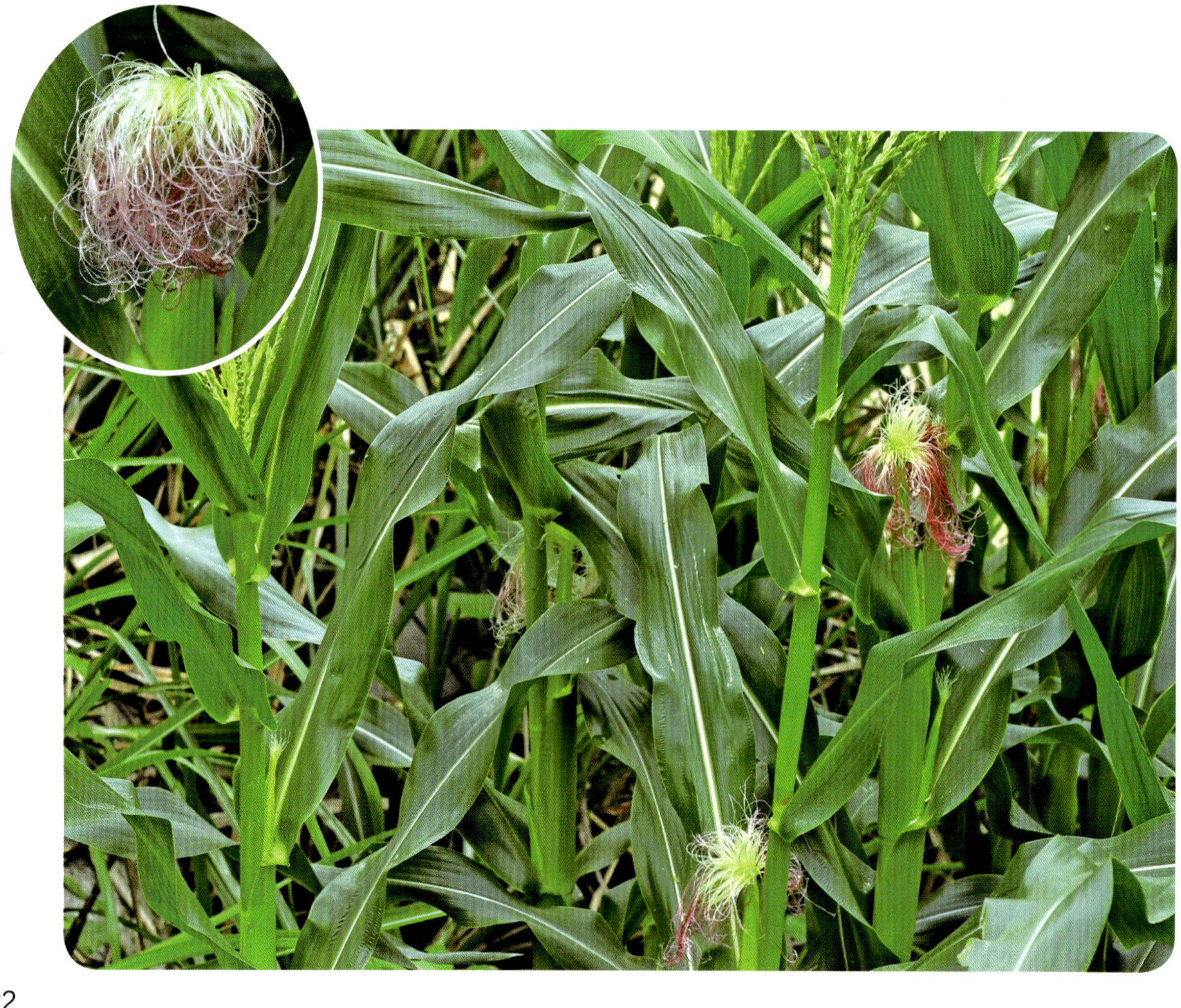

玉簪花

[药材来源] 为百合科植物玉簪 *Hosta plantaginea*（Lam.）Ascherson 的干燥花。

[江山土名] 玉簪。

[性味归经] 甘，凉。归肝、肺经。

[功能主治] 清热，解毒，止咳，利咽喉。用于肺热，咽喉肿痛。

[采收加工] 夏、秋二季花将开放时采摘，及时阴干。

[参考资料] 玉簪花顶端膨大，基部细瘦，黄白色，质柔软。

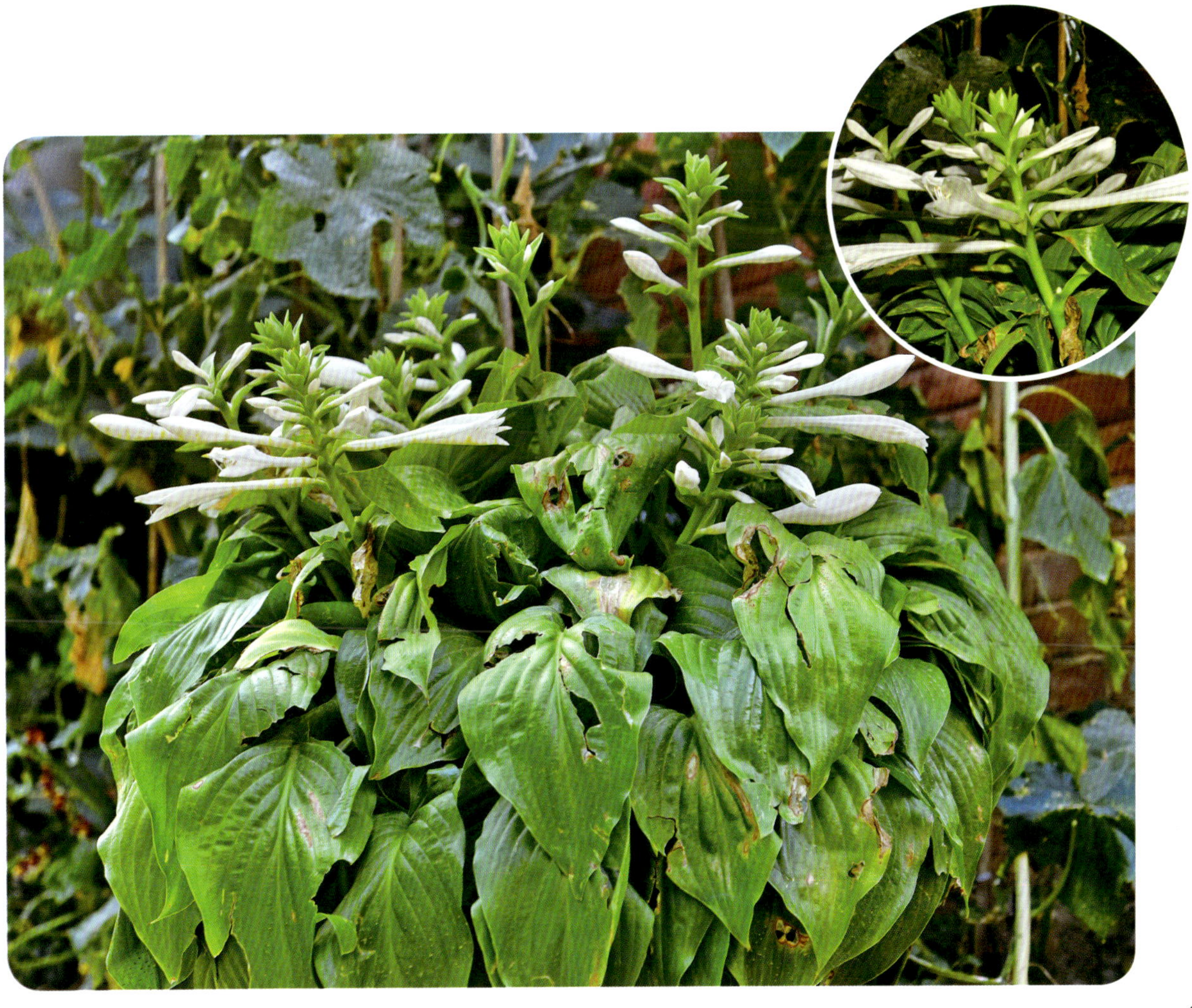

功劳木

[药材来源] 为小檗科植物阔叶十大功劳 *Mahonia bealei* (Fort.) Carr.、细叶十大功劳 *Mahonia Fortunei* (Lindl.) Fedde 或小果十大功劳（浙功劳木）*Mahonia bodinieri* Gagnep. 的茎。其小叶（功劳叶）、果实（功劳子）也可药用。其根茎在江山民间习惯作“土黄连”用。

[江山土名] 十大功劳。

[性味归经] 苦，寒。归肝、胃、大肠经。

功劳叶：苦，凉。归大肠、肾、肺经。

功劳子：微苦，微寒。归脾、肾、膀胱经。

土黄连：苦，寒。归心、肝、胃、大肠经。

[功能主治] 清热燥湿，泻火解毒。用于湿热泻痢，黄疸尿赤，目赤肿痛，胃火牙痛，疮疖痈肿。

功劳叶：清肺止咳，杀虫通便，补阴止渴。用于肺热咳嗽，寄生虫病，便秘，消渴。

功劳子：清热，利湿。用于潮热骨蒸，泄泻，崩带淋浊，头晕，耳鸣。

土黄连：清热燥湿，泻火解毒。用于胃肠湿热，脘腹痞满，腹泻，赤痢，火眼赤痛，齿龈肿痛，咽喉炎，热淋，痄腮，丹毒，湿疹。

[采收加工] 全年均可采收，截段，晒干。

功劳叶：全年均可采收，晒干。

功劳子：6 月采摘果序，晒干，搓下果实，去净杂质，晒至足干为度。

土黄连：秋季采挖，除去须根及泥沙，干燥，除去残留须根。

[参考资料] 含有小檗碱、药根碱、掌叶防己碱及尖刺碱等。

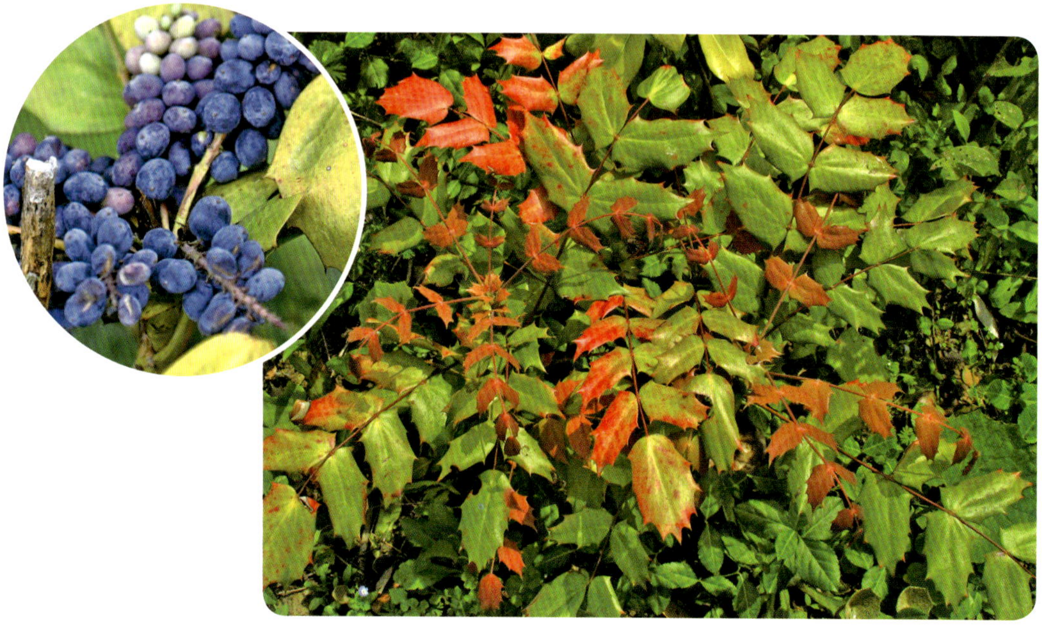

艾叶

[药材来源] 为菊科植物艾 *Artemisia argyi* levl. et Vant. 的叶。

[江山土名] 真艾。

[性味归经] 辛、苦，温。有小毒。归肝、脾、肾经。

[功能主治] 温经止血，散寒止痛；外用祛湿止痒。用于吐血，衄血，崩漏，月经过多，胎漏下血，少腹冷痛，经寒不调，宫冷不孕；外用治皮肤瘙痒。醋艾炭温经止血，用于虚寒性出血。

[采收加工] 夏季花未开时采摘，除去杂质，晒干。

[参考资料] 艾叶主要含有挥发油、倍半萜类、黄酮类化合物等，能明显缩短出血和凝血时间。艾叶油对多种过敏性哮喘有对抗作用，具有明显的平喘、镇咳、祛痰作用。

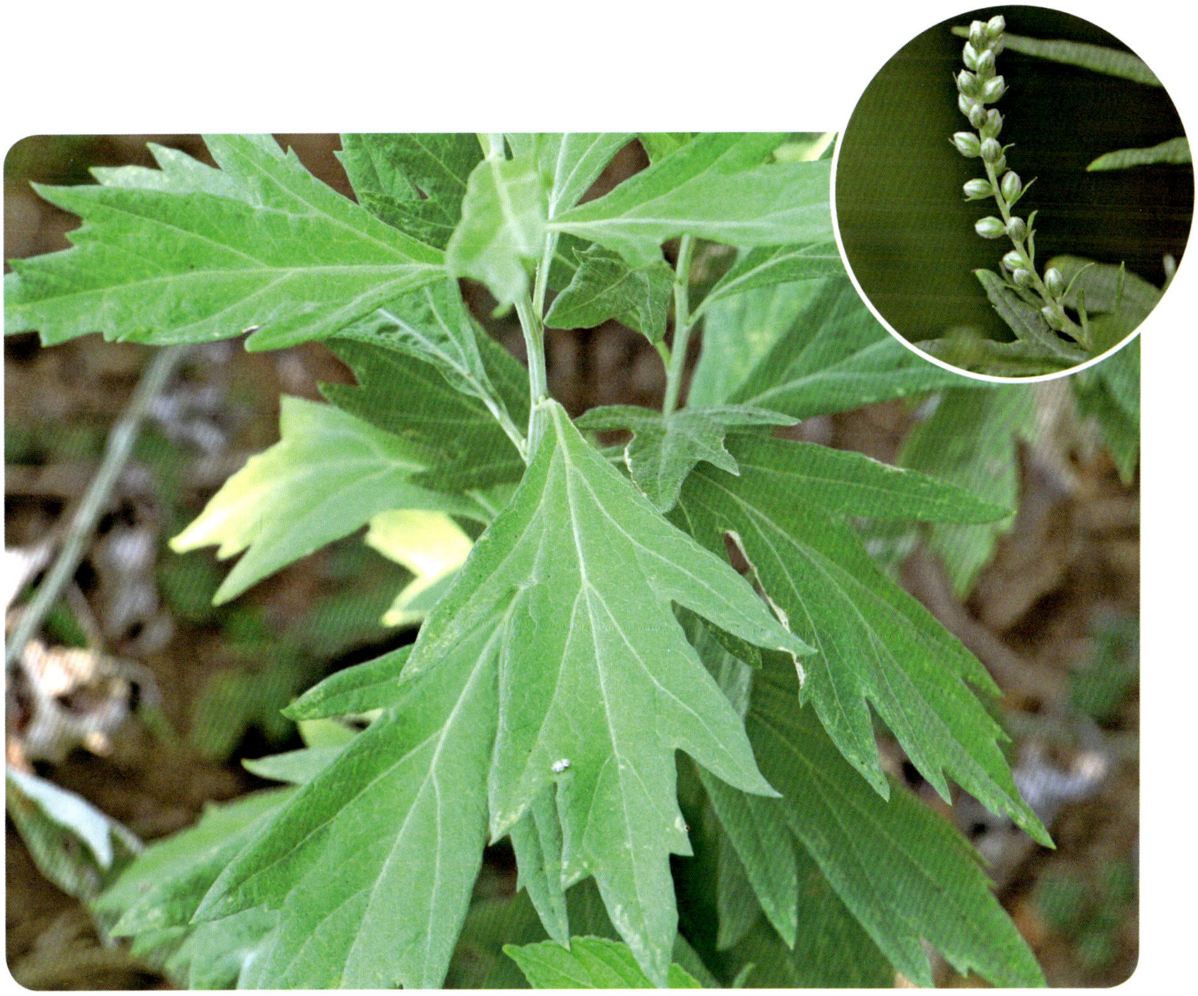

艾 绒

[药材来源] 为菊科植物野艾蒿 *Artemisia lavandulaefolia* DC.、五月蒿 *Artemisia indica* Willd. 或同属数种植物的叶，经加工制成的绒状团。

[江山土名] 艾绒。

[性味归经] 苦、微辛，温。归肝、脾、肾经。

[功能主治] 理气血，逐寒湿。外用于敷灸。

[采收加工] 夏季叶茂盛时采收，晒至半干，捣碎，再晒干，捣成绒。

[参考资料] 为灰绿色至黄绿色的绒状团，质柔软。艾绒是制作艾条的原材料，也是灸法所用的主要材料。其柔软如绒，易燃而不起火焰，气味芳香，适合灸用。有粗细之分，粗者多用于制作艾条，细者多用于制作艾炷。质地以陈年者为佳。

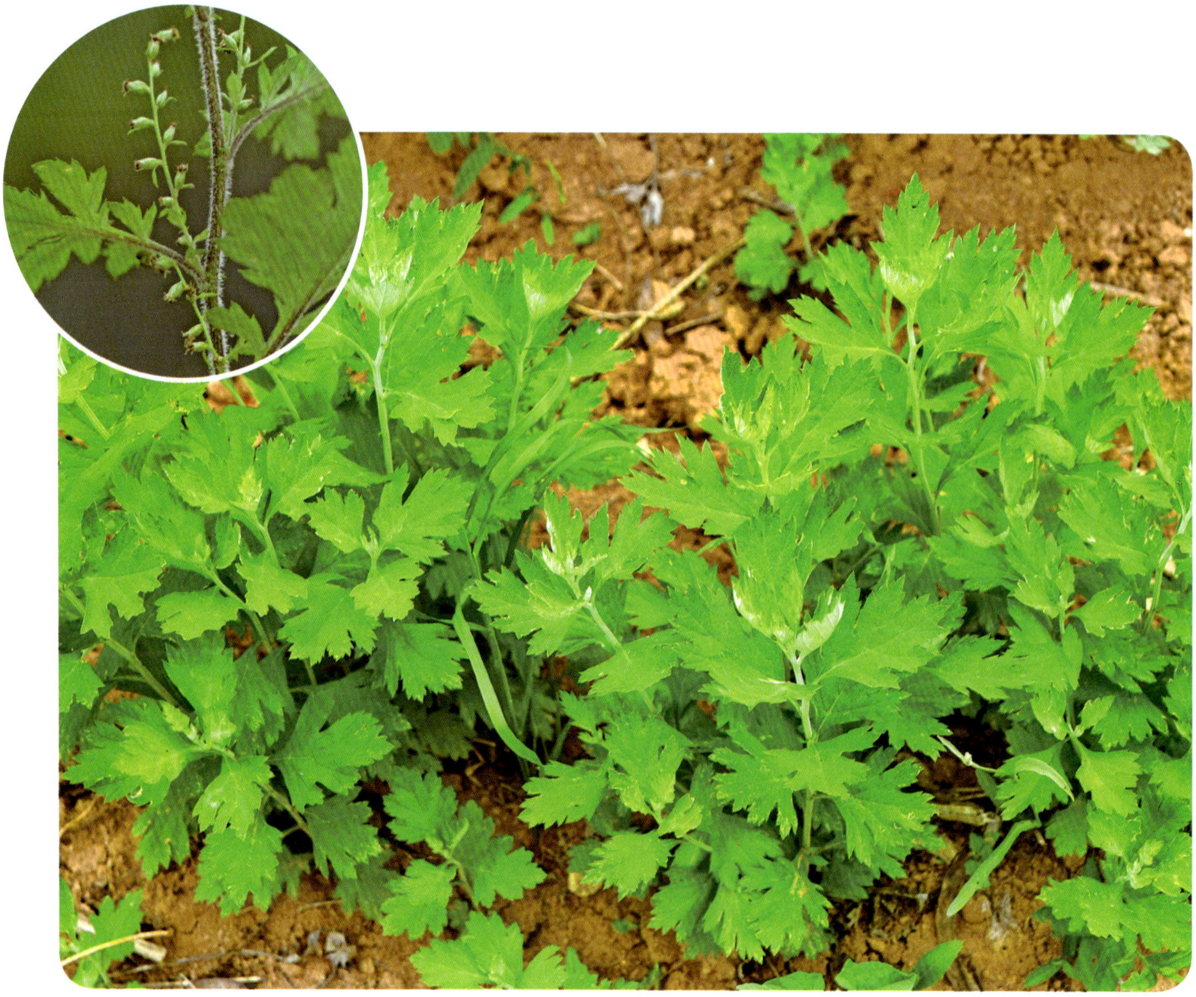

节节草

[药材来源] 为木贼科植物节节草 *Equisetum ramosissimum* Desf. 的地上部分。

[江山土名] 节节断。

[性味归经] 甘、苦，微寒。归肝、脾经。

[功能主治] 清热，明目，止血，利尿。用于风热感冒，咳嗽，目赤翳障，鼻衄，尿血，肠风下血，淋证，黄疸，带下。

[采收加工] 夏、秋二季割取地上部分，除去杂质，晒干。

[参考资料] 主要含有烟碱、谷甾醇、豆甾醇等，具有保肝降酶、降血糖、抗氧化、凝血等多种药理活性。

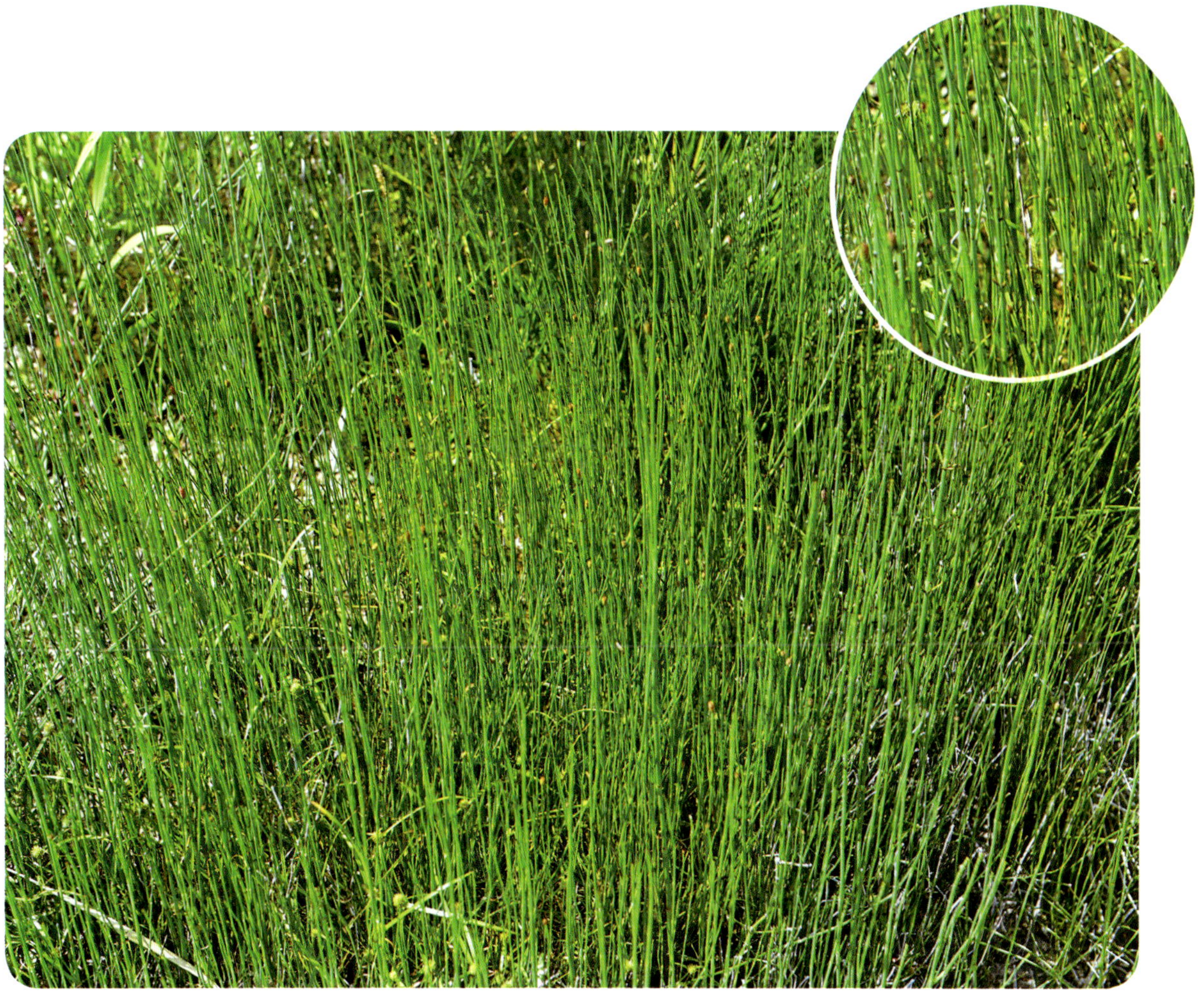

石上柏

[药材来源] 为卷柏科植物深绿卷柏 *Selaginella doederleinii* Hieron. 的全草。

[江山土名] 岩柏草。

[性味归经] 苦、甘，凉。归脾、胃、肝经。

[功能主治] 清热，除湿，解毒。用于咽喉肿痛，急性扁桃体炎，目赤肿痛，眼结膜炎，肺热咳嗽，肺炎，乳腺炎，湿热黄疸，风湿痹痛。

[采收加工] 夏、秋二季采收，洗净，鲜用或晒干入药。

[参考资料] 临床上主要用于治疗多种感染性炎症，特别对急性扁桃腺炎、肺炎等效果显著；对急、慢性肝炎及肝硬化也有一定的效果。

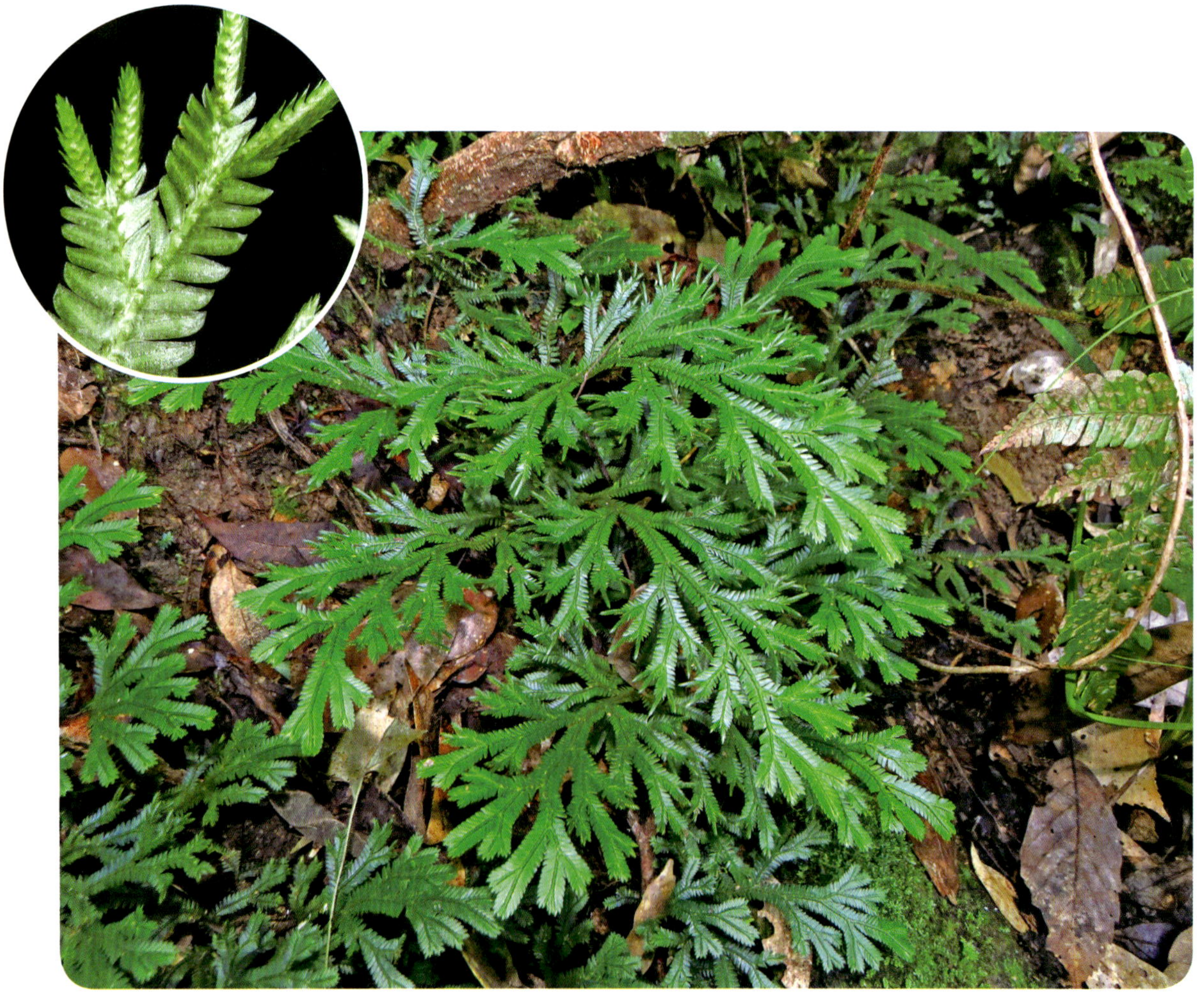

石韦

[药材来源] 为水龙骨科植物庐山石韦 *Pyrrosia sheareri*（Bak.）Ching、石韦 *Pyrrosia lingua*（Thunb.）Farwell 或有柄石韦 *Pyrrosia petiolosa*（Christ）Ching 的叶。其根茎（石韦根）也可药用。

[江山土名] 石韦。

[性味归经] 甘、苦，微寒。归肺、膀胱经。

石韦根：甘，寒。归肝、脾经。

[功能主治] 利尿通淋，清肺止咳，凉血止血。用于热淋，血淋，石淋，小便不通，淋沥涩痛，肺热喘咳，吐血，衄血，尿血，崩漏。

石韦根：通淋，消胀，除痨热，止血。用于淋病，胸膈气胀，虚劳蒸热，吐血，创伤出血。

[采收加工] 全年均可采收，除去根茎和根，晒干或阴干。

石韦根：全年均可采收，挖取根茎，晒干或阴干。

[参考资料] 主要含有三萜类、黄酮类、甾体及挥发油等，具有治疗泌尿系感染、护肾、调节免疫功能、抑菌、降低血压等功效。

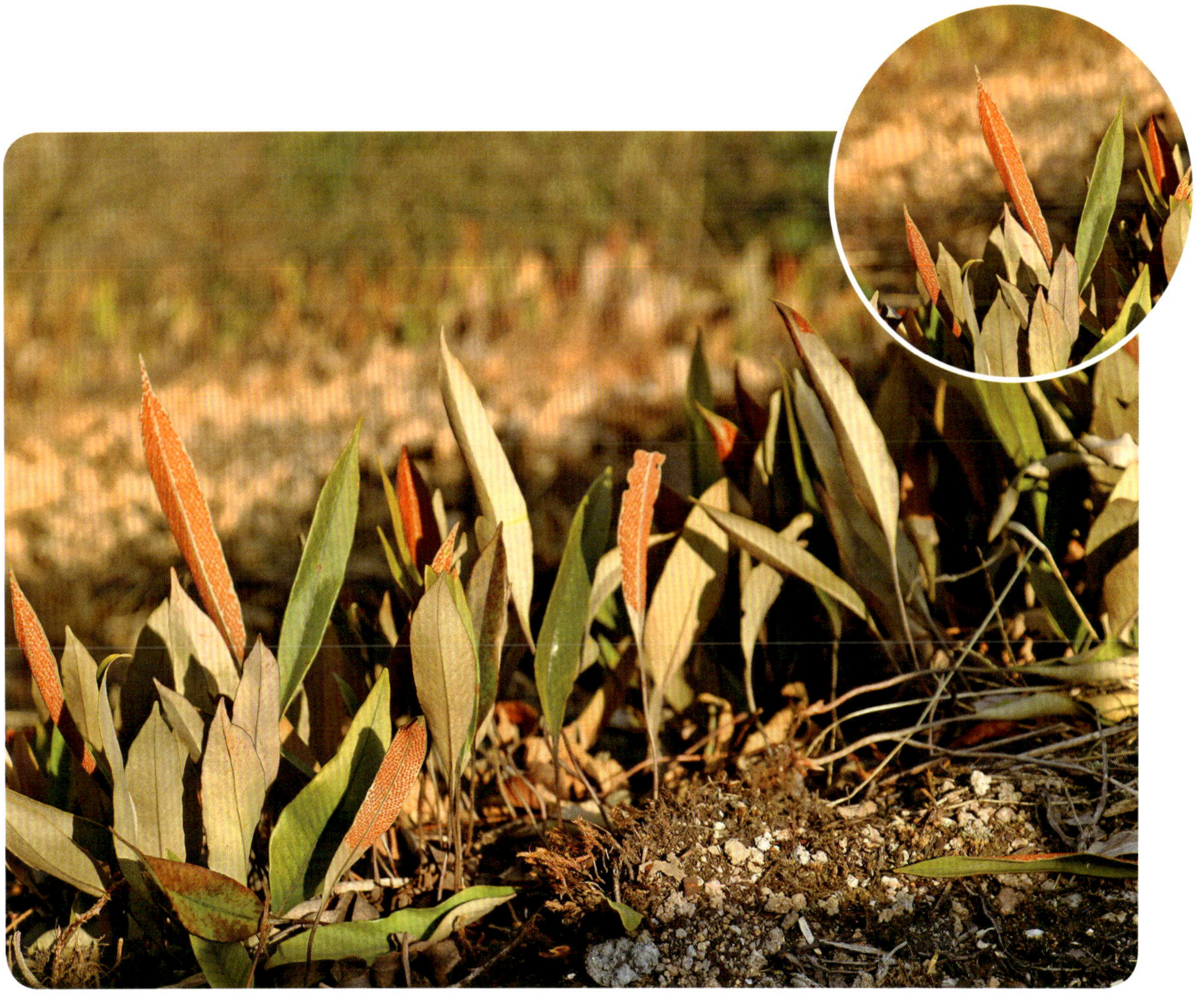

石见穿

［药材来源］为唇形科植物紫参 *Salvia chinensis* Benth. 或鼠尾草 *Salvia japonica* Thunb. 的干燥地上部分。

［江山土名］紫参。

［性味归经］苦、辛，平。归肝、肾经。

［功能主治］清热解毒，活血止痛。用于肝炎，乳腺炎，跌扑损伤，痈肿。

［采收加工］秋季采收，干燥。

［参考资料］茎呈方柱形，表面灰绿色至暗紫色，微被白色柔毛；切面黄白色。叶对生；茎上部的叶为单叶，基部多为心形或圆形，叶片边缘有钝圆齿，两面均被白色柔毛；下部为三出复叶。轮伞花序疏生；花萼筒外面脉上有毛，筒内喉部有长硬毛；花冠二唇形。小坚果卵形。

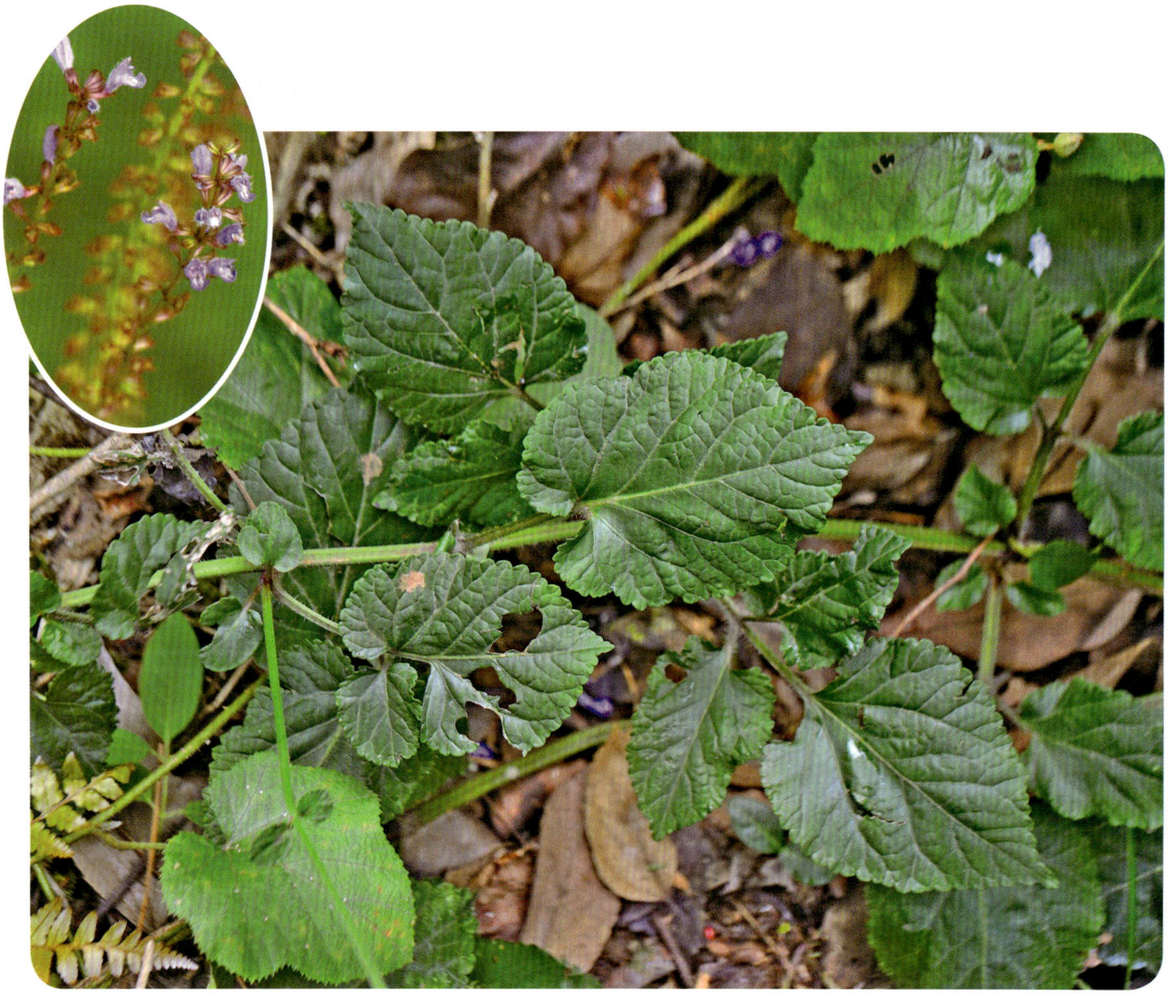

石吊兰

［药材来源］为苦苣苔科植物吊石苣苔 *Lysionotus pauciflorus* Maxim. 的地上部分。

［江山土名］石豇豆。

［性味归经］苦，温。归肺经。

［功能主治］化痰止咳，软坚散结。用于咳嗽痰多，瘰疬痰核。

［采收加工］夏、秋二季叶茂盛时采割，洗净晒干或鲜用。

［参考资料］主要含有黄酮类、挥发油、植物甾醇类、三萜皂苷类、苯丙素类等。药理作用广泛，在抗结核杆菌、抗炎、抗病毒、止咳、祛痰、平喘、降血压、清除自由基、抗肿瘤等多个方面具有显著的作用。

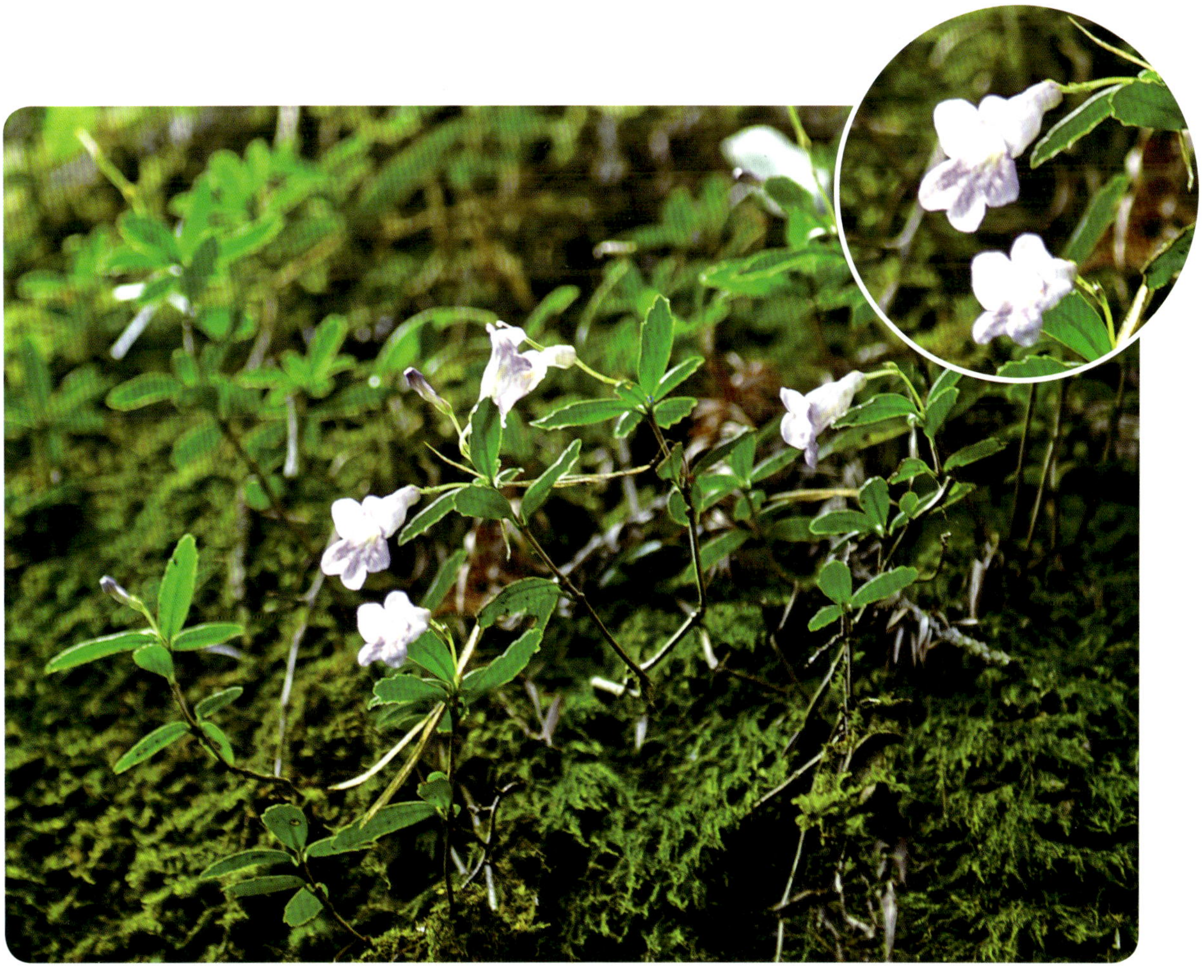

石豆兰

[药材来源] 为兰科植物广东石豆兰 *Bulbophyllum kwangtungense* Schltr 的全草。

[江山土名] 石谷。

[性味归经] 甘、淡，凉。归肝、肺、肾经。

[功能主治] 清热解毒，软坚散结，止咳化痰。用于外感发热，淋巴结结核，慢性支气管炎，疮疖肿痛。

[采收加工] 夏、秋二季采收，洗净，鲜用或晒干。

[参考资料] 通常生于海拔约 800 米的山坡上，在浙江省江郎山有分布。

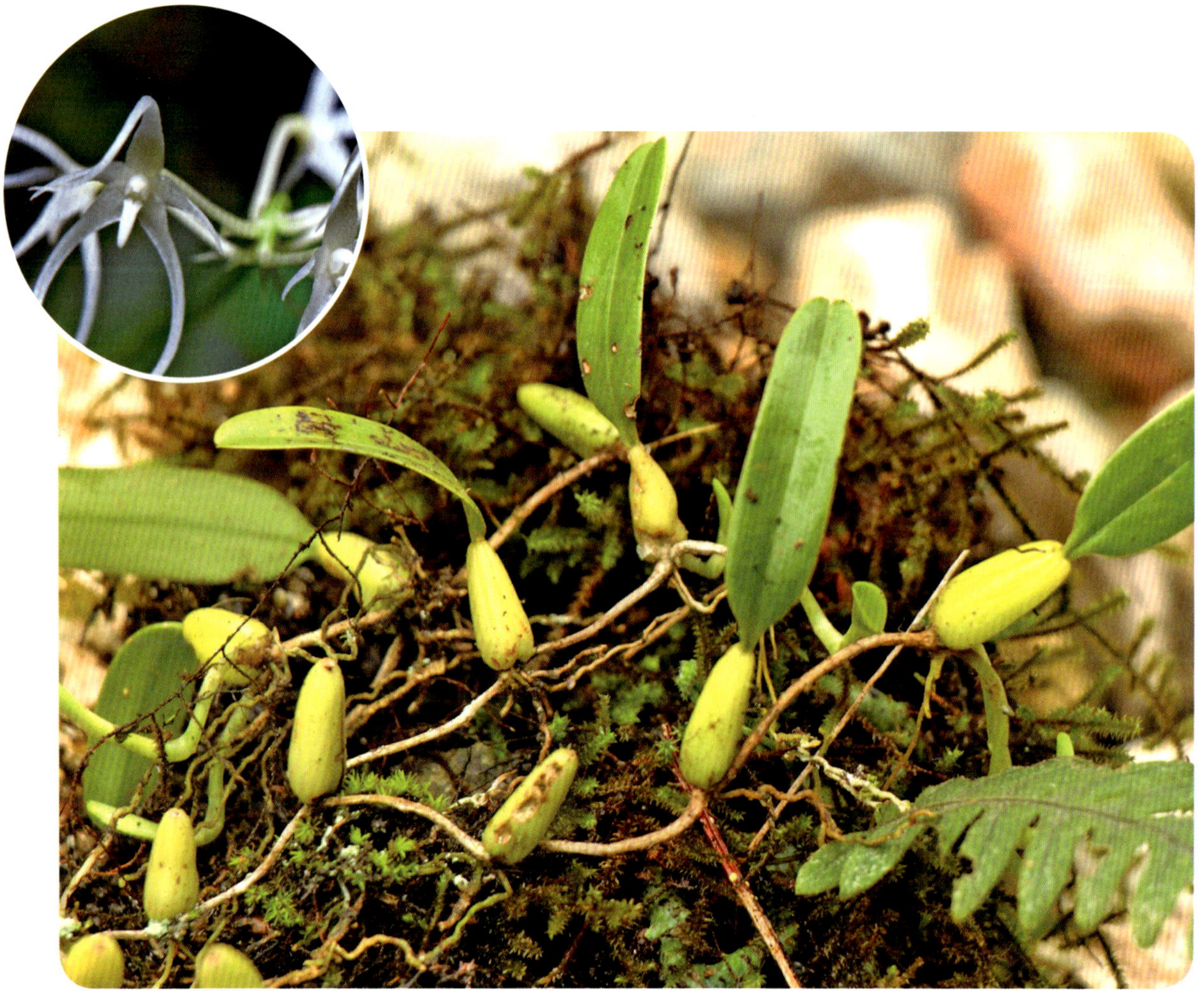

石荠苎

[药材来源] 为唇形科植物石荠苎 *Mosla scabra*（Thunb.）C. Y. Wuet H. W. Li 的全草。

[江山土名] 野香薷。

[性味归经] 辛、苦，凉。归脾、肺、大肠经。

[功能主治] 补肺益脾，清暑热，祛风湿，消肿，解毒。用于暑热痧症，衄血，血痢，感冒咳嗽，慢性气管炎，痈疽疮肿，风疹，热痱。

[采收加工] 夏、秋二季采收全草，除去杂质，晒干。

[参考资料] 全草含挥发油，主要有荠苎、β－蒎烯、桉叶素等。《本草拾遗》有言："荠苎生石上者名石荠苎，紫花细叶，高一二尺。"

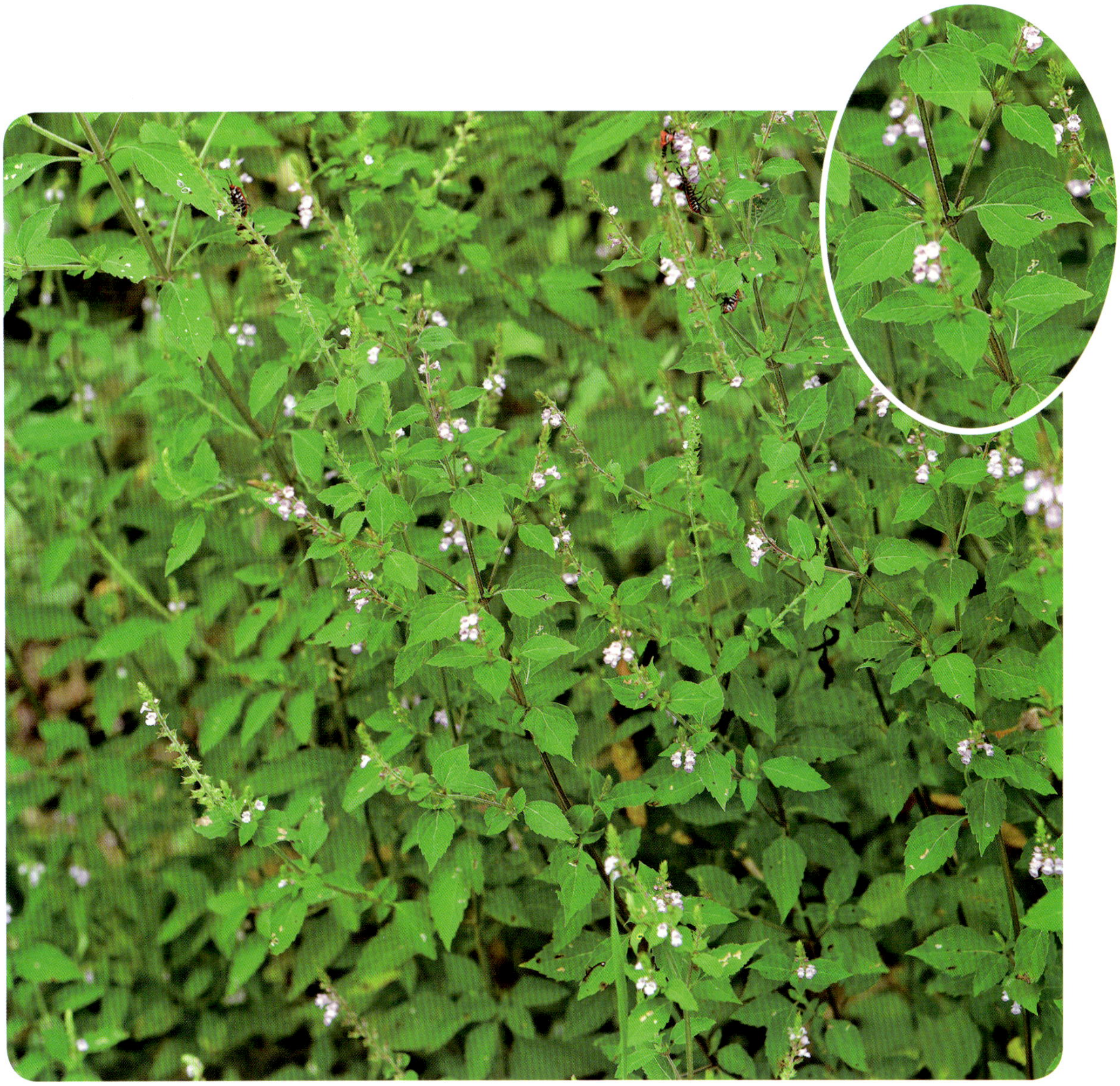

石栎

［药材来源］为壳斗科植物石栎 *Lithocarpus glaber*（Thunb.）Nakai 的种子。

［江山土名］石栎。

［性味归经］苦、涩，凉。归肝、脾、大肠经。

［功能主治］和胃降逆。用于呃逆，噎膈。

［采收加工］秋季采收成熟果实，剥取种子，干燥。

［参考资料］石栎种子富含淀粉和鞣质，经过处理后可以食用，味道淡，略带香气和苦味，富含铁、磷、锌等矿物质营养。

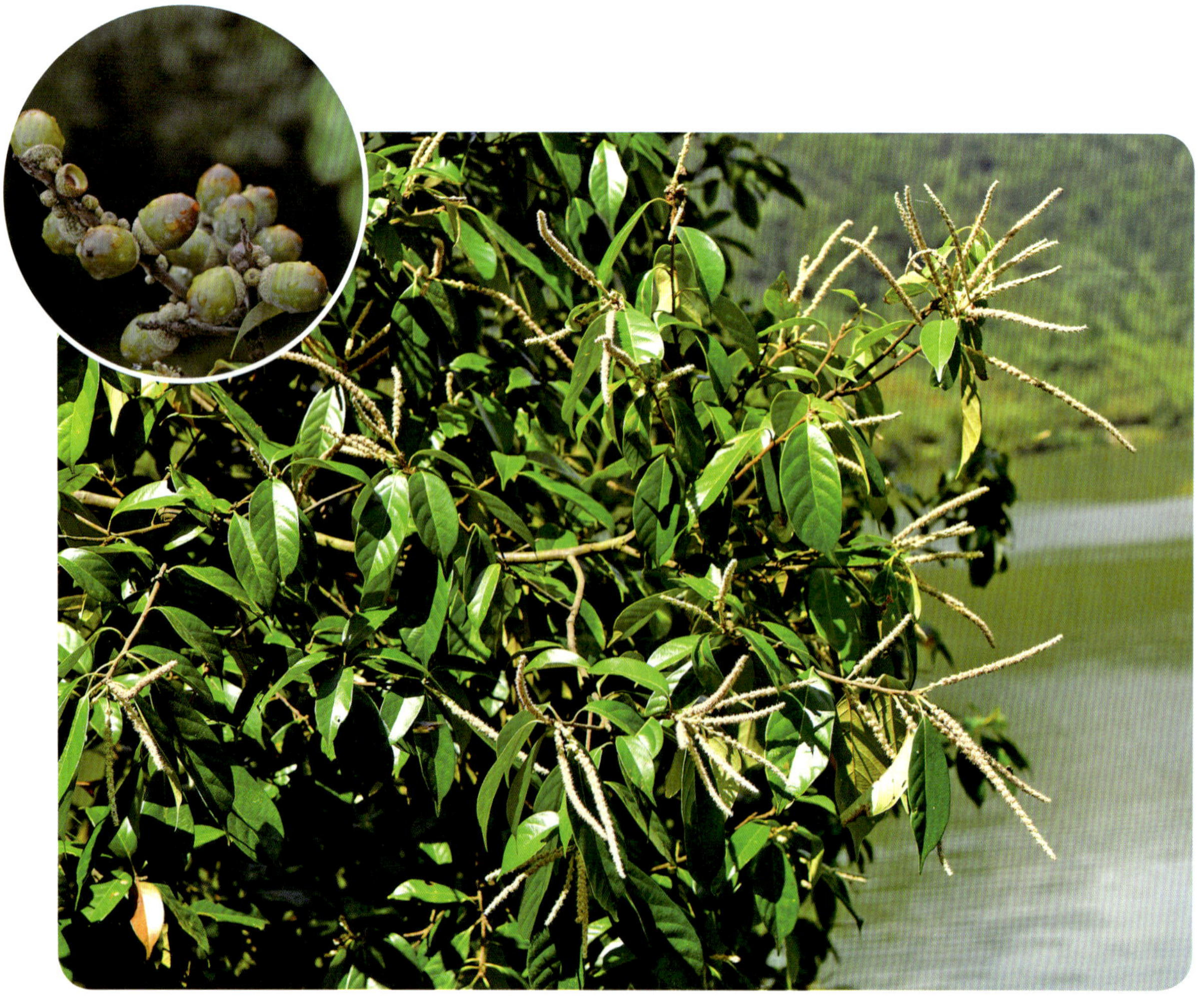

石菖蒲

［药材来源］为天南星科植物石菖蒲 *Acorus tatarinowii* Schott 的根茎。其花（石菖蒲花）也可药用。

［江山土名］石菖蒲、山菖蒲。

［性味归经］辛、苦，温。归心、胃经。

石菖蒲花：辛，温。归肝经。

［功能主治］化湿开胃，开窍豁痰，醒神益智。用于脘痞不饥，噤口下痢，神昏癫痫，健忘耳聋。

石菖蒲花：调经行血。用于跌打损伤。

［采收加工］秋、冬二季采挖，除去须根及泥沙，晒干。

石菖蒲花：花期（2～6月）采摘初开放的花朵，晒干。

［参考资料］本品辛开苦燥温通，芳香走窜，不但有开窍醒神之功，且兼具化湿、豁痰、辟秽之效，故擅长治疗痰湿秽浊之邪蒙蔽清窍所致之神志昏乱。用于中风痰迷心窍，神志昏乱、舌强不能语，常与半夏、天南星等燥湿化痰药合用；若治痰热蒙蔽，高热、神昏谵语者，常与郁金、半夏、竹沥等配伍。

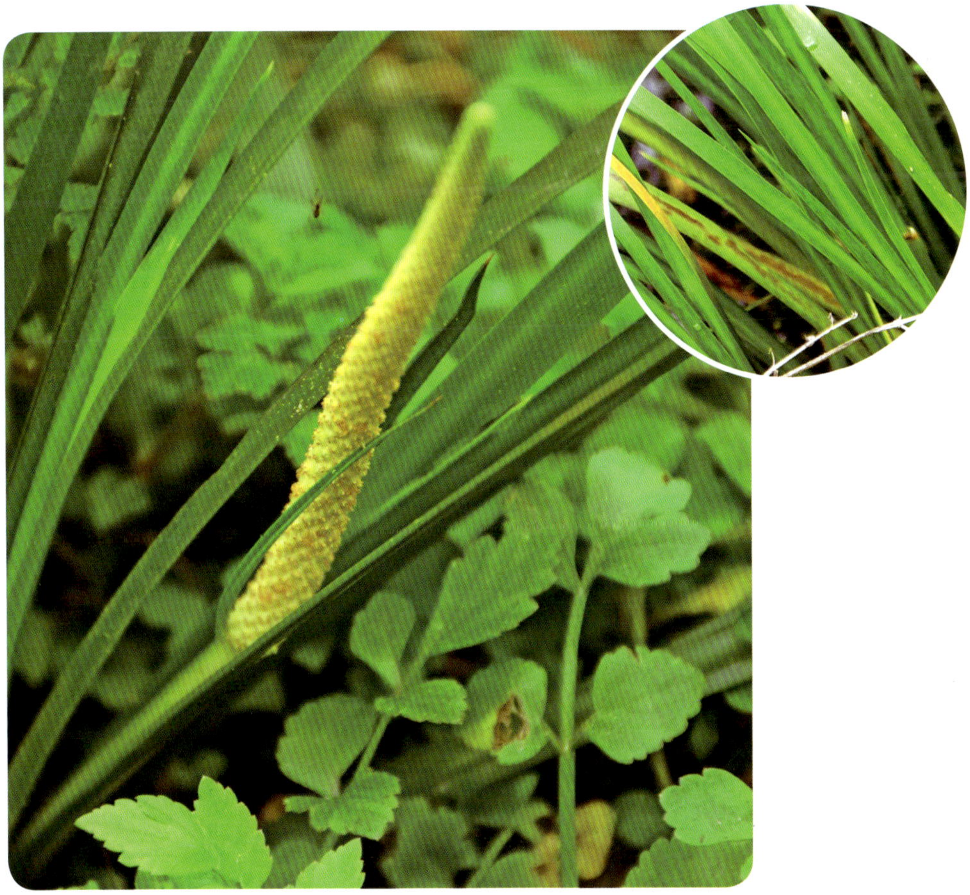

石　蒜

[药材来源] 为石蒜科植物石蒜 *Lycoris radiata*（L. Herit.）Herb. 的鳞茎。

[江山土名] 三十六桶、打破碗花。

[性味归经] 辛、甘，温。有毒。归心、肝经。

[功能主治] 解毒，催吐，消肿，杀虫。外用治淋巴结结核，疔疮疖肿，风湿性关节炎，蛇咬伤，水肿，灭蛆，灭鼠。

[采收加工] 夏、秋二季挖出鳞茎，选大者，除去须根，洗净晒干入药，小者做种。野生品四季均可采挖，鲜用或洗净晒干备用。

[参考资料] 石蒜主要含有石蒜碱、伪石蒜碱、水仙碱、石蒜胺碱等。根皮含乙酰苯三甲醚。鳞茎含有石蒜碱、伪石蒜碱、多花水仙碱等十多种生物碱，有解毒、祛痰、利尿、催吐、杀虫等功效，但有小毒；用于咽喉肿痛、痈肿疮毒、瘰疬、肾炎水肿、毒蛇咬伤等。石蒜碱具有一定的抗癌活性，并能抗炎、解热、镇静及催吐。

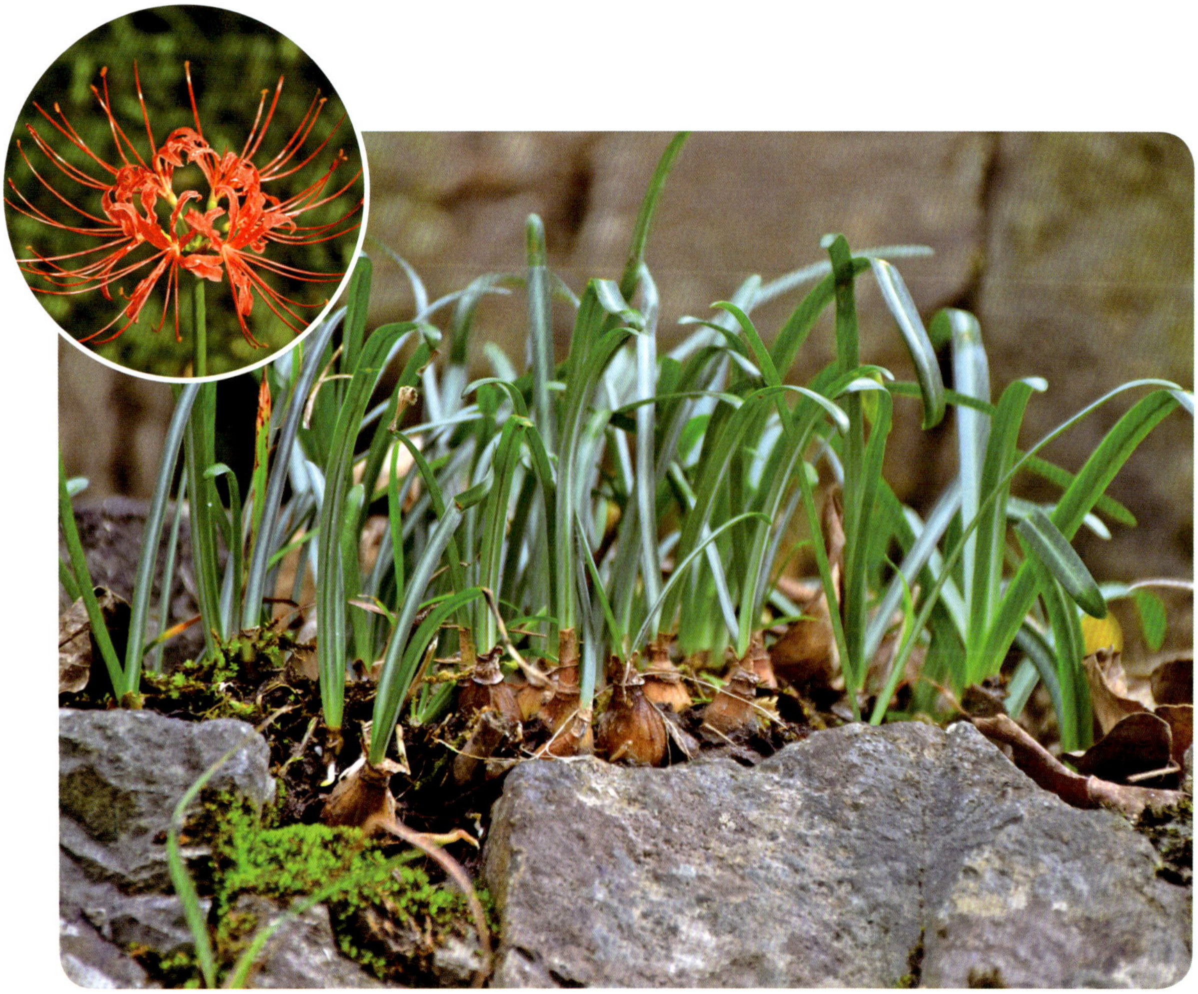

石楠叶

［药材来源］为蔷薇科植物石楠 *Photinia serrulata* Lindl. 的叶。

［江山土名］石楠柴。

［性味归经］辛、苦，平。有小毒。归肝、肾经。

［功能主治］祛风，通经，益肾。用于风湿痹痛，腰背酸痛，足膝无力，偏头痛。

［采收加工］全年可采，扎成小把，干燥。

［参考资料］以叶片完整、绿棕色者为佳。含有氢氰酸、野樱皮苷、熊果酸、皂苷、挥发油。所含的熊果酸有明显的安定和降温作用，并有镇痛、抗炎及抗癌作用，对革兰氏阳性菌、革兰氏阴性菌和酵母菌有抑制作用。

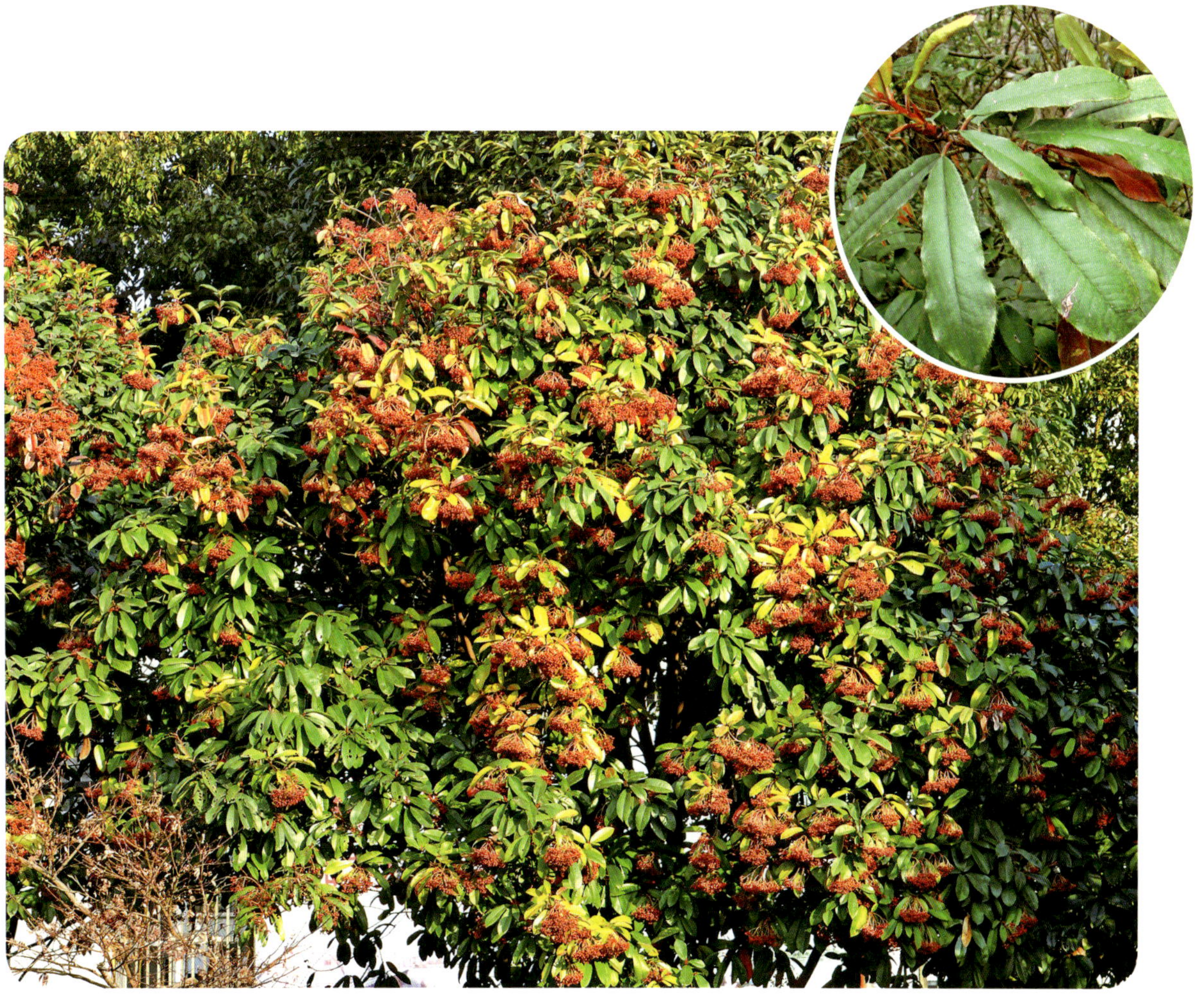

石榴皮

[药材来源] 为石榴科植物石榴 *Punica granatum* L. 的果皮。

[江山土名] 石榴壳。

[性味归经] 酸、涩，温。归大肠经。

[功能主治] 涩肠止泻，止血，驱虫。用于久泻，久痢，便血，脱肛，崩漏，带下，虫积腹痛。

[采收加工] 秋季石榴果实成熟，顶端开裂时采摘，除去种子及隔瓤，切瓣晒干，或微火烘干。

[参考资料] 主要含有鞣质、甘露醇、没食子酸、苹果酸、果胶和草酸钙等。以皮厚实、色红褐者为佳。

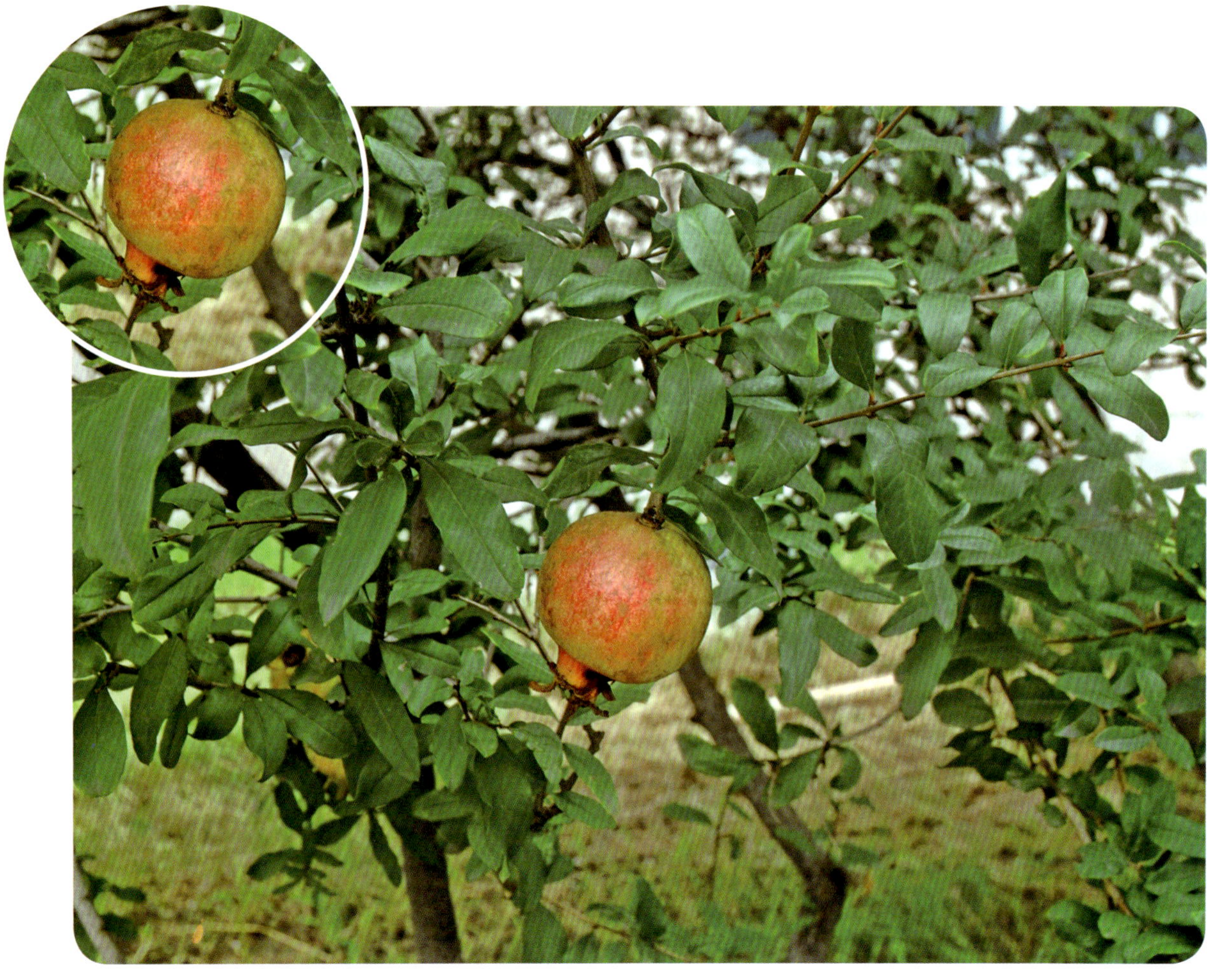

龙须草

[药材来源] 为莎草科植物类头状花序藨草 *Scirpus subcapitatus* Thw. 的全草。

[江山土名] 野席草、石壁草。

[性味归经] 淡，寒。归心、肺、膀胱经。

[功能主治] 利尿通淋，清热安神。用于尿路感染，急性支气管炎，赤眼肿痛，心悸失眠，糖尿病。

[采收加工] 全年可采，洗净，干燥。

[参考资料] 龙须草水煎服用于小便淋涩效果较好。此外，还能清热解表、润肺止咳。

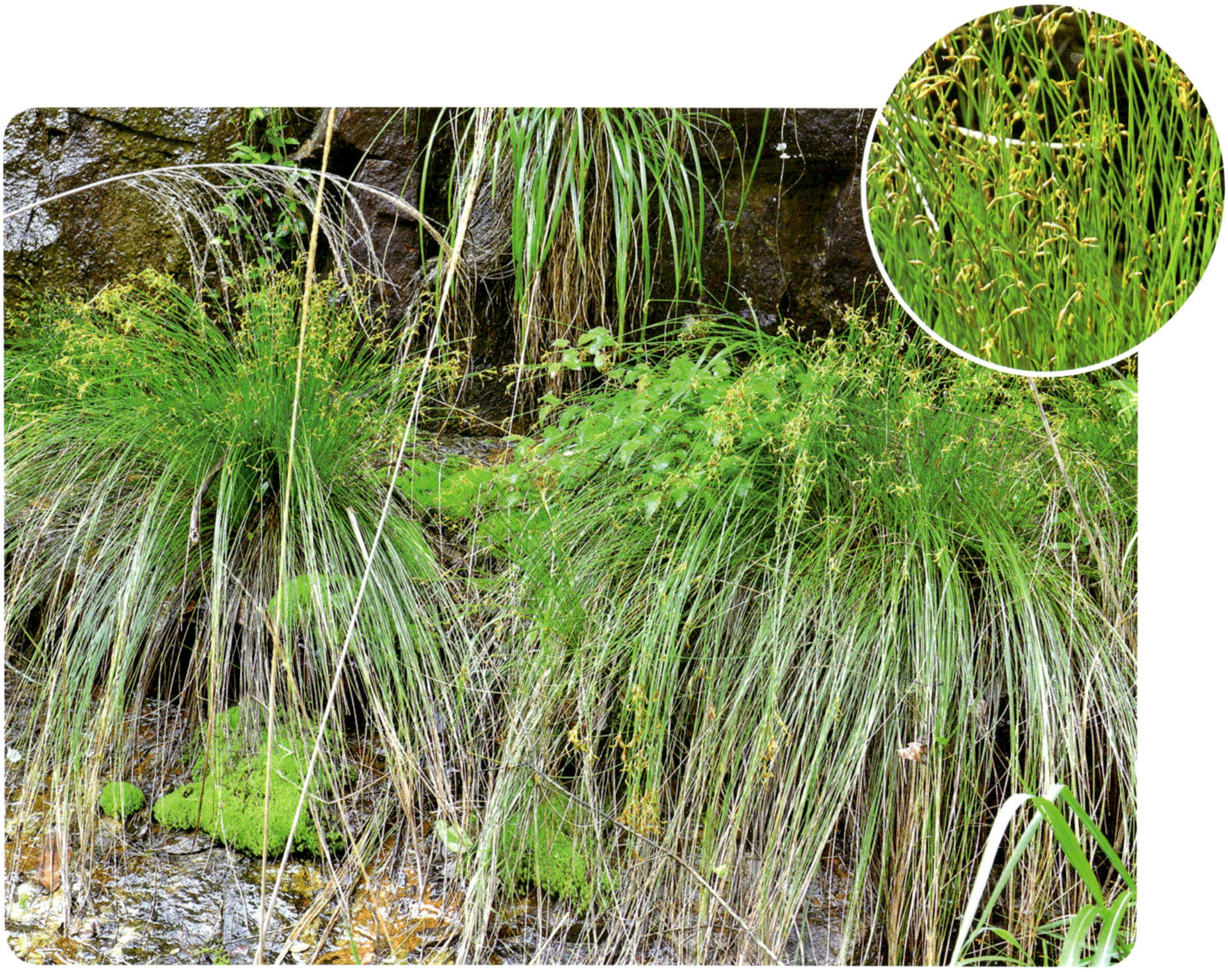

龙须藤

[药材来源] 为豆科植物龙须藤 *Bauhinia championi*（Benth.）Benth. 的藤茎。

[江山土名] 羊蹄藤。

[性味归经] 微苦、甘，温。归肝、大肠经。

[功能主治] 祛风除湿，行气活血，健脾理气。用于风湿痹痛，中风偏瘫，跌打损伤，胃脘胀痛，小儿疳积。

[采收加工] 全年可采，割取藤茎，鲜用或洗净切片，晒干。

[参考资料] 含有异谷树碱、左旋箭毒碱、小檗胺、轮环藤酚碱及木兰花碱。

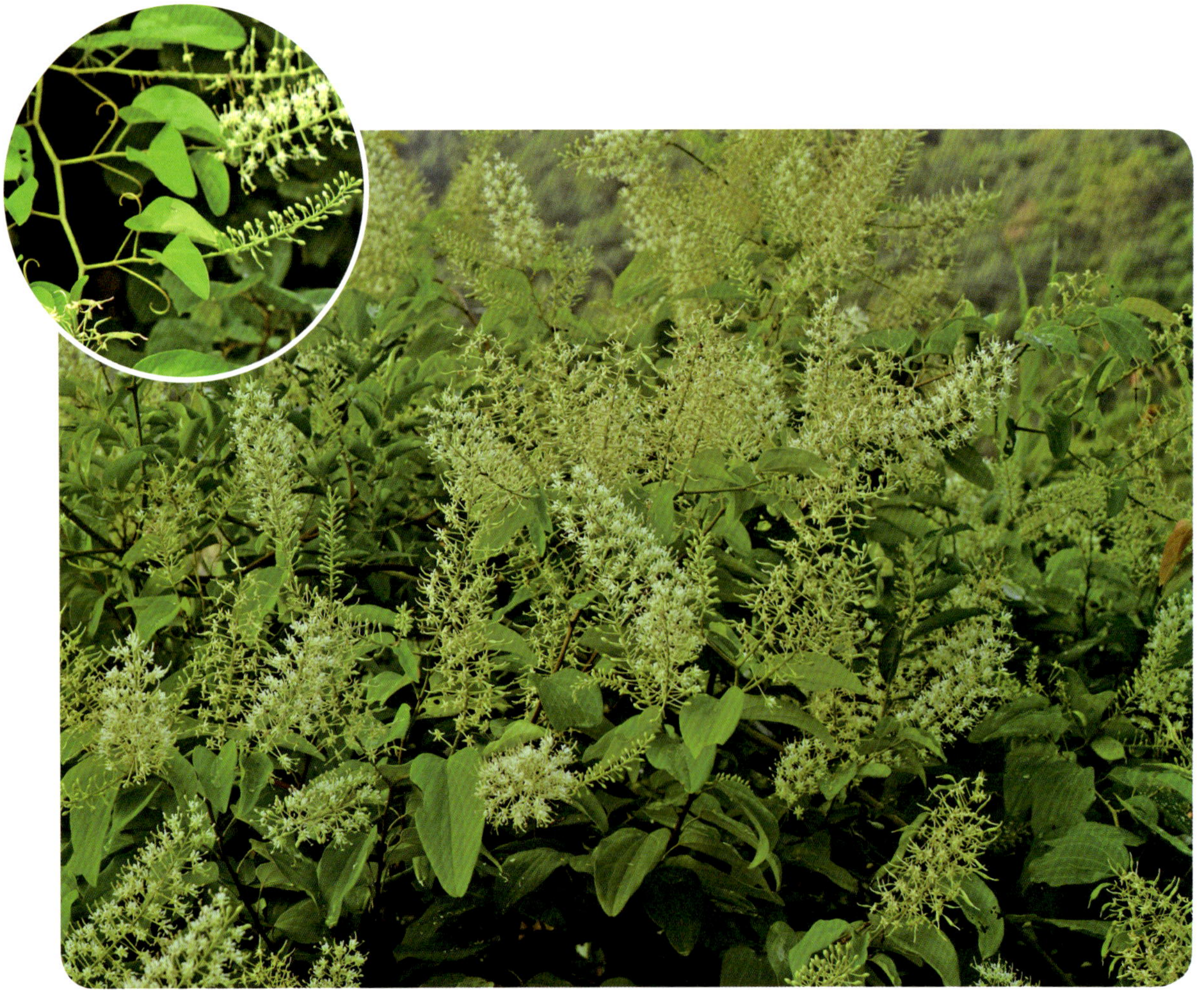

龙 胆

[药材来源] 为龙胆科植物五岭龙胆 *Gentiana davidii* Franch 的根及根茎。

[江山土名] 龙胆草。

[性味归经] 苦，寒。归肝、胆经。

[功能主治] 清热燥湿，泻肝胆火。用于湿热黄疸，阴肿阴痒，带下，强中，湿疹瘙痒，目赤，耳聋，胁痛，口苦，惊风抽搐。

[采收加工] 春、秋二季采挖，洗净，干燥。

[参考资料] 主要含有龙胆苦苷、獐牙菜苦苷和龙胆酸等成分。

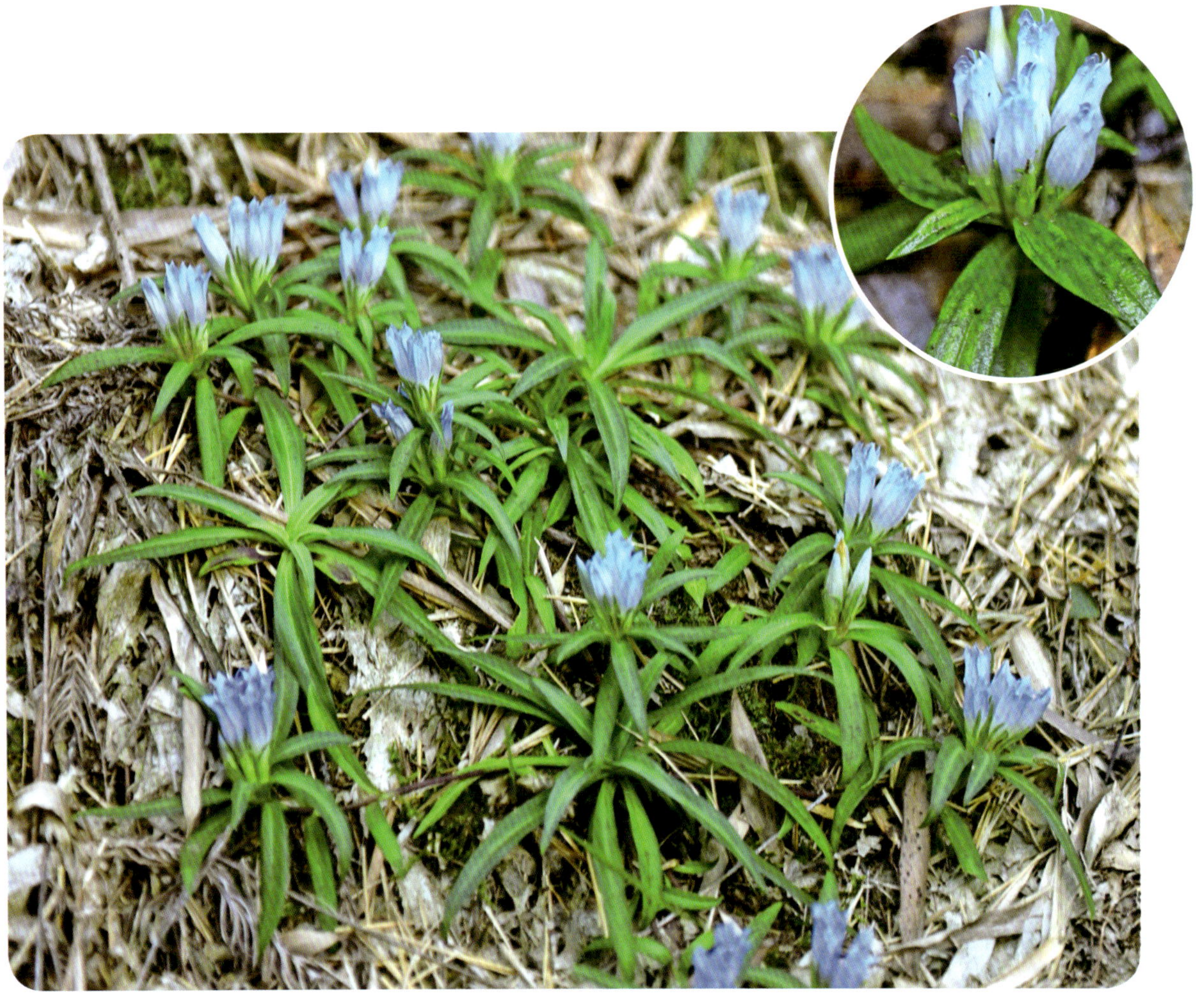

龙 葵

[药材来源] 为茄科植物龙葵 Solanum nigrum L. 的地上部分。

[江山土名] 野茄子。

[性味归经] 苦，寒。有小毒。归肺、膀胱经。

[功能主治] 清热解毒，散结，利尿。用于咽喉肿痛，肋间神经痛，痈肿疔毒，水肿，小便不利。

[采收加工] 夏、秋二季可采，洗净，干燥。

[参考资料] 清热解毒、散结，可用于治疗咽喉肿痛，常与土牛膝、筋骨草、大青叶等药同用。也可以治疗痈肿疔毒，将鲜草洗净，捣烂外敷；内服可配合野菊花、蒲公英等药。本品兼有利尿作用，治疗水肿、小便不利等，可与泽泻、木通等药同用。

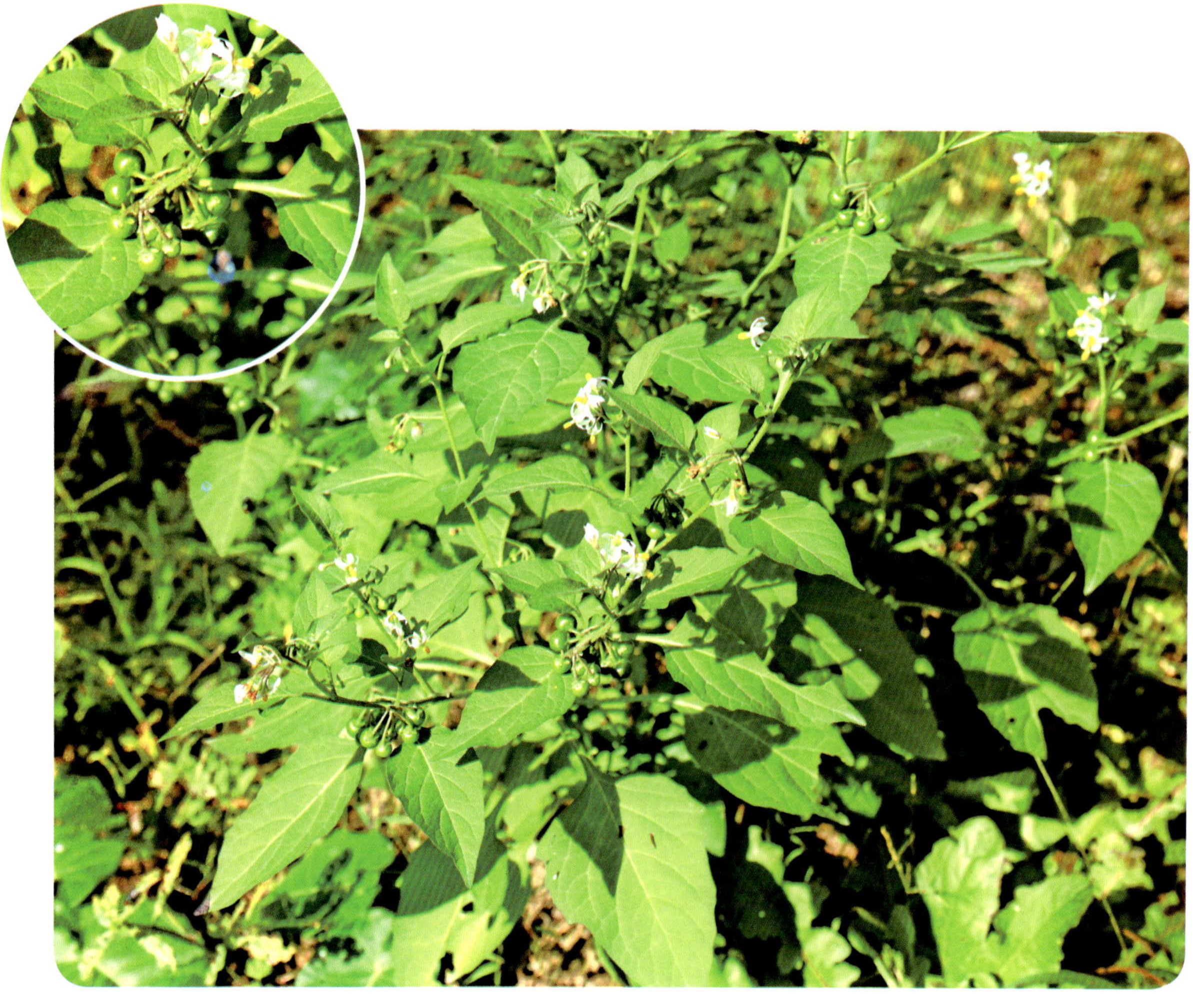

东方古柯

[药材来源] 为古柯科植物东方古柯 *Erythroxylum sinensis* C. Y. Wu 的叶。

[江山土名] 野漆树。

[性味归经] 微苦、涩，温。归胃、肾经。

[功能主治] 定喘，止痛，消除疲劳。用于哮喘，骨折疼痛，疟疾，疲劳。

[采收加工] 全年可采收，晒干或鲜用。

[参考资料] 少量鲜叶片咀嚼内服，可用于哮喘。少量叶片捣碎、贴敷外用，可用于外伤。

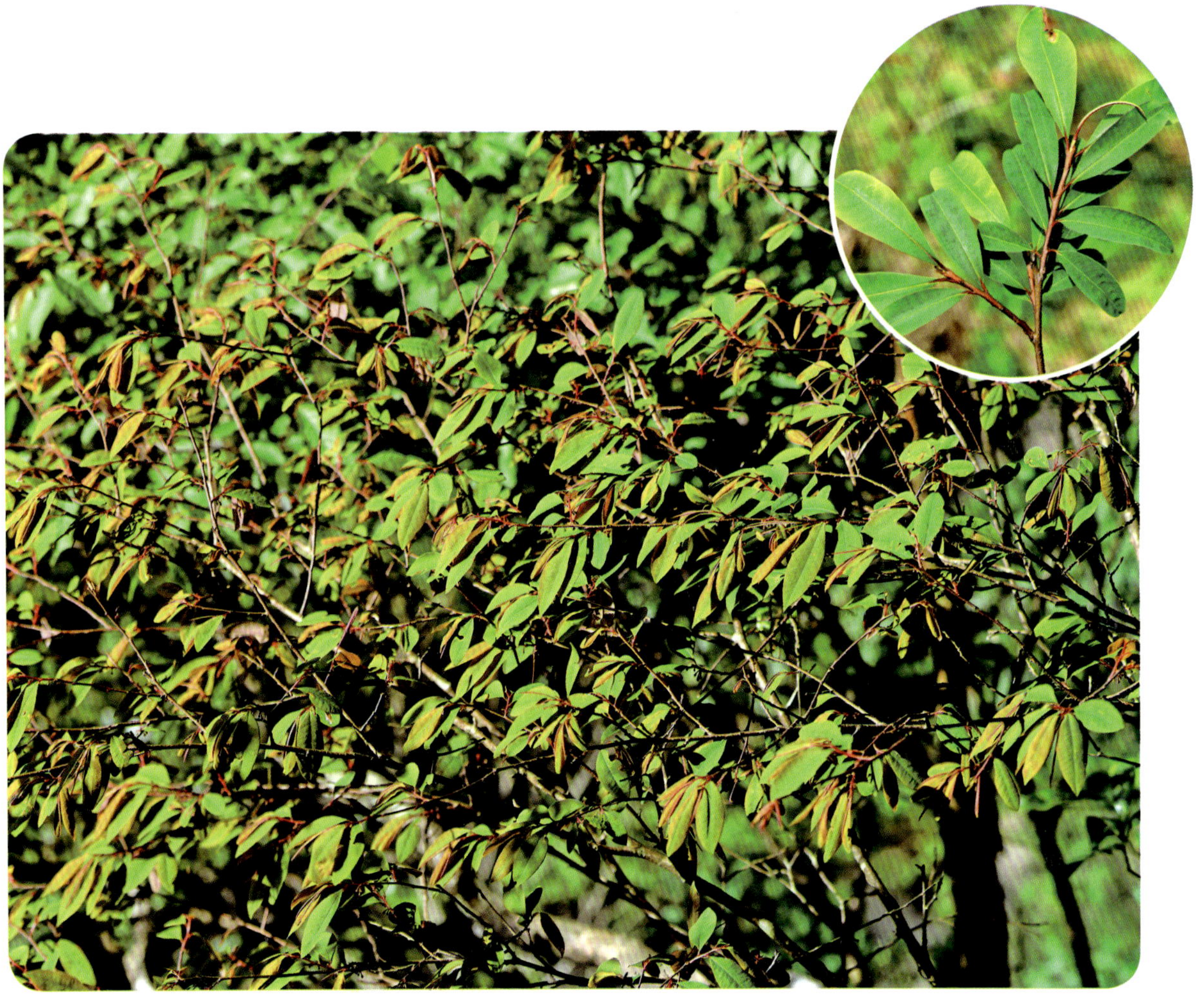

北刘寄奴

[药材来源] 为玄参科植物阴行草 *Siphonostegia chinensis* Bentham 的全草。

[江山土名] 土茵陈。

[性味归经] 苦，寒。归脾、胃、肝、胆经。

[功能主治] 活血祛瘀，通经止痛，凉血，止血，清热利湿。用于跌打损伤，外伤出血，瘀血经闭，月经不调，产后瘀痛，癥瘕积聚，血痢，血淋，湿热黄疸，水肿腹胀，白带过多。

[采收加工] 秋季采收，除去杂质，晒干。

[参考资料] 全体被短毛。根短而弯曲，稍有分枝。茎圆柱形，有棱，有的上部有分枝，表面棕褐色或黑棕色；质脆，易折断，断面黄白色，中空或有白色髓。叶对生，多脱落破碎，完整者羽状深裂，黑绿色。总状花序顶生，花有短梗，花萼长筒状，黄棕色至黑棕色，有明显 10 条纵棱，先端 5 裂，花冠棕黄色，多脱落。蒴果狭卵状椭圆形，较萼稍短，棕黑色。种子细小。气微，味淡。外用适量，研末调敷患处。

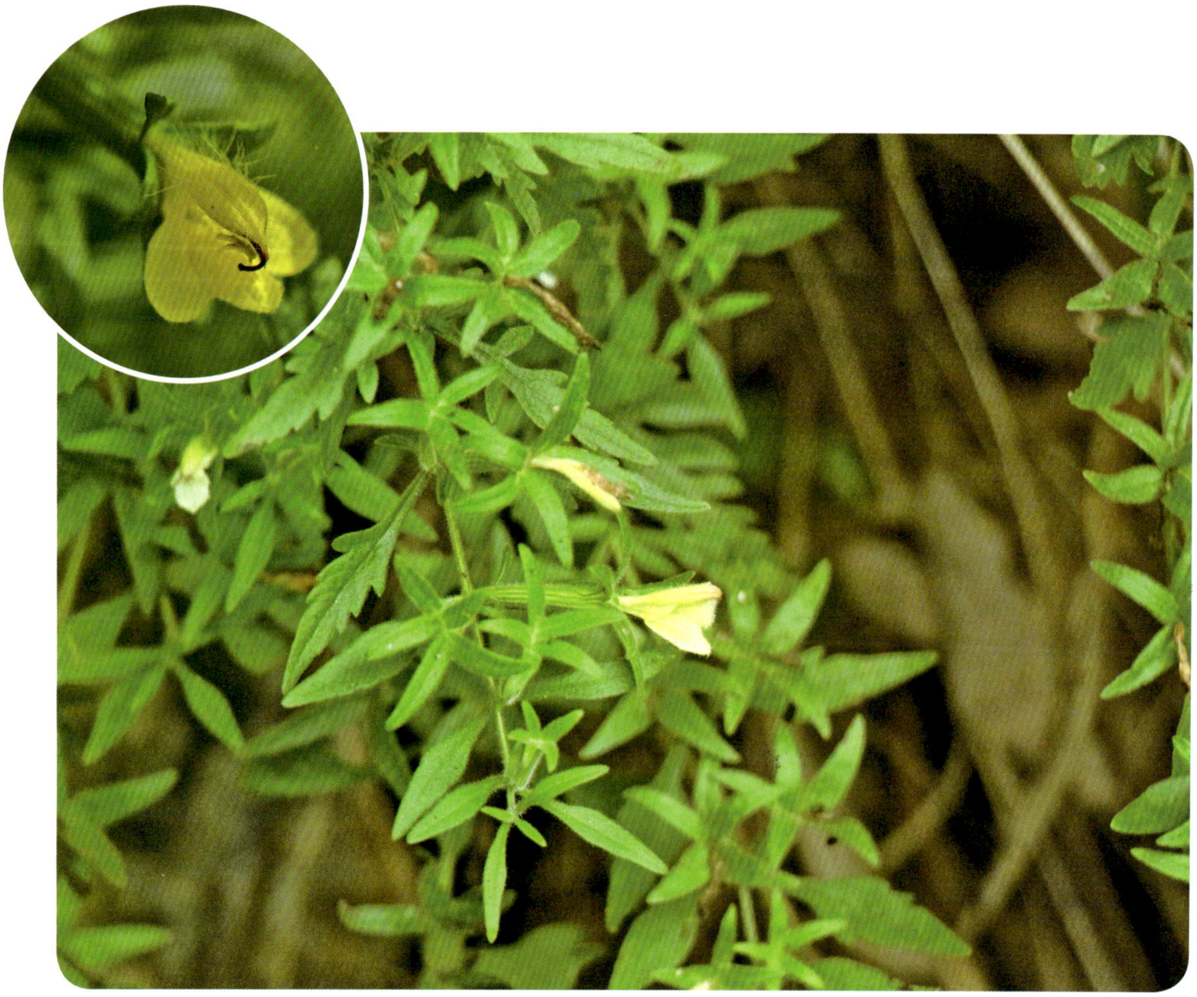

叶下珠

[药材来源] 为大戟科植物叶下珠 *Phyllanthus urinaria* L. 的全草。

[江山土名] 珍珠草、叶下珠。

[性味归经] 甘、苦，凉。归肝、肺经。

[功能主治] 清热，利湿，解毒。用于肝胆湿热证。

[采收加工] 夏、秋二季采集，除去杂质，晒干。

[参考资料] 主要含有没食子酸、黄酮、生物碱等。其中没食子酸为主要活性成分，具有抗病毒作用。叶下珠对乙肝病毒有抑制作用，具有保护肝细胞及提高细胞免疫功能的作用。

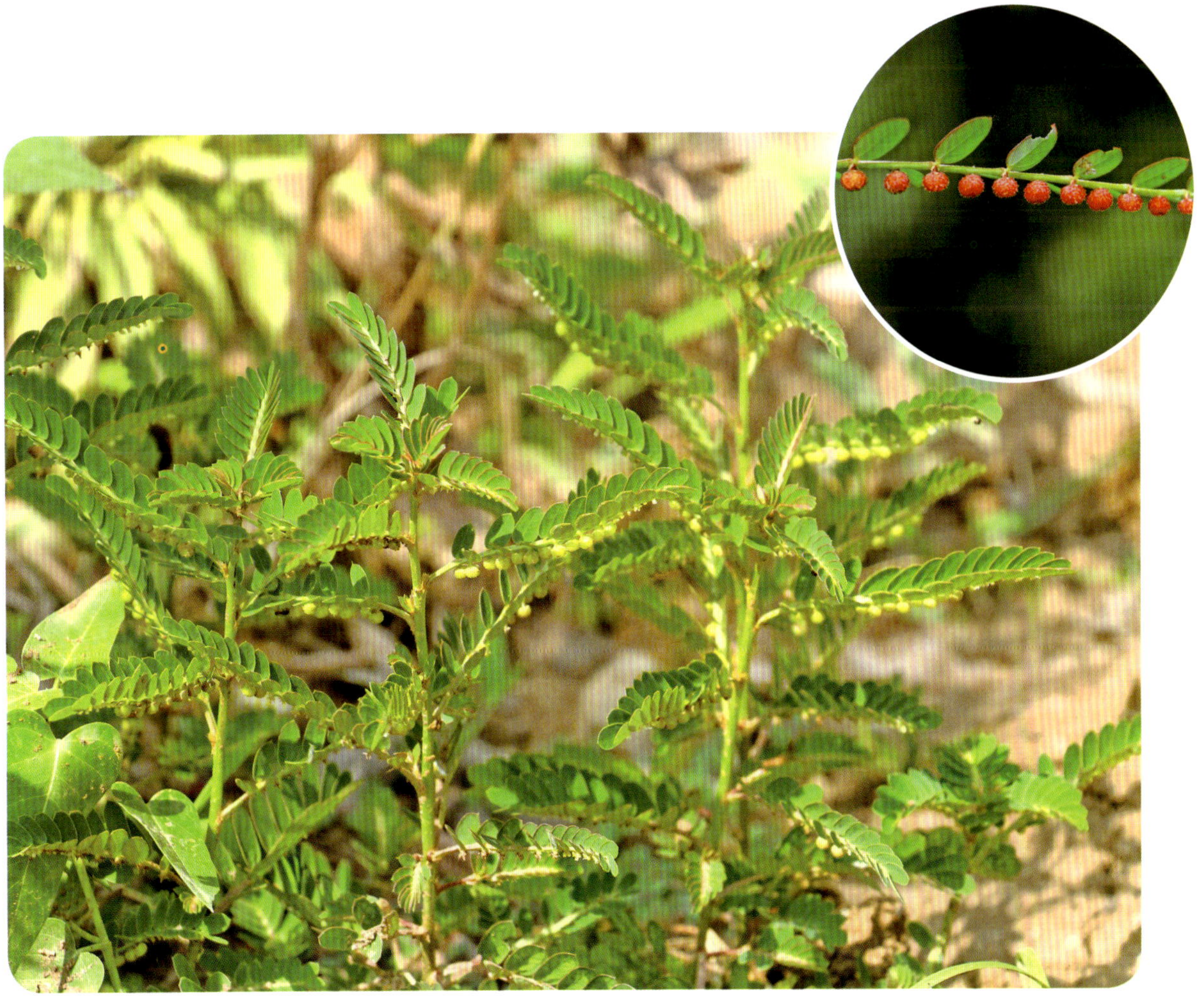

田　麻

[药材来源] 为椴树科植物田麻 *Corchoropsis tomentosa*（Thunb.）Makino 的全草。

[江山土名] 田麻。

[性味归经] 苦，凉。归肝、脾经。

[功能主治] 平肝利湿，解毒，止血。用于小儿疳积，白带过多，痈疖肿毒；外用治外伤出血。

[采收加工] 夏、秋二季采收，切段，鲜用或晒干。

[参考资料] 外用取鲜品适量，捣烂敷患处。

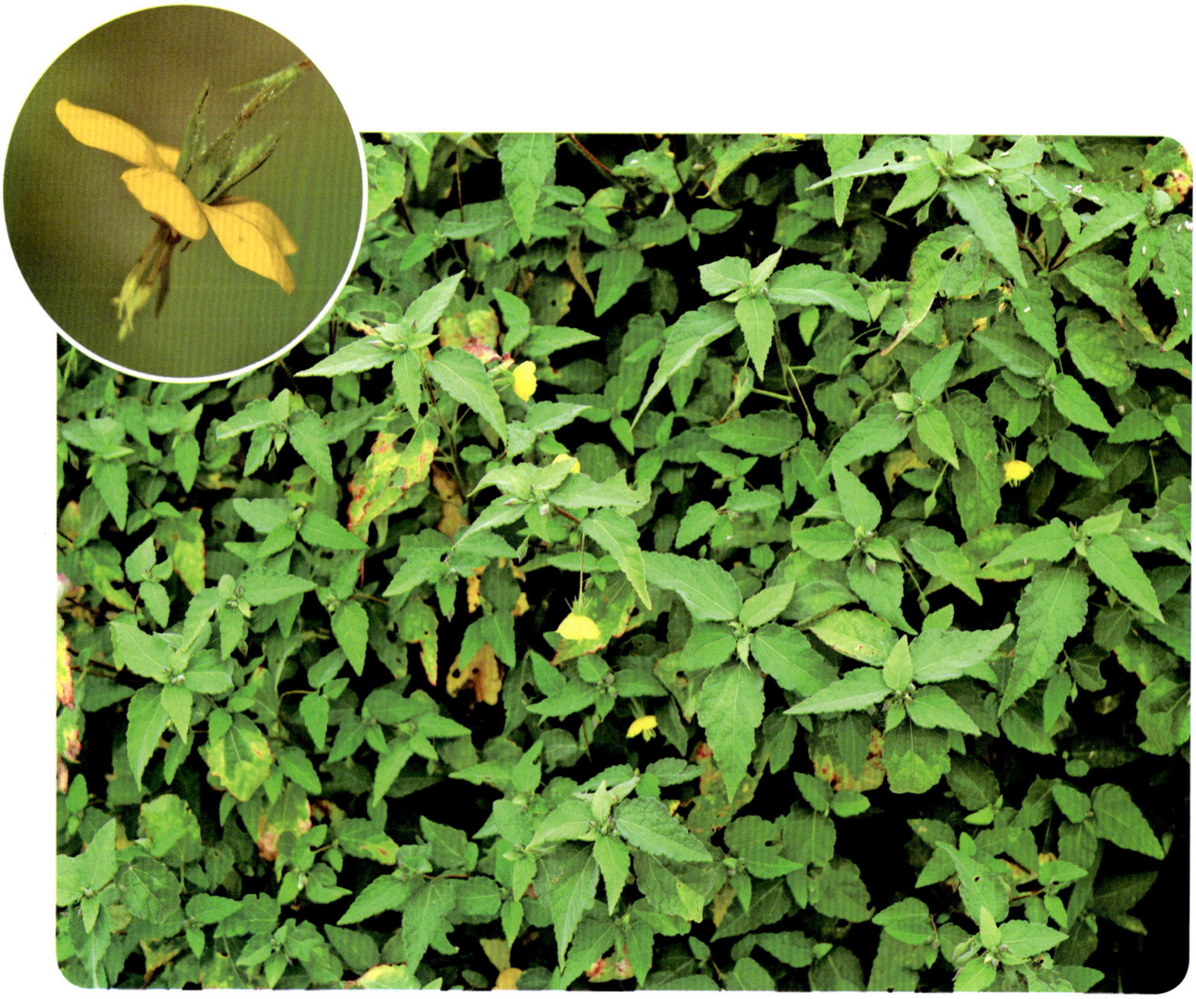

凹叶景天

[药材来源] 为景天科植物凹叶景天 *Sedum emarginatum* Migo 的全草。

[江山土名] 疔疮草。

[性味归经] 酸、涩，凉。归肝、脾、大肠经。

[功能主治] 清热解毒，散瘀消肿。用于跌打损伤、热疖、疮毒。

[采收加工] 夏、秋二季采集，洗净，鲜用。或除去泥沙杂质，置沸水中稍烫，取出，晒干。

[参考资料] 含有生物碱、谷甾醇、黄酮类、果糖、蔗糖和有机酸等。

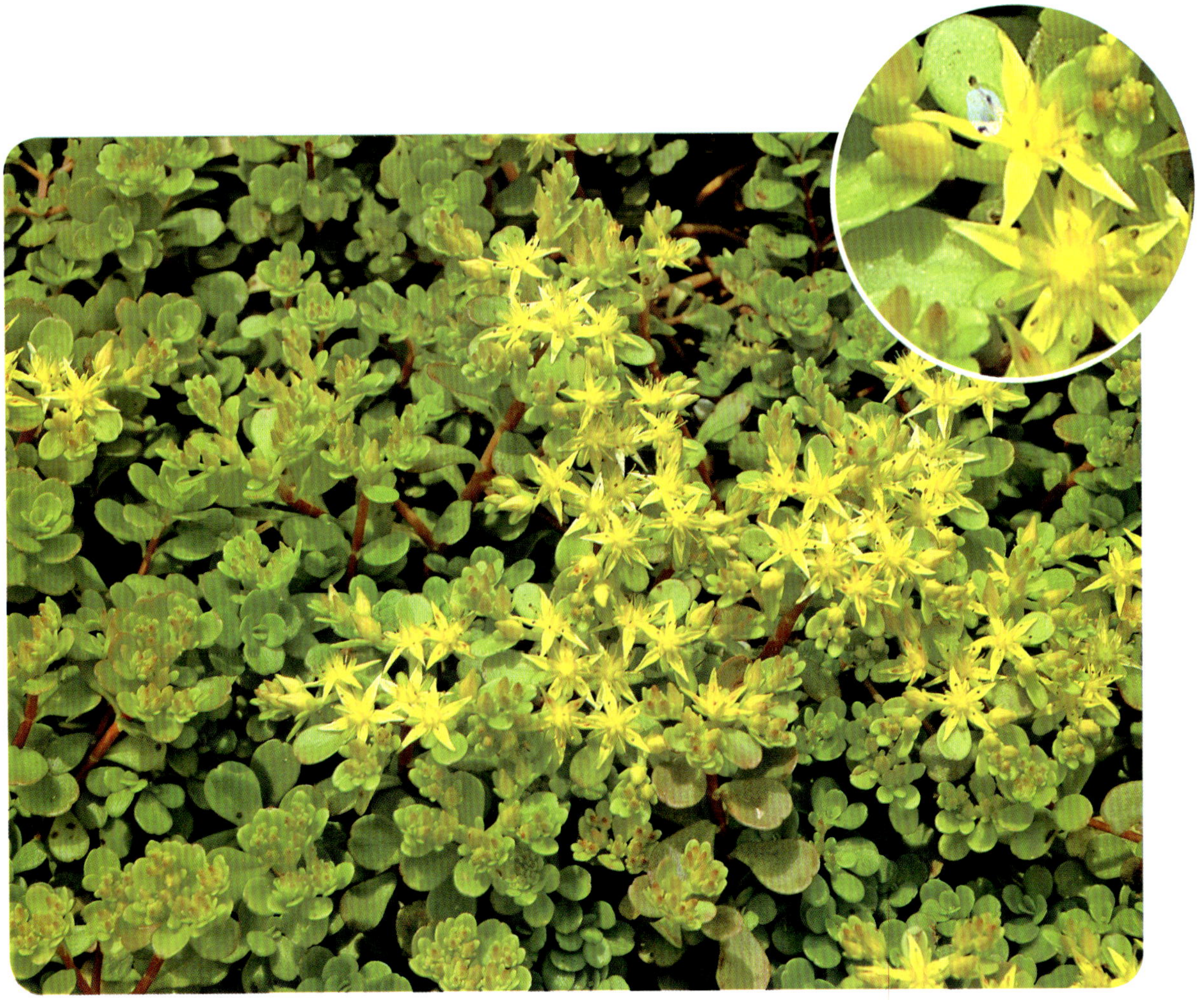

四季青

[药材来源] 为冬青科植物冬青 *Ilex chinensis* Sims 的叶。

[江山土名] 冬青。

[性味归经] 苦、涩，凉。归肺、大肠、膀胱经。

[功能主治] 清热解毒，消肿祛瘀。用于肺热咳嗽，咽喉肿痛，痢疾，胁痛，热淋；外治烧烫伤，皮肤溃疡。

[采收加工] 秋、冬二季采收，晒干。

[参考资料] 治疗感冒发热，肺热咳嗽，咽喉肿痛，小便淋沥涩痛及痢疾、腹泻等，可单用四季青煎服；也可配合蒲公英、乌蔹莓、鸭跖草等同用。治疗热疖痈肿初起，可用四季青鲜叶适量，洗净，加食盐少许，同捣烂，外敷患处。四季青干叶研成细粉，用麻油调涂患处，可用于下肢溃烂及烧烫伤。四季青鲜叶洗净，捣烂外敷伤口，可用于创伤出血；也可用干叶研末，撒敷在伤口上，用纱布包扎处理。

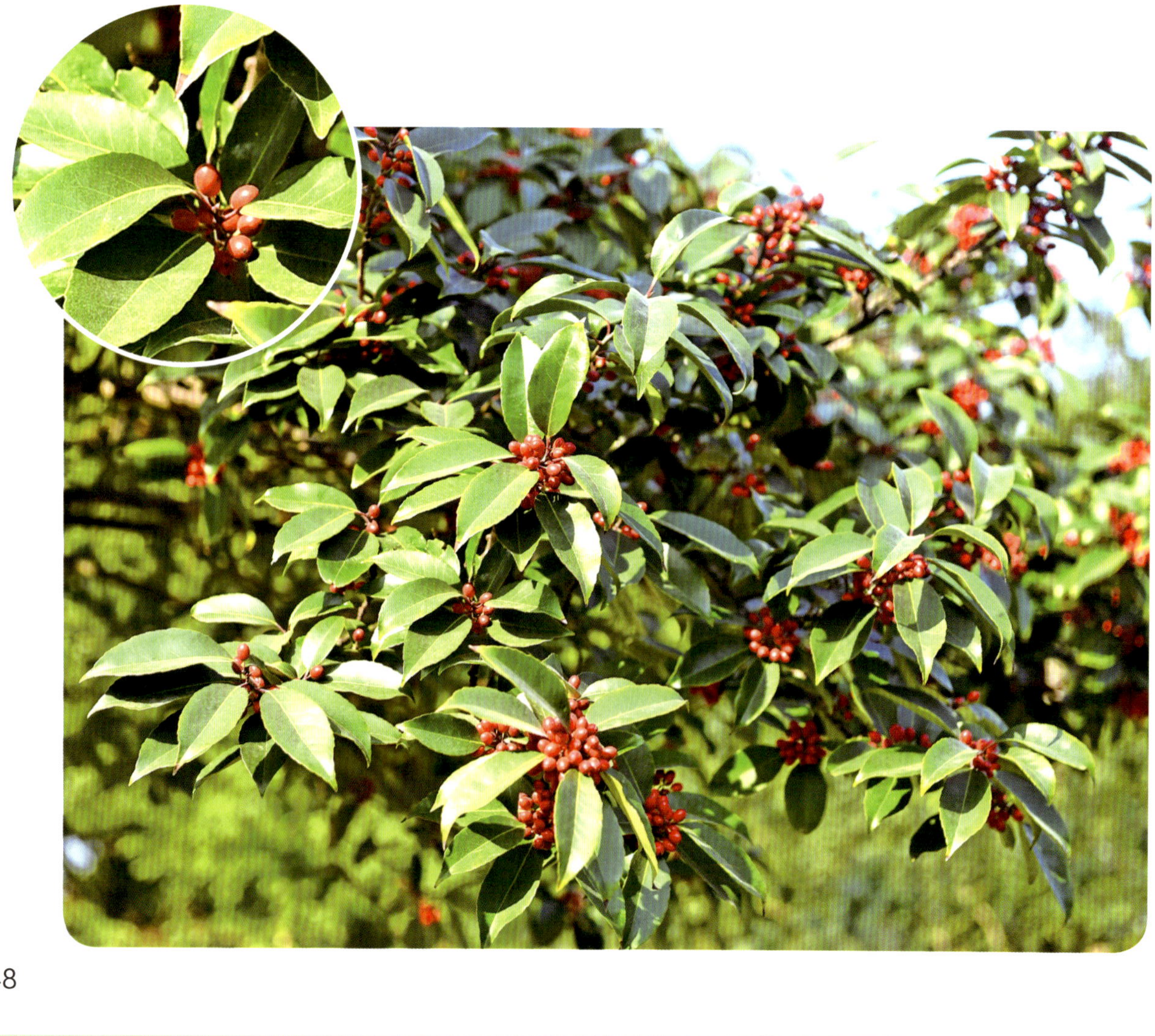

四季菜

[药材来源] 为菊科植物白苞蒿 *Artemisia lactiflora* Wall. ex DC. 的地上部分。

[江山土名] 鸭脚艾。

[性味归经] 辛、微苦，温。归肺、膀胱、肝经。

[功能主治] 通经，活血，理气。用于产后瘀血腹痛，月经不调，闭经，食积腹胀，跌打损伤。

[采收加工] 夏、秋二季采收，除去杂质，晒干或鲜用。

[参考资料] 含有黄酮苷、酚类、挥发油和氨基酸。其水煎液及乙醚提取物对四氯化碳所致小鼠实验性肝损伤有明显的保护作用，且活性成分集中于乙醚提取物部分。乙醚部位含有的7–甲氧基香豆素有明显护肝作用。其浸膏能显著降低四氯化碳中毒大鼠的丙氨酸氨基转移酶（ALT），减轻肝脏重量，电镜观察，治疗组大鼠肝细胞形态结构为纤维化程度减轻，脂肪滴明显减少，线粒体形态趋向正常。其水煎剂对2–萘异硫氰酸脂造成的小鼠高胆红素血症，具有明显的退黄作用。

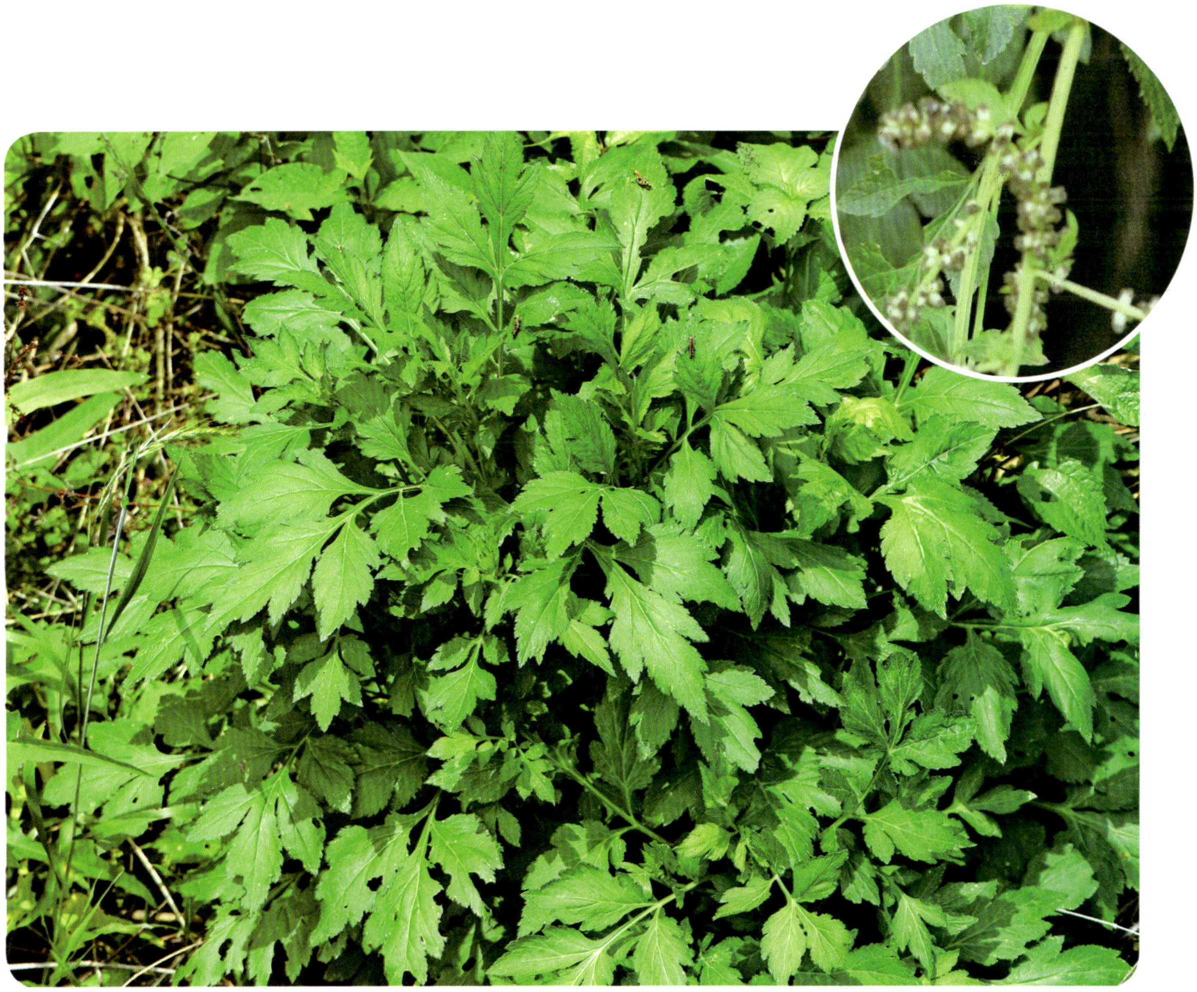

生　姜

[药材来源] 为姜科植物姜 *Zingiber officinale* Rosc. 的新鲜根茎。

[江山土名] 生姜。

[性味归经] 辛，微温。归肺、脾、胃经。

[功能主治] 解表散寒，温中止呕，化痰止咳。用于风寒感冒，胃寒呕吐，寒痰咳嗽。

[采收加工] 秋、冬二季采挖，除去须根及泥沙。

[参考资料] 生姜发散风寒，多治感冒轻症，煎汤，加红糖趁热服用，往往能得汗而解，也可用作预防感冒。生姜发汗作用较弱，常配合麻黄、桂枝等同用，作为发汗解表辅助的药品，能增强发汗力量。生姜为止呕要药，可单独应用，治疗胃寒呕吐；也可治胃热呕吐，配合半夏、竹茹、黄连等同用。生姜能解鱼蟹毒，单用或配紫苏同用。此外，生姜又能解生半夏、生天南星之毒，煎汤饮服，可用于半夏、天南星中毒引起的喉哑、舌肿、麻木等症。因此在炮制半夏、天南星时，常用生姜同制，以减除半夏、天南星的毒性。

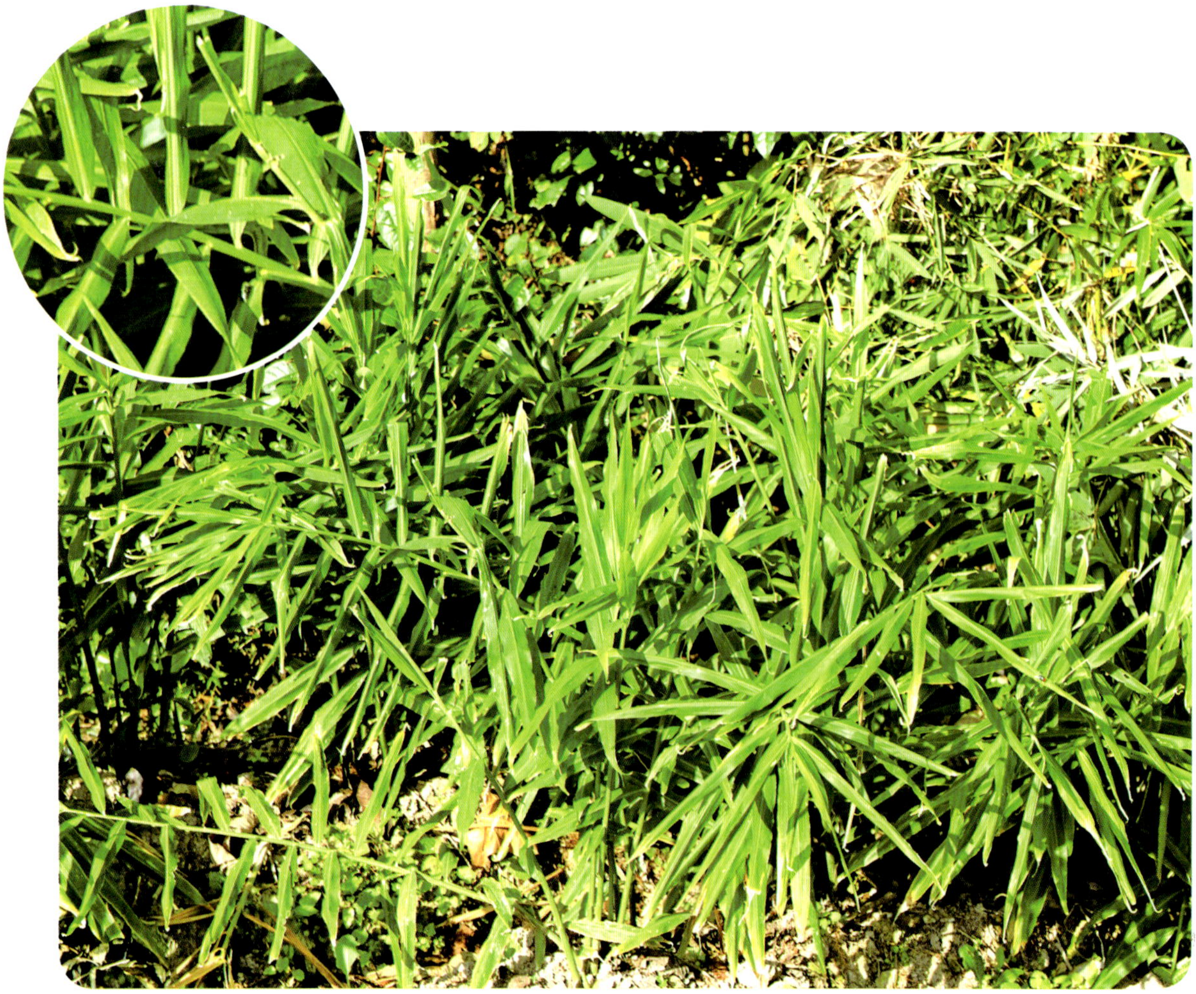

仙人杖

[药材来源] 为禾本科植物淡竹 *Phyllostachys nigra*（Lodd.）Munro var. henonis（Mitf.）Stapf ex Rendle 干燥枯死的幼竹茎秆。

[江山土名] 退秧竹、瘪竹。

[性味归经] 咸，平。归肾、肯经。

[功能主治] 利水，止吐。用于反胃，小儿回乳，水肿，疟疾。

[采收加工] 夏季采收，除去枝、梢等杂质，干燥。

[参考资料]《本草拾遗》言："是笋欲成竹时立死者，色黑如漆，五、六月收之。苦竹、桂竹多生此。"《岭南采药录》言："治肌肤水肿。"

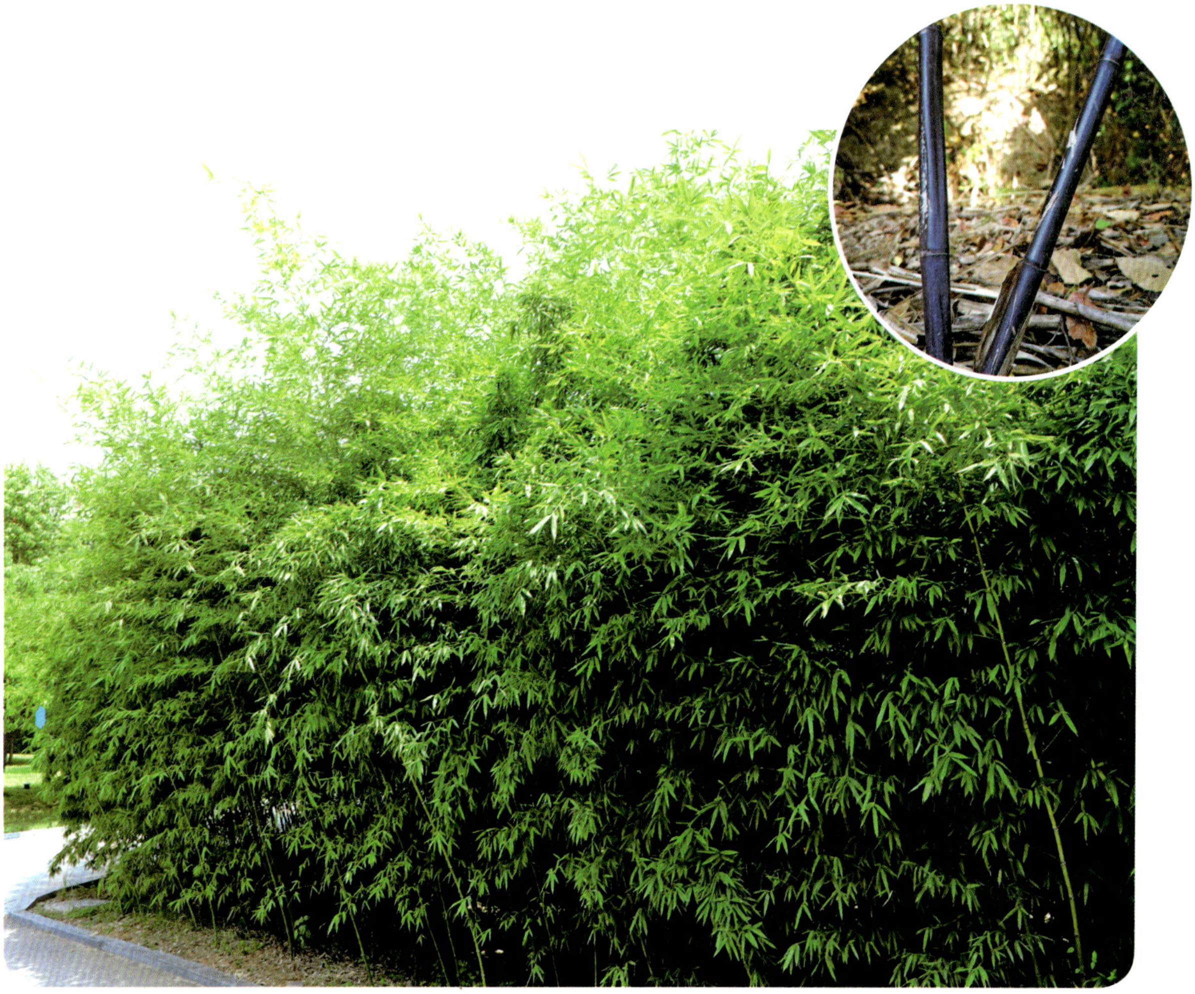

仙人掌

[药材来源] 为仙人掌科植物仙人掌 *Opuntia dillenii*（Ker-Gawl.）Haw. 的肉质茎。

[江山土名] 神仙掌。

[性味归经] 苦，凉。归肺、胃、大肠经。

[功能主治] 行气活血，凉血止血，解毒消肿。用于胃痛，痞块，痢疾，喉痛，肺热咳嗽，痔血，疮疡疔疖，乳痈，痄腮，蚊虫咬伤，烫伤。

[采收加工] 全年可采，用刀削除小瘤体上的利刺和刺毛，除去杂质，鲜用或晒干。

[参考资料] 主要含有生物碱类、黄酮类、甾醇类、萜类、多糖、有机酸及挥发油等，具有消炎、镇痛、降血糖、降血脂、抗氧化、抗疲劳、抗病毒等多种生物活性。

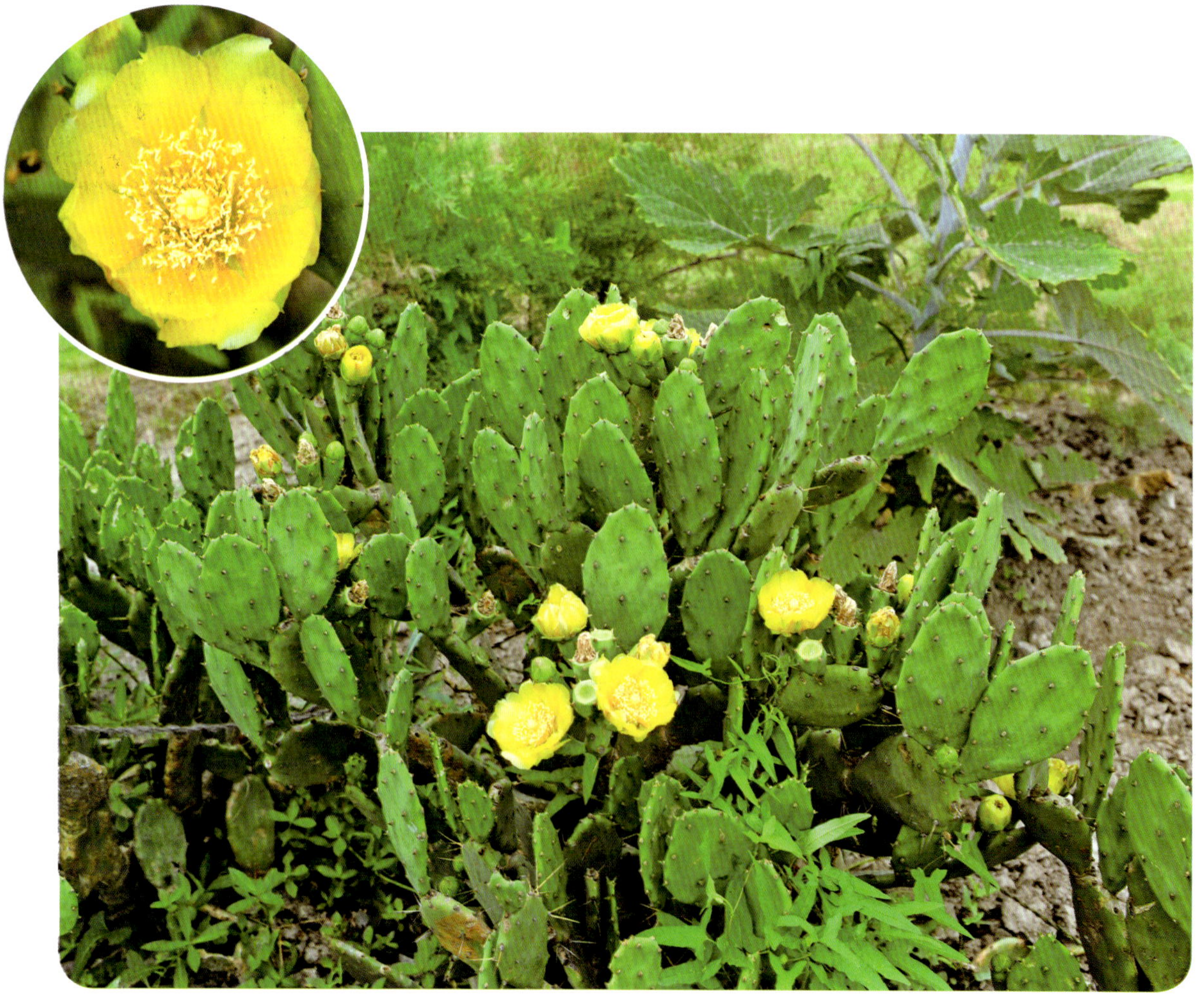

仙 茅

[药材来源] 为石蒜科植物仙茅 *Curculigo orchioides* Gaertn. 的根茎。

[江山土名] 千年棕、野山棕。

[性味归经] 辛，热。有毒。归肾、肝、脾经。

[功能主治] 补肾阳，强筋骨，祛寒湿。用于阳痿精冷，筋骨痿软，腰膝冷痹，阳虚冷泻。

[采收加工] 秋、冬二季采挖，除去根头和须根，洗净，干燥。

[参考资料] 含有鞣质、树脂、淀粉等。凡阴虚火旺者忌服。

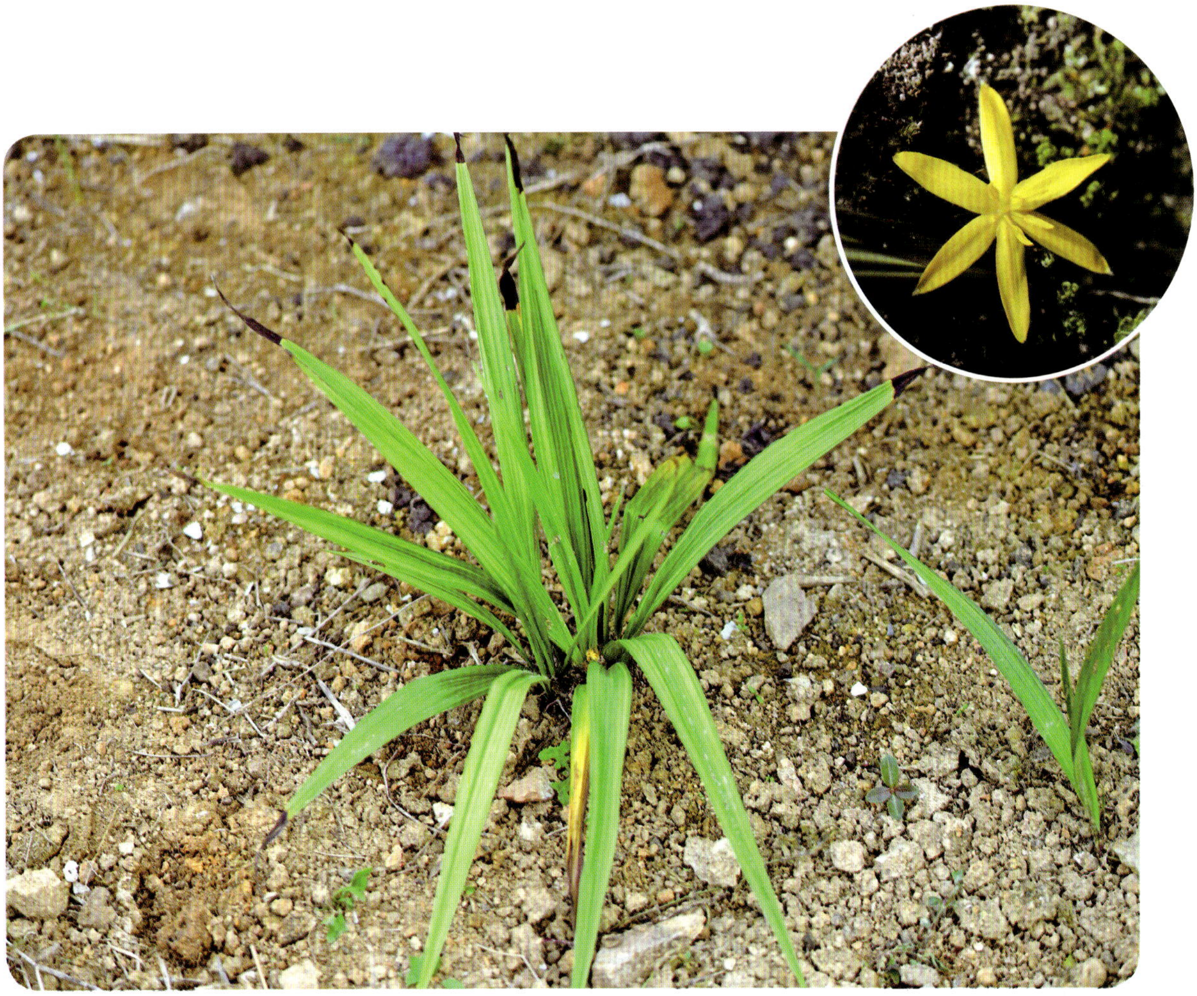

仙桃草

[药材来源] 为玄参科植物蚊母草 *Veronica peregrina* L. 的带虫瘿的全草。

[江山土名] 蚊母草。

[性味归经] 微苦，温。归肺经。

[功能主治] 活血祛瘀，止血，止痛。用于跌打损伤，咯血，胃痛，咽喉肿痛。

[采收加工] 夏初虫瘿膨大略带红色时采收，干燥。

[参考资料] 含有原儿茶酸、木犀草素、甘露醇、香草酸和金圣草素等。带虫瘿的果实可用于治跌打损伤及吐血。

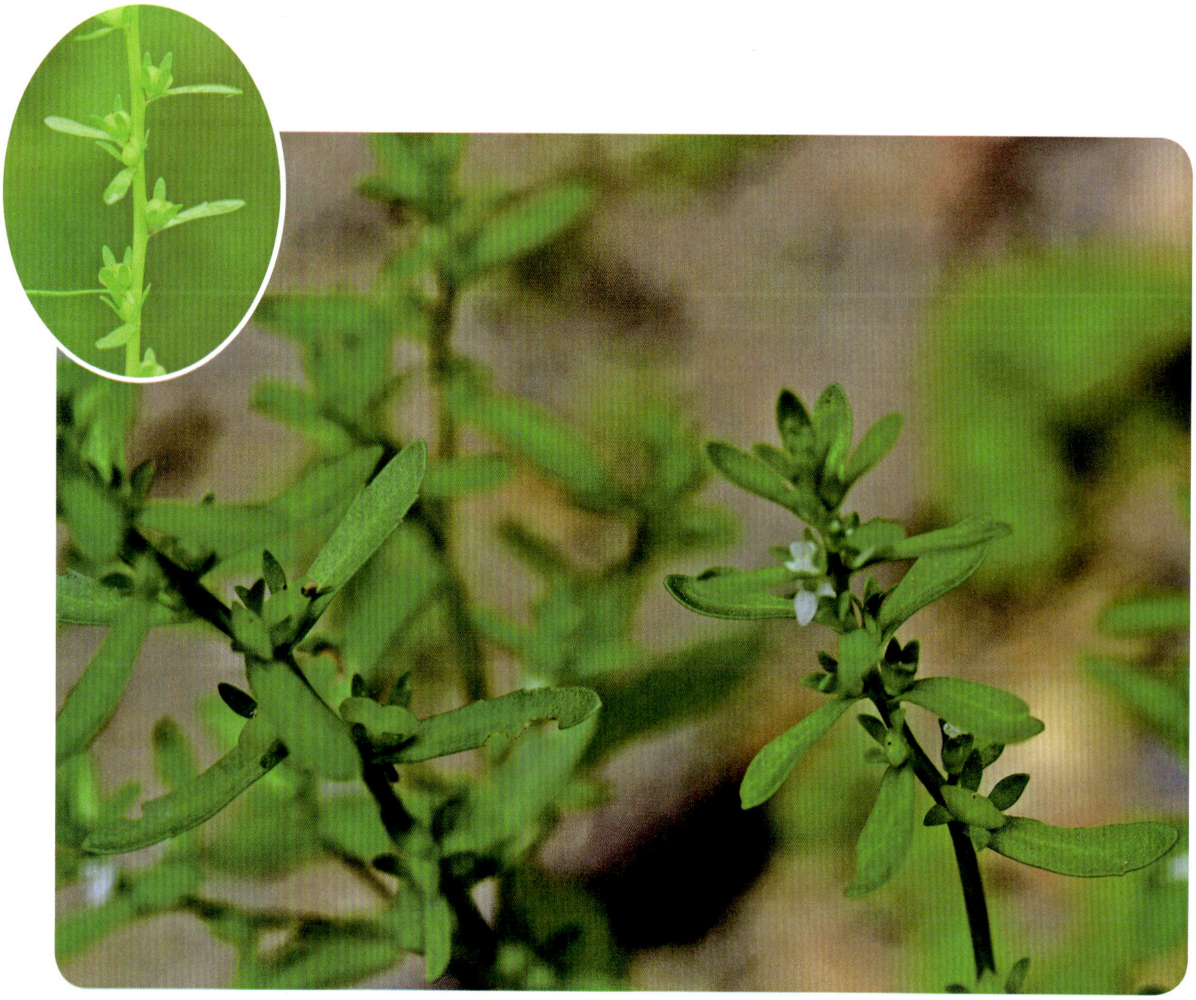

仙鹤草

［药材来源］为蔷薇科植物龙芽草 *Agrimonia pilosa* Ledeb. 的地上部分。

［江山土名］子不离母。

［性味归经］苦、涩，平。归心、肝经。

［功能主治］收敛止血，截疟，止痢，解毒，补虚。用于咯血，吐血，崩漏下血，疟疾，血痢，痈肿疮毒，阴痒带下，脱力劳伤。

［采收加工］夏、秋二季茎叶茂盛时采割，除去杂质，干燥。

［参考资料］主要含有黄酮类、三萜类、鞣质类、酚类、挥发油、酯、糖苷、有机酸等多种化学成分，具有降血糖、抗肿瘤、镇痛抗炎、杀虫、止血、止痢、抗疟、抗氧化、抗心律失常等多种药理作用。

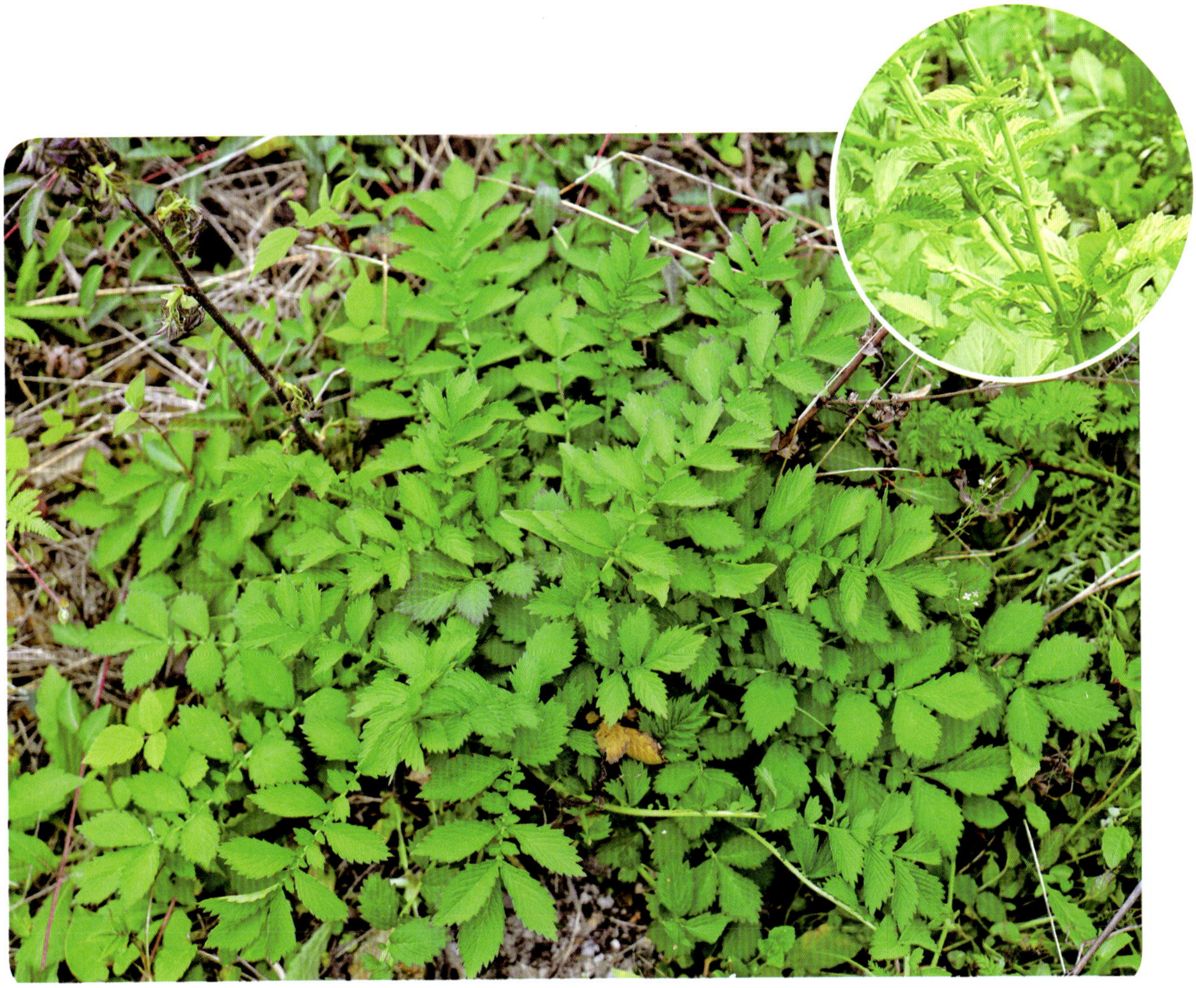

白山毛桃根

[药材来源] 为猕猴桃科毛花猕猴桃 *Actinidia eriantha* Benth. 的根。其叶（毛冬瓜叶）也可药用。

[江山土名] 猕猴桃根、毛谷楞。

[性味归经] 淡、微辛，寒。归胃、肝、大肠经。

毛冬瓜叶：苦，寒。归肺、胃经。

[功能主治] 清热解毒，活血消肿，祛风利湿。用于热毒痈肿，风湿性关节炎，跌打损伤，丝虫病，肝炎，痢疾，淋巴结结核，痈疖肿毒，癌症。

毛冬瓜叶：清热利湿，活血消肿，解毒。用于肺热失音，淋浊，带下，颜面丹毒，淋巴结炎，皮炎，痈疮肿毒。

[采收加工] 秋季采挖，除去杂质，晒干。

毛冬瓜叶：夏、秋二季采收，晒干。

[参考资料] 主要含有三萜、黄酮、甾醇、糖类、微量元素、挥发油、木脂素等，具有抗肿瘤、免疫调节、抗炎和抗氧化等多种药理作用。

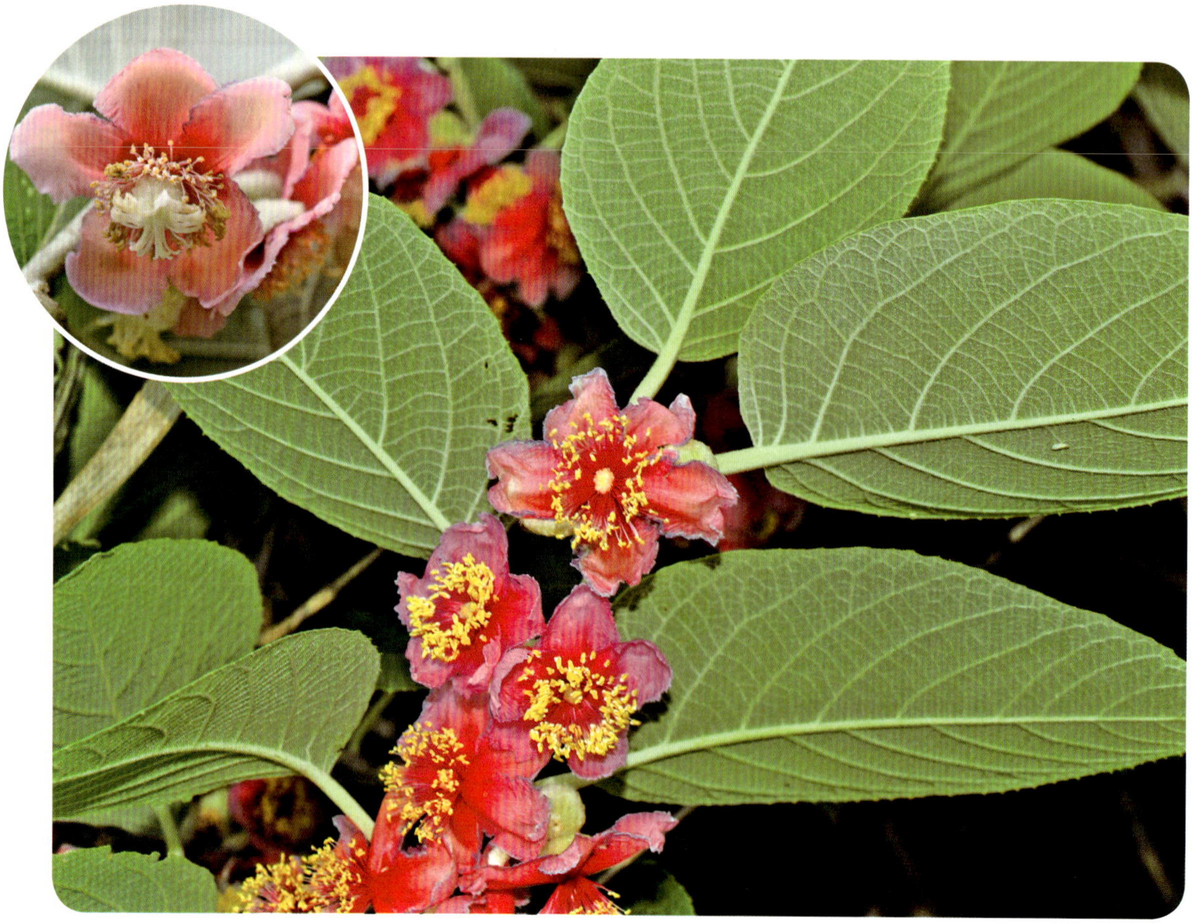

白及

[药材来源] 为兰科植物白及 *Bletilla striata* (Thunb.) Reichb. f. 的块茎。

[江山土名] 白及。

[性味归经] 苦、甘、涩，微寒。归肺、肝、胃经。

[功能主治] 收敛止血，消肿生肌。用于咯血吐血，外伤出血，疮疡肿毒，皮肤皲裂，肺结核咯血，溃疡病出血。

[采收加工] 夏、秋二季采挖，除去须根，洗净，置沸水中煮或蒸至无白心，晒至半干，除去外皮，晒干。

[参考资料] 白及质极黏腻，性极收涩，味苦气寒，善入肺经。凡肺叶破损，因热壅血瘀而成疾者，用之有去旧生新之妙也。

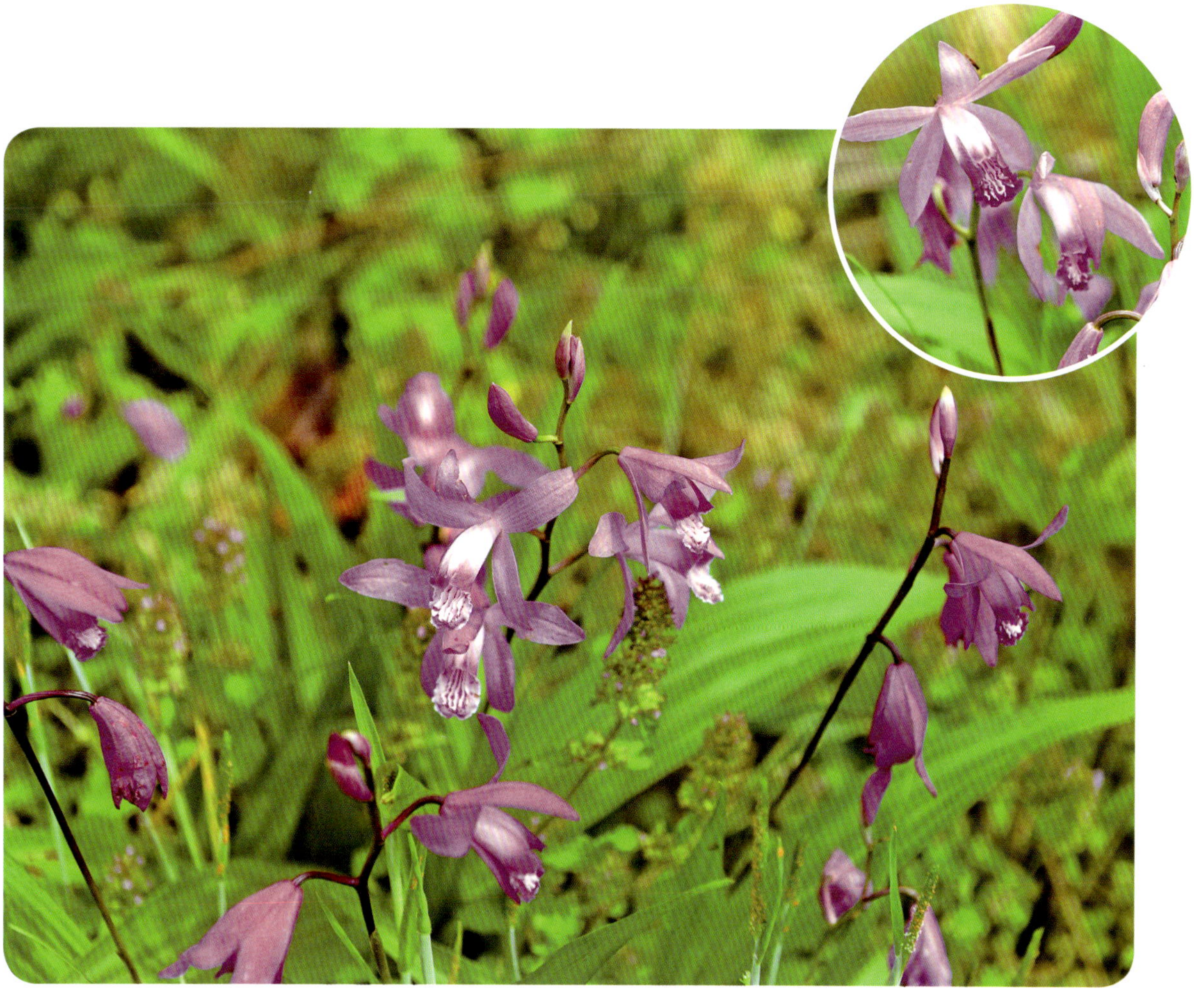

白 术

[药材来源] 为菊科植物白术 *Atractylodes macrocephala* Koidz. 的根茎。

[江山土名] 白术。

[性味归经] 苦、甘，温。归脾、胃经。

[功能主治] 健脾益气，燥湿利水，止汗，安胎。用于脾虚食少，腹胀泄泻，痰饮眩悸，水肿，自汗，胎动不安。

[采收加工] 冬季下部叶枯黄、上部叶变脆时采挖，除去泥沙，烘干或晒干，再除去须根。

[参考资料] 补脾胃可与党参、甘草等配伍；消痞除胀可与枳壳等同用；健脾燥湿止泻可与陈皮、茯苓等同用。

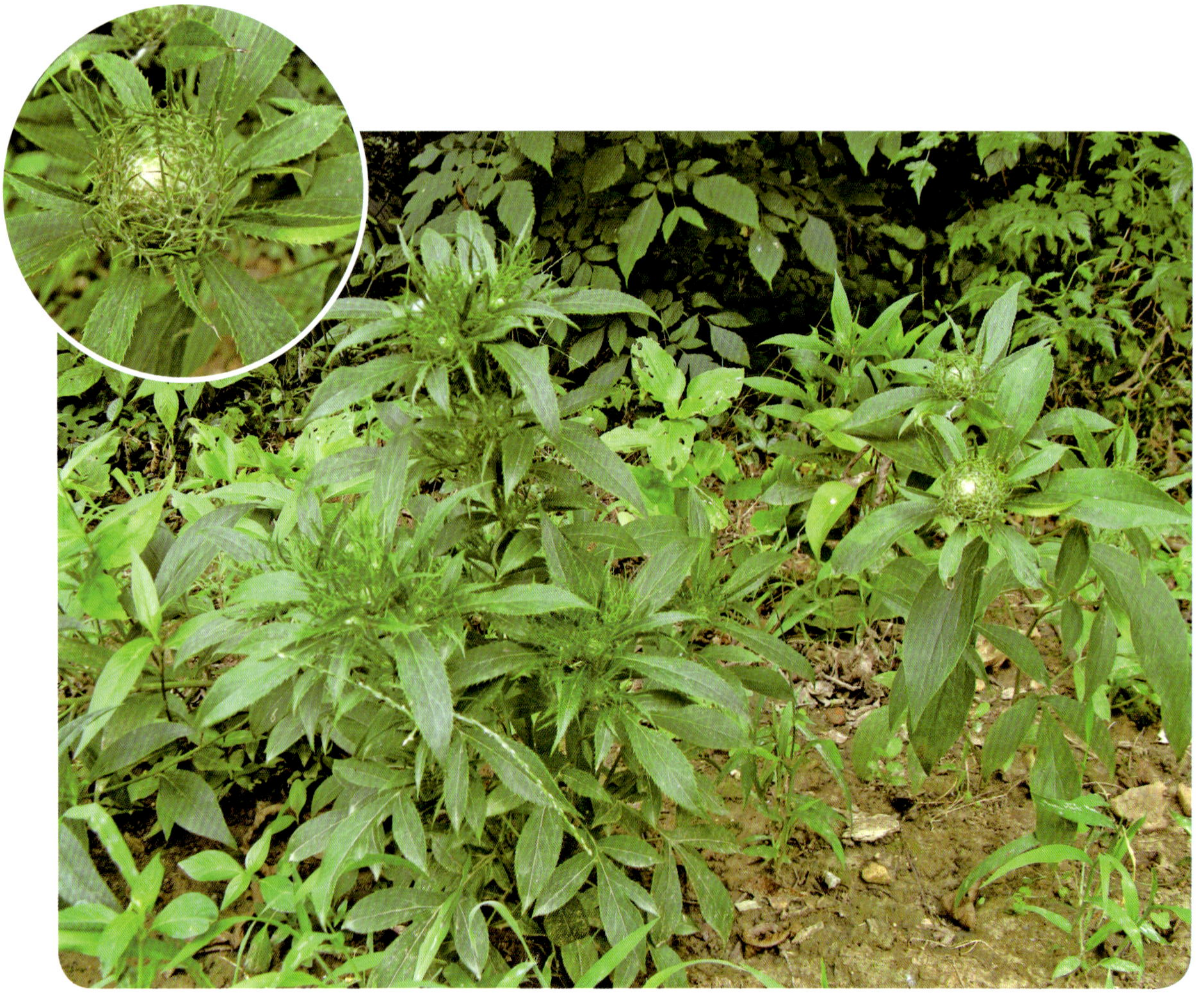

白芍

[药材来源] 为毛茛科植物芍药 *Paeonia lactiflora* Pall. 的根。

[江山土名] 牡丹。

[性味归经] 苦、酸，微寒。归肝、脾经。

[功能主治] 养血调经，敛阴止汗，柔肝止痛，平抑肝阳。用于血虚萎黄，月经不调，自汗，盗汗，胁痛，腹痛，四肢挛痛，头痛眩晕。

[采收加工] 夏、秋二季采挖，洗净，除去头尾和细根，置沸水中煮后除去外皮，或去皮后再煮，晒干。

[参考资料] 主要含有芍药苷及少量羟基芍药苷，另含苯甲酰芍药苷、苯甲酰羟基芍药苷、牡丹酚原苷、牡丹酚苷、白芍药苷等。不宜与藜芦同用。

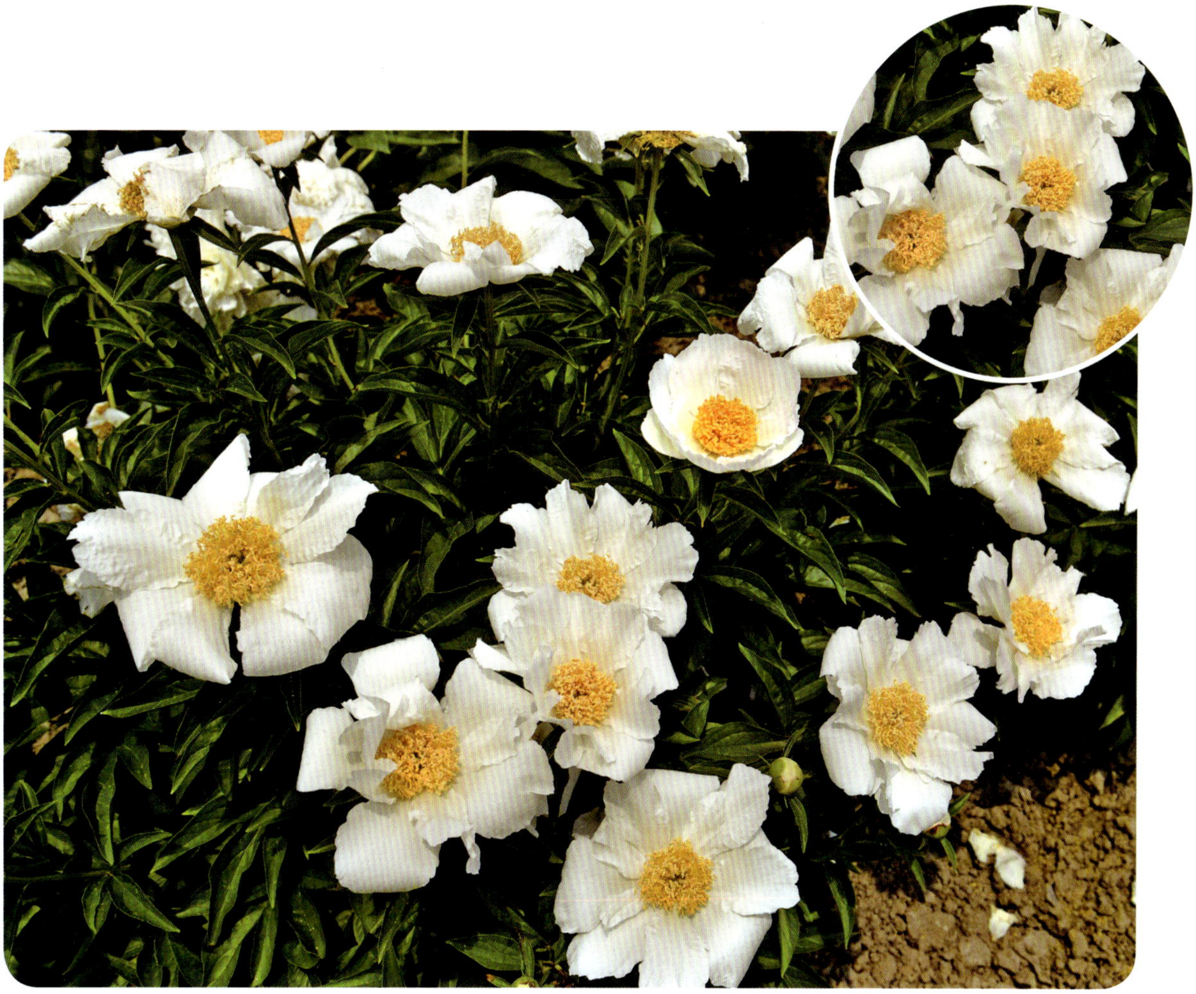

白　芷

［药材来源］为伞形科植物白芷 *Angelica dahurica*（Fisch. ex Hoffm.）Benth. et Hook. f. 或杭白芷 *Angelica dahurica*（Fisch. ex Hoffm.）Benth. et Hook. f. var. formosana（Boiss.）Shan et Yuan 的根。

［江山土名］白芷。

［性味归经］辛，温。归胃、大肠、肺经。

［功能主治］解表散寒，祛风止痛，宣通鼻窍，燥湿止带，消肿排脓。用于感冒头痛，眉棱骨痛，鼻塞流涕，鼻鼽，鼻渊，牙痛，带下，疮疡肿痛。

［采收加工］夏、秋间叶黄时采挖，除去须根及泥沙，晒干或低温干燥。

［参考资料］主要含有香豆素类成分，具有抗炎作用。白芷芳香上达，善祛风止痛。用治阳明经头痛，眉棱骨痛，可与川芎、防风等配伍应用。治鼻渊头痛，常与苍耳子、辛夷花同用。治牙痛，可与细辛同用；若属风火牙痛，又可与石膏、升麻等配伍应用。白芷辛温香燥，既能发散风寒，又可通鼻窍、止头痛。用治外感风寒，头痛，鼻塞，常与防风、羌活等配伍应用。白芷辛温行散，既能止痛，又能消肿排脓。对疮疡初起未成脓者能消散，已成脓者能破溃排脓，为治疮疡的常用药，外敷、内服均可。

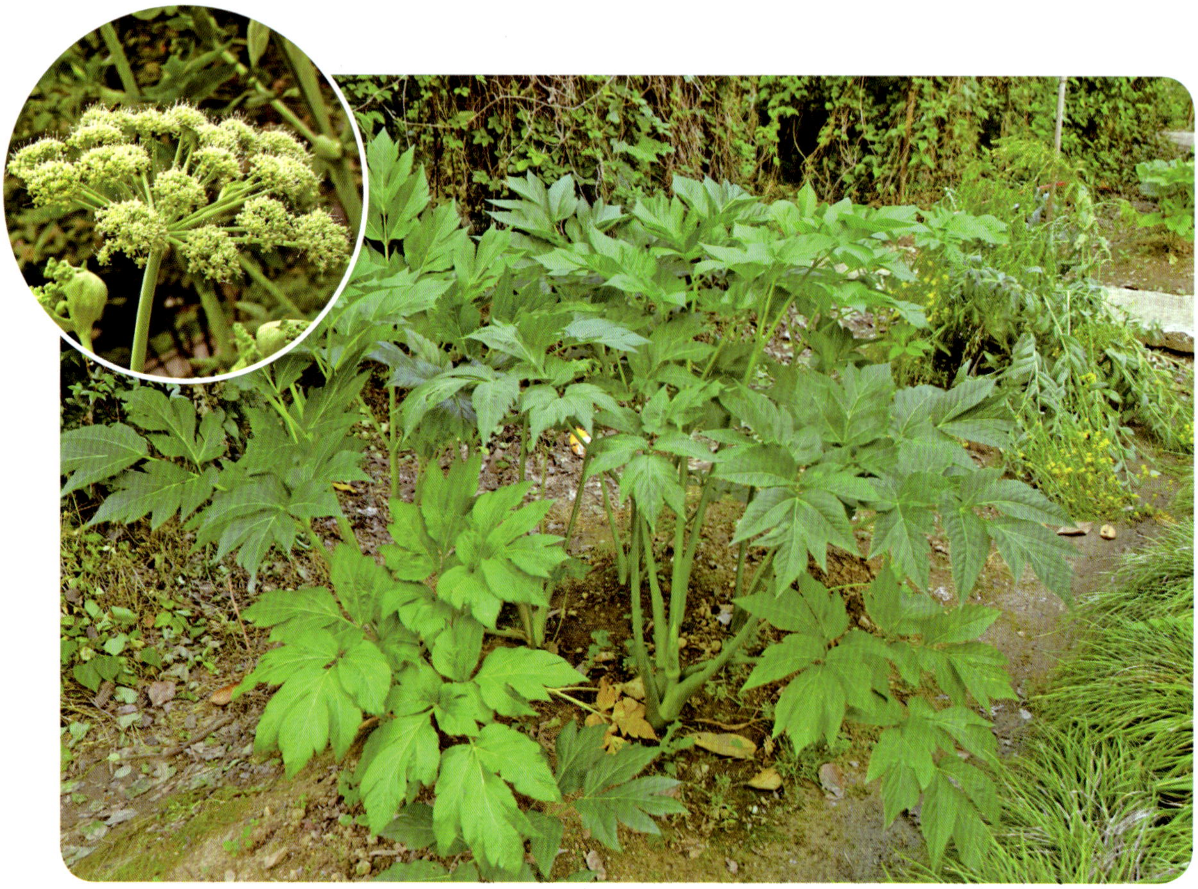

白花蛇舌草

[药材来源] 为茜草科植物白花蛇舌草 *Hedyotis diffusa* Willd. 的全草。

[江山土名] 白花蛇舌草。

[性味归经] 甘、淡，凉。归胃、大肠、小肠经。

[功能主治] 清热解毒，消肿止痛。用于阑尾炎，气管炎，尿路感染，毒蛇咬伤，肿瘤，肠风下血。

[采收加工] 夏季采集，洗净，鲜用或晒干。

[参考资料] 白花蛇舌草与大血藤、败酱草等同用，可用治肠痈；与金银花、连翘等同用，可治疗疮疖肿毒等；与栀子、黄柏、茵陈等同用，治湿热黄疸；与白茅根、车前子、茯苓等同用，可治小便不利等。

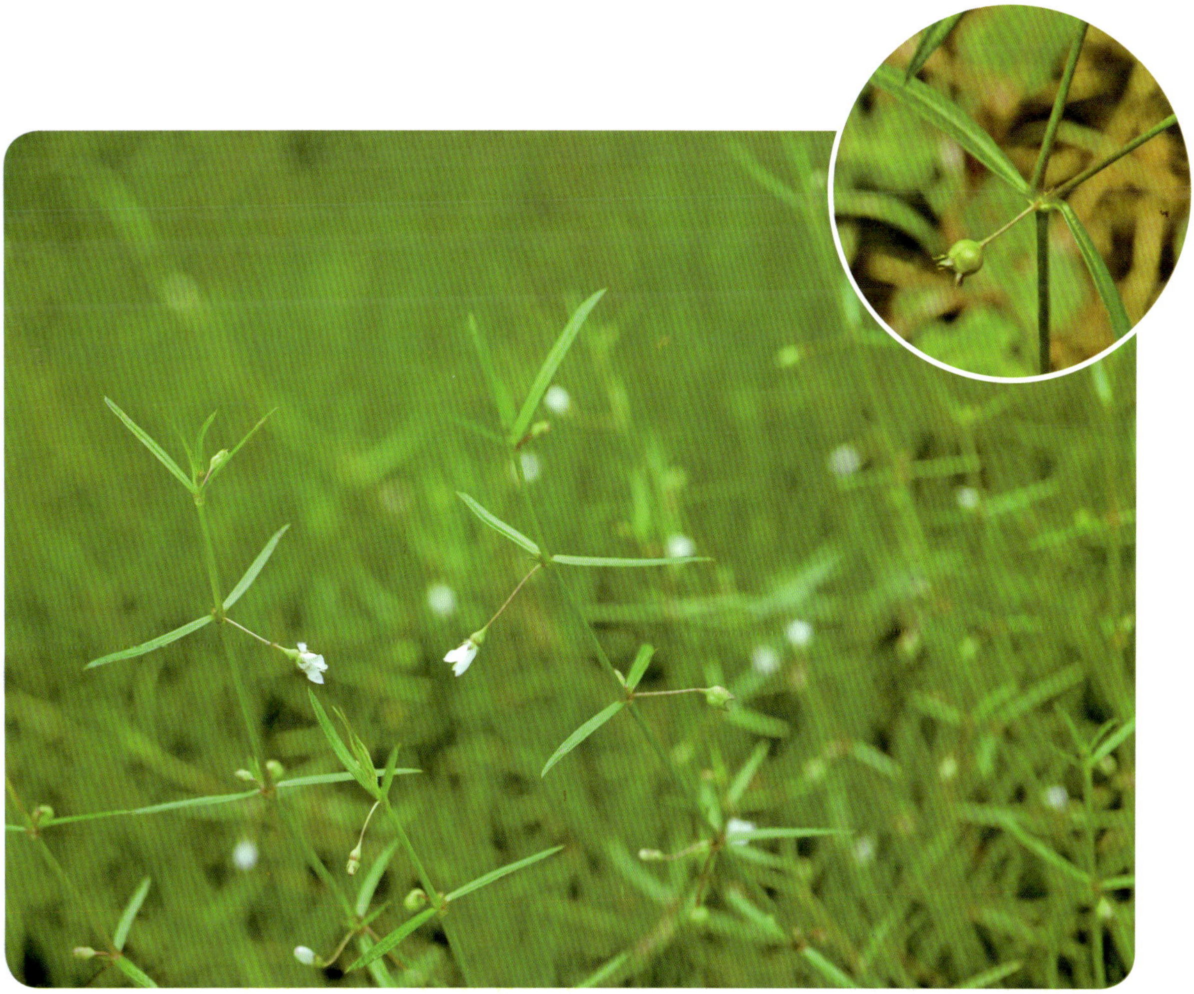

白英

［药材来源］为茄科植物白英 *Solanum lyratum* Thunb. 的全草。

［江山土名］白毛藤。

［性味归经］苦，平。归肝、胆经。

［功能主治］清热利湿，解毒消肿，抗癌。用于感冒发热，黄疸性肝炎，胆囊炎，胆石症，癌症，子宫糜烂，白带，肾炎水肿；外用治痈疖肿毒。

［采收加工］夏、秋二季采收，洗净，晒干或鲜用。

［参考资料］有利尿作用，治疗湿热黄疸或腹水肿痛、小便不利者，可配合金钱草、茵陈等药同用，使水湿之邪从小便排出；有祛风湿作用，用于风湿痹痛，可与秦艽、羌活、独活等药同用。

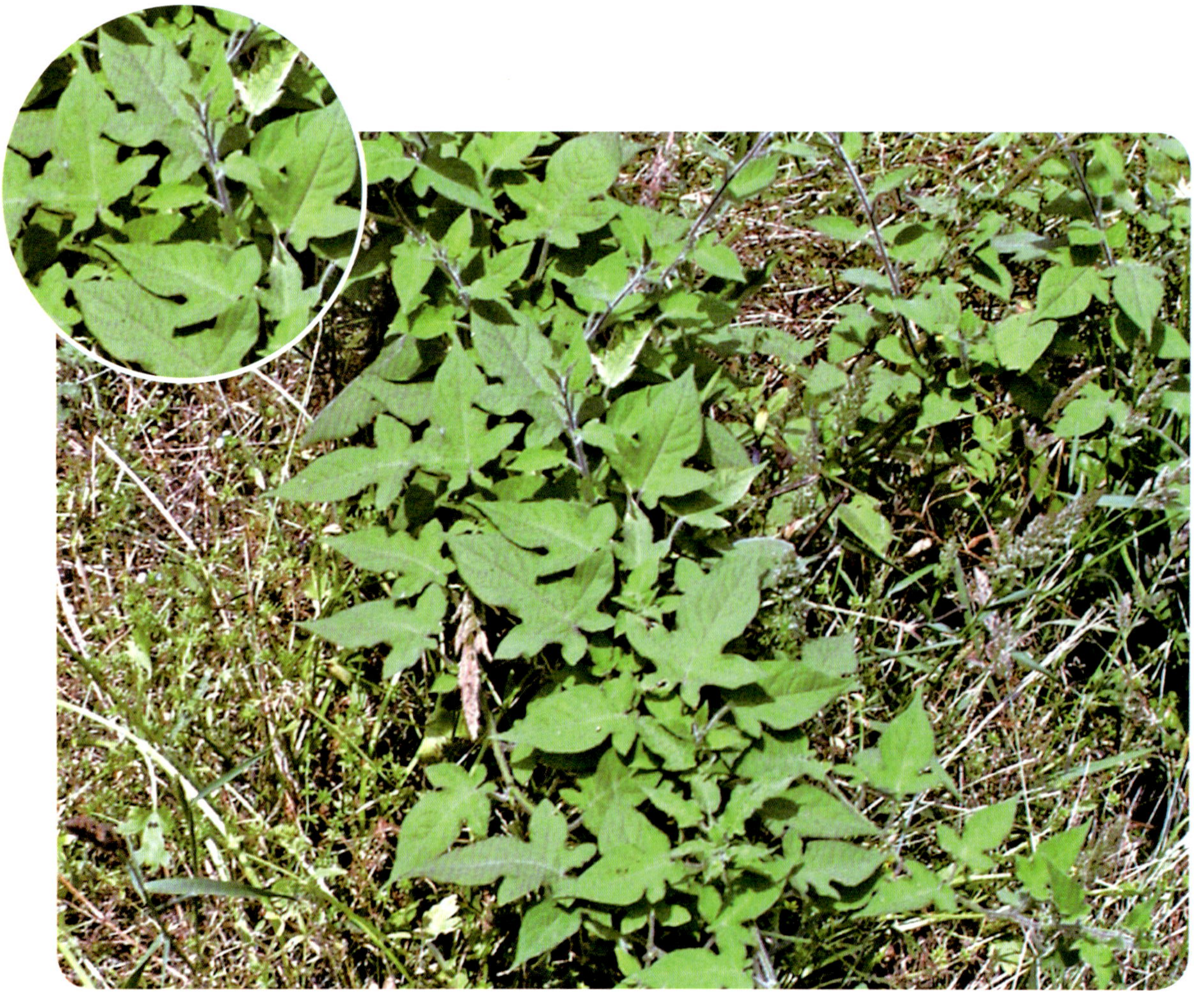

白茄子

[药材来源] 为茄科植物茄 *Solanurn melongena* L. 的白色干燥成熟果实。其根及老茎（白茄根）也可药用。

[江山土名] 白茄。

[性味归经] 甘，凉。归肝、肺、大肠经。

白茄根：甘，平。归肝、大肠经。

[功能主治] 清热，活血，止痛，消肿。用于肠风下血，热毒疮痈，皮肤溃疡。

白茄根：祛风通络，活血止血。用于风湿痹痛，肠风下血，尿血。

[采收加工] 夏季果实近成熟时采收，晒干。

白茄根：秋季采挖，洗净，干燥。

[参考资料] 白茄子外用可治疗皮肤溃疡、疔疮痈疽等。

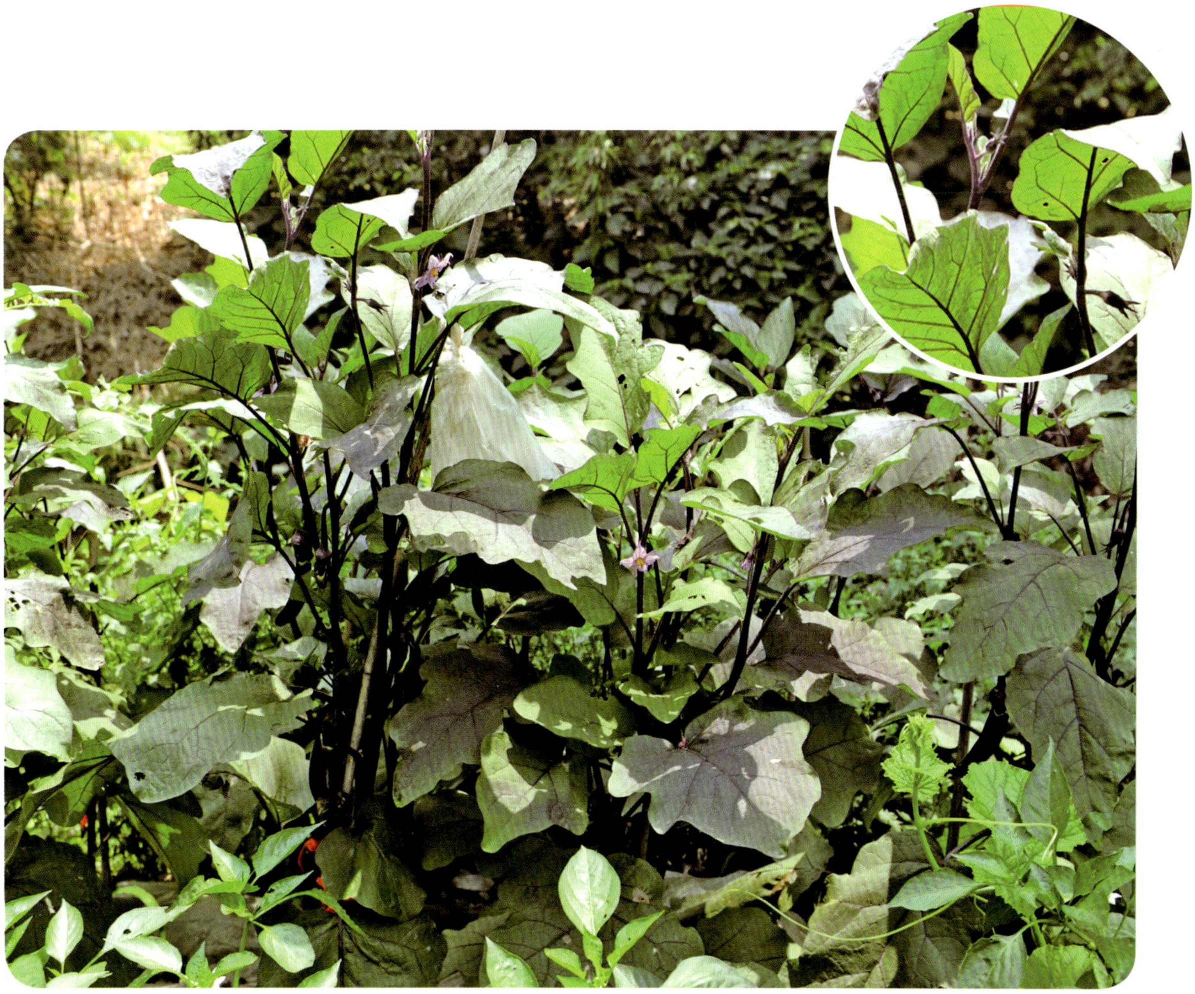

白茅根

［药材来源］为禾本科植物白茅 *Imperata cylindrica* Beauv. Var. Major（Nees）C. E. Hubb. 的根茎。

［江山土名］黄茅草须。

［性味归经］甘，寒。归肺、胃、膀胱经。

［功能主治］凉血止血，清热利尿。用于血热吐血，衄血，尿血，热病烦渴，湿热黄疸，水肿尿少，热淋涩痛。

［采收加工］春、秋二季采挖，洗净，晒干，除去须根和膜质叶鞘，捆成小把。

［参考资料］脾胃虚寒，溲多不渴者忌服。配生地黄，凉而不滞，透邪外出；配鲜芦根，清热生津，利水；配藕节，凉血止血力增强；配石膏，清热除烦，生津止渴；配赤小豆，利水通淋，导热下行，且清而不过，利而不猛；配车前子，利水通淋，凉血止血；配芦根，清热生津力强。

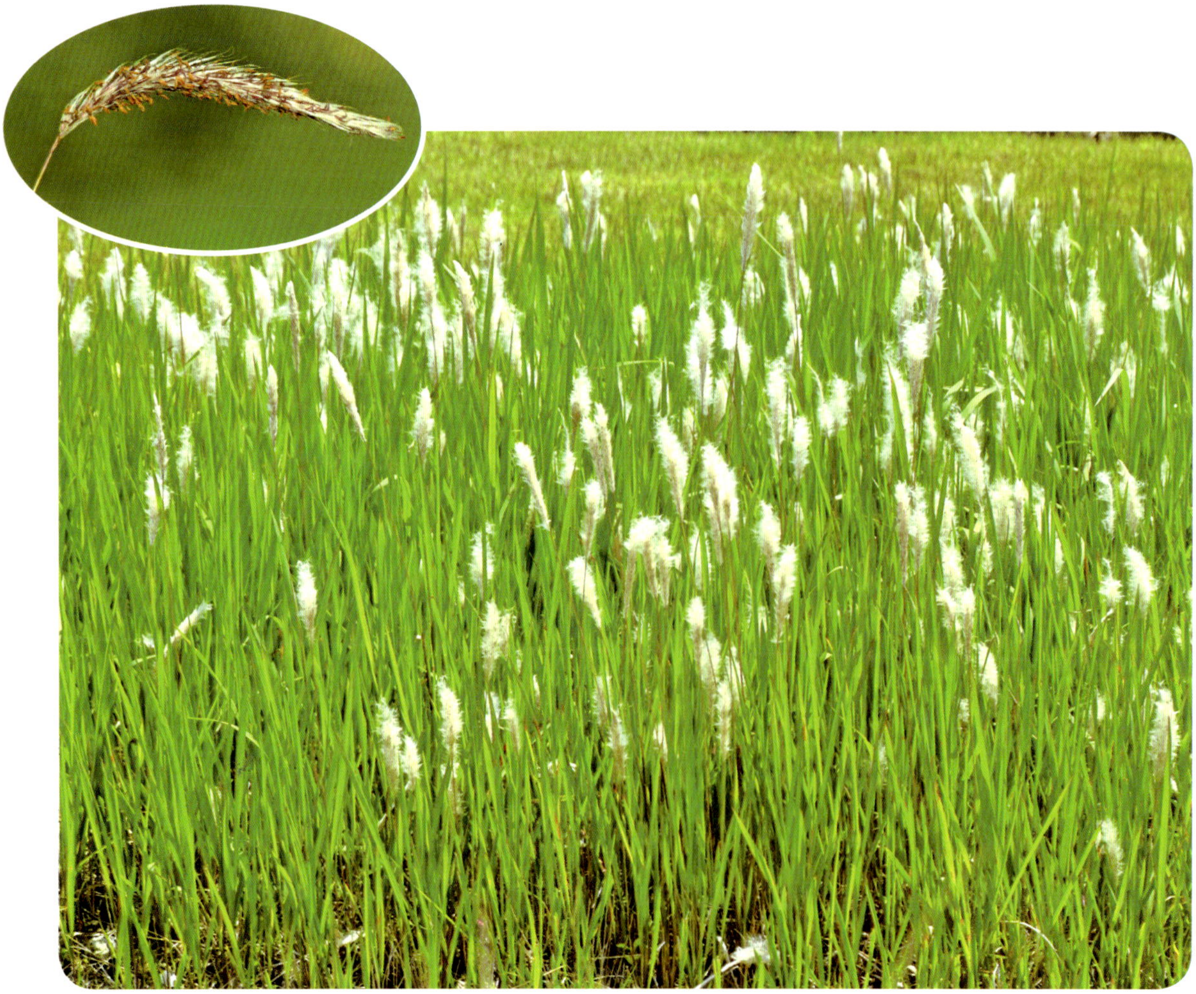

白果

[药材来源] 为银杏科植物银杏 *Ginkgo biloba* L. 的成熟种子。

[江山土名] 鸭脚子。

[性味归经] 甘、苦、涩，平。有毒。归肺、肾经。

[功能主治] 敛肺定喘，止带缩尿。用于痰多喘咳，带下白浊，遗尿尿频。

[采收加工] 秋季种子成熟时采收，除去肉质外种皮，洗净，稍蒸或略煮后，烘干。

[参考资料] 白果多食可致中毒，可出现头痛、发热、抽筋、烦躁不安、呕吐、呼吸困难等症状。

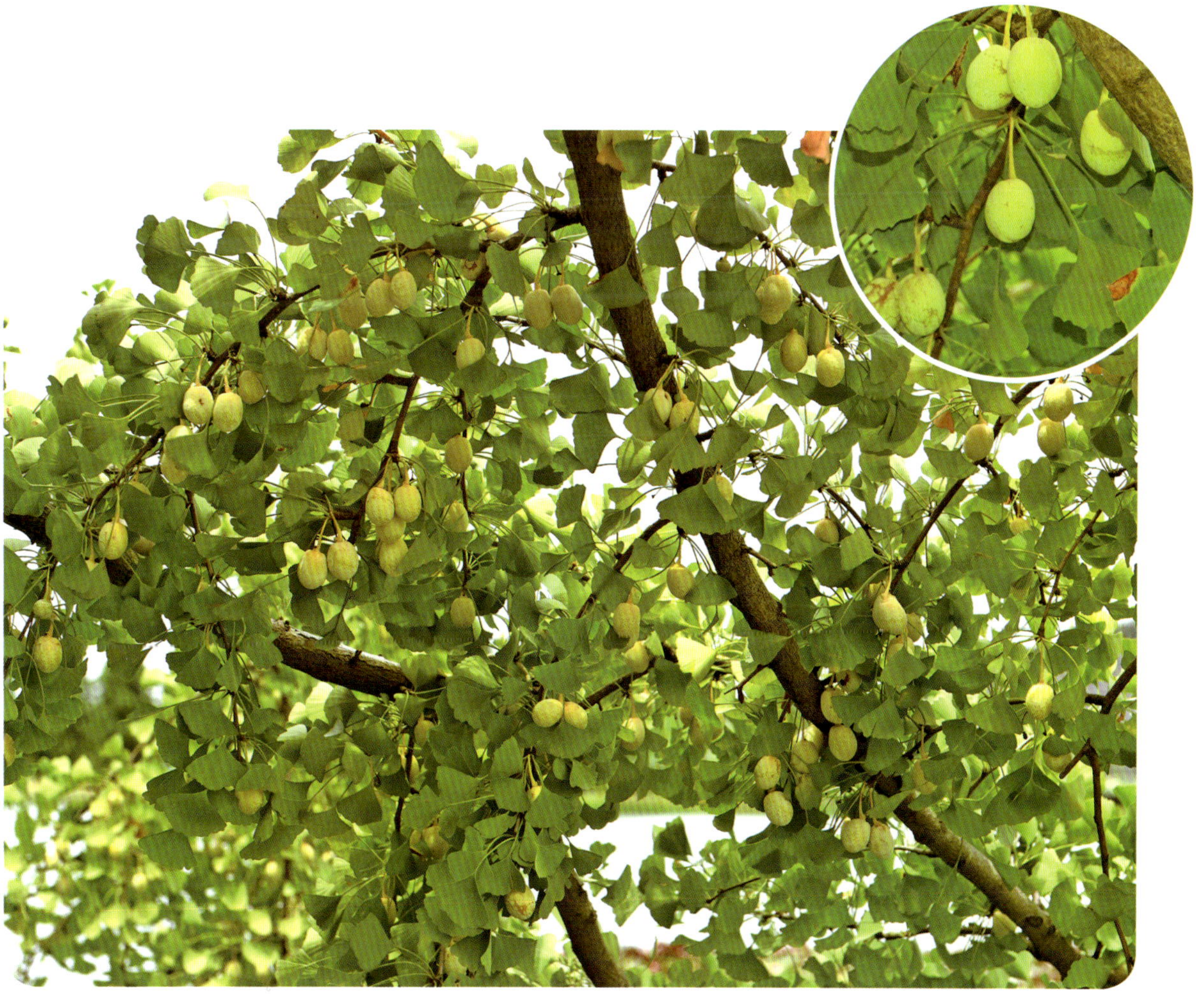

白河车

[药材来源] 为百合科植物万年青 *Rohdea japonica*（Thunb.）Roth 的根茎。

[江山土名] 万年青。

[性味归经] 微甘、苦，寒。有毒。归肝、心、大肠经。

[功能主治] 强心利尿，清热解毒。用于心力衰竭，扁桃体炎，白喉，咽喉肿痛。

[采收加工] 全年可采，除去茎叶及须根，洗净，晒干或烘干。

[参考资料] 可水煎服，也可外用（捣汁涂、塞鼻或煎水熏洗）。以干燥、大小均匀、色白（晒干）或棕红色（烘干）者为佳。

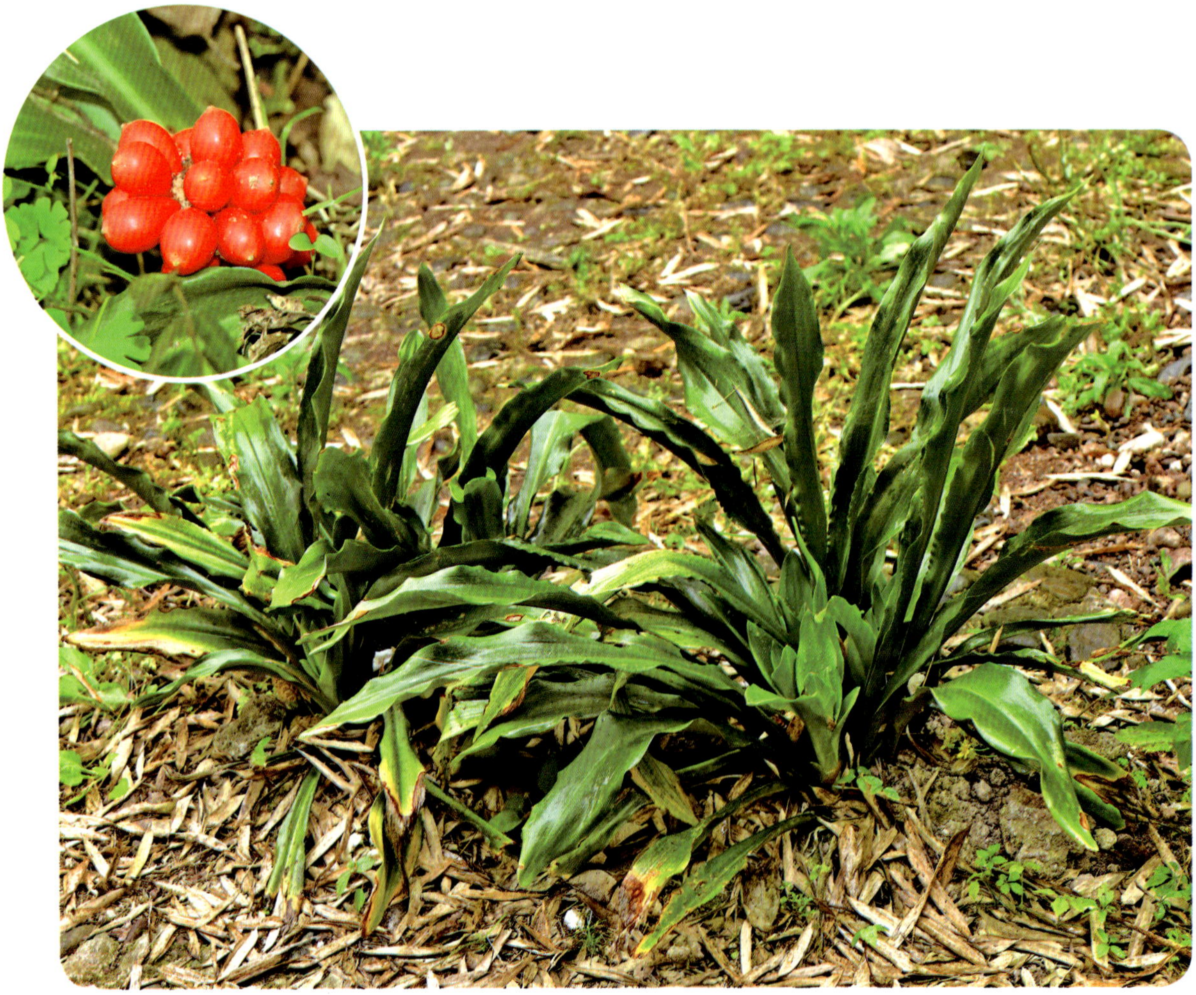

白药脂

[药材来源] 为防己科植物头花千金藤 *Stephania cepharantha* Hayata 的块根。

[江山土名] 白药子、金线钓乌龟。

[性味归经] 苦，寒。归肺、脾、肾经。

[功能主治] 散瘀消肿，止痛。用于痈疽肿痛，腮腺炎，毒蛇咬伤，跌扑肿痛。

[采收加工] 秋末挖根，洗净，切片，干燥。

[参考资料] 外用适量，研末敷患处，可用于治疗跌扑肿痛。

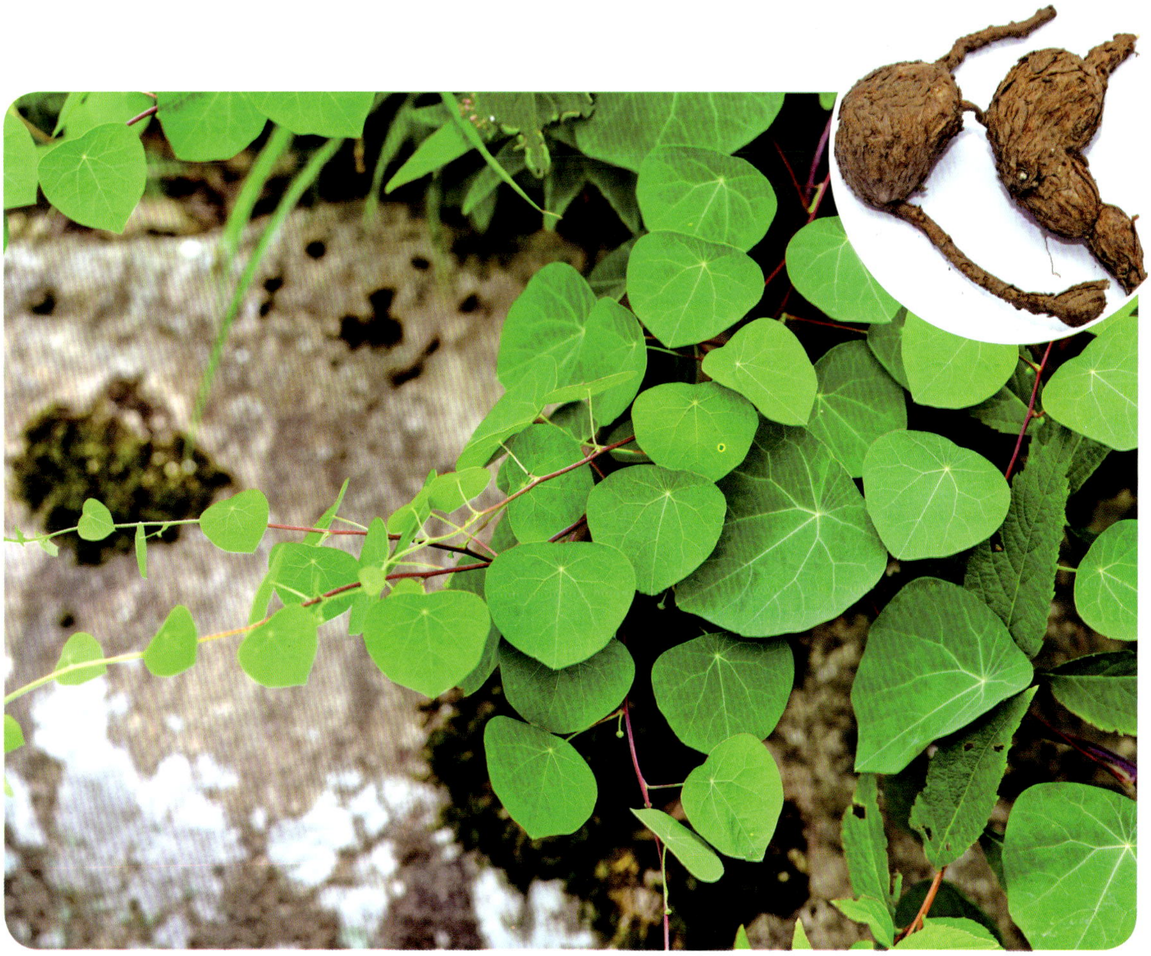

白　前

[药材来源] 为萝藦科植物柳叶白前 *Cynanchum stauntonii*（Decne.）Schltr. ex Levi. 或芫花叶白前 *Cynanchum glaucescens*（Decne.）Hand.–Mazz 的根茎和根。

[江山土名] 竹叶白前、消结草。

[性味归经] 辛、苦，微温。归肺经。

[功能主治] 降气，消痰，止咳。用于肺气壅实，咳嗽痰多，胸满喘急。

[采收加工] 秋季采挖，洗净，晒干。

[参考资料] 本品性微温而不燥烈，长于祛痰，降肺气以平咳喘。无论属寒属热，外感内伤，新嗽久咳均可用之。

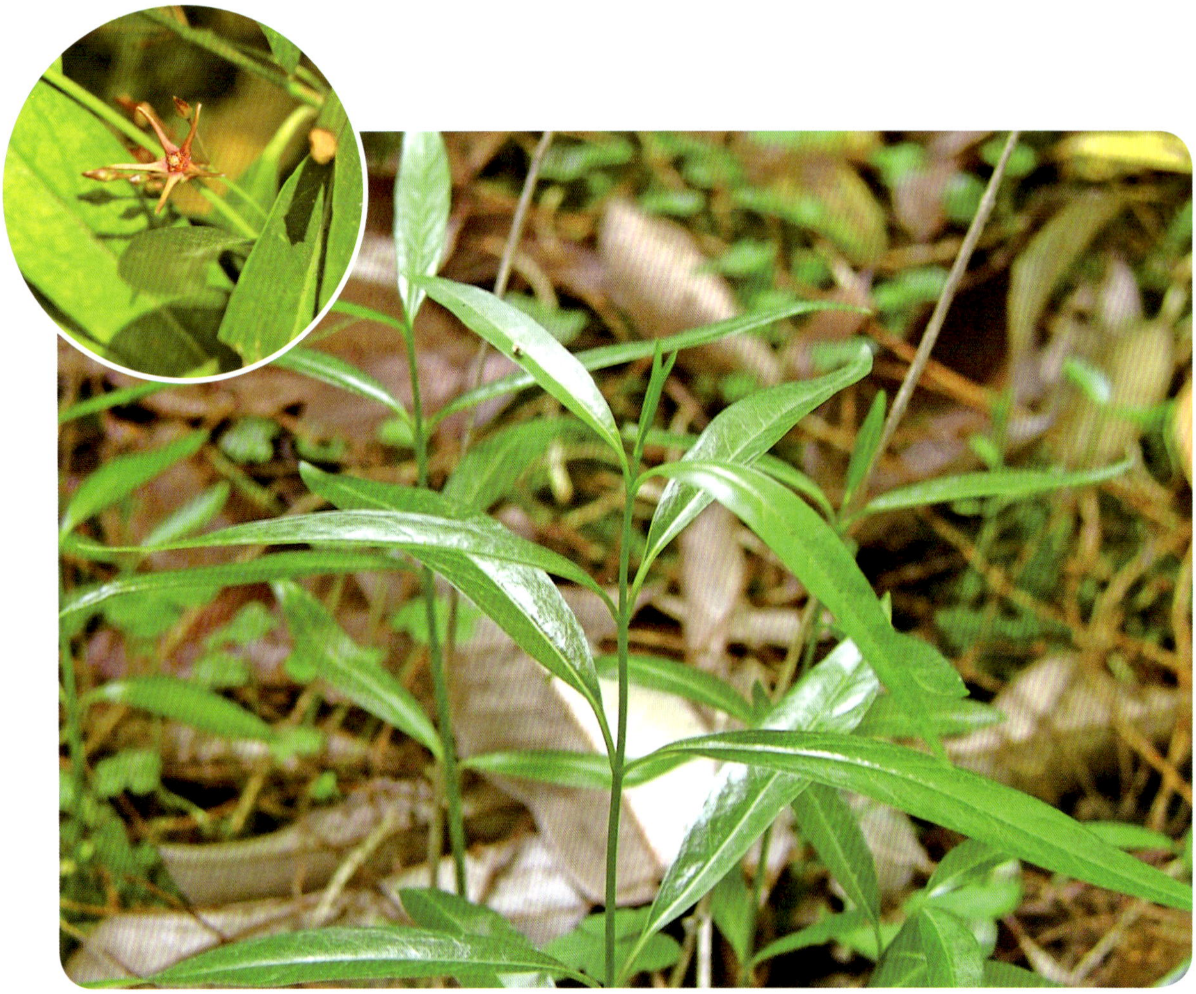

白首乌

[药材来源] 为萝藦科植物牛皮消 *Cynanchum auriculatum* Royle ex Wight 的块根。

[江山土名] 野番薯。

[性味归经] 苦、甘，微温。归脾、肝、心经。

[功能主治] 补肝肾，强筋骨，益精血。用于肝肾不足，腰膝酸软，失眠，健忘。

[采收加工] 4～5 月或 10～11 月采集块根，洗净，除去残茎，须根，晒干。

[参考资料] 含有 C_{21} 甾苷类、多糖类、苯酮类等活性成分，具有抗肿瘤、保肝护肝、抗氧化以及免疫调节等作用。

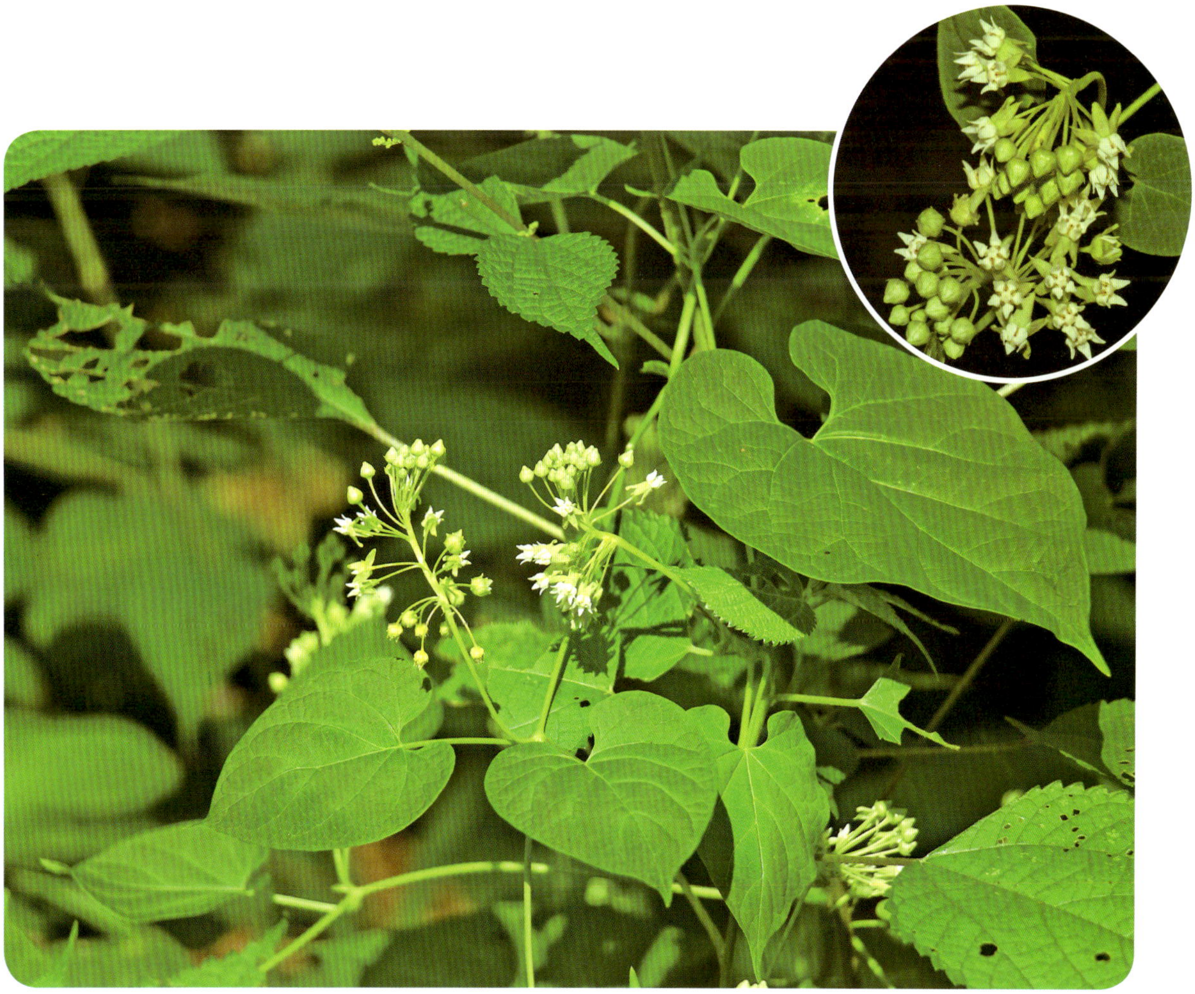

白扁豆

[药材来源] 为豆科植物扁豆 *Dolichos lablab* L. 的成熟种子。其花（扁豆花）和种皮（扁豆衣）也可药用。

[江山土名] 白扁豆、眉豆。

[性味归经] 甘，微温。归脾、胃经。

扁豆花：甘，平。归脾、胃、大肠经。

扁豆衣：甘，微温。归脾、胃、肺经。

[功能主治] 健脾化湿，和中消暑。用于脾胃虚弱，食欲不振，大便溏泻，白带过多，暑湿吐泻，胸闷腹胀。炒白扁豆健脾化湿。用于脾虚泄泻，白带过多。

扁豆花：消暑，化湿，和中。用于暑湿泄泻，痢疾，赤白带下。

扁豆衣：清暑化湿，健脾止泻。用于脾虚便溏，暑湿吐泻。

[采收加工] 秋、冬二季采收成熟果实，晒干，取出种子，再晒干。

扁豆花：夏、秋二季花初开时采收，干燥。

扁豆衣：秋、冬二季采收成熟果实，晒干，取出种子，破碎，簸取种皮。

[参考资料] 白扁豆补脾而不滋腻，化湿而不燥烈，因其健脾化湿，故可用于脾虚泄泻及妇女白带，常与白术、山药等配合应用。还能健脾和中而化湿，用于暑湿内蕴、腹泻、呕吐等，常与鲜荷叶、香薷等同用。

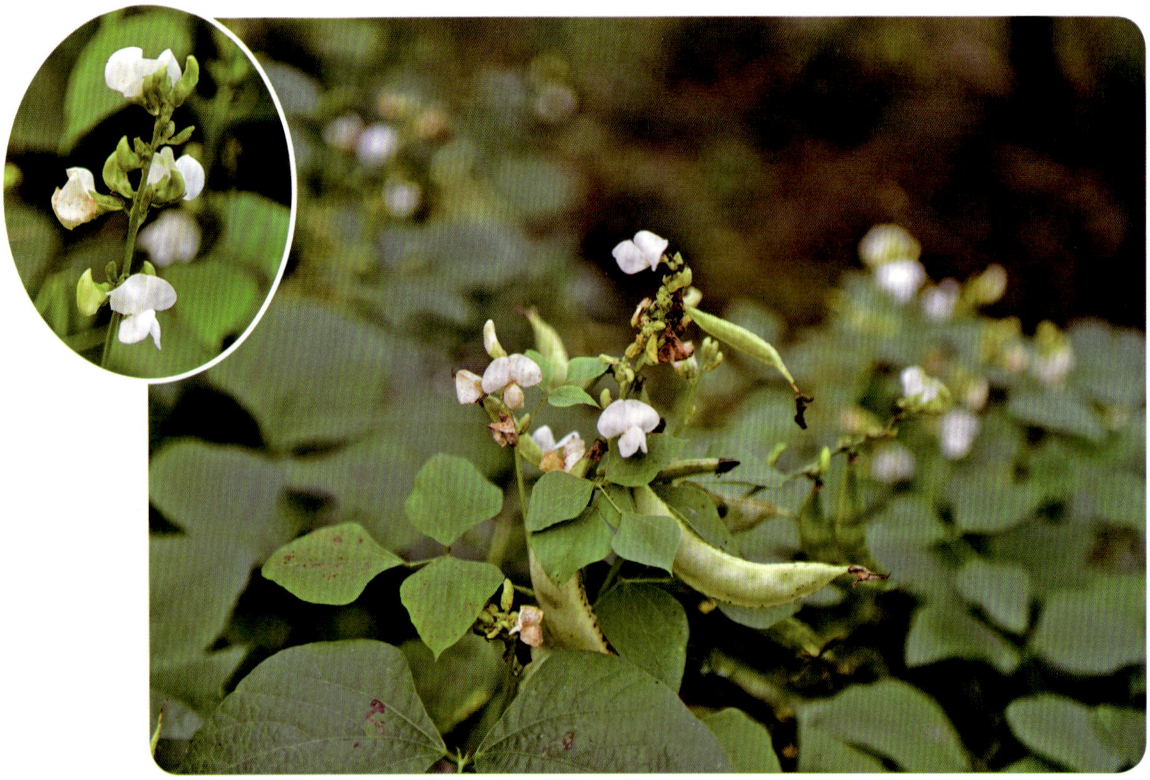

白接骨

[药材来源] 为爵床科植物白接骨 *Asystasiella chinensis*（S. Moore）E. Hossain 的全草。

[江山土名] 接骨草。

[性味归经] 苦、淡，凉。归肺经。

[功能主治] 清热解毒，散瘀止血，利尿。用于肺结核，咽喉肿痛，糖尿病，腹水；外用治外伤出血，扭伤，疖肿。

[采收加工] 夏、秋二季采收，洗净，鲜用或晒干。

[参考资料] 外用适量，捣烂敷患处，或晒干研末撒伤口。

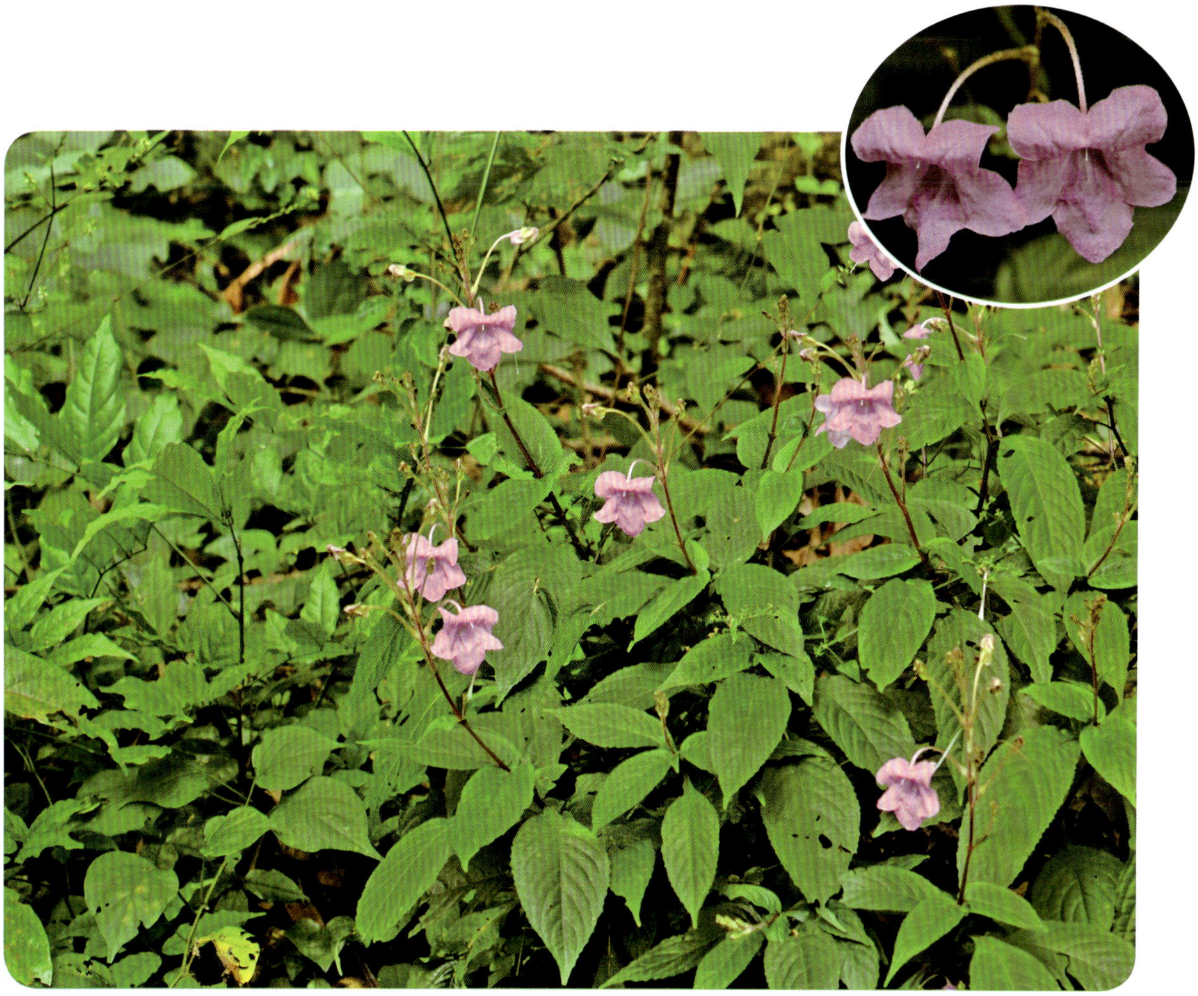

白檀

[药材来源] 为山矾科植物白檀 *Symplocos paniculata*（Thunb.）Miq. 的根、叶、花或种子。

[江山土名] 白檀树。

[性味归经] 苦，微寒。归肺经。

[功能主治] 清热解毒，调气散结，祛风止痒。用于乳腺炎，淋巴腺炎，肠痈疮疖，疝气，荨麻疹。

[采收加工] 春、夏二季采集叶片，夏、秋二季采收花果，秋季挖根，洗净，鲜用或晒干。

[参考资料] 白檀水煎服，红糖为引，可治乳腺炎，淋巴腺炎。白檀嫩尖叶捣粉，用芝麻油调匀外搽，可治烧伤。

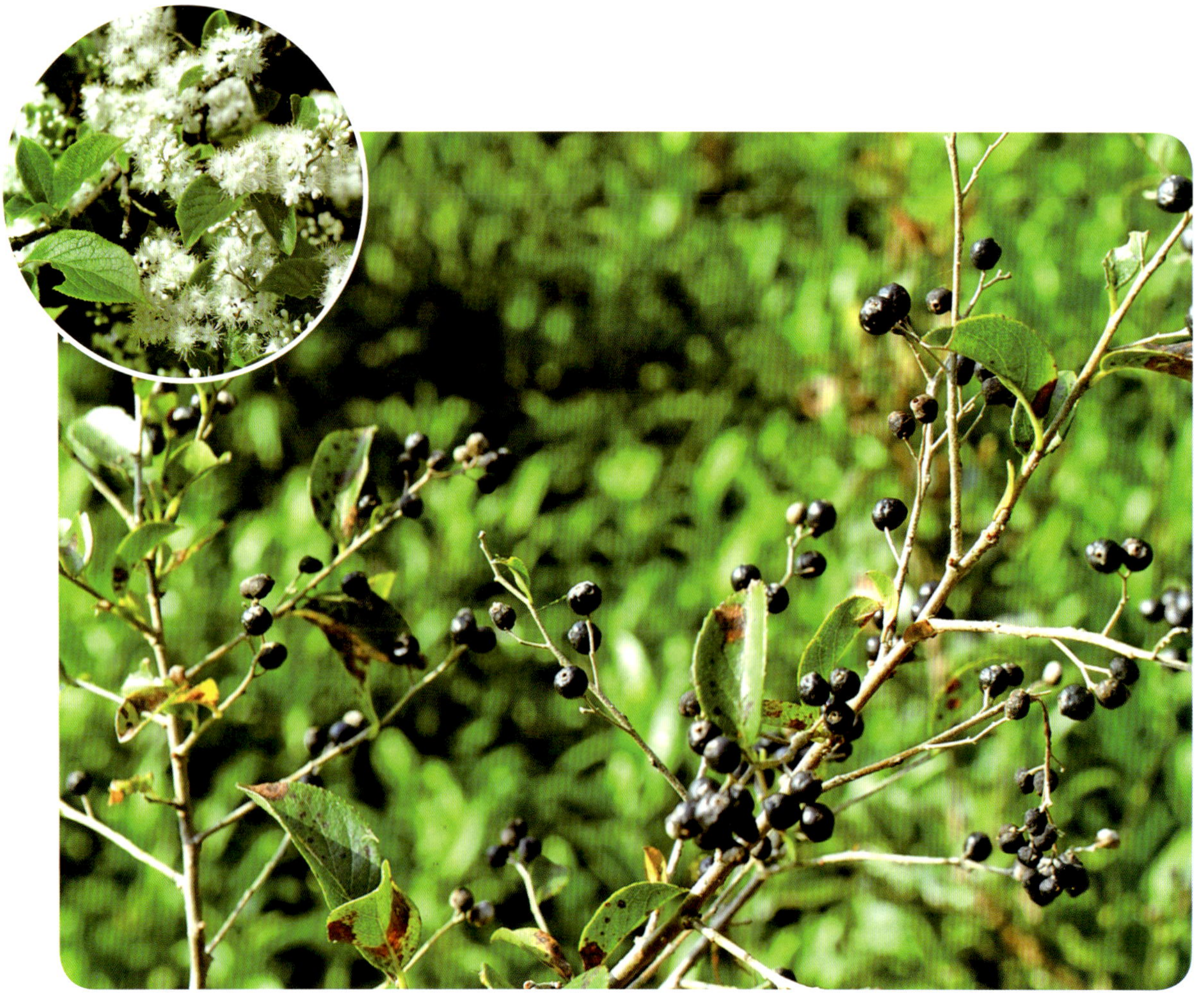

瓜蒂

[药材来源] 为葫芦科植物甜瓜 *Cucumis melo* L. 的果柄蒂。

[江山土名] 甜瓜蒂。

[性味归经] 苦，寒。有毒。归脾、胃经。

[功能主治] 催吐，退黄疸。用于食积不化，食物中毒，癫痫痰盛；外用治急、慢性肝炎，肝硬化。

[采收加工] 夏、秋二季采收，收集果柄蒂，洗净，干燥。

[参考资料] 质柔韧，不易折断，有较强的涌吐痰涎作用。本品有毒，用量过大或药不对症，可出现头晕眼花、脘腹不适、呕吐、腹泻、严重脱水等中毒表现。

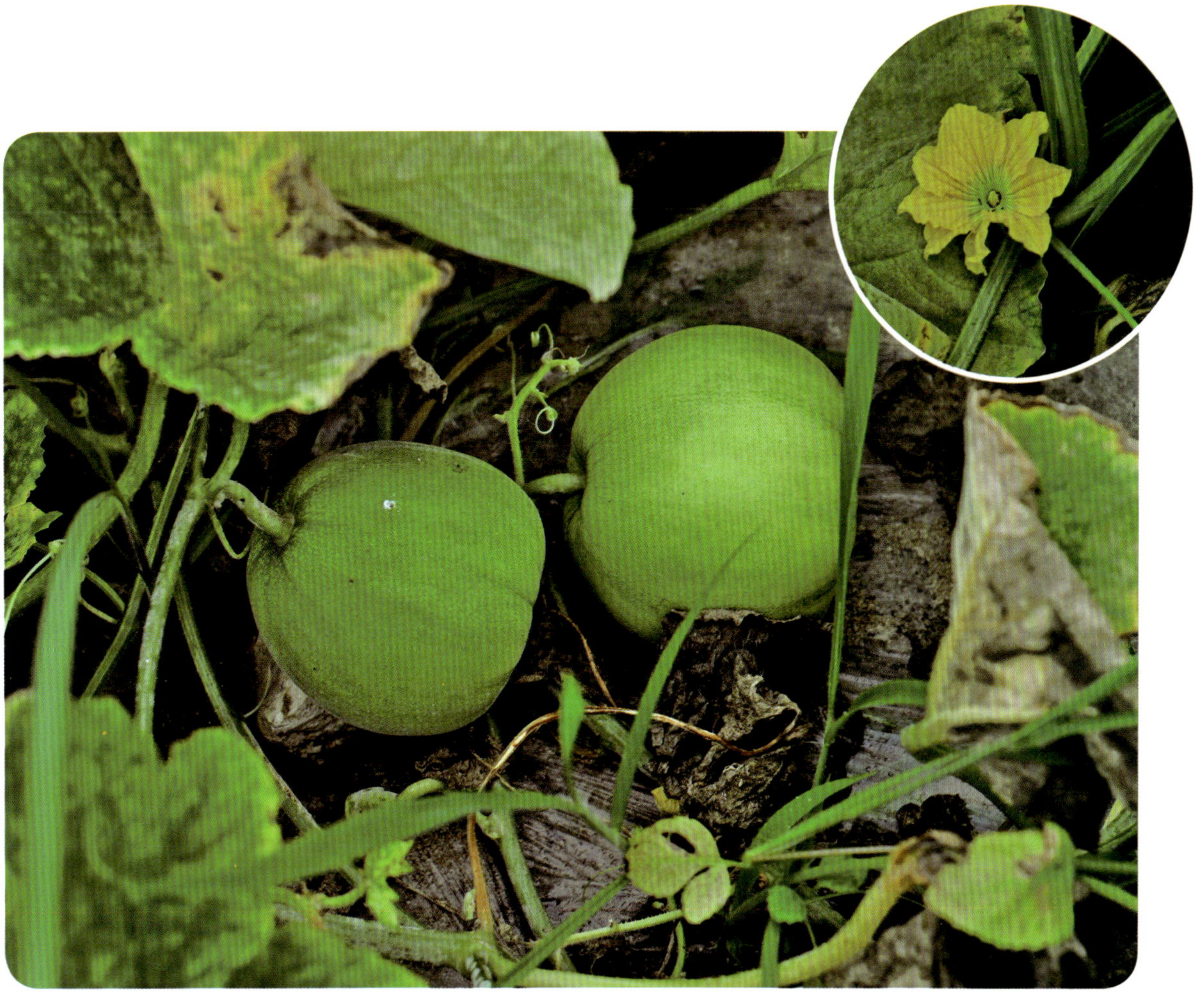

瓜　蒌

[药材来源] 为葫芦科植物栝楼 *Trichosanthes kirilowii* Maxim. 或双边栝楼 *Trichosanthes rosthornii* Harms 的成熟果实。其根（天花粉）、果皮（瓜蒌皮）和种子（瓜蒌子）也可药用。

[江山土名] 羊栝楼、苦葡。

[性味归经] 甘、微苦，寒。归肺、胃、大肠经。

天花粉：甘、微苦，微寒。归肺、胃经。

瓜蒌皮：甘，寒。归肺、胃经。

瓜蒌子：甘，寒。归肺、胃、大肠经。

[功能主治] 清热涤痰，宽胸散结，润燥滑肠。用于肺热咳嗽，痰浊黄稠，胸痹心痛，结胸痞满，乳痈，肺痈，肠痈，大便秘结。

天花粉：清热泻火，生津止渴，消肿排脓。用于热病烦渴，肺热燥咳，内热消渴，疮疡肿毒。

瓜蒌皮：清热化痰，利气宽胸。用于痰热咳嗽，胸闷胁痛。

瓜蒌子：润肺化痰，滑肠通便。用于燥咳痰黏，肠燥便秘。

[采收加工] 秋季果实成熟时，连果梗剪下，置通风处阴干。

天花粉：秋、冬二季采挖，洗净，除去外皮，切段或纵剖成瓣，干燥。

瓜蒌皮：秋季采摘成熟果实，剖开，除去果瓤及种子，阴干。

瓜蒌子：秋季采摘成熟果实，剖开，取出种子，洗净，晒干。

[参考资料] 不宜与川乌、制川乌、草乌、制草乌、附子同用。天花粉配知母，滋阴泻火，生津止渴，治疗热病伤津之烦渴及肺胃热盛伤津的消渴病。

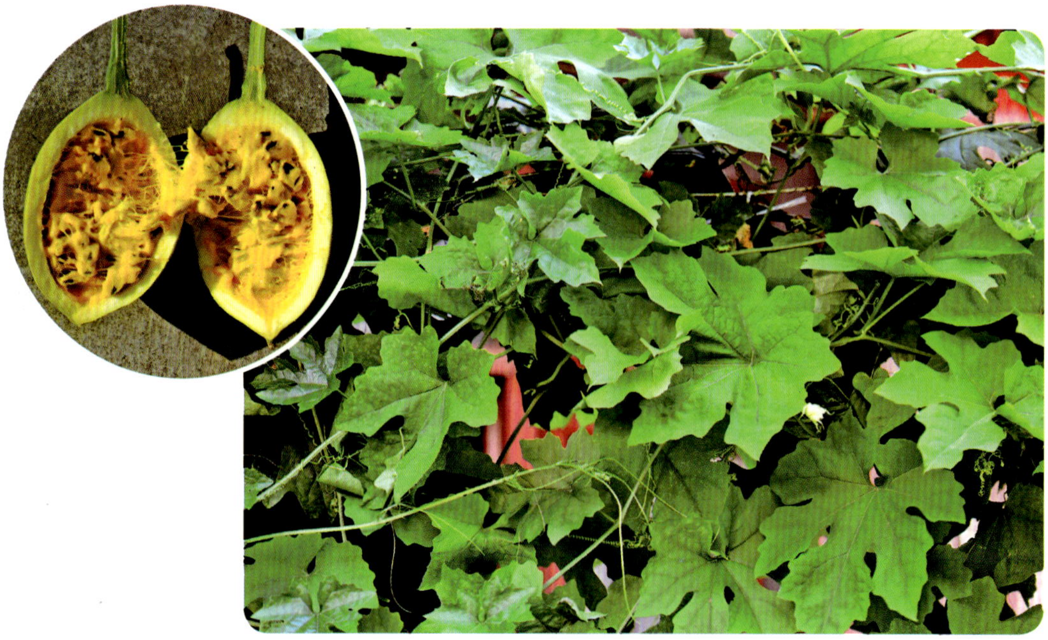

冬瓜皮

[药材来源] 为葫芦科植物冬瓜 *Benincasa hispida*（Thunb.）Cogn. 的外层果皮。其种子（冬瓜子）也可药用。

[江山土名] 白冬瓜皮。

[性味归经] 甘，凉。归脾、小肠经。

冬瓜子：甘，凉。归肺、肝、小肠经。

[功能主治] 利尿消肿。用于水肿胀满，小便不利，暑热口渴，小便短赤。

冬瓜子：清热化痰，消痈利水。用于痰热咳嗽，肺痈，肠痈，淋病，水肿，脚气。

[采收加工] 食用冬瓜时，洗净，削取外层果皮，晒干。

冬瓜子：食用冬瓜时，收集种子，洗净，选成熟者，晒干。

[参考资料] 干燥果皮，常向内卷曲成筒状或双筒状，大小不一。表面光滑，淡黄色、黄绿色至暗绿色，革质，被有白色粉霜，内表面较粗糙，微有筋脉。质脆，易折断。气无，味淡。以皮薄、条长、色灰绿、有粉霜、干燥、洁净者为佳。本品以皮薄、条长、色灰绿者为佳。皮含蜡类及树脂类物质。

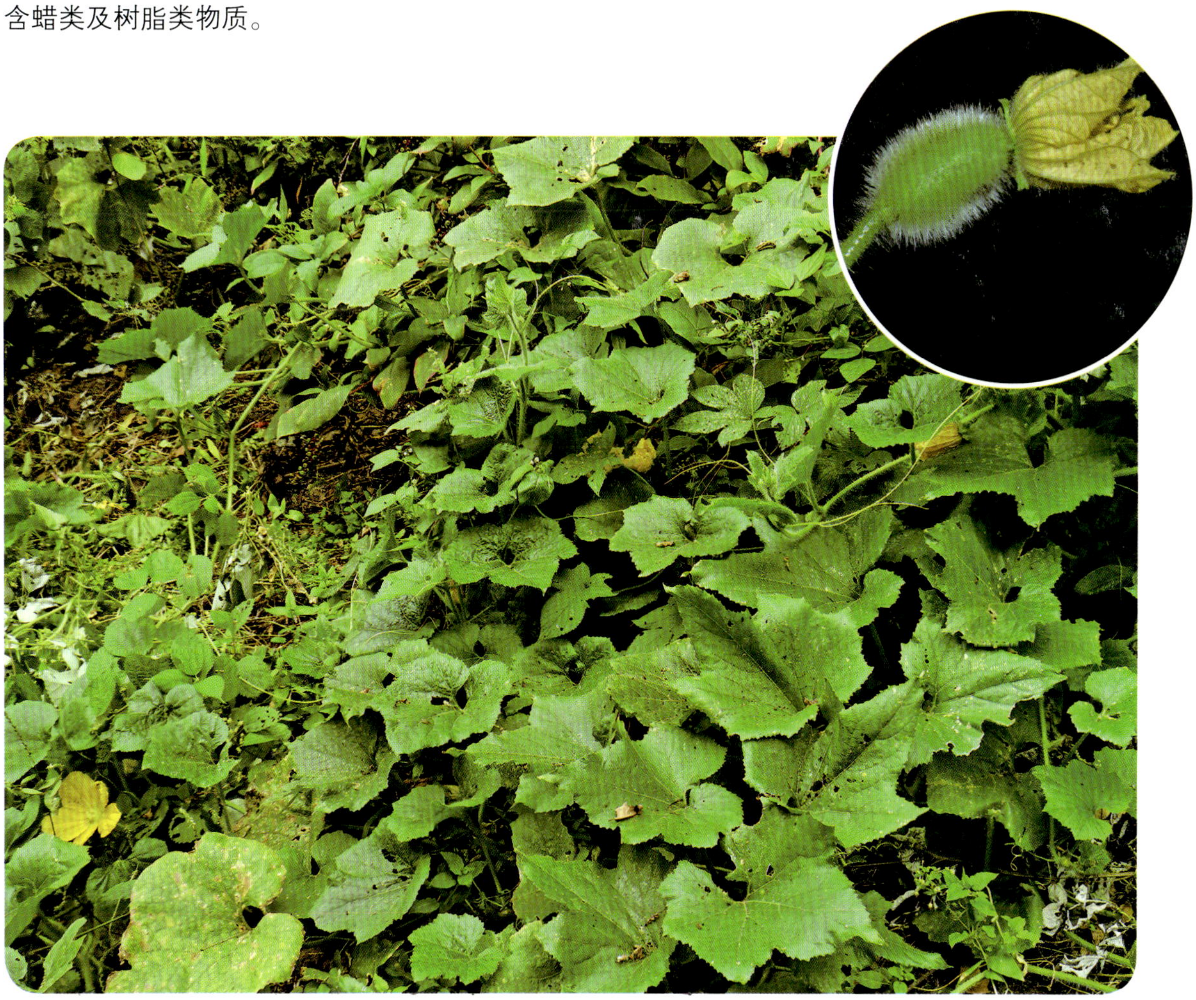

玄参

[药材来源] 为玄参科植物玄参 *Scrophularia ningpoensis* Hemsl. 的根。

[江山土名] 元参。

[性味归经] 甘、苦、咸，微寒。归肺、胃、肾经。

[功能主治] 清热凉血，滋阴降火，解毒散结。用于热入营血，温毒发斑，热病伤阴，舌绛烦渴，津伤便秘，骨蒸劳嗽，目赤，咽痛，白喉，瘰疬，痈肿疮毒。

[采收加工] 冬季茎叶枯萎时采挖，除去根茎、幼芽、须根及泥沙，晒或烘至半干，堆放 3～6 天，反复数次至干燥。

[参考资料] 含挥发油、植物甾醇、油酸、亚麻酸、糖类、左旋天冬酰胺及生物碱。玄参味甘苦，性凉多液，为清补肾经之药。又能入肺以清肺热，解毒消火，最宜于肺病结核、肺热咳嗽。

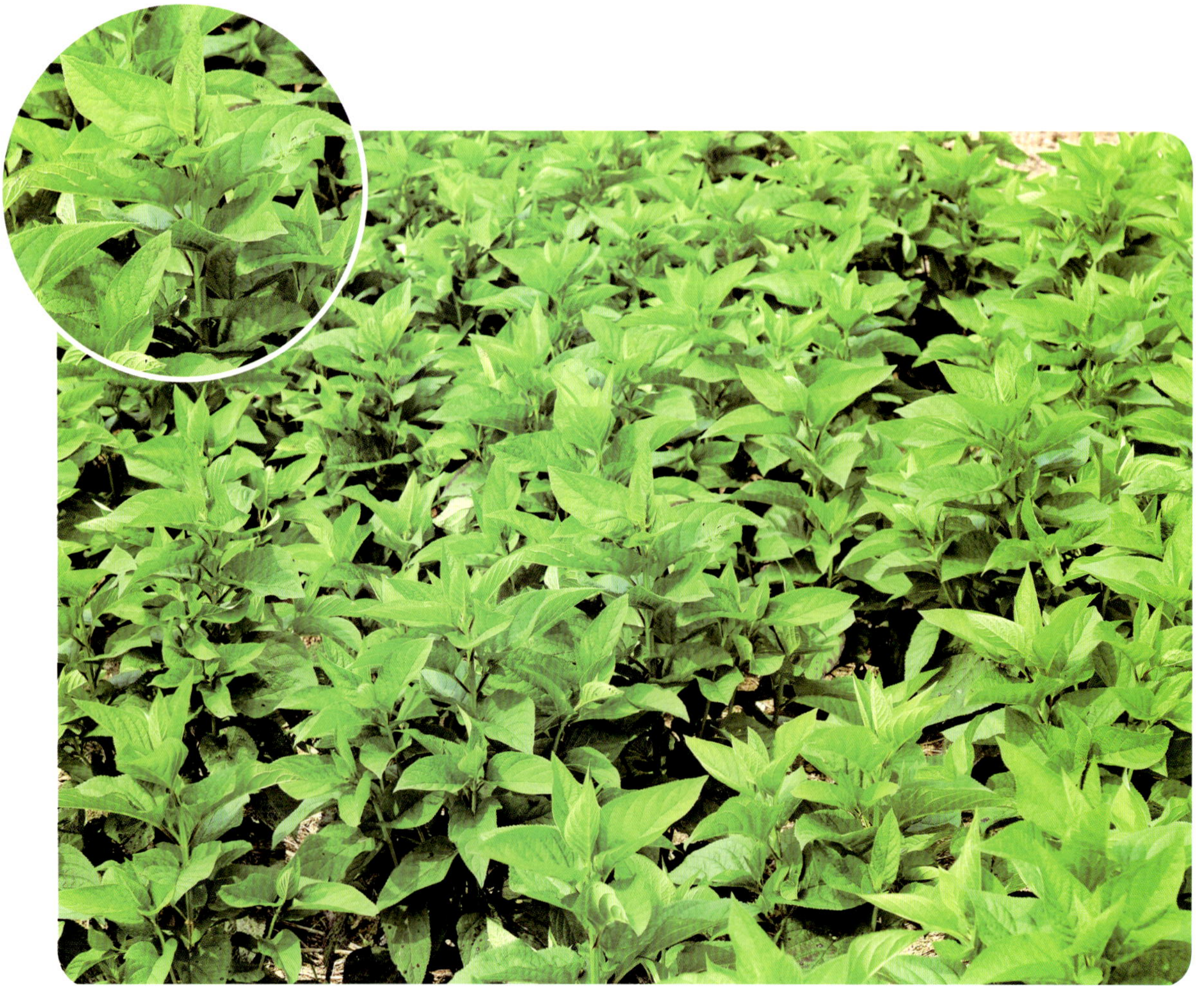

兰香草

［药材来源］为马鞭草科植物兰香草 *Caryopteris incana*（Thunb. ex Hout.）Miq. 的全草。

［江山土名］野薄荷。

［性味归经］辛，温。归肝、脾、膀胱经。

［功能主治］解表祛风，舒筋活络，散瘀止痛。用于风寒感冒，百日咳，支气管炎，风湿骨痛，肠胃炎，瘫痪麻木，白带，产后瘀血腹痛，跌打肿痛，毒蛇咬伤，湿疹，皮肤瘙痒等。

［采收加工］夏、秋二季采挖，除去杂质，晒干。

［参考资料］含有黄酮类成分，具有较好的抑菌活性。还可治疗感冒发热、风湿骨痛、百日咳、慢性气管炎、月经不调、崩漏、白带、产后瘀血作痛、跌打损伤、皮肤瘙痒、湿疹、疮肿。

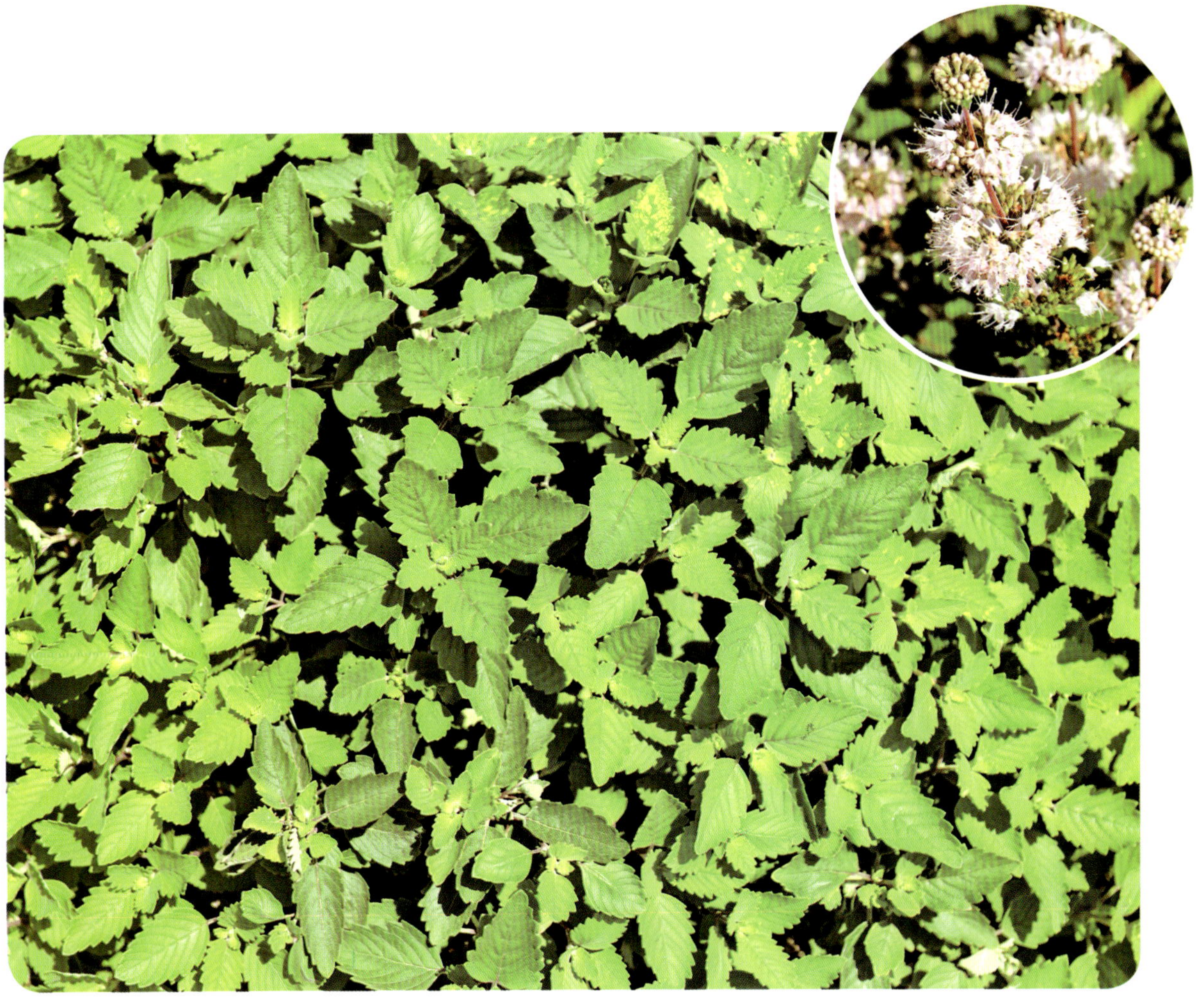

半边莲

[药材来源] 为桔梗科植物半边莲 *Lobelia chinensis* Lour. 的全草。

[江山土名] 节节断。

[性味归经] 辛，平。归心、小肠、肺经。

[功能主治] 清热解毒，利尿消肿。用于痈肿疔疮，蛇虫咬伤，臌胀水肿，湿热黄疸，湿疹湿疮。

[采收加工] 夏季采收，除去泥沙，洗净，晒干。

[参考资料] 含有生物碱，如半边莲碱、去氧半边莲碱、氧化半边莲碱等。本品有利尿、抗蛇毒等作用。

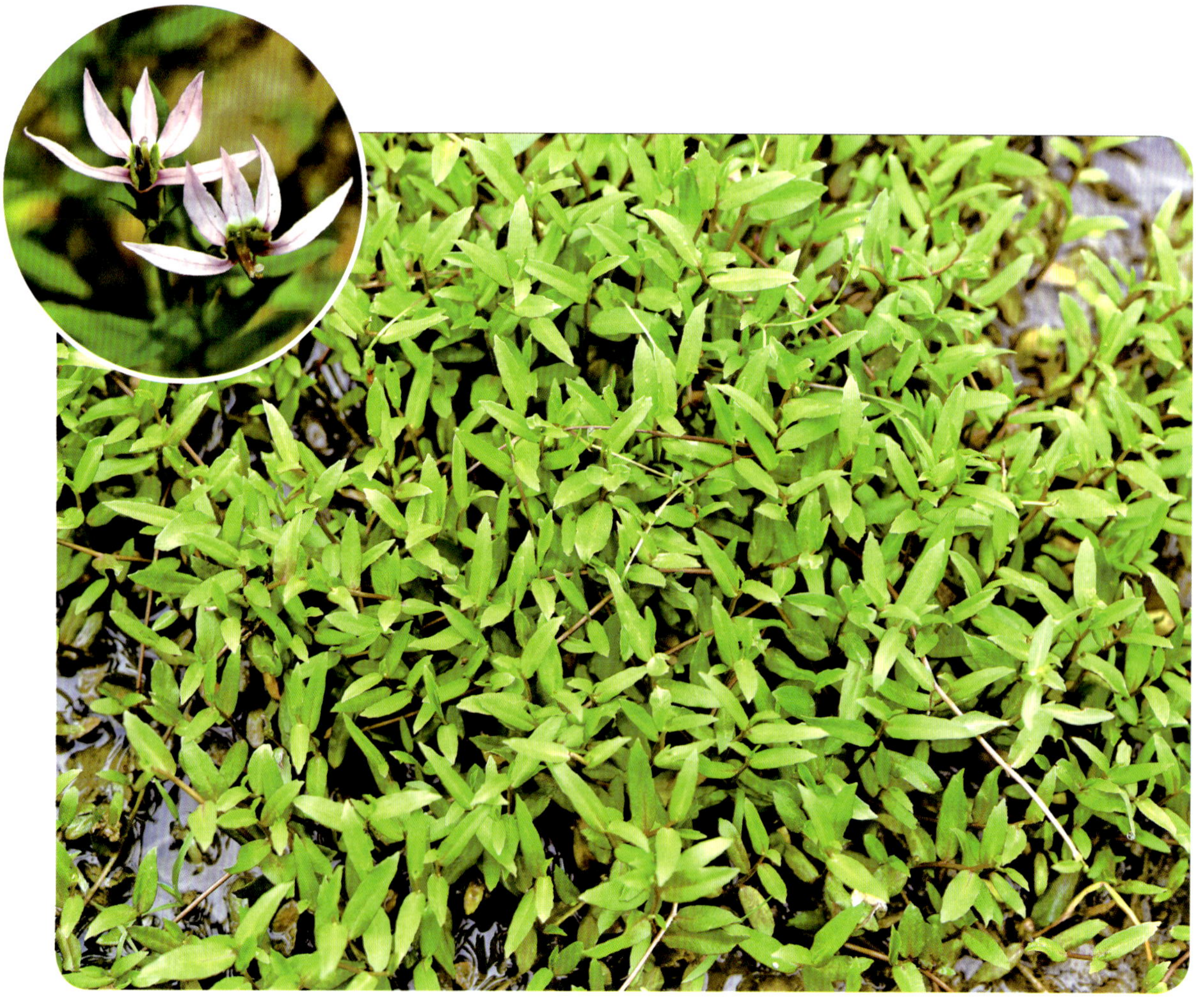

半边旗

[药材来源] 为凤尾蕨科植物半边旗 *Peris semipinnata* L 的全草。

[江山土名] 凤凰尾巴草。

[性味归经] 苦、辛，微寒。归肝、大肠经。

[功能主治] 清热利湿，凉血止血，解毒消肿。用于湿热泄泻，热毒泻痢，湿热黄疸，血热吐血，痔疮出血、外伤出血，目赤肿痛，牙痛，跌打肿痛，疔疮肿毒，皮肤瘙痒，虫蛇咬伤。

[采收加工] 全年可采，除去杂质，晒干。

[参考资料] 主要含有倍半萜类、二萜类、黄酮类、木脂素类和有机酸类等，其所含的贝壳杉烷型二萜对多种体外培养的肿瘤细胞株具有显著的抑制作用。

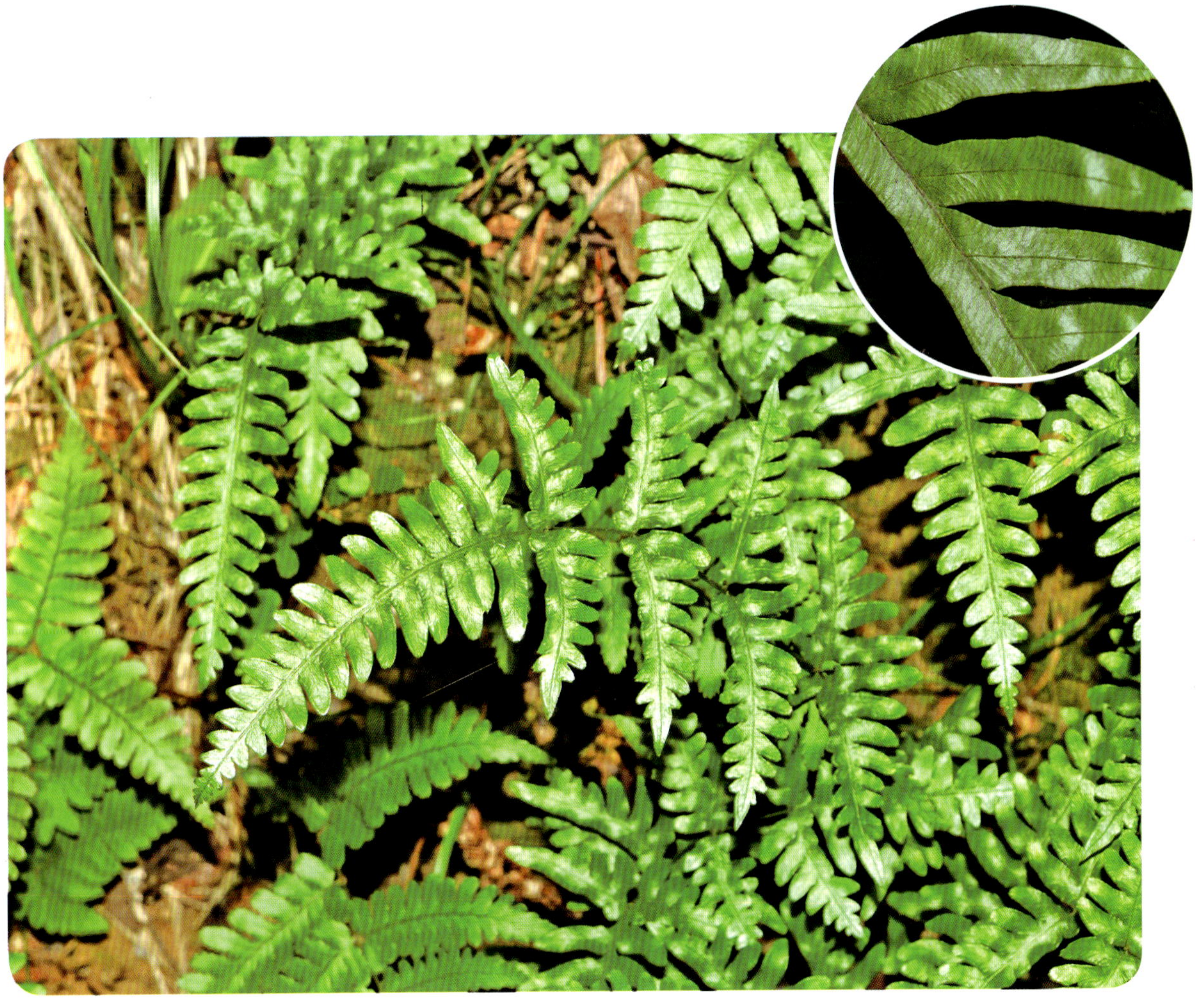

半枝莲

［药材来源］为唇形科植物半枝莲 *Scutellaria barbata* D. Don 的全草。

［江山土名］并头草。

［性味归经］辛、苦，寒。归肺、肝、肾经。

［功能主治］清热解毒，化瘀利尿。用于疔疮肿毒，咽喉肿痛，跌扑伤痛，水肿，黄疸，蛇虫咬伤。

［采收加工］夏、秋二季茎叶茂盛时采挖，洗净，晒干。

［参考资料］含有生物碱、黄酮类苷、甾体、鞣质、半枝莲素、汉黄芩素等。半枝莲对肉瘤、艾氏腹水癌、脑瘤等均有一定的抑制作用。日本学者发现半枝莲即使是对治疗乏术的晚期肿瘤，亦有改善症状、抑制肿瘤增殖和延长患者生命的作用。

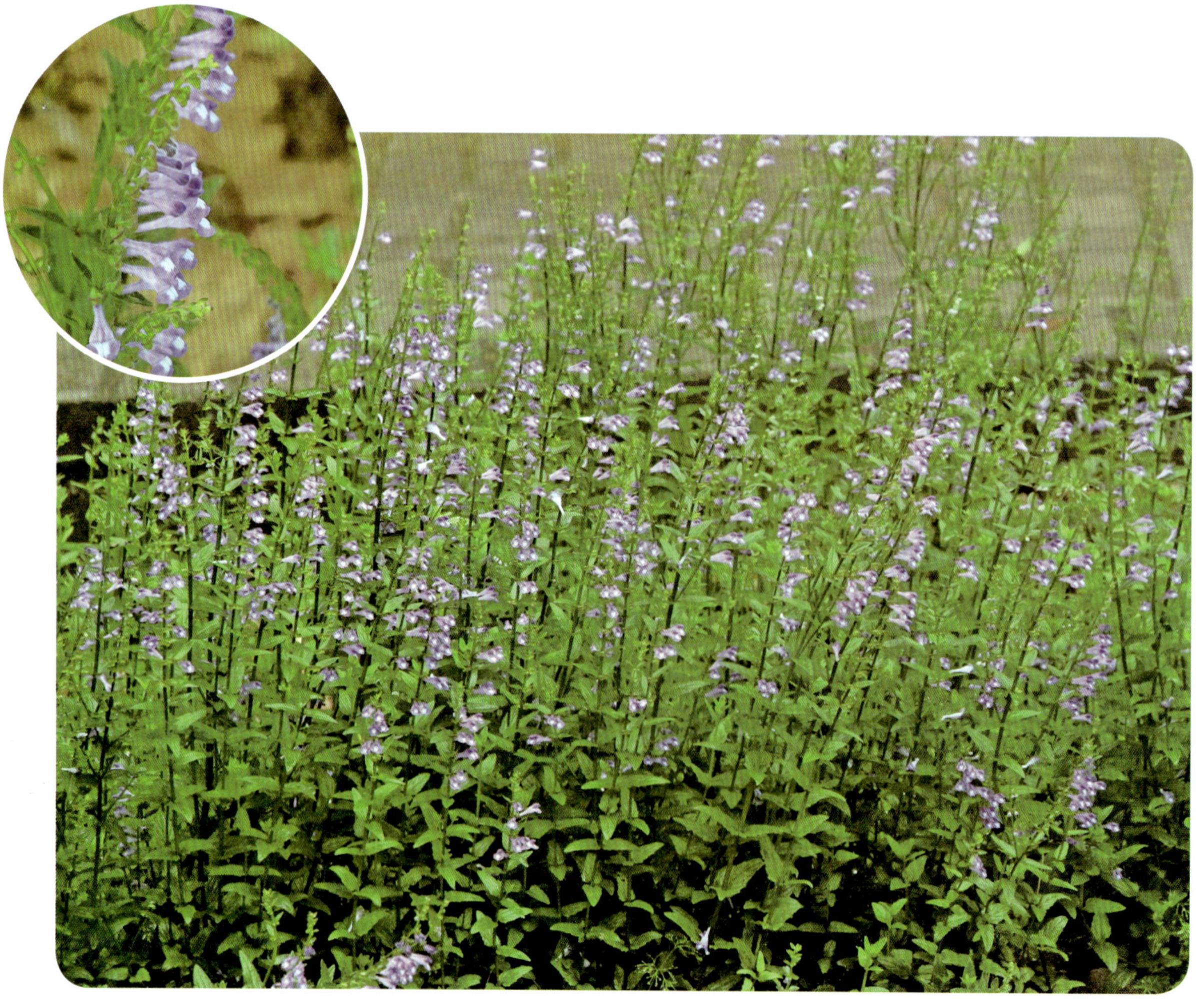

半夏

[药材来源] 为天南星科植物半夏 *Pinellia ternata*（Thunb.）Breit. 的块茎。

[江山土名] 半夏。

[性味归经] 辛，温。有毒。归脾、胃、肺经。

[功能主治] 燥湿化痰，降逆止呕，消痞散结。用于湿痰寒痰，咳喘痰多，痰饮眩悸，风痰眩晕，痰厥头痛，呕吐反胃，胸脘痞闷，梅核气；外治痈肿痰核。

[采收加工] 夏、秋二季采挖，洗净，除去外皮和须根，晒干。

[参考资料] 内服一般炮制后使用，外用适量，磨汁涂或研末以酒调敷患处。不宜与川乌、制川乌、草乌、制草乌、附子同用。半夏既燥湿化痰，又和胃降逆止呕，对多种呕吐均可应用。用治痰湿犯胃或胃寒呕吐者，常与散寒止呕的生姜同用。半夏具辛散温燥之性，能燥湿化痰，为治疗湿痰、寒痰咳嗽的要药。常用于湿痰犯肺而见咳嗽痰多、胸膈满闷、呕恶不适、苔腻脉滑，常与橘皮、茯苓、甘草同用。

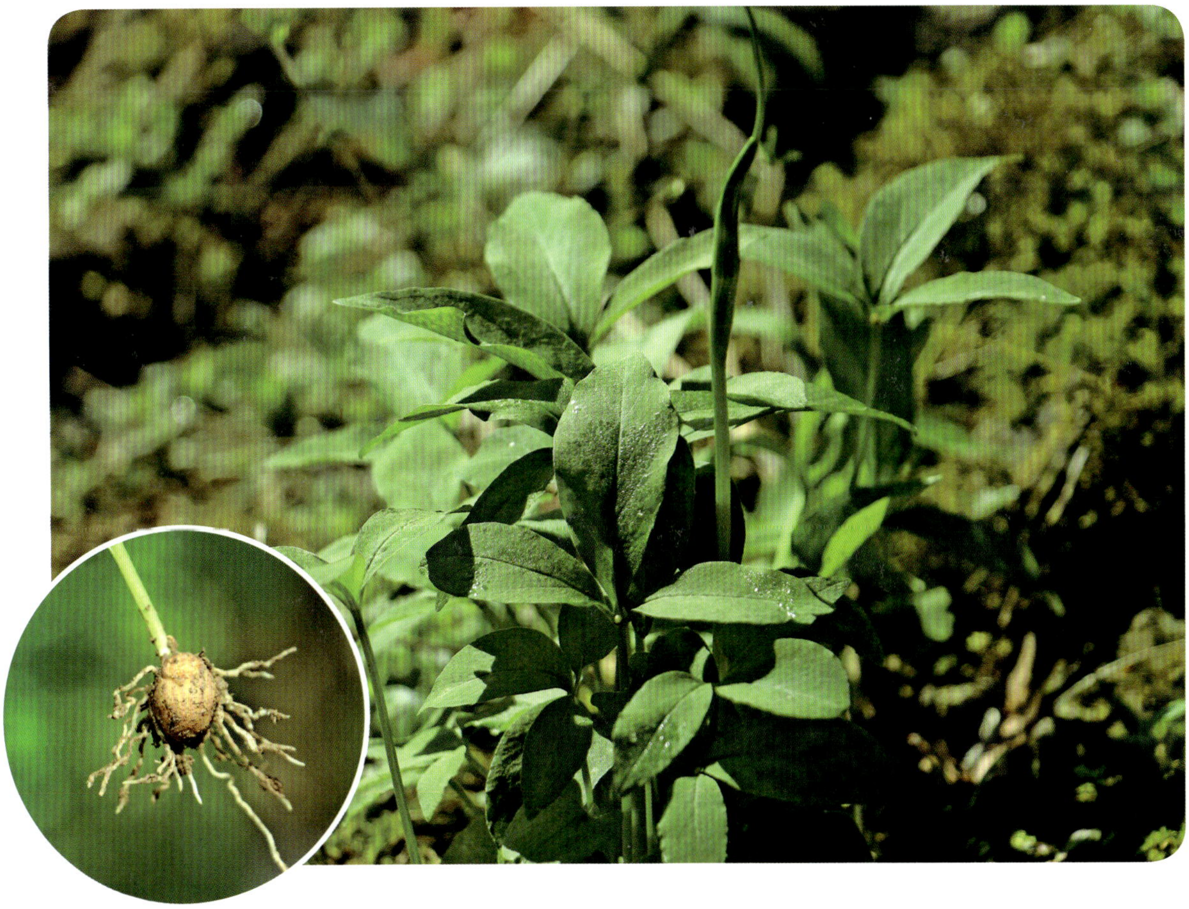

半蒴苣苔

[药材来源] 为苦苣苔科半蒴苣苔 *Hemiboea henryi* Clarke 的全草。

[江山土名] 降龙草。

[性味归经] 苦，平。归肺、肝经。

[功能主治] 清热利湿。用于湿热黄疸。

[采收加工] 夏、秋二季采集，洗净晒干，鲜用四季可采。

[参考资料] 江山民间用于治疗皮肤炎症、麻疹、烧烫伤和毒蛇咬伤。花和总苞外形奇特，可供观赏。

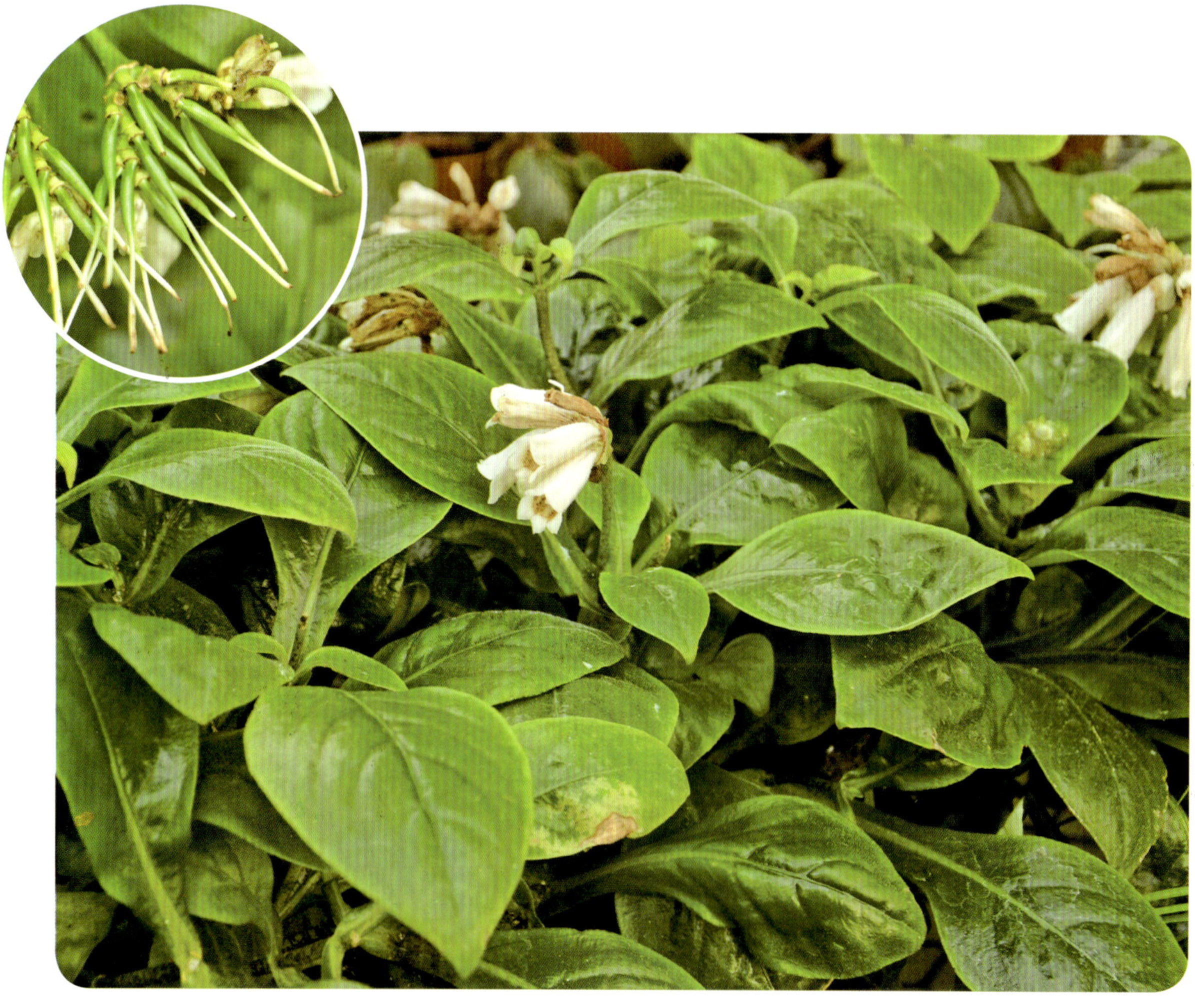

台湾独蒜兰

［药材来源］为兰科植物台湾独蒜兰 *Pleione formosana* Hayata 的假鳞茎。

［江山土名］石珠、冰球子。

［性味归经］甘、微辛，凉。归肝、脾经。

［功能主治］清热解毒，化痰散结。用于痈肿疔毒，瘰疬痰核，蛇虫咬伤，癥瘕痞块。

［采收加工］夏、秋二季采挖，除去地上部分及泥沙，分开大小，置沸水中煮至透心，干燥。

［参考资料］含秋水仙碱及异秋水仙碱等多种生物碱。现在国内临床常用其复方，治疗多种癌症，均取得一定疗效。

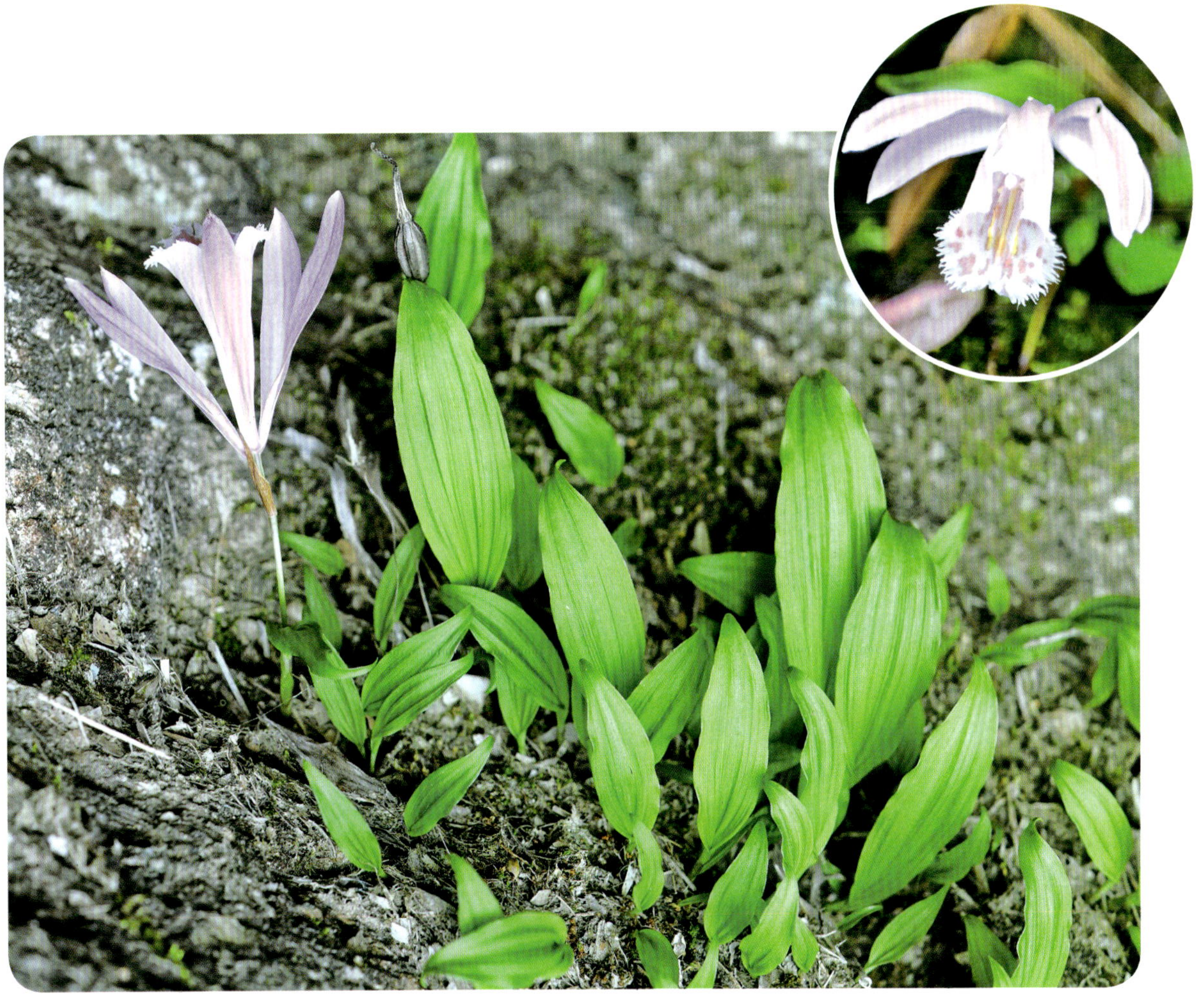

丝瓜络

[药材来源] 为葫芦科植物丝瓜 *Luffa cylindrica*（Linn.）Roem. 干燥成熟果实的维管束。其根（丝瓜根）、种子（丝瓜子）和藤茎（丝瓜藤）也可药用。

[江山土名] 天罗丝。

[性味归经] 甘，平。归肺、胃、肝经。

丝瓜根：甘，平。归肝、脾经。

丝瓜子：甘，平。归肺、肝经。

丝瓜藤：苦、酸，微寒。归肺、肝经。

[功能主治] 祛风，通络，活血，下乳。用于痹痛拘挛，胸胁胀痛，乳汁不通，乳痈肿痛。

丝瓜根：舒筋活血，消肿。用于萎缩性鼻炎，慢性鼻窦炎及慢性支气管炎。

丝瓜子：清热化痰。用于肺热咳嗽，痰多黄稠。

丝瓜藤：通经活络。用于腰痛。

[采收加工] 夏、秋二季果实成熟、果皮变黄、内部干枯时采摘，除去外皮和果肉，洗净，晒干，除去种子。

丝瓜根：夏、秋二季采挖，除去杂质，洗净，晒干。

丝瓜子：秋季果实老熟后，在采制丝瓜络时，同时收集种子，晒干。

丝瓜藤：9～10 月采收带叶藤茎，晒干。

[参考资料] 含有木聚糖、甘露聚糖、半乳聚糖等。配海风藤，通经活络、祛风作用增强；配金银花能解毒消肿。

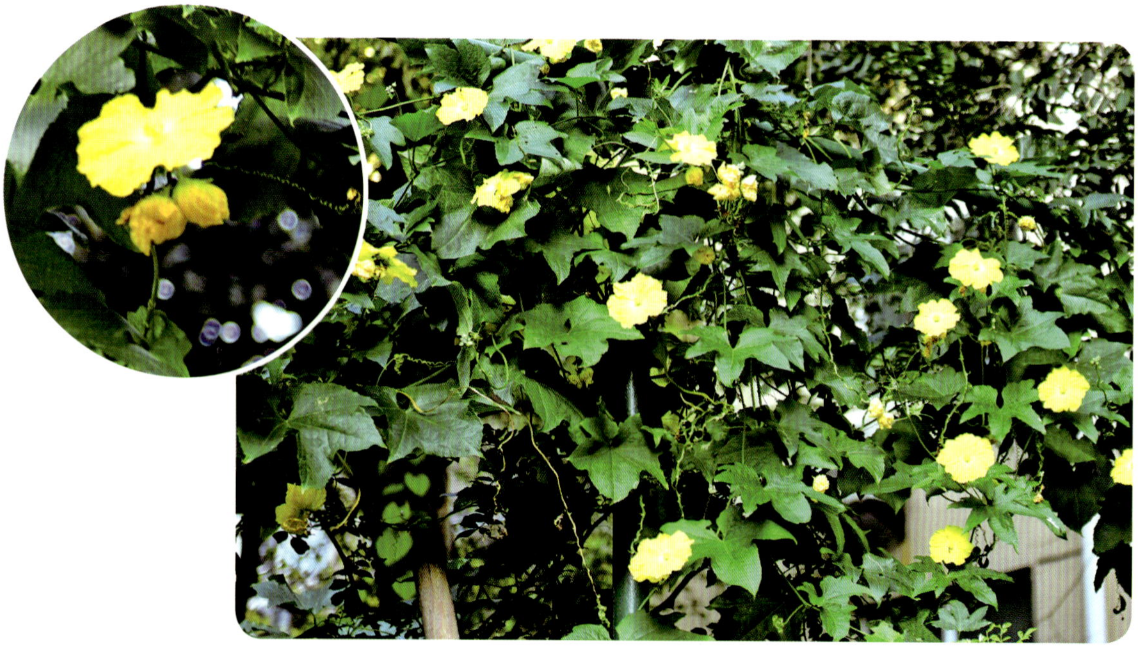

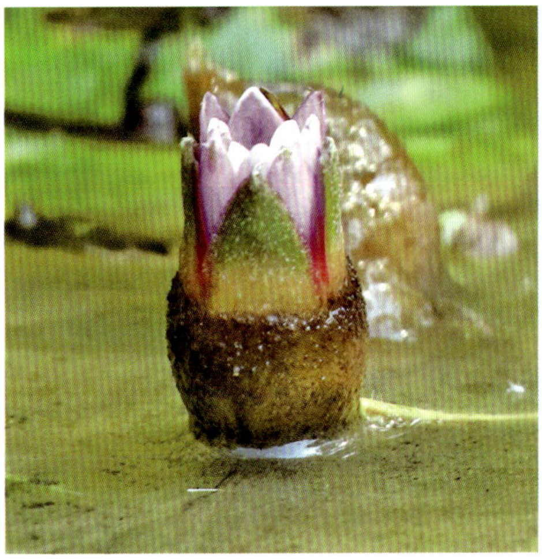

六画

老鸦柿

［药材来源］为柿树科老鸦柿 *Diospyros rhombifolia* Hemsl. 的根和茎枝。

［江山土名］野柿。

［性味归经］苦、涩，平。归肝经。

［功能主治］清湿热，利肝胆，活血化瘀。用于急性黄疸型肝炎，肝硬化，跌打损伤。

［采收加工］根、茎枝全年可采，洗净，切片，晒干。

［参考资料］老鸦柿枝水煎服；或老鸦柿根、胡颓子根、山楂根配伍，水煎服，治急性黄疸型传染性肝炎。据文献报道，老鸦柿根和红枣配伍用于治疗肝硬化。

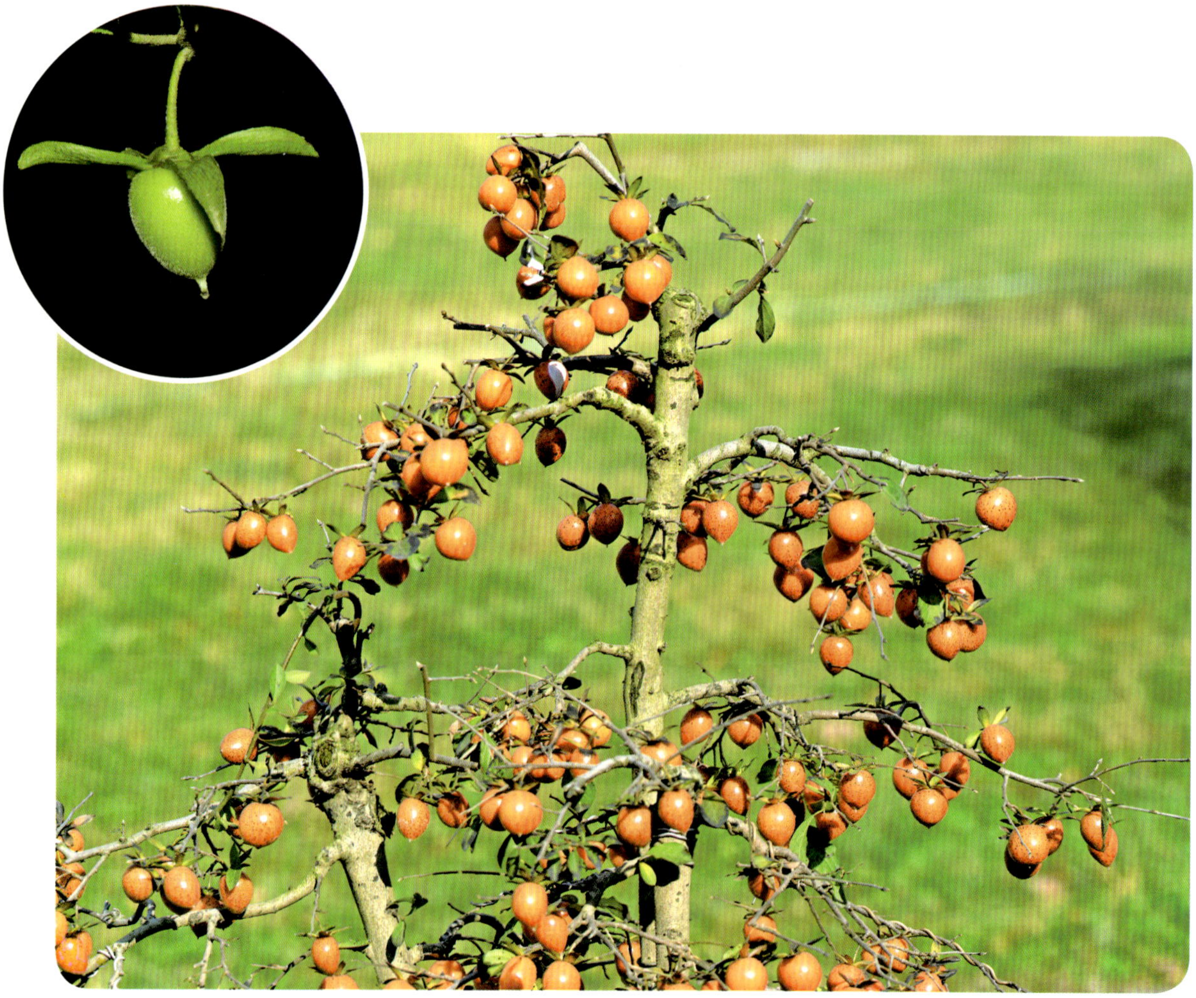

老鹳草

[药材来源] 为牻牛儿苗科植物野老鹳草 *Geranium carolinianum* L. 的地上部分。

[江山土名] 老鹳草。

[性味归经] 辛、苦，平。归肝、肾、脾经。

[功能主治] 祛风湿，通经络，止泻利。用于风湿痹痛，麻木拘挛，筋骨酸痛，泄泻痢疾。

[采收加工] 夏、秋二季果实近成熟时采割，捆成把，晒干。

[参考资料] 善祛诸风皮肤发痒。可治筋骨疼痛，手足痉挛麻木等。老鹳草总鞣质具有抗炎、抑制免疫和镇痛作用。

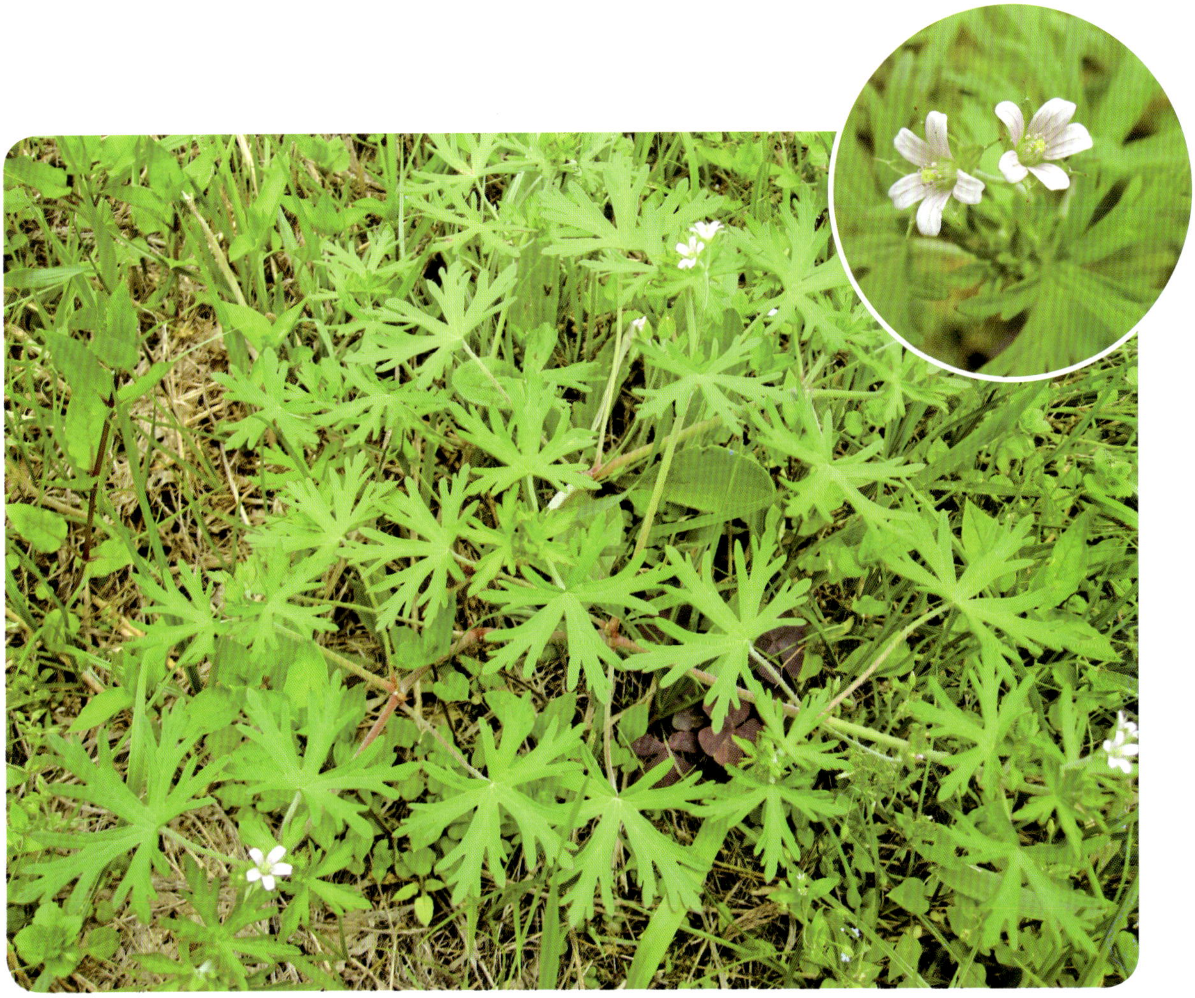

地耳草

[药材来源] 为藤黄科植物地耳草 *Hypericum japonicum* Thunb. 的全草。

[江山土名] 田基黄。

[性味归经] 甘、苦，凉。归肝、胆、大肠经。

[功能主治] 清热利湿，解毒消肿，散瘀止痛。用于肝炎，早期肝硬化，阑尾炎，眼结膜炎，扁桃体炎；外用治疮疖肿毒，带状疱疹，毒蛇咬伤，跌打损伤。

[采收加工] 春、夏开花时采收全草，鲜用或洗净，晒干，切碎用。

[参考资料] 含黄酮类、鞣质、蒽醌、氨基酸、酚类等。用于治湿热黄疸，具有良好疗效，可配合茵陈、金钱草等同用。鲜草煎服可用于治疗疮疖肿毒或毒蛇咬伤，另用鲜草适量，洗净，捣烂外敷。治跌扑损伤，常煎汤内服外加鲜草适量，捣烂外敷配合使用。

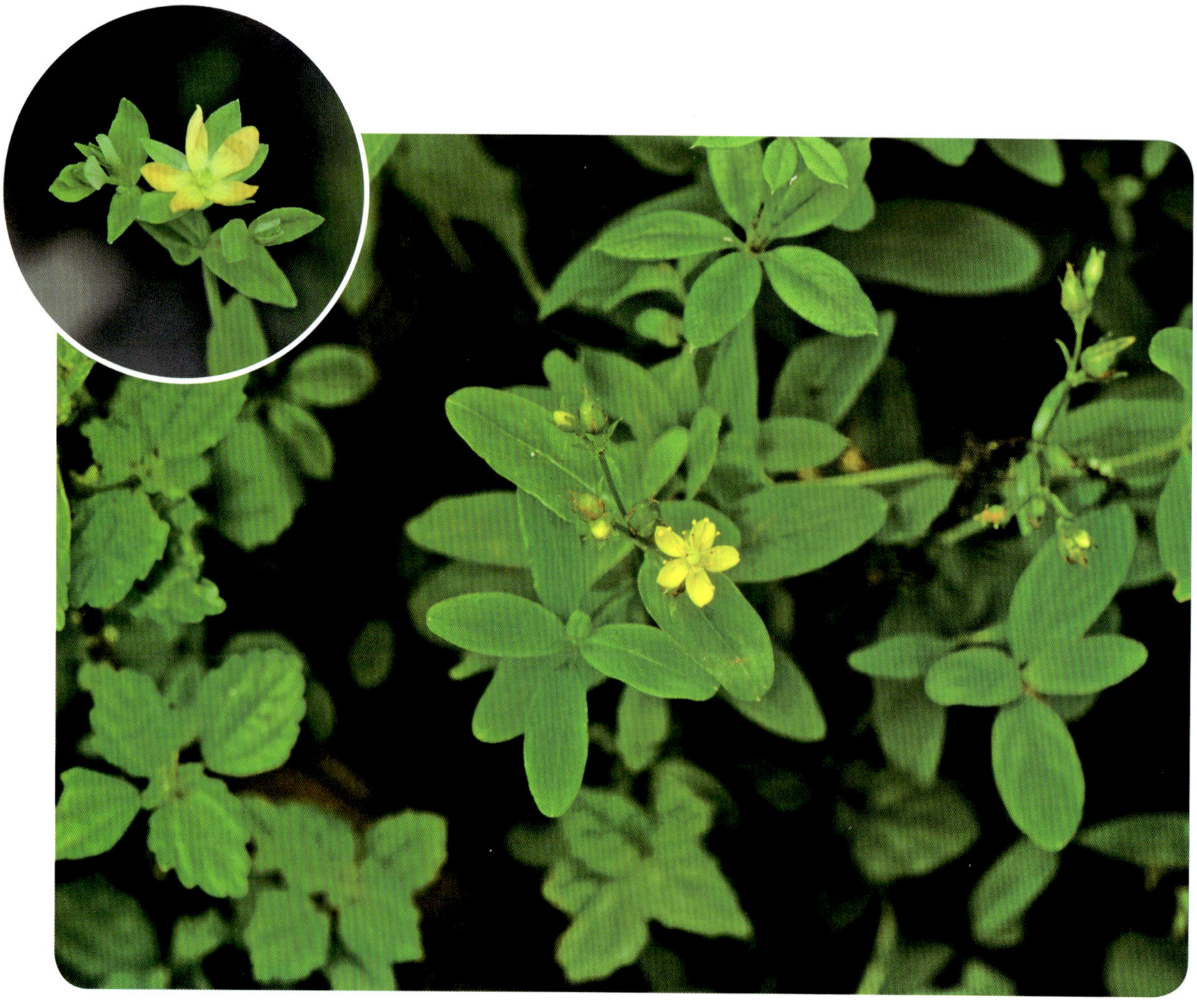

地肤子

[药材来源] 为藜科植物地肤 *Kochia scoparia*（L.）Schrad. 的成熟果实。

[江山土名] 扫帚草、铁扫子。

[性味归经] 辛、苦，寒。归肾、膀胱经。

[功能主治] 清热利湿，祛风止痒。用于小便涩痛，阴痒带下，风疹，湿疹，皮肤瘙痒。

[采收加工] 秋季果实成熟时采收植株，晒干，打下果实，除去杂质。

[参考资料] 主要含有三萜皂苷、脂肪油、生物碱、黄酮等。水浸剂对许兰氏黄癣菌、奥杜盎氏小芽孢癣菌、铁锈色小芽孢癣菌等多种皮肤真菌，均有不同程度的抑制作用。

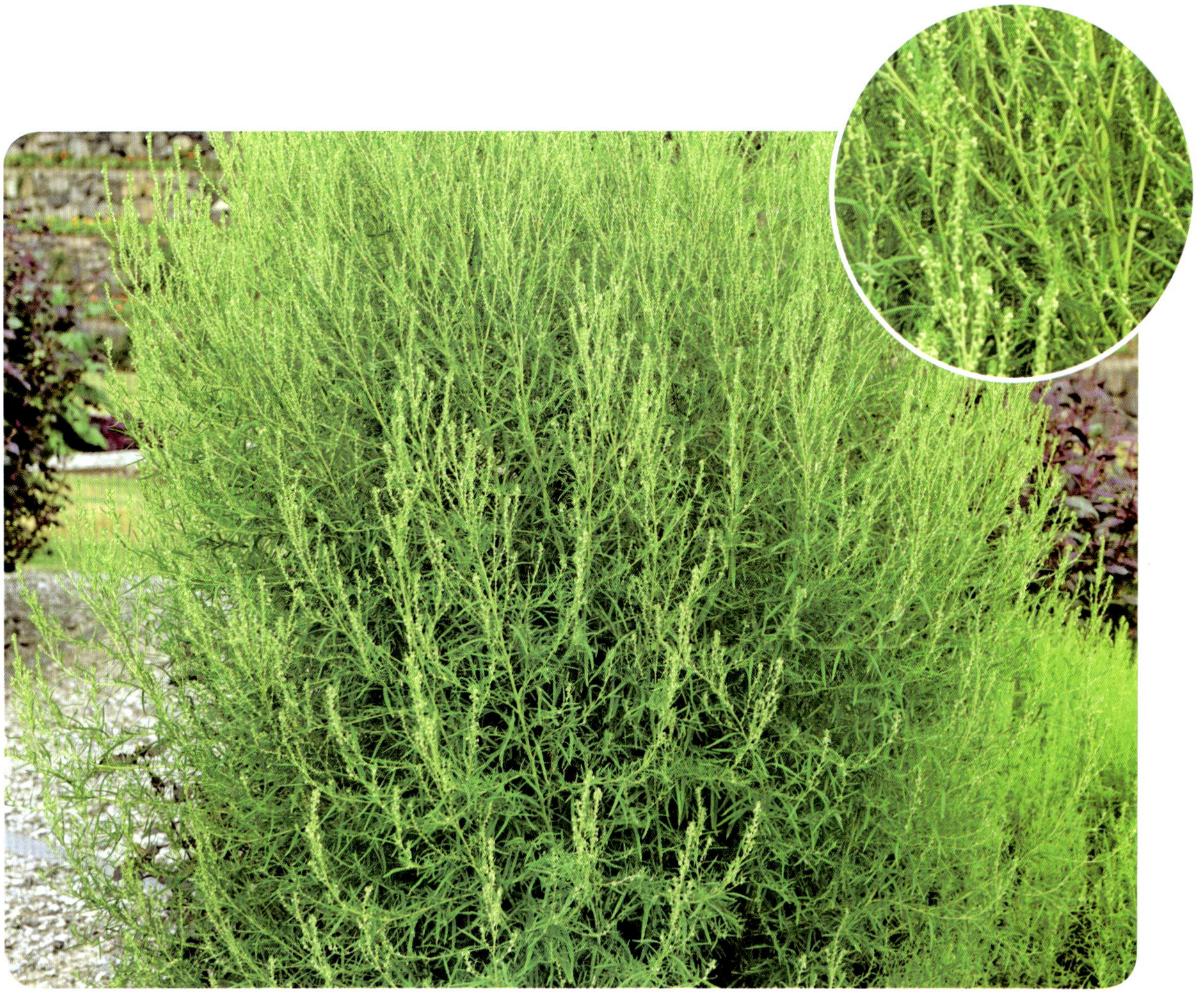

地胆草

［药材来源］为菊科植物地胆草 *Elephantopus scaber* L 的全草。

［江山土名］儿童草。

［性味归经］苦、辛，寒。归肺、肝、肾经。

［功能主治］清热泻火，凉血解毒，清热利湿。用于感冒发热，咽喉肿痛，肺热咳嗽，顿咳，目赤肿痛，痢疾，湿热黄疸，内热消渴，水肿尿少，腹水臌胀，月经不调，带下，痈疮肿毒，湿疹，蛇虫咬伤。

［采收加工］夏、秋间花期前采挖，洗净，晒干。

［参考资料］具有清热解毒、保肝、抗菌、抗肿瘤、酶抑制以及保护心血管和胃肠道等药理活性。

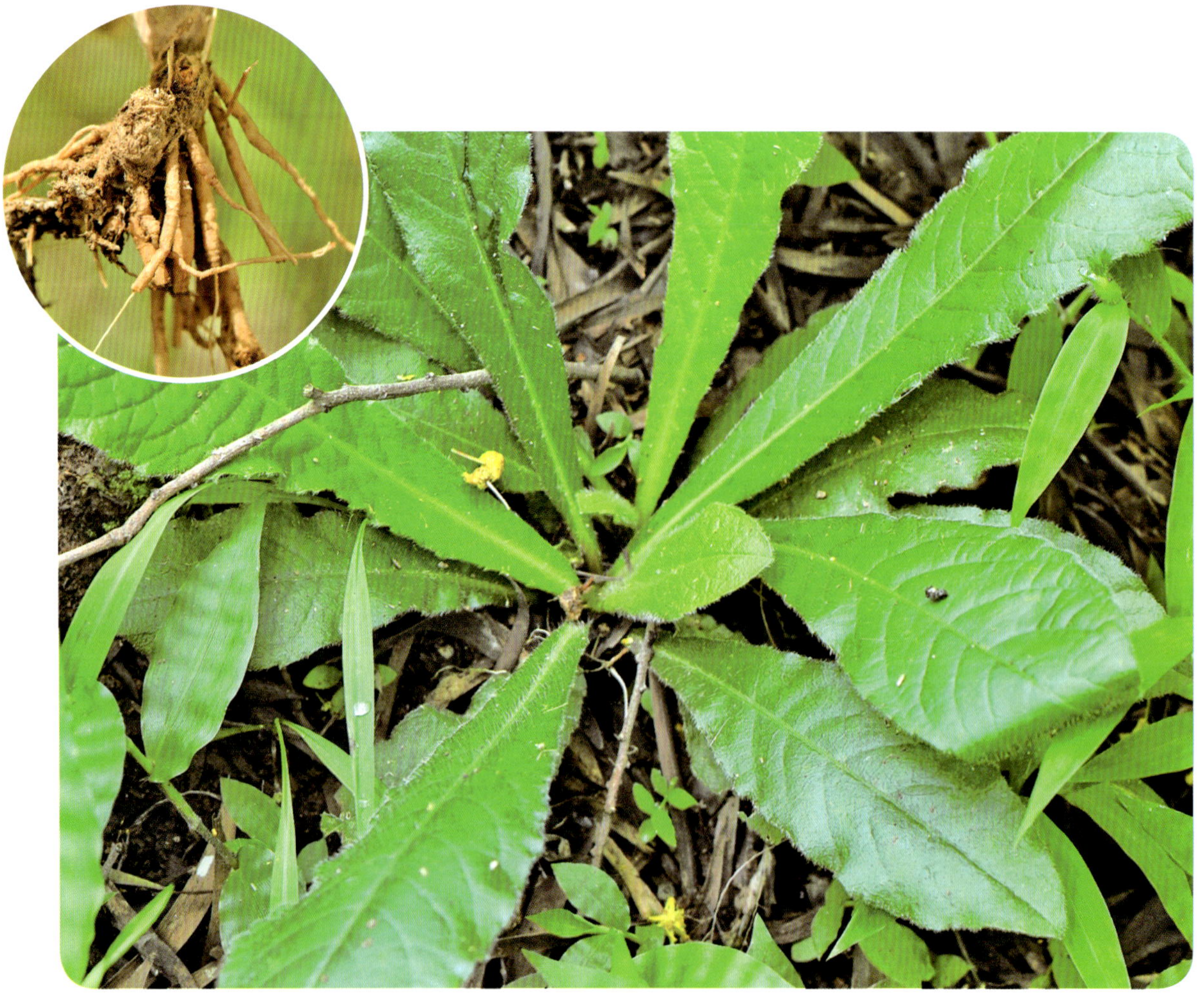

地骨皮

[药材来源] 为茄科植物枸杞 *Lycium chinense* Miller 的根皮。其干燥成熟果实在江山做枸杞子用。

[江山土名] 土枸杞根。

[性味归经] 甘，寒。归肺、肝、肾经。

枸杞子：甘，平。归肝、肾经。

[功能主治] 凉血除蒸，清肺降火。用于阴虚潮热，骨蒸盗汗，肺热咳嗽，咯血，衄血，内热消渴。

枸杞子：滋补肝肾，益精明目。用于虚劳精亏，腰膝酸痛，眩晕耳鸣，阳痿遗精，内热消渴，血虚萎黄，目昏不明。

[采收加工] 春初或秋后采挖根部，洗净，剥取根皮，晒干。

枸杞子：夏、秋二季果实呈红色时采收，热风烘干，除去果梗，或晾至皮皱后，晒干，除去果梗。

[参考资料] 根皮含甜菜碱、枸杞酰胺、β-谷甾醇，柳杉酚、蜂蜜酸、亚油酸和桂皮酸。枸杞子能增强非特异性免疫作用，小鼠灌服枸杞子水提取物或肌注醇提取物和枸杞多糖，均有提高巨噬细胞的吞噬功能，增强血清溶菌酶的作用，提高血清中抗绵羊红细胞抗体的效价，还能增加鼠脾脏中抗绵羊红细胞的抗体形成细胞的数量。

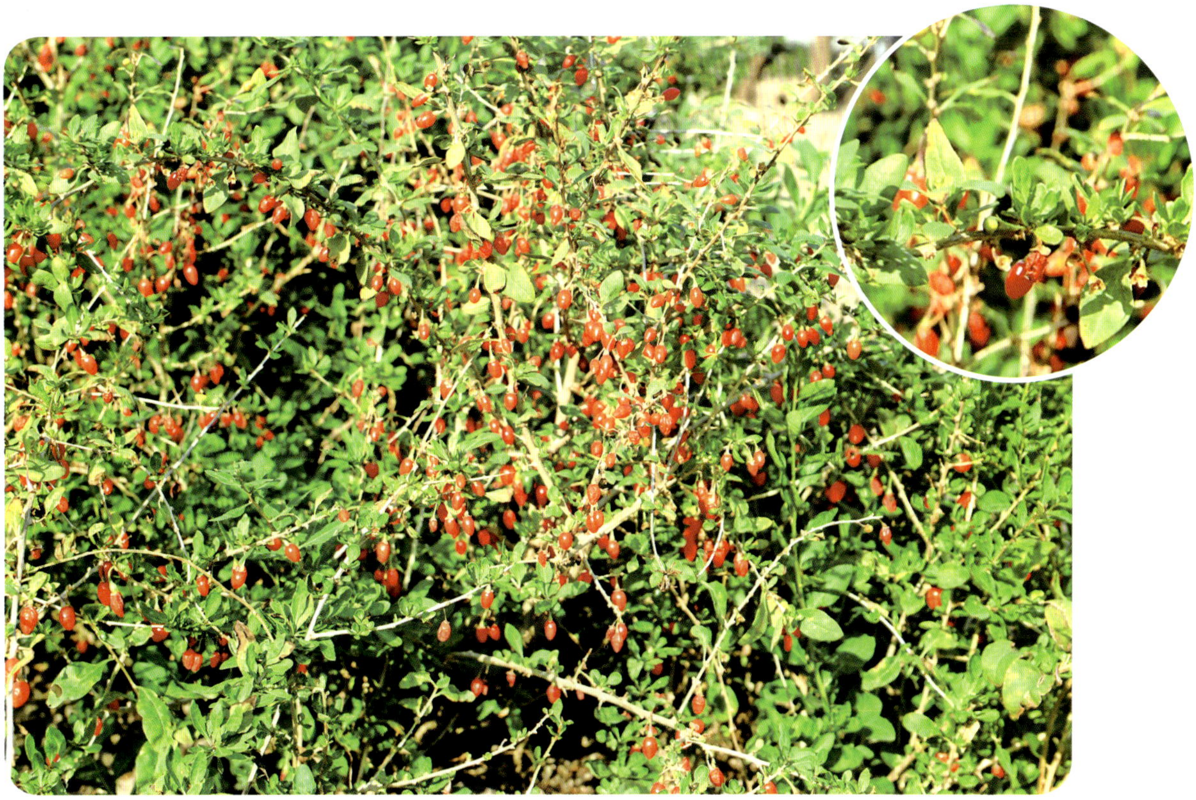

地 蚕

［药材来源］为唇形科植物地蚕 *Stachya geobombycis* C. Y. Wu 的根茎。

［江山土名］白石蚕。

［性味归经］甘，平。归肺、肝、脾经。

［功能主治］益肾润肺，滋阴补血，清热除烦。用于肺结核咳嗽，肺虚气喘，吐血，盗汗，贫血，小儿疳积。

［采收加工］秋季采收根茎，洗净，鲜用或蒸熟晒干。

［参考资料］根茎呈纺锤形，两头尖，表面淡黄色或棕黄色，略皱缩而扭曲，具环节 4 ～ 15 个，节上有点状芽痕和须根痕。质脆，易折断，断面略平坦，类白色，颗粒状，可见棕色形成层环。气微，味甜，有黏性。本品放水中浸泡时易膨胀，结节状明显。

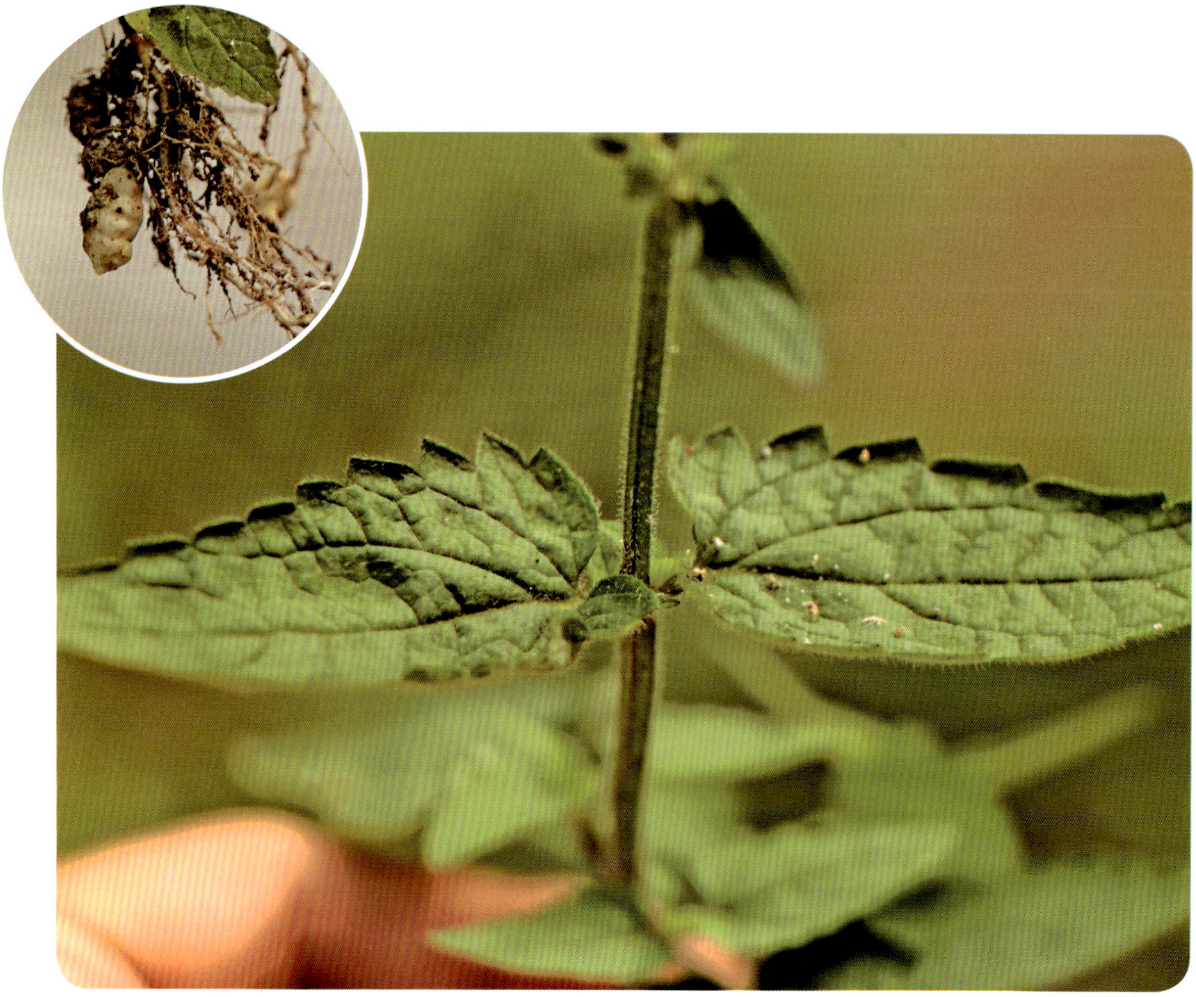

地桃花

[药材来源] 为锦葵科地桃花 *Urena lobata* Linnaeus 的地上部分。

[江山土名] 野棉花。

[性味归经] 甘、辛，凉。归脾、肺经。

[功能主治] 祛风利湿，活血消肿，清热解毒。用于感冒，风湿痹痛，痢疾，泄泻，淋证，带下，月经不调，跌打肿痛，喉痹，乳痈，疮疖，毒蛇咬伤。

[采收加工] 秋季采挖，洗净切碎晒干。

[参考资料] 民间常用于治毒蛇咬伤，急惊风，破伤风，哮喘。根可治淋病，喉蛾，外感热病，痢疾。

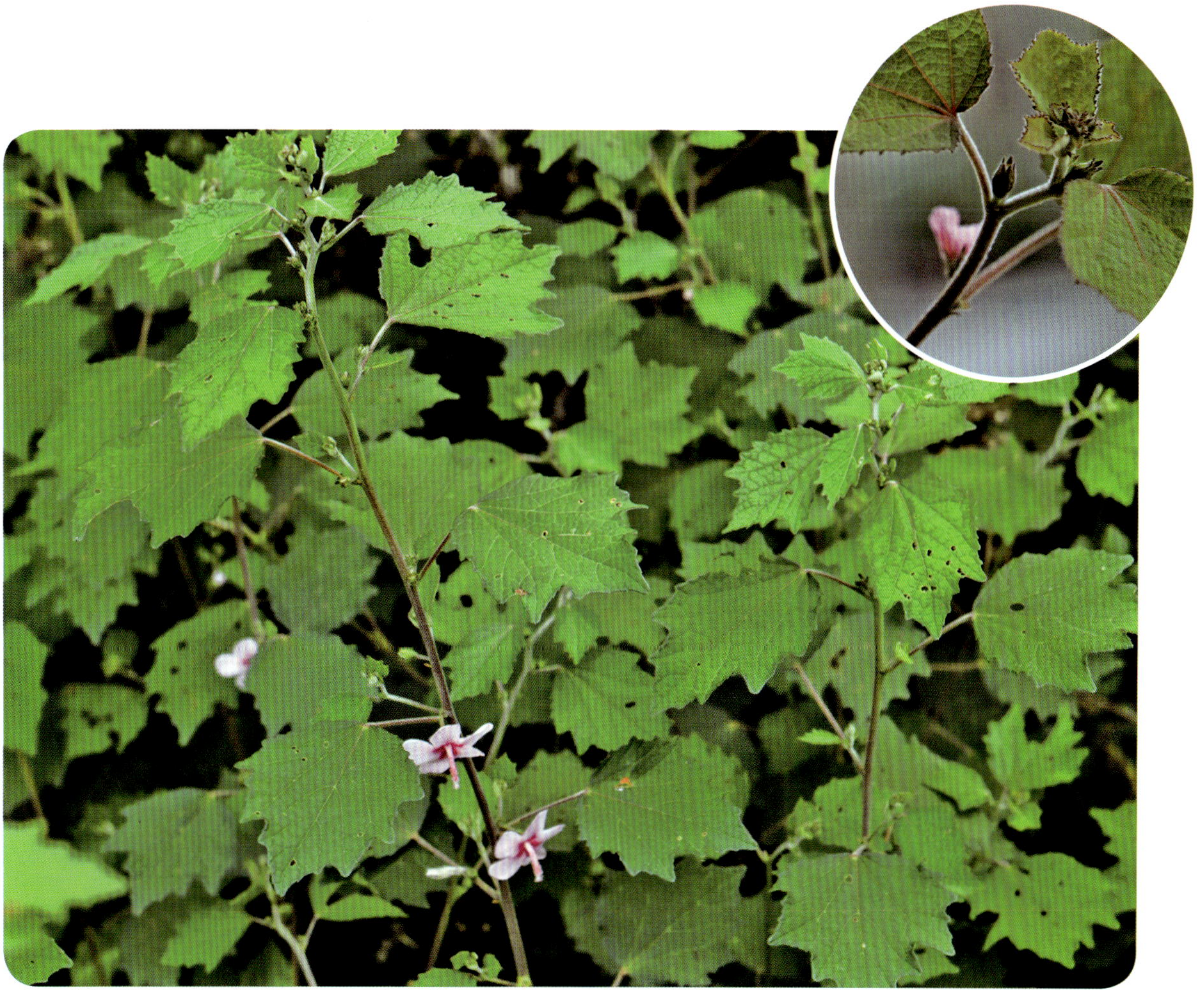

地 菍

[药材来源] 为野牡丹科植物地菍 *Melastoma dodecandrum* Lour. 的全草。

[江山土名] 地茄。

[性味归经] 甘、涩，平。归心、肺、脾、肝经。

[功能主治] 清热解毒，祛风利湿，补血止血。用于预防流行性脑脊髓膜炎，肠炎，痢疾，肺脓疡，盆腔炎，子宫出血，贫血，白带，腰腿痛，风湿骨痛，外伤出血，蛇咬伤。

[采收加工] 全年均可采收，除去杂质，洗净，晒干。

[参考资料] 将地菍全草制成水剂，成人用温水冲服，可治疗消化道出血，其止血作用可能与它含有鞣酸及酚类等有关。部分病人服药后有便秘现象。

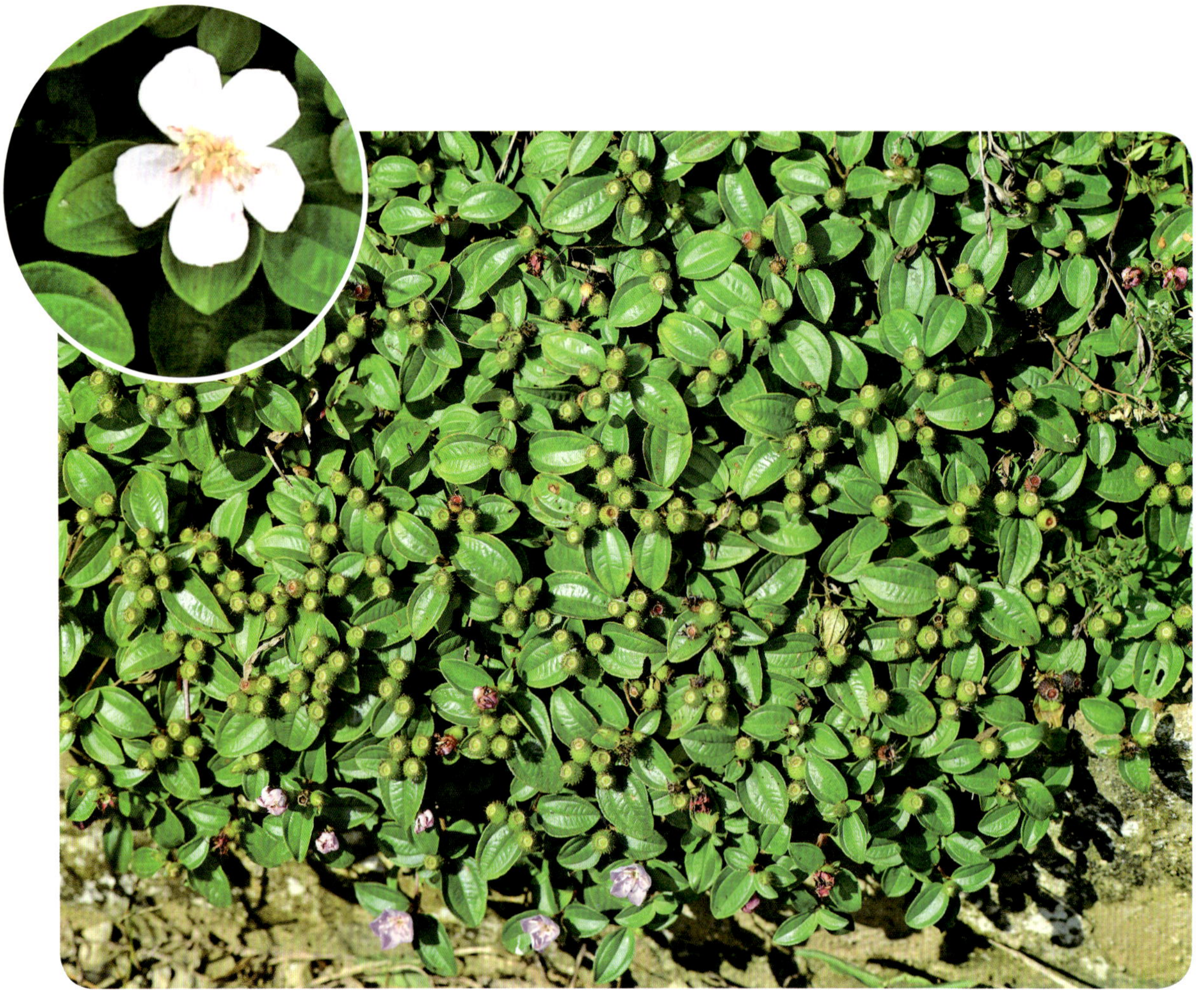

地榆

[药材来源] 为蔷薇科植物地榆 *Sanguisorba officinalis* L. 或长叶地榆 *Sanguisorba officinalis* L. var. *longifolia*（Bert.）Yu et Li 的根。

[江山土名] 野红枣。

[性味归经] 苦、酸、涩，微寒。归肝、大肠经。

[功能主治] 凉血止血，解毒敛疮。用于便血，痔血，血痢，崩漏，水火烫伤，痈肿疮毒。

[采收加工] 春季将发芽时或秋季植株枯萎后采挖，除去须根，洗净，干燥，或趁鲜切片，干燥。

[参考资料] 根中含多种鞣质成分。现代药理研究表明有止血作用和抗炎作用。一般炒炭用，可配伍苍术燥湿泻火、凉血止血，用于脾经湿热、痢疾下血。配伍金银花凉血止血功效更强。

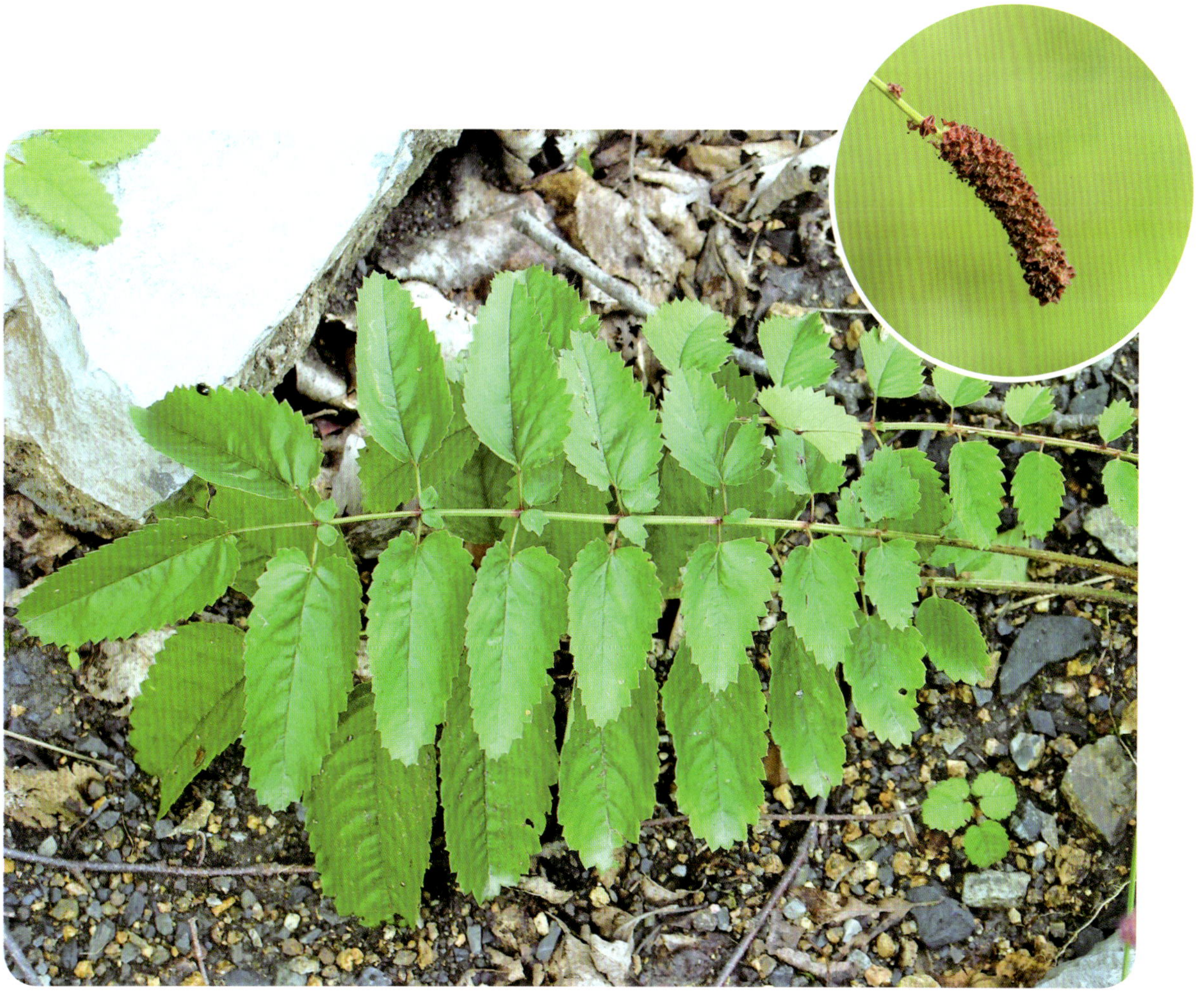

地锦草

[药材来源] 为大戟科植物地锦草 *Euphorbia humifusa* Willd. 或斑地锦 *Euphorbia supina* Rafin. 的全草。

[江山土名] 奶浆草。

[性味归经] 辛，平。归肝、大肠经。

[功能主治] 清热解毒，凉血止血。用于痢疾，泄泻，咯血，尿血，便血，崩漏，疮疖痈肿。

[采收加工] 夏、秋二季采收，洗净，晒干或鲜用。

[参考资料] 全草药用能祛风、解毒、利尿、止血、杀虫、治赤痢，还可配制蛇药；茎叶含鞣质，可提取栲胶。全草含黄酮类、没食子酸等成分。

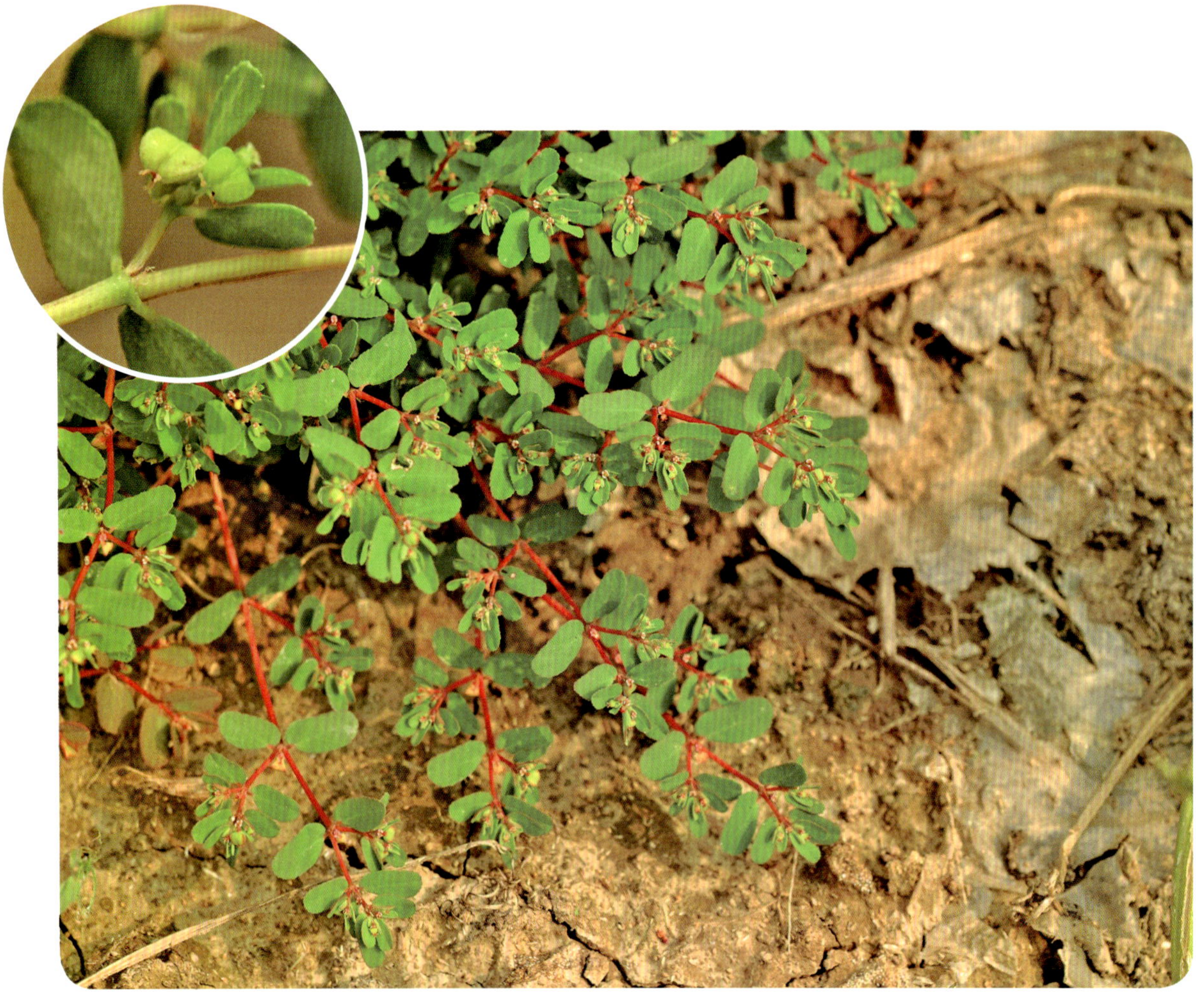

西瓜翠

[药材来源] 为葫芦科植物西瓜 *Citrullus lanatus* (Thunb.) Mansf. 的外果皮。

[江山土名] 西瓜翠衣、西瓜皮。

[性味归经] 甘、淡，凉。归心、胃、膀胱经。

[功能主治] 清热解暑，生津止渴，利尿除烦。用于胸膈气壅，满闷不舒，小便不利，口鼻生疮，暑热，中暑，解酒毒。

[采收加工] 夏、秋二季果实成熟时采收，收集果皮，削取外层绿色部分，洗净，干燥。

[参考资料] 其薄而卷曲，成筒状或不规则形，大小不一，外表黄绿色至黑棕色；内表面有网状的维管束线纹。质脆，易折碎。除去外层青皮者，呈不规则的条块状，皱缩而常卷曲，表面灰黄色，有明显皱纹及网状维管束。气微，味淡。以干燥、皮薄、外面青绿色、内面近白色者为佳。

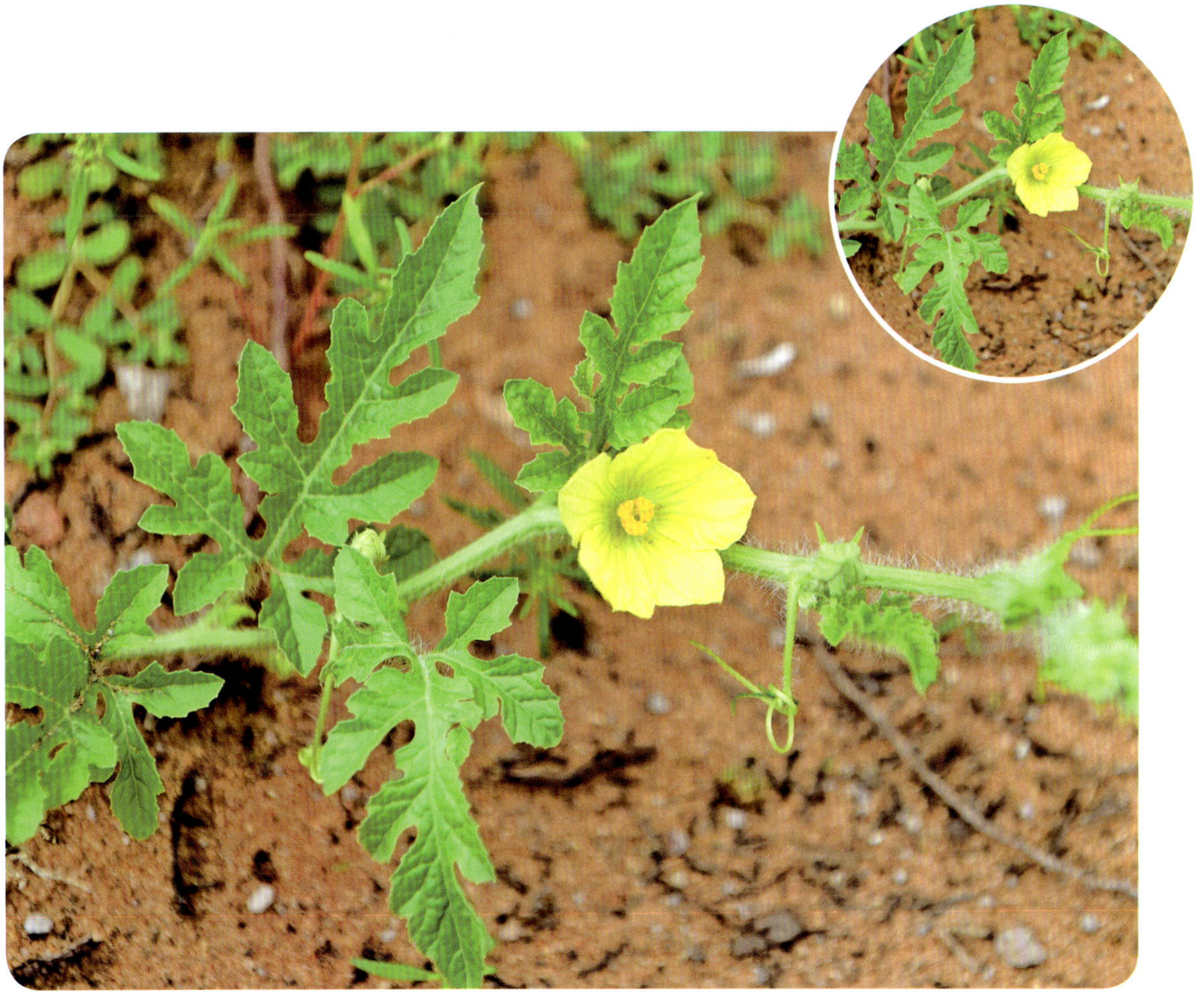

百合

[药材来源] 为百合科植物卷丹 *Lilium lancifolium* Thunb.、百合 *Lilium brownii* F. E. Brown var. *viridulum* Baker 或细叶百合 *Lilium pumilum* DC. 的肉质鳞叶。

[江山土名] 野百合、百粒浦。

[性味归经] 甘，寒。归心、肺经。

[功能主治] 养阴润肺，清心安神。用于阴虚燥咳，劳嗽咯血，虚烦惊悸，失眠多梦，精神恍惚。

[采收加工] 秋季采挖，洗净，剥取鳞叶，置沸水中略烫，干燥。

[参考资料] 含有淀粉、蛋白质、脂肪及钙、磷、铁、维生素（B_1、B_2、C）等，还含有如秋水仙碱等多种生物碱。这些成分综合作用于人体，不仅具有良好的营养滋补之功，而且还对秋季气候干燥而引起的多种季节性疾病有一定的防治作用。中医上讲鲜百合具有养心安神、润肺止咳的功效，对病后虚弱的人非常有益。

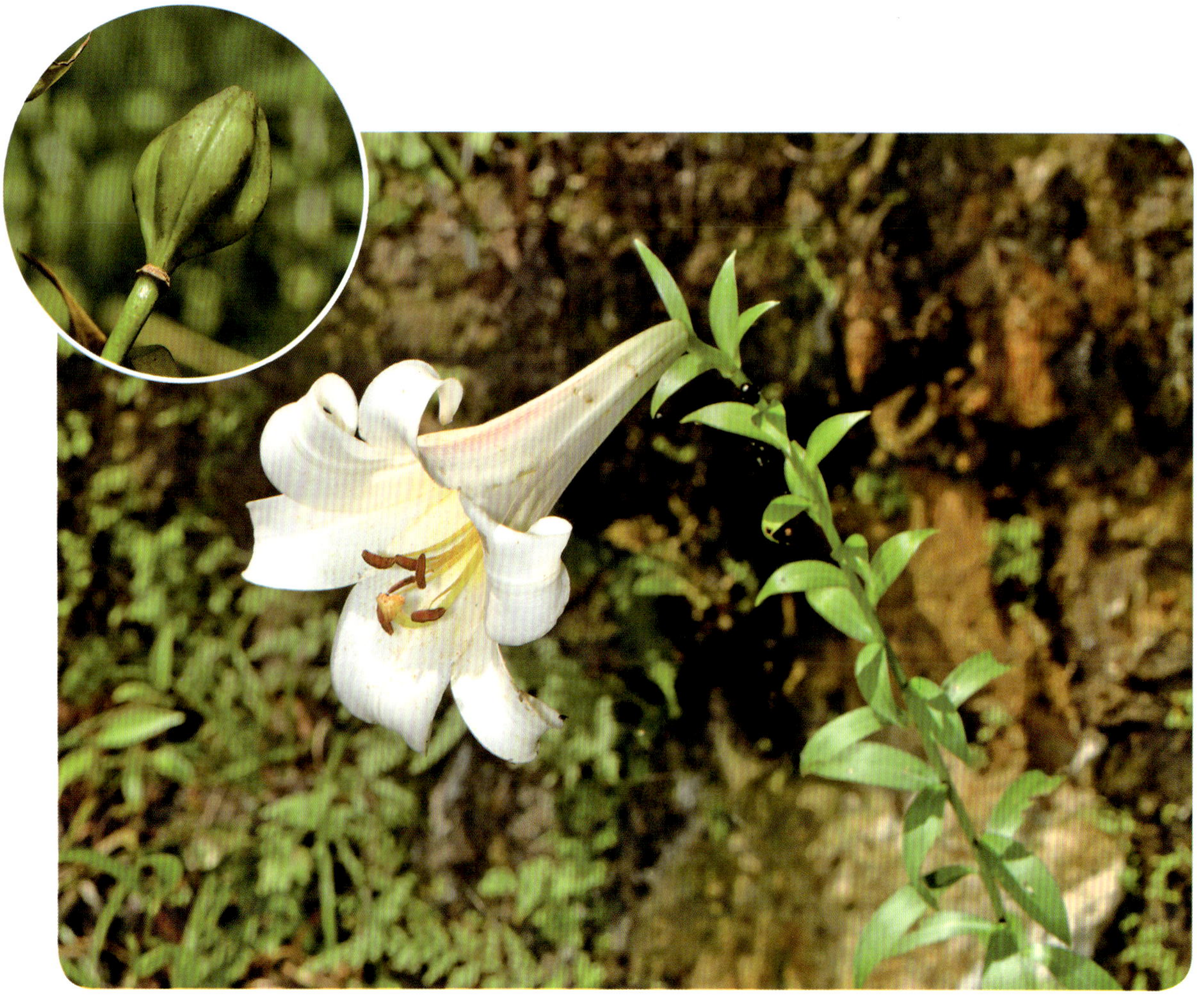

百部

[药材来源] 为百部科植物直立百部 *Stemona sessilifolia*（Miq.）Miq.、蔓生百部 *Stemona japonica*（Bl.）Miq. 或对叶百部 *Stemona tuberosa* Lour. 的块根。

[江山土名] 百部。

[性味归经] 甘、苦，微温。归肺经。

[功能主治] 润肺下气止咳，杀虫灭虱。用于新久咳嗽，肺痨咳嗽，顿咳；外用于头虱，体虱，蛲虫病，阴痒。蜜百部润肺止咳。用于阴虚劳嗽。

[采收加工] 春、秋二季采挖，除去须根，洗净，置沸水中略烫或蒸至无白心，取出，晒干。

[参考资料] 用于一般咳嗽，久咳不已，百日咳及肺痨咳嗽。配合紫菀、款冬花、黄芩、白及等同用。

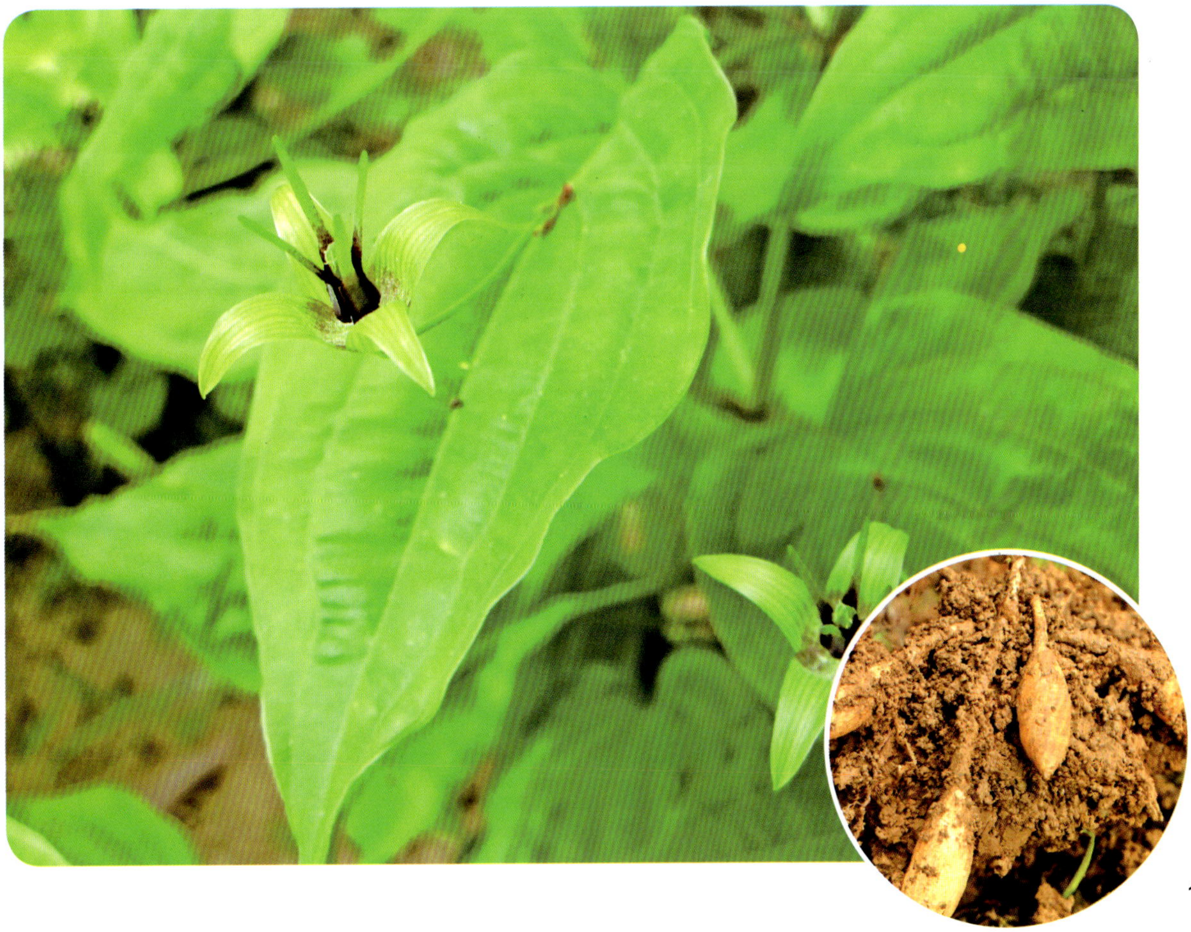

百蕊草

［药材来源］为檀香科植物百蕊草 *Thesium chinense* Turcz. 的全草。

［江山土名］百乳草、地石榴。

［性味归经］辛、微苦、涩，寒。归心、肺、肾经。

［功能主治］清热解毒，消肿。用于感冒发热，扁桃体炎，咽喉炎，支气管炎，肺炎，肺脓疡等。

［采收加工］春、夏二季采挖，除去泥沙，晒干。

［参考资料］含黄酮类化合物，如紫云英苷、山柰酚等。还含琥珀酸，D- 甘露醇。百蕊草开水冲泡当茶饮，可治感冒。百蕊草开水泡，当茶饮或煎服，可治大叶性肺炎、支气管肺炎、肺脓疡。

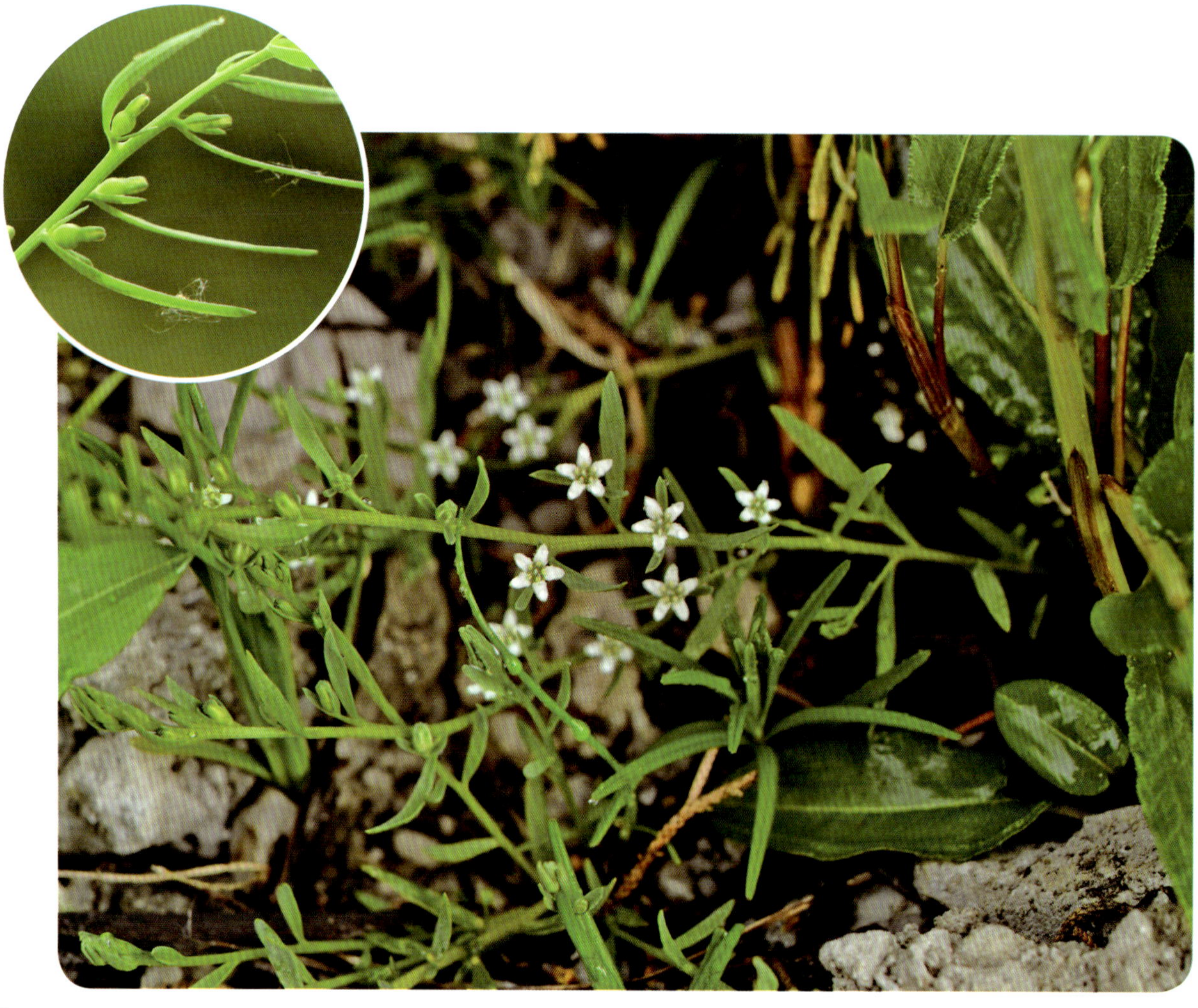

朱卷皮

[药材来源] 为樟科植物黑壳楠 *Lindera megaphylla* Hemsl. 的茎皮。

[江山土名] 鸡屎楠。

[性味归经] 辛、微苦，温。归胃，肝经。

[功能主治] 祛风除湿，温中行气，消肿止痛。用于风湿痹痛，肢体麻木疼痛，脘腹冷痛，疝气疼痛，咽喉肿痛，癣疮瘙痒。

[采收加工] 四季均可采收，晒干或鲜用。

[参考资料] 含右旋荷苞牡丹碱、去甲荷苞牡丹碱、右旋木兰箭毒碱、N- 甲基莲叶桐碱等。

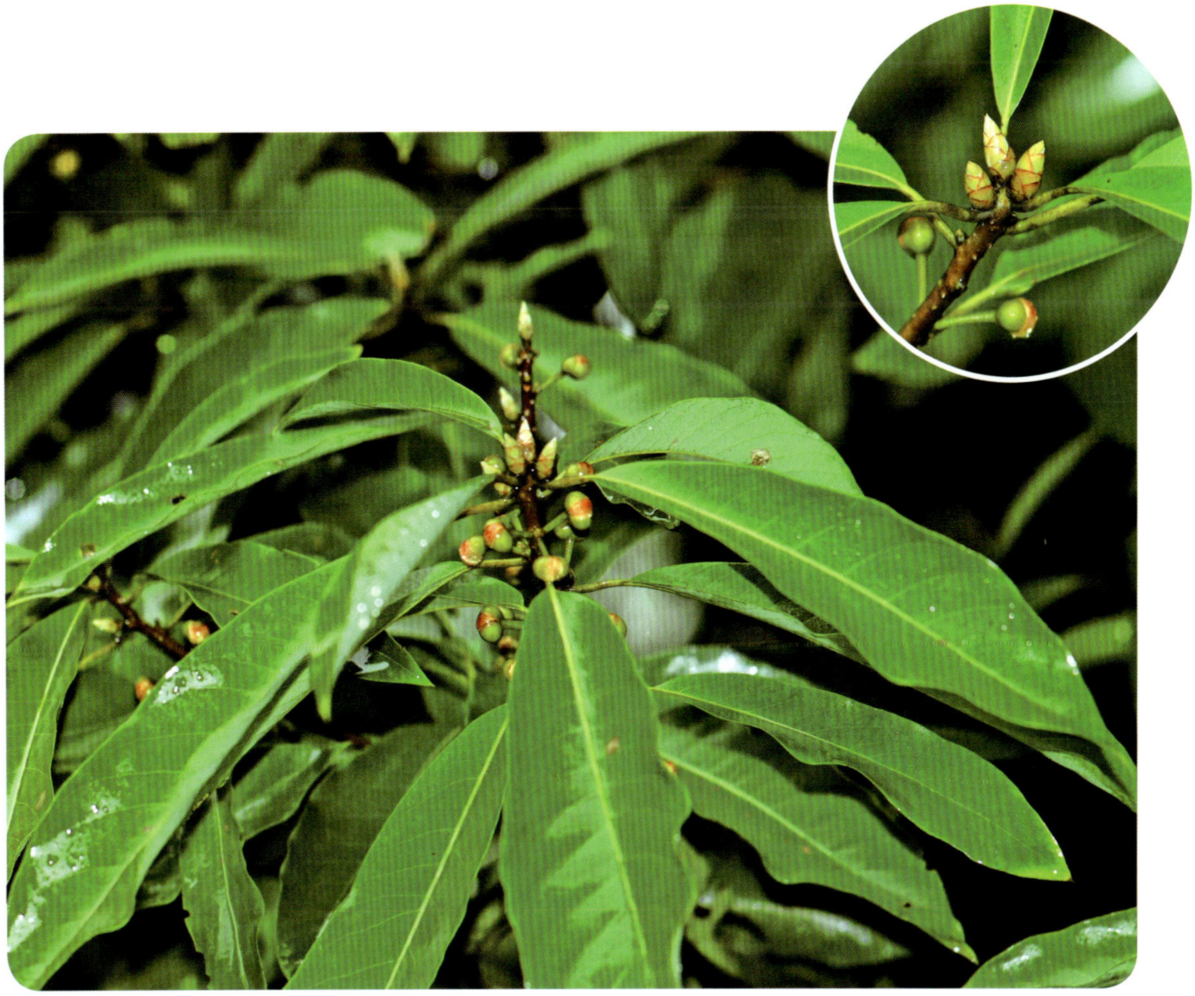

朱砂根

[药材来源] 为紫金牛科植物朱砂根 *Ardisia crenata* Sims 的根。其叶（朱砂根叶）也可药用。

[江山土名] 珍珠凉伞。

[性味归经] 微苦、辛，平。归肺、肝经。

朱砂根叶：微苦、辛，平。归肺、肝经。

[功能主治] 解毒消肿，活血止痛，祛风除湿。用于咽喉肿痛，风湿痹痛，跌打损伤。

朱砂根叶：活血行瘀。用于风湿痹痛，跌打损伤。

[采收加工] 秋、冬二季采挖，洗净，晒干。

朱砂茎叶：夏、秋二季采摘，洗净，晒干。

[参考资料] 朱砂根和朱砂根叶，源于同一植物，一为根，一为叶，其功用近似，朱砂根清热解毒，祛瘀止痛，而以清热解毒为常用；朱砂根叶含酚类、氨基酸、糖类、皂苷，主要偏于活血行瘀。用于无名肿毒：鲜朱砂根叶捣烂，调酒或蜜敷患处。用于跌打损伤：鲜朱砂根叶和酒捣烂，加热敷伤处。虚弱者慎用。

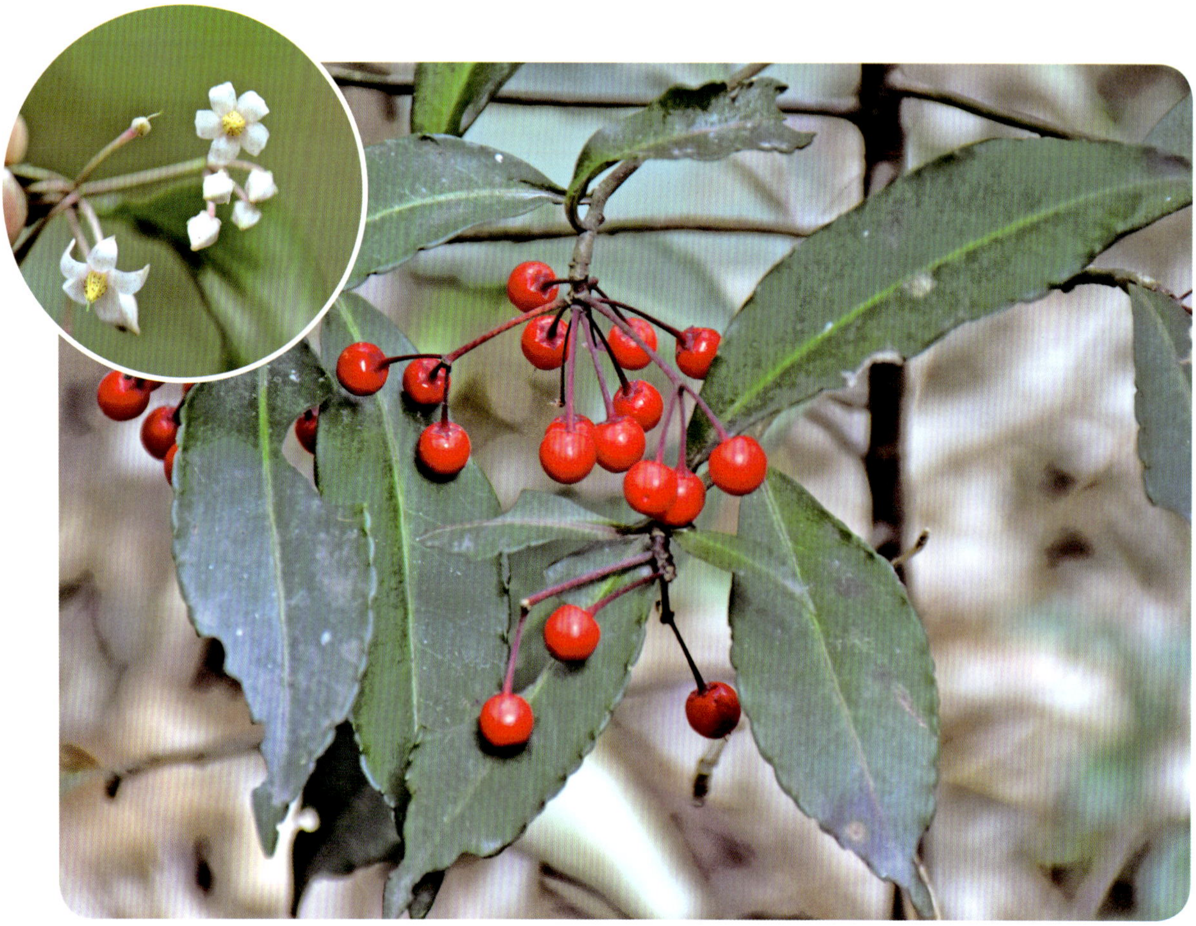

竹节参

[药材来源] 为五加科植物竹节参 *Panax japonicus* C. A. Mey. 的根茎。

[江山土名] 竹叶三七。

[性味归经] 甘、微苦，温。归肝、脾、肺经。

[功能主治] 散瘀止血，消肿止痛，祛痰止咳，补虚强壮。用于痨嗽咯血，跌扑损伤，咳嗽痰多，病后虚弱。

[采收加工] 秋季采挖，除去主根和外皮，干燥。

[参考资料] 根茎含竹节人参皂苷Ⅲ、Ⅳ、Ⅴ，人参皂苷 Rd、Re、Rg_1、Rg_2，三七皂苷 R_2，伪人参皂苷 F_{11} 等。对蛋清、甲醛或右旋糖酐引起的大鼠关节炎模型，均有明显的抑制作用。对大鼠皮下埋棉球引起的肉芽肿形成也有明显的抑制作用。抗炎机理研究表明，竹节参对去肾上腺大鼠的甲醛性关节炎有明显的抑制作用。对正常大鼠肺匀浆自发过氧化脂质生成有抑制作用，且其作用呈剂量依赖性增强。

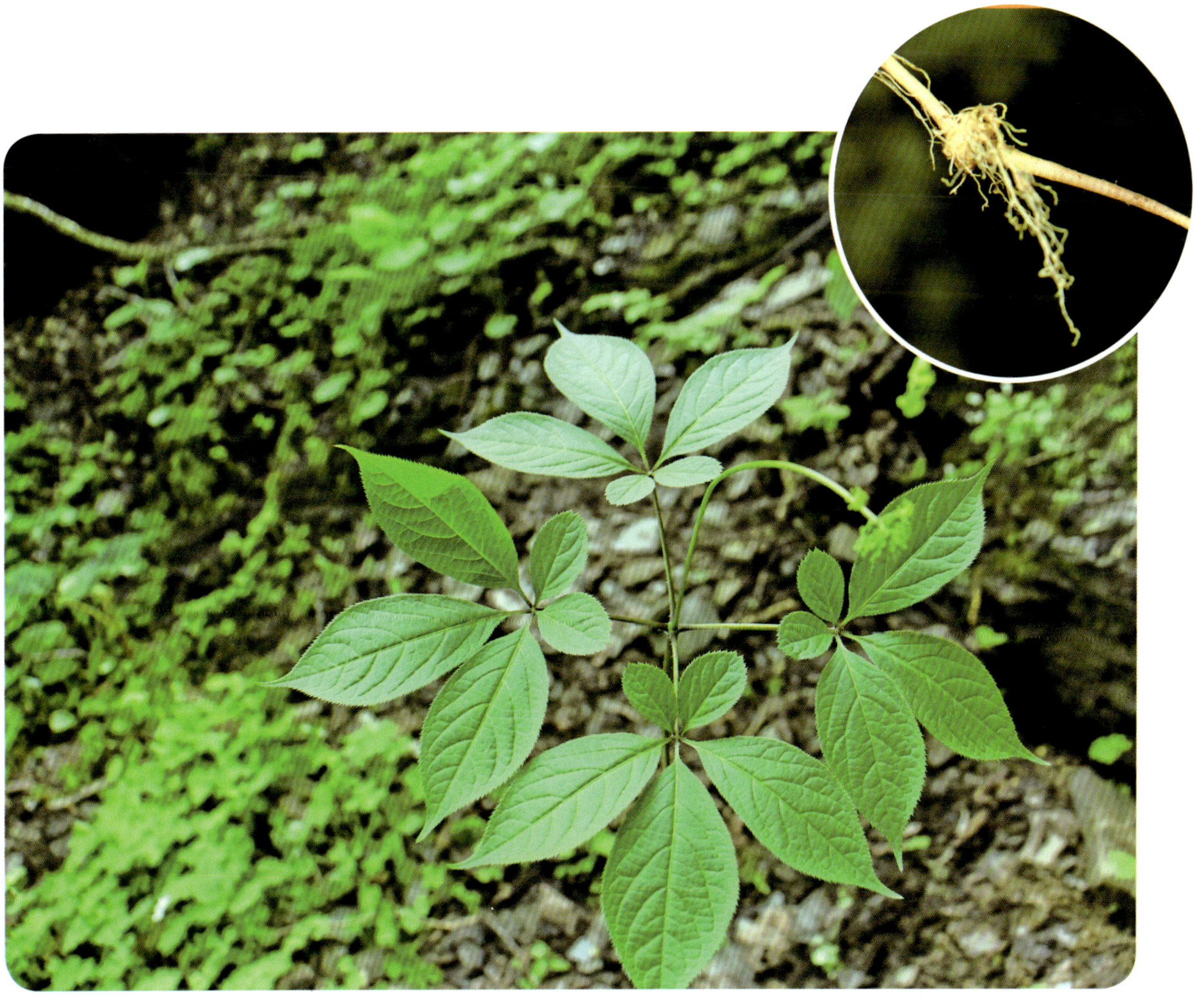

竹叶地丁

[药材来源] 为远志科植物瓜子金 *Polygala japonica* Houtt. 的全草。

[江山土名] 瓜子金。

[性味归经] 辛、苦，平。归胃，心、肺经。

[功能主治] 祛痰止咳，活血消肿，解毒止痛。用于咳嗽，痰多，慢性咽喉炎，跌扑损伤，疔疮疖肿，毒蛇咬伤。

[采收加工] 春、夏、秋季采挖，除去泥沙，晒干。

[参考资料] 根呈圆柱形，稍弯曲，表面黄褐色，具细纵纹；质硬，断面黄白色。茎丛生，灰绿色或灰棕色，被细柔毛，中空。叶互生；叶柄短，具柔毛；叶片卵形、椭圆形或卵状披针形，先端短尖，基部楔形或圆形，灰绿色至黄绿色，网状脉明显，背面中脉和侧脉突起，革质，坚韧，不卷缩。气微，味微苦。地上部分含瓜子金皂苷。根含三萜皂苷、远志醇、四乙酰远志醇。

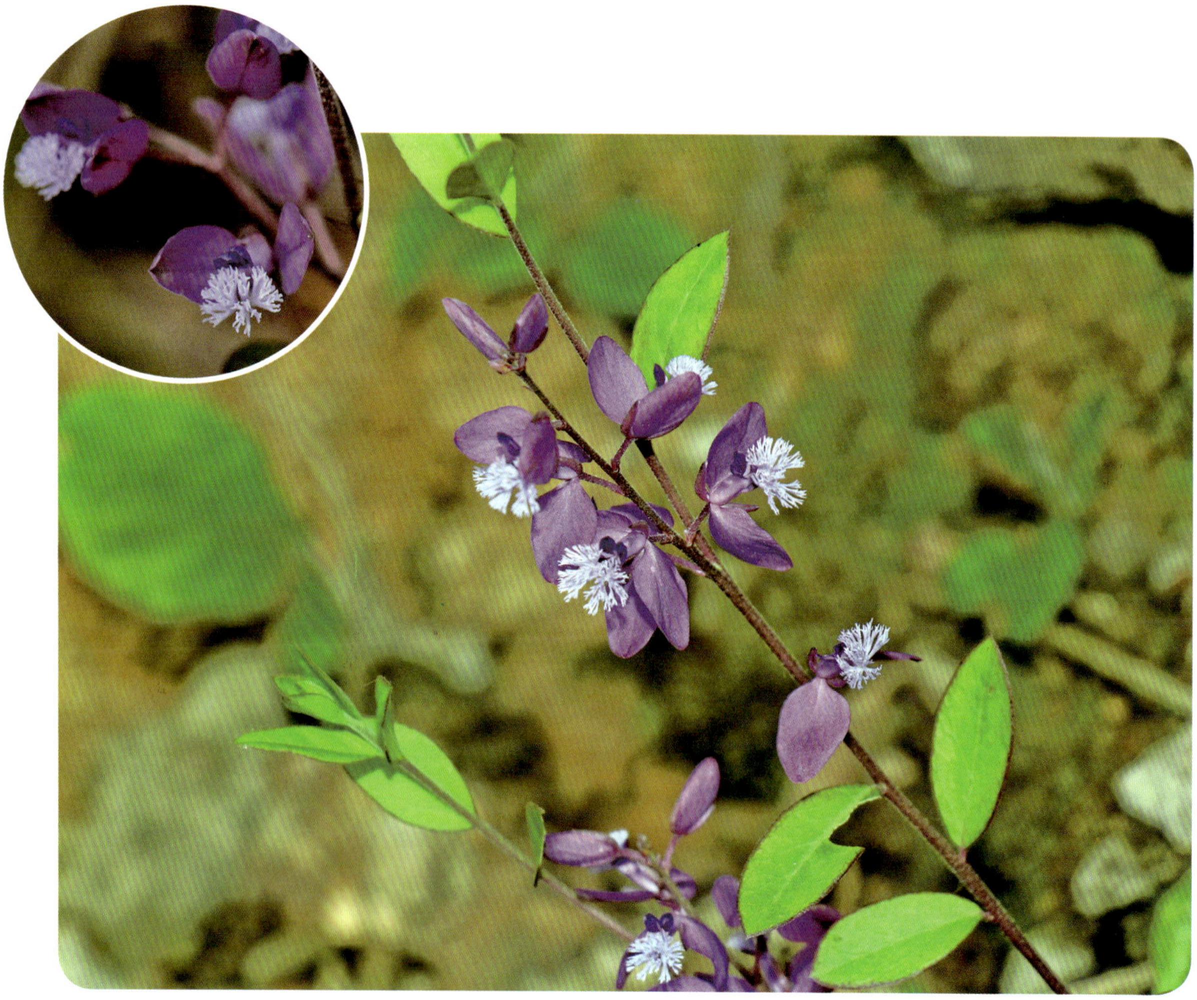

竹茹

[药材来源] 为禾本科植物青秆竹 *Bambusa tuldoides* Munro、大头典竹 *Sinocalamus beecheyanus*（Munro）McClure var. pubescens P. F. Li 或 淡 竹 *PhylLostachys nigra*（Lodd.）Munro var. henonis（Mitf.）Stapf ex Rendle 的茎秆的中间层。

[江山土名] 竹丝。

[性味归经] 甘，微寒。归肺、胃、心、胆经。

[功能主治] 清热化痰，除烦，止呕。用于痰热咳嗽，胆火挟痰，惊悸不宁，心烦失眠，中风痰迷，舌强不语，胃热呕吐，妊娠恶阻，胎动不安。

[采收加工] 全年均可采制，取新鲜茎，除去外皮，将稍带绿色的中间层刮成丝条，或削成薄片，捆扎成束，阴干。

[参考资料] 竹茹轻可去实，凉能去热，苦能降下，专清热痰，为宁神开郁佳品。用于胃热噎膈，胃虚干呕，热呃咳逆，痰热恶心，酒伤呕吐，痰涎酸水，惊悸怔忡，心烦躁乱，睡卧不宁。

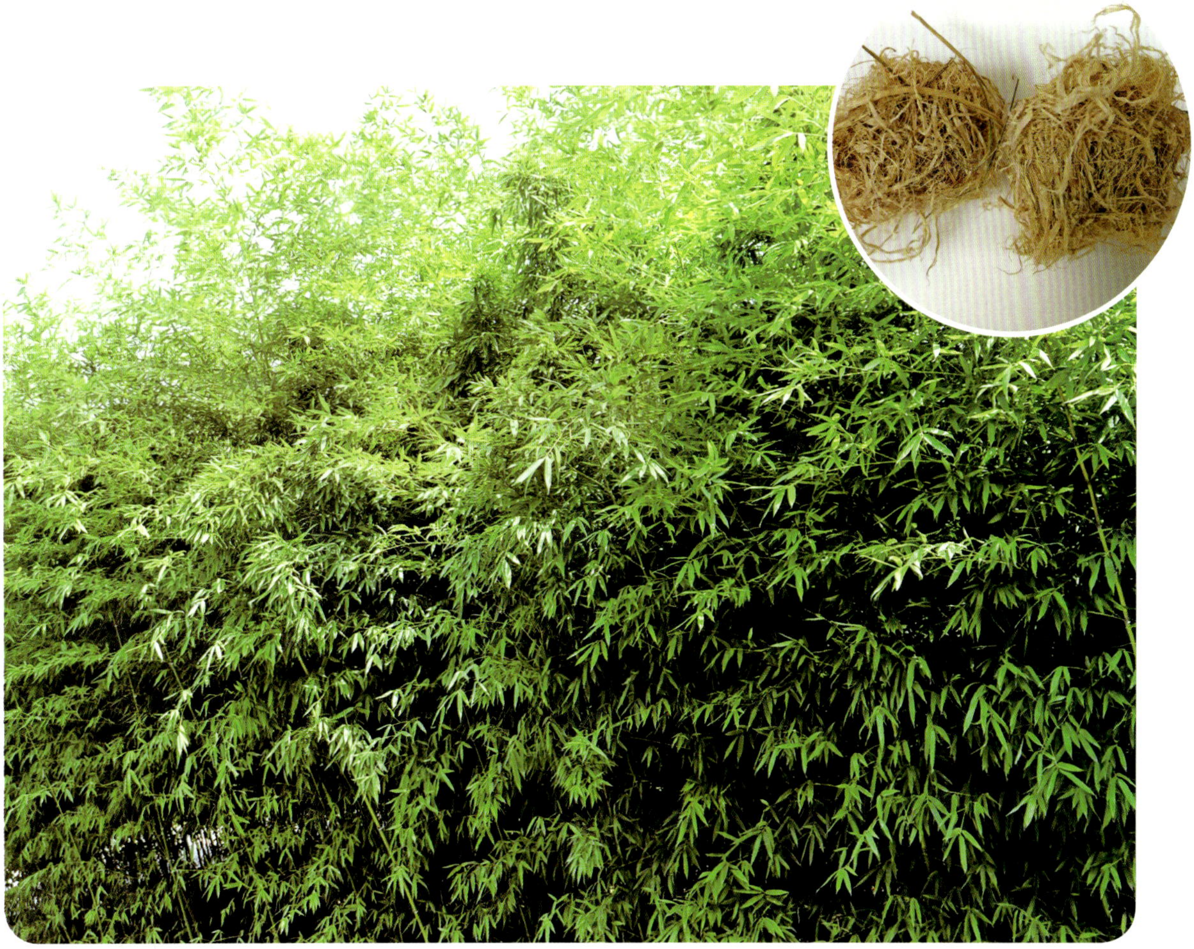

延胡索

[药材来源] 为罂粟科植物延胡索 *Corydalis yanhusuo* W. T. Wang 的块茎。

[江山土名] 元胡。

[性味归经] 辛、苦，温。归肝、脾经。

[功能主治] 活血，行气，止痛。用于胸胁、脘腹疼痛，胸痹心痛，经闭痛经，产后瘀阻，跌扑肿痛。

[采收加工] 夏初茎叶枯萎时采挖，除去须根，洗净，置沸水中煮至恰无白心时，取出，晒干。

[参考资料] 能治一身上下诸痛，单味用亦效，也可配伍其他药物入于煎剂，用于胸腹疼痛、肢体疼痛、疝痛、痛经等。例如，治疗胃脘疼痛，可配伍川楝子同用；治疗寒凝气滞血瘀、胸痹疼痛，可与瓜蒌、薤白同用；治疗痛经，可与当归、川芎、白芍、香附同用；治小肠疝痛，可配伍小茴香、乌药、吴茱萸；用于跌打伤痛，可配伍当归、川芎、乳香、没药；四肢血滞疼痛，可与当归、桂枝、赤芍等药同用。

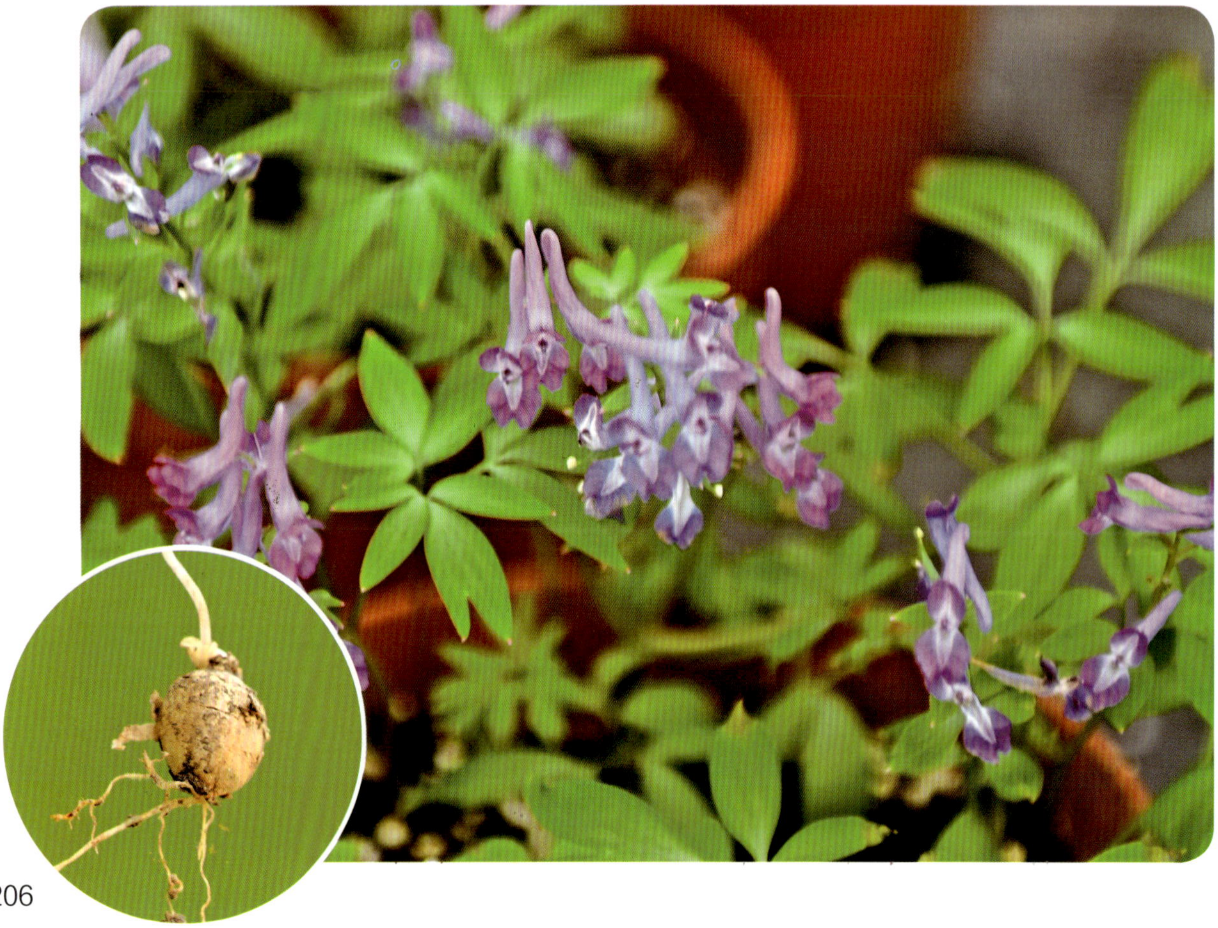

华山矾

[药材来源] 为山矾科植物华山矾 *Symplocos chinensis*（Lour.）Druce 的叶。其根（华山矾根）也可药用。

[江山土名] 土常山。

[性味归经] 苦，凉。有小毒。归胃、大肠经。

华山矾根：苦，凉。有小毒。归肺、胃、肝、大肠经。

[功能主治] 清热利湿，解毒，止血生肌。用于泻痢，疮疡肿毒，创伤出血，烫火伤，溃疡。

华山矾根：清热解毒，化痰截疟，通络止痛。用于感冒发热，泻痢，疮疡疖肿，疟疾，筋骨疼痛，狂犬咬伤，毒蛇咬伤。

[采收加工] 夏、秋二季采集，晒干。

华山矾根：夏、秋二季采挖，除去杂质，洗净，晒干。

[参考资料] 华山矾叶鲜品捣烂或干品研末敷患处，可治烫火伤。华山矾嫩叶、野南瓜叶等捣烂，酌加水取汁，去渣，加蜂蜜或白糖调和，空腹时服，可治痢疾。

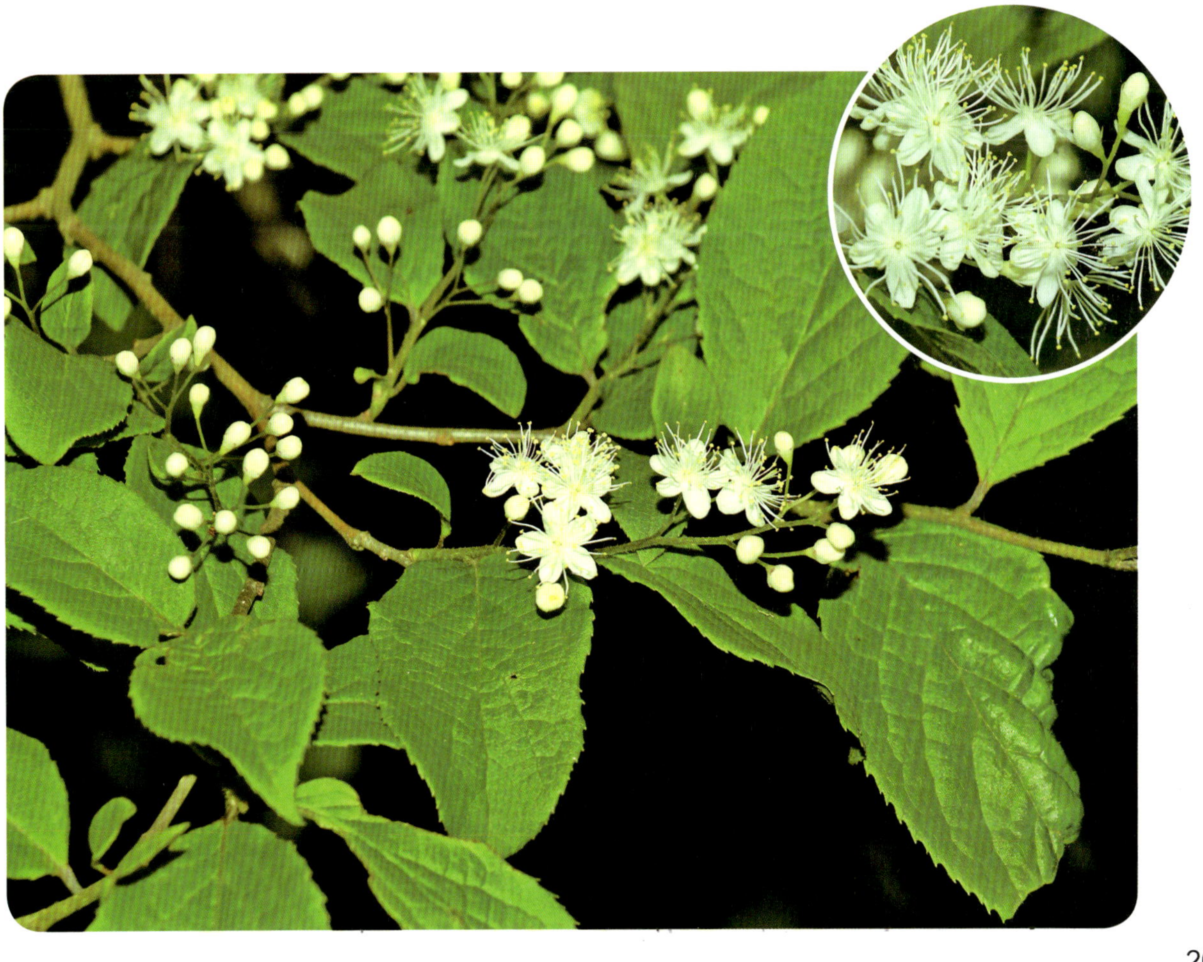

华无柱兰

[药材来源] 为兰科植物无柱兰 *Amitostigma gracile*（Bl.）Schltr. 的全草及根茎。

[江山土名] 独叶一枝花。

[性味归经] 甘，凉。归心经。

[功能主治] 解毒，消肿，止血。用于毒蛇咬伤，无名肿毒，跌打损伤，吐血。

[采收加工] 全草夏季采收；根茎全年可采，鲜用。

[参考资料] 鲜全草水煎服，可治跌打损伤。鲜根茎适量捣烂敷患处外用，可治无名肿毒。

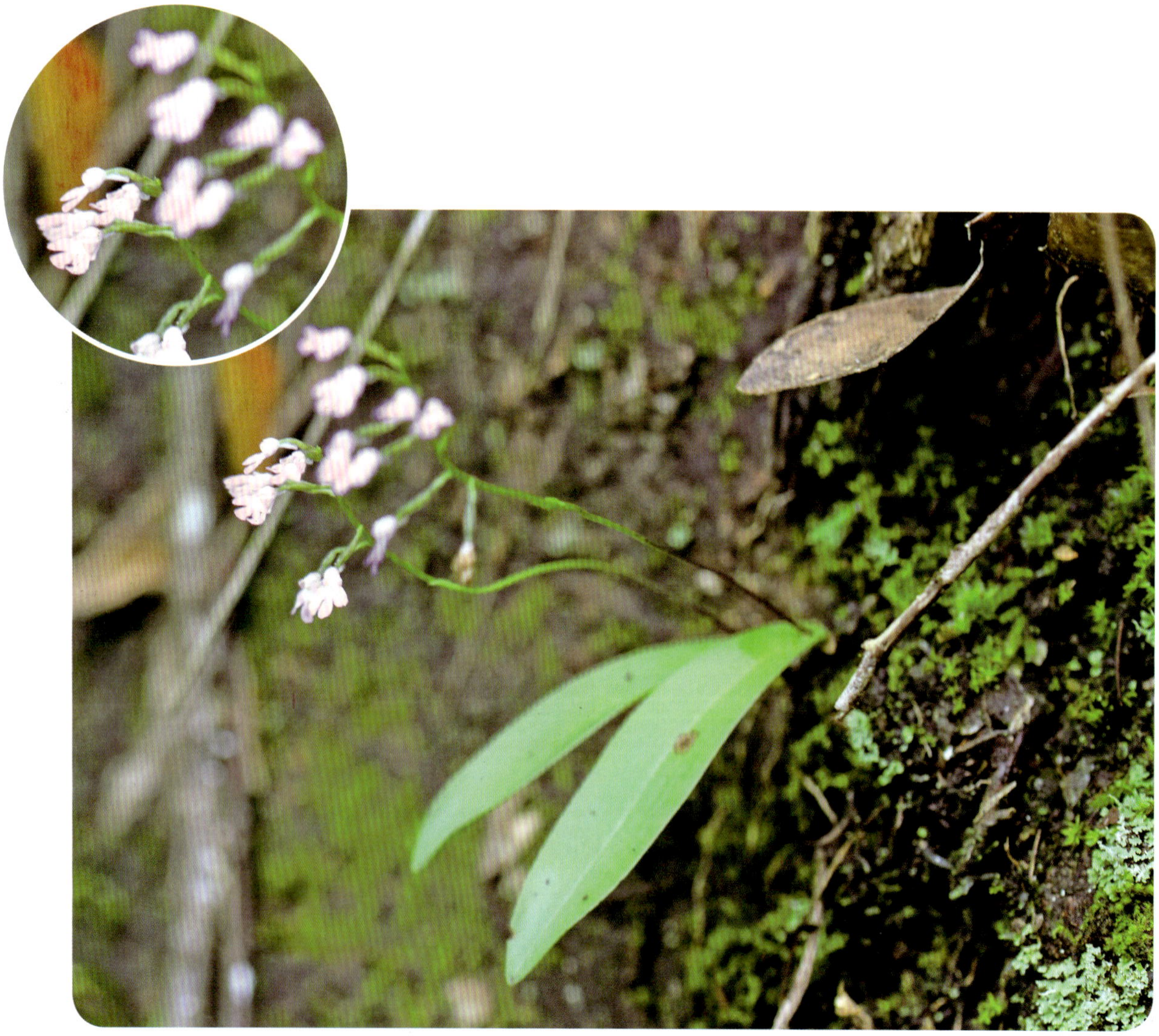

华泽兰

[药材来源] 为菊科植物华泽兰 *Eupatorium chinense* L. 的全草。

[江山土名] 六月霜。

[性味归经] 微苦，凉。归肝、肺、肾经。

[功能主治] 清热解毒，利咽化痰。用于白喉，扁桃体炎，咽喉炎，感冒发热，麻疹，肺炎，支气管炎，风湿性关节炎，痈疖肿毒，毒蛇咬伤。

[采收加工] 夏、秋二季采收，晒干。

[参考资料] 主要含三萜类成分。华泽兰全草与一枝黄花配伍，水煎服，可防治感冒。华泽兰加少量米酒，水煎服，可治血淋。鲜华泽兰水煎，冲黄酒，可治月经不调。

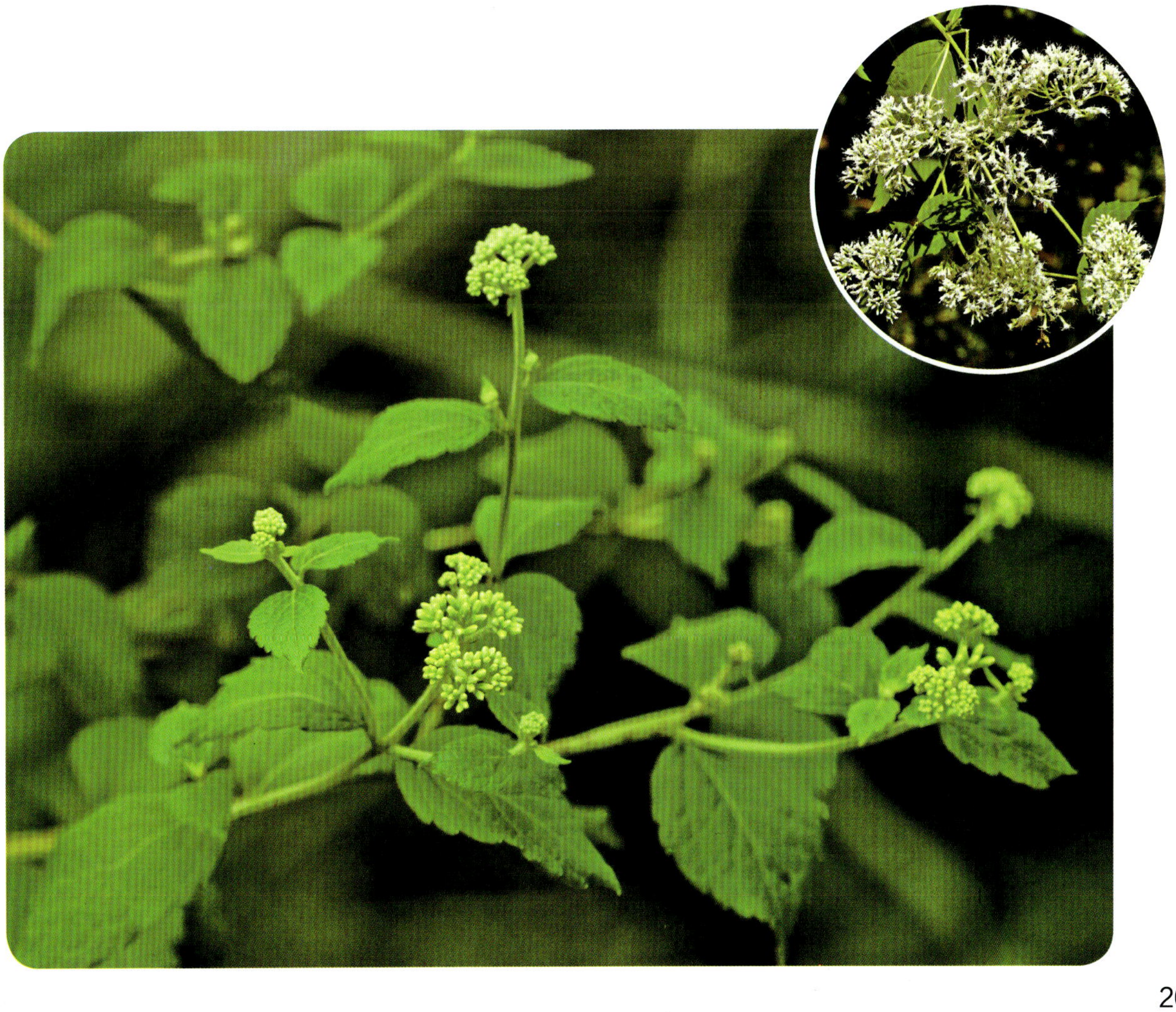

血水草

[药材来源] 为罂粟科植物血水草 *Eomecon chionantha* Hance 的全草。

[江山土名] 蛇药。

[性味归经] 苦，寒。有小毒。归肝、肾经。

[功能主治] 清热解毒，活血止痛，止血。用于目赤肿痛，咽喉疼痛，口腔溃疡，疔疮肿毒，毒蛇咬伤，癣疮，湿疹，跌打损伤，腰痛，咯血。

[采收加工] 秋季采集全草，晒干或鲜用。

[参考资料] 现代研究表明，主要有抗菌抑菌和镇痛镇静作用。毒性主要表现为肝毒性。

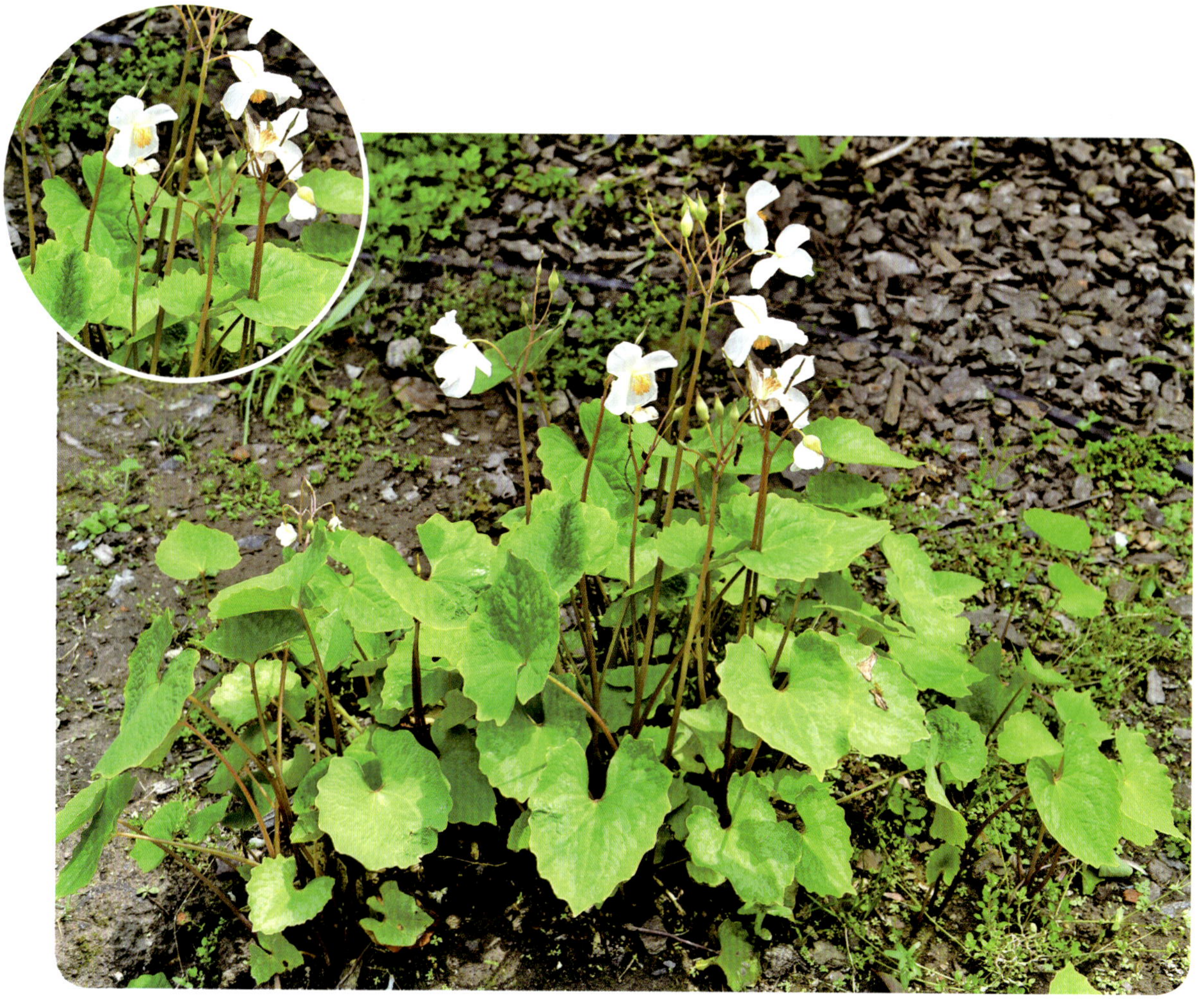

合欢皮

[药材来源] 为豆科植物合欢 *Albizia julibrissin* Durazz. 的树皮。其干燥花序或花蕾（合欢花）也可药用。

[江山土名] 合寐柴。

[性味归经] 甘，平。归心、肝、肺经。

合欢花：甘，平。归心、肝经。

[功能主治] 解郁安神，活血消肿。用于心神不安，忧郁失眠，肺痈，疮肿，跌扑伤痛。

合欢花：解郁安神。用于心神不安，忧郁失眠。

[采收加工] 夏、秋二季剥取，晒干。

合欢花：夏季花开放时择晴天采收，或花蕾形成时采收，及时晒干。前者习称“合欢花”，后者习称“合欢米”。

[参考资料] 合欢皮水提取物具有显著的抗生育作用，羊膜腔内给药可使中孕大鼠胎仔萎缩，色泽苍白而中止妊娠。合欢皮煎剂大鼠灌胃给药可抑制其腹膜肥大细胞脱颗粒。合欢米为合欢之花蕾，青绿色，不散瓣，呈米粒状。以身干、色黄绿、无泥杂、花不碎者为佳。性味功用等同合欢花。

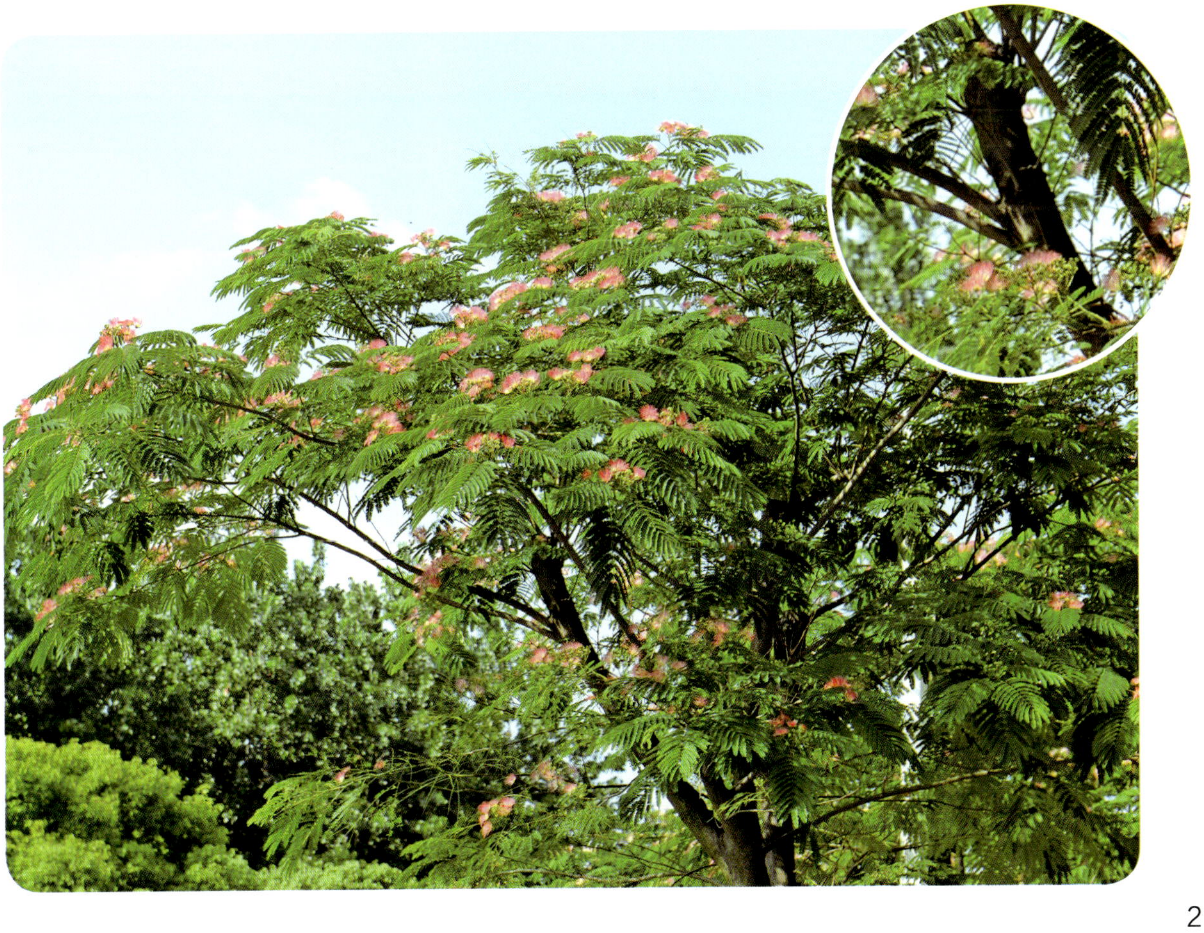

多穗石柯

[药材来源] 为壳斗科植物多穗石柯 *Lithocarpus polystachyus* (Wall.) Rehd. 的根。其叶（野甜茶）及果实（野甜茶果）也可药用。

[江山土名] 野甜茶。

[性味归经] 甘、涩，平。归肝、肾经。

野甜茶：甘、苦，平。归肝经。

野甜茶果：甘、涩，平。归肝、胃经。

[功能主治] 补肾益阴，滋养肝肾，祛风除湿。用于虚损病，腰膝酸痛，风湿关节痹痛。

野甜茶：清热解毒，化痰，祛风，降压。用于肺热咳嗽，湿热痢疾，皮肤瘙痒，痈疽疮疡，高血压。

野甜茶果：和胃降逆。用于呃逆，噎膈。

[采收加工] 根四季可采，晒干。

野甜茶：春、夏、秋季采摘，晒干或鲜用。

野甜茶果：夏、秋二季果实成熟时采摘，晒干或鲜用。

[参考资料] 多穗石柯叶、决明子、车前子、野菊花等配伍，水煎服，可用于治高血压。

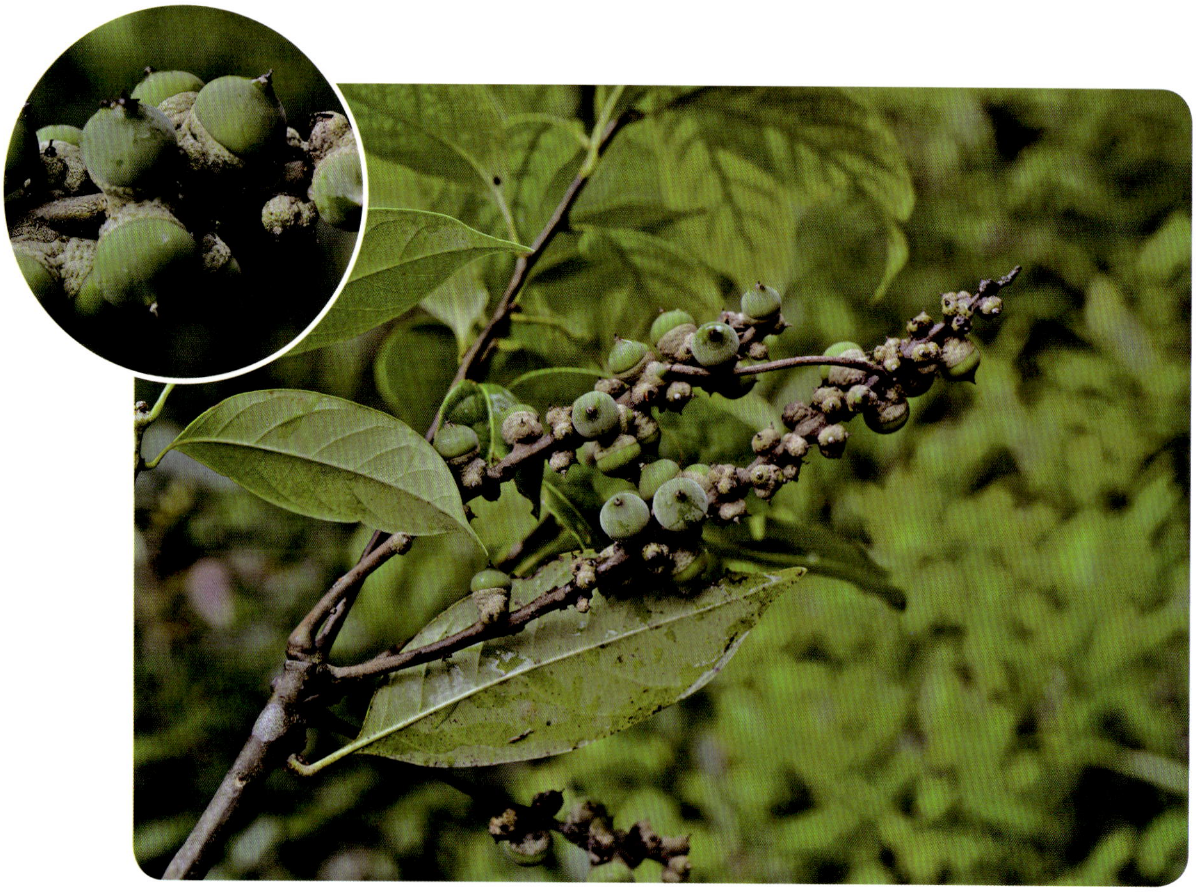

刘寄奴

[药材来源] 为菊科植物奇蒿 *Artemisia anomala* S. Moore 的地上部分。

[江山土名] 六月霜。

[性味归经] 苦，温。归心、脾经。

[功能主治] 破血通经，敛疮消肿。用于经闭癥瘕，胸腹胀痛，产后血瘀，跌打损伤，金疮出血，痈毒焮肿。

[采收加工] 夏、秋二季开花时采收，干燥。

[参考资料] 呈段状。茎圆柱形，棕黄色或棕绿色，具多数纵棱，被白色柔毛。叶片上面无毛，下面被微毛，边缘具细锯齿。头状花序椭圆状倒卵形；总苞片无毛，边缘宽膜质；花小，全为管状。气香，味淡。气血虚弱、脾虚作泄者忌服。

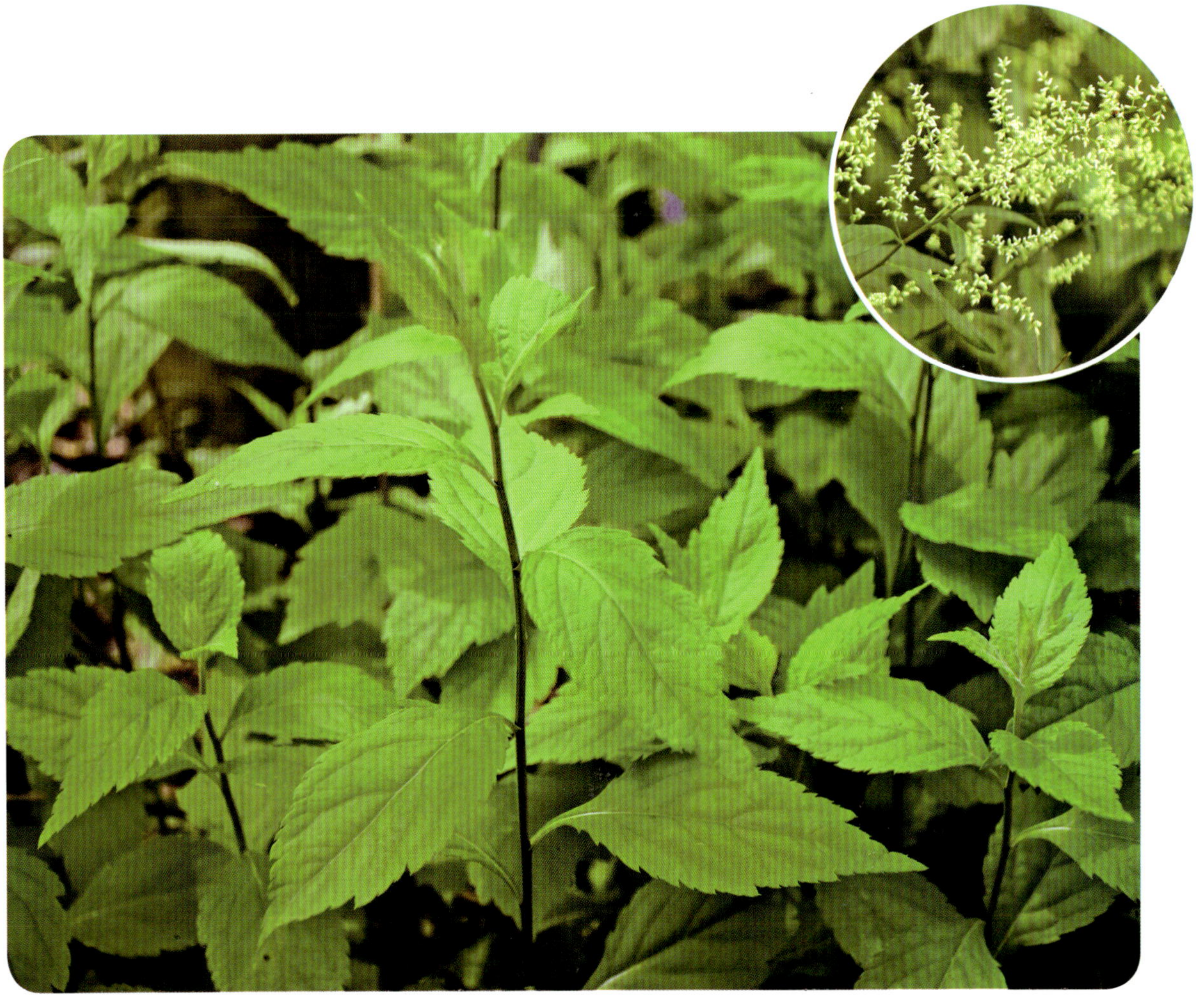

羊 乳

［药材来源］为桔梗科植物羊乳 *Codonopsis lanceolata* Benth. et Hook. f. 的根。

［江山土名］羊乳、四叶参、山海螺。

［性味归经］甘、辛，平。归肺、肝、脾、大肠经。

［功能主治］润肺祛痰，解毒排脓，补中益气。用于肺脓疡，咳嗽，产后缺乳，病后体虚，毒蛇咬伤。

［采收加工］夏、秋二季采挖，洗净，干燥。

［参考资料］含皂苷、多聚糖等。为常用补中益气药，有消肿、解毒、排脓、催乳、抗疲劳等作用。实验表明其煎剂对肺炎球菌、甲型链球菌、流感杆菌均有抑制作用。

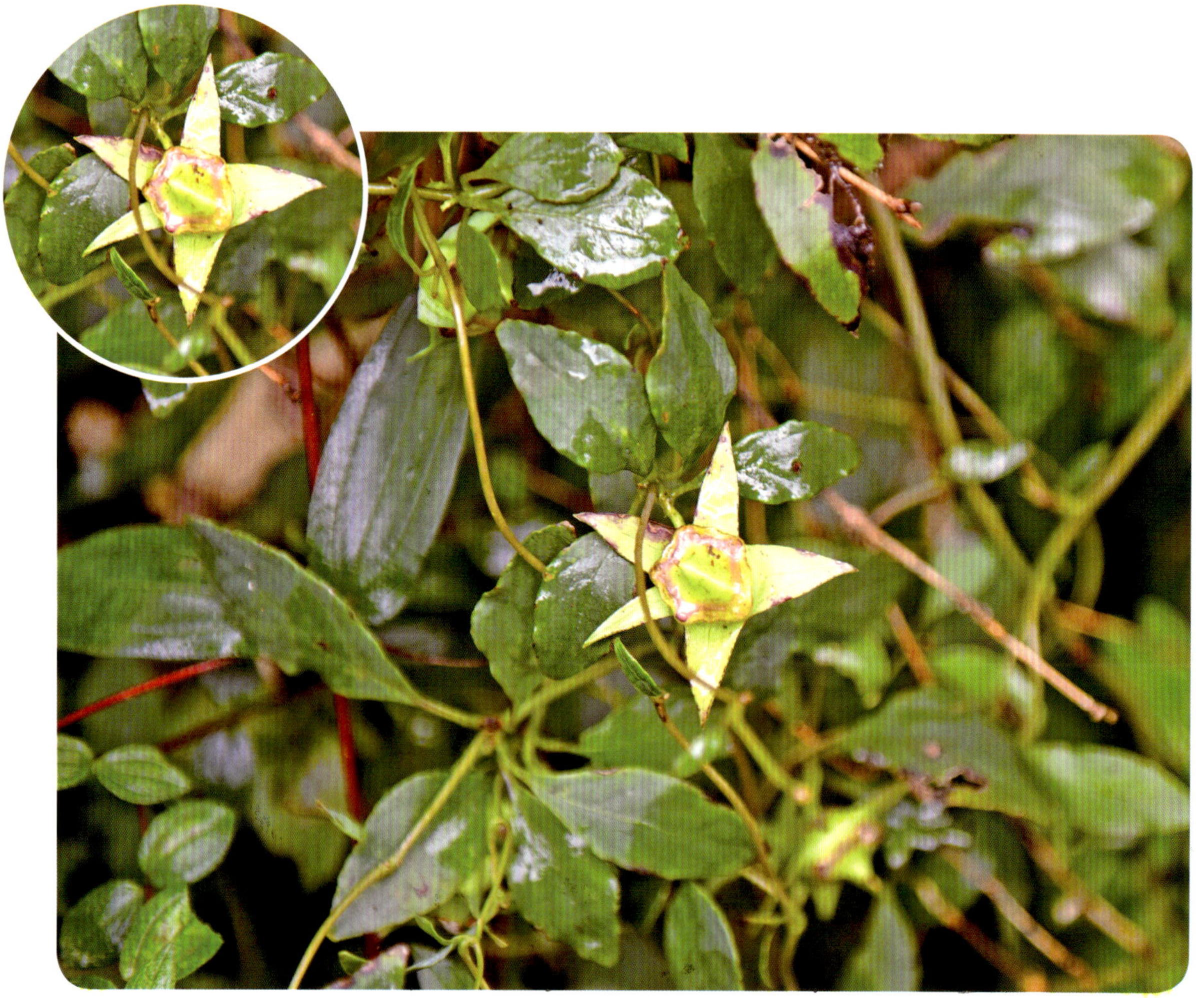

灯心草

[药材来源] 为灯心草科植物灯心草 *Juncus effusus* L. 的茎髓。

[江山土名] 野荸荠、灯草。

[性味归经] 甘、淡，微寒。归肺、心、小肠经。

[功能主治] 清心火，利小便。用于心烦失眠，尿少涩痛，口舌生疮。

[采收加工] 夏末至秋季割取茎，晒干，取出茎髓，理直，扎成小把。

[参考资料] 灯心草降心火、通气。心火降，则肺气下行而气通，故曰泻肺。心主血，火降气通，则血和而水畅矣。小肠以下水分穴，下合膀胱水腑，使气化出焉，故主五淋，利阴窍。

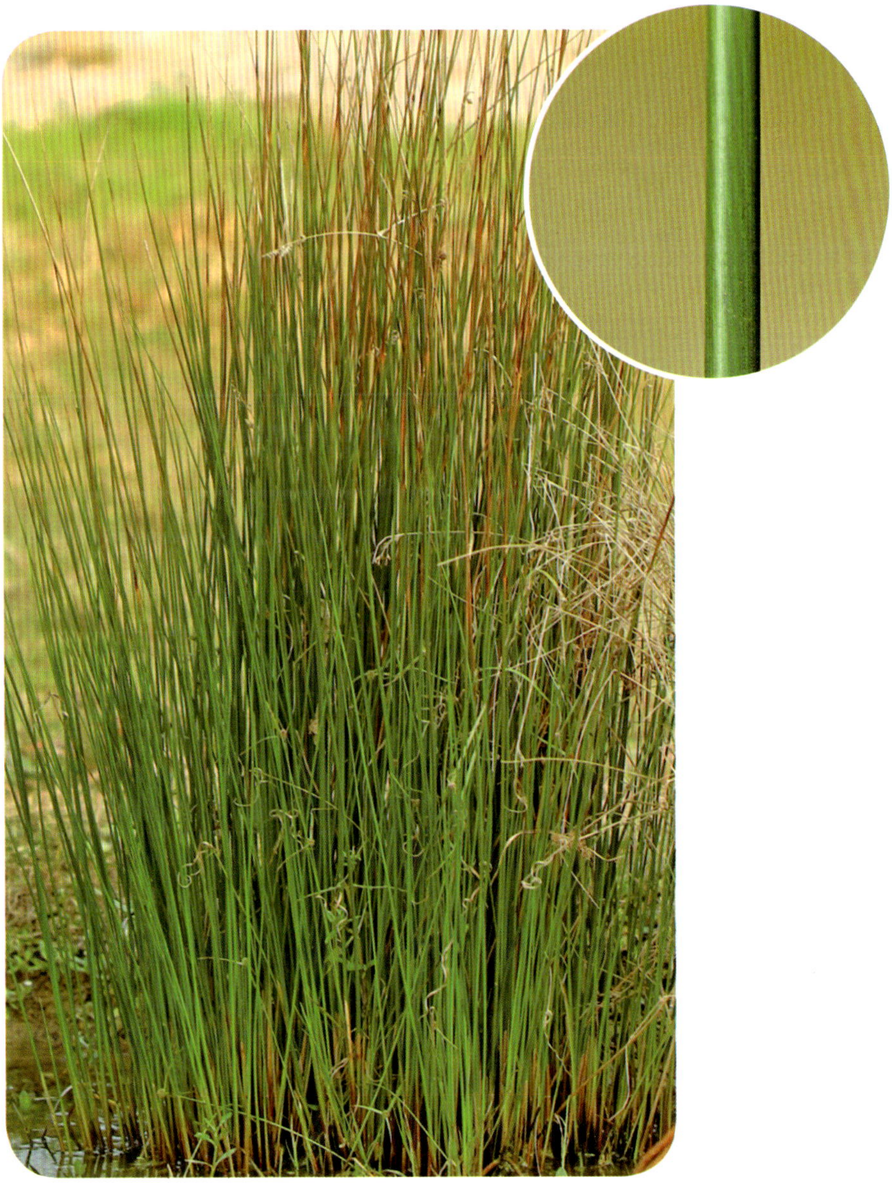

农吉利

[药材来源] 为豆科植物野百合 *Crotalaria sessiliflora* L. 的全草。

[江山土名] 山油麻。

[性味归经] 淡，平。有毒。归肺、肾经。

[功能主治] 滋阴益肾，抗癌。用于皮肤癌，疮疖，虫蛇咬伤，耳鸣，耳聋，头晕，眩晕。

[采收加工] 秋季采挖，除去杂质，晒干或鲜用。

[参考资料] 全草含氨基酸，如天冬氨酸、谷氨酸、丙氨酸、苏氨酸等。种子含生物碱，如野百合碱、千里光碱、毛束草碱等，具有抗肿瘤作用。所含的野百合碱有显著的抗肿瘤作用，实验表明其对人体肝癌细胞株等均有显著细胞毒作用。

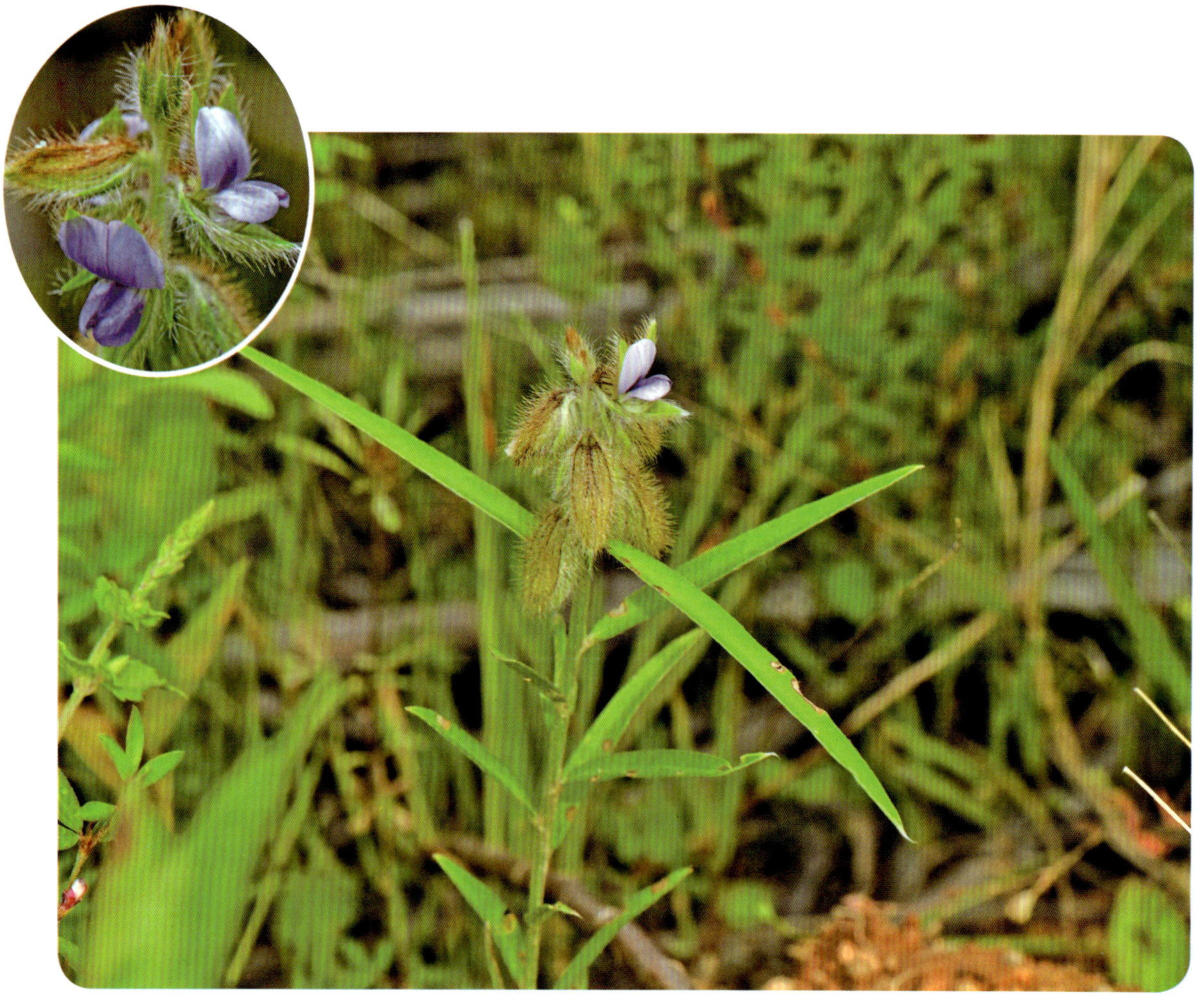

寻骨风

[药材来源] 为马兜铃科植物绵毛马兜铃 *Aristolochia mollissima* Hance 的全草。

[江山土名] 猫耳朵、猴耳草。

[性味归经] 辛、苦，平。有毒。归肝经。

[功能主治] 祛风通络，止痛。用于风湿痹痛，胃痛，睾丸肿痛，跌打伤痛等。

[采收加工] 夏季花开前采收，干燥。

[参考资料] 用于风湿痹痛、筋脉拘挛，可单味浸酒服，或与桑枝、络石藤等配伍应用。配伍海螵蛸、陈皮同用可治胃痛。此外，本品内服可用于治癌肿，外用可治外伤出血等，但含马兜铃酸，具有肾毒性，应用时需特别注意。

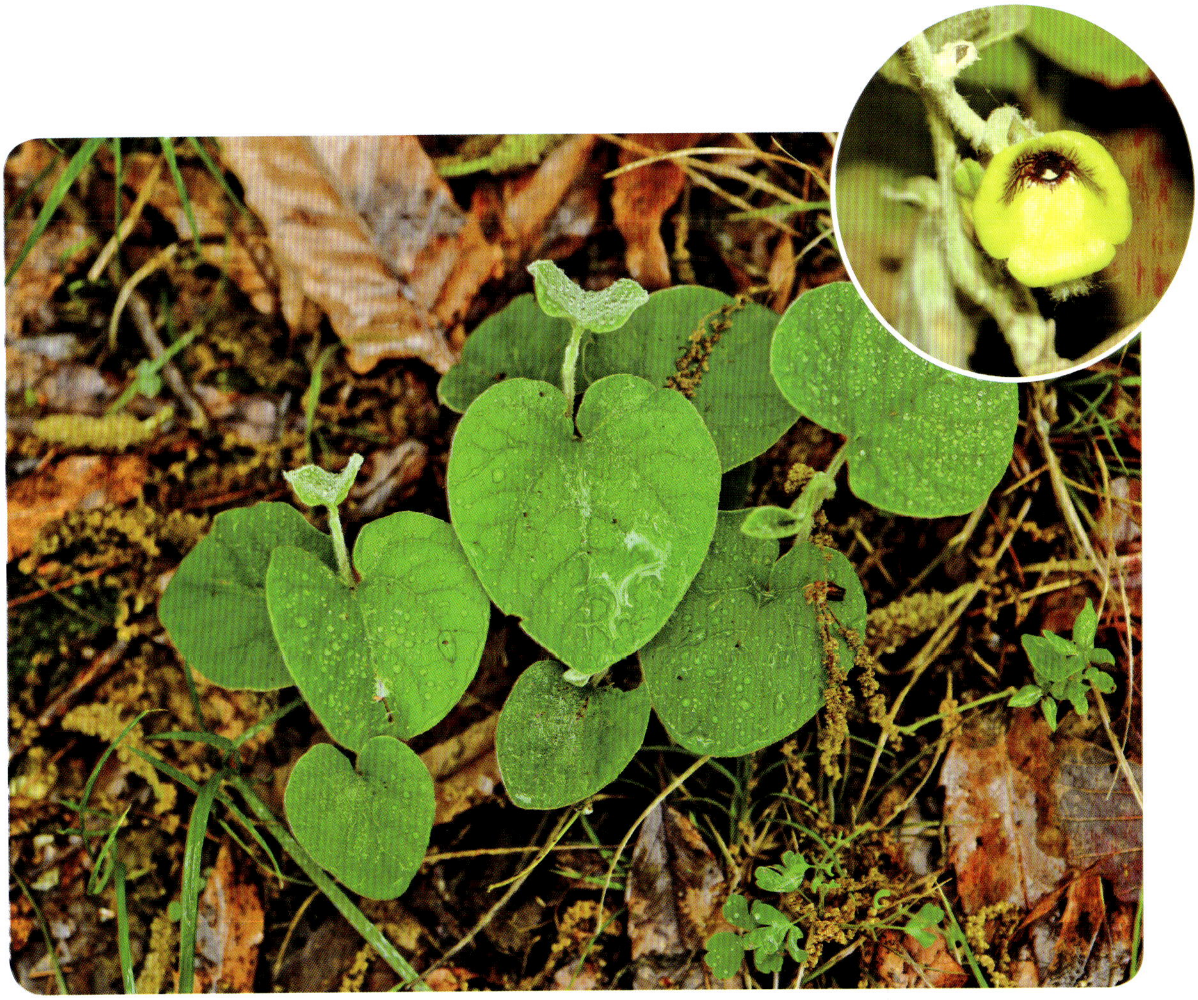

异叶茴芹

[药材来源] 为伞形科植物异叶茴芹 *Pimpinella diversifolia* DC. 的全草。

[江山土名] 百路通、苦爹菜。

[性味归经] 辛、甘，微温。归肺、脾、肝经。

[功能主治] 散寒消积，健脾止泻，祛瘀消肿。用于风寒感冒，泄泻，小儿疳积，皮肤瘙痒。

[采收加工] 夏、秋二季果实近成熟时采收，除去杂质，干燥。

[参考资料] 外用适量，鲜品捣敷或煎水洗。本种与杏叶茴芹 *P. candolleana* Wight et Arn. 相近，本种通常为须根，基生叶多为三出分裂，纸质，小总苞片短于花柄。而杏叶茴芹的根为圆柱形或长圆锥形，基生叶通常不分裂，近革质，小总苞片等于或长于花柄。

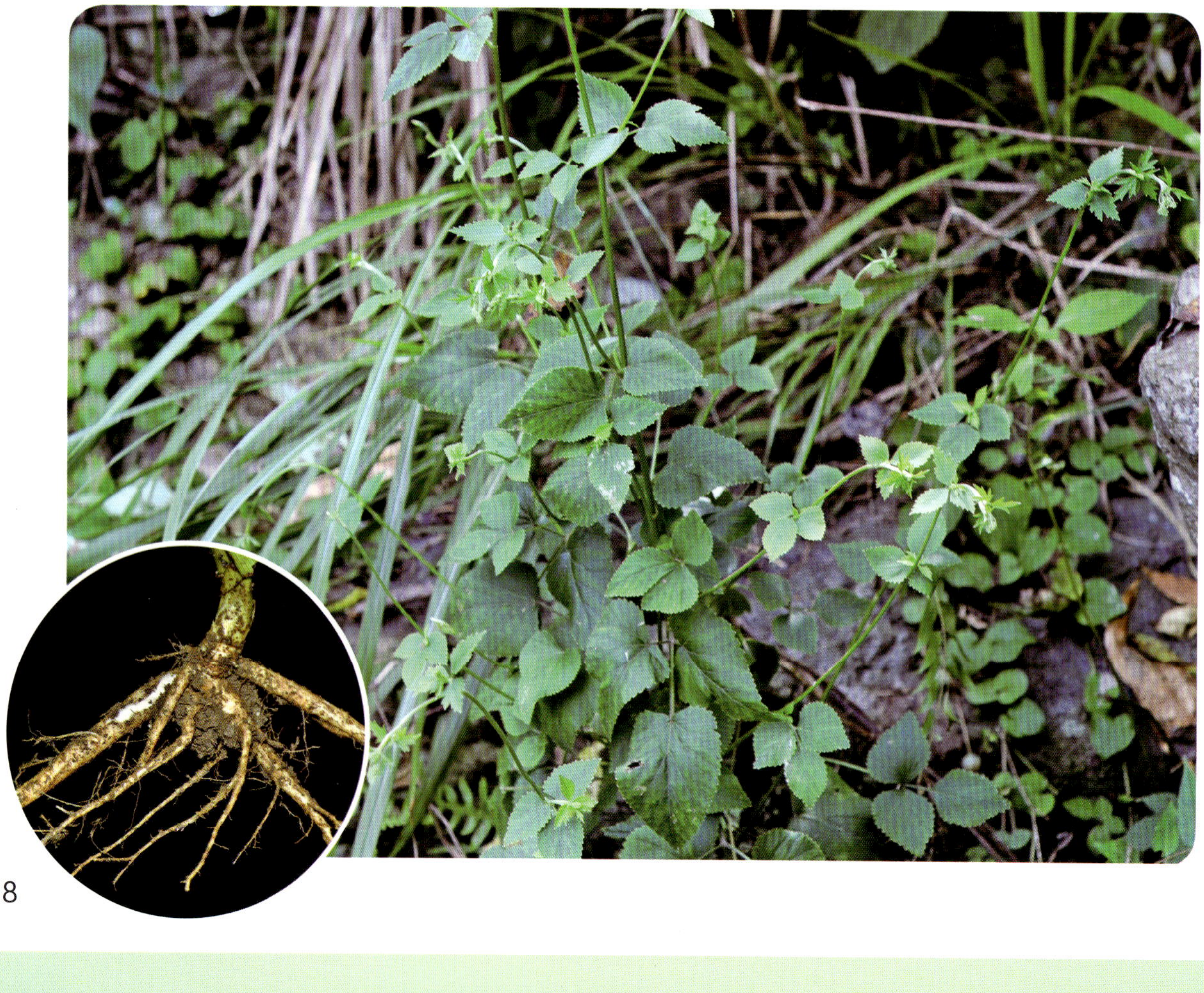

防 己

[药材来源] 为防己科植物粉防己 *Stephania tetrandra* S. Moore 的根。

[江山土名] 白木香。

[性味归经] 苦，寒。归膀胱、肺经。

[功能主治] 祛风止痛，利水消肿。用于风湿痹痛，水肿脚气，小便不利，湿疹疮毒。

[采收加工] 秋季采挖，洗净，除去粗皮，晒至半干，切段，个大者再纵切，干燥。

[参考资料] 含多种生物碱，其中主要为粉防己碱（汉防己甲素）、去甲基粉防己碱（汉防己乙素）、轮环藤季铵碱等。有抗炎和治疗关节炎的作用。

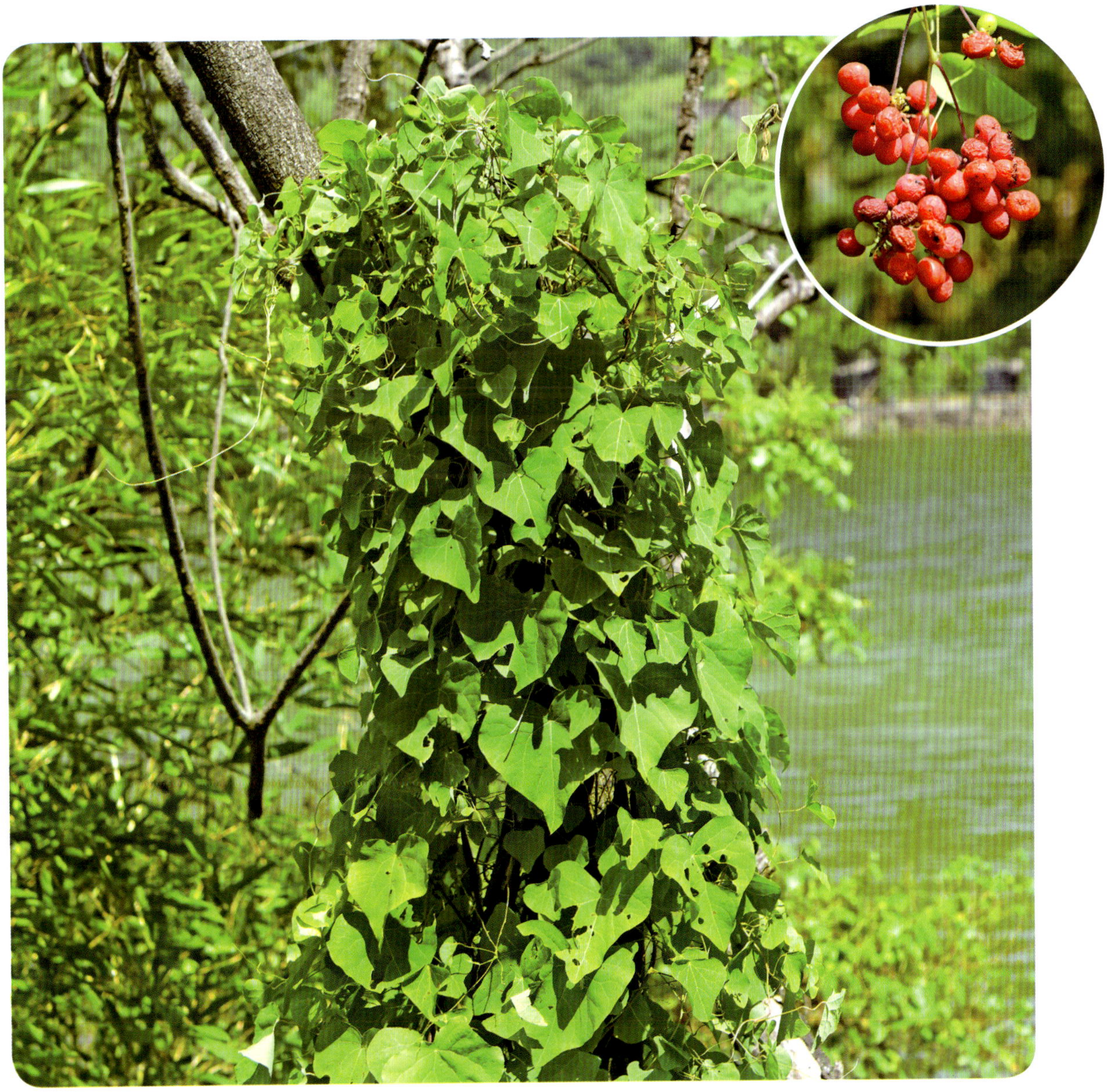

红木香

[药材来源] 为木兰科植物南五味子 *Kadsura longipedunculata* Finet et Gagnep. 的根。其茎（大活血）和根皮（紫金皮）也可药用。

[江山土名] 红木香、南五味子根。

[性味归经] 辛，温。归脾、胃、肝经。

大活血：微辛，温。

紫金皮：辛，温。归脾、胃、肝经。

[功能主治] 行气开膈，活血止痛。用于胃溃疡，肠胃炎，中暑，腹痛，风湿痹痛。

大活血：行气，活血。用于风寒湿痹，关节酸痛，跌扑损伤。

紫金皮：行气，活血，止痛。用于气滞腹胀痛，胃痛，筋骨疼痛，月经痛，跌打损伤，无名肿毒。

[采收加工] 全年均可采挖，洗净，干燥；或趁鲜切厚片，干燥。

大活血：冬季采收，干燥。

紫金皮：全年均可采剥，干燥。

[参考资料] 红木香含挥发油、有机酸、蛋白质、脂肪油、黏液质、果胶。可用于治慢性胃炎，胃及十二指肠溃疡，急性胃肠炎，风湿筋骨痛，跌打瘀积肿痛。

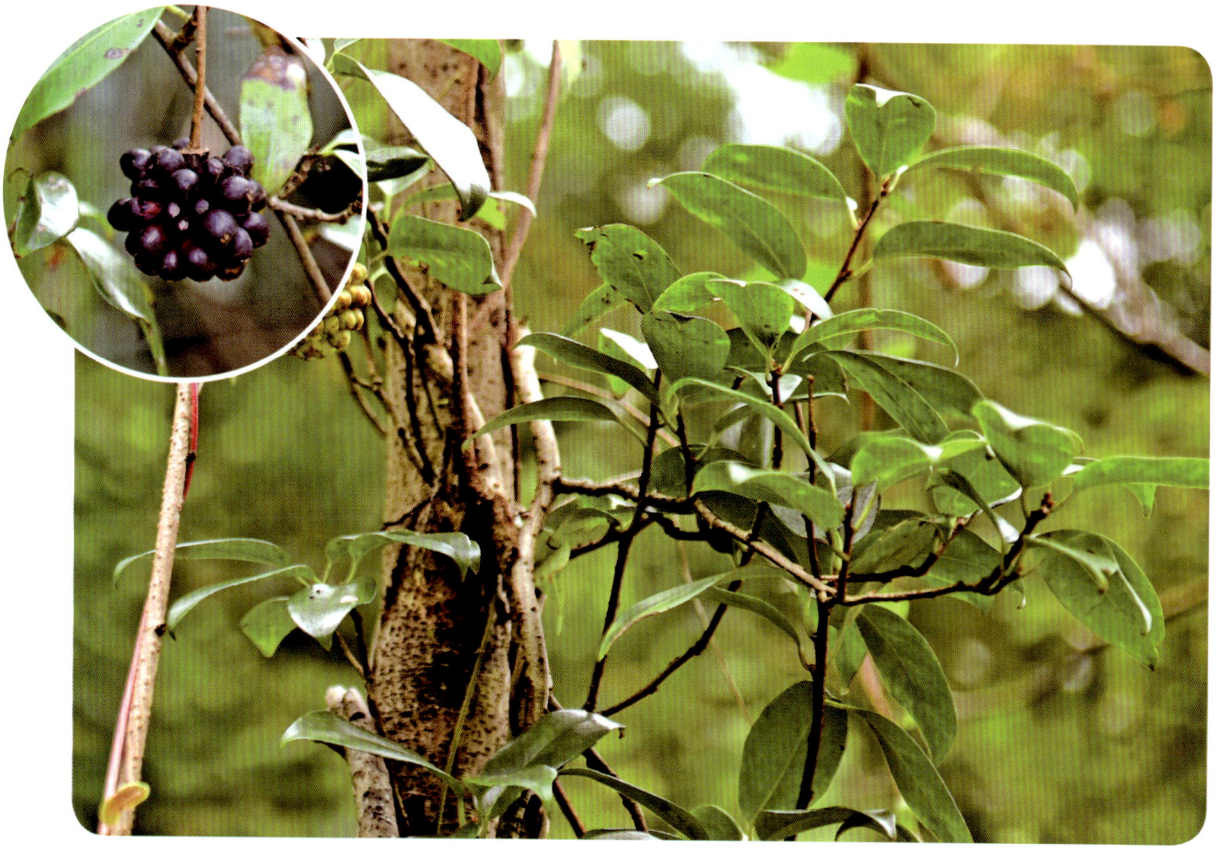

红旱莲

[药材来源] 为藤黄科植物湖南连翘 *Hypericum ascyron* L. 的地上部分。

[江山土名] 房心草、假连翘。

[性味归经] 微苦，寒。归肝、脾经。

[功能主治] 平肝，止血，解毒，消肿。用于肝火头痛，吐血，便血，跌扑损伤，疮疖。

[采收加工] 夏、秋二季果实近成熟时采割，在露水中露过后，晒干。

[参考资料] 含槲皮素、山柰酚、金丝桃苷、异槲皮苷、芸香苷；并含挥发油，油中主要含丁香烯；另有胡萝卜素、维生素、核黄素。

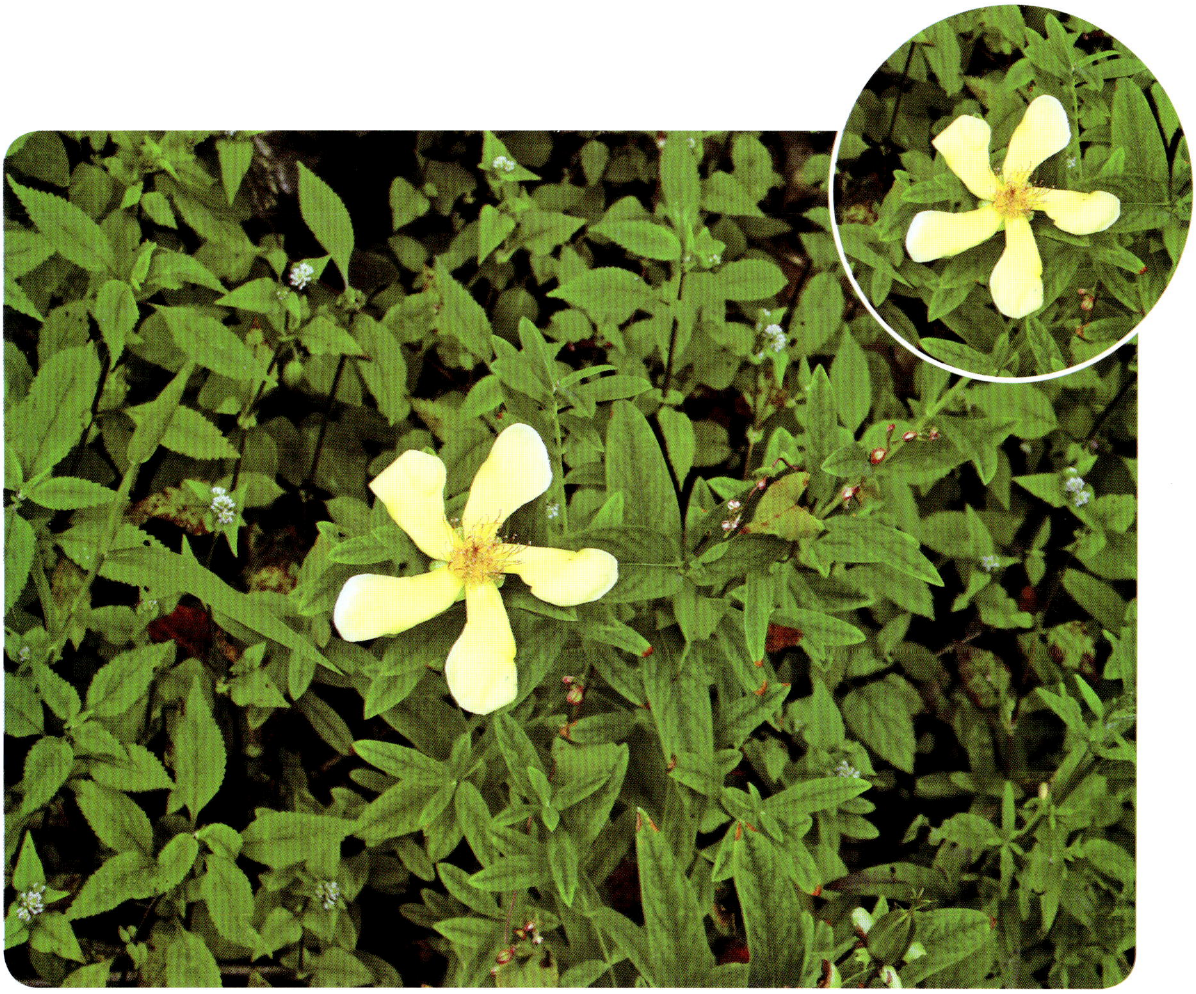

红茴香

[药材来源] 为木兰科植物红毒茴 *Illicium lanceolatum* A. C. Smith 的根皮及茎皮。

[江山土名] 红毒茴、木蟹树。

[性味归经] 辛、苦，温。有毒。归心、肺经。

[功能主治] 通经活血，散瘀止痛。用于跌打损伤，风湿痹痛。

[采收加工] 全年均可采剥，干燥。

[参考资料] 红茴香根皮能活血祛瘀，用于外伤瘀血肿痛、湿痹有效。内服过量可引起头晕、抽搐、惊厥等中毒反应，严重者可致死亡，故用量不宜过大。

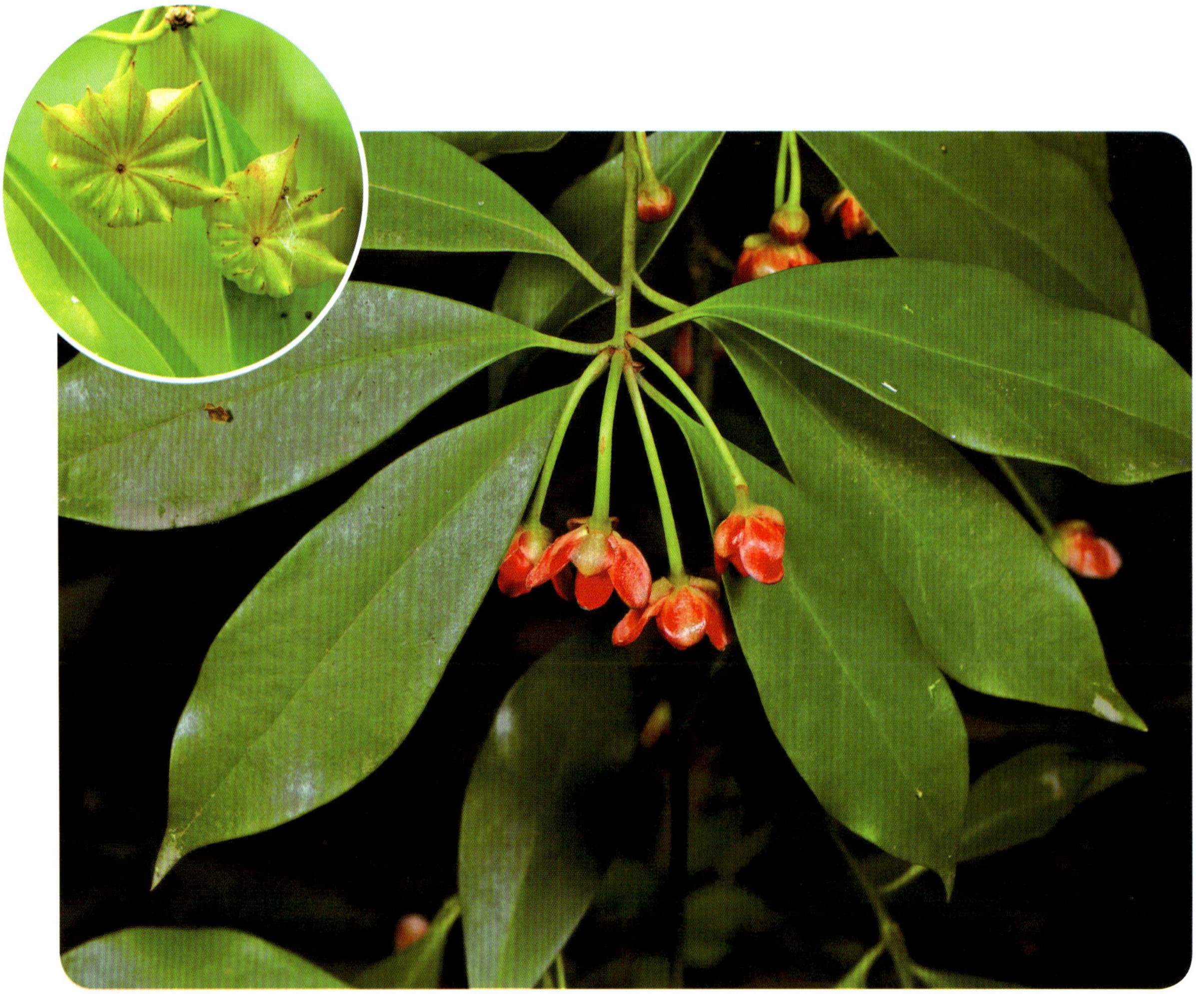

红孩儿

[药材来源] 为薯蓣科植物薯莨 *Dioscorea cirrhosa* Lour. 的块茎。

[江山土名] 血三七、血木。

[性味归经] 微苦、涩，微寒。归脾、肝经。

[功能主治] 止血，活血，养血。用于崩漏，产后出血，咯血，尿血，上消化道出血，贫血。

[采收加工] 夏、秋二季采挖，洗净，切片，晒干。

[参考资料] 外皮深褐色或褐棕色，凹凸不平，有点状突起的须根痕。切面暗红色或棕红色，有多数黄色斑点或斑纹。质硬而实，断面多呈颗粒状突起，显暗红与黄色交错的花纹，有的可见发亮星点。

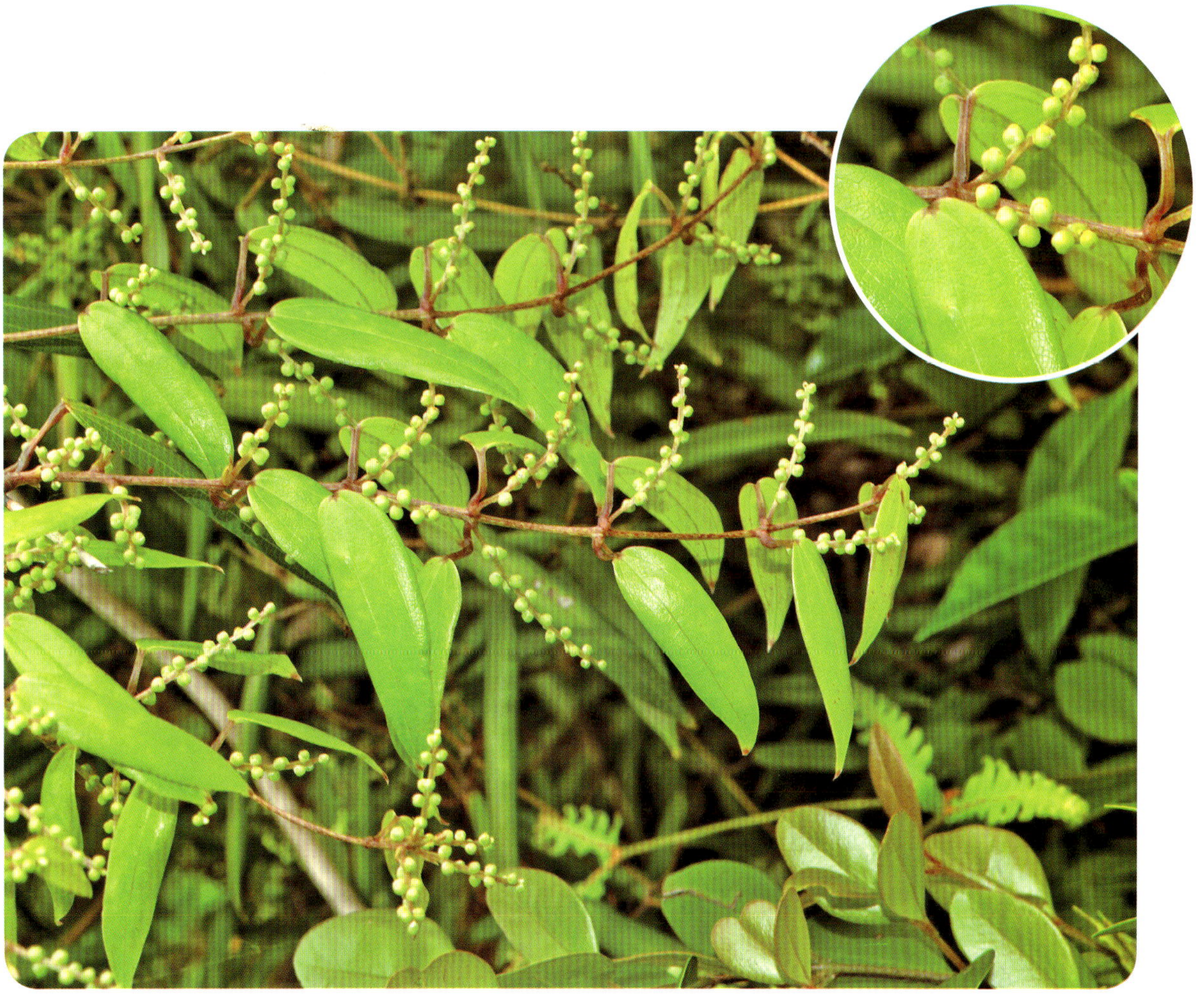

红根草

[药材来源] 为唇形科植物红根草 *Salvia prionitis* Hance 的干燥全草。

[江山土名] 红根草。

[性味归经] 微苦，凉。归肺、肝、胃、大肠经。

[功能主治] 疏风清热，利湿，止血，安胎。用于感冒发热，肺炎咳喘，咽喉肿痛，肝炎胁痛，腹泻，痢疾，肾炎，吐血，胎漏。

[采收加工] 秋季采收，除去杂质，晒干。

[参考资料] 根呈须状，表面棕褐色。茎方柱形，被白色长毛，断面灰白色。基生叶为单叶或三出羽状复叶，有的为羽状 5 深裂，叶片多皱缩卷曲，展平后呈矩圆形或椭圆形，黑褐色，先端钝，边缘有粗齿，两面均有白色长柔毛，茎生叶对生，均为单叶。气微，味微苦。

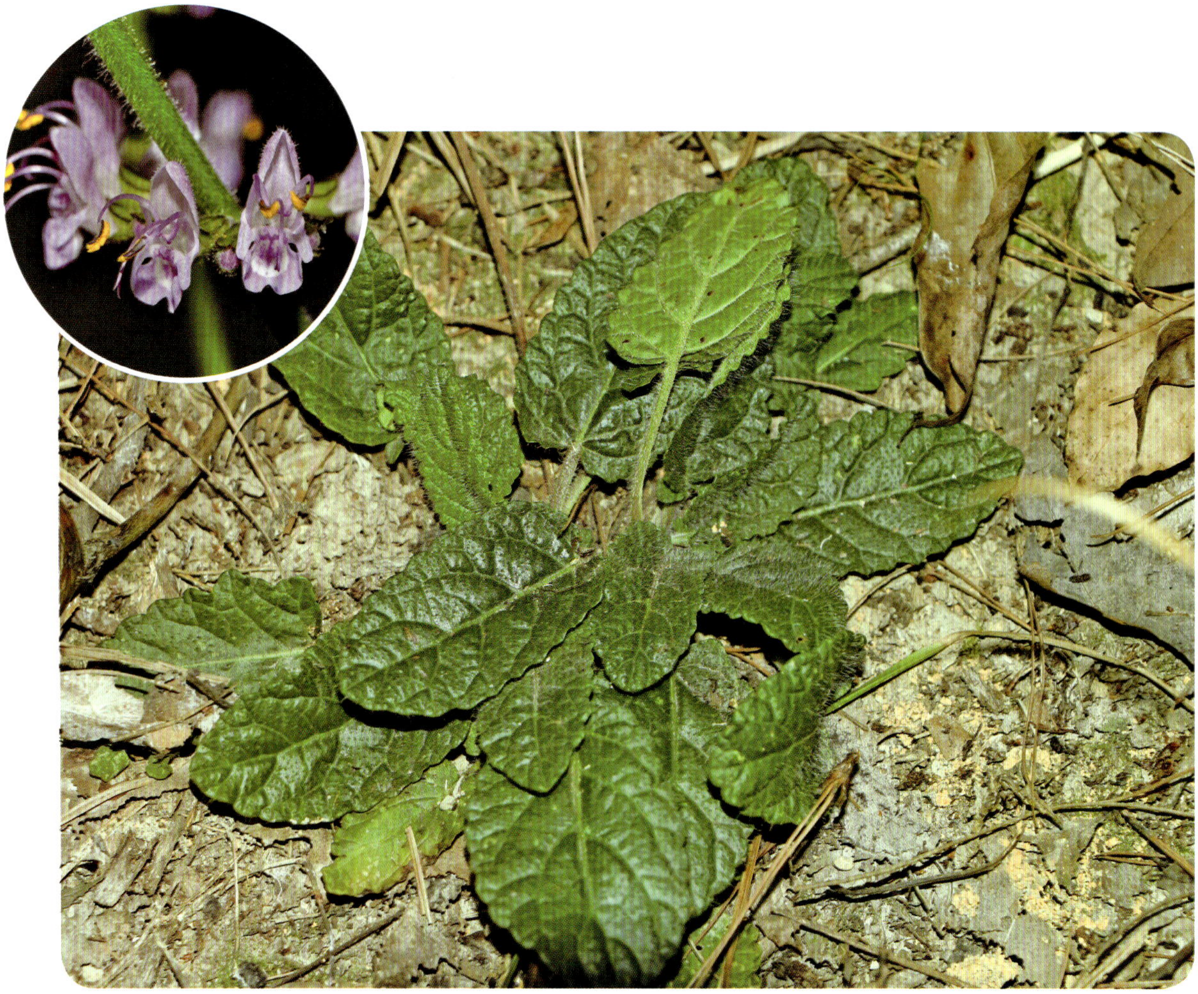

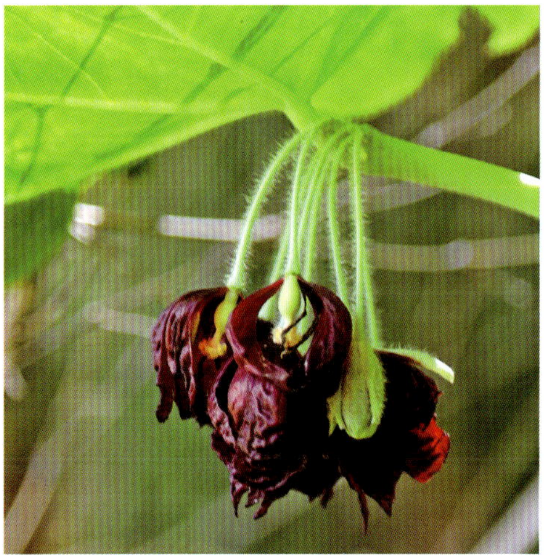

七画

麦冬

[药材来源] 为百合科植物麦冬 *Ophiopogon japonicus*（L. f）Ker-GawL 的块根。

[江山土名] 麦门冬、沿阶草。

[性味归经] 甘、微苦，微寒。归心、肺、胃经。

[功能主治] 养阴生津，润肺清心。用于肺燥干咳，阴虚痨嗽，喉痹咽痛，津伤口渴，内热消渴，心烦失眠，肠燥便秘。

[采收加工] 夏季采挖，洗净，反复暴晒、堆置，至七八成干，除去须根，干燥。

[参考资料] 凡脾胃虚寒泄泻，胃有痰饮湿浊及暴感风寒咳嗽者均忌服。麦冬、天冬、川贝母、沙参、生地黄等配伍，水煎服用于阴虚燥咳、咯血。麦冬、石斛、玉竹、生地黄等配伍，水煎服用于阴虚内热、津少口渴。

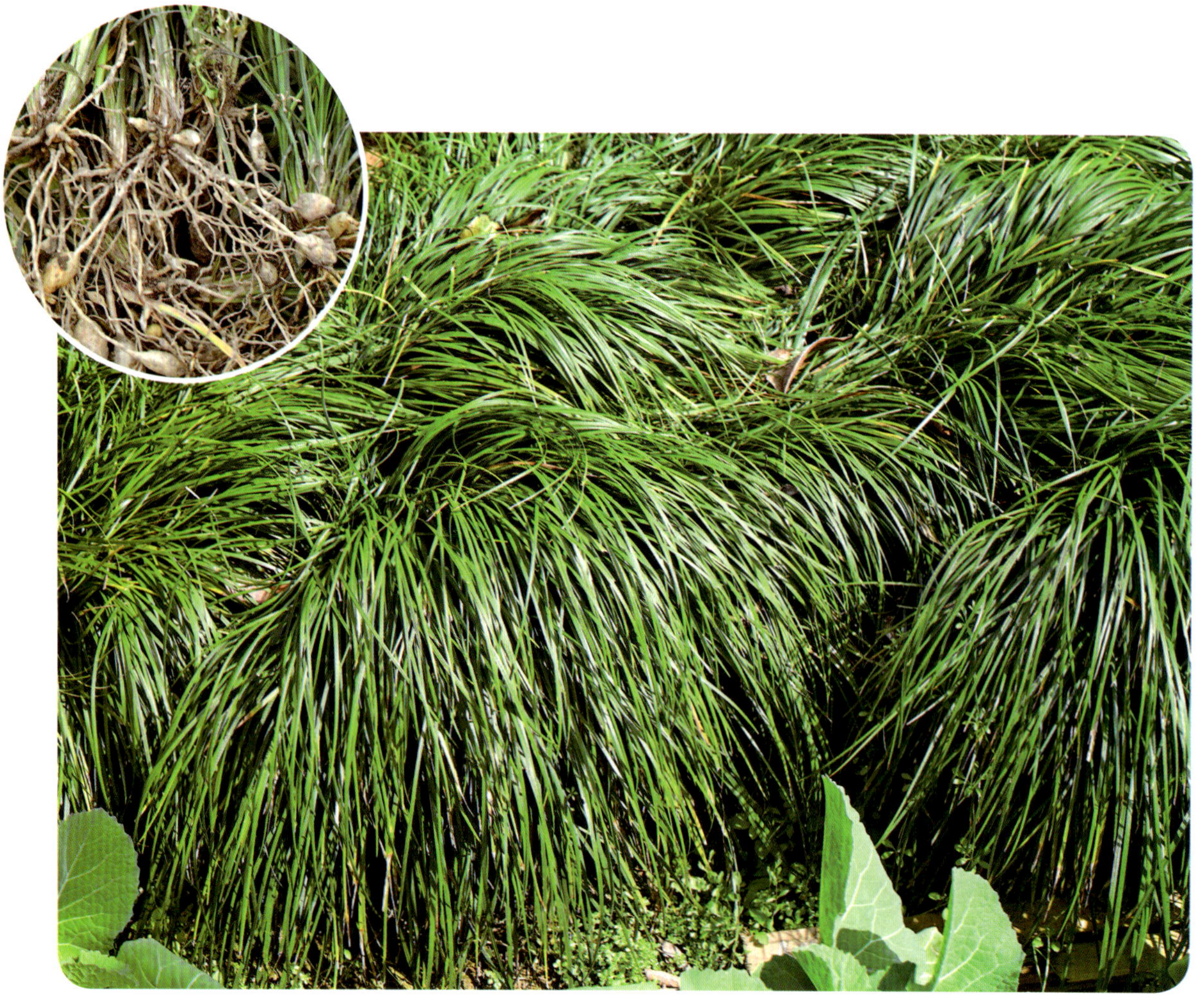

麦芽

[药材来源] 为禾本科植物大麦 *Hordeum vulgare* L. 的成熟果实经发芽干燥的炮制加工品。

[江山土名] 大麦芽。

[性味归经] 甘，平。归脾、胃经。

[功能主治] 行气消食，健脾开胃，回乳消胀。用于食积不消，脘腹胀痛，脾虚食少，乳汁郁积，乳房胀痛，妇女断乳，肝郁胁痛，肝胃气痛。生麦芽健脾和胃，疏肝行气。用于脾虚食少，乳汁郁积。炒麦芽行气消食回乳。用于食积不消，妇女断乳。焦麦芽消食化滞。用于食积不消，脘腹胀痛。

[采收加工] 将麦粒用水浸泡后，保持适宜温、湿度，待幼芽长至约 5mm 时，晒干或低温干燥。

[参考资料] 主要含有淀粉酶、催化酶、麦芽糖及大麦芽碱、腺嘌呤、胆碱、蛋白质、氨基酸、维生素、细胞色素等。麦芽所含的淀粉酶能将淀粉分解成麦芽糖和糊精，其煎剂对胃酸及胃蛋白酶的分泌有轻度促进作用；水煎剂中含胰淀粉酶激活剂，亦可助消化；因淀粉酶不耐高温，麦芽炒焦及入煎剂将会降低其活力。研究表明麦芽回乳和催乳的双向作用关键不在于生用或炒用，而在于剂量大小的差异，即小剂量催乳，大剂量回乳，如用于抑制乳汁分泌（回乳）用量应在 30g 以上；麦芽有类似溴隐亭类物质，能抑制泌乳素分泌。

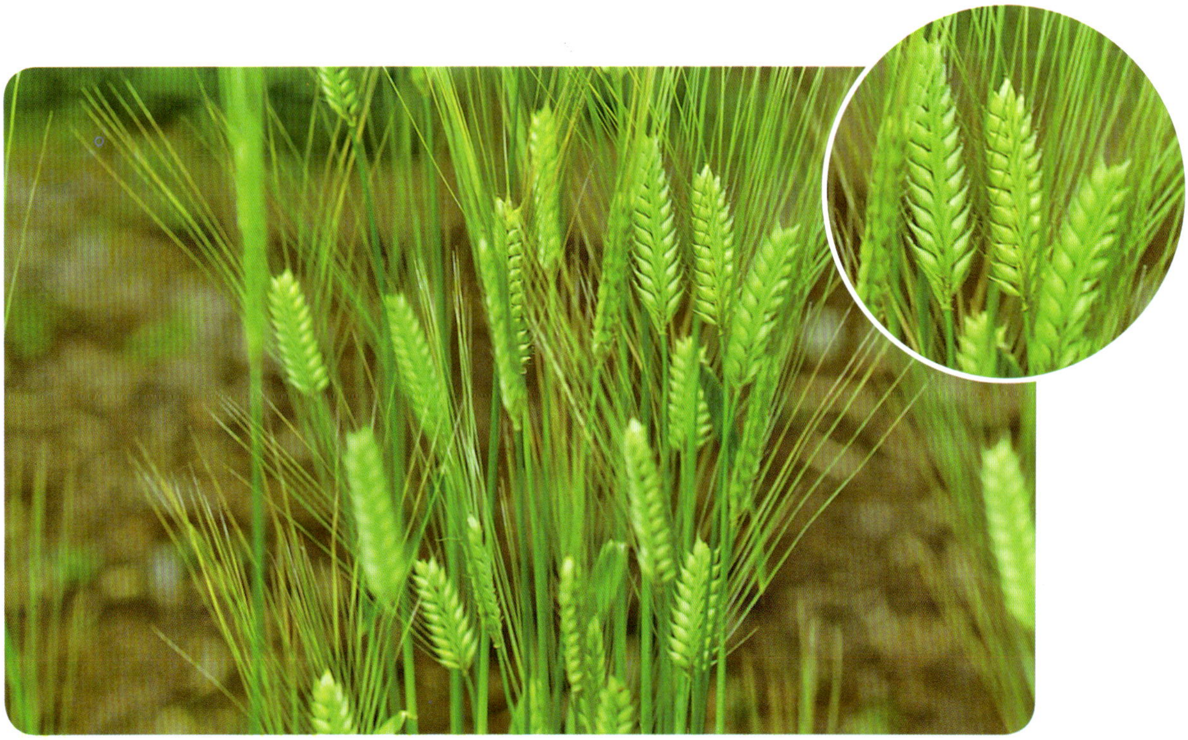

扯根菜

[药材来源] 为虎耳草科植物扯根菜 *Penthorum chinense* Pursh 的地上部分。

[江山土名] 赶黄草。

[性味归经] 甘、平。归肝经。

[功能主治] 利水除湿，活血散瘀，止血，解毒。用于水肿，小便不利，黄疸。

[采收加工] 夏、秋二季采收。除去杂质，干燥。

[参考资料] 苗叶可食用。全草供药用，还有消肿、利尿、散瘀和行气等功效。现多用于各型肝炎、胆囊炎、脂肪肝等。

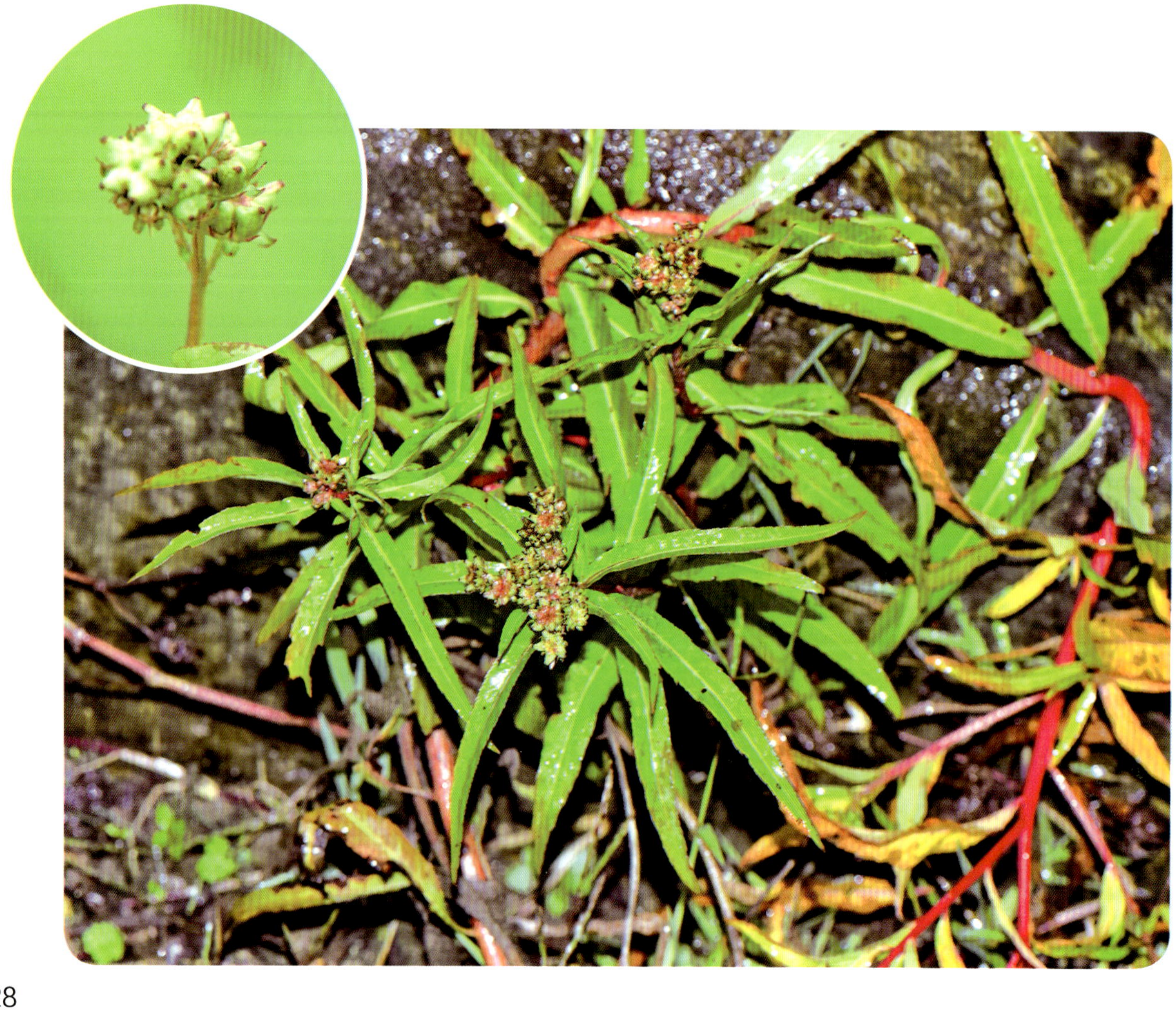

赤小豆

[药材来源] 为豆科植物赤小豆 *Vigna umbellata* Ohwi et Ohashi 或赤豆 *Vigna angularis* Ohwi et Ohashi 的成熟种子。

[江山土名] 赤豆、红豆。

[性味归经] 甘、酸，平。归心、小肠经。

[功能主治] 利水消肿，解毒排脓。用于水肿胀满，脚气浮肿，黄疸尿赤，风湿热痹，痈肿疮毒，肠痈腹痛。

[采收加工] 秋季果实成熟而未开裂时拔取全株，晒干，打下种子，除去杂质，再晒干。

[参考资料] 赤小豆主要含糖类、三萜皂苷等。可用于水肿坐卧不得，头面身体悉肿。

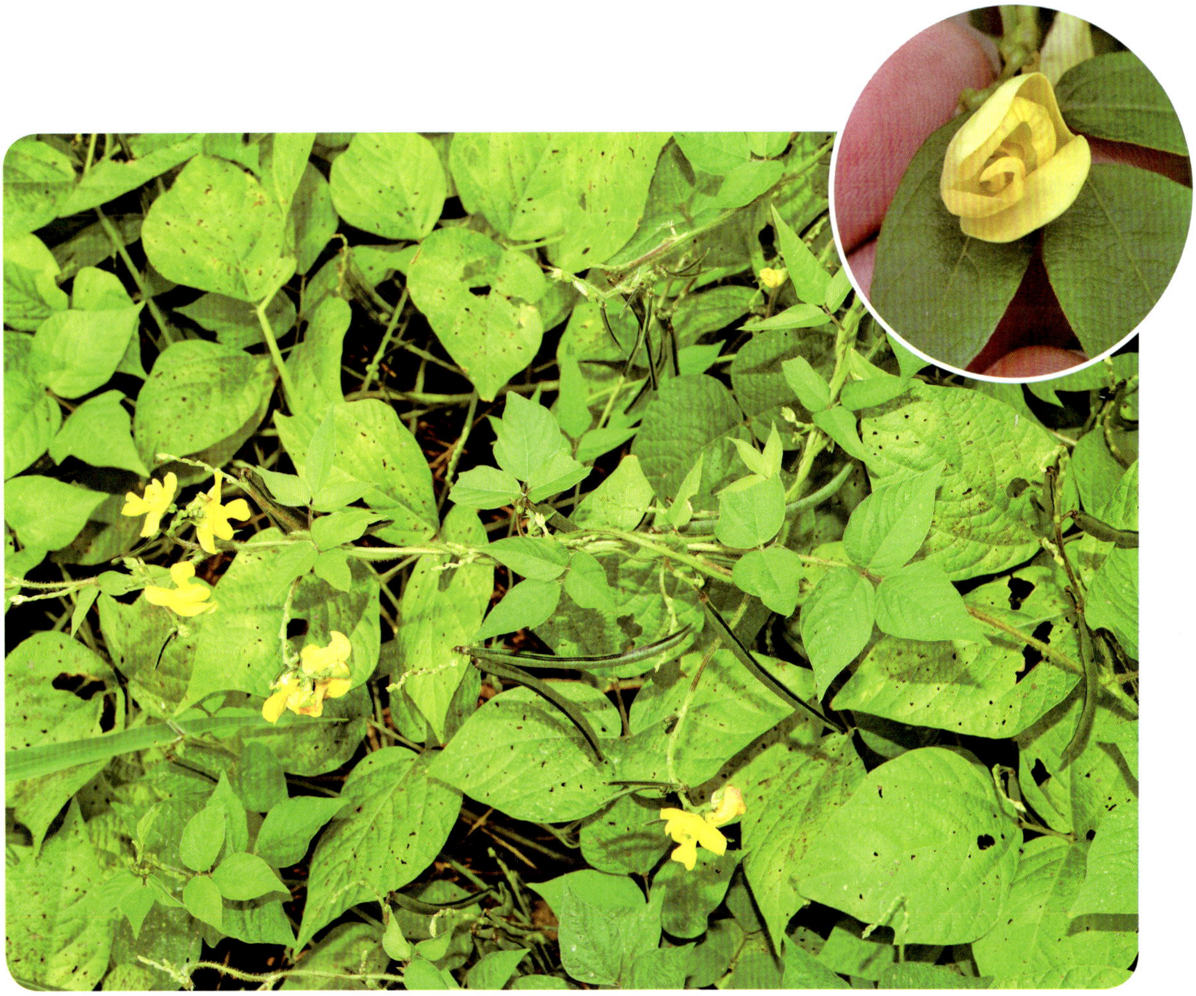

赤 车

[药材来源] 为荨麻科植物赤车 *Pellionia radicans*（Sieb. et Zucc.）Wedd. 的根或全草。

[江山土名] 赤车。

[性味归经] 辛、苦，温。归肝经、肾经。

[功能主治] 祛瘀，消肿，解毒，止痛。用于风湿骨痛，挫伤肿痛，牙痛，疮疖，毒蛇咬伤。

[采收加工] 夏、秋二季采集，鲜用或晒干。

[参考资料] 赤车鲜全草加食盐少许，捣烂外敷，可治挫伤血肿。

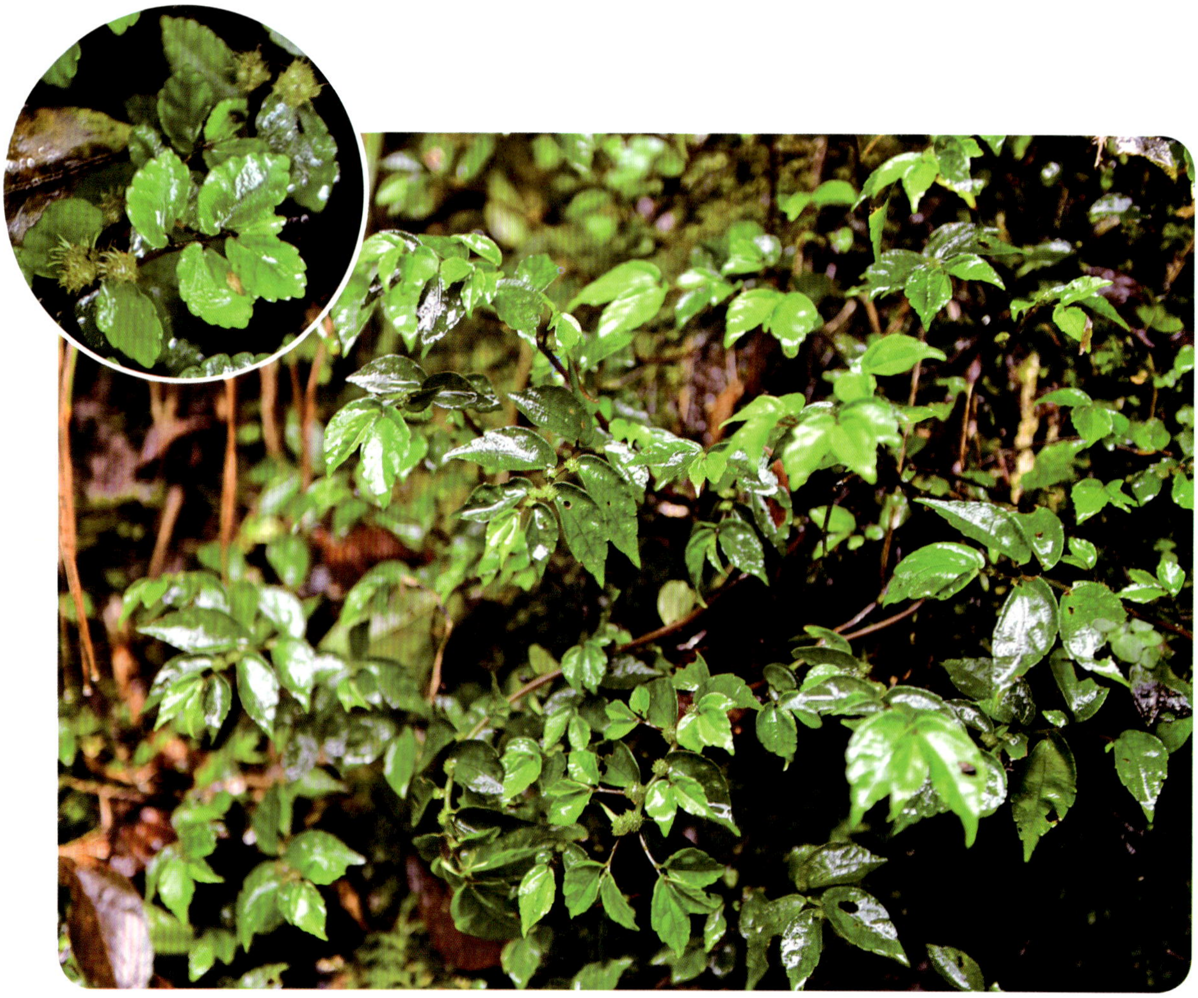

赤芍

[药材来源] 为毛茛科植物芍药 *Paeonia lactiflora* Pall. 的根。

[江山土名] 赤芍药、红芍药。

[性味归经] 苦，微寒。归肝经。

[功能主治] 清热凉血，散瘀止痛。用于热入营血，温毒发斑，吐血衄血，目赤肿痛，肝郁胁痛，经闭痛经，癥瘕腹痛，跌扑损伤，痈肿疮疡。

[采收加工] 春、秋二季采挖，除去根茎、须根及泥沙，晒干。

[参考资料] 用于温热病，热入营血、发热、舌绛、身发斑疹，以及血热妄行、吐血、衄血等症。赤芍功能凉血散瘀，配鲜生地黄、牡丹皮等，可清热凉血，用于热入营血及血热妄行等症。赤芍活血散瘀之功颇佳，配川芎、当归、桃仁、红花等，可用于经闭及跌扑损伤；配当归、金银花、甘草等，可用于疮痈肿毒。

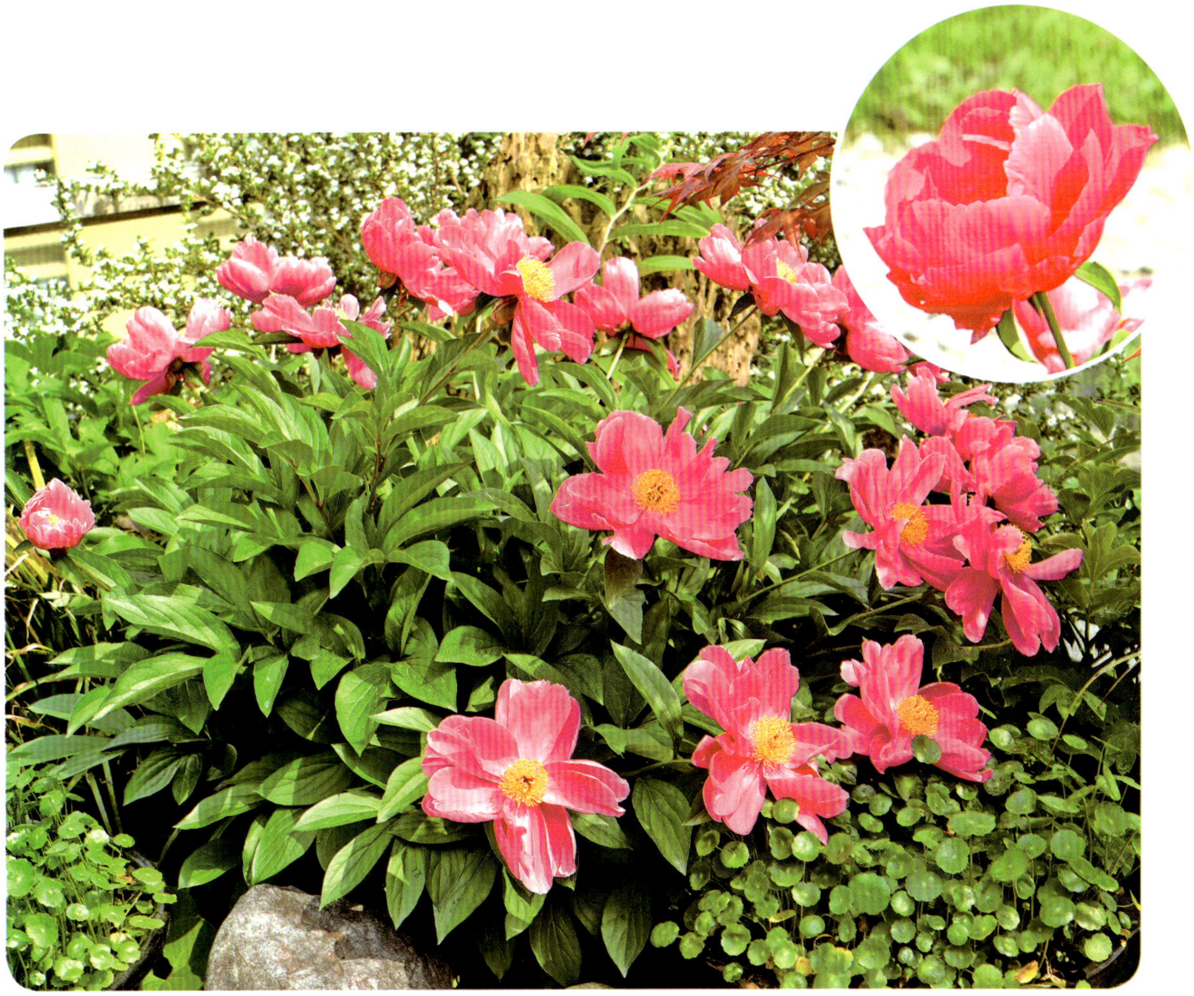

赤 楠

［药材来源］为桃金娘科植物赤楠 *Syzygium buxifolium* Hook. et Arn. 的根或根皮。

［江山土名］赤楠。

［性味归经］甘，平。归肾、脾、肝经。

［功能主治］益肾定喘，健脾利湿，平喘，散瘀。用于喘咳，浮肿，淋浊，尿路结石，小儿哮喘，跌打损伤，烫伤。

［采收加工］夏、秋二季采收，取根或根皮，晒干。

［参考资料］赤楠根皮可治浮肿。赤楠根可治小儿哮喘。

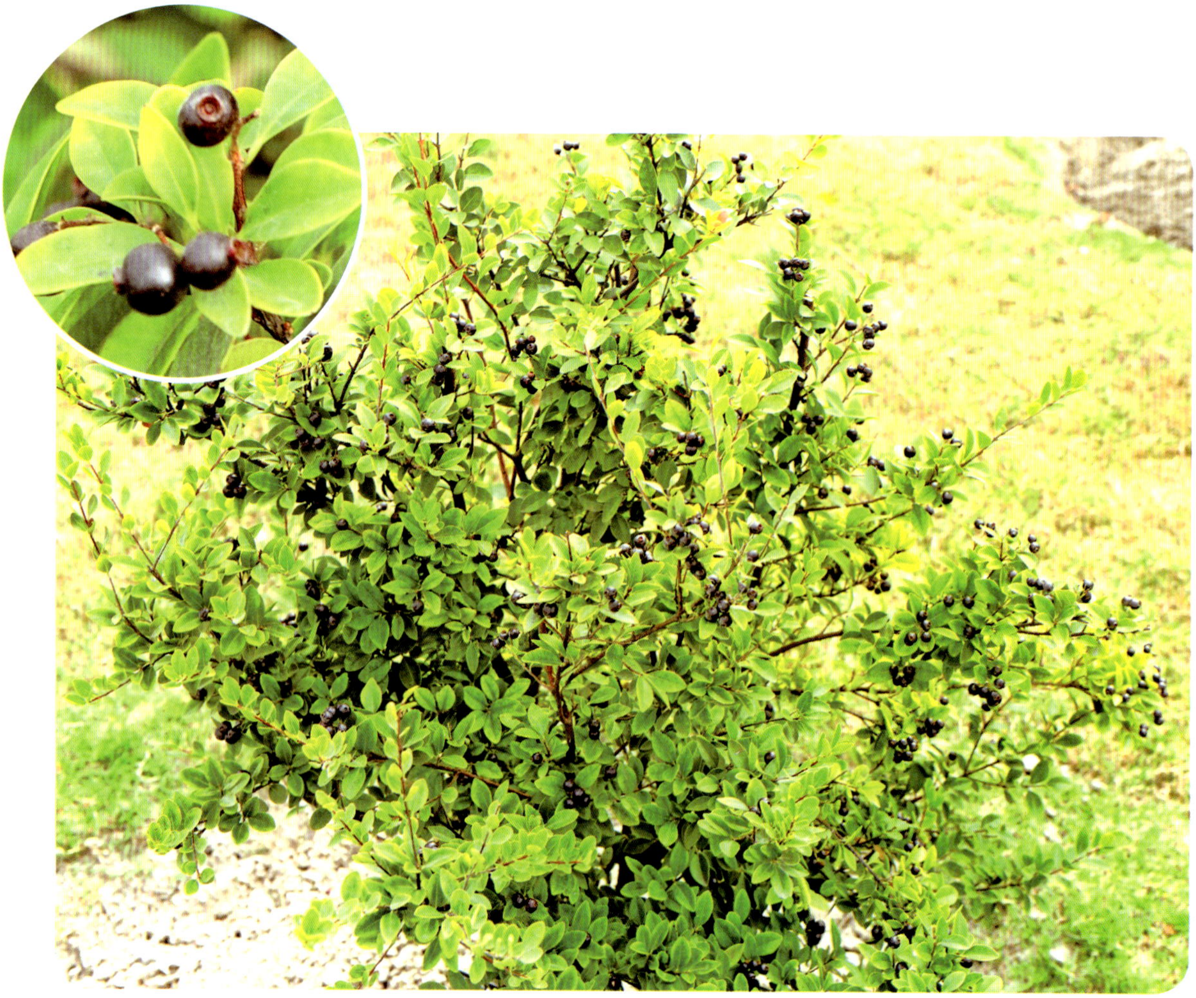

芫花

[药材来源] 为瑞香科植物芫花 *Daphne genkwa* Sieb. et Zucc. 的花蕾。

[江山土名] 芫花。

[性味归经] 苦、辛，温；有毒。归肺、脾、肾经。

[功能主治] 泻水逐饮；外用杀虫疗疮。用于水肿胀满，胸腹积水，痰饮积聚，气逆咳喘，二便不利；外治疥癣，秃疮，痈肿，冻疮。

[采收加工] 春季花未开放时采收，除去杂质，干燥。

[参考资料] 本品常 3 ～ 7 朵簇生于短花轴上，基部有苞片 1 ～ 2 片，多脱落为单朵。单朵呈棒槌状，多弯曲，花被筒表面淡紫色或灰绿色，密被短柔毛，先端 4 裂，裂片淡紫色或黄棕色。质软。气微，味甘、微辛。

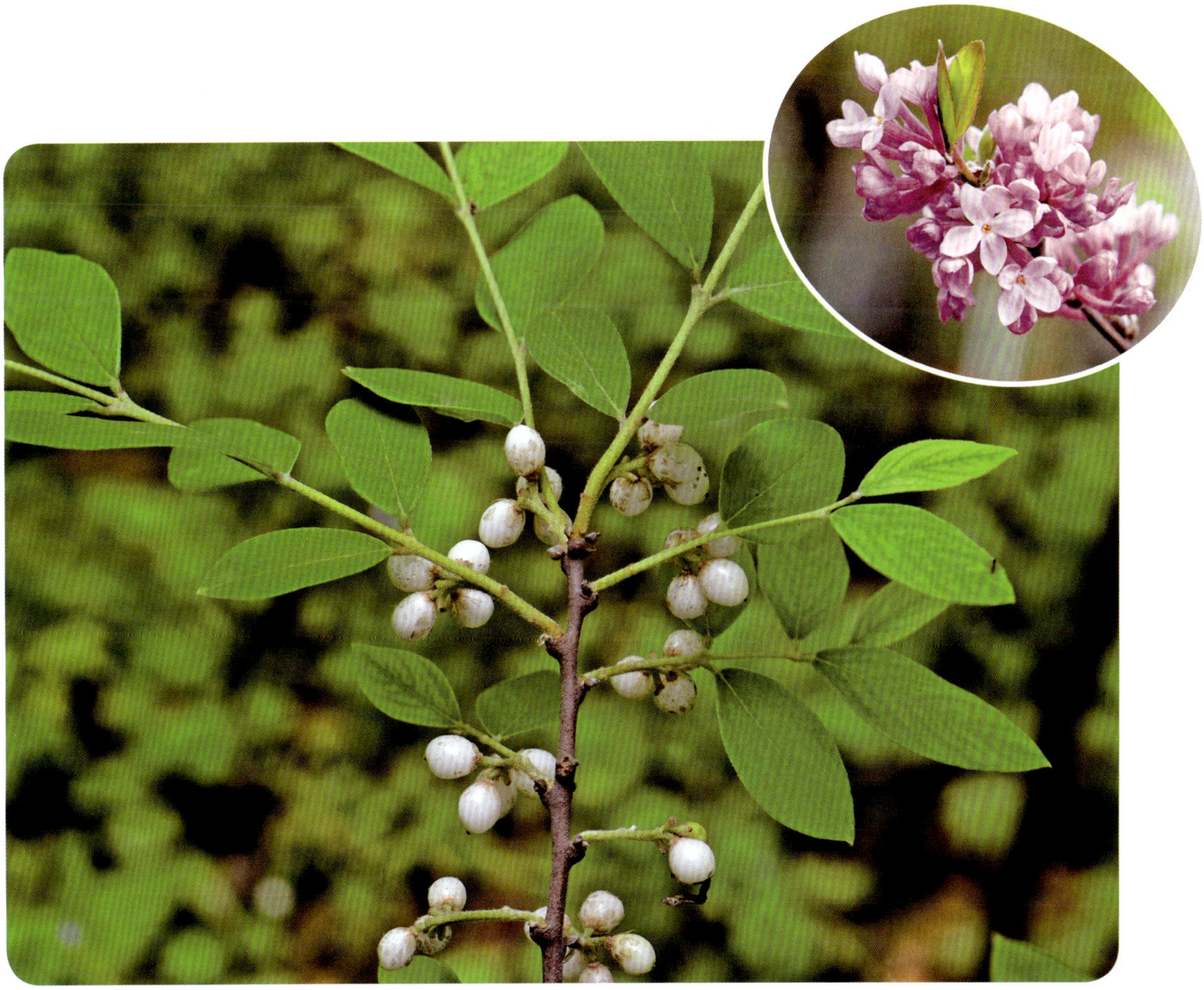

芫荽子

[药材来源] 为伞形科植物芫荽 *Coriandrum sativum* L. 的成熟果实。其干燥全草（芫荽）也可药用。

[江山土名] 胡荽子、香菜子。

芫荽：辛，温。归肺、脾经。

[功能主治] 发表，透疹，开胃。用于感冒鼻塞，痘疹透发不畅，饮食乏味，齿痛。

芫荽：发汗解表，宣透麻疹，消食下气。用于麻疹透发不畅，食物积滞。

[采收加工] 秋季果实成熟时采收，除去杂质，干燥。

芫荽：白露季节采收，晒干。

[参考资料] 临床上治疗麻疹初起，透发不畅，内服常与西河柳、浮萍、升麻、葛根等配合应用。外用本品煎汤熏洗，或乘热频擦，可助麻疹透发。此外，本品略有芳香开胃作用，可作菜肴中的调味品，但不宜多食。

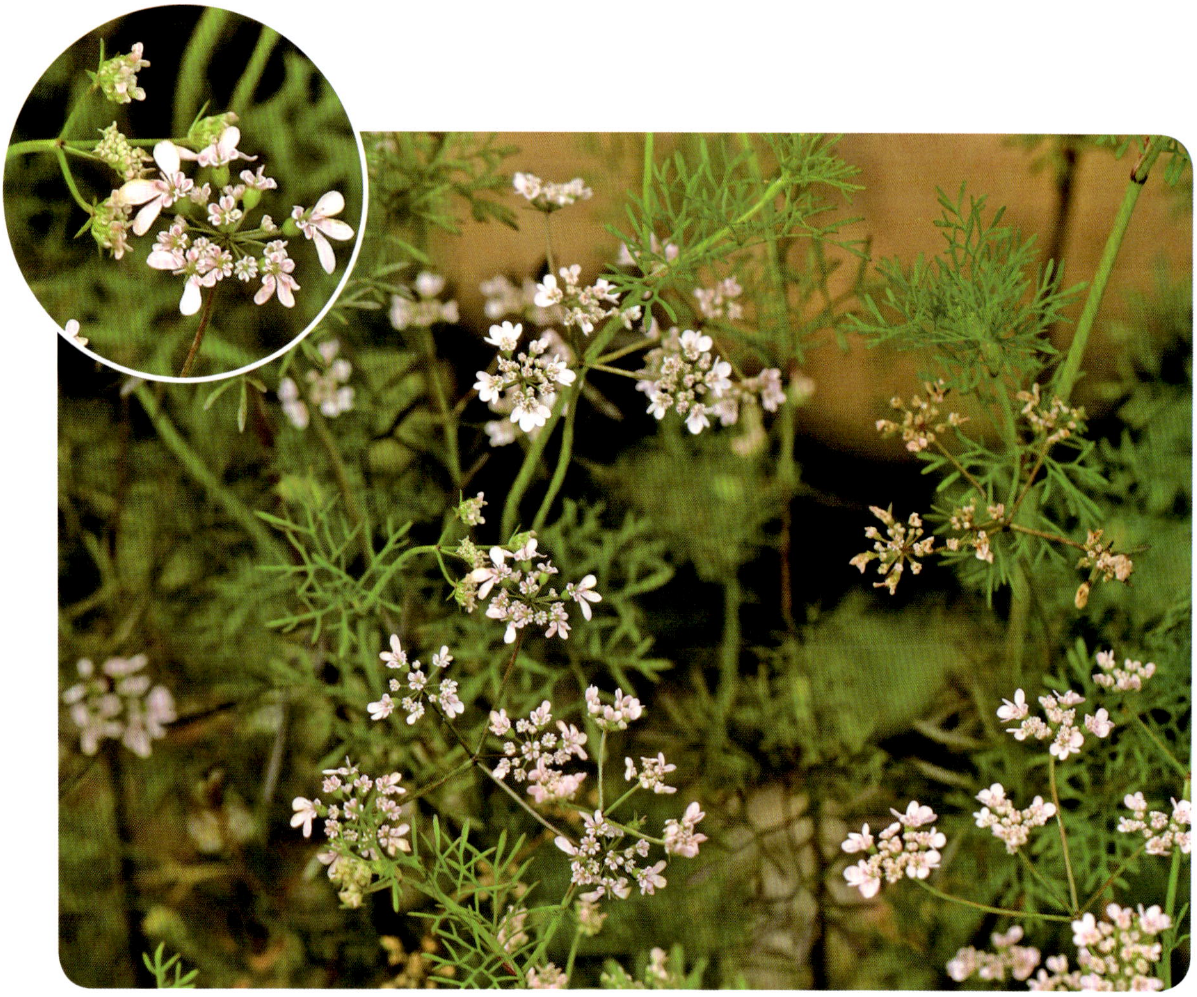

芸苔子

[药材来源] 为十字花科植物欧洲油菜 *Brassica napus* L. 或芸苔 *Brassica campestris* L. 的干燥成熟种子。

[江山土名] 油菜籽。

[性味归经] 辛，温。归心、肝经。

[功能主治] 行血，破气，消肿，散结。用于产后血滞腹痛，血痢，肿毒，痔瘘，难产。

[采收加工] 春末果实成熟时采收，取出种子，除去杂质，干燥。

[参考资料] 球形，表面褐色，具致密的网状纹理。种脐圆点状，褐色，小突起位于胚根端。

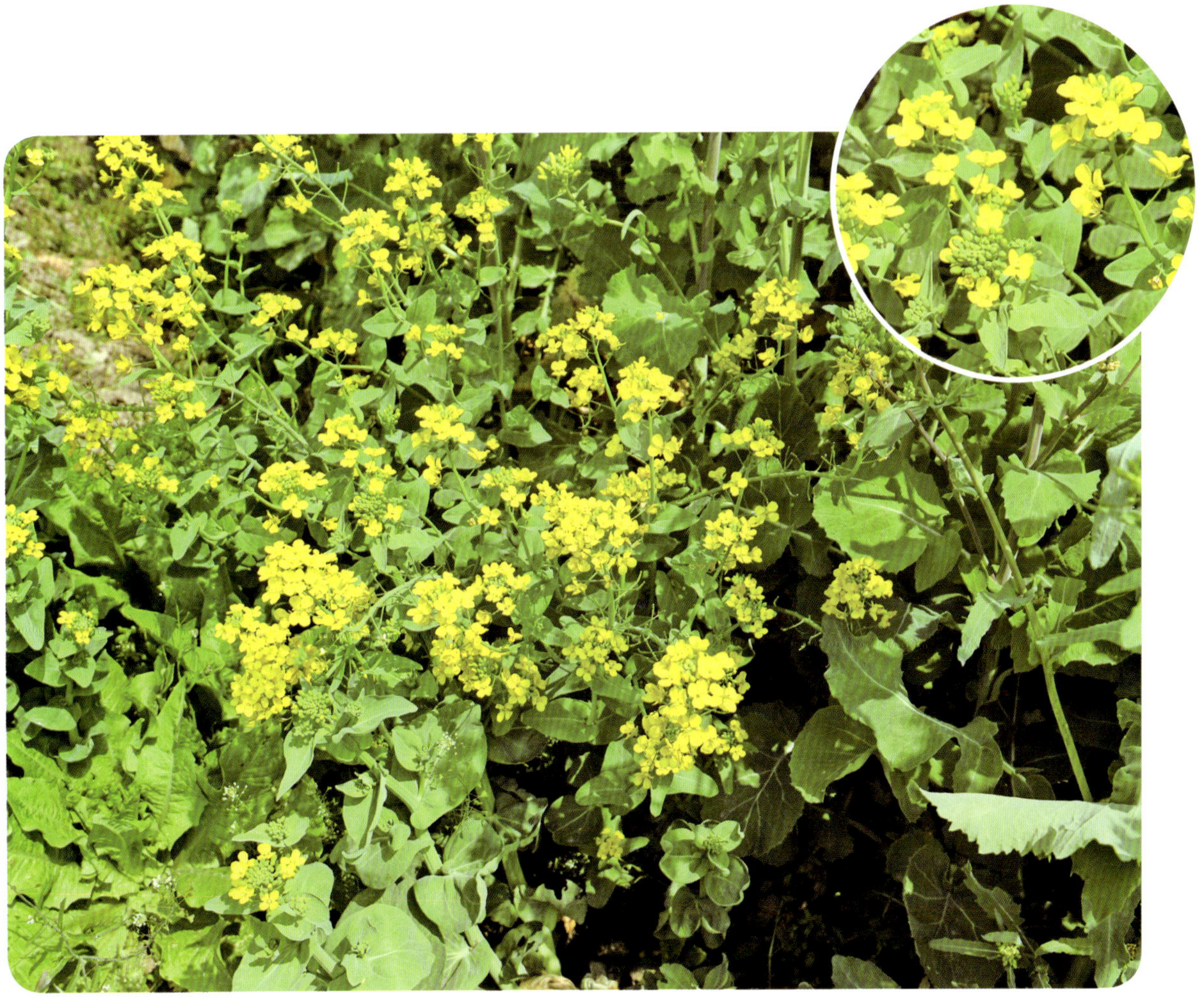

花生衣

［药材来源］为豆科植物落花生 *Arachis hypogaea* L. 的种皮。

［江山土名］花生皮。

［性味归经］甘、涩，平。归脾、肺经。

［功能主治］止血，散瘀，消肿。用于咯血，吐血，衄血，崩漏；外伤性渗血，血小板减少性紫癜，过敏性紫癜。

［采收加工］秋季待果实成熟，剥取种子，收集红色种皮，晒干。

［参考资料］花生衣有增加血小板含量与改善血小板质量的作用，有助于改善凝血因子，加强毛细血管的收缩功能，缓解贫血，促进骨骼的造血功能，同时还能提高红白细胞数、增强免疫功能。

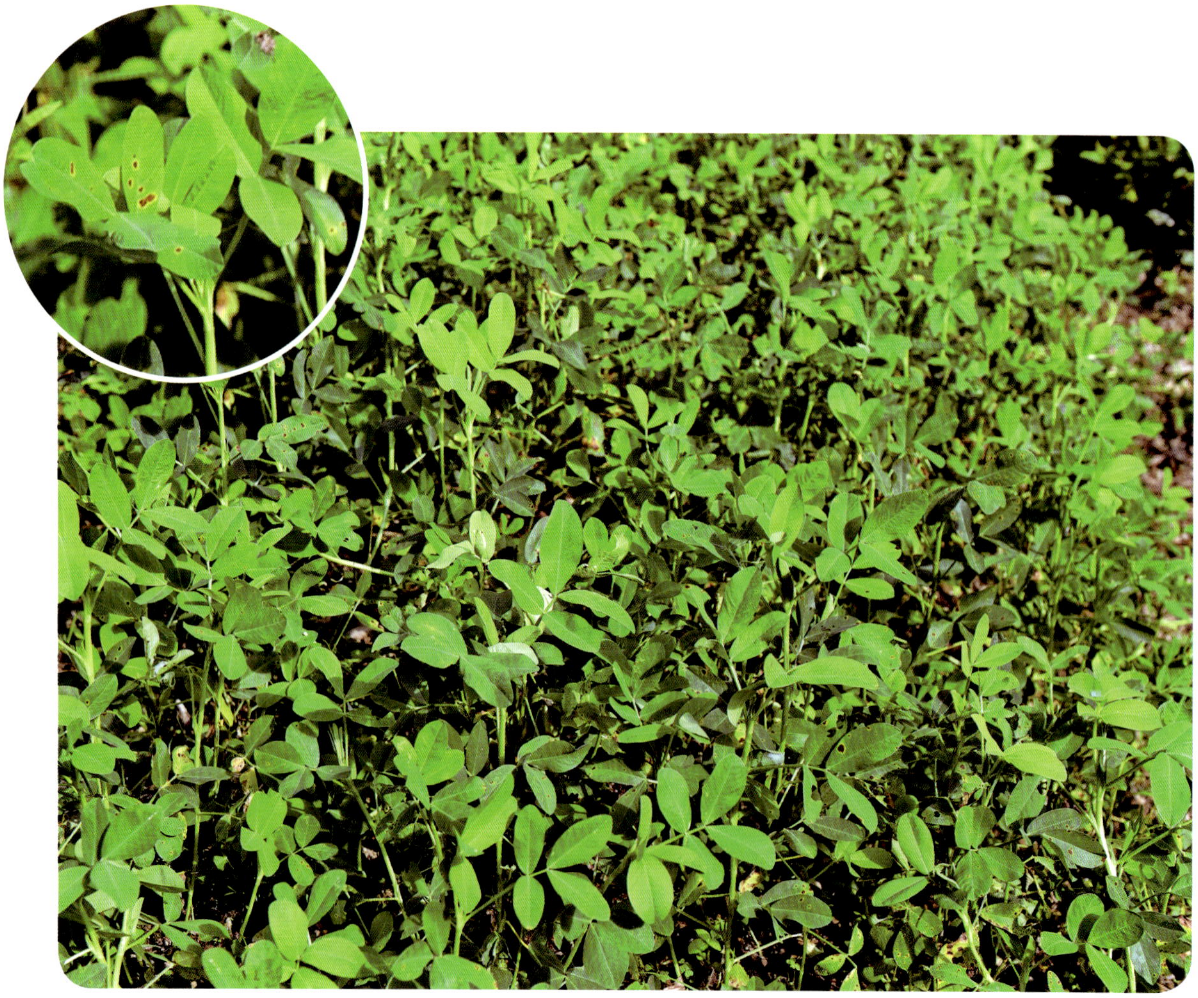

花椒

[药材来源] 为芸香科植物青椒 *Zanthoxylum schinifolium* Sieb. et Zucc. 的成熟果皮。其种子（花椒目）和小叶（花椒叶）也可药用。

[江山土名] 香椒。

[性味归经] 辛，温。归脾、胃、肾经。

花椒目：苦，寒。归脾、肾经。

花椒叶：辛，温。归脾、胃、肾经。

[功能主治] 温中止痛，杀虫止痒。用于脘腹冷痛，呕吐泄泻，虫积腹痛；外治湿疹，阴痒。

花椒目：行水消肿。用于胸腹胀满，小便不利。

花椒叶：温中散寒，行水杀虫。用于脘腹冷痛，水肿，呕吐，蛔虫病。

[采收加工] 秋季采收成熟果实，晒干，除去种子和杂质。

花椒目：秋季果实成熟时采收，取出种子，除去杂质，干燥。

花椒叶：全年可采，干燥。

[参考资料] 能促进唾液分泌，增加食欲；使血管扩张，从而起到降低血压的作用；服花椒水能去除寄生虫。孕妇、阴虚火旺者忌食。

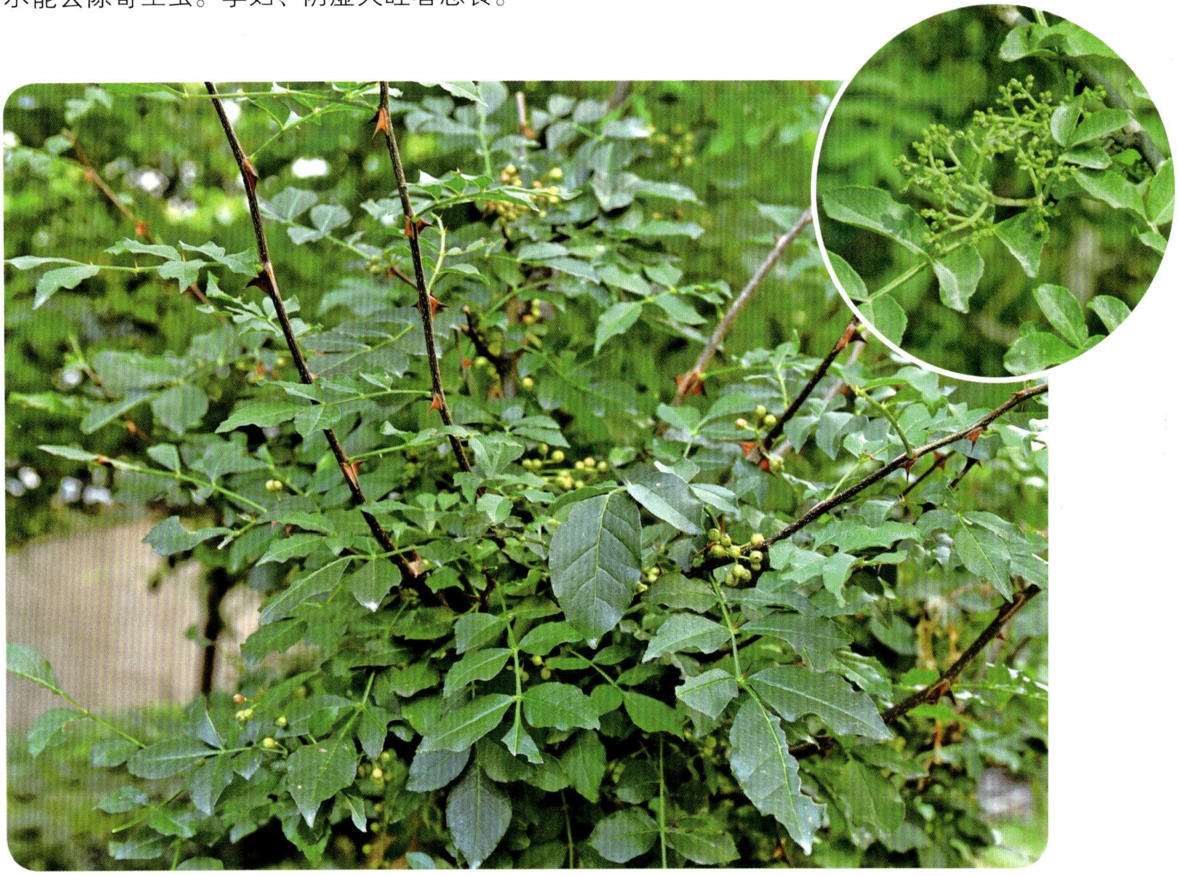

芥子

[药材来源] 为十字花科植物芥 *Brassica juncea*（L.）Czern. et Coss. 的干燥成熟种子。

[江山土名] 芥子。

[性味归经] 辛，温。归肺经。

[功能主治] 温肺豁痰利气，散结通络止痛。用于寒痰喘咳，胸胁胀痛，痰滞经络，关节麻木、疼痛，痰湿流注，阴疽肿毒。

[采收加工] 夏末秋初果实成熟时采收，取出种子，除去杂质，干燥。

[参考资料] 白芥子表面灰白色，具细微的网纹。种脐圆形，褐色，中心有 1 个白色颗粒状突起。种皮薄而脆，富油性。气微，味辛辣。黄芥子表面黄色至棕黄色，少数呈暗红棕色。种脐条状，褐色，下端有 1 个白色颗粒状突起。研碎后加水浸湿，具辛烈的特异臭气。

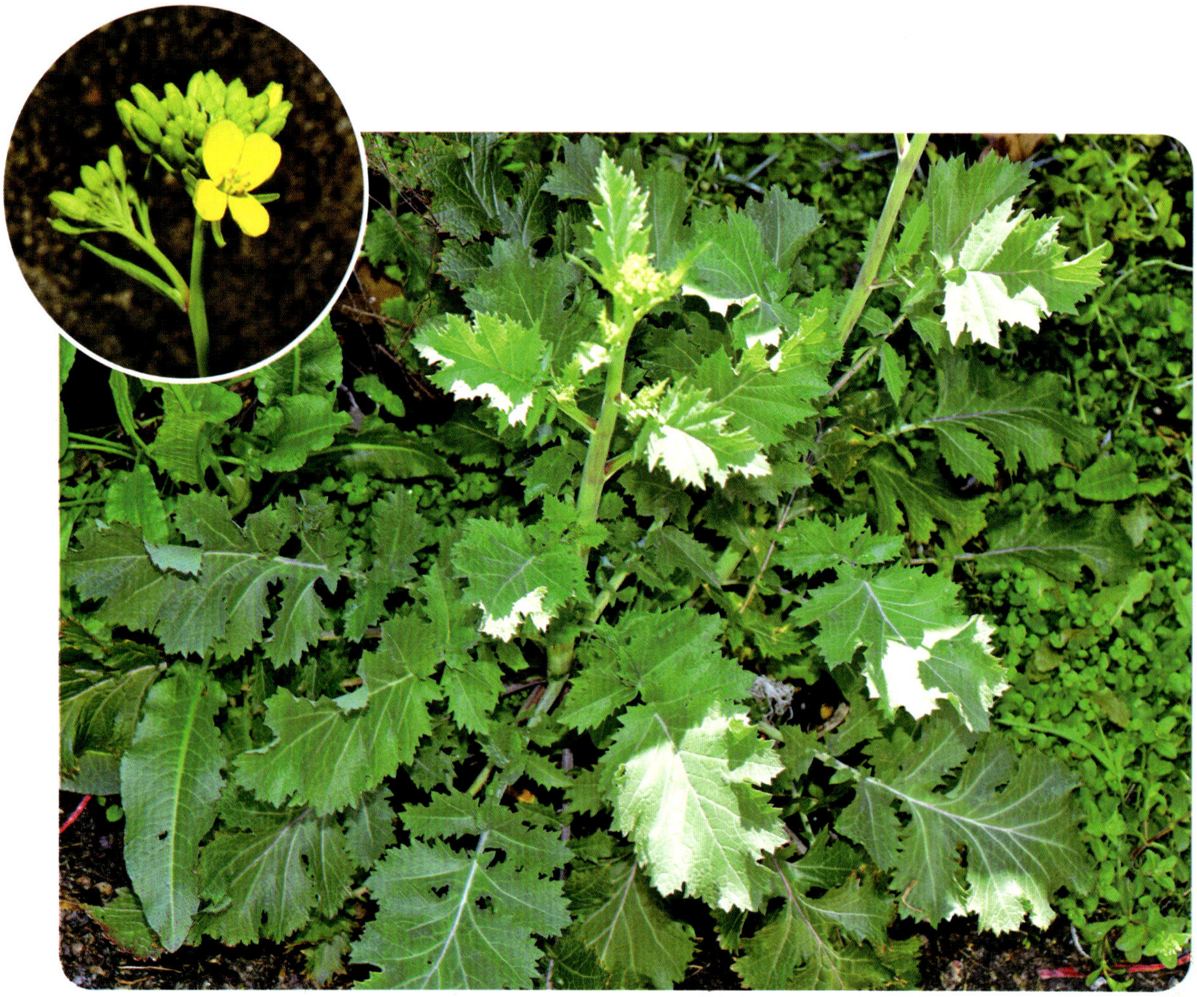

苍耳子

［药材来源］为菊科植物蒙古苍耳 *Xanthium mongolicum* Kitag. 的成熟带总苞的果实。其干燥地上部分（苍耳草）和茎秆中的昆虫幼虫（苍耳虫）也可药用。此种非药典正品，江山地方习惯以此作为苍耳子的代用品。

［江山土名］粘糖狗雌。

［性味归经］辛、苦，温。有毒。归肺经。

苍耳草：苦、辛，微寒。有小毒。归肝经。

苍耳虫：辛、苦，温。归肝、肾经。

［功能主治］散风寒，通鼻窍，祛风湿。用于风寒头痛，鼻塞流涕，鼻鼽，鼻渊，风疹瘙痒，湿痹拘挛。

苍耳草：祛风除湿，止痒。用于筋骨酸痛，头痛，皮肤瘙痒；外用于疥癣，虫伤。

苍耳虫：消炎止痛，破溃排脓，利水解毒。用于疔肿，疮毒，痞积。

［采收加工］秋季果实成熟时采收，干燥，除去梗、叶等杂质。

苍耳草：夏、秋二季植株茂盛时采收，干燥。

苍耳虫：夏、秋二季寻觅树茎的蛀孔，用刀剖取，随用或烘干。

［参考资料］果实含苍耳子苷、树脂，以及脂肪油、生物碱、维生素 C 和色素等。还具有降血糖、抗炎、抑菌等作用。茎中的昆虫幼虫，状如小蚕，具有解毒功效。将其以香油浸渍，用时取适量捣烂外敷患处，可治疗无名毒肿、疔毒、疔疮及痔疮，疗效良好。

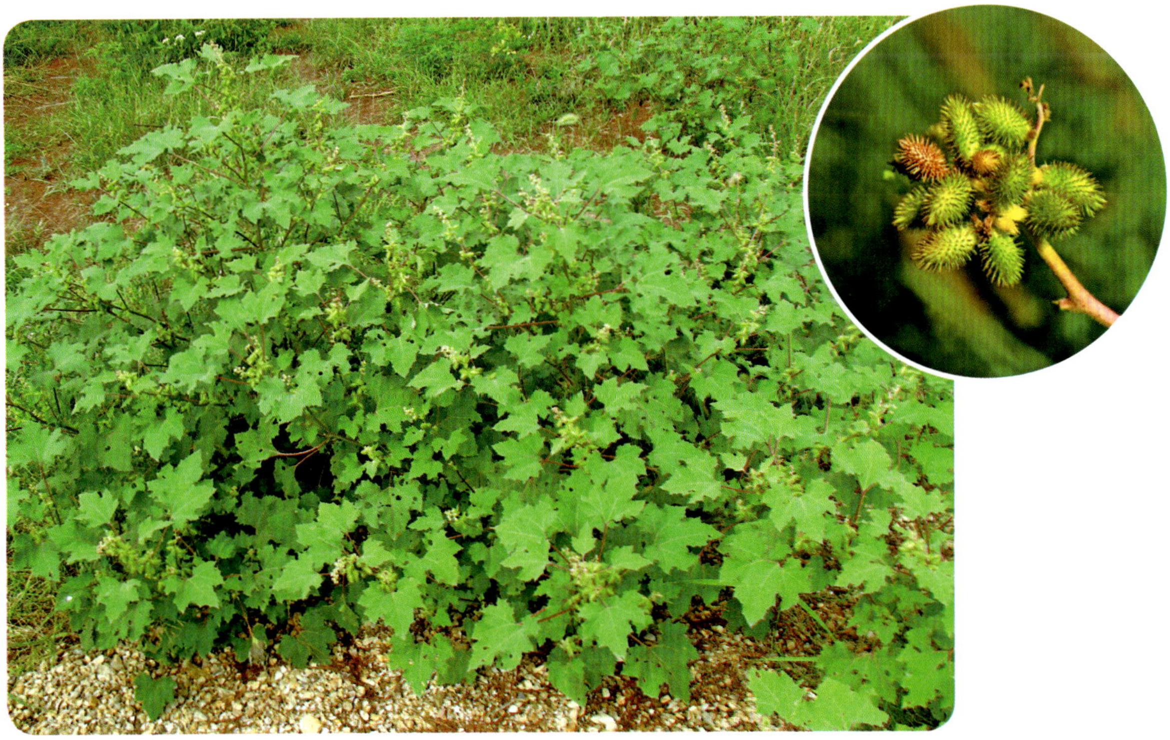

芡 实

［药材来源］为睡莲科植物芡 *Euryale ferox* Salisb. 的成熟种仁。

［江山土名］鸡头米。

［性味归经］甘、涩，平。归脾、肾经。

［功能主治］益肾固精，补脾止泻，除湿止带。用于遗精，滑精，遗尿，尿频，脾虚久泻，白浊，带下。

［采收加工］秋末冬初采收成熟果实，除去果皮，取出种子，洗净，再除去硬壳（外种皮），晒干。

［参考资料］补中益气，为滋养强壮性食物，和莲子相似，但芡实的收敛固精作用比莲子强，适用于慢性泄泻和小便频数、梦遗滑精、妇女带多腰酸等。

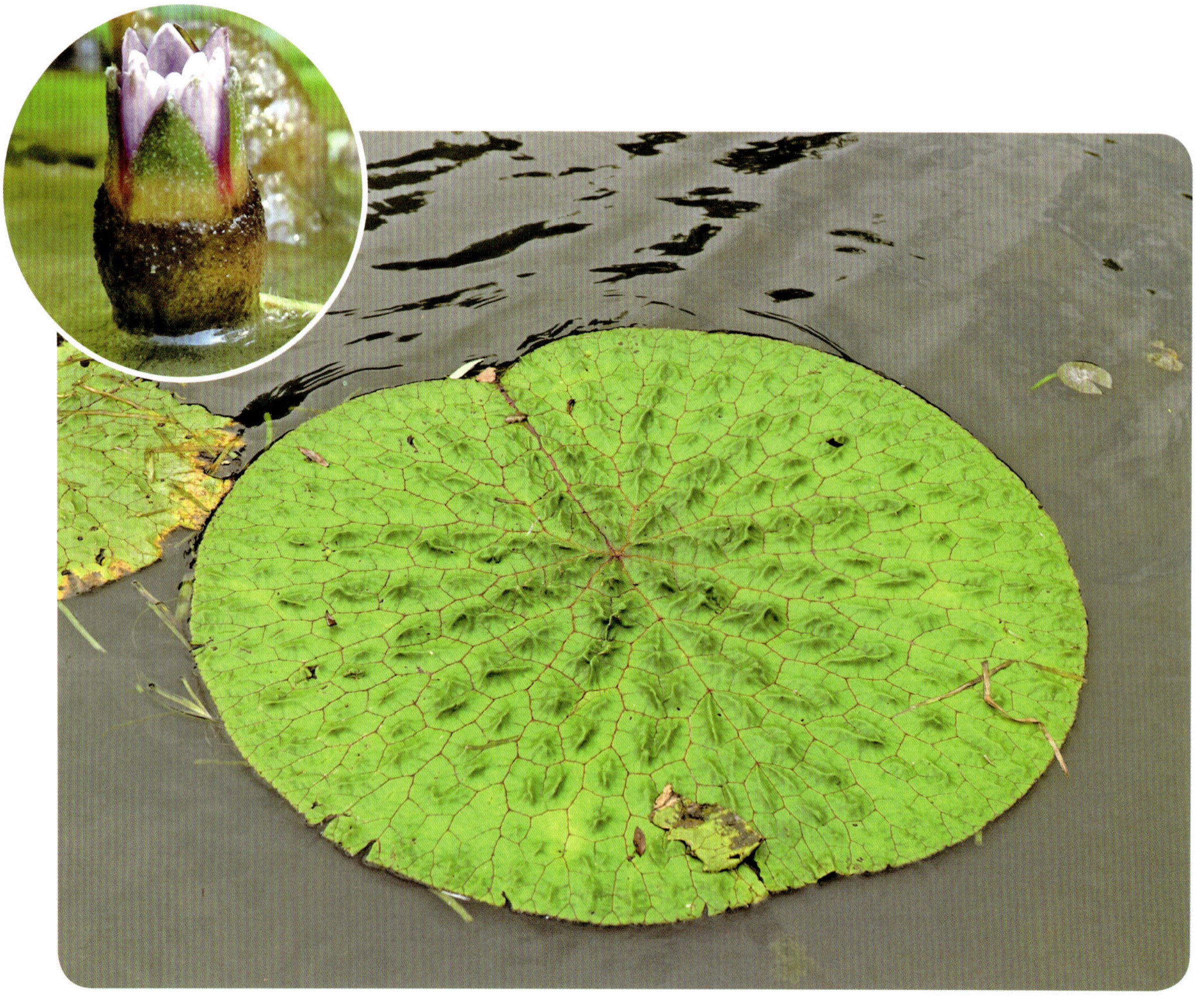

苎麻根

[药材来源] 为荨麻科植物苎麻 *Boehmeria nivea*（L.）Gaud. 的根茎及根。

[江山土名] 野麻、白麻。

[性味归经] 甘，寒。归心、肝经。

[功能主治] 安胎，止血。用于胎动不安，血尿；外用于痈肿初起。

[采收加工] 秋、冬二季采挖，洗净，趁鲜切厚片，干燥。

[参考资料] 根含有酚类、三萜、绿原酸。由苎麻根所含成分绿原酸生成的咖啡酸有明显止血作用，对金黄色葡萄球菌有抑制作用。

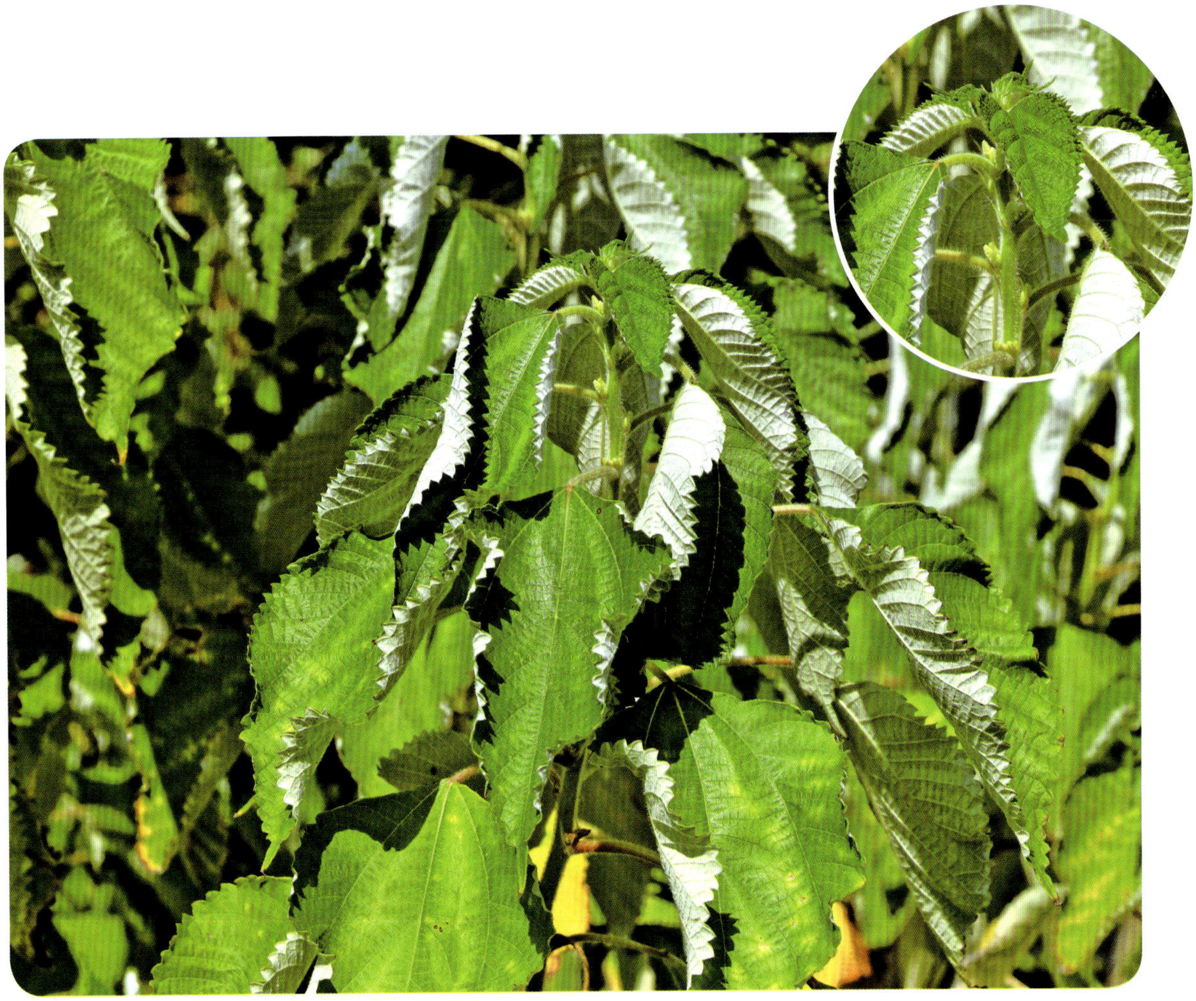

芦竹根

[药材来源] 为禾本科植物芦竹 *Arundo donax* L. 的新鲜或干燥根茎。

[江山土名] 芦竹根。

[性味归经] 苦、甘，寒。归肝、膀胱经。

[功能主治] 清热利湿，养阴止渴。用于尿路感染，黄疸型肝炎，热病伤津，风火牙痛。

[采收加工] 夏、秋二季采挖，除去须根及泥沙，鲜用；或洗净，趁鲜切厚片，干燥；或直接干燥。

[参考资料] 芦竹根表面棕黄色，节部可见大小不等突起的潜伏芽及叶鞘残痕。切面淡黄白色，中空。质坚而韧。气微，味甘、微苦。

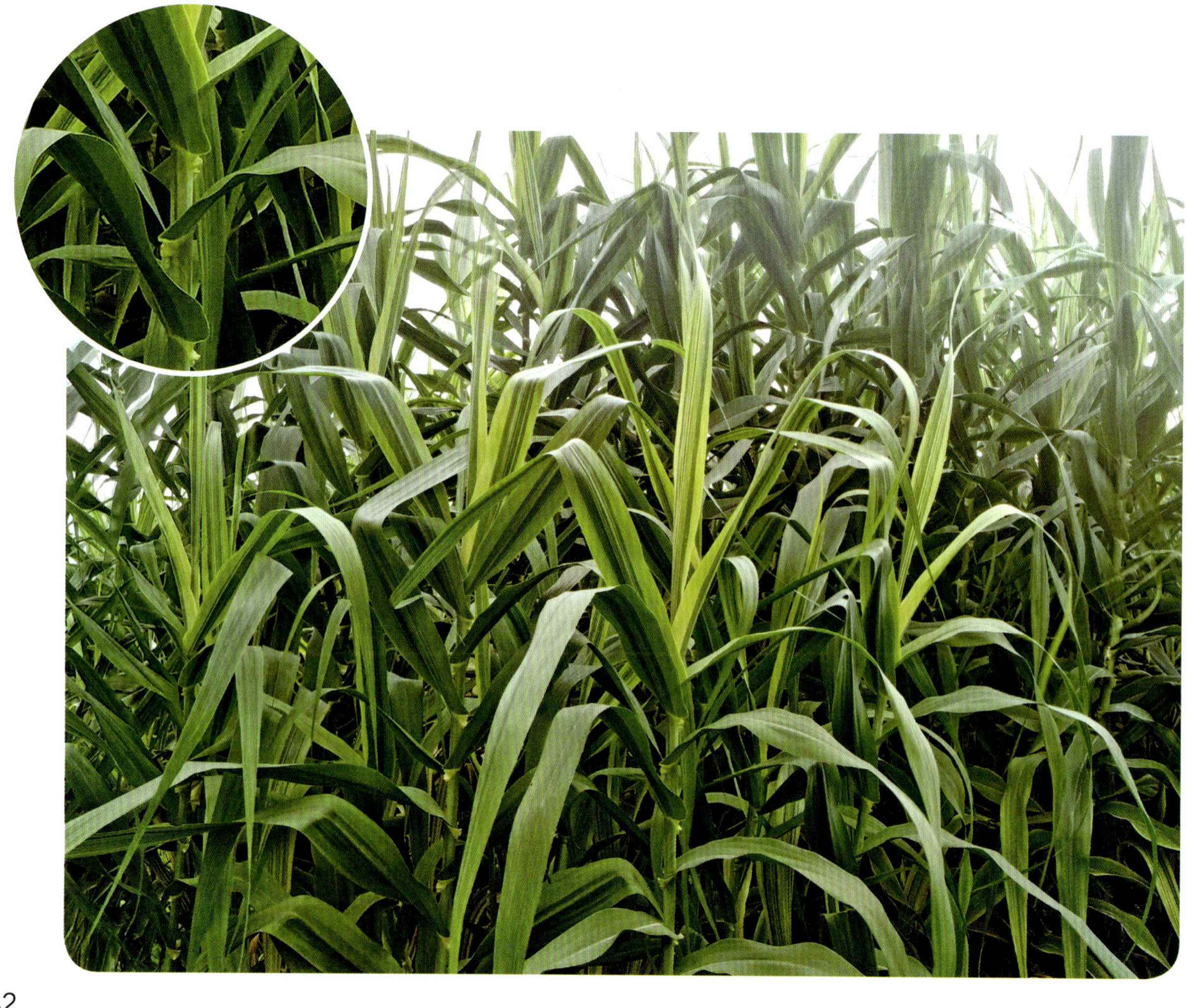

芦 荟

[药材来源] 为百合科植物库拉索芦荟 *Aloe barbadensis* Miller、好望角芦荟 *Aloe ferox* Miller 或其他同属近缘植物叶的汁液浓缩干燥物。

[江山土名] 芦荟。

[性味归经] 苦，寒。归肝、胃、大肠经。

[功能主治] 泻下通便，清肝泻火，杀虫疗疳。用于热结便秘，惊痫抽搐，小儿疳积；外治癣疮。

[采收加工] 全年可采，洗净，晒干或鲜用。取叶的汁液浓缩干燥。

[参考资料] 用于热风烦闷，胸膈间热气，明目镇心，小儿癫痫惊风，疗五疳，杀三虫及痔病疮瘘，解巴豆毒。

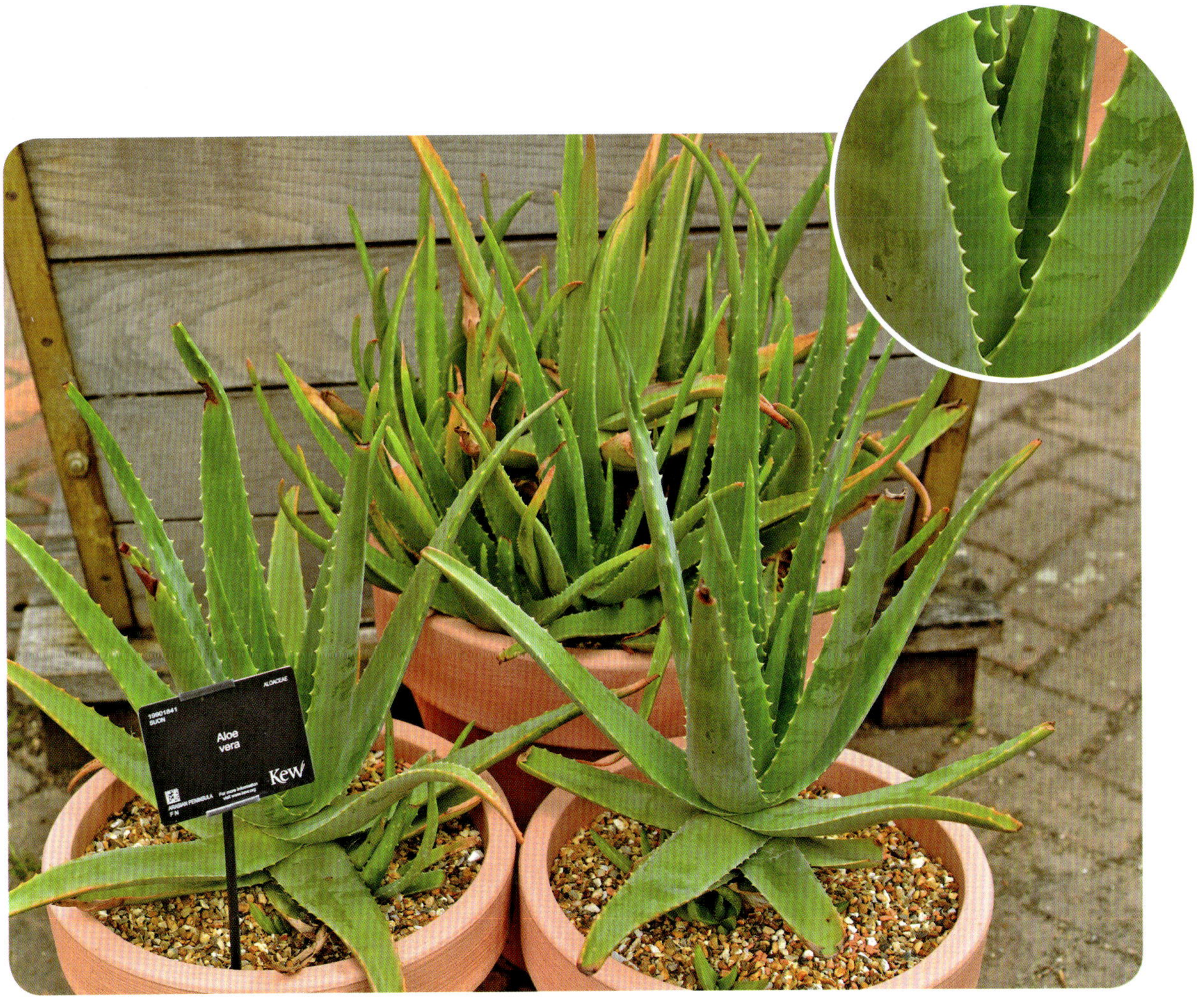

芦 根

[药材来源] 为禾本科植物芦苇 *Phragmites communis* Trin. 的根茎。

[江山土名] 苇根。

[性味归经] 甘，寒。归肺、胃经。

[功能主治] 清热泻火，生津止渴，除烦，止呕，利尿。用于热病烦渴，肺热咳嗽，肺痈吐脓，胃热呕哕，热淋涩痛。

[采收加工] 全年均可采挖，除去芽、须根及膜状叶，鲜用或晒干。

[参考资料] 含有蛋白质、维生素（B_1、B_2、C）、天门冬酰胺、多糖类、糠醛及水溶性糖类等。用单味芦根文火煎服，可用于肺脓疡。

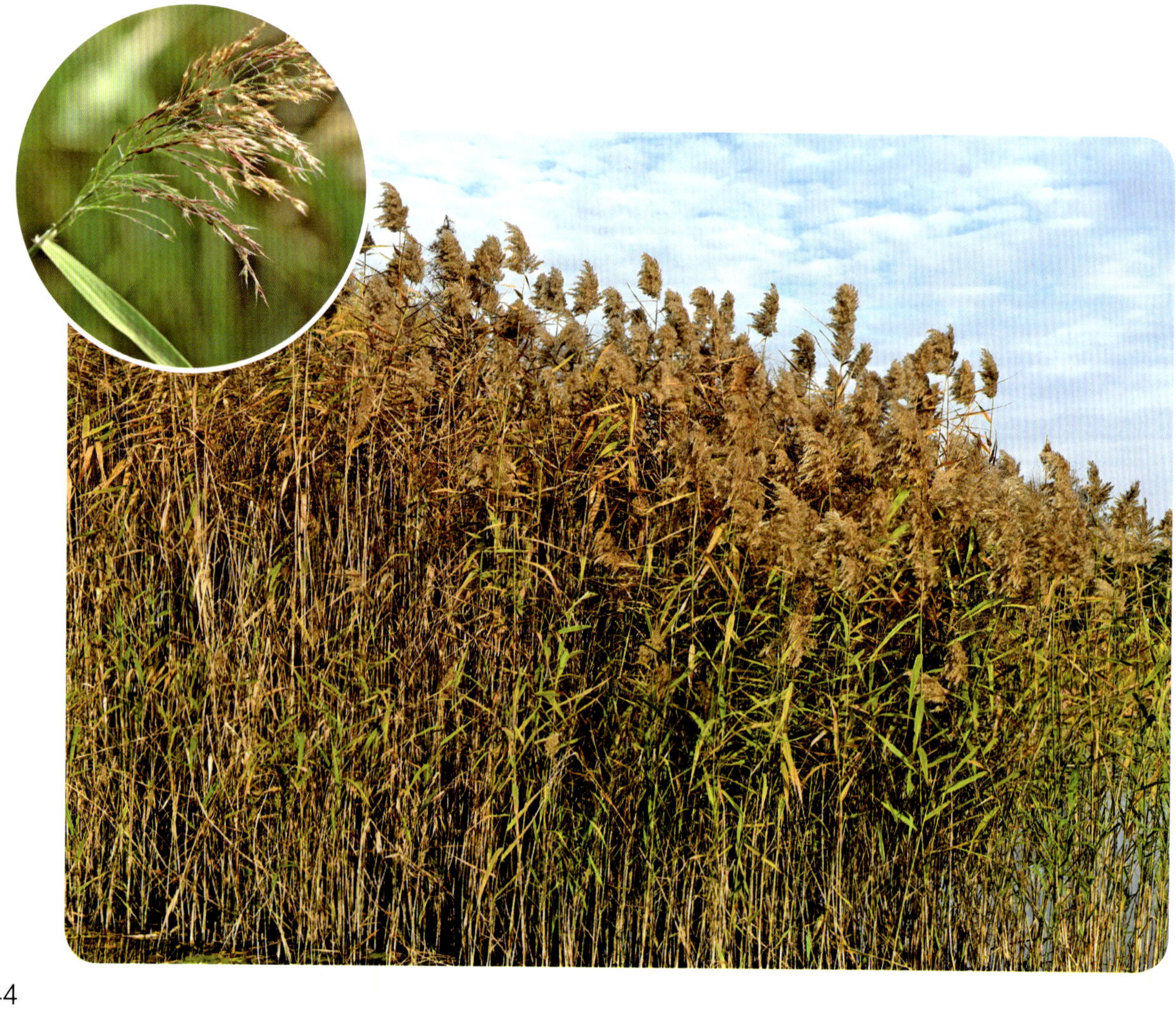

杜 仲

[药材来源] 为杜仲科植物杜仲 *Eucommia u1moides* Oliv. 的树皮。其叶（杜仲叶）也可药用。

[江山土名] 丝棉皮。

[性味归经] 甘，温。归肝、肾经。

杜仲叶：微辛，温。归肝、肾经。

[功能主治] 补肝肾，强筋骨，安胎。用于肝肾不足，腰膝酸痛，筋骨无力，头晕目眩，妊娠漏血，胎动不安。

杜仲叶：补肝肾，强筋骨。用于肝肾不足，头晕目眩，腰膝酸痛，筋骨痿软。

[采收加工] 4～6 月剥取，刮去粗皮，堆置“发汗”至内皮呈紫褐色，晒干。

杜仲叶：夏、秋二季枝叶茂盛时采收，晒干或低温烘干。

[参考资料] 杜仲可增强小鼠红细胞 SOD 的活力，并增强其肾上腺重量。杜仲可使低下的生理功能恢复正常，提示杜仲具有一定的抗衰老作用。杜仲中富含的多种微量元素与人体内分泌系统、免疫功能系统、生长发育系统的结构和功能有密切关系，特别是与抗衰老有密切关系。如锌可加速创伤、溃疡、手术创口等的修复，对淋巴细胞起特异性促细胞分裂的作用，这表明锌具有延缓衰老作用。

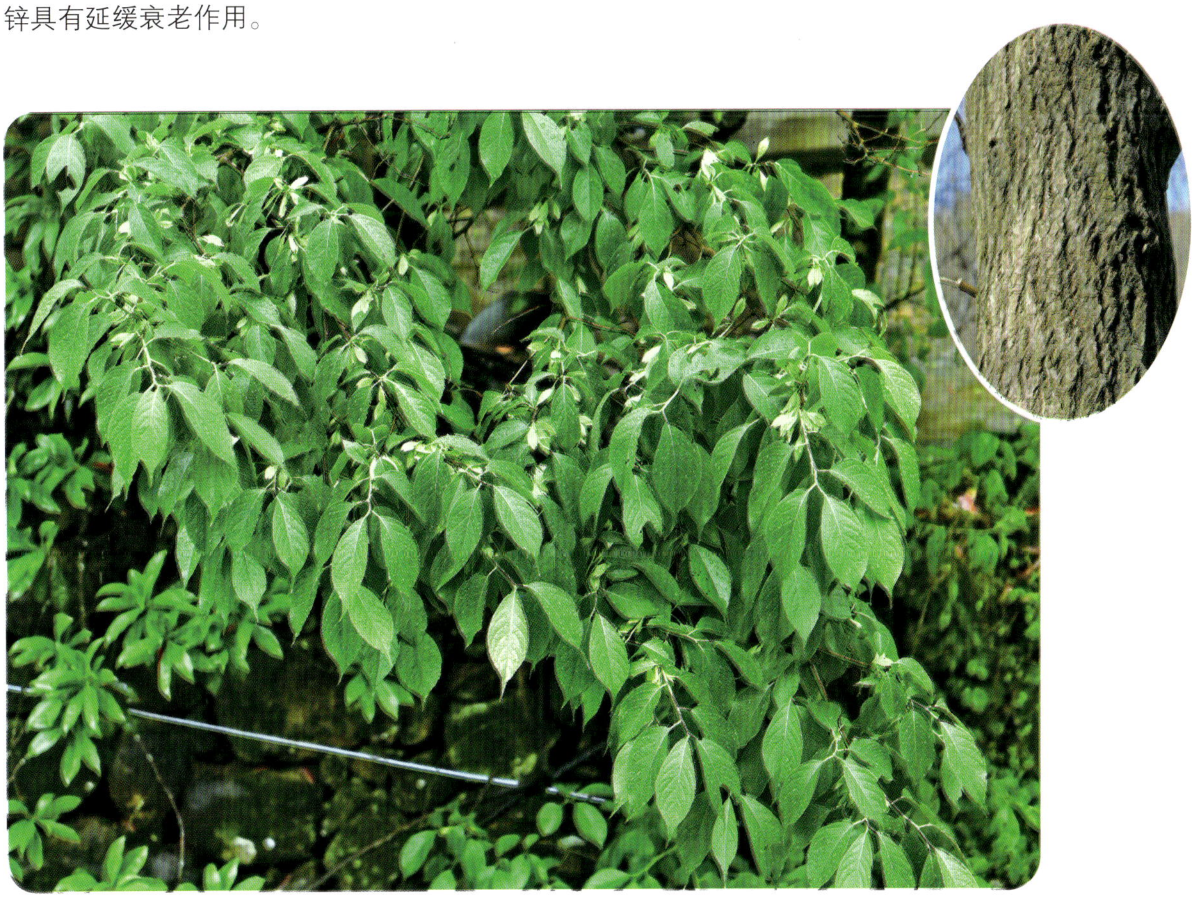

杜 衡

［药材来源］为马兜铃科植物杜衡 *Asarum forbesii* Maxim. 的全草。

［江山土名］马蹄香、土细辛。

［性味归经］辛，温。有小毒。归肝、肾经。

［功能主治］祛风散寒，开窍止痛。用于外感风寒，头痛鼻塞，中暑发痧，慢性鼻炎，副鼻窦炎。

［采收加工］春、夏二季采收，洗净，低温干燥。

［参考资料］主要成分为黄樟醚及少量丁香油酚。黄樟醚有麻痹作用，能使动物的呼吸中枢麻痹。长时间给猫及家畜以少剂量，则引起和磷中毒样的肝、肾脂肪变性。体虚多汗、咳嗽咯血者及孕妇忌服。

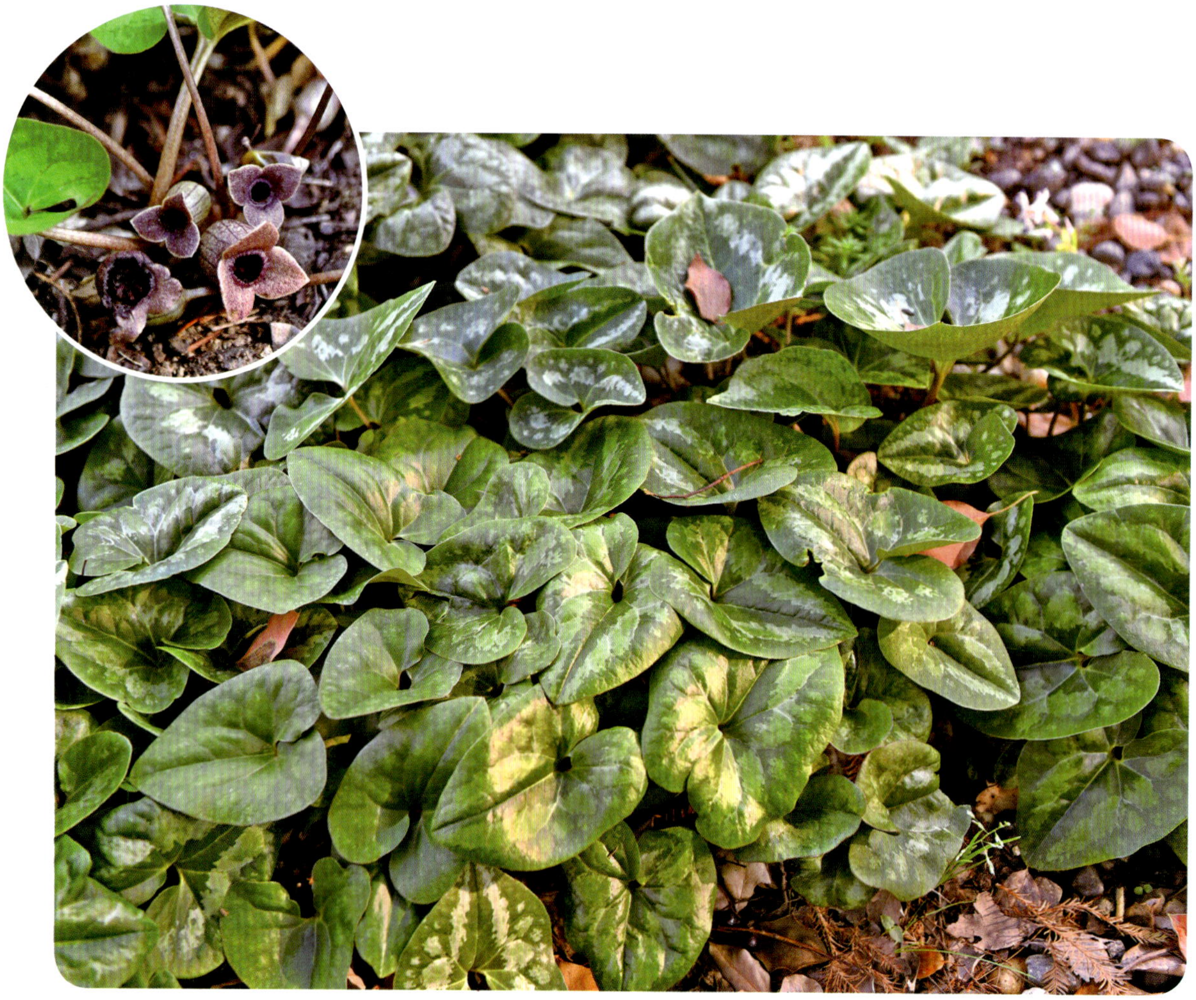

杠板归

[药材来源] 为蓼科植物杠板归 *Polygonumper foliatum* L. 的地上部分。

[江山土名] 三角豆腐干、尿桶刺。

[性味归经] 酸，凉。归肺、膀胱经。

[功能主治] 清热解毒，利水消肿，止咳。用于咽喉肿痛，肺热咳嗽，小儿顿咳，水肿尿少，湿热泻痢，湿疹，疖肿，蛇虫咬伤。

[采收加工] 夏季开花时采割，晒干。

[参考资料] 主要含有山柰酚、咖啡酸甲酯、秦皮素、咖啡酸、原儿茶酸、对香豆酸、阿魏酸、香草酸、熊果酸等。配泽泻，利水渗湿之效增，用治水肿诸证。配车前草，利湿消肿，清热解毒之力增强。配龙胆草，清利肝胆湿热，治疗湿热黄疸之效尤佳。配黄柏，清热燥湿，泻火解毒，用治湿热泻痢，疗效增强。

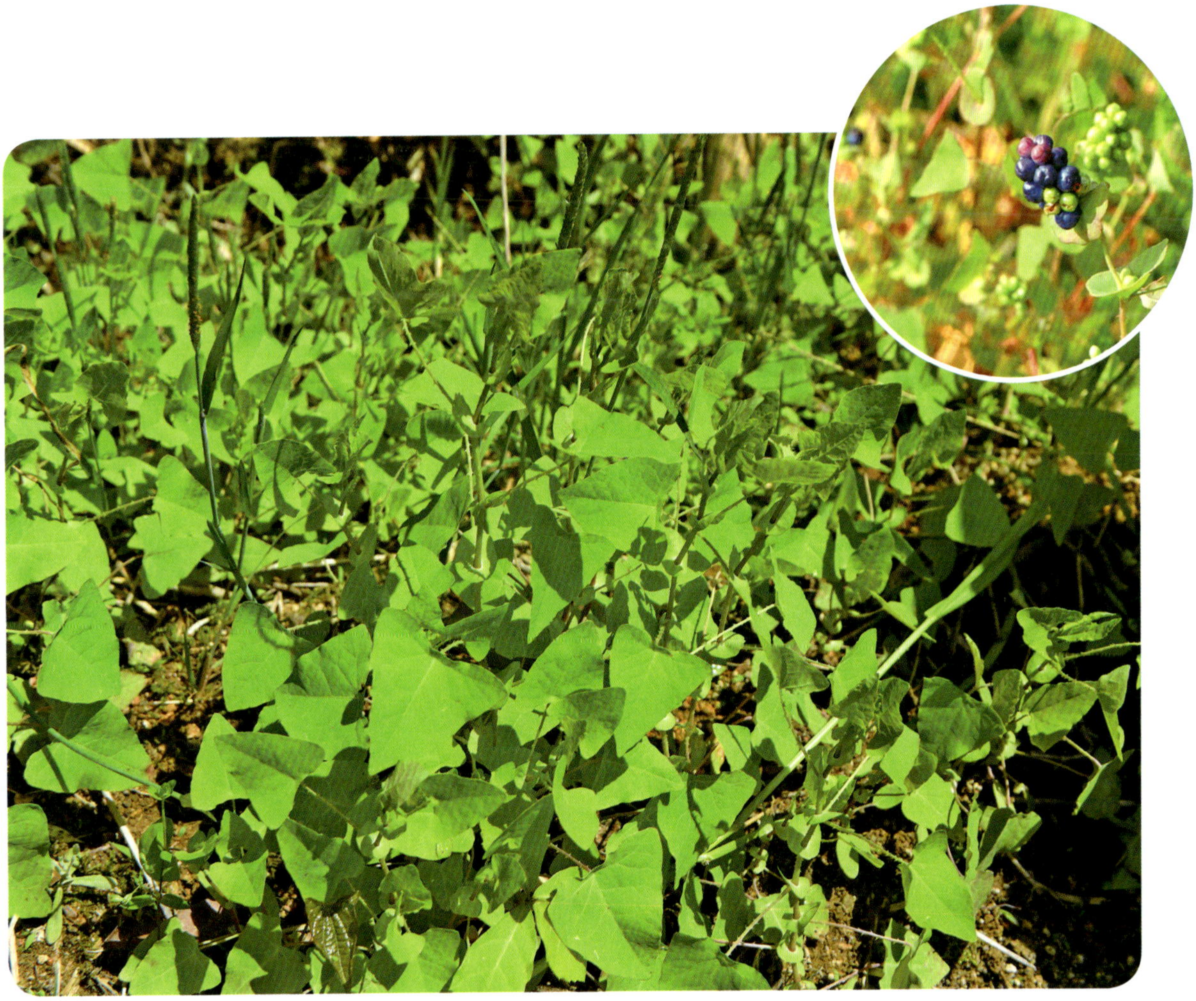

杏香兔耳风

[药材来源] 为菊科植物杏香兔耳风 *Ainsliaea fragrans* Champ. 的全草。

[江山土名] 兔耳风、一支香。

[性味归经] 苦、辛、平。归肺经。

[功能主治] 清热解毒，散结止血。用于肺病咯血，支气管扩张咯血，疮疡肿毒，乳腺炎，急性骨髓炎。

[采收加工] 夏、秋二季采收，洗净，干燥。

[参考资料] 全草中主要含有熊果苷和对苯二酚，具有较好的体外抗菌活性。

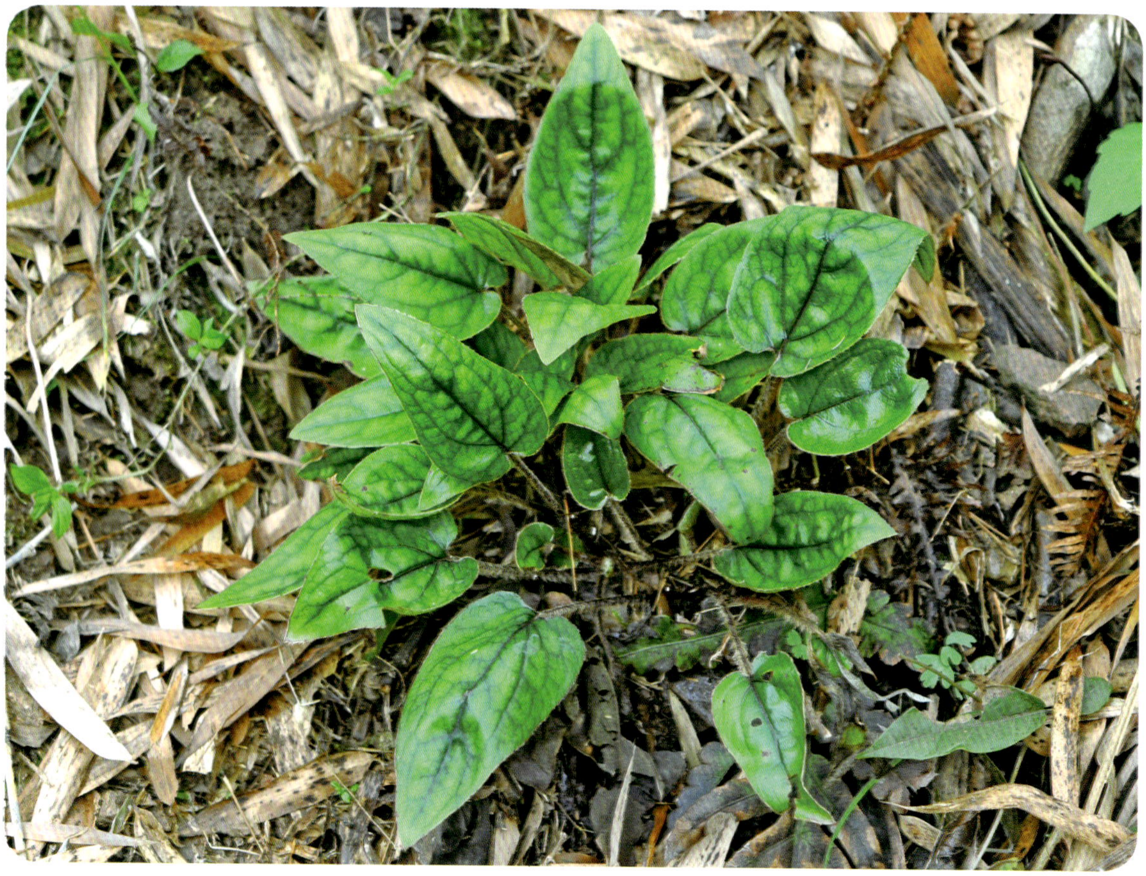

杨 梅

[药材来源] 为木兰科植物杨梅 *Myrica rubra*（Lour.）S. et Zucc. 的果实。

[江山土名] 杨梅。

[性味归经] 甘、酸，温。归肺、胃经。

[功能主治] 生津解渴，和胃消食。用于烦渴，吐泻，痢疾，腹痛，涤肠胃，解酒。

[采收加工] 夏、秋二季采收，干燥。

[参考资料] 主要含葡萄糖、果糖、柠檬酸、苹果酸、草酸、乳酸等；还含有花色素的单葡萄糖苷和少量双葡萄糖苷。

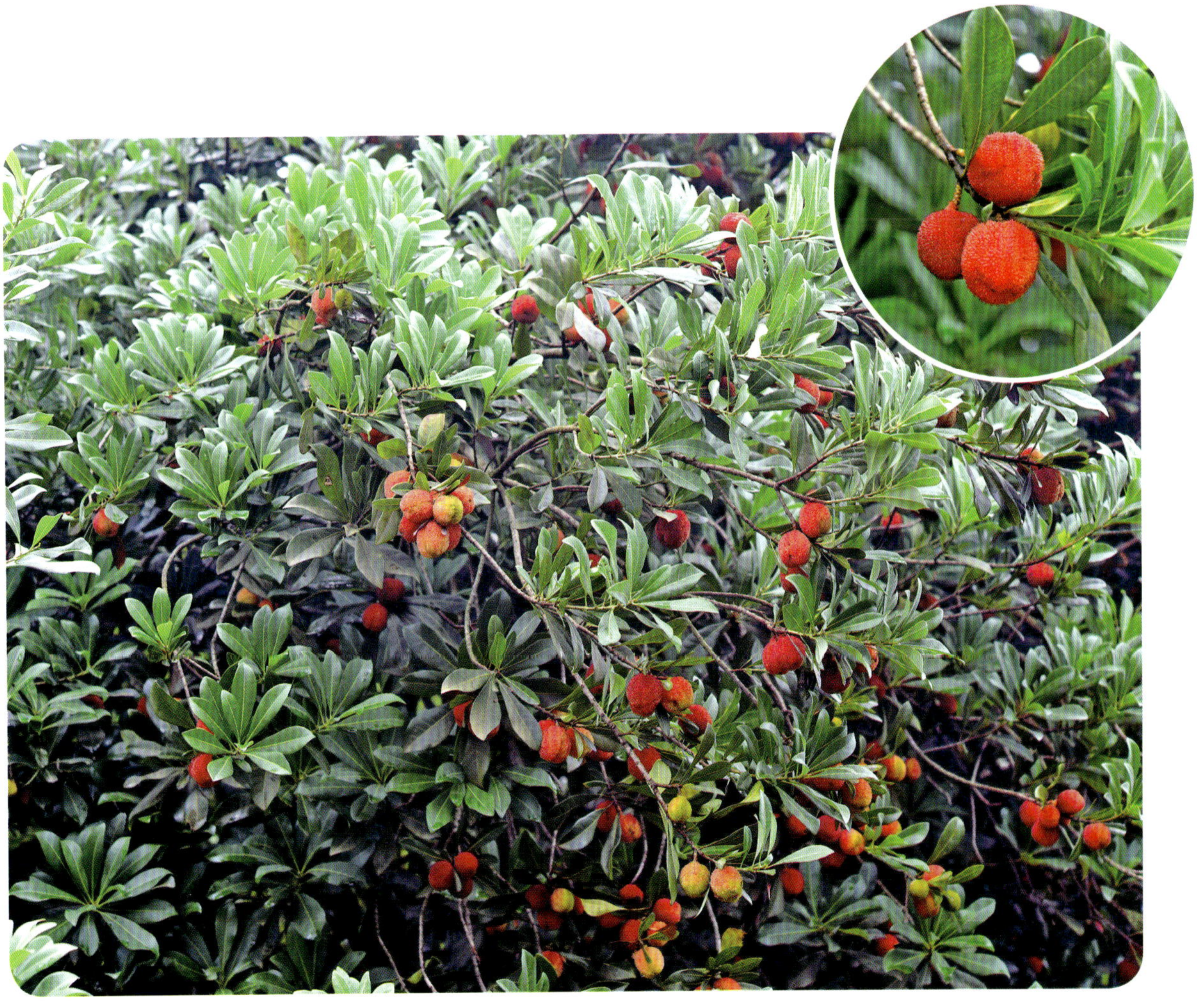

连钱草

[药材来源] 为唇形科植物活血丹 *Glechoma longituba*（Nakai）Kupr. 的全草。

[江山土名] 连钱草、活血丹。

[性味归经] 辛、微苦，微寒。归肝、肾、膀胱经。

[功能主治] 利湿通淋，清热解毒，散瘀消肿。用于热淋石淋，湿热黄疸，疮痈肿痛，跌打损伤。

[采收加工] 春至秋季采收全草，晒干或鲜用。

[参考资料] 主要成分为左旋松樟酮、左旋薄荷酮、胡薄荷酮、α－蒎烯、β－蒎烯、柠檬烯等。能促进肝细胞的胆汁分泌，使胆管内胆汁增加、内压增高、胆道括约肌松弛，而使胆汁排出。煎剂有明显的利尿作用，连续应用则利尿作用逐渐降低。

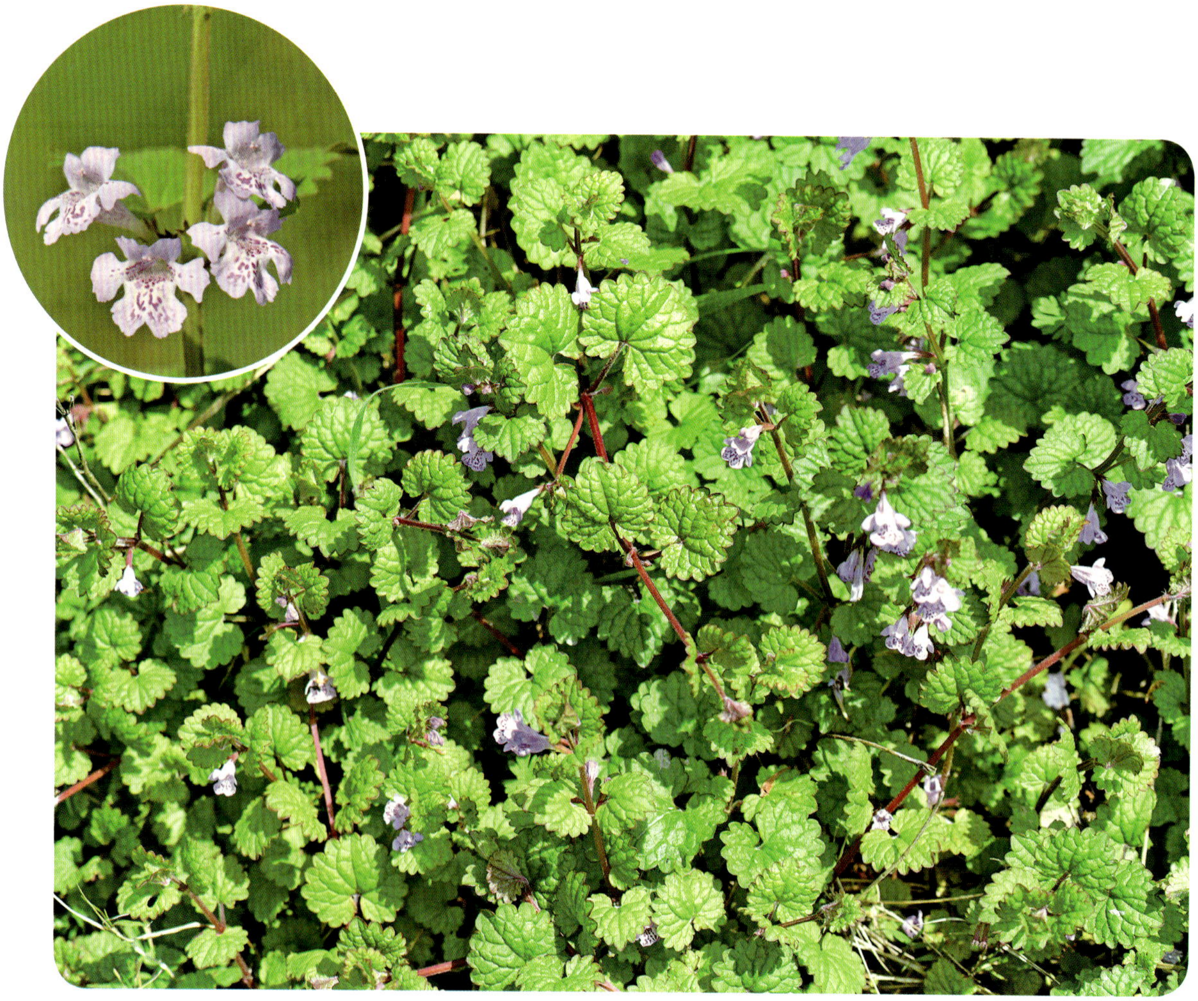

吴茱萸

［药材来源］为芸香科植物吴茱萸 *Euodia rutaecarpa*（Juss.）Benth.、石虎 *Euodia rutaecarpa*（Juss.）Benth. var. officinalis（Dode）Huang 或疏毛吴茱萸 *Euodia rutaecarpa*（Juss.）Benth. var. bodinieri（Dode）Huang 的近成熟果实。

［江山土名］吴萸、吴椒。

［性味归经］辛、苦，热。有小毒。归肝、脾、胃、肾经。

［功能主治］散寒止痛，降逆止呕，助阳止泻。用于厥阴头痛，寒疝腹痛，寒湿脚气，经行腹痛，脘腹胀痛，呕吐吞酸，五更泄泻。

［采收加工］8～11 月果实尚未开裂时，剪下果枝，晒干或低温干燥，除去枝、叶、果梗等杂质。

［参考资料］商品规格通常分大花吴茱萸、中花吴茱萸和小花吴茱萸等几个品种。主要含吴茱萸碱、吴茱萸次碱、羟基吴茱萸碱、柠檬内酯、辛弗林、吴茱萸烯等。

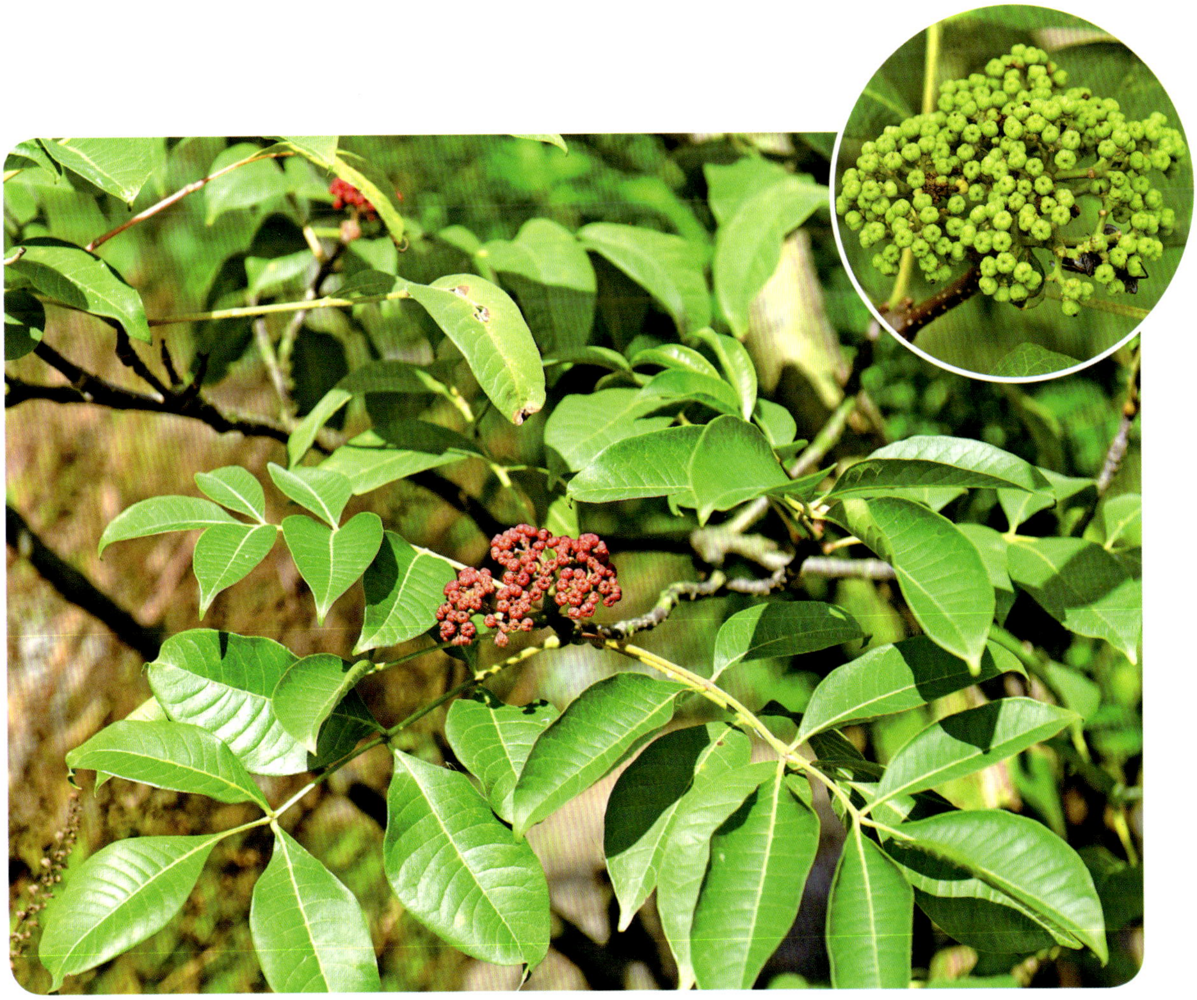

牡丹皮

[药材来源] 为毛茛科植物牡丹 *Paeonia suffruticosa* Andr. 的根皮。

[江山土名] 丹皮。

[性味归经] 苦、辛，微寒。归心、肝、肾经。

[功能主治] 清热凉血，活血化瘀。用于热入营血，温毒发斑，吐血衄血，夜热早凉，无汗骨蒸，经闭痛经，跌扑伤痛，痈肿疮毒。

[采收加工] 秋季采挖根部，除去细根和泥沙，剥取根皮，晒干或刮去粗皮，除去木心，晒干。前者习称连丹皮，后者习称刮丹皮。

[参考资料] 该品苦寒，入心肝血分。善能清营分、血分实热，功能清热凉血止血。用于温病热入营血，迫血妄行所致发斑、吐血、衄血，可配水牛角、生地黄、赤芍等药用；治温毒发斑，可配栀子、大黄、黄芩等；若治血热吐衄，可配大黄、大蓟、茜草等；若治阴虚血热吐衄，可配生地黄、栀子等。用于温病伤阴，阴虚发热，夜热早凉、无汗骨蒸。

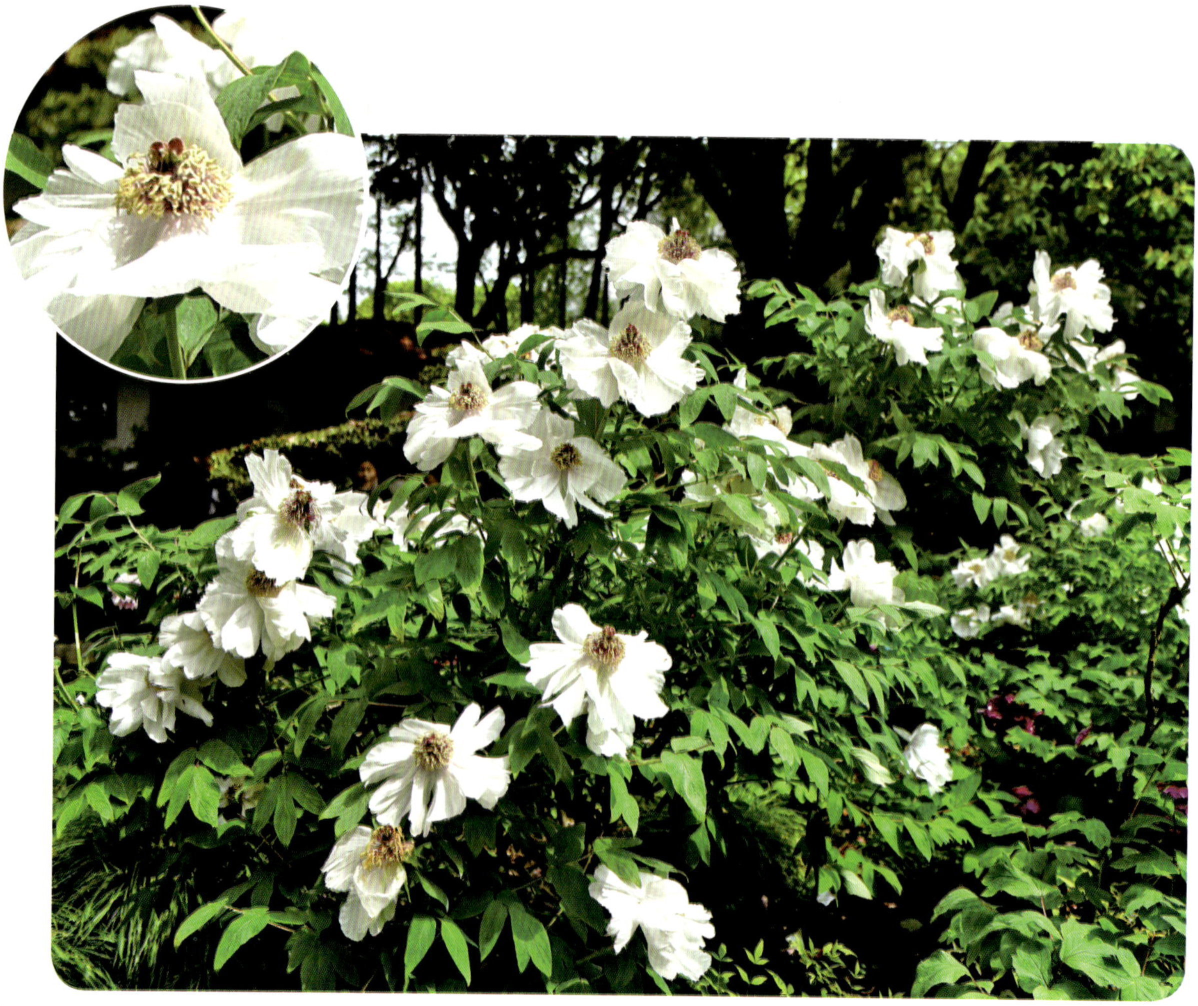

牡荆

[药材来源] 为马鞭草科植物牡荆 *Vitex negundo* L. var. *cannahifolia*（Sieb. et Zucc.）Hand.–Mazz. 的带叶嫩枝。其成熟带宿萼的果实（黄荆子）也可药用。

[江山土名] 黄荆。

[性味归经] 微苦、辛，平。归肺经。

黄荆子：辛，平。归肺经。

[功能主治] 祛痰，止咳，平喘。用于咳嗽痰多。

黄荆子：降气止呃，止咳平喘。用于胃痛，呃逆，支气管炎。

[采收加工] 夏、秋二季叶茂盛时采收，除去茎枝。

黄荆子：秋季果实成熟时采收，除去杂质，干燥。

[参考资料] 主要含挥发油，油中含有 α–蒎烯、莰烯、桉脑、丁香酚、β–丁香烯、氧化丁香烯、β–榄香烯，能祛痰，止咳，平喘，用于慢性支气管炎。

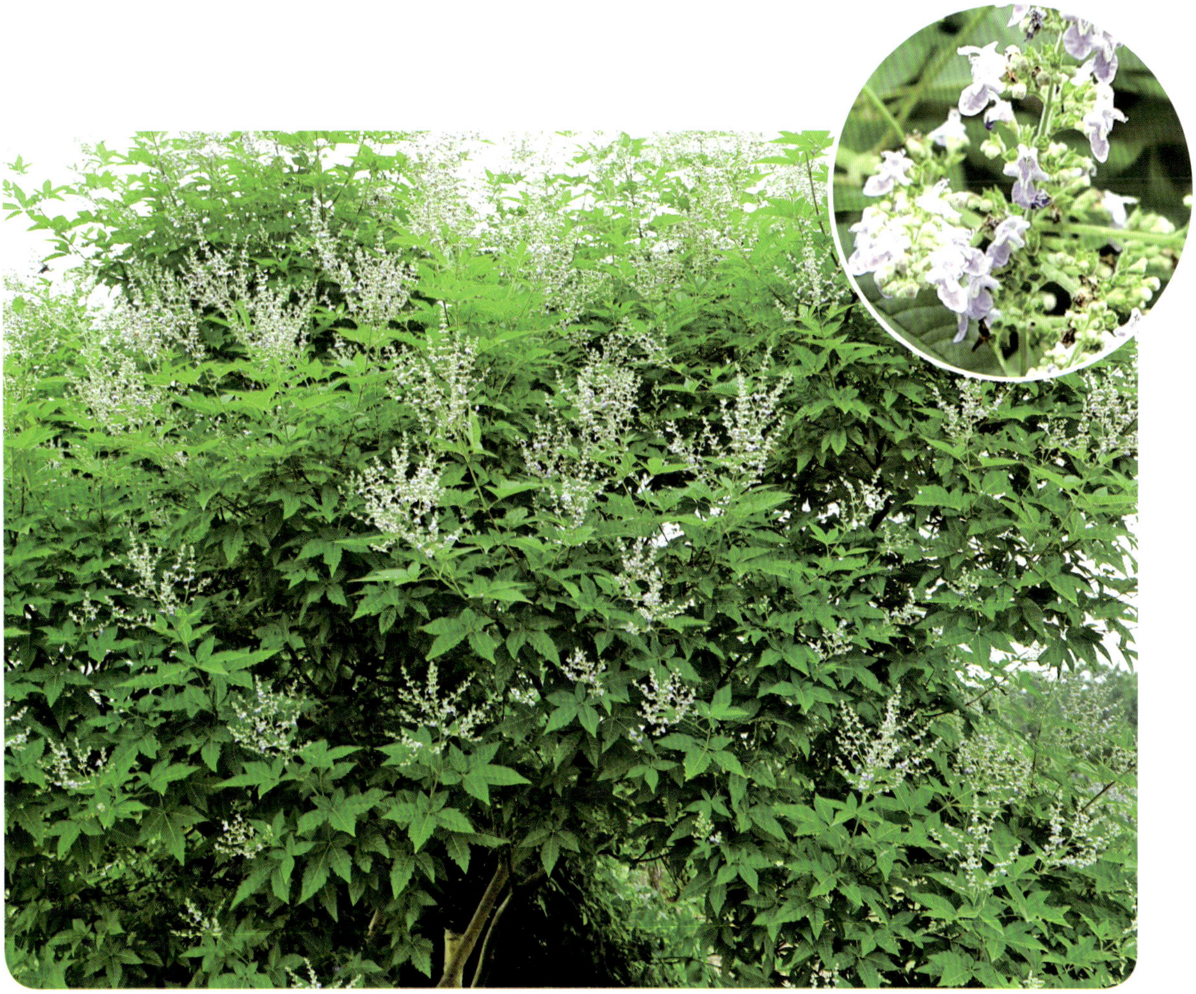

何首乌

[药材来源] 为蓼科植物何首乌 *Polygonum multiflorum* Thunb. 的块根。其干燥藤茎（首乌藤，又名夜交藤）也可药用。

[江山土名] 何首乌。

[性味归经] 苦、甘、涩，微温。归肝、心、肾经。

首乌藤：甘，平。归心、肝经。

[功能主治] 解毒，消痈，截疟，润肠通便。用于疮痈，瘰疬，风疹瘙痒，久疟体虚，肠燥便秘。

首乌藤：养血安神，祛风通络。用于失眠多梦，血虚身痛，风湿痹痛，皮肤瘙痒。

[采收加工] 秋、冬二季叶枯萎时采挖，削去两端，洗净，个大的切成块，干燥。

首乌藤：秋、冬二季采割，除去残叶，捆成把或趁鲜切段，干燥。

[参考资料] 何首乌，味甘而涩，气微温，无毒。补益精血宜制用；解毒、截疟、润肠宜生用；鲜何首乌润肠之功较生首乌更佳。首乌藤配酸枣仁，滋心阴、宁心神；配生地黄，养血补阴；配天冬、麦冬，清虚火、养心阴；配羌活、独活，祛风胜湿、舒利关节。首乌藤含蒽醌类，主要为大黄素、大黄酚或大黄素甲醚，均以结合型存在。

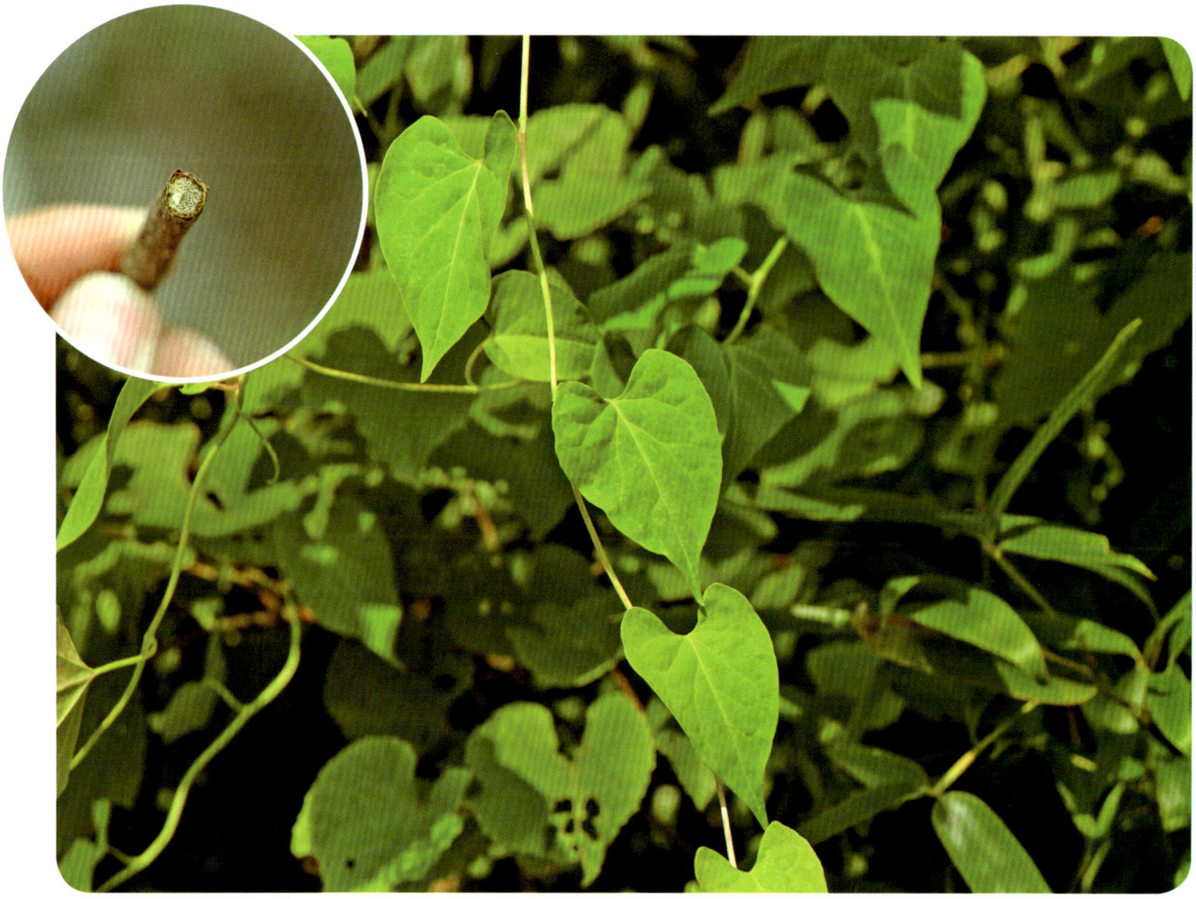

伸筋草

［药材来源］为石松科植物石松 *Lycopodium japonicum* Thunb. 的全草。

［江山土名］五爪龙、舒筋草。

［性味归经］微苦、辛，温。归肝、脾、肾经。

［功能主治］祛风除湿，舒筋活络。用于关节酸痛，屈伸不利。

［采收加工］夏、秋二季茎叶茂盛时采收，除去杂质，晒干。

［参考资料］伸筋草主要含生物碱类、萜类、植物甾醇类化合物，具有抗炎、解热、镇痛作用。伸筋草现多用于治疗风湿性关节炎，脑卒中后手足拘挛，外伤后腕肘关节僵化症，软组织损伤等。

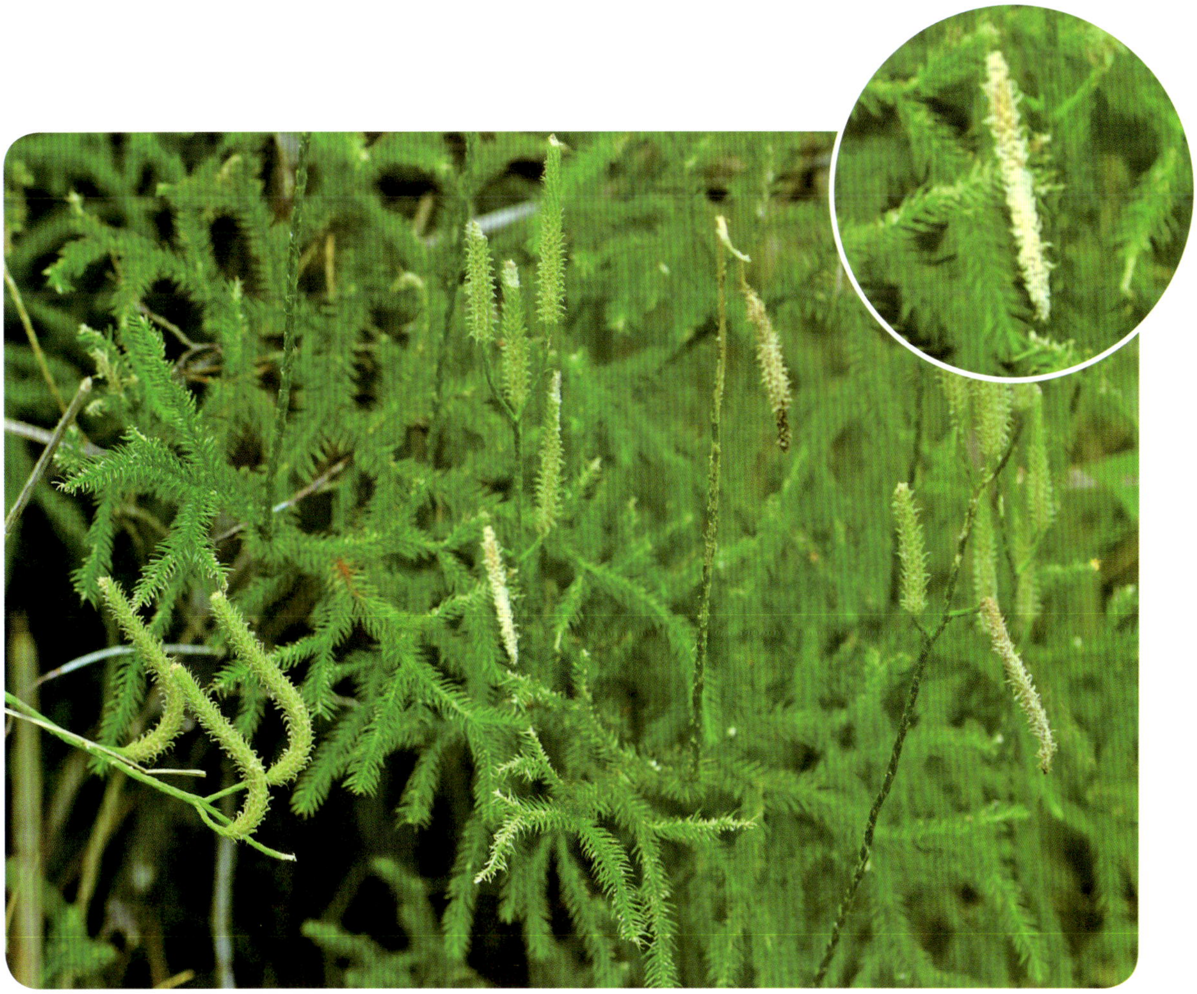

佛　手

[药材来源] 为芸香科植物佛手 *Citrus medica* L. var. sarcodactylis Swingle 的果实。

[江山土名] 佛手柑。

[性味归经] 辛、苦、酸，温。归肝、脾、胃、肺经。

[功能主治] 疏肝理气，和胃止痛，燥湿化痰。用于肝胃气滞，胸胁胀痛，胃脘痞满，食少呕吐，咳嗽痰多。

[采收加工] 秋季果实尚未变黄或变黄时采收，纵切成薄片，晒干或低温干燥。

[参考资料] 佛手含挥发油、香豆精类化合物。主要成分有佛手内酯、柠檬内酯、橙皮苷等。佛手的醇提取物对肠道平滑肌有明显的抑制作用，有扩张冠状血管，增加冠脉血流量的作用，高浓度时抑制心肌收缩力、减缓心率、降低血压、保护实验性心肌缺血；佛手有一定的平喘、祛痰作用；佛手多糖对多环节免疫功能有明显促进作用，可促进腹腔巨噬细胞的吞噬功能，明显对抗环磷酰胺所致的免疫功能低下。

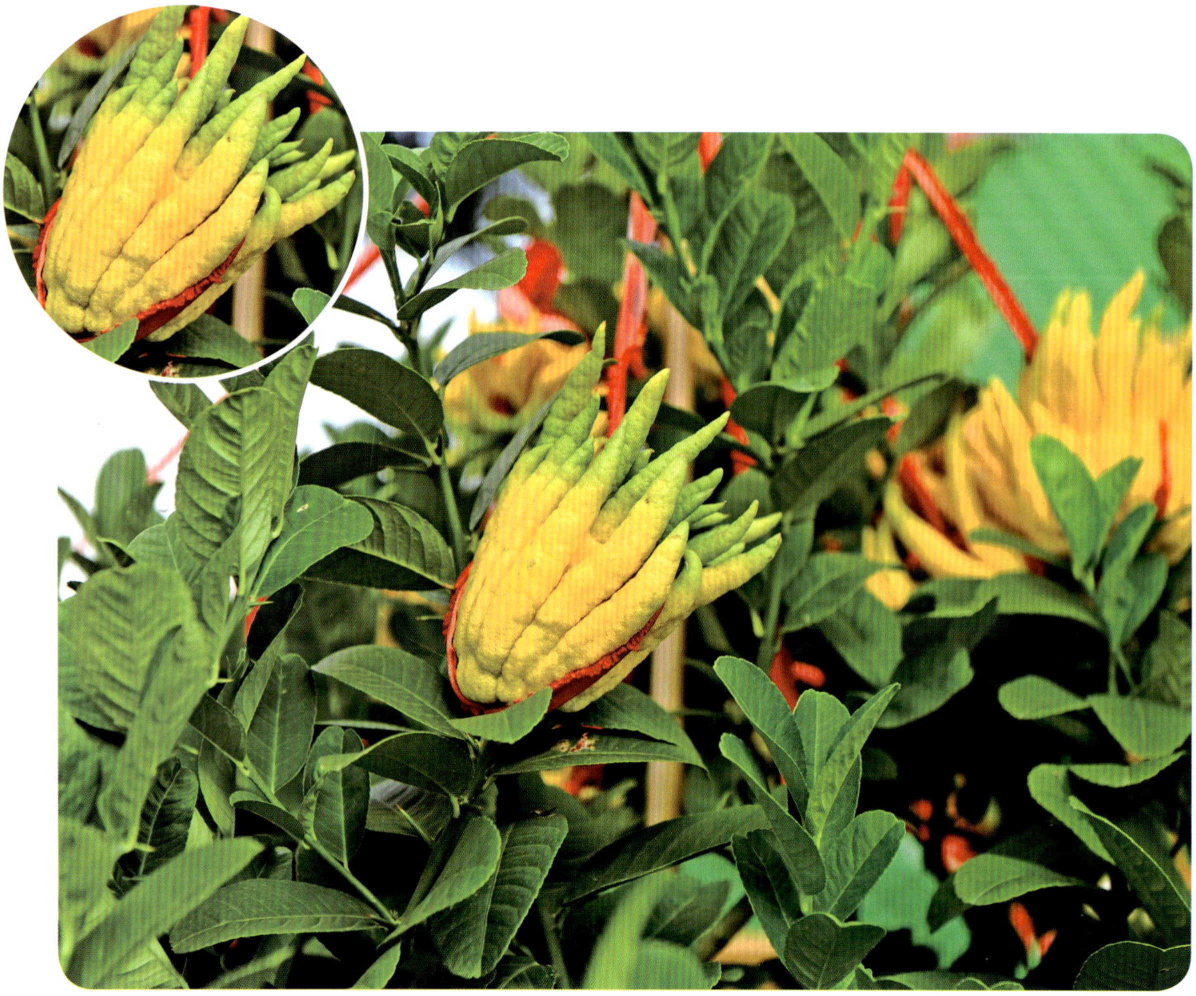

佛耳草

[药材来源] 为菊科植物鼠曲草 *Gnaphalium affine* D. Don 的全草。

[江山土名] 七克。

[性味归经] 微甘，平。归肺经。

[功能主治] 祛痰，止咳，平喘，祛风湿。用于咳嗽，痰喘，风湿痹痛。

[采收加工] 夏季花盛开时采收，干燥。

[参考资料] 全草带花序，茎灰白色，密被绵毛，质较柔软。叶片两面密被灰白色绵毛，皱缩卷曲，柔软不易脱落。花序顶生，苞片卵形，赤黄色，膜质，花托扁平，花冠多数萎落。全草含黄酮苷、挥发油、微量生物碱和甾醇等。

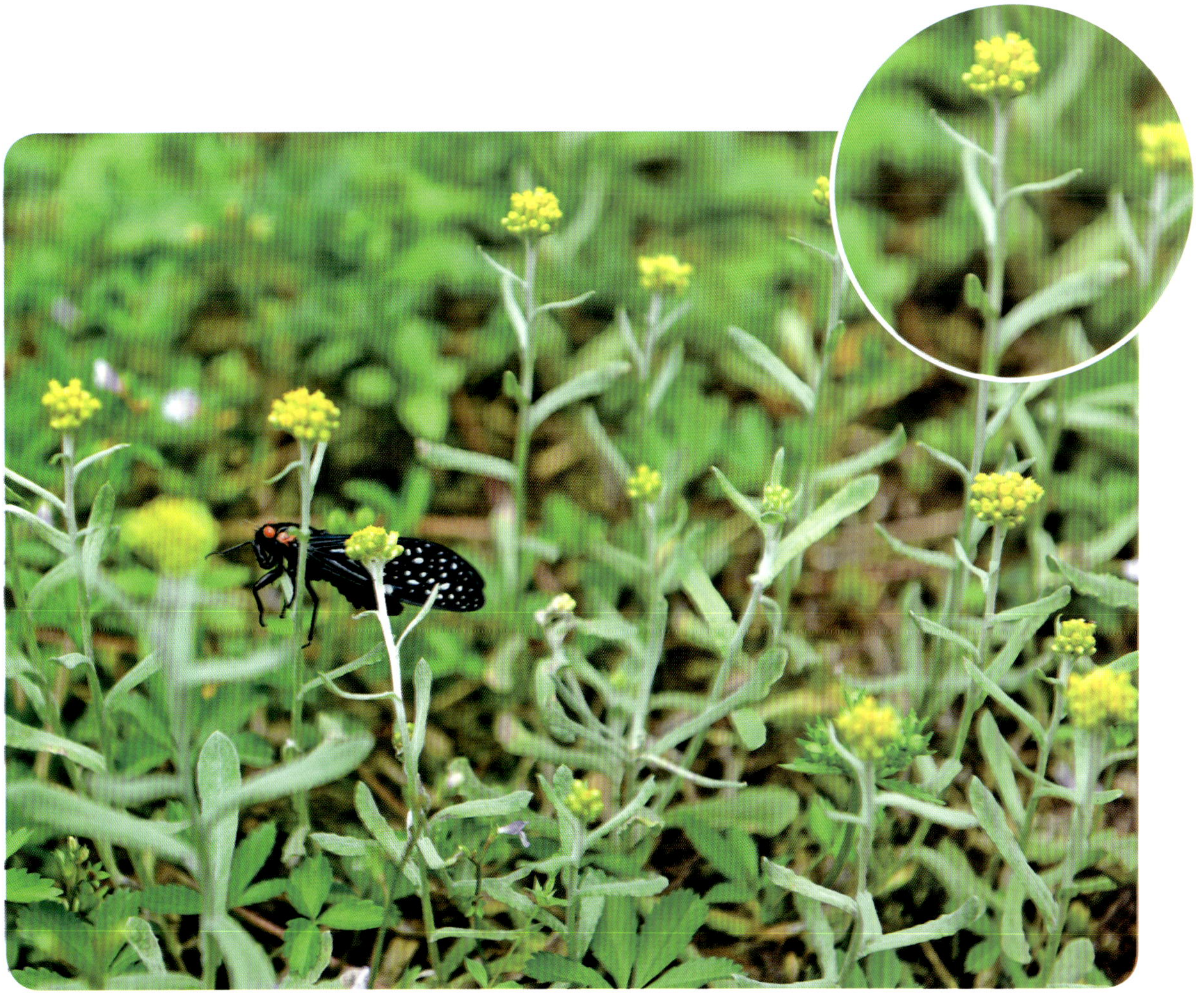

佛肚花

[药材来源] 为苦苣苔科植物浙皖粗筒苣苔 *Briggsia chienii* Chun 的根或全草。

[江山土名] 虎皮。

[性味归经] 微苦，平。归肝、肾经。

[功能主治] 祛风解表，活血消痈。用于感冒头痛，劳伤，筋骨酸痛，痈疮，无名肿毒。

[采收加工] 夏、秋二季采收，鲜用或晒干。

[参考资料] 佛肚花全草水煎服，可治小儿惊风、感冒头痛。佛肚花根水煎，冲黄酒、红糖服，可治劳伤、筋骨酸痛。

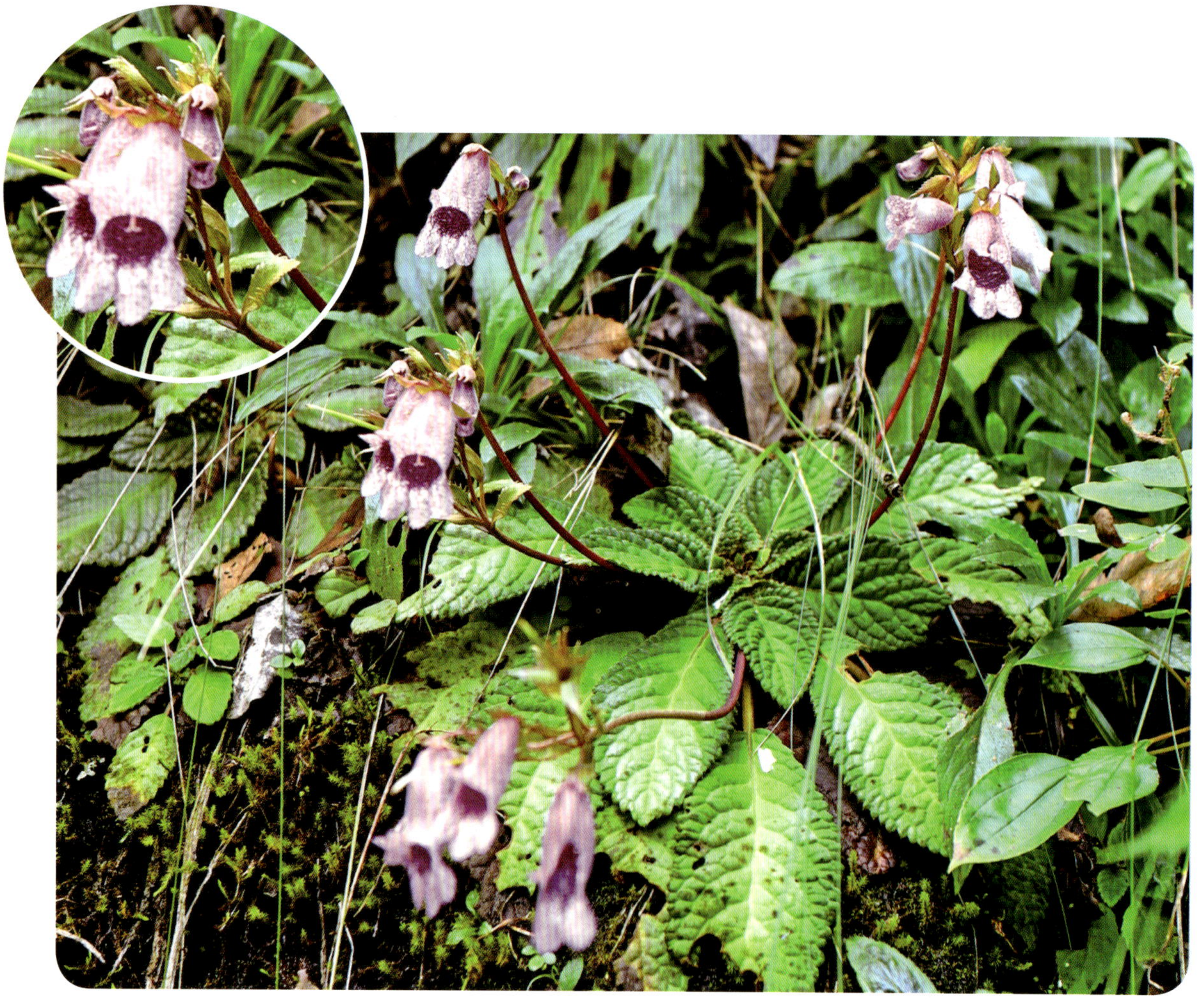

谷芽

［药材来源］为禾本科植物粟 *Setaria italica*（L.）Beauv. 的成熟果实经发芽干燥的炮制加工品。

［江山土名］粟米芽。

［性味归经］甘，温。归脾、胃经。

［功能主治］消食和中，健脾开胃。用于食积不消，腹胀口臭，脾胃虚弱，不饥食少。炒谷芽偏于消食，用于不饥食少。焦谷芽善化积滞，用于积滞不消。

［采收加工］将粟谷用水浸泡后，保持适宜的温、湿度，待须根长至约 6mm 时，晒干或低温干燥。

［参考资料］消食和中，作用和缓，助消化而不伤胃气，常用于米面薯芋食滞证及脾虚食少、消化不良。常与麦芽相须为用，以提高疗效。若治脾虚食少，亦常与砂仁、白术、炙甘草等同用。

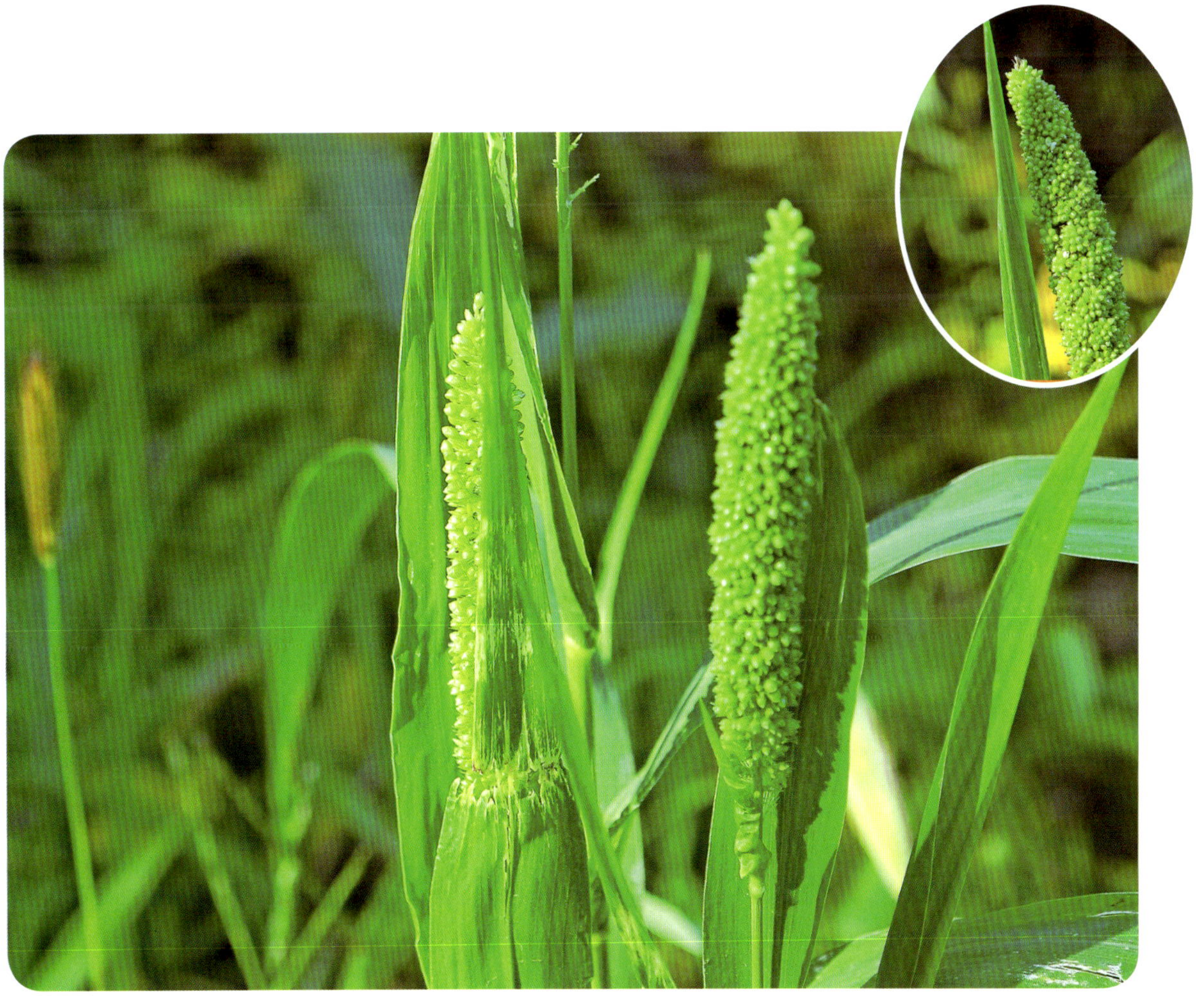

谷精草

[药材来源]为谷精草科植物谷精草 *Eriocaulon buergerianum* Koern.、华南谷精草 *Eriocaulon sexangulare* Linn. 或毛谷精草 *Eriocaulon australe* R. Br. 的带花茎的头状花序。

[江山土名]谷精珠。

[性味归经]辛、甘，平。归肝、肺经。

[功能主治]疏散风热，明目退翳。用于风热目赤，肿痛羞明，眼生翳膜，风热头痛。

[采收加工]秋季采收，将花序连同花茎拔出，晒干。

[参考资料]眼科常用药物，对风热目疾、翳膜遮睛等，常与菊花、桑叶、防风、生地黄、麦冬、赤芍、牛蒡子等配伍应用。

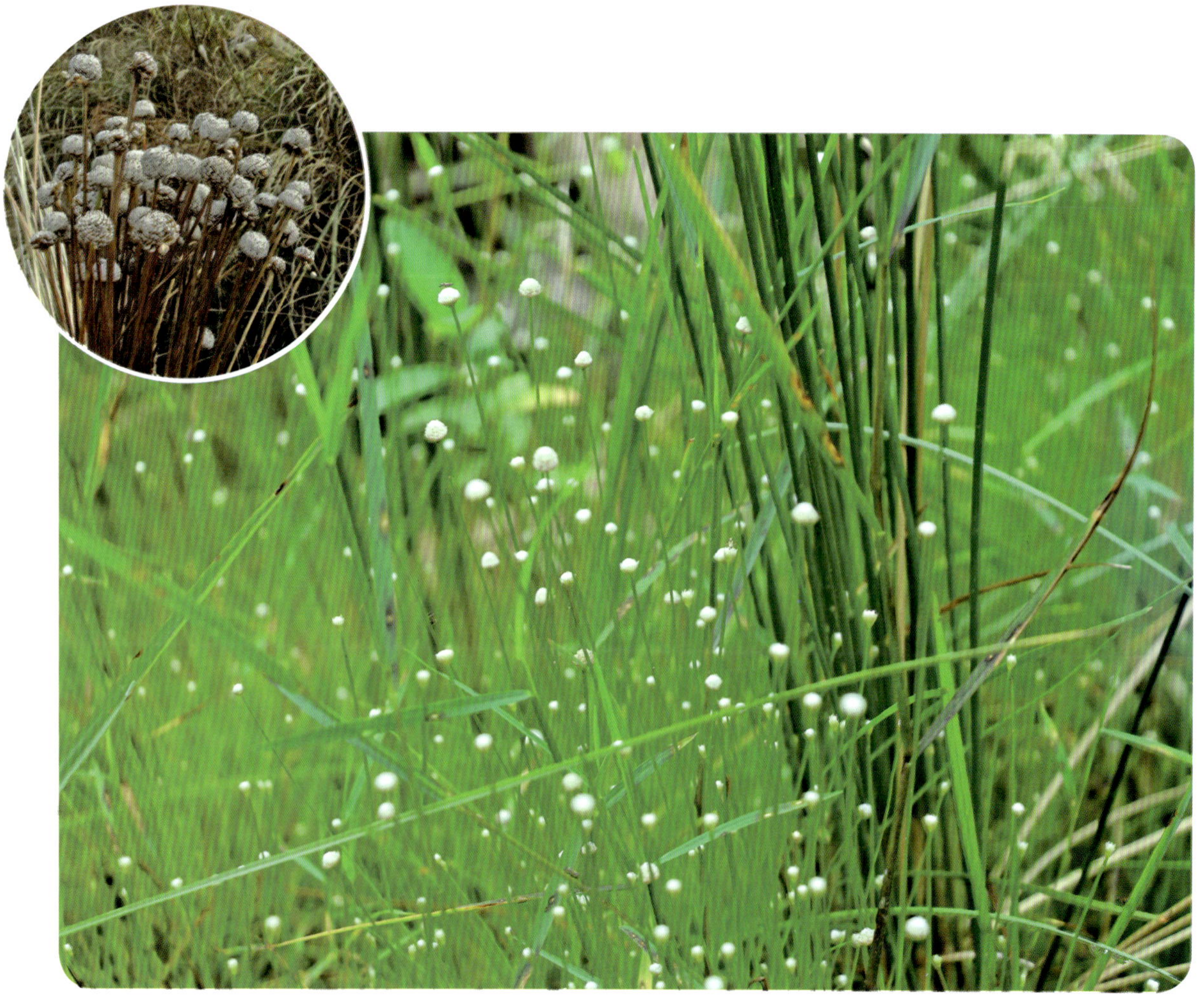

辛　夷

[药材来源] 为木兰科植物望春花 *Magnolia biondii* Pamp.、玉兰 *Magnolia denudata* Desr. 或武当玉兰 *Magnolia sprengeri* Pamp. 的花蕾。

[江山土名] 木笔花、春花。

[性味归经] 辛，温。归肺、胃经。

[功能主治] 散风寒，通鼻窍。用于风寒头痛，鼻塞流涕，鼻鼽，鼻渊。

[采收加工] 冬末春初花未开放时采收，除去枝梗，阴干。

[参考资料] 本品归肺经，上通于鼻，以散风寒，故临床上用于治疗鼻多浊涕、不闻香臭的鼻渊，常与白芷、细辛、防风、苍耳子等配伍应用。

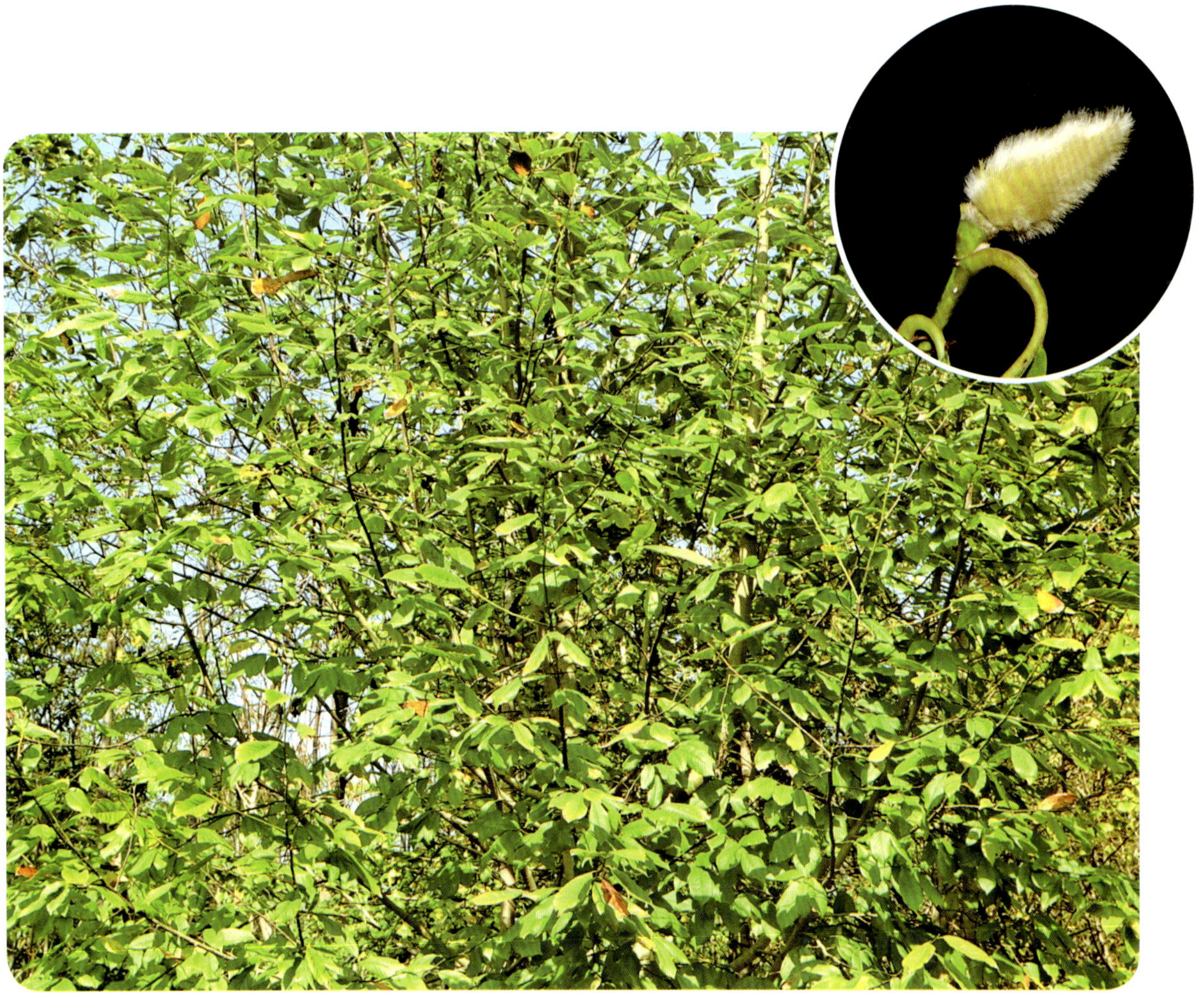

灵　芝

[药材来源] 为多孔菌科真菌赤芝 *Ganoderma lucidum*（Leyss. ex Franch.）Karst. 或紫芝 *Ganoderma sinense* Zhao，Xu et Zhang 的子实体。其成熟孢子（灵芝孢子粉）也可药用。

[江山土名] 灵芝草、赤芝、红芝。

[性味归经] 甘，平。归心、肺、肝、肾经。

灵芝孢子粉：甘、微苦，平。归心、肺、脾经。

[功能主治] 补气安神，止咳平喘。用于心神不宁，失眠心悸，肺虚咳喘，虚劳短气，不思饮食。

灵芝孢子粉：补气安神，健脾益肺。用于虚劳体弱，失眠多梦，咳嗽气喘。

[采收加工] 全年采收，除去杂质，剪除附有朽木、泥沙或培养基质的下端菌柄，阴干或在 40 ～ 50℃烘干。

灵芝孢子粉：灵芝弹射孢子时采收，除去杂质，干燥。

[参考资料] 灵芝对神经系统有抑制作用，对循环系统有降压和加强心脏收缩力的作用，对呼吸系统有祛痰作用，此外，还有护肝、提高免疫功能、抗菌等作用。

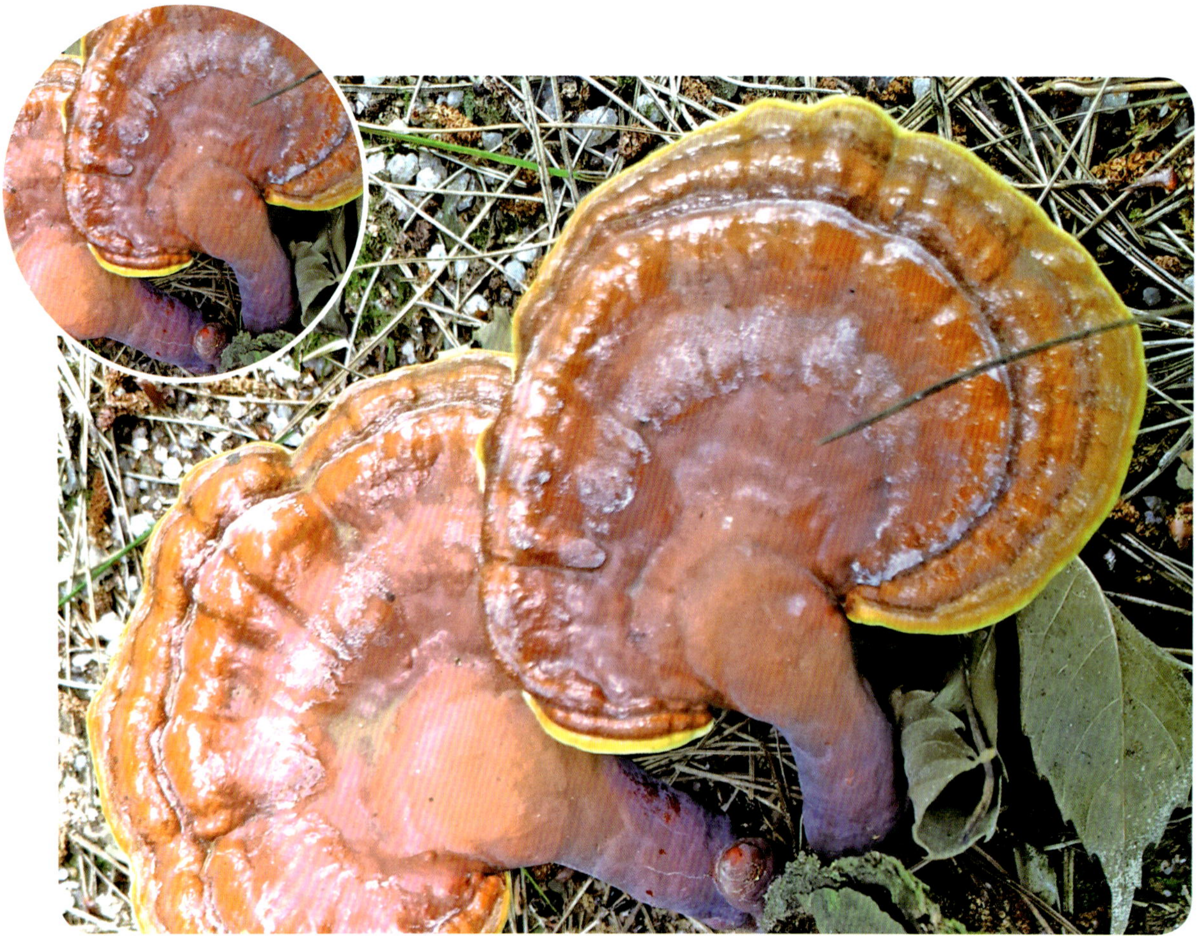

陈皮

[药材来源] 为芸香科植物橘 *Citrus reticulata* Blanco 及其栽培变种的成熟果皮。其叶（橘叶）、外层果皮（橘红）、种子（橘核）和中果皮与内果皮之间的维管束群（橘络）也可药用。

[江山土名] 橘皮、红皮。

[性味归经] 苦、辛，温。归肺、脾经。

橘叶：苦、辛，平。归肝经。

橘红：辛、苦，温。归肺、脾经。

橘核：苦，平。归肝、肾经。

橘络：甘、苦，平。归肺、胃经。

[功能主治] 理气健脾，燥湿化痰。用于脘腹胀满，食少吐泻，咳嗽痰多。

橘叶：疏肝，行气，化痰，消肿毒。用于胁痛，乳痛，肺痈，咳嗽，胸膈痞满，疝气。

橘红：理气宽中，燥湿化痰。用于咳嗽痰多，食积伤酒，呕噁痞闷。

橘核：理气，散结，止痛。用于疝气疼痛，睾丸肿痛，乳痈乳癖。

橘络：化痰，通络。用于痰热咳嗽，胸胁痛，咯血。

[采收加工] 采摘成熟果实，剥取果皮，晒干或低温干燥。

橘叶：冬季采收，低温干燥。

橘红：秋末冬初果实成熟后采收，用刀削下外果皮，晒干或阴干。

橘核：果实成熟后收集，洗净，晒干。

橘络：果实成熟时采收，撕取内面的白色分枝状筋络，低温干燥。

[参考资料] 陈皮味辛苦、性温，具有温胃散寒、理气健脾的功效，适合胃部胀满、消化不良、食欲不振、咳嗽多痰等症状的人食用。现代研究表明，陈皮中含有大量挥发油、橙皮苷等成分，它所含的挥发油对胃肠道有温和刺激作用，可促进消化液的分泌，排除肠道内积气，增加食欲。陈皮偏于温燥，有干咳无痰、口干舌燥等症状的阴虚体质者不宜多食。橘红辛能横行散结，苦能直行下降，为利气要药。盖治痰须理气，气利痰自愈，故用入肺脾，主一切痰病，功居诸痰药之上。橘核含柠檬烯、欧芹属素乙和少量香柑内酯以及蔗糖。将橘核碾成细末，以甜酒、白酒调湿，均匀铺于纱布上，敷于炎症处，可用于治疗急性乳腺炎。

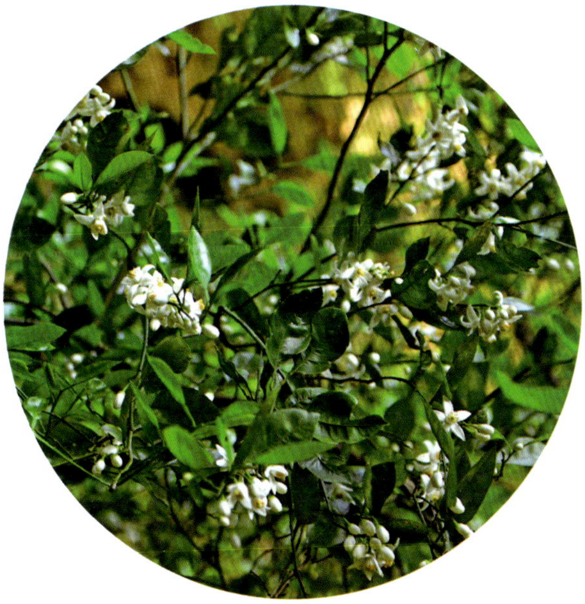

鸡矢藤

[药材来源] 为茜草科植物鸡矢藤 *Paederia scandens*（Lour.）Merr. 的全草。

[江山土名] 鸡屎藤、臭藤。

[性味归经] 甘、微苦，平。归肝、胆经。

[功能主治] 祛风利湿，消食化积，止咳，止痛。用于风湿筋骨痛，跌打损伤，外伤性疼痛，肝胆、胃肠绞痛，黄疸型肝炎，肠炎，痢疾，消化不良，小儿疳积，肺结核咯血，支气管炎，放射反应引起的白血球减少症，农药中毒；外用治皮炎，湿疹，疮疡肿毒。

[采收加工] 夏、秋二季采收，干燥。

[参考资料] 主要含环烯醚萜苷类、鸡屎藤苷、鸡屎藤次苷等。具有镇静、镇痛、抗惊厥和抗菌作用。

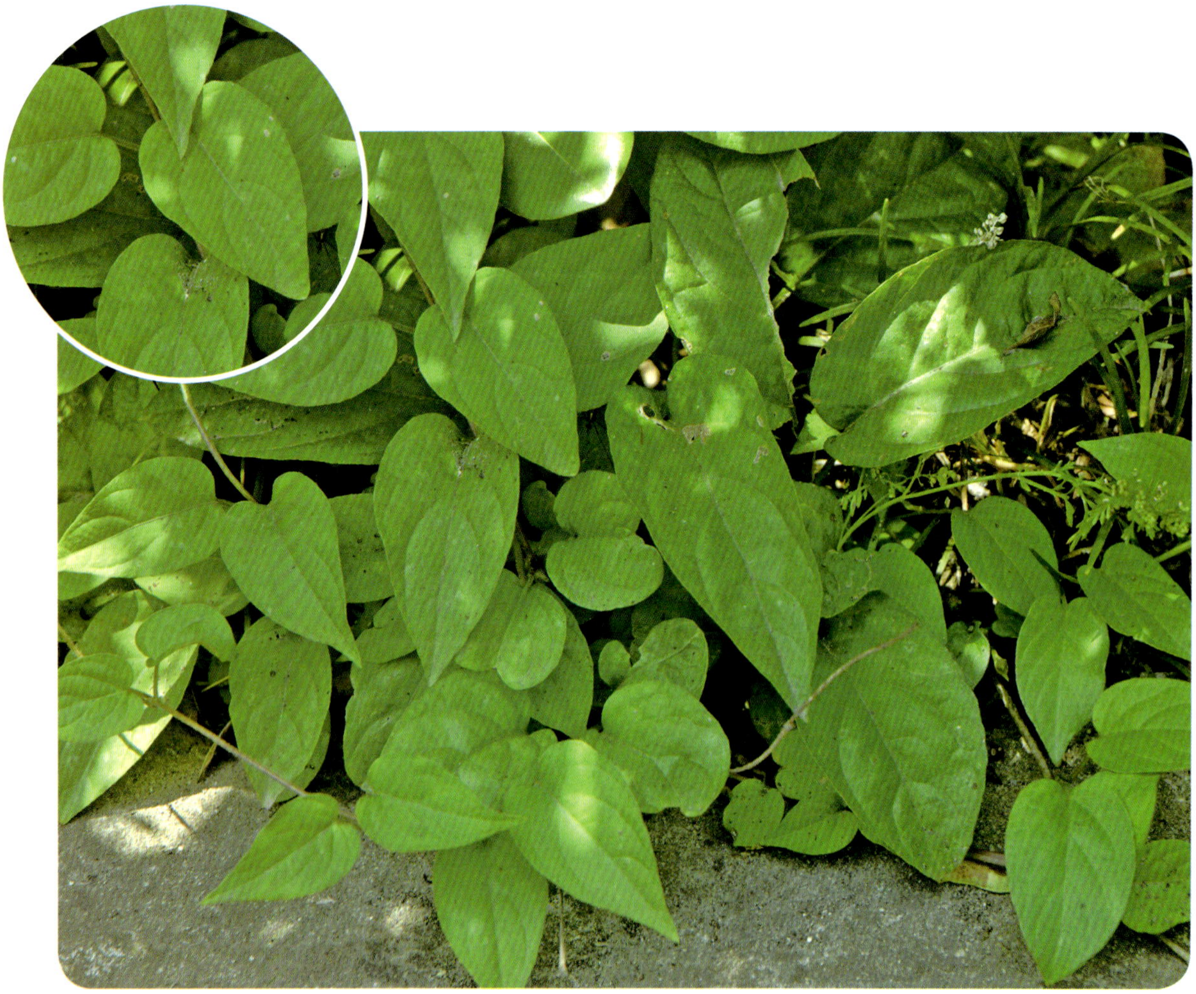

鸡冠花

[药材来源] 为苋科植物鸡冠花 *Celosia cristata* L. 的干燥花序。

[江山土名] 鸡冠花。

[性味归经] 甘、涩，凉。归肝、大肠经。

[功能主治] 收敛止血，止带，止痢。用于吐血，崩漏，便血，痔血，赤白带下，久痢不止。

[采收加工] 秋季花盛开时采收，干燥。

[参考资料] 呈块状，多扁平而肥厚。表面淡紫色、淡红色或黄白色，有的具皱褶，密生线状鳞片，有的密生多数小花，各花有膜质苞片及花被片。果实盖裂；种子圆肾形，黑色，有光泽。体轻，质柔韧。气微，味淡。

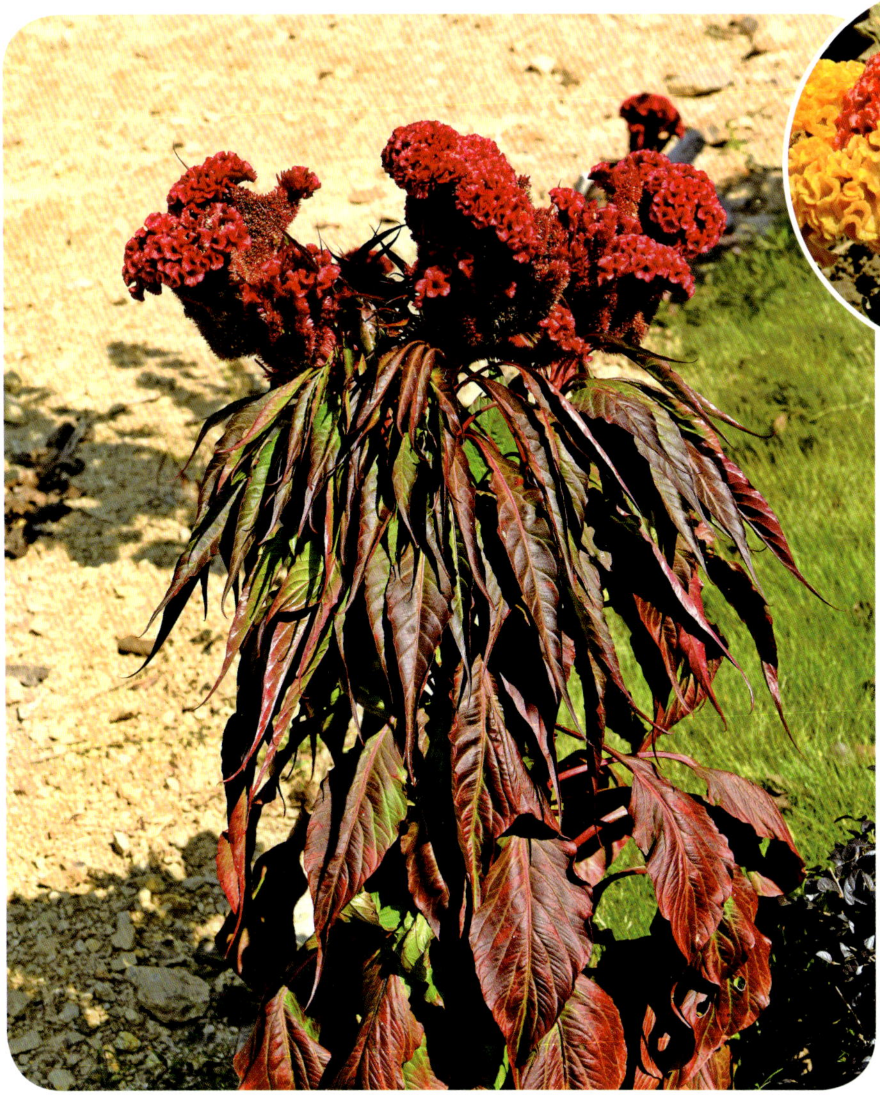

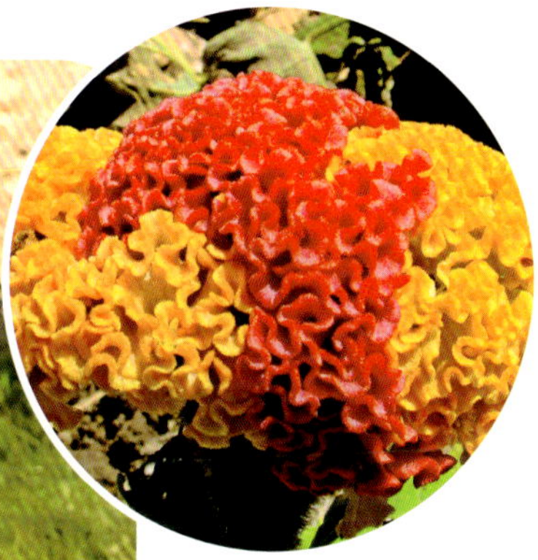

鸡眼草

[药材来源] 为豆科植物鸡眼草 *Kummerowia striata*（Thunb.）Schindl. 或短萼鸡眼草 *Kummerowia stipulacea*（Maxim.）Makino 的干燥全草。

[江山土名] 莲子草。

[性味归经] 甘，平。归心、肝经。

[功能主治] 健脾利湿，解热止痢。用于小儿疳积，湿热黄疸，痢疾。

[采收加工] 夏、秋二季采收，干燥。

[参考资料] 鸡眼草根淡黄色，切面白色。茎纤细，红棕色，具向下倒生的白色细毛。叶互生；小叶 3 片，椭圆形或倒卵状椭圆形，具密集的羽状脉，叶缘和主脉有疏毛；托叶长卵形，宿存。花腋生，萼钟状。荚果卵状圆形，顶端稍急尖，稍长或等于宿萼，外被细短毛。气微，味淡。据《浙江省中药饮片炮制规范》（2015 年版）鸡眼草的其中一个来源为豆科植物短萼鸡眼草，而按《中国植物志》应为长萼鸡眼草 *Kummerowia stipulacea*（Maxim.）Makino，但拉丁名相同，有待商榷。

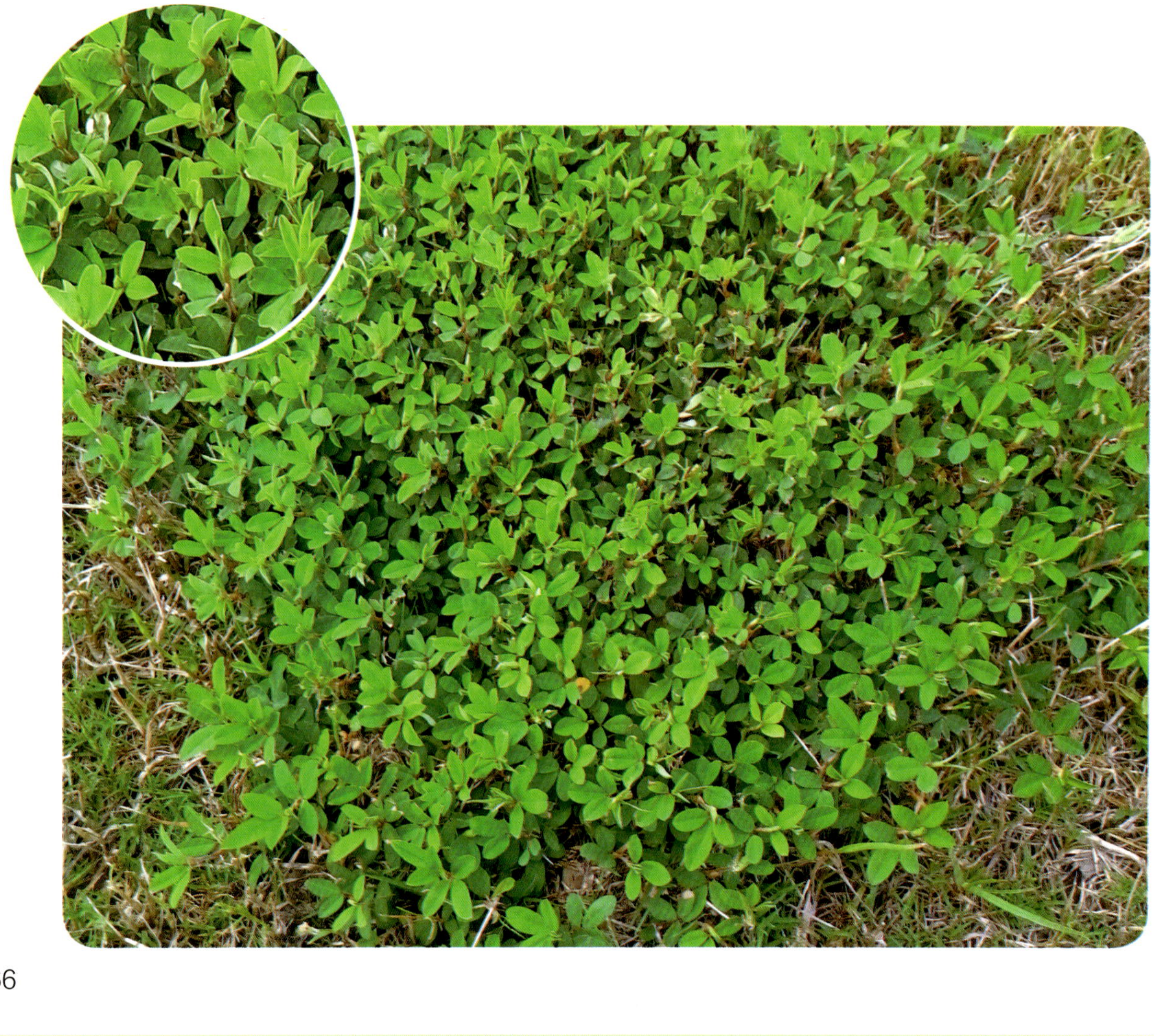

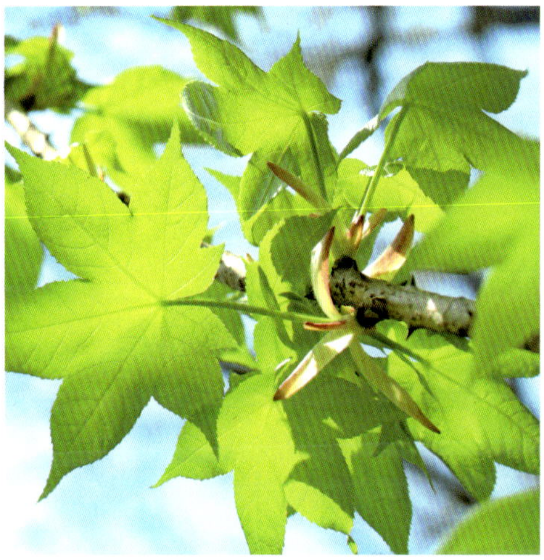

八画

青石蚕

［药材来源］为水龙骨科植物水龙骨 *Polypodiodes nipponicum*（Mett.）Ching（*Polypodium nipponicum* Mett.）的根茎。

［江山土名］石豇豆、水龙骨。

［性味归经］甘、苦，凉。归肝、肾、肺经。

［功能主治］解毒退热，祛风利湿，止咳止痛。用于小儿高热，咳嗽气喘，急性结膜炎，尿路感染，风湿关节痛，牙痛；外用治荨麻疹，疮疖肿毒，跌打损伤。

［采收加工］全年均可采挖，除去须根和叶，洗净泥沙，鲜用或晒干。

［参考资料］主要含多种类型的三萜化合物。水煎服，可治五淋白浊。

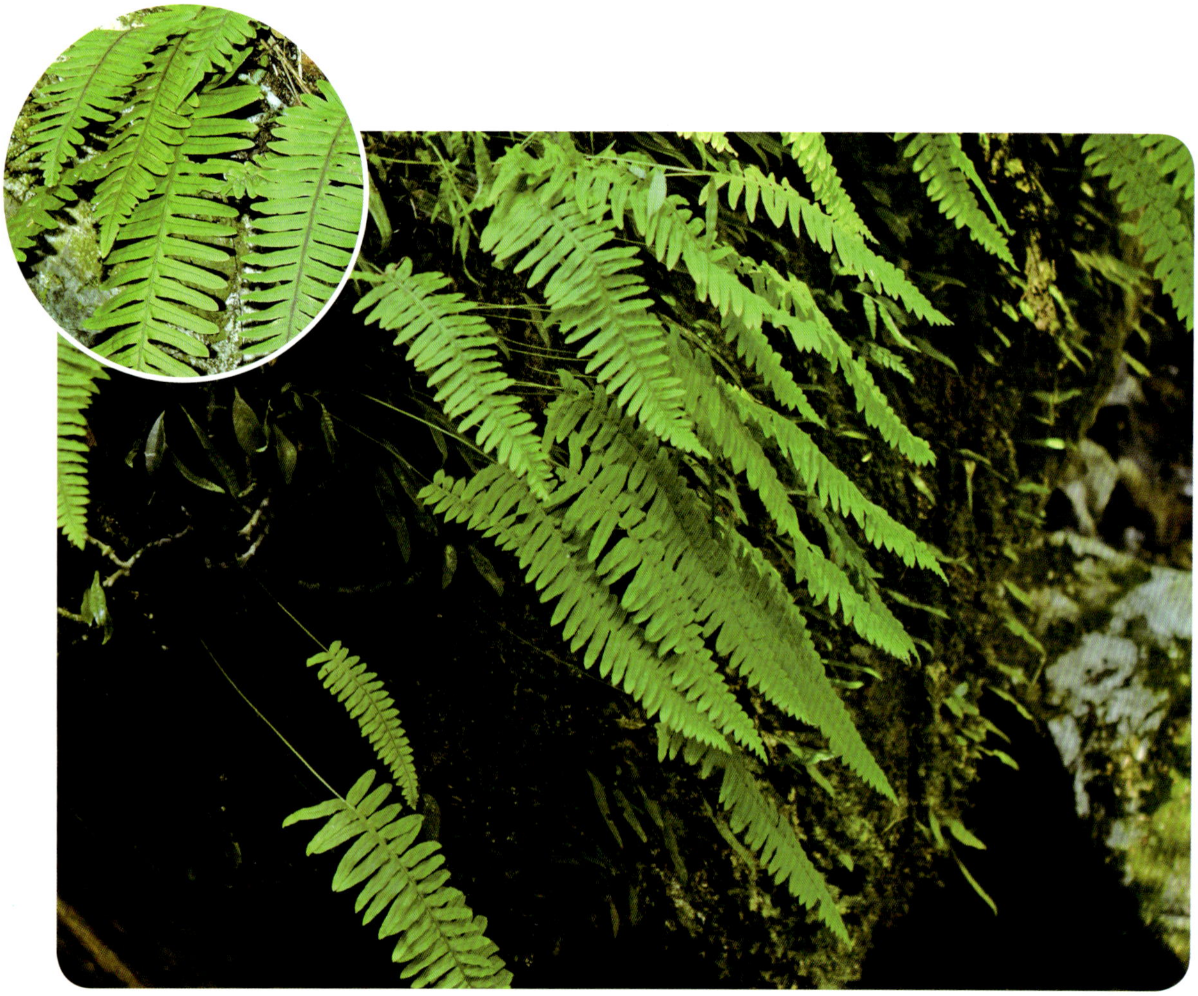

青 皮

[药材来源] 为芸香科植物橘 *Citrus reticulata* Blanco 及其栽培变种的幼果或未成熟果实的果皮。

[江山土名] 四花青皮、个青皮、青橘皮。

[性味归经] 苦、辛，温。归肝、胆、胃经。

[功能主治] 疏肝破气，消积化滞。用于胸胁胀痛，疝气疼痛，乳癖，乳痈，食积气滞，脘腹胀痛。

[采收加工] 5～6月收集自落的幼果，晒干，习称“个青皮”；7～8月采收未成熟的果实，在果皮上纵剖成四瓣至基部，除尽瓤瓣，晒干，习称“四花青皮”。

[参考资料] 青皮性味辛苦而温，能入肝胆，行气力强，善于疏肝破气，适用于各种肝气郁结之症，用治胁肋疼痛，常与柴胡、郁金、枳壳同用；乳房胀痛或结块常与柴胡、香附、青橘叶同用；若肝郁化热发为乳痈，当与瓜蒌、蒲公英、金银花等配伍；对于疝气疼痛，常与乌药、小茴香、木香等配伍同用。

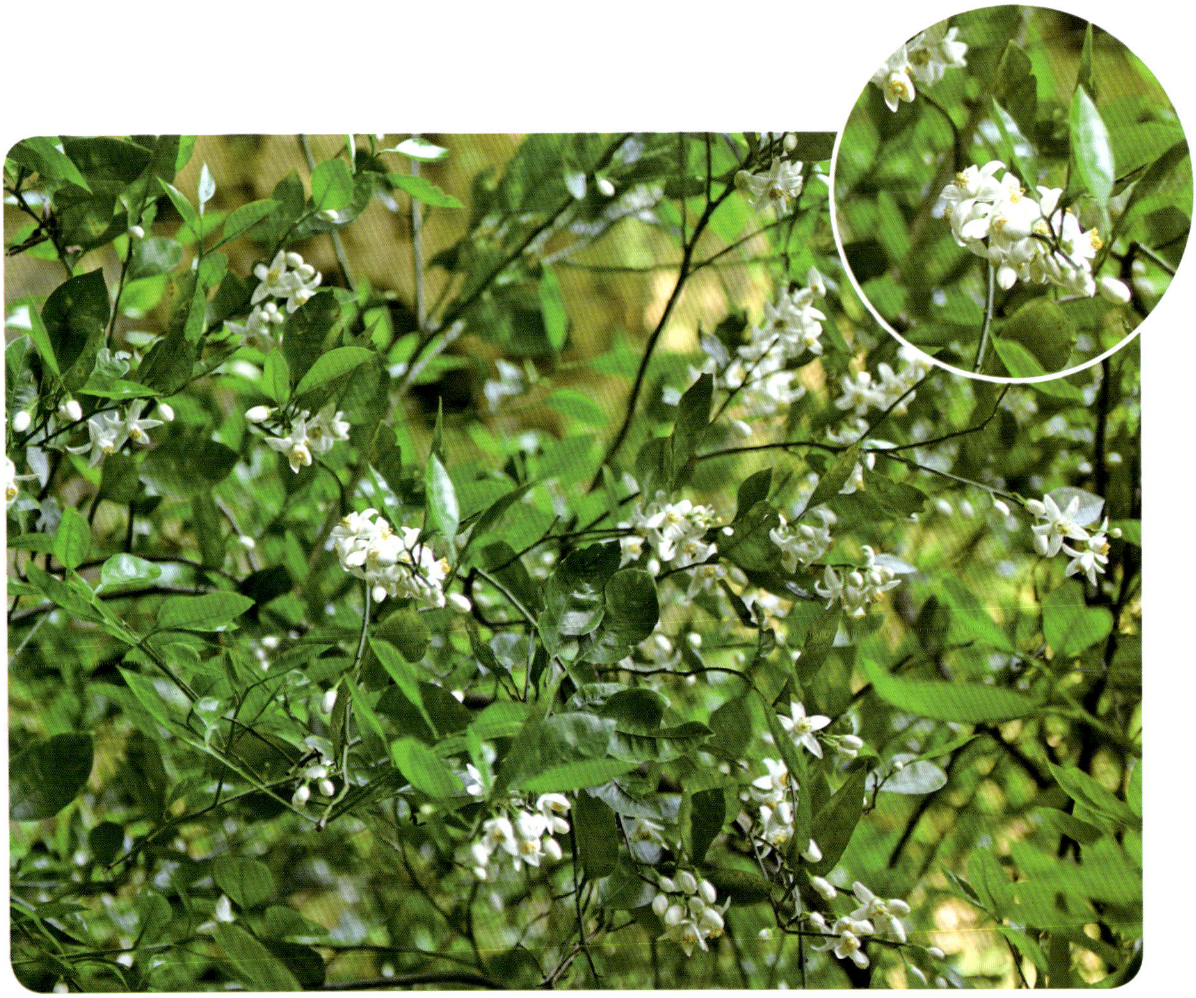

青钱柳

［药材来源］为胡桃科青钱柳 *Cyclocarya paliurus*（Batal.）Iljin. 的叶。

［江山土名］铜钱树、一串钱。

［性味归经］苦、辛，平。归肺、肝经。

［功能主治］祛风止痒。用于皮肤癣疾。

［采收加工］春、夏二季采收，洗净，鲜用或干燥。

［参考资料］嫩叶捣烂，取汁擦可治癣。青钱柳树皮、叶、根有杀虫止痒、消炎止痛、祛风之功效。现中医临床用于治疗糖尿病，因其有药理作用能明显降低血糖、减少脂肪和尿糖。

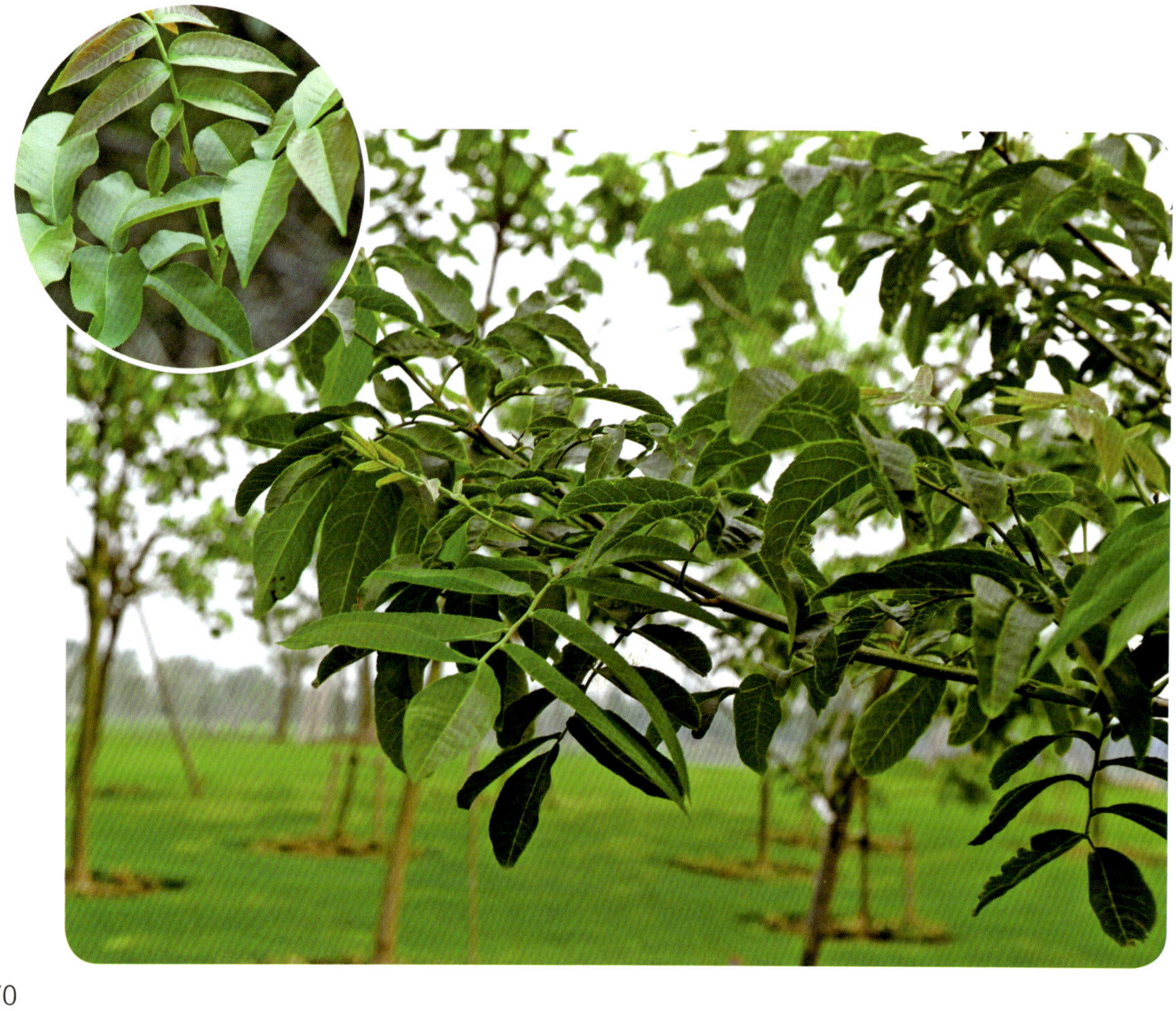

青葙子

[药材来源] 为苋科植物青葙 *Celosia argentea* L. 的成熟种子。

[江山土名] 青葙子。

[性味归经] 苦，微寒。归肝经。

[功能主治] 清肝泻火，明目退翳。用于肝热目赤，目生翳膜，视物昏花，肝火眩晕。

[采收加工] 秋季果实成熟时采割植株或摘取果穗，晒干，收集种子，除去杂质。

[参考资料] 本品有扩散瞳孔的作用，青光眼患者禁用。目赤肿痛，翳膜障眼，证属风热者，可与菊花、蔓荆子、木贼等配伍，以疏风清热明目。属肝火上炎者，可与决明子、栀子、夏枯草等同用，以清肝泻火退翳。若伤寒热毒攻眼，赤痛兼白翳者，宜与黄连、黄芩、大黄等配伍。

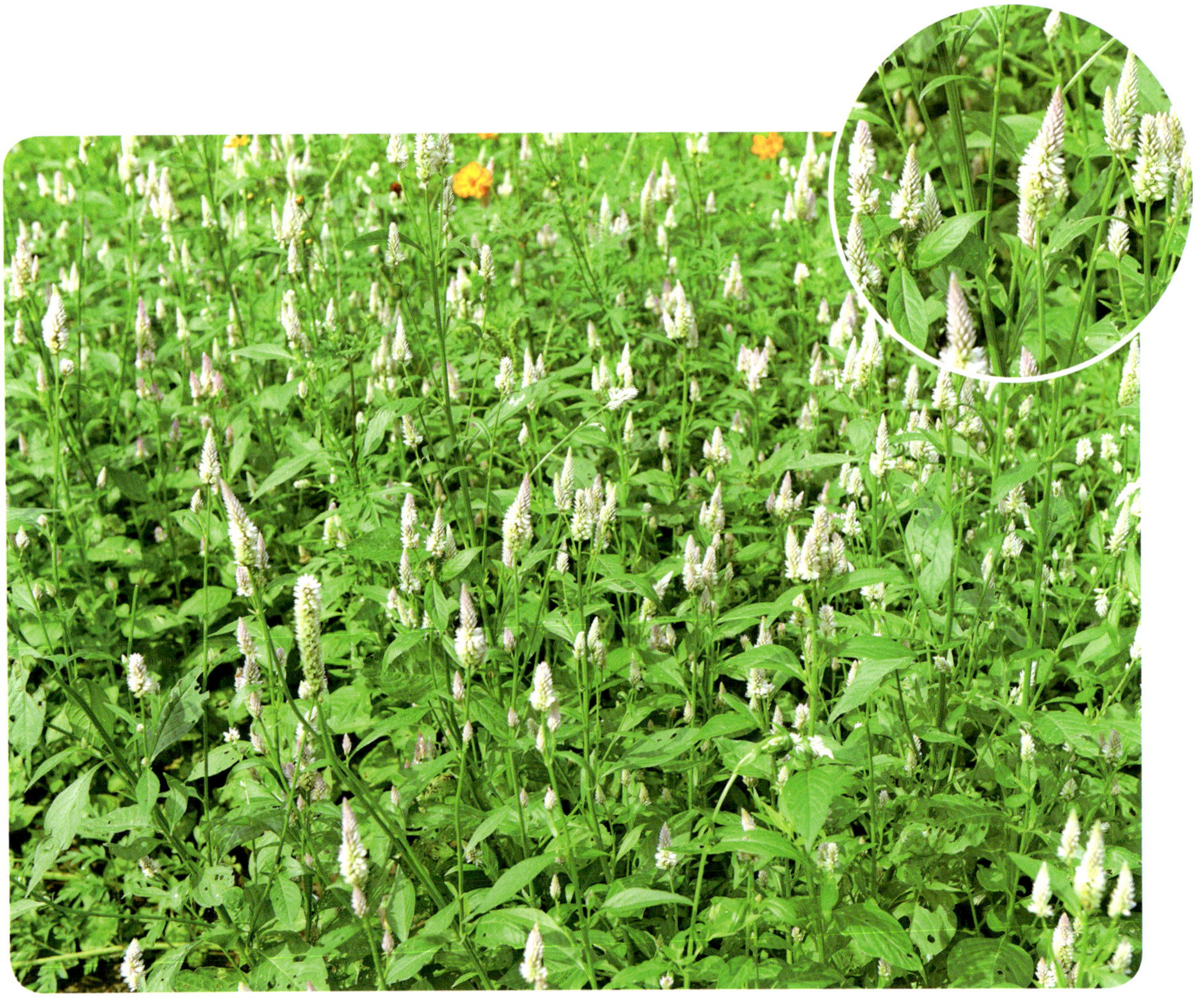

青蒿

[药材来源] 为菊科植物黄花蒿 *Artemisia annua* L. 的地上部分。其干燥的茎（青蒿梗）、根（青蒿根）和带总苞的果序（青蒿子）也可药用。

[江山土名] 臭蒿、香蒿、苦蒿。

[性味归经] 苦、辛，寒。归肝、胆经。

青蒿梗：苦，寒。归肝、胆经。

青蒿根：苦、辛，凉。归肝、肾经。

青蒿子：甘，凉。归肝、肾经。

[功能主治] 清虚热，除骨蒸，解暑热，截疟，退黄。用于温邪伤阴，夜热早凉，阴虚发热，骨蒸劳热，暑邪发热，疟疾寒热，湿热黄疸。

青蒿梗：清暑辟秽，除虚热。用于暑热痞闷，骨蒸劳热，盗汗。

青蒿根：清热，除蒸，燥湿，凉血止血。用于劳热骨蒸，关节酸疼，大便下血。

青蒿子：清热明目，杀虫。用于劳热骨蒸，痢疾，恶疮，疥癣，风疹。

[采收加工] 秋季花盛开时采割，除去老茎，阴干。

青蒿梗：秋季采收，切短段或厚片，干燥。

青蒿根：秋季采挖，除去老茎，晒干。

青蒿子：秋季果实成熟时，割取果枝，打下果实晒干。

[参考资料] 专解骨蒸潮热，尤能泻暑热之火，止虚烦盗汗，开胃，安心痛，明目辟邪，养脾气，此药最佳。青蒿泻火热，又不耗伤气血，用之以佐气血之药，大建奇功。可君可臣，而又可佐使，无往不宜也。

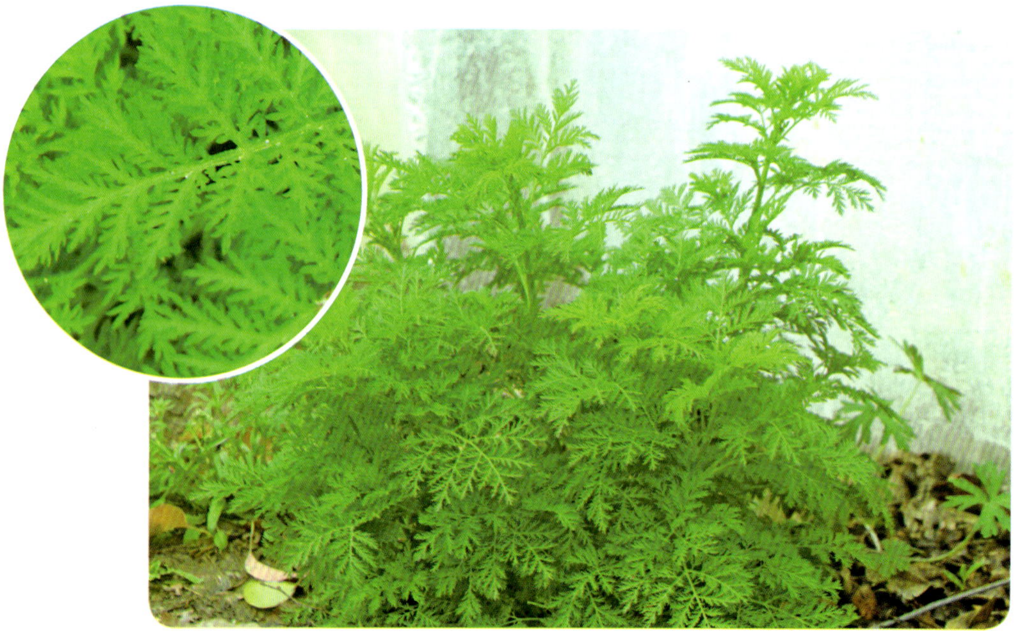

玫瑰花

［药材来源］为蔷薇科植物玫瑰 *Rosa rugosa* Thunb. 的花蕾。

［江山土名］玫瑰。

［性味归经］甘、微苦，温。归肝、脾经。

［功能主治］行气解郁，活血，止痛。用于肝胃气痛，食少呕恶，月经不调，跌扑伤痛。

［采收加工］春末夏初花将开放时分批采摘，及时低温干燥。

［参考资料］玫瑰花能收敛，可用于妇女月经过多、赤白带下以及肠炎、下痢、肠红半截出血等。又能理气解郁、活血散瘀，用于肝胃气痛、新久风痹、吐血咯血、月经不调、痢疾、乳痈、肿毒。长期服用，美容效果甚佳，能有效地清除自由基，消除色素沉着，令人焕发青春活力。

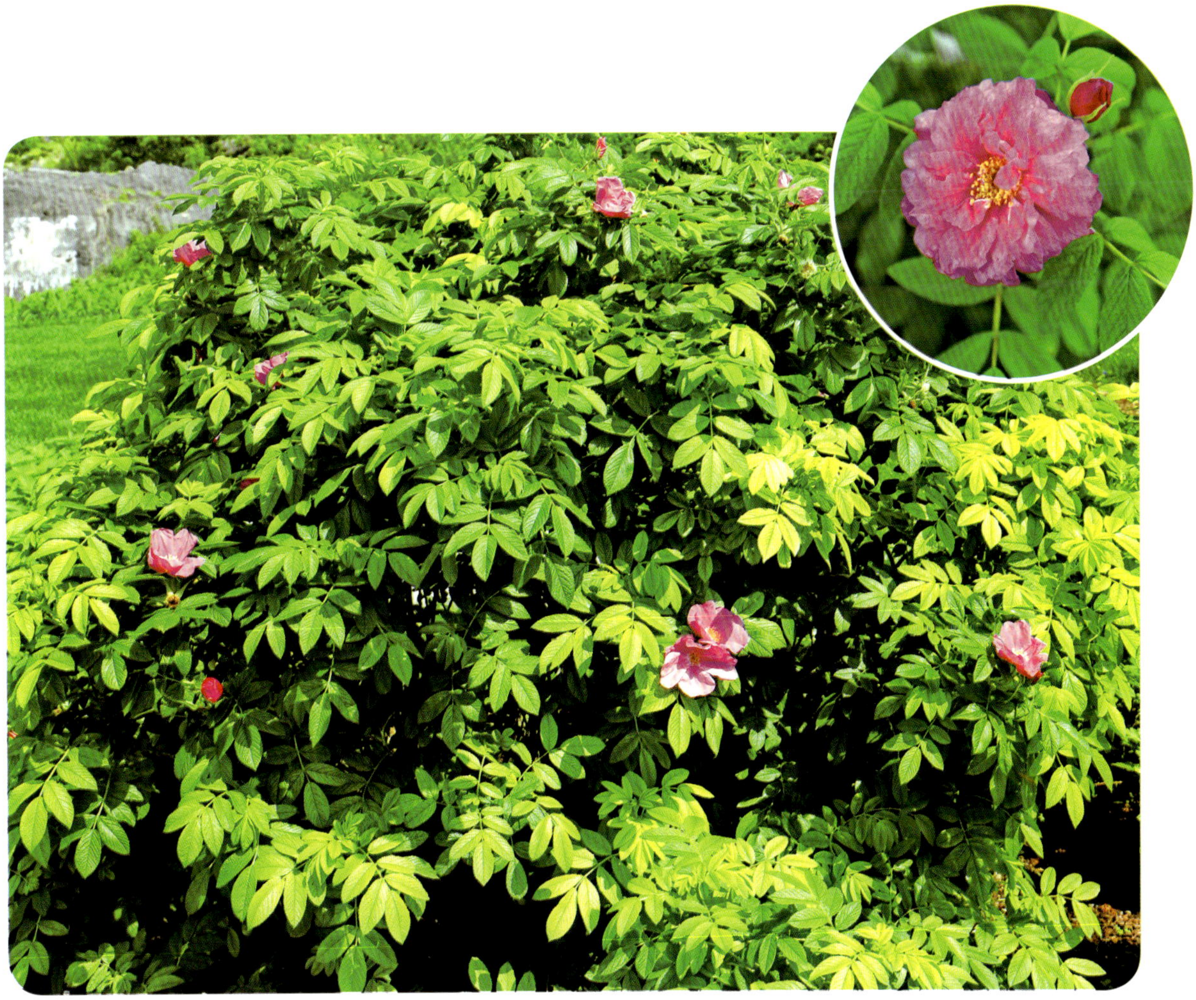

玫瑰茄

[药材来源] 为锦葵科植物玫瑰茄 *Hibiscus sabdariffa* L. 的花萼和小苞片。

[江山土名] 洛神花、山茄。

[性味归经] 辛，平。入肾经。

[功能主治] 敛肺止咳，降血压，解酒。用于肺虚咳嗽，高血压，醉酒。

[采收加工] 夏、秋二季采收，干燥。

[参考资料] 玫瑰茄还有清凉降火、生津止渴的功效，可以用来冲泡茶和制作饮料，其味酸。玫瑰茄还可以提取玫瑰茄色素，用作食品行业的食品添加剂。

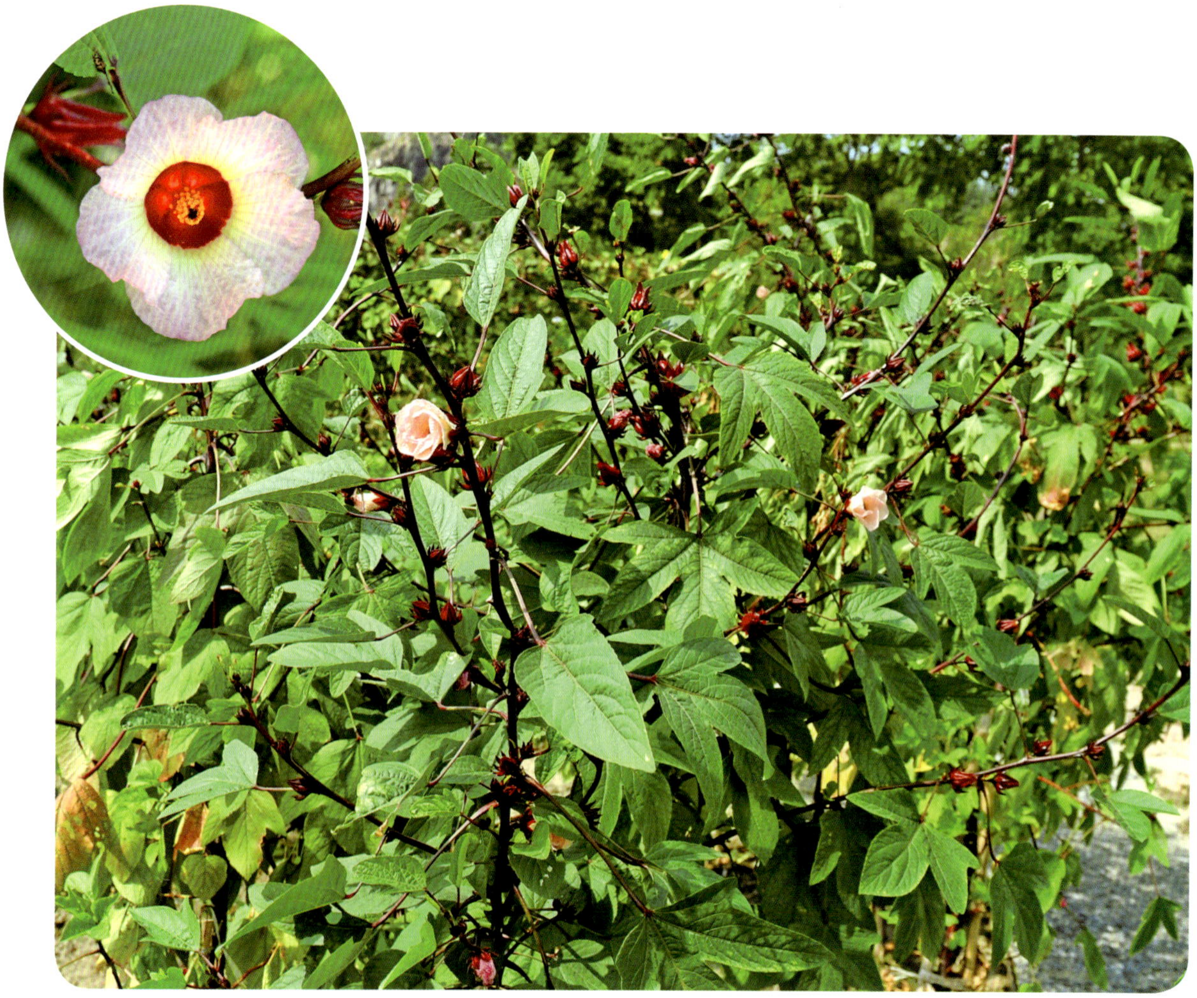

抱石莲

[药材来源] 为水龙骨科植物抱石莲 *Lepidogrammitis drymog- lossoides* (Bak.) Ching 的全草。

[江山土名] 鱼鳖草、石瓜子。

[性味归经] 甘，寒。归肝、膀胱经。

[功能主治] 清热解毒，祛风化痰，凉血解毒。用于小儿高热，肺痨咳嗽咯血，气管炎，关节酸痛，水肿，劳伤，瘰疬等。

[采收加工] 全年可采收，鲜用或晒干。

[参考资料] 根状茎细弱，长而横走。叶二型，肉质。营养叶倒卵形至椭圆形；孢子叶细长，倒披针形或舌形。孢子囊群圆形，生于主脉两侧，各排成一行。

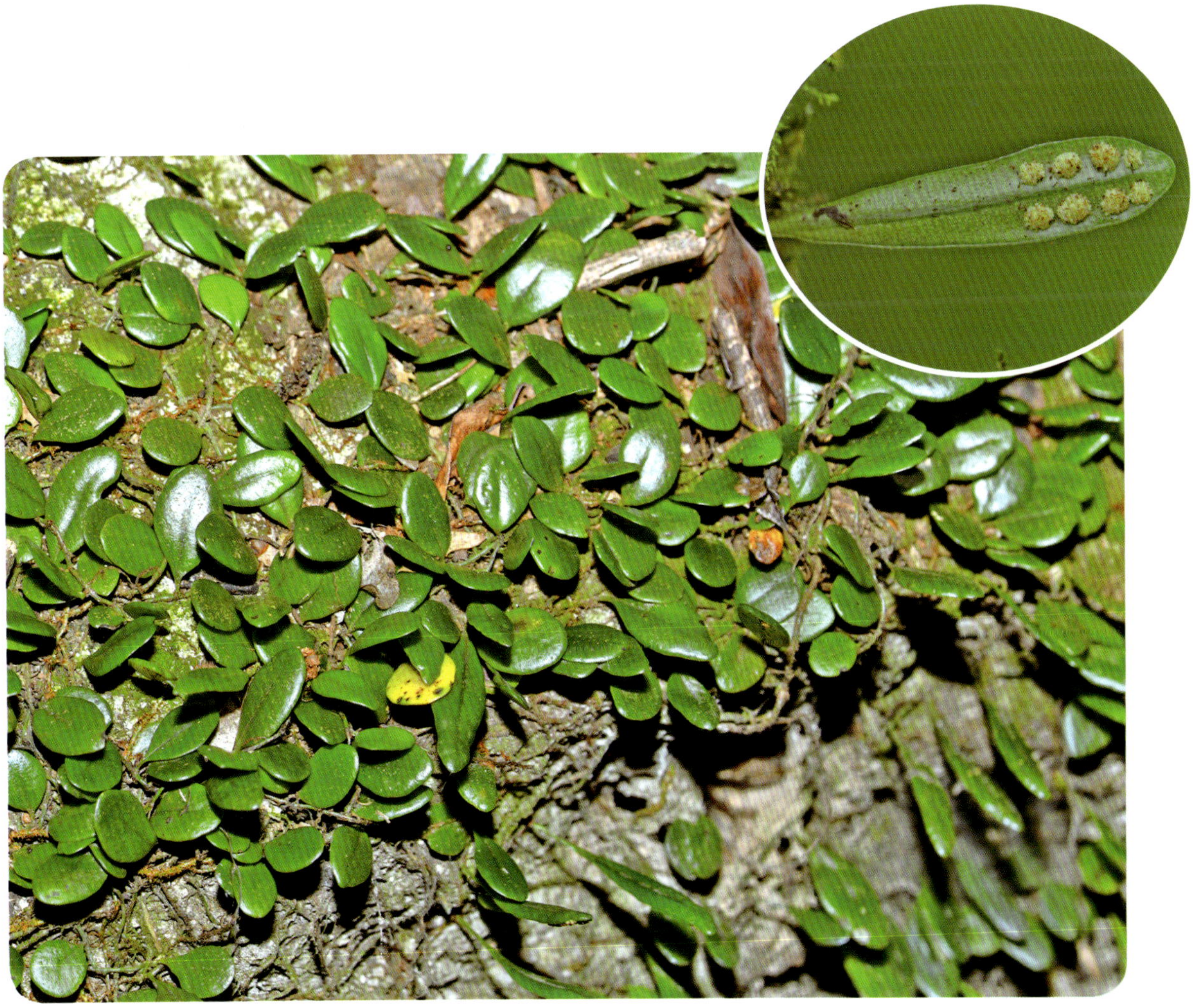

茉莉花

［药材来源］为木犀科植物茉莉 *Jasminum sambac*（L.）Ait. 的花蕾或初开的花。

［江山土名］白茉莉。

［性味归经］辛、甘，温。归脾、肝经。

［功能主治］理气开郁，辟秽和中。用于泻痢腹痛，胸腹闷胀，头晕，头痛，目赤肿痛，疮毒。

［采收加工］7 月前后花初开时，择晴天采收，立即晒干或烘干。

［参考资料］主要含挥发油，油中含有乙酸苄酯、芳樟醇、乙酸芳樟酯、苯甲醇、茉莉酮等。用适量茉莉花水煎熏洗，可用于目赤肿痛、迎风流泪。

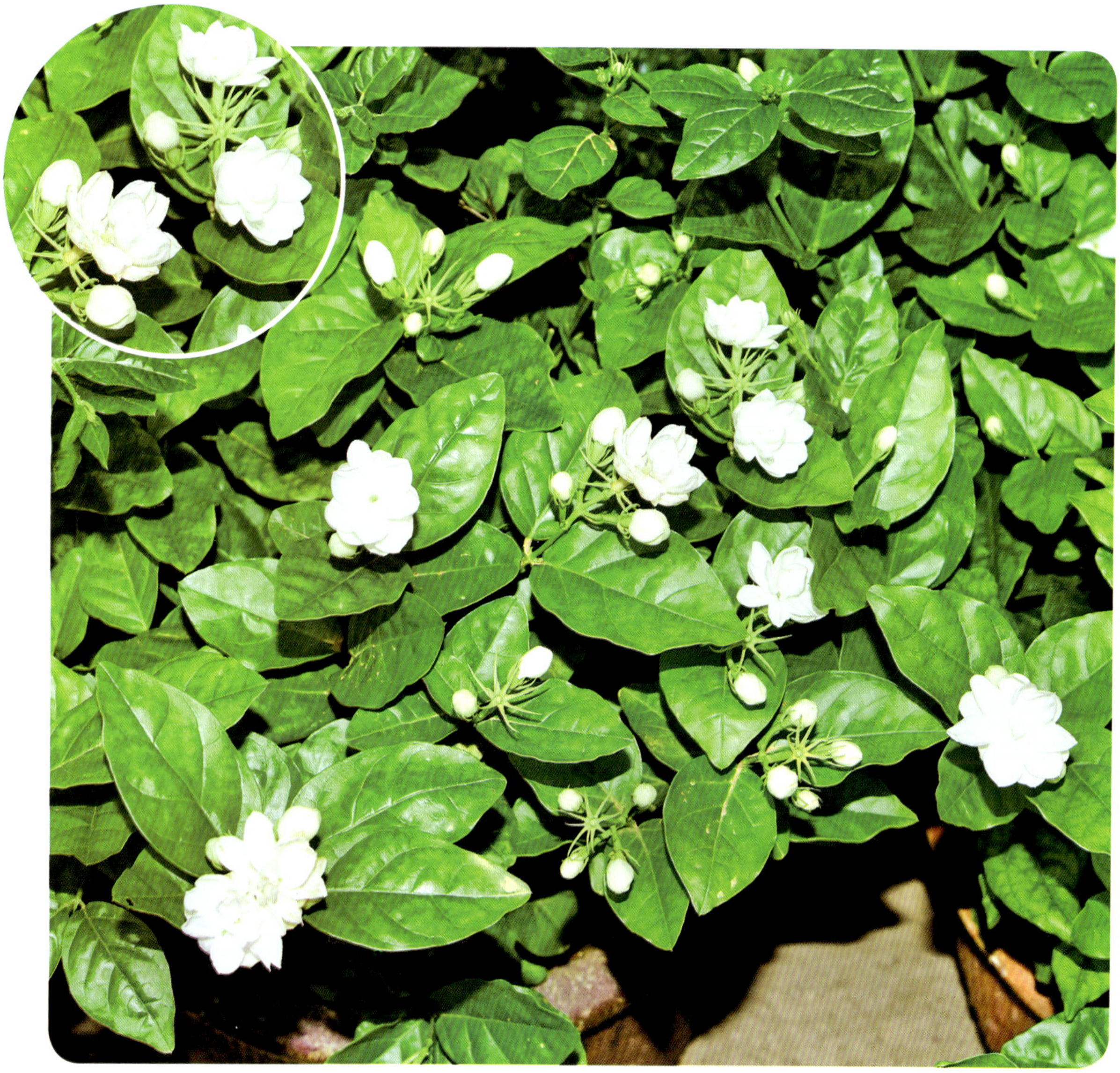

苦丁茶

[药材来源] 为冬青科植物大叶冬青 *Ilex latifolia* Thunb. 的叶。

[江山土名] 苦丁。

[性味归经] 苦，凉。归肺、肝、胃经。

[功能主治] 疏散风热，清利头目，活血。用于头痛，齿痛，目赤口苦，热病烦渴，中耳炎。

[采收加工] 夏、秋二季可采收，除去杂质，干燥。

[参考资料] 主要含有熊果酸、β－香树脂醇、羽扇醇、蒲公英萜醇等。其成品茶清香而味苦后甘凉，具有清热消暑、明目益智、生津止渴、利尿强心、润喉止咳、降压减肥、抑癌防癌、抗衰老、活血脉等多种功效，有“保健茶”“美容茶”“减肥茶”“降压茶”“益寿茶”等美称。

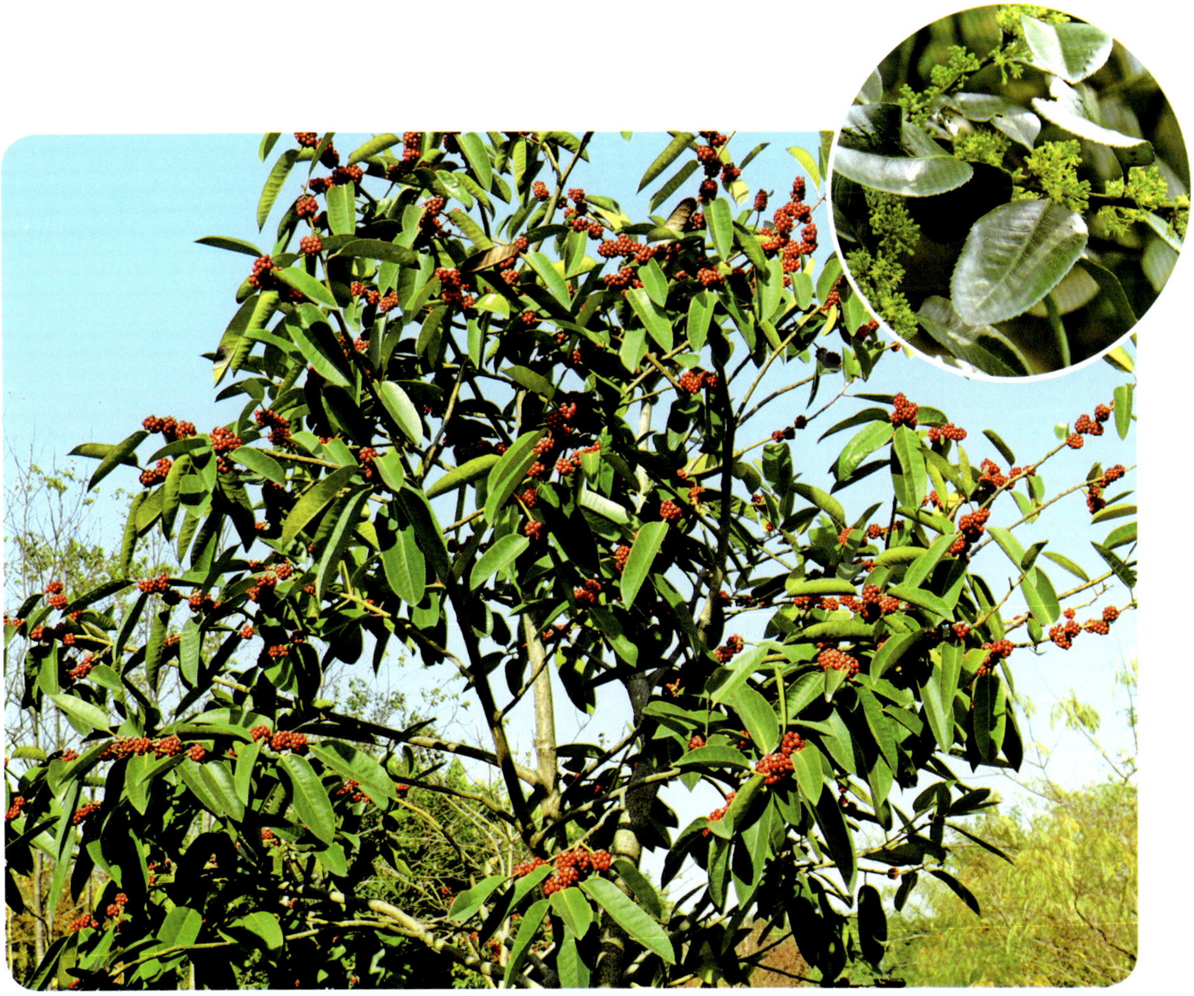

苦 瓜

[药材来源] 为葫芦科植物苦瓜 *Momordica charantia* L. 的近成熟果实。其根（苦瓜根）和种子（苦瓜子）也可药用。

[江山土名] 苦瓜。

[性味归经] 苦，寒。归心、脾、胃经。

苦瓜根：苦，寒。归脾、胃经。

苦瓜子：苦，寒。归肾、脾经。

[功能主治] 清暑涤热，明目，解毒。用于热病烦渴引饮，中暑，痢疾，赤眼疼痛，痈肿丹毒，恶疮。

苦瓜根：清热解毒。用于痢疾，便血，疔疮肿毒，风火牙痛。

苦瓜子：补肾壮阳。用于肾虚、阳痿，遗精、不育症。

[采收加工] 夏、秋二季果实近成熟时采收，切片，晒干或鲜用。

苦瓜根：夏、秋二季挖取，切片，晒干或鲜用。

苦瓜子：秋季果实成熟后采收，取种子，晒干。

[参考资料] 苦瓜对治疗痢疾、疮肿、中暑发热、痱子过多、结膜炎等病有一定的功效。苦瓜的维生素 C 含量很高，具有预防坏血病、保护细胞膜、防止动脉粥样硬化、提高机体应激能力、保护心脏等作用。苦瓜中的有效成分可以抑制正常细胞的癌变和促进突变细胞的复原，具有一定的抗癌作用。

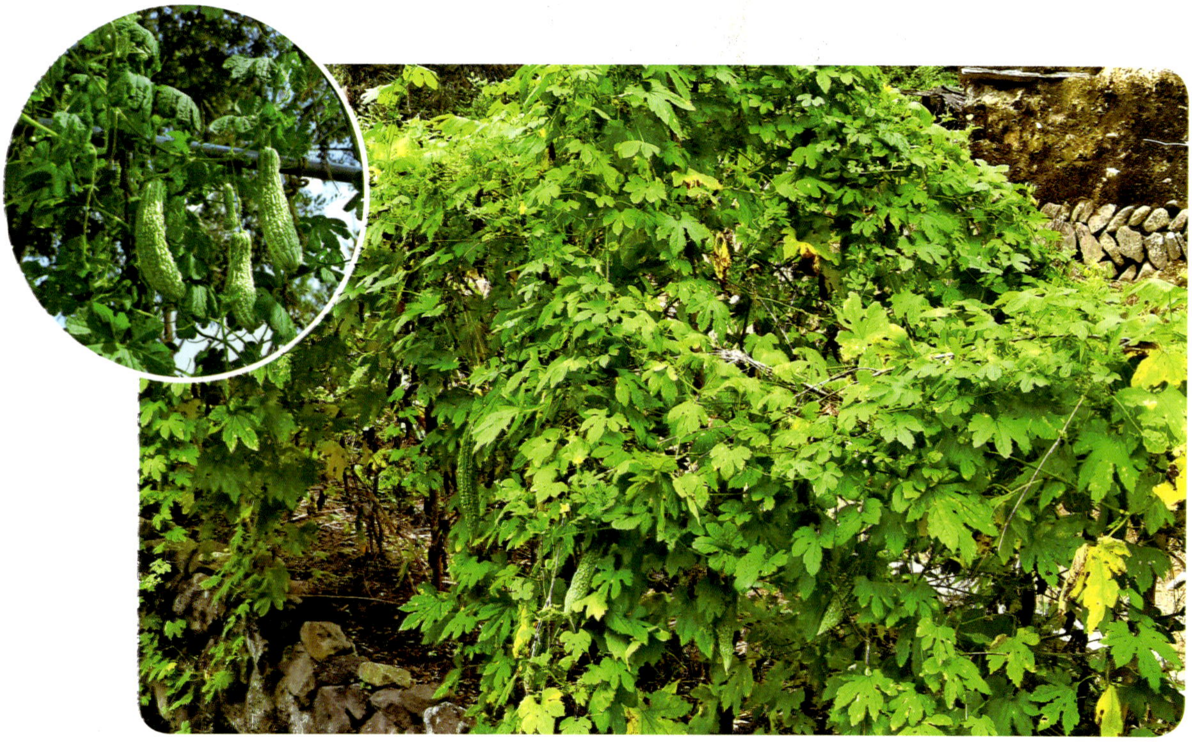

苦参

[药材来源] 为豆科植物苦参 *Sophora flavescens* Ait. 的根。

[江山土名] 牛苦参。

[性味归经] 苦，寒。归心、肝、胃、大肠、膀胱经。

[功能主治] 清热燥湿，杀虫，利尿。用于热痢，便血，黄疸尿闭，赤白带下，阴肿阴痒，湿疹，湿疮，皮肤瘙痒，疥癣麻风；外治滴虫性阴道炎。

[采收加工] 春、秋二季采挖，除去根头和小支根，洗净，干燥，或趁鲜切片，干燥。

[参考资料] 根中含有生物碱，如苦参碱、氧化苦参碱、N– 氧化槐根碱、槐定碱、右旋别苦参碱、右旋异苦参碱。苦参碱具有抗癌活性，氧化苦参碱可防止小鼠因丝裂霉素 C、环磷酰胺所致小鼠白细胞减少症。苦参为大寒大苦之药，脾胃虚寒的人群应忌服。苦参长期内服会损伤肾气，因而肾虚无大热的人应慎用。十八反歌诀中，苦参反藜芦，因而不可与藜芦同用。

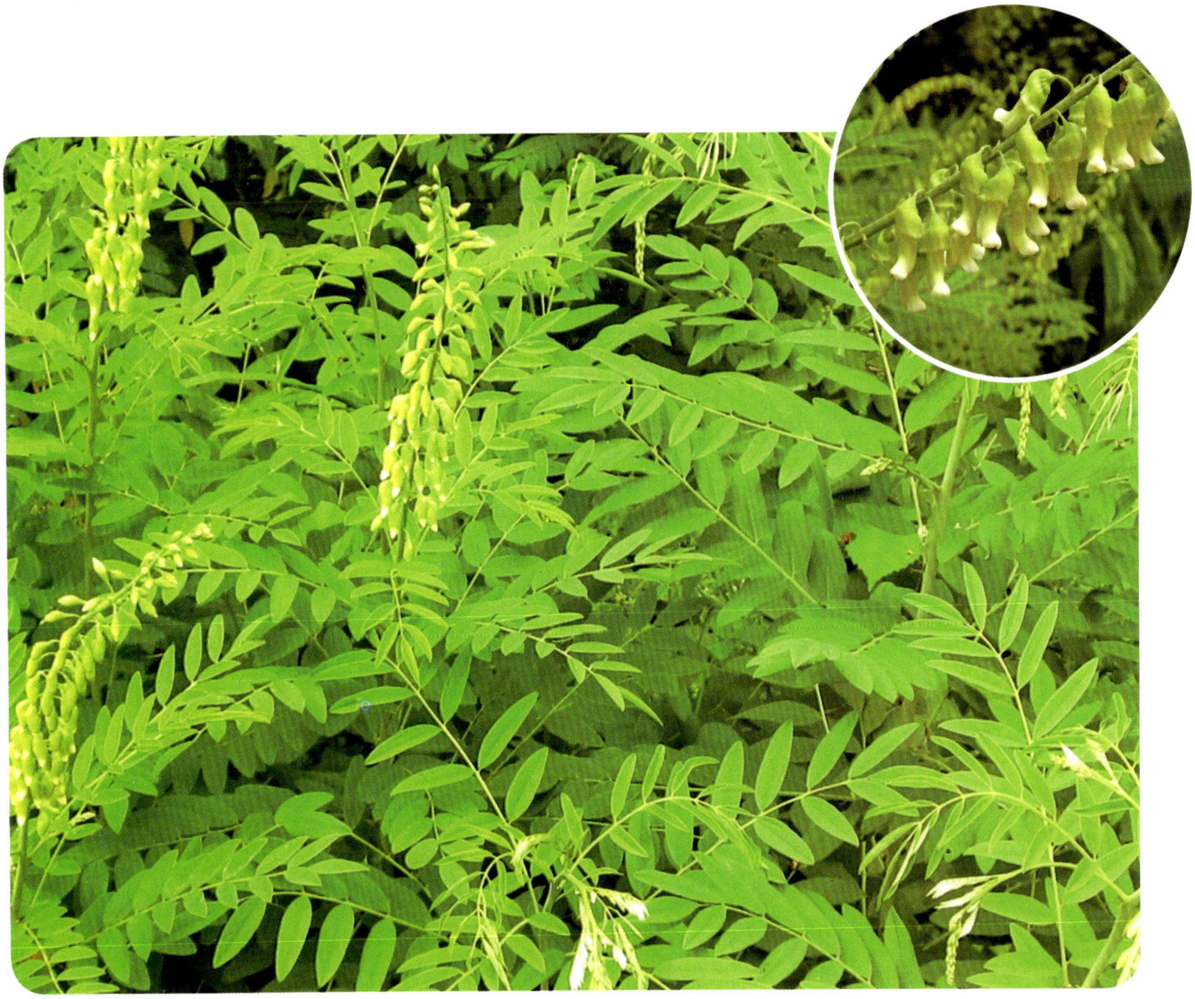

苦荬菜

［药材来源］为菊科植物苦荬菜 *Ixeris sonchifolia*（Maximowicz）C. Shih 的全草。

［江山土名］苦荬。

［性味归经］苦，微寒。归心、肺、肝、胃经。

［功能主治］清热解毒，止痛消肿。用于肺痈，乳痈，疖肿，跌打损伤，毒蛇咬伤等。

［采收加工］春、夏、秋季均可采收，除去杂质，鲜用或干燥。

［参考资料］现临床多用于治疗急性细菌性痢疾、风湿病筋骨疼痛、泌尿道感染、结石、吐血、衄血、乳腺炎、口腔溃疡和跌打损伤等。

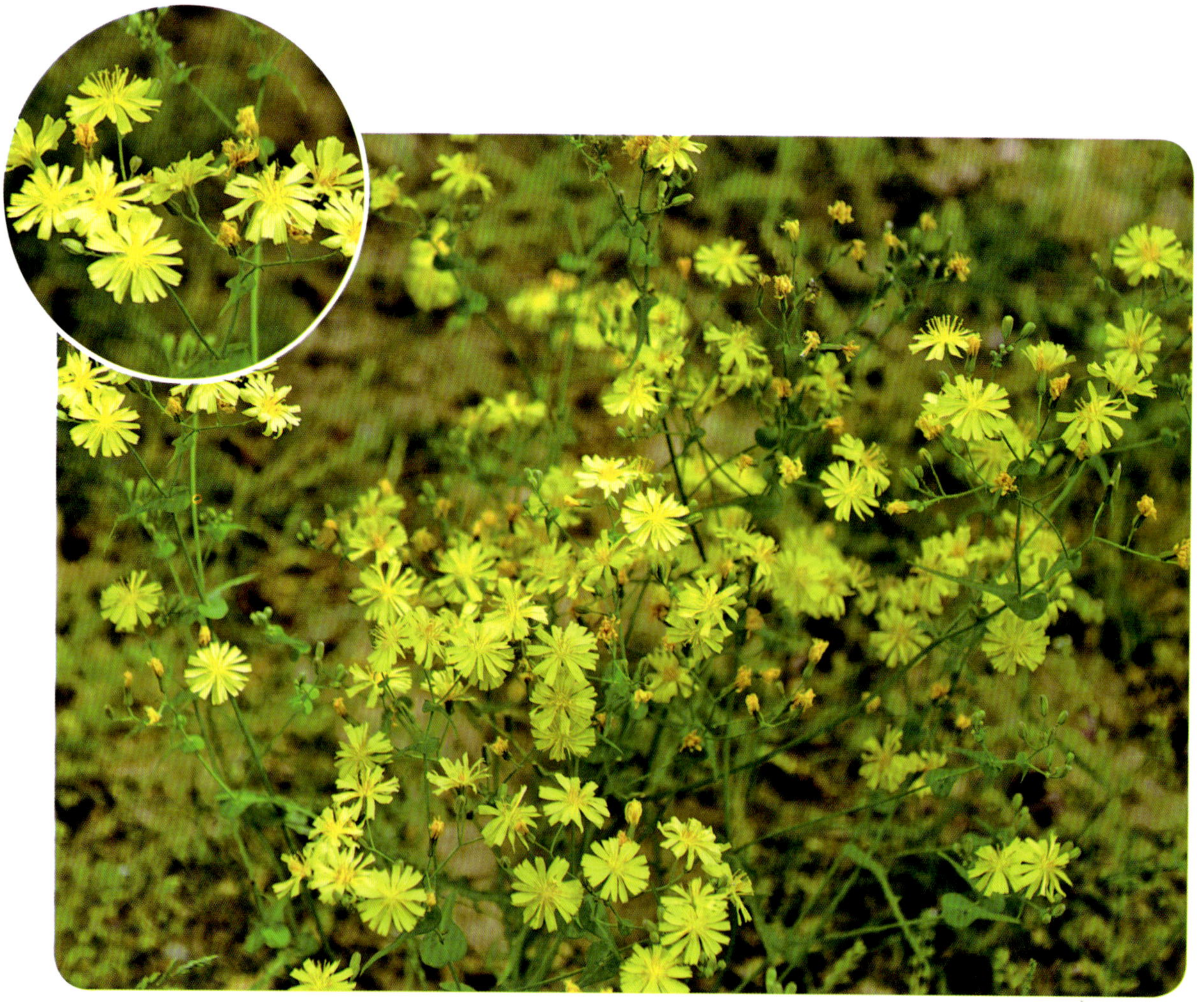

苦楝皮

［药材来源］为楝科植物楝 *Melia azedarach* L. 的树皮和根皮。

［江山土名］楝皮。

［性味归经］苦，寒。有毒。归肝、脾、胃经。

［功能主治］杀虫，疗癣。用于蛔虫病，蛲虫病，虫积腹痛；外治疥癣瘙痒。

［采收加工］春、秋二季剥取，晒干，或除去粗皮，晒干。

［参考资料］含有川楝素、苦楝萜酮内酯、苦楝萜醇内酯、苦楝皮萜酮、苦楝萜酸甲酯等。体弱及肝肾功能障碍者、孕妇及脾胃虚寒者均慎服。亦不宜持续和过量服用。苦楝皮有一定的毒副反应，服药中毒后可有头痛、头晕、恶心、呕吐、腹痛等症状。

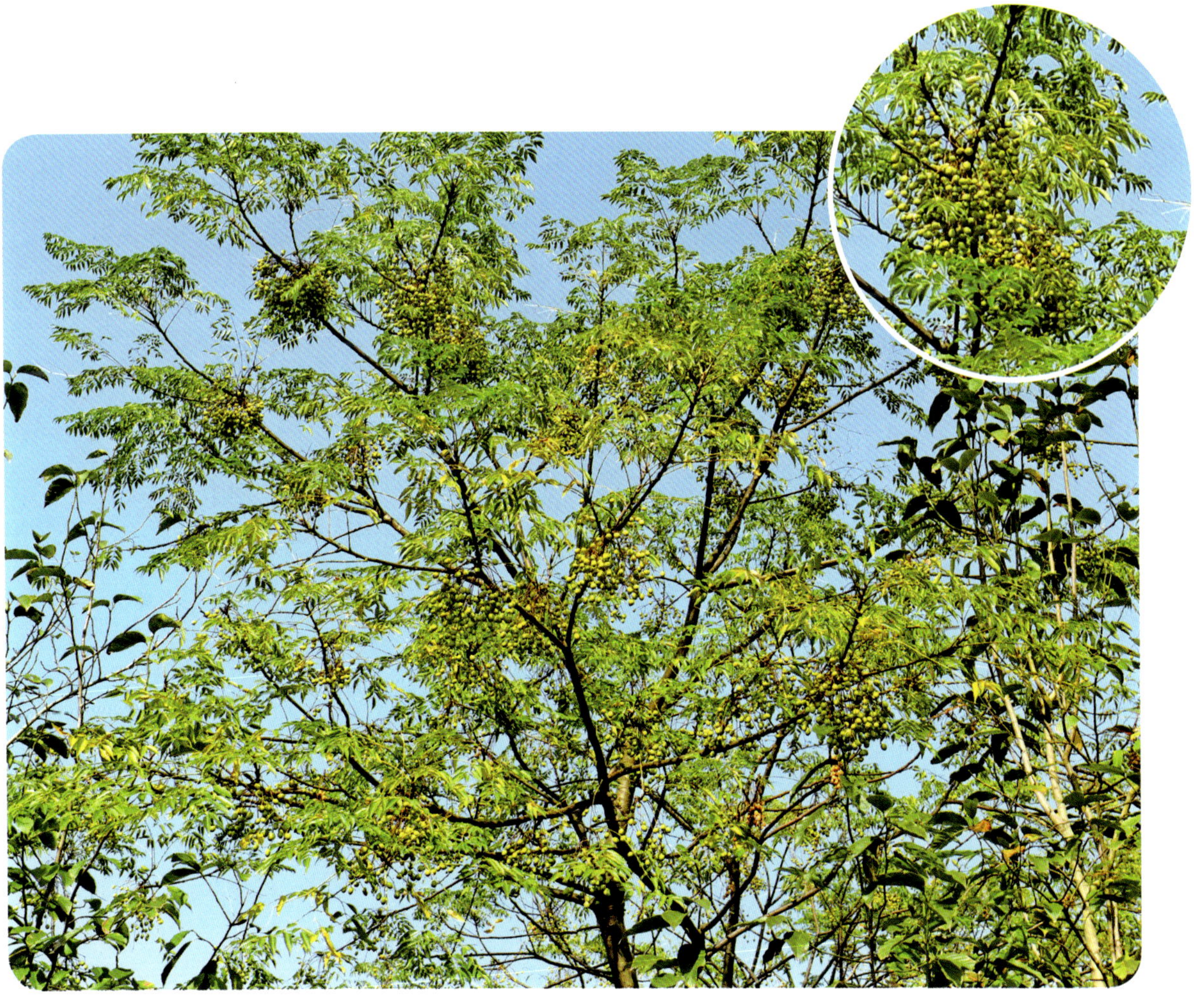

苦槠子

[药材来源] 为壳斗科植物苦槠 *Castanopsis sclerophylla*（Lindl. et Paxton）Schottky 的果实。

[江山土名] 苦槠。

[性味归经] 酸、涩，凉。归肝、大肠经。

[功能主治] 通气解暑，去滞化瘀。用于痢疾和泄泻。

[采收加工] 夏、秋二季采集，洗净，鲜用。或除去泥沙杂质，置沸水中稍烫，取出，晒干。

[参考资料] 主要含淀粉，浸水脱涩后可做苦槠豆腐、苦槠粉皮、苦槠粉丝、苦槠糕等多种原生态食品，深受人们青睐。

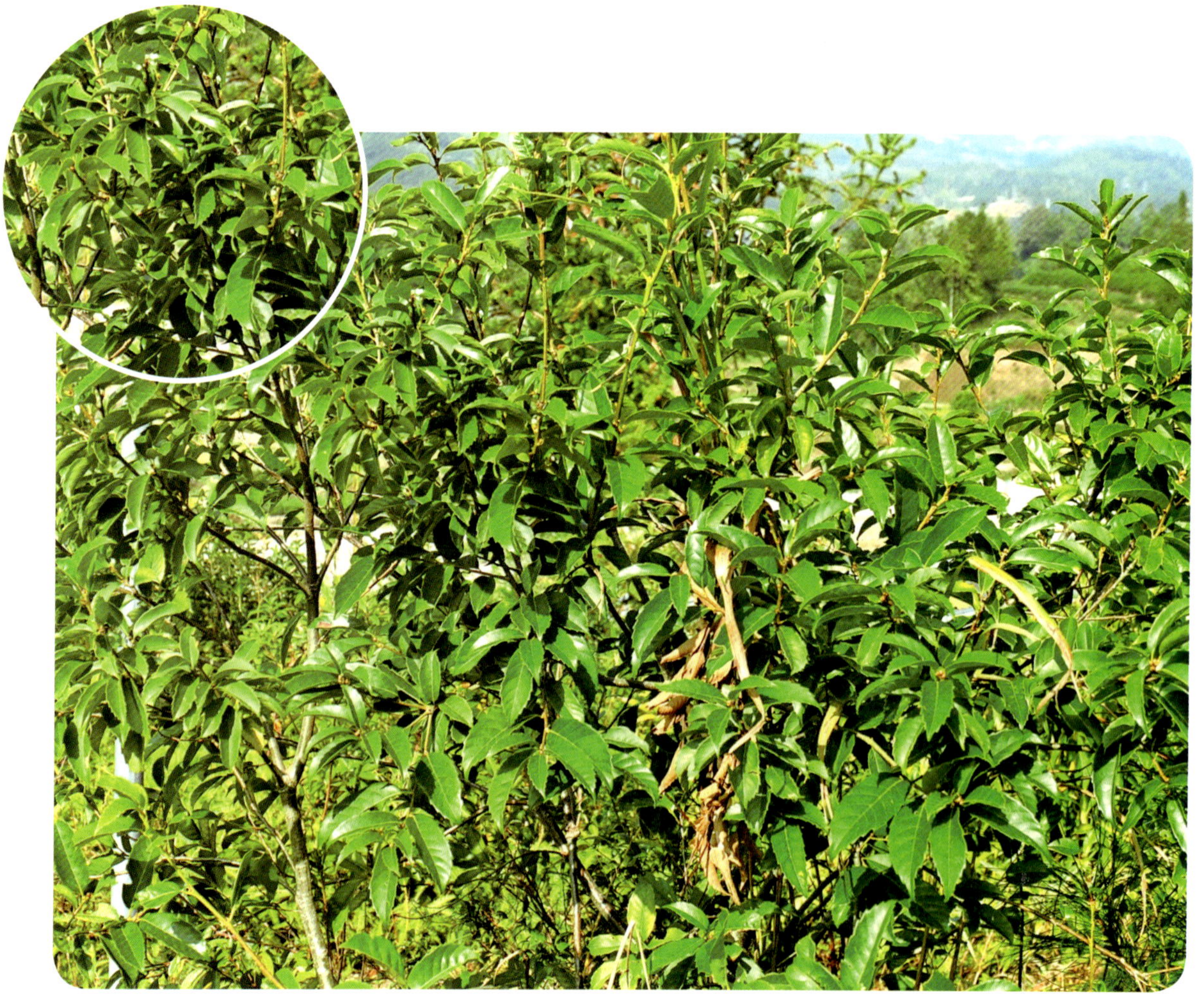

苦 蘵

[药材来源] 为茄科植物苦蘵 *Physalis Pubescens* L. 的全草。

[江山土名] 灯笼草。

[性味归经] 苦，寒。归肺、肝经。

[功能主治] 清热解毒，消肿利尿。用于咽喉肿痛，腮腺炎，急慢性气管炎，肺脓疡，痢疾，睾丸炎，小便不利。

[采收加工] 夏、秋二季可采，鲜用或晒干。

[参考资料] 全草含有酸浆苦蘵素 A，14 α – 羟基粘果酸浆内酯。孕妇忌服。外用适量，鲜品捣汁敷患处，可治脓疱疮。乙醇提取物表现出较好的抗癌活性。

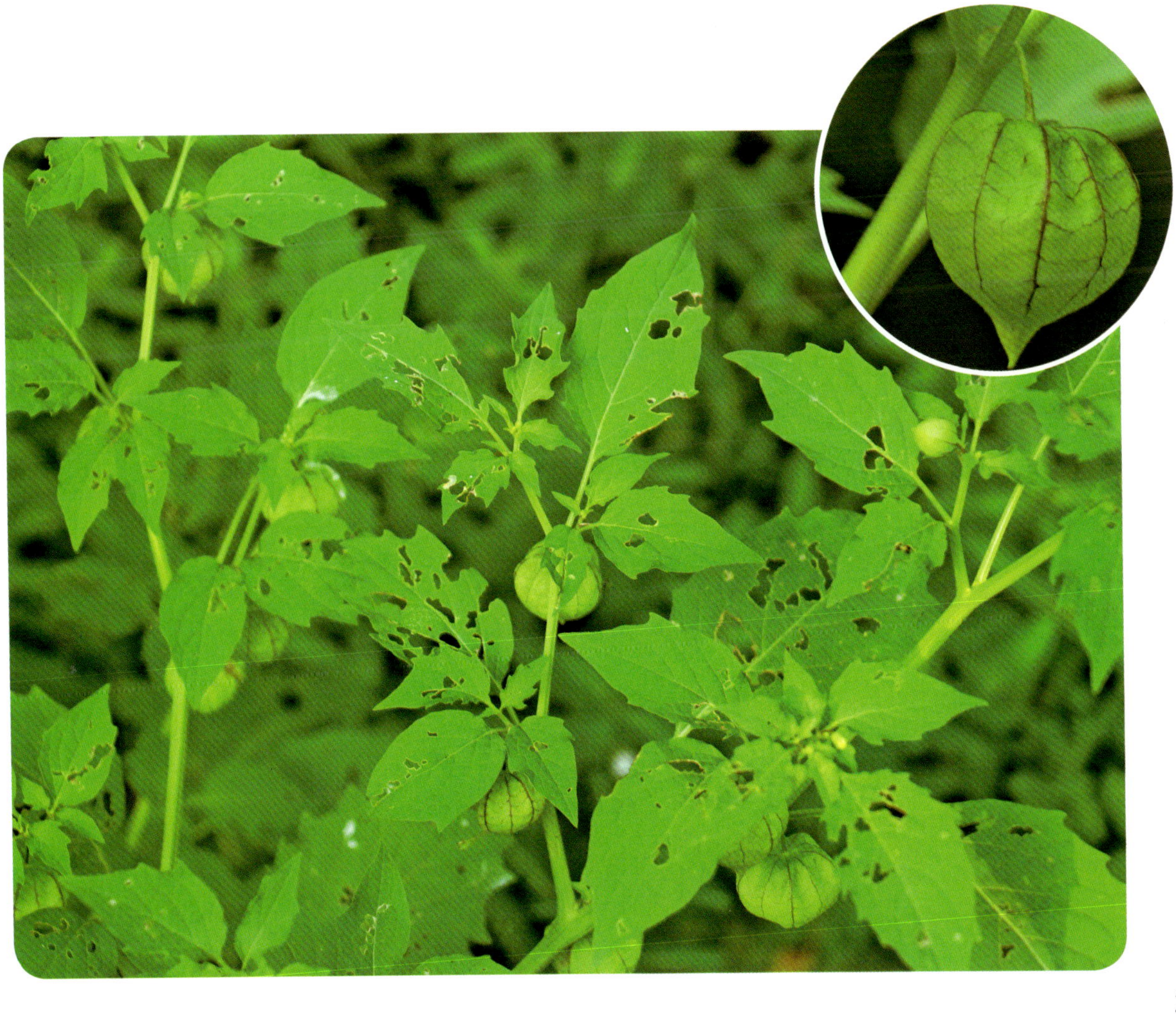

苘麻子

[药材来源] 为锦葵科植物苘麻 *Abutilon theophrasti* Medic 的种子。其全草或叶（苘麻）也可药用。

[江山土名] 白麻、青麻、野苎麻。

[性味归经] 苦，平。归脾、大肠经。

苘麻：苦，平。归脾、大肠经。

[功能主治] 清热解毒，泄热止痢。用于赤白痢疾，眼翳，痈肿，瘰疬。

苘麻子：解毒，祛风。用于痢疾，中耳炎，耳鸣，耳聋，关节酸痛。

[采收加工] 秋季果实成熟时采收。割取地上部分，晒干后，打下种子，筛去果皮及杂质，贮藏于干燥处。

苘麻子：秋季果实成熟时割取地上部分，晒干。

[参考资料] 呈三角形或卵状扁肾形，一端较尖。表面暗褐色或灰褐色，有不明显的稀疏短毛。肾形凹陷处有线形的种脐，淡棕色。种皮坚硬，剥落后可见胚根圆柱形，下端渐尖，子叶心形，两片重叠，然后再折曲。气微味淡。以籽粒饱满、无杂质者为佳。本品在市场上大多作冬葵子用。地上部分含芸香苷。苘麻鲜叶和蜜捣敷可用于痈疽肿毒。

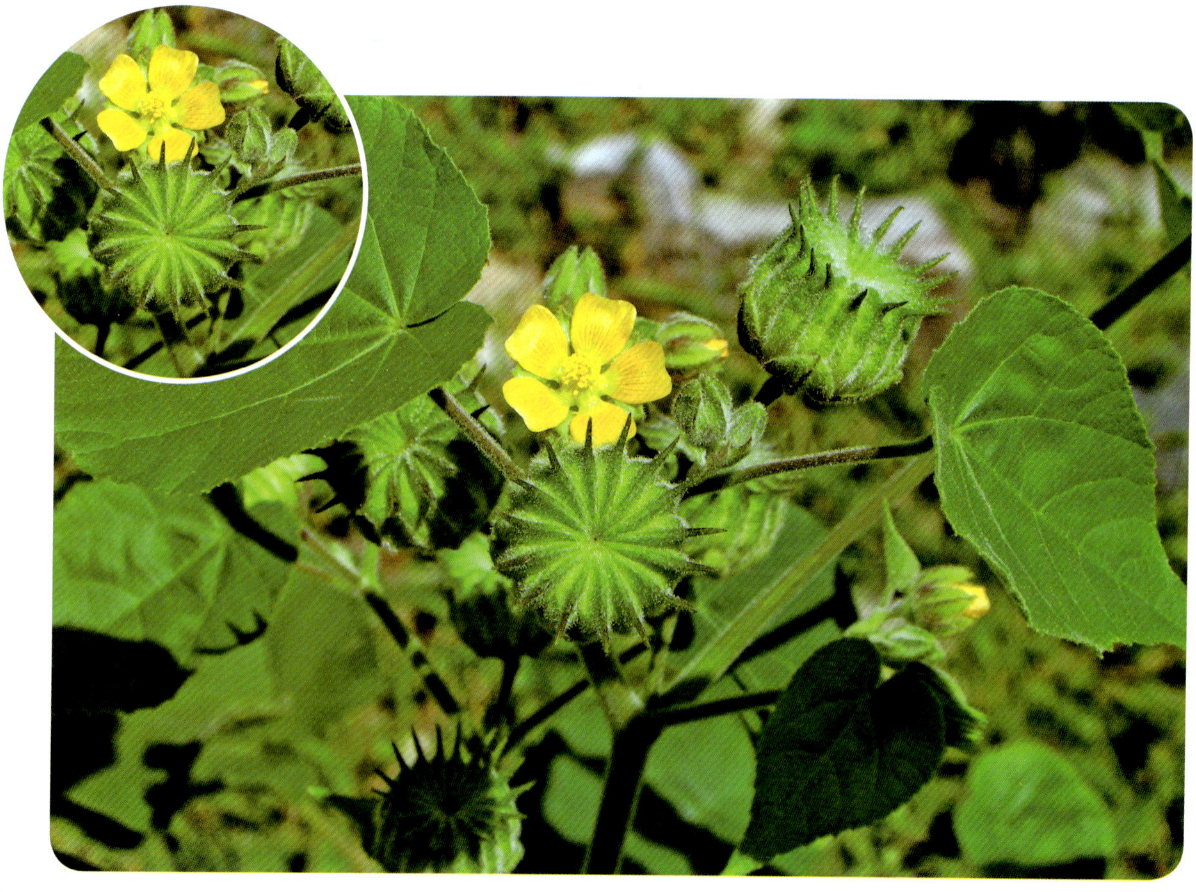

茅膏菜

［药材来源］为茅膏菜科植物茅膏菜 *Drosera peltata* Smith var. multisepala Y. Z. Ruan 的全草。

［江山土名］柔鱼草。

［性味归经］甘、辛，平。有毒。归肺、脾、胃经。

［功能主治］祛风止痛，活血通络，解毒。用于风湿痹痛，跌打损伤，腰肌劳损，胃痛，感冒，咽喉肿痛，痢疾，疟疾，目翳，瘰疬，湿疹，疥疮。

［采收加工］夏、秋二季采收，鲜用或晒干。

［参考资料］茅膏菜煎服，可治食积腹胀、胃痛、跌打损伤、腰肌劳伤、风湿性关节炎、淋巴结核。茅膏菜和桑寄生配伍，水煎服，可治风湿关节痛。

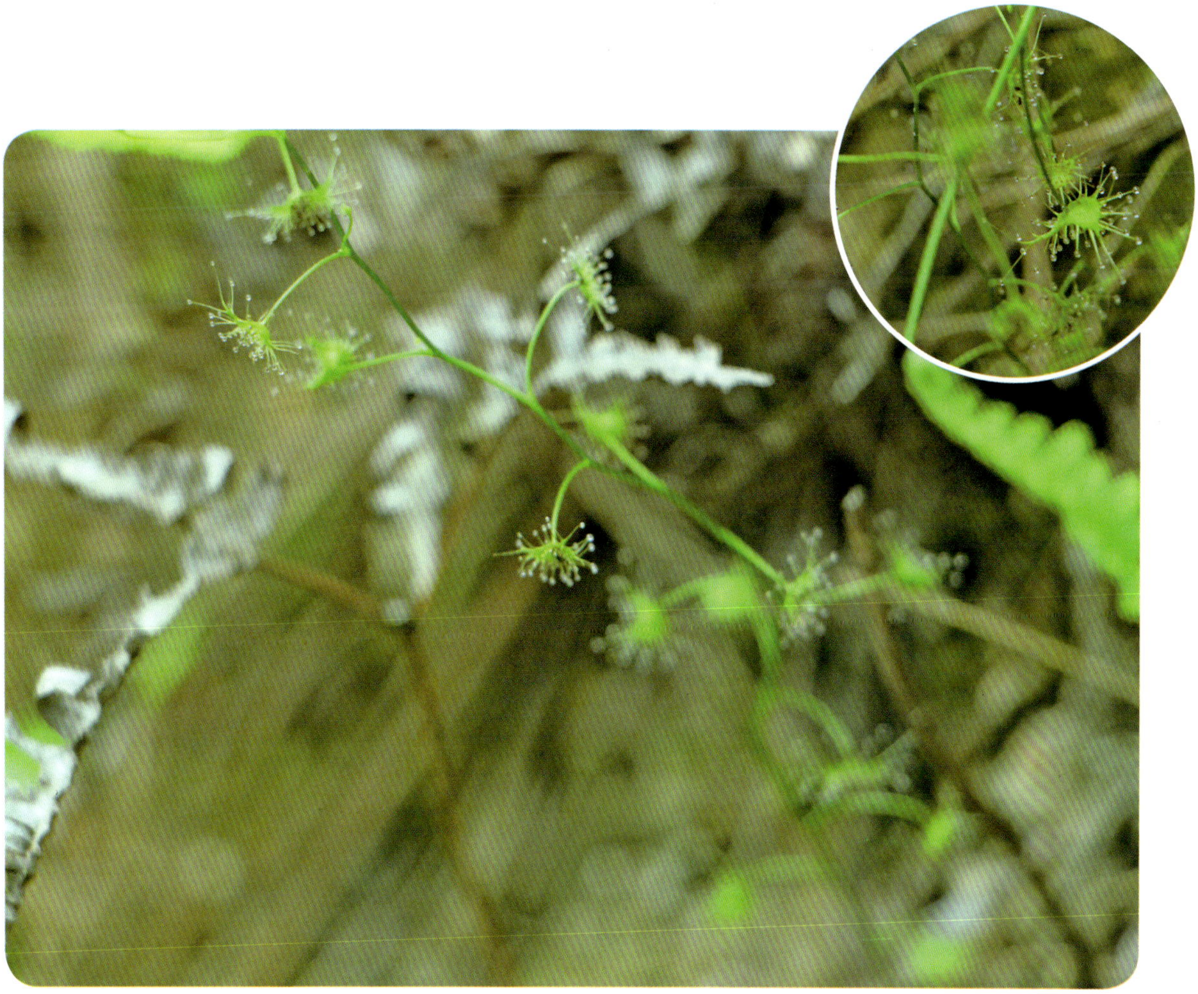

枇杷叶

[药材来源] 为蔷薇科植物枇杷 *Eriobotrya japonica*(Thunb.)Lindl. 的叶。其花蕾及花序（枇杷花）也可药用。

[江山土名] 枇杷叶。

[性味归经] 苦，微寒。归肺、胃经。

枇杷花：淡，平。归肺经。

[功能主治] 清肺止咳，降逆止呕。用于肺热咳嗽，气逆喘急，胃热呕逆，烦热口渴。

枇杷花：疏散风邪，通鼻窍，止咳。用于外感风邪伤肺之咳嗽，鼻塞流涕，虚劳久嗽，痰中带血。

[采收加工] 全年均可采收，晒至七八成干时，扎成小把，再晒干。

枇杷花：冬、春季花未开放时采收，除去杂质，晒干。

[参考资料] 含有苦杏仁苷、熊果酸、齐墩果酸、维生素、鞣质、有机酸、糖类等。配半夏，润肺止咳；配六一散，利水泻火；配黛蛤散，肃肺和胃；配前胡，清热化痰。

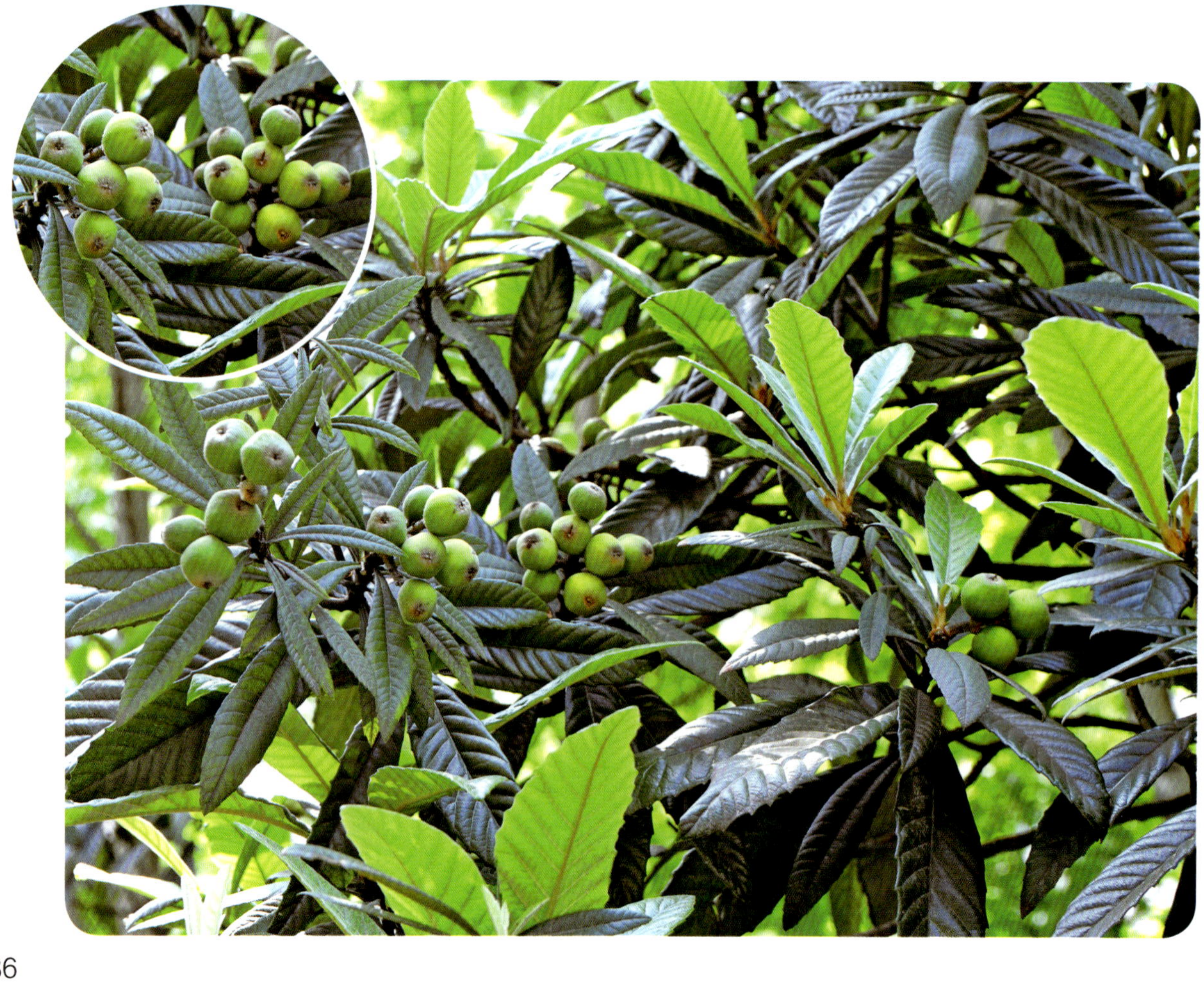

松花粉

[药材来源] 为松科植物马尾松 *Pinus massoniana* Lamb. 或同属数种植物的干燥花粉。其干燥瘤状节（松节）也可药用。

[江山土名] 松黄。

[性味归经] 甘，温。归肝、脾经。

松节：苦、辛，温。归肝、肾经。

[功能主治] 燥湿，收敛止血。用于湿疹，黄水疮，皮肤糜烂，脓水淋漓，外伤出血，尿布性皮炎。

松节：祛风燥湿，强筋骨。用于风湿痹痛，跌打损伤疼痛，风湿性关节疼痛，屈伸不利。

[采收加工] 春季花刚开时，采摘花穗，干燥，收集花粉。

松节：全年均可采收，干燥。

[参考资料] 现多用松花粉治疗前列腺炎。松节为曲直不一的丝条，表面黄棕色，纵切面具条纹；横切面有时可见年轮。质坚硬，富油性，遇火易燃，并冒黑烟。具松节油气。

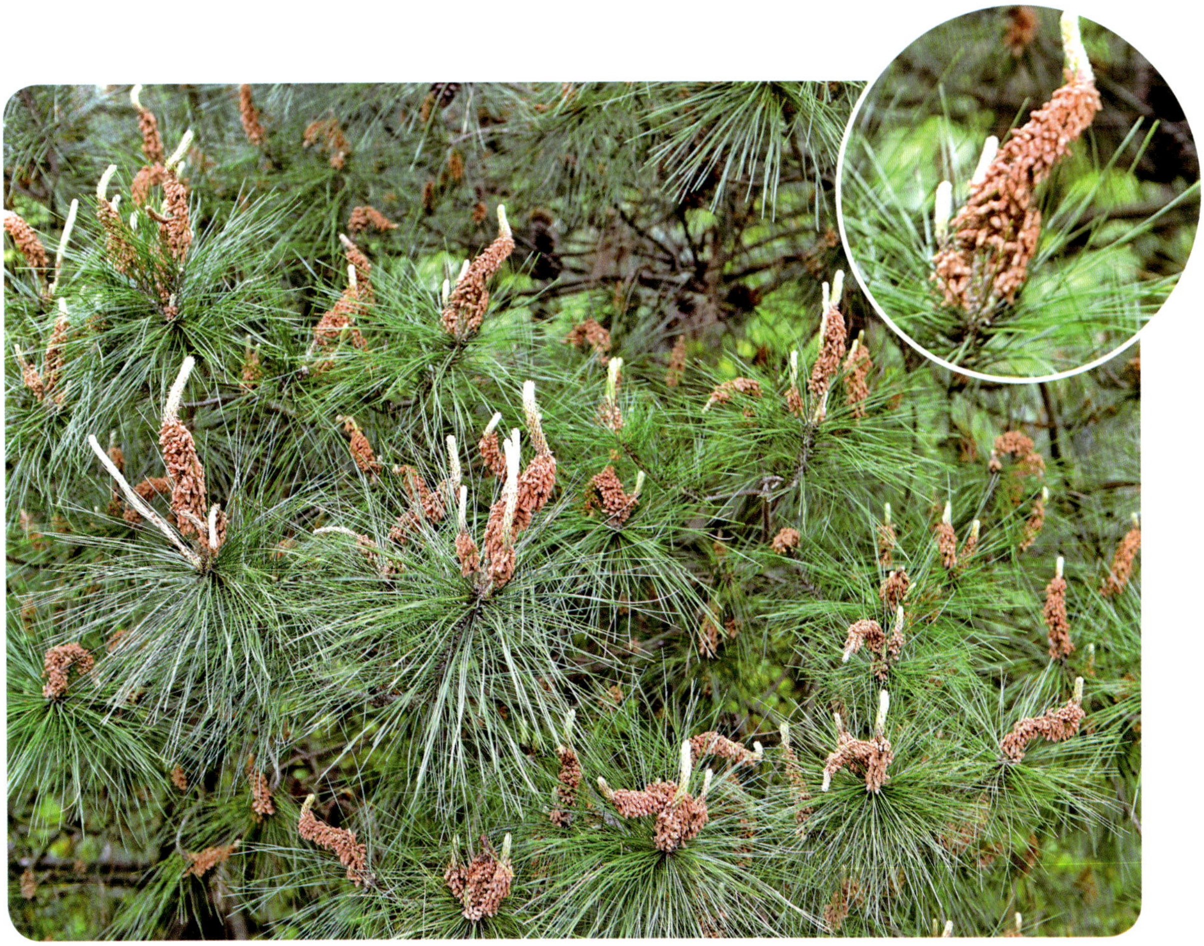

枫荷梨

［药材来源］为五加科植物树参 *Dendropanax chevalieri*（Vig.）Merr. 的根及茎。

［江山土名］偏荷枫。

［性味归经］甘、辛，温。归肝、肾经。

［功能主治］祛风除湿，舒筋活血。用于偏头痛，臂丛神经炎，风湿性关节炎，类风湿关节炎，腰肌劳损，慢性腰腿痛，半身不遂，跌打损伤，扭挫伤；外用治刀伤出血。

［采收加工］秋冬季采挖，砍取茎枝，洗净，削去外皮，干燥；或趁鲜切成厚片，干燥。

［参考资料］孕妇忌用。枫荷梨、虎杖、红楤木、菝葜等配伍可治风湿性关节炎。

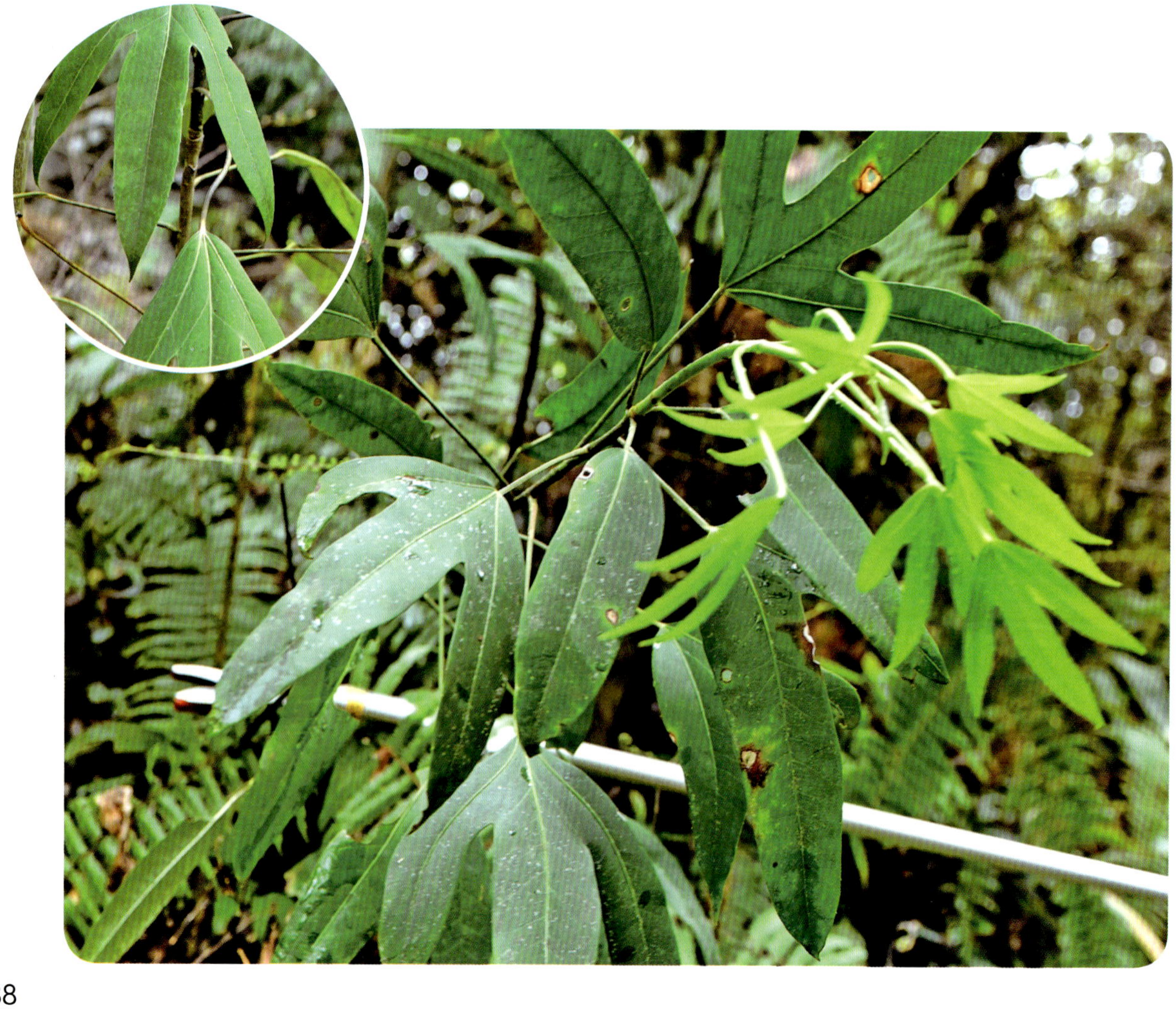

刺柏

[药材来源] 为柏科植物刺柏 *Juniperus formosana* hayata 的根及根皮或枝叶。

[江山土名] 八木香。

[性味归经] 辛、微苦，平。有毒。归肝、脾经。

[功能主治] 清热解毒，燥湿止痒。用于麻疹高热，湿疹，癣疮。

[采收加工] 夏季采收枝叶，秋季采收根及根皮，干燥。

[参考资料] 刺柏根、金银花藤、夏枯草等配伍，水煎服，可治麻疹发透至手足出齐后，疹点不按期收没，身热不退。刺柏根皮或树皮适量，水煎洗患处，可治皮肤癣症。

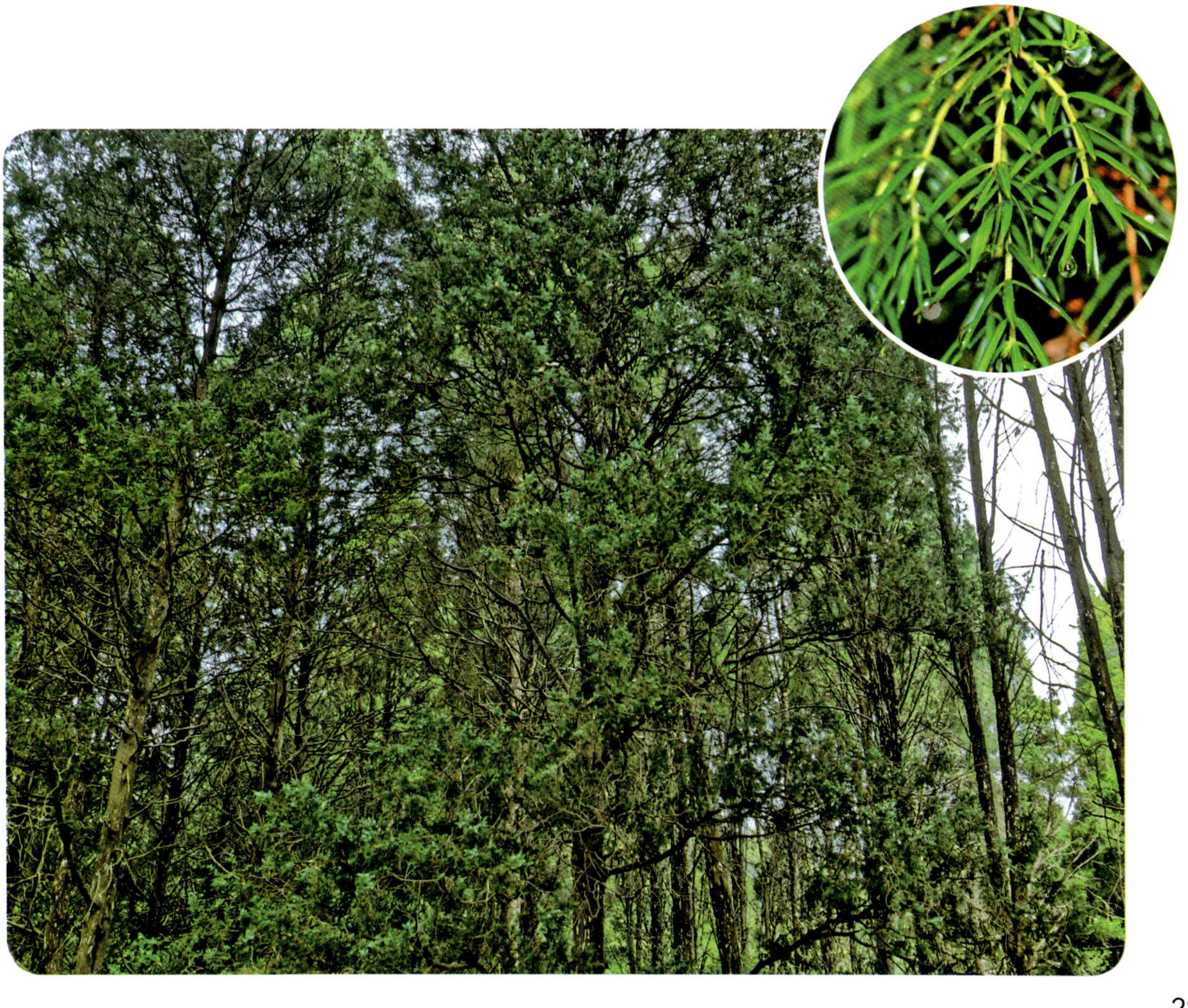

刺　楸

[药材来源] 为五加科植物刺楸 *Kalopanax septemlobus*（Thunberg）Koidzumi 的树皮。

[江山土名] 鼓钉刺。

[性味归经] 辛、微苦，平。有毒。归肝，脾经。

[功能主治] 祛风湿，通经络。用于风湿性关节炎，腰膝酸痛；外治皮肤湿疹。

[采收加工] 初夏剥取有钉刺的树皮，干燥。

[参考资料] 主要含有多糖和皂苷类成分。鲜刺楸树皮、桑寄生、鸡血藤等配伍，水煎服，可治风湿腰腿筋骨痛。

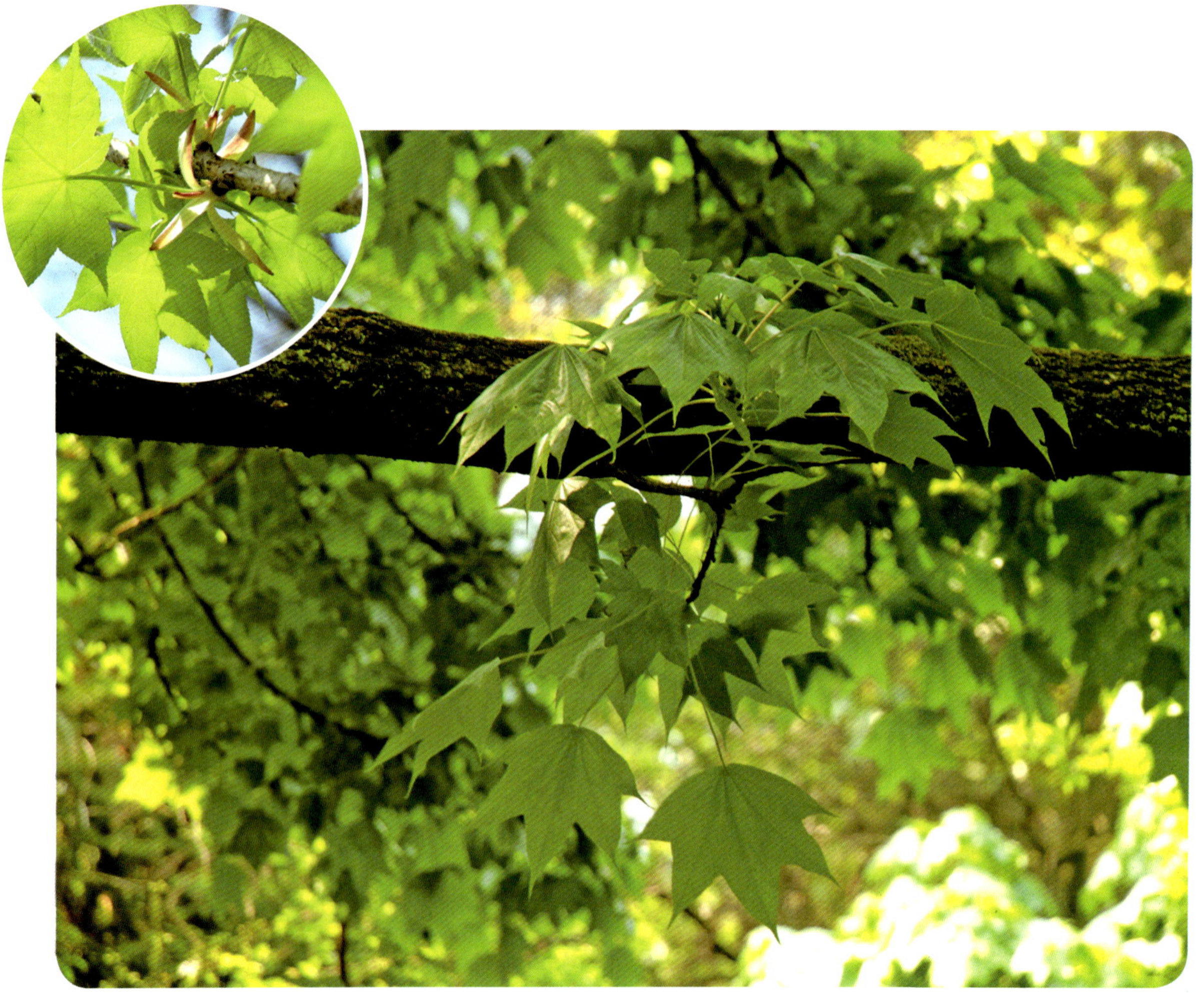

郁李仁

［药材来源］为蔷薇科植物欧李 *Prunus humilis* Bge.、郁李 *Prunus japonica* Thunb. 或长柄扁桃 *Prunus pedunculata* Maxim. 的成熟种子。

［江山土名］小李仁、大李仁。

［性味归经］辛、苦、甘，平。归脾、大肠、小肠经。

［功能主治］润肠通便，下气利水。用于津枯肠燥，食积气滞，腹胀便秘，水肿，脚气，小便不利。

［采收加工］夏、秋二季采收成熟果实，除去果肉和核壳，取出种子，干燥。

［参考资料］郁李仁所含郁李仁苷对实验动物有强烈泻下作用。其泻下作用机制类似番泻苷，均属大肠性泻剂。从郁李仁中提得的蛋白质成分 IR-A 和 IR-B 静脉给药有抗炎和镇痛作用。

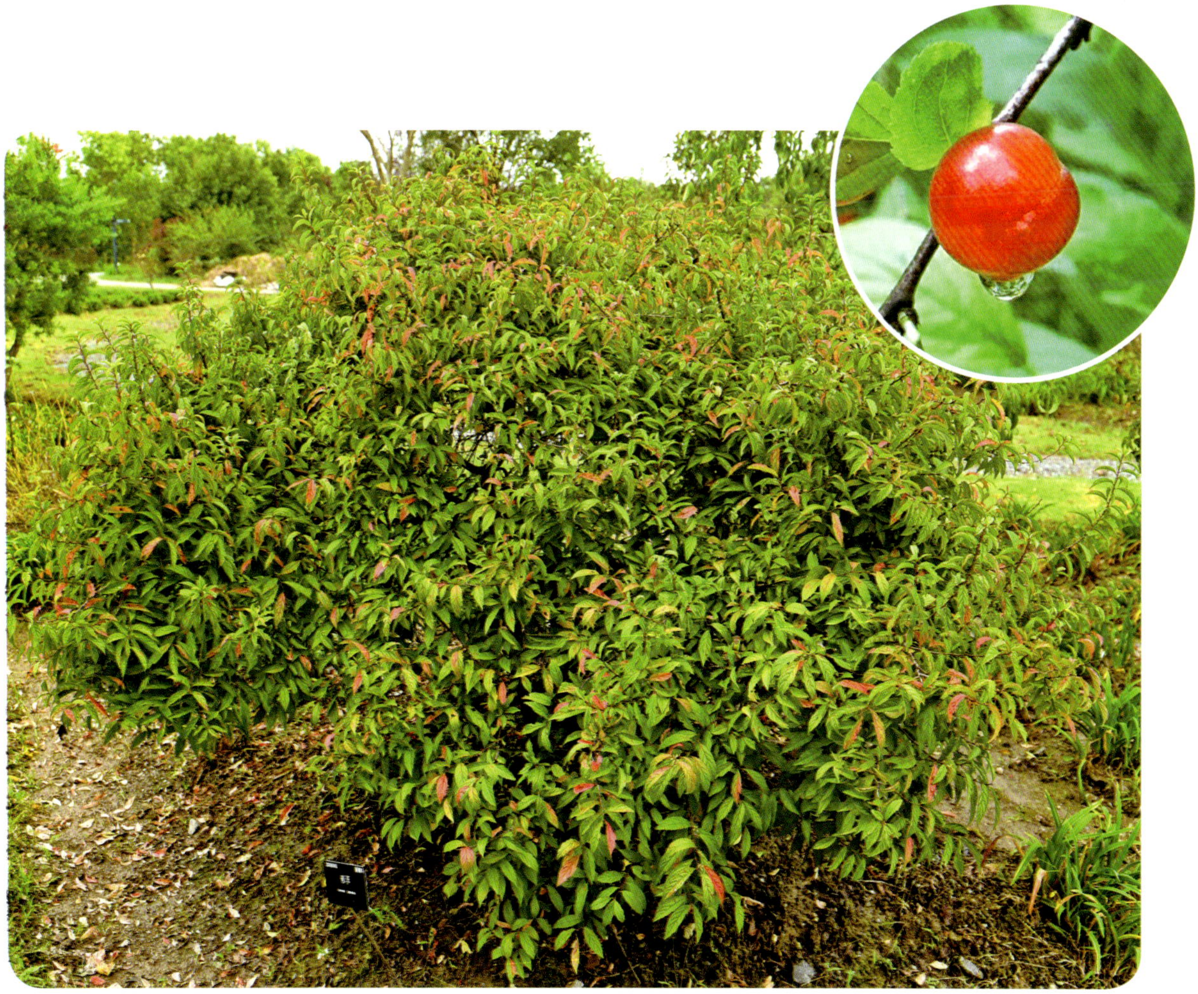

郁　金

[药材来源] 为姜科植物温郁金 *Curcuma wenyujin* Y. H. Chen et C. Ling 的块根。其根茎（莪术）也可药用。

[江山土名] 白丝郁金、黄郁。

[性味归经] 辛、苦，寒。归肝、心、肺经。

莪术：辛、苦，温。归肝、脾经。

[功能主治] 活血止痛，行气解郁，清心凉血，利胆退黄。用于胸胁刺痛，胸痹心痛，经闭痛经，乳房胀痛，热病神昏，癫痫发狂，血热吐衄，黄疸尿赤。

莪术：行气破血，消积止痛。用于癥瘕痞块，瘀血经闭，胸痹心痛，食积胀痛。

[采收加工] 冬季茎叶枯萎后采挖，除去泥沙和细根，蒸或煮至透心，干燥。

莪术：冬季茎叶枯萎后采挖，洗净，蒸或煮至透心，晒干或低温干燥后除去须根和杂质。

[参考资料] 含有挥发油（如莰烯、樟脑、倍半萜烯等）、姜黄素、姜黄酮等，另含淀粉、多糖、脂肪油、橡胶、水芹烯等。郁金有保护肝细胞、促进肝细胞再生、去脂和抑制肝细胞纤维化的作用，能对抗肝脏毒性病变。莪术能破血行气止痛，温通力较大，可治疗血滞经闭腹痛、腹部包块、积聚。能行气消积止痛，用于饮食积滞、胸腹满闷作痛。破血祛瘀，妇女闭经，或痰湿瘀血凝结而成的癥瘕癖块。能行气止痛，适于饮食失调，脘腹胀满疼痛。

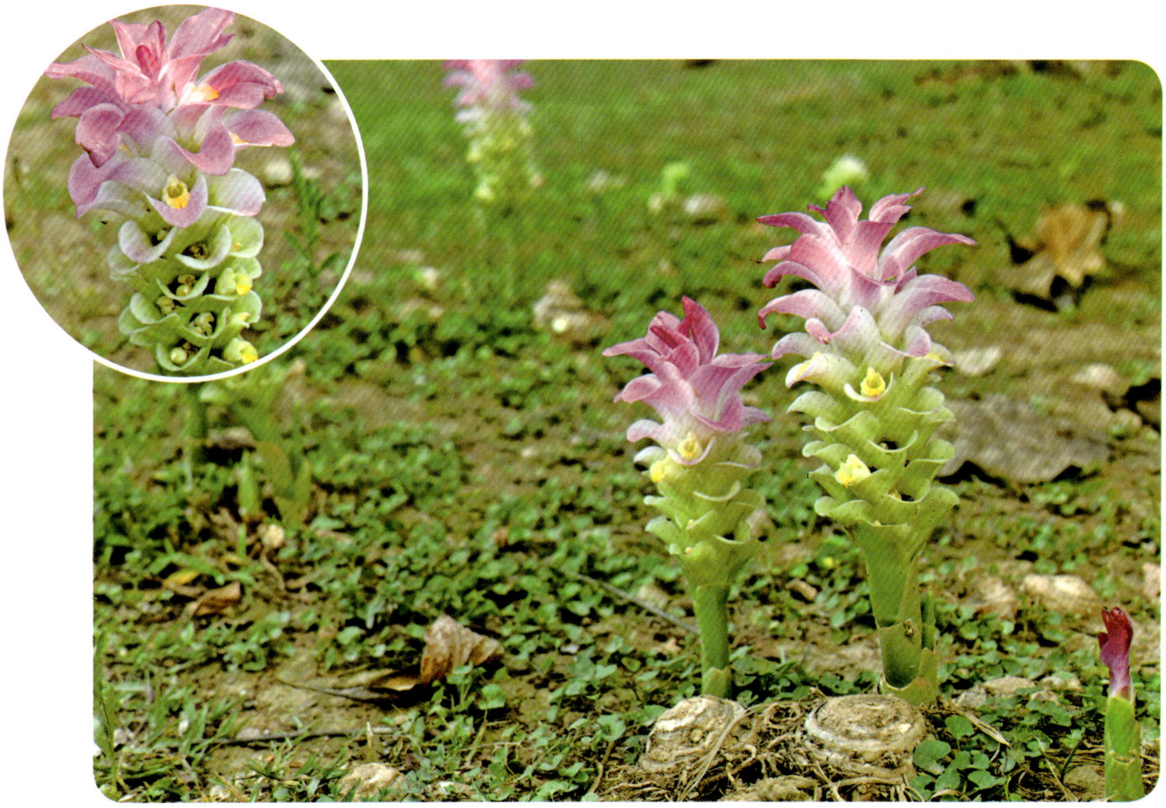

虎头蕉

[药材来源] 为兰科植物脉羊耳兰 *Liparis nervosa*（Thunb.）Lindl. 或小花蜻蜓兰 *Tulotis ussuriensis*（Regal et Maack）Hara 的全草。

[江山土名] 见血清。

[性味归经] 苦，寒。归心、肝、肺、胃经。

[功能主治] 清热，凉血，止血。用于肺热咯血，吐血；外用治创伤出血，疮疖肿毒。

[采收加工] 夏、秋二季采收，除去杂质，晒干。

[参考资料] 全草含脉羊耳兰碱。取全草切碎烘干，用水煮，合并煎液，浓缩，离心，取上清液，经活性炭处理和高压灭菌后备用，可用于止血。

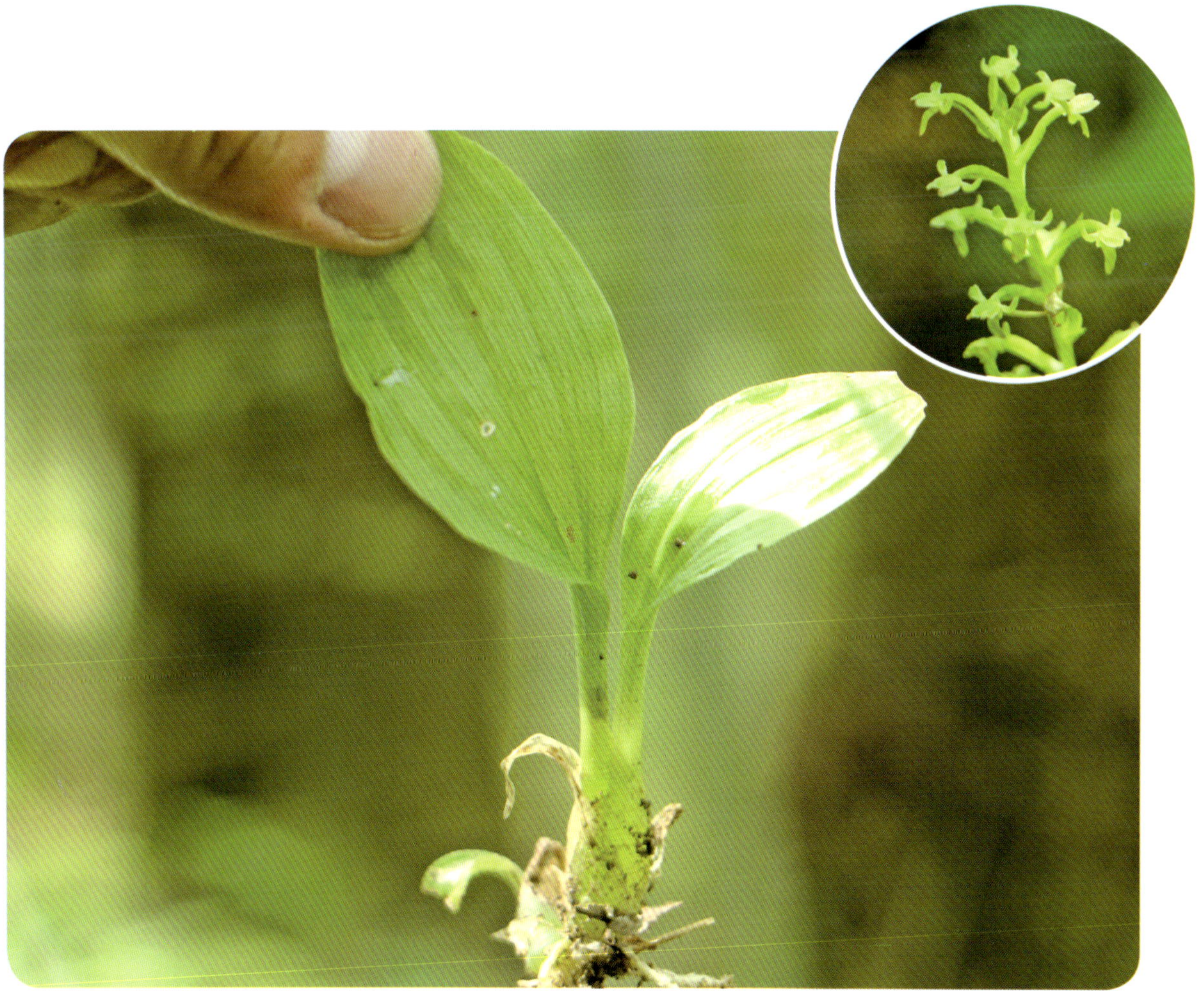

虎耳草

［药材来源］为虎耳草科植物虎耳草 *Saxifraga stolonifera* Meerb. 的全草。

［江山土名］猫耳朵、老虎耳朵。

［性味归经］微苦、辛，寒，有小毒。归肺、脾、大肠经。

［功能主治］清热解毒，消肿止痛。用于中耳炎，风热咳嗽；外用治大疱性鼓膜炎，耳廓溃烂，风疹瘙痒。

［采收加工］春季至秋季可采，洗净，干燥。但以开花后采者为好。

［参考资料］含有生物碱、硝酸钾及氯化钾、熊果酚苷。用于化脓性中耳炎：取虎耳草鲜叶捣汁，纱布过滤，加适量冰片，装入滴眼瓶内备用。取虎耳草液滴耳，可用于中耳炎。

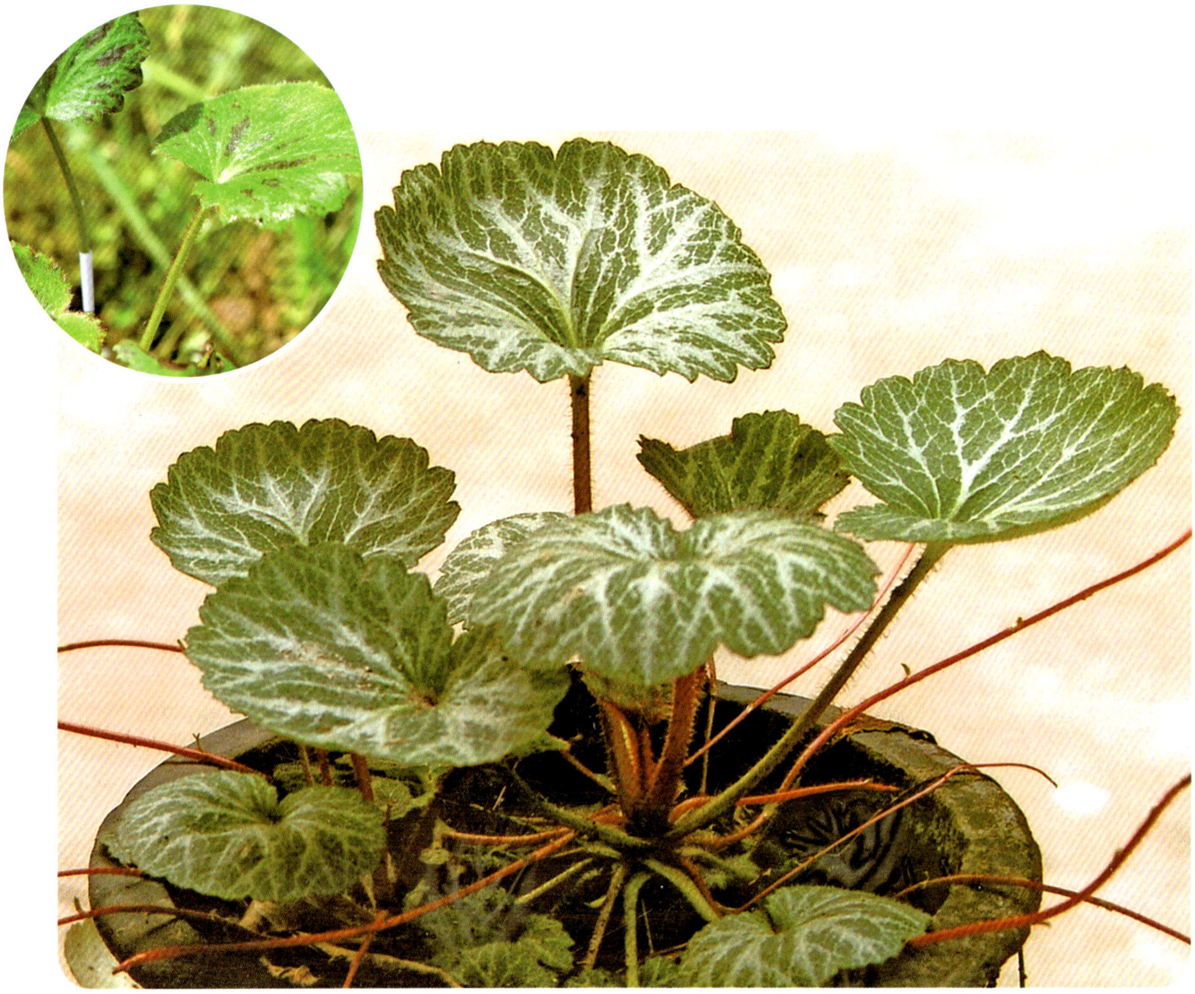

虎杖

[药材来源] 为蓼科植物虎杖 *Polygonum cuspidatum* Sieb. et Zucc. 的根茎和根。

[江山土名] 虎杖。

[性味归经] 微苦，微寒。归肝、胆、肺经。

[功能主治] 利湿退黄，清热解毒，散瘀止痛，止咳化痰。用于湿热黄疸，淋浊，带下，风湿痹痛，痈肿疮毒，水火烫伤，经闭，癥瘕，跌打损伤，肺热咳嗽。

[采收加工] 春、秋二季采挖，除去须根，洗净，趁鲜切短段或厚片，晒干。

[参考资料] 虎杖含有蓼苷、有机酸、葡萄糖苷、多糖类等。用于各型肺炎，可以透邪外出。苦寒则能清热利湿，但不甚苦，而不致败胃伤中。既入气分，又可入血分，兼有清气凉血活血之长。既能利小便，又可以通腑，具疏通之性。

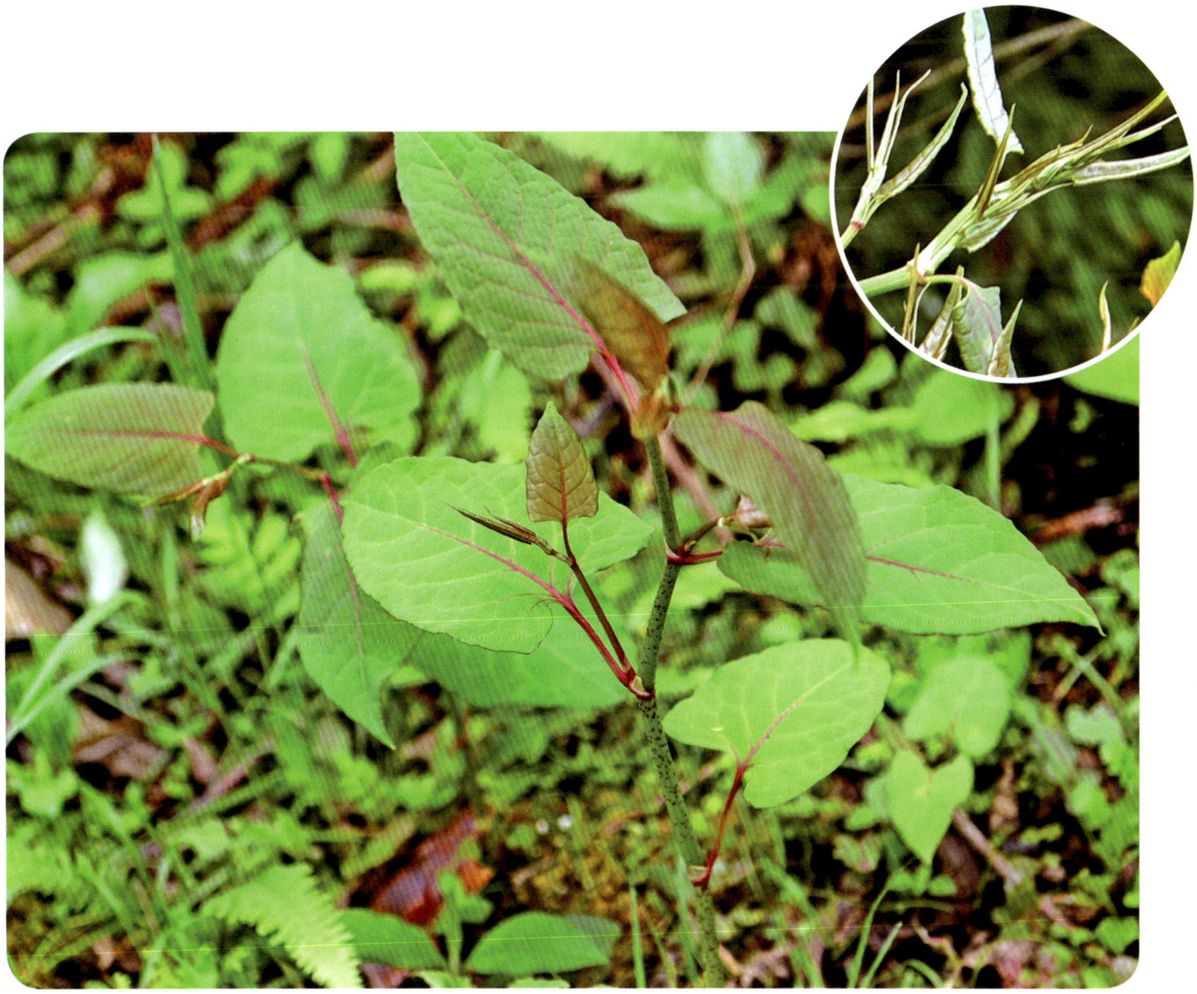

虎　刺

［药材来源］为茜草科植物虎刺 *Damnacanthus indicus* Gaertn. f.、短刺虎刺 *Damnacanthus subspinosus* Hand.–Mazz. 或大叶虎刺 *Damnacanthus major* Sieb. et Zucc. 的根。

［江山土名］老鼠枪。

［性味归经］苦、甘，平。归肝、肾经。

［功能主治］祛风利湿，活血止痛。用于肝炎，风湿筋骨痛，龋齿痛，跌打损伤。

［采收加工］全年可采挖，洗净，切碎，晒干。

［参考资料］虎刺研末，搽患处可用于手脚烂痒。

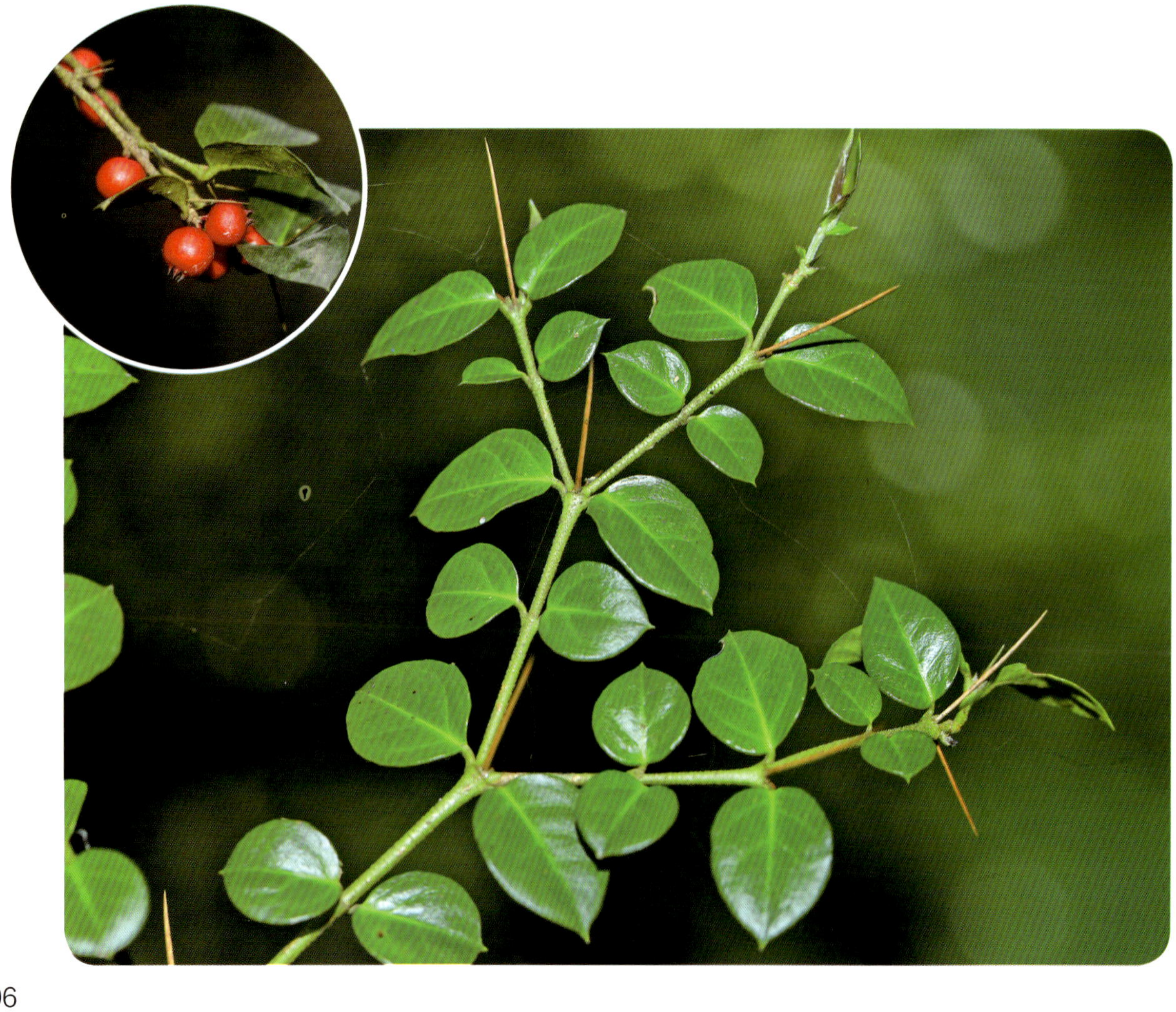

虎掌南星

[药材来源] 为天南星科植物掌叶半夏（虎掌）*Pinellia pedatisecta Schott* 的块茎。

[江山土名] 天南星。

[性味归经] 苦、辛，温。有毒。归肝、脾、肺经。

[功能主治] 燥湿化痰，祛风止痉，散结消肿。用于顽痰咳嗽，风痰眩晕，中风痰壅，口眼㖞斜，半身不遂，癫痫，惊风，破伤风。生用外治痈肿，蛇虫咬伤。

[采收加工] 秋、冬二季茎叶枯萎时采挖，除去须根，撞去外皮，干燥。制用。

[参考资料] 主要含有皂苷、氨基酸等。块茎扁球形，上下两面均较平坦，大小不一，周边生有数个侧生块茎或有侧芽，侧生块茎呈半球形，形如虎掌。表面黄白色或淡黄棕色，上端中央凹陷，凹陷周围密布细小凹点。质坚实而重。味有麻舌感。

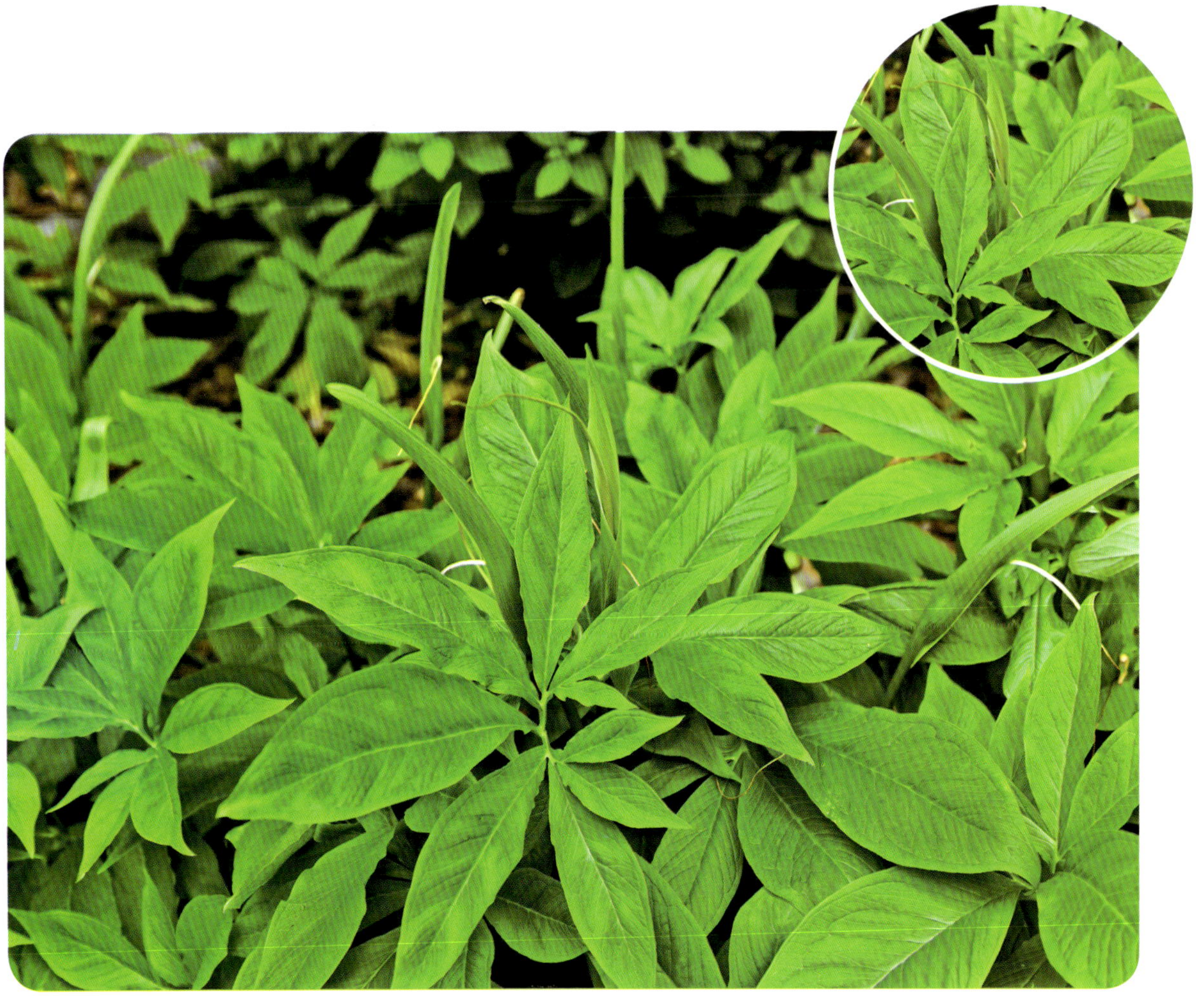

肾蕨

[药材来源] 为水龙骨科植物肾蕨 *Nephrolepis auriculata*（Linn.）Trimen 的地下块茎或新鲜地下块茎。

[江山土名] 肾蕨。

[性味归经] 甘、淡、微涩，凉。归肝、肾、胃、小肠经。

[功能主治] 清热利湿，止咳通淋，消肿解毒。用于外感发热，肺热咳嗽，黄疸，小便涩痛，泄泻，痢疾，带下，疝气，乳痈，疮疡，瘰疬痰核，水火烫伤，刀刃损伤。

[采收加工] 全年均可采收，晒干或鲜用。

[参考资料] 呈块茎球形或扁圆形，表面多有棕色绒毛状鳞片，可见自根茎脱落后的圆形疤痕，除去鳞片后表面呈亮黄色，有明显的不规则皱纹。干品极皱缩，黄棕色至棕褐色。气香，味微甜。

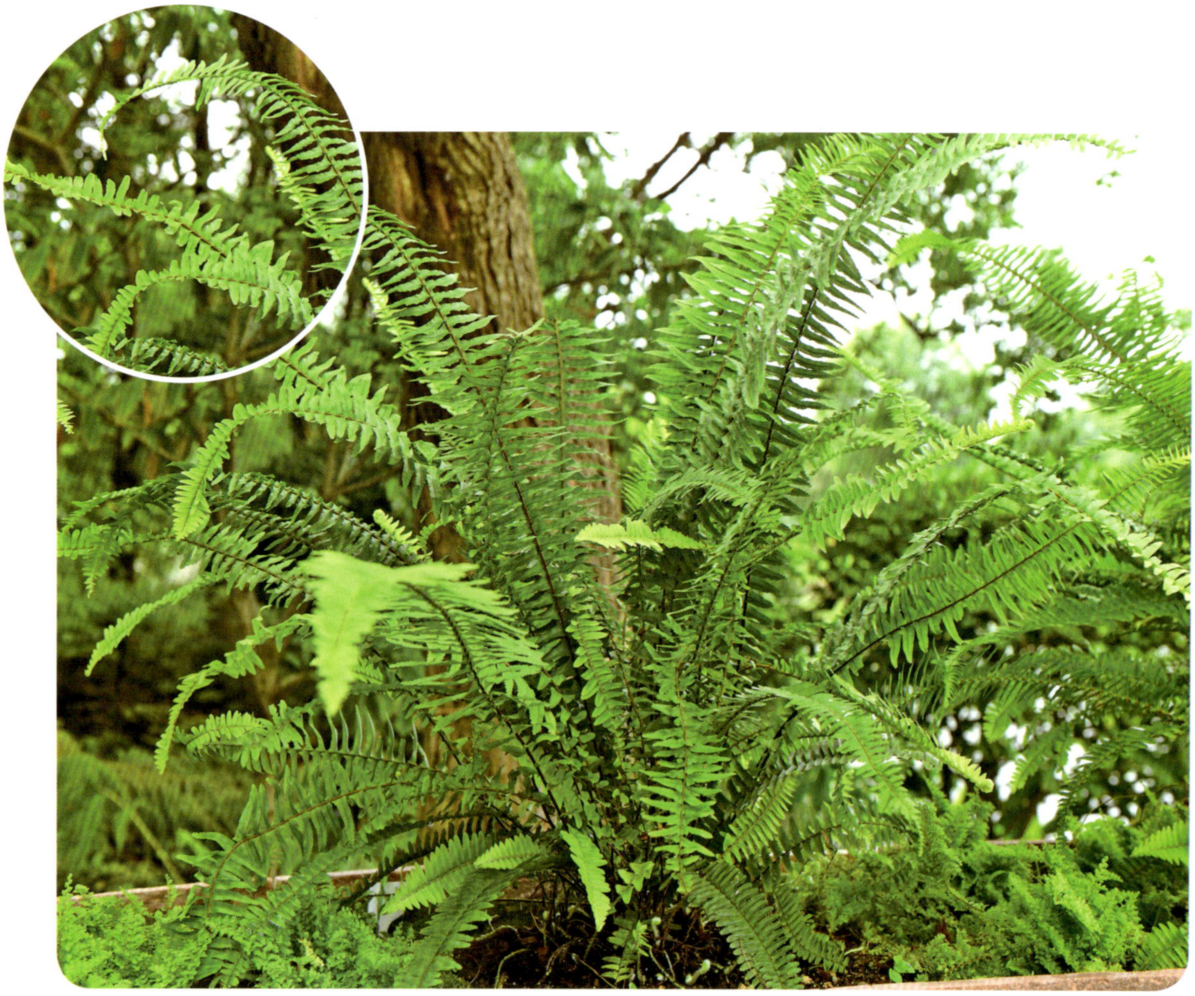

昆明鸡血藤

［药材来源］为豆科植物香花鸡血藤 *Callerya dielsiana*（Harms）P. K. Loc ex Z. Wei & Pedley 或网络鸡血藤 *Callerya reticulata*（Benth.）Schot 的藤茎。

［江山土名］活血藤。

［性味归经］苦、甘，温。归肝、肾经。

［功能主治］活血补血，调经止痛，舒筋活络。用于月经不调，痛经，经闭，风湿痹痛，麻木瘫痪，血虚萎黄。

［采收加工］秋、冬二季采收，除去枝叶，切片，晒干。

［参考资料］甘温，长于补血，温经活络，为伤家常用；药典收载的鸡血藤来源于豆科植物密花豆，但江山地区不产，本地产的香花鸡血藤和网络鸡血藤在江山民间常作“鸡血藤”用。

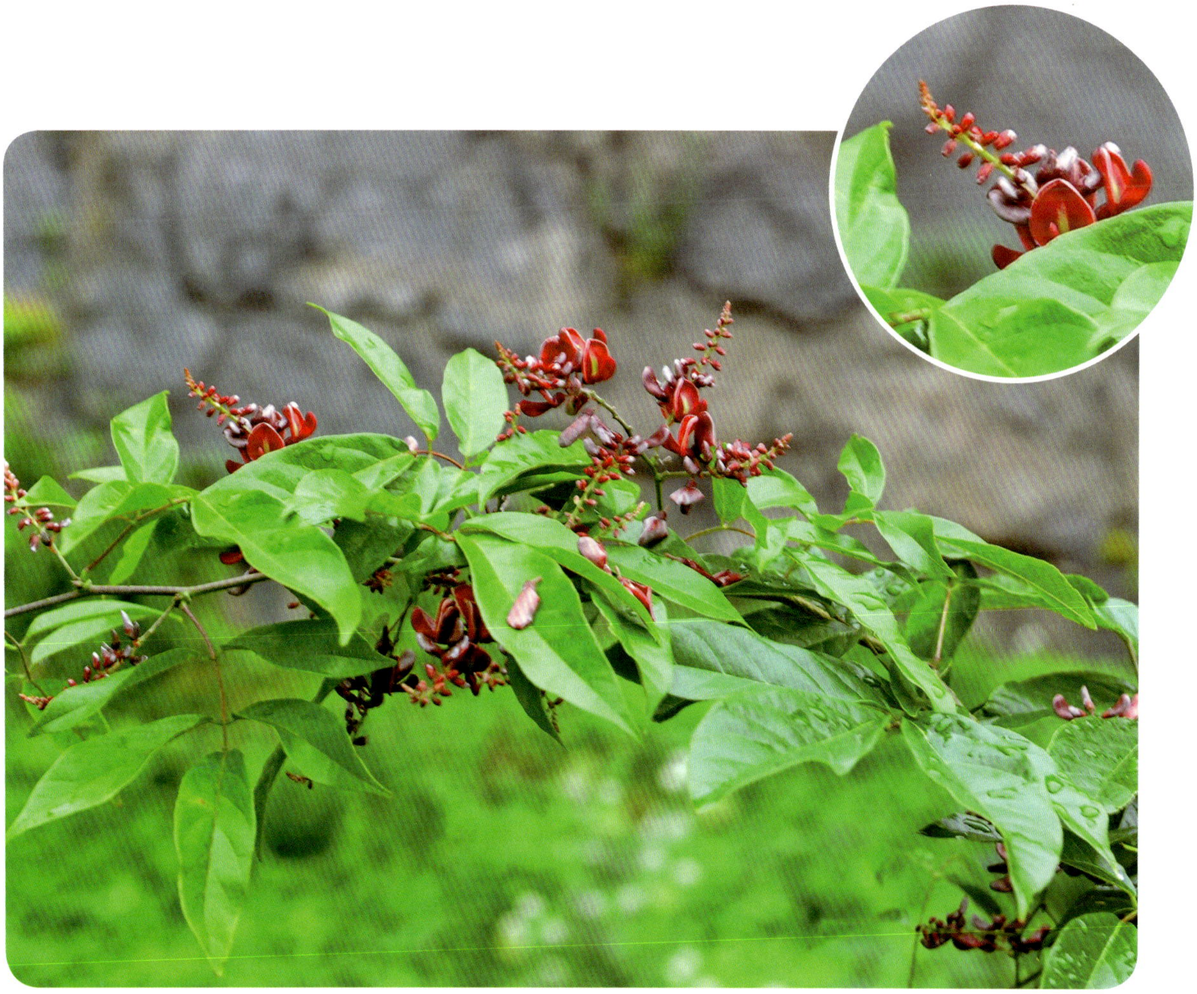

岩柏草

[药材来源] 为卷柏科植物江南卷柏 *Selaginella moellendorfii* Hieron 或毛枝卷柏 *Selaginella braunii* Bak. 的全草。

[江山土名] 摩来卷柏。

[性味归经] 微甘，平。归肝、脾、大肠经。

[功能主治] 清热利尿，活血消肿。用于急性传染性肝炎、胸胁腰部挫伤、全身浮肿、血小板减少。

[采收加工] 夏、秋二季采收全草。

[参考资料] 主要含有醛类成分，另有酚性、酸性及中性物质。

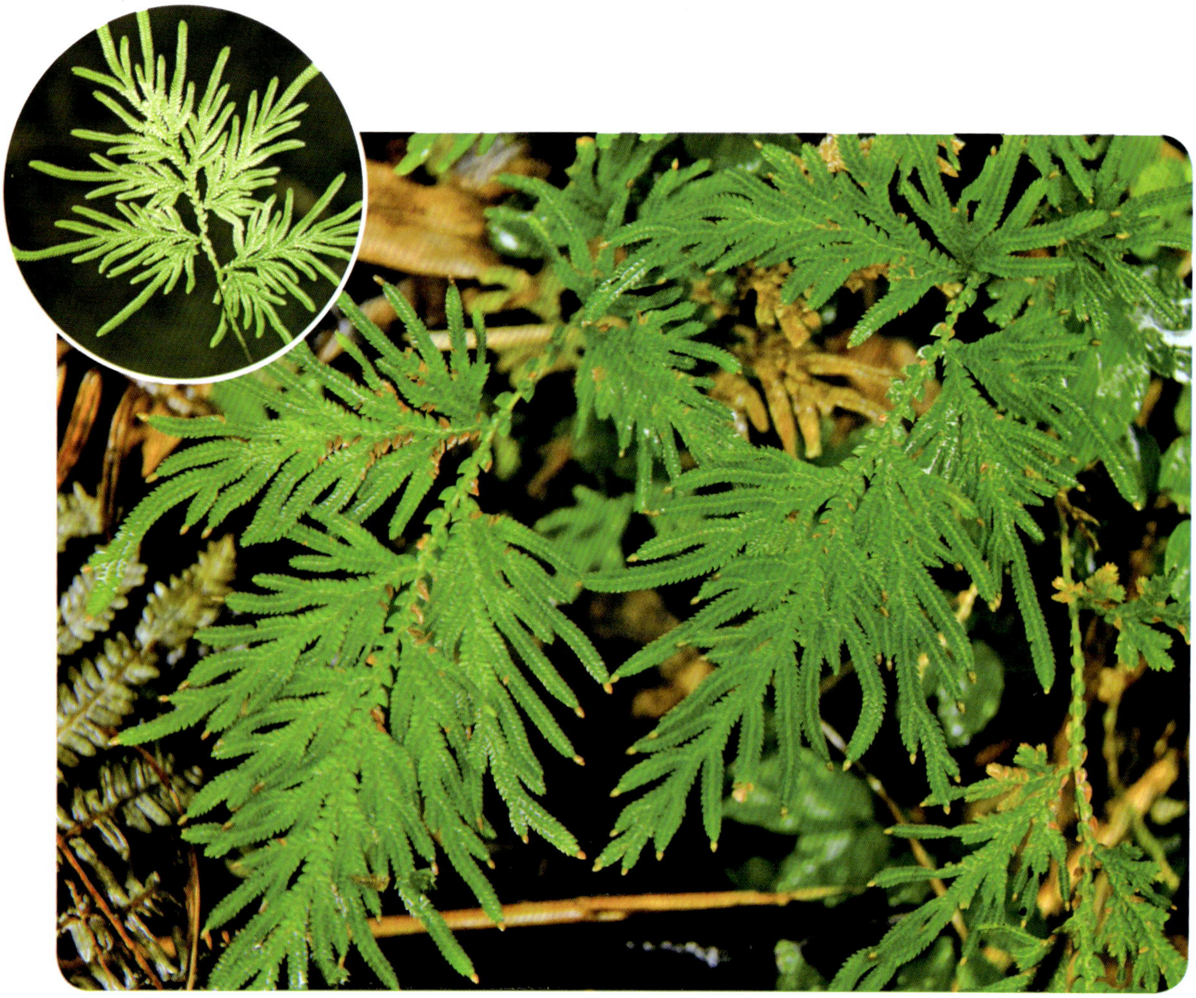

败酱草

[药材来源] 为败酱科植物黄花败酱 *Patrinia scabiosaefolia* Fisch. ex Link 或败酱 *Patrinia villosa*（Thunb）Juss. 的地上部分。

[江山土名] 苦叶。

[性味归经] 辛、苦，凉。归胃、大肠、肝经。

[功能主治] 清热解毒，祛瘀排脓。用于阑尾炎，痢疾，肠炎，肝炎，眼结膜炎，产后瘀滞腹痛，痈肿，疔疮。

[采收加工] 秋季采收，干燥。

[参考资料] 含有白花败酱苷、莫罗忍冬苷、番木鳖苷等。临床上常与大血藤、薏苡仁、桃仁、牡丹皮、大黄等配伍，用治肠痈（急性阑尾炎）；与鱼腥草、桔梗、薏苡仁、冬瓜子、芦根等配伍，用治肺痈（肺脓疡）；与金银花、连翘等配伍，用治疮痈肿毒，同时用本品鲜草捣烂外敷。配红花、山楂等药，治产后瘀血、腹中刺痛等。配蒲公英、金银花，用治急性结膜炎、结膜充血肿痛；配茵陈、栀子等治急性黄疸性肝炎。

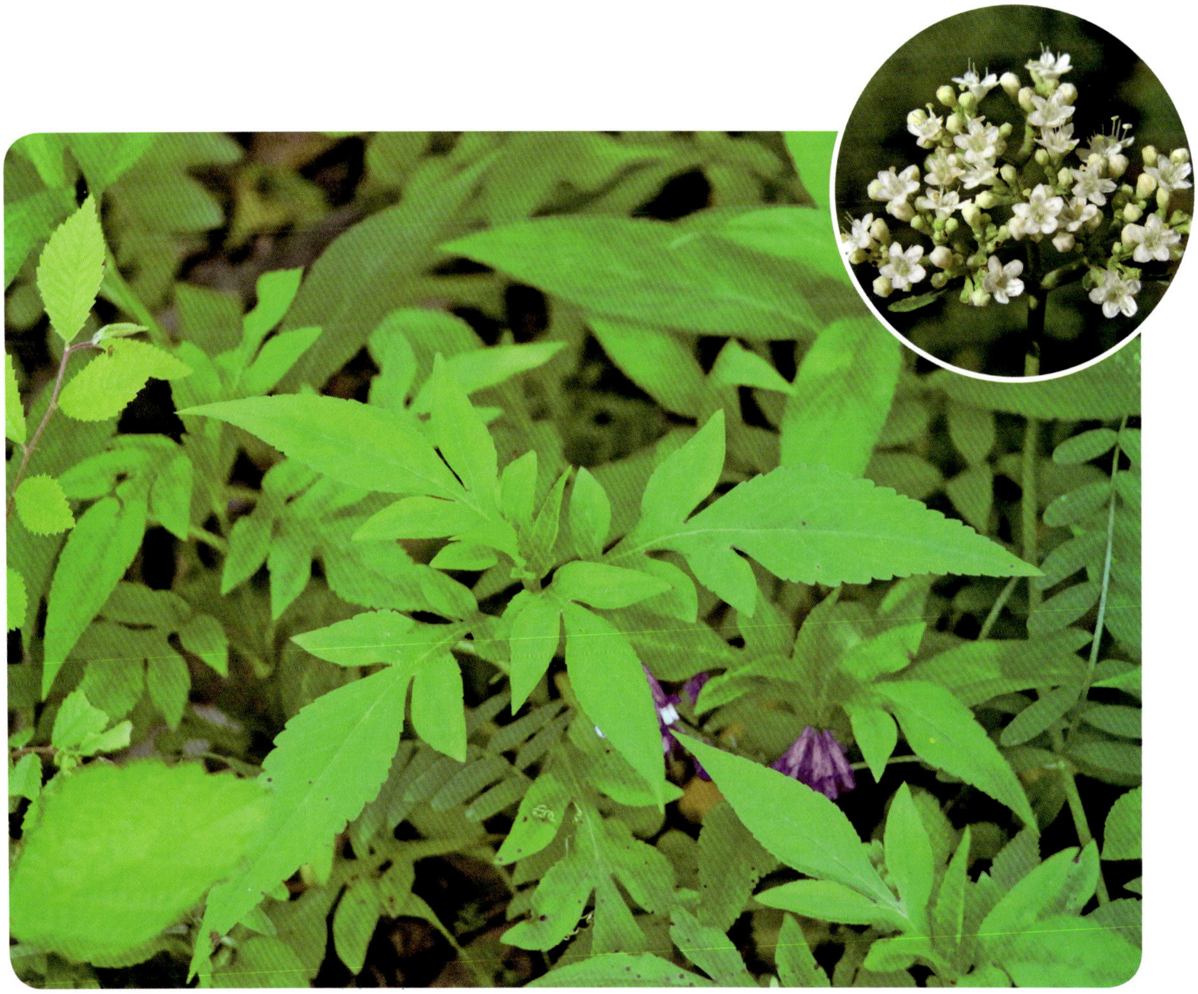

垂盆草

［药材来源］为景天科植物垂盆草 *Sedum sarmentosum* Bunge 的全草。

［江山土名］狗牙齿。

［性味归经］甘、淡，凉。归肝、胆、小肠经。

［功能主治］利湿退黄，清热解毒。用于湿热黄疸，小便不利，痈肿疮疡。

［采收加工］夏、秋二季采收，除去杂质，干燥。

［参考资料］垂盆草善解蛇毒，为民间治疗毒蛇咬伤的常用药品。鲜草洗净捣汁外涂，可用于水火烫伤。民间多用于痈肿初起，除煎汤内服外，同时用鲜草洗净捣烂外敷，还可消痈退肿。

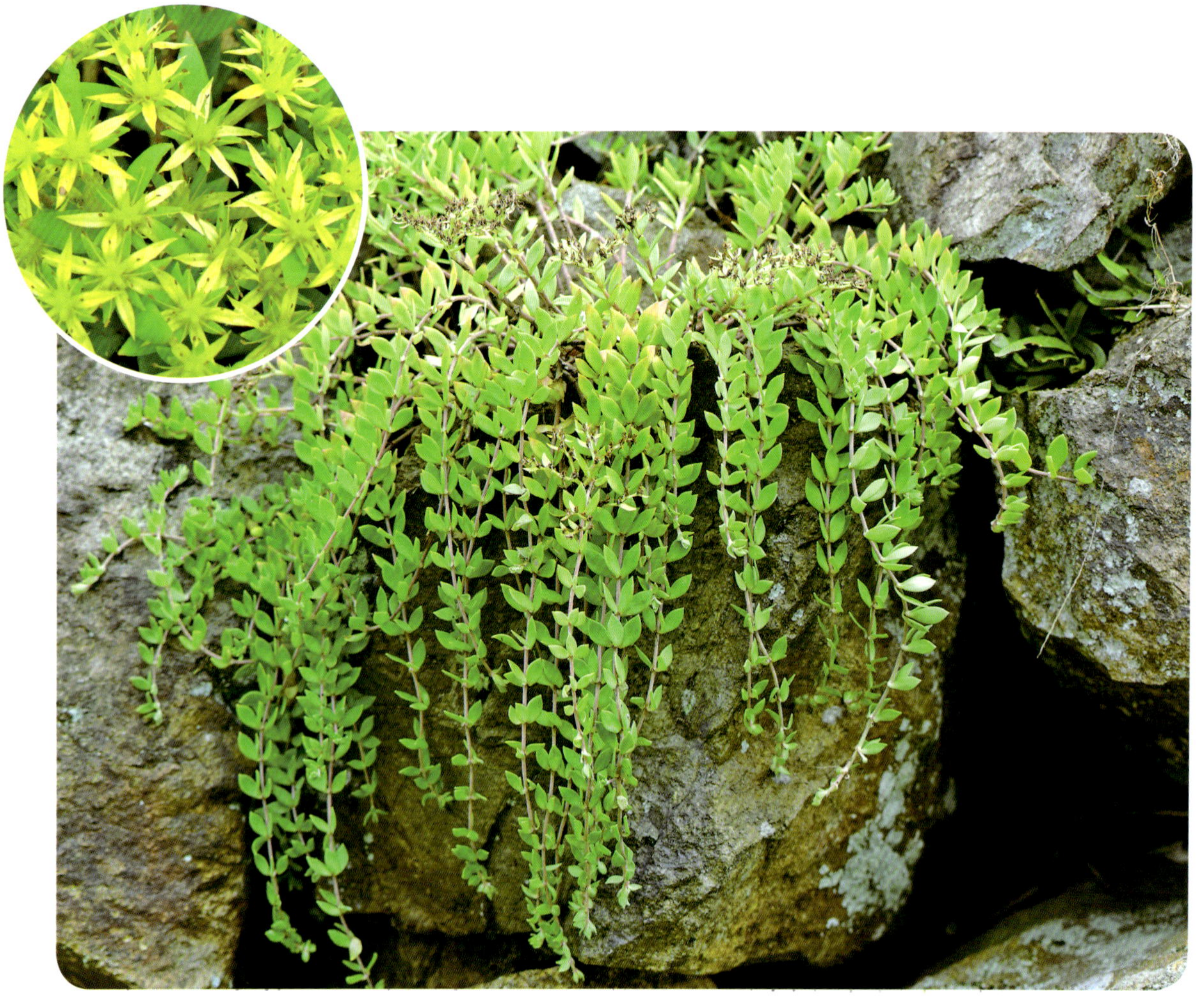

侧柏叶

[药材来源] 为柏科植物侧柏 *Platycladus orientalis*（L.）Franco 的枝梢和叶。其成熟种仁（柏子仁）也可药用。

[江山土名] 扁柏、柏叶。

[性味归经] 苦、涩，寒。归肺、肝、脾经。

柏子仁：甘，平。归心、肾、大肠经。

[功能主治] 凉血止血，化痰止咳，生发乌发。用于吐血，衄血，咯血，便血，崩漏下血，肺热咳嗽，血热脱发，须发早白。

柏子仁：养心安神，润肠通便，止汗。用于阴血不足，虚烦失眠，心悸怔忡，肠燥便秘，阴虚盗汗。

[采收加工] 多在夏、秋二季采收，阴干。

柏子仁：秋、冬二季采收成熟种子，晒干，除去种皮，收集种仁。

[参考资料] 侧柏叶煎剂能明显缩短出血时间及凝血时间，其止血有效成分为槲皮素和鞣质。此外，尚有镇咳、祛痰、平喘、镇静等作用。体外实验表明，本品对金黄色葡萄球菌、卡他球菌、痢疾杆菌、伤寒杆菌、白喉杆菌等均有抑制作用。柏子仁滋养阴血、养心安神，常与酸枣仁、生地黄等药治疗血不养心、虚烦不眠之症。柏子仁质地滋润，有润肠之功，故可用于阴虚、年老、产后等肠燥便秘之症，临床多配合火麻仁、胡桃肉等同用。

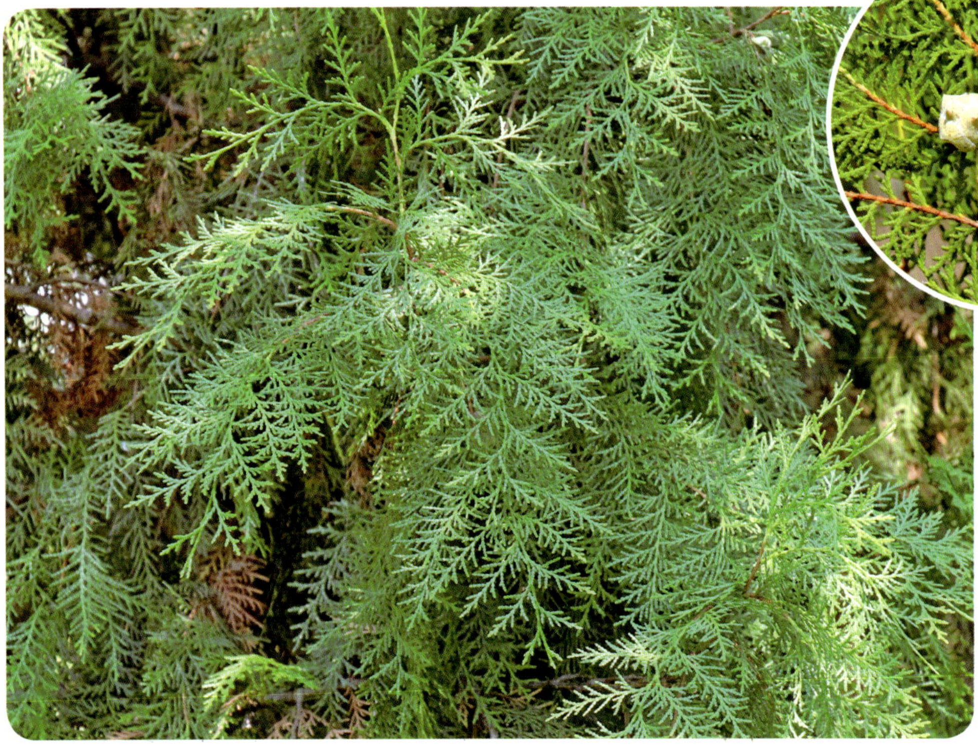

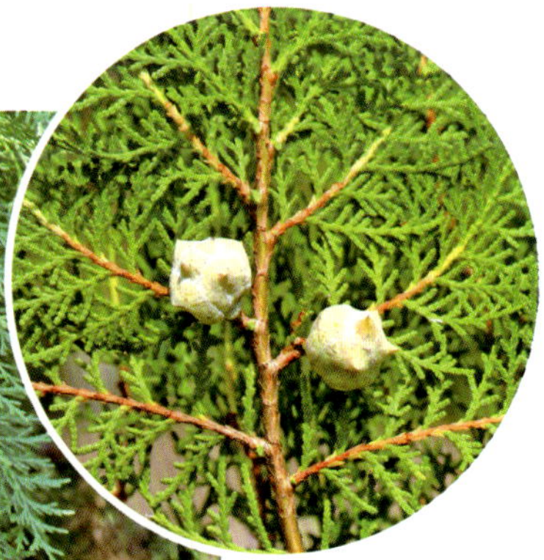

佩　兰

［药材来源］为菊科植物佩兰 *Eupatorium fortunei* Turcz. 的地上部分。

［江山土名］佩兰。

［性味归经］辛，平。归脾、胃、肺经。

［功能主治］芳香化湿，醒脾开胃，发表解暑。用于湿浊中阻，脘痞呕恶，口中甜腻，口臭，多涎，暑湿表证，湿温初起，发热倦怠，胸闷不舒。

［采收加工］夏、秋二季分两次采割，除去杂质，晒干。

［参考资料］佩兰挥发油对流行性感冒病毒有抑制作用。佩兰是治疗湿温病要药，常与藿香、黄芩、薏苡仁等药配合应用。

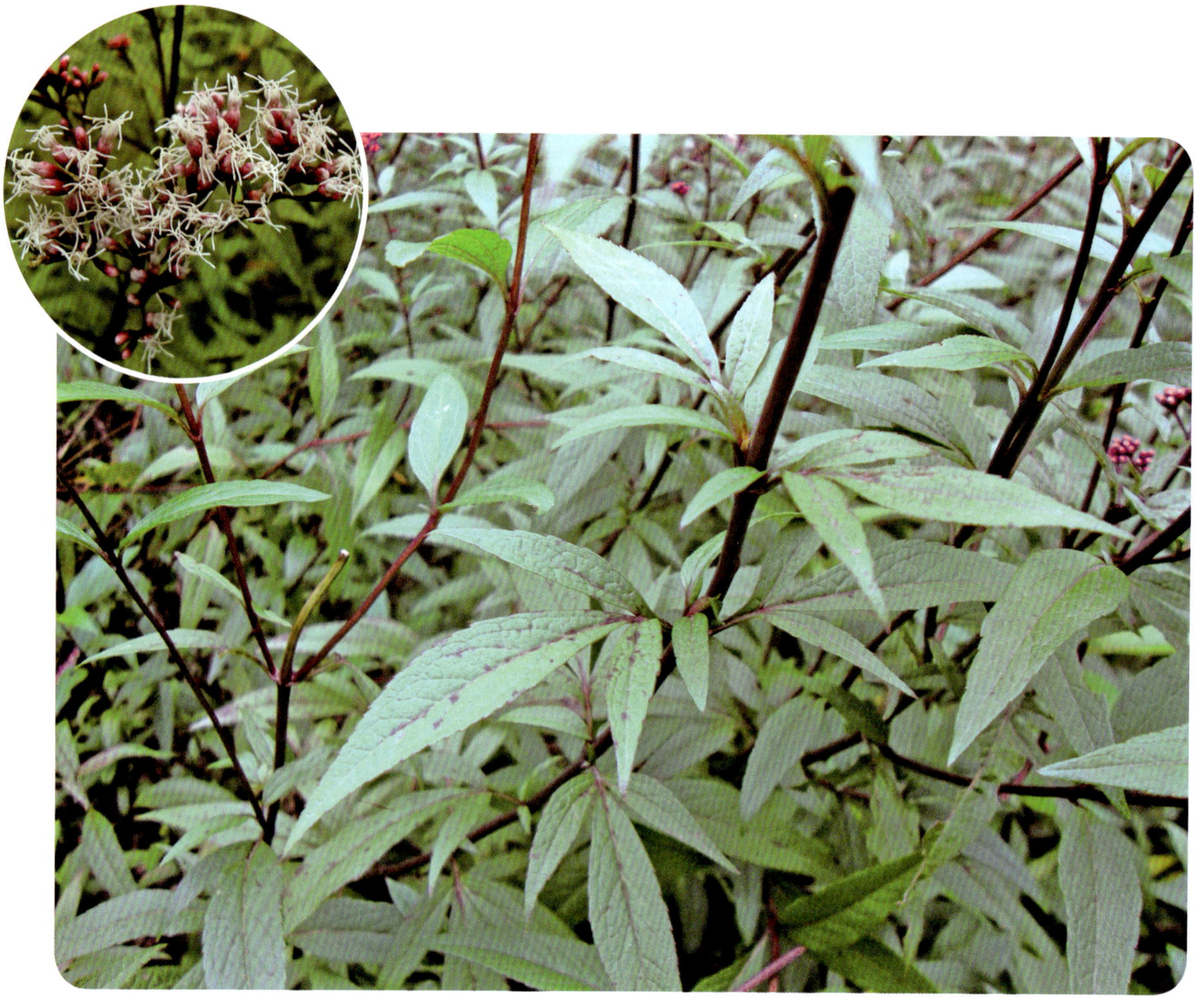

金丝桃

［药材来源］为藤黄科植物金丝桃 *Hypericum chinense* L. 的根。

［江山土名］金丝海棠。

［性味归经］苦，凉。有小毒。归肝、肾、大肠经。

［功能主治］清热解毒，祛风消肿。用于急性咽喉炎，眼结膜炎，肝炎，蛇咬伤。

［采收加工］全年可采，晒干。

［参考资料］该植物有小毒，在过量服用时可毒害人畜，主要症状为食欲减退、抑郁、昏睡、瞳孔扩大等。该植物可入药，但应遵循医嘱服用。

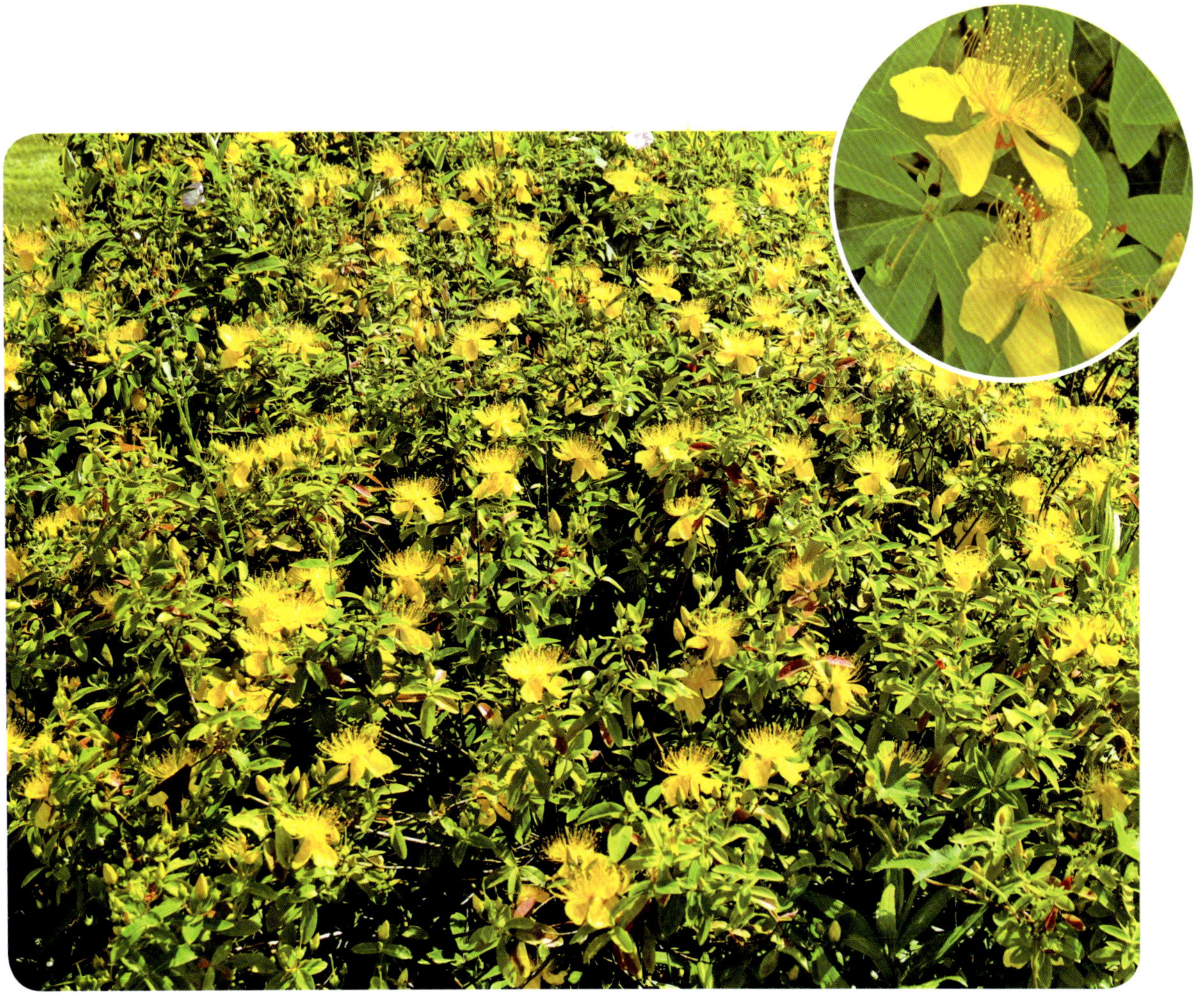

金鸡脚

[药材来源] 为水龙骨科植物金鸡脚 *Phymatopsis hastata*（Thunb.）Kitag. 的全草。

[江山土名] 鸡脚叉、三叉剑。

[性味归经] 苦、微辛，凉。归肺、肝、肾经。

[功能主治] 祛风清热，利湿解毒。用于小儿惊风，感冒咳嗽，小儿支气管肺炎，咽喉肿痛，扁桃体炎，中暑腹痛，痢疾，腹泻，泌尿系感染，筋骨疼痛；外用治痈疖，疔疮，毒蛇咬伤。

[采收加工] 夏、秋二季采收，洗净鲜用或晒干。

[参考资料] 鲜品捣烂敷患处，可治痈疖，疔疮。本品之叶有二三歧似禽掌者，背生黄褐色孢子囊群，状若星点，故有金鸡脚之名。

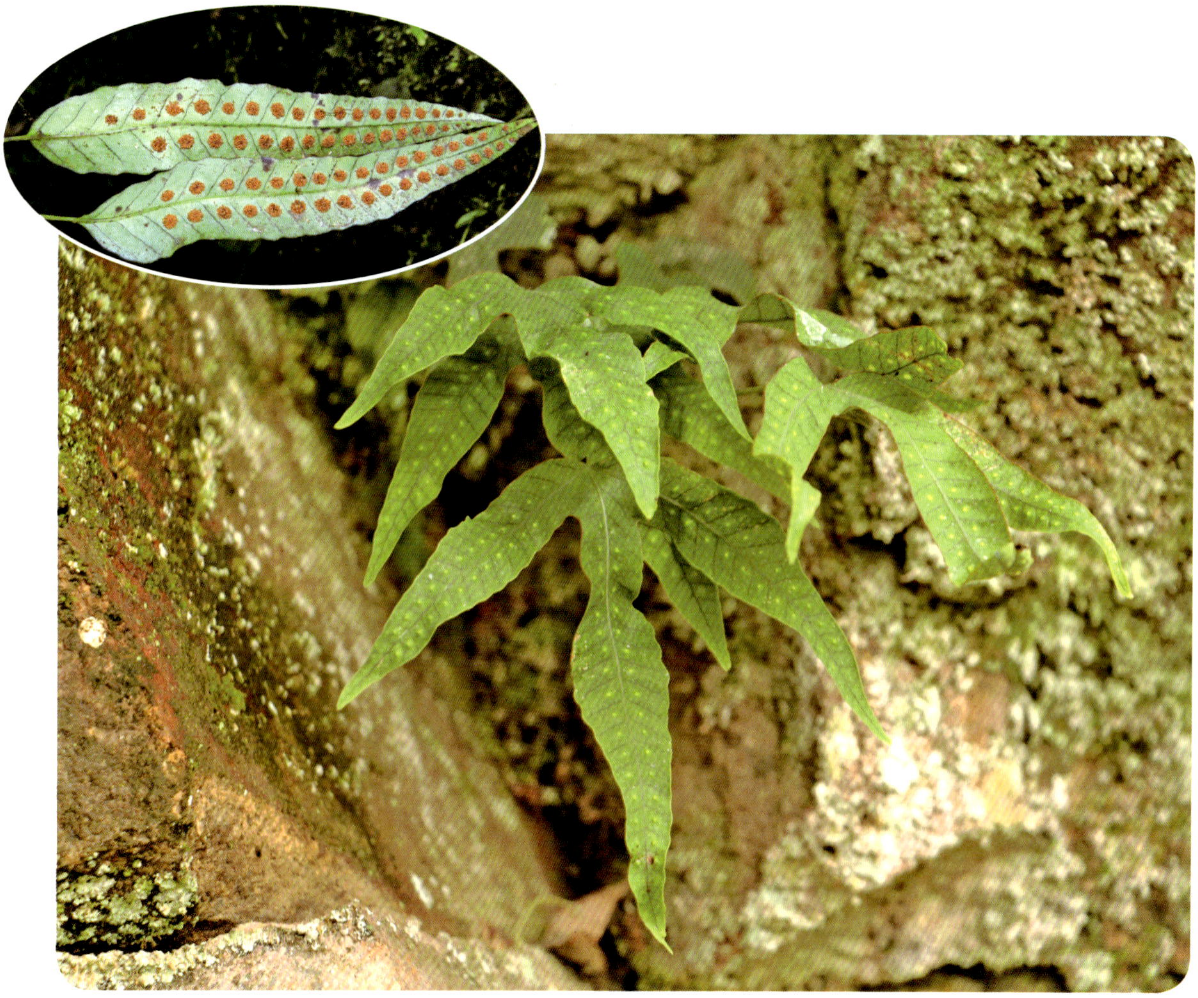

金线兰

[药材来源] 为兰科植物金线兰 *Anoectochilus roxburghii*（Wall.）Lindl. 的全草。

[江山土名] 金线兰花。

[性味归经] 甘，平。归肺、肾经。

[功能主治] 凉血祛风，除湿解毒。用于肺热咳嗽，咯血，尿血，小儿惊风，破伤风，水肿，风湿痹痛。

[采收加工] 夏、秋二季采全草，鲜用或晒干备用。

[参考资料] 民间还用于肺结核咯血，糖尿病，肾炎，膀胱炎，重症肌无力，风湿性及类风湿性关节炎，毒蛇咬伤等。

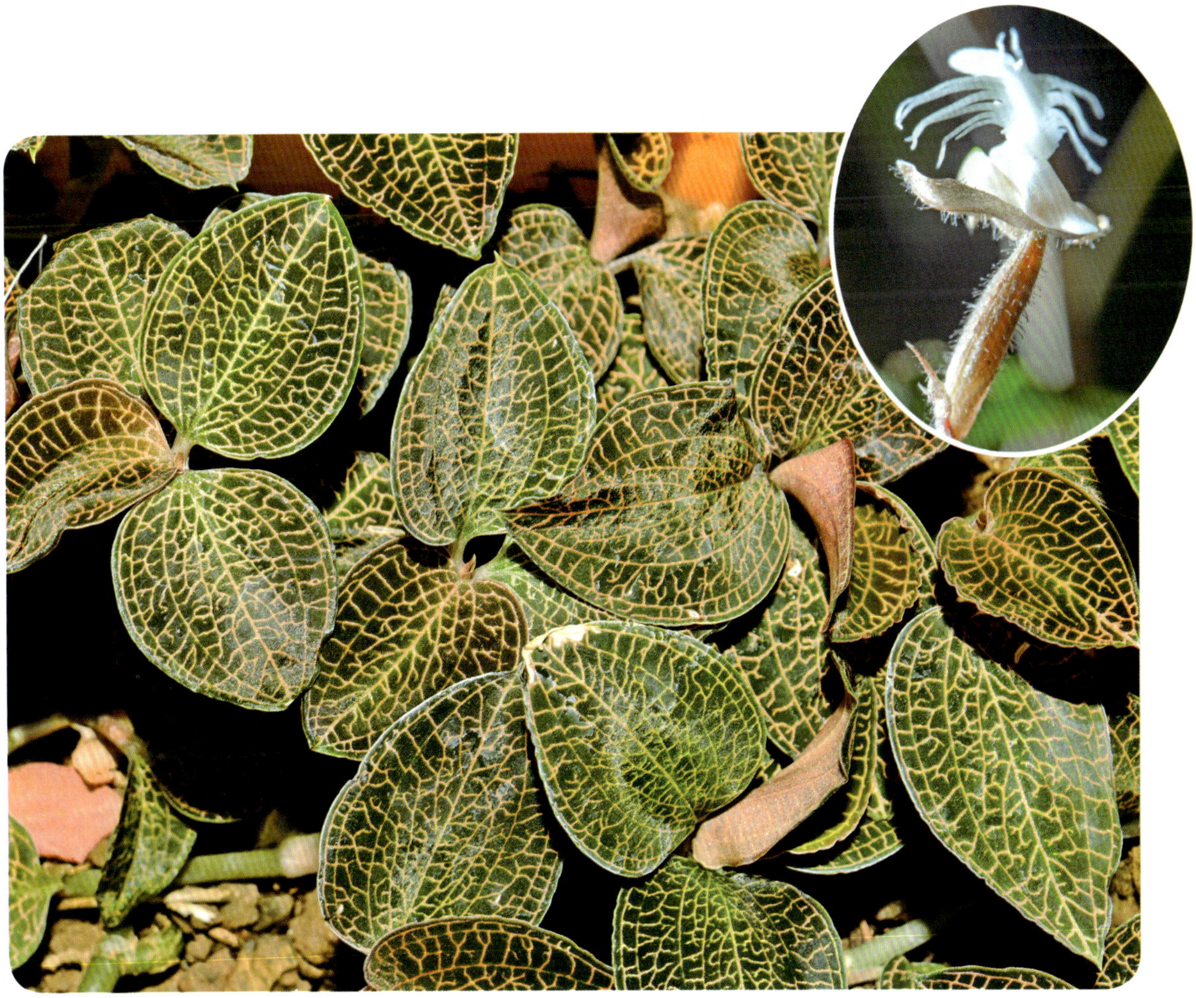

金线草

[药材来源] 为蓼科植物金线草 *Antenoron filiforme*（Thunb.）Roberty et Vautier 的根或全草。

[江山土名] 金线草。

[性味归经] 甘，平。归胃、肾经。

[功能主治] 凉血止血，祛瘀止痛。用于吐血，肺结核咯血，子宫出血，淋巴结结核，胃痛，痢疾，跌打损伤，骨折，风湿痹痛，腰痛。

[采收加工] 秋季采全草，割下茎叶，分别晒干备用。

[参考资料] 同属植物短毛金线蓼 *Autenoron neofiliforme*（Nakai）Hara 功效类同，亦可用作金线草。现代临床用于跌打损伤疼痛、骨折、胃痛、外伤出血等。

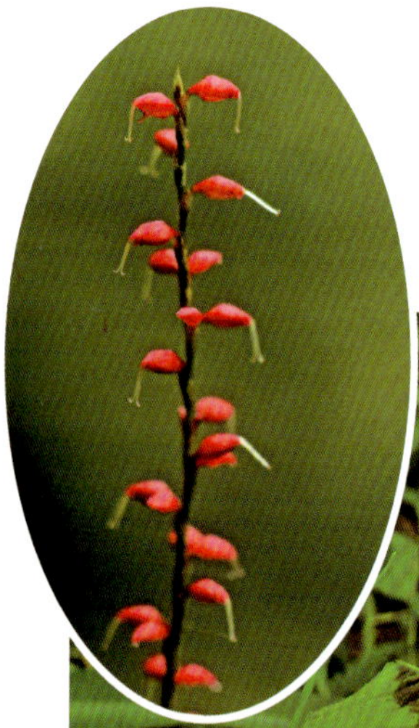

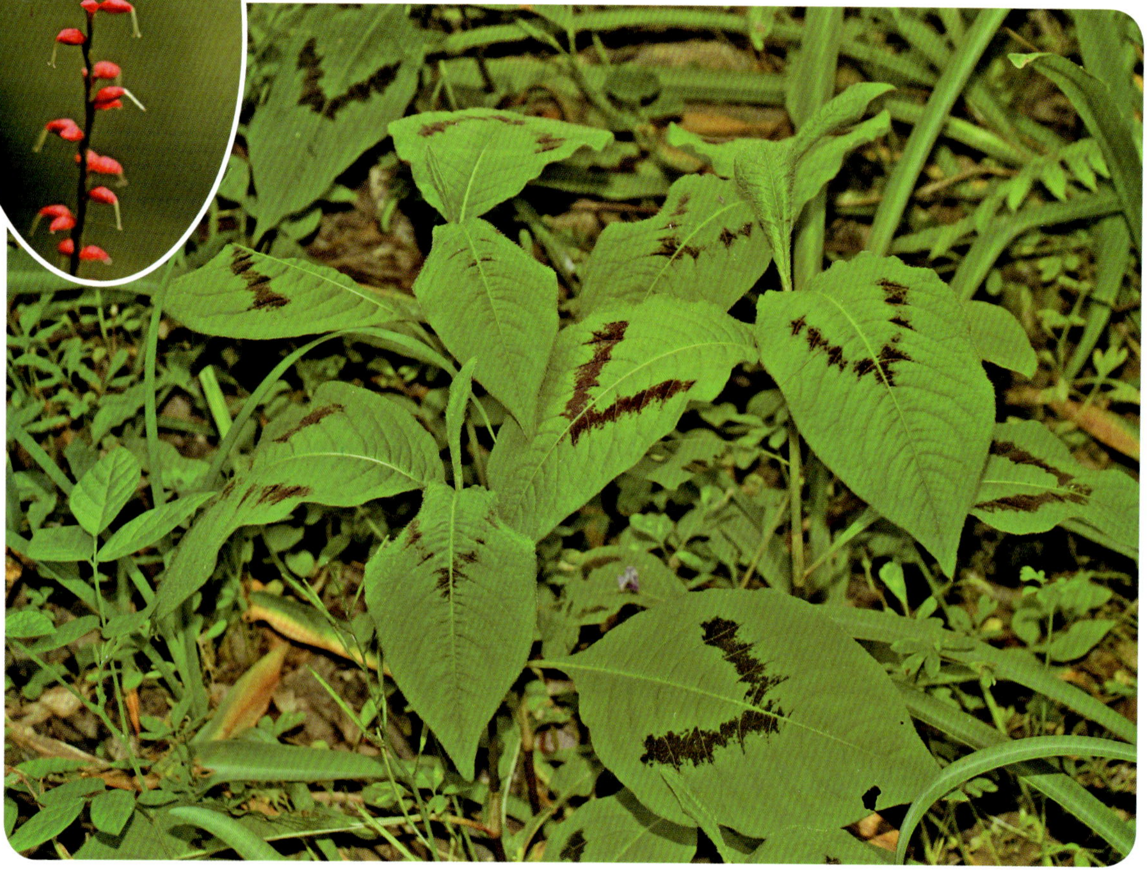

金荞麦

[药材来源] 为蓼科植物金荞麦 *Fagopyrum dibotrys*（D. Don）Hara 的根茎。

[江山土名] 野荞麦、铁拳头。

[性味归经] 微辛、涩，凉。归肺经。

[功能主治] 清热解毒，排脓祛瘀。用于肺痈吐脓，肺热喘咳，乳蛾肿痛。

[采收加工] 冬季采挖，除去茎和须根，洗净，晒干。

[参考资料] 金荞麦根水煎剂对小鼠肺癌和宫颈癌均有显著的抑制作用。金荞麦对金黄色葡萄球菌、肺炎链球菌、大肠杆菌、绿脓杆菌均有抑制作用。

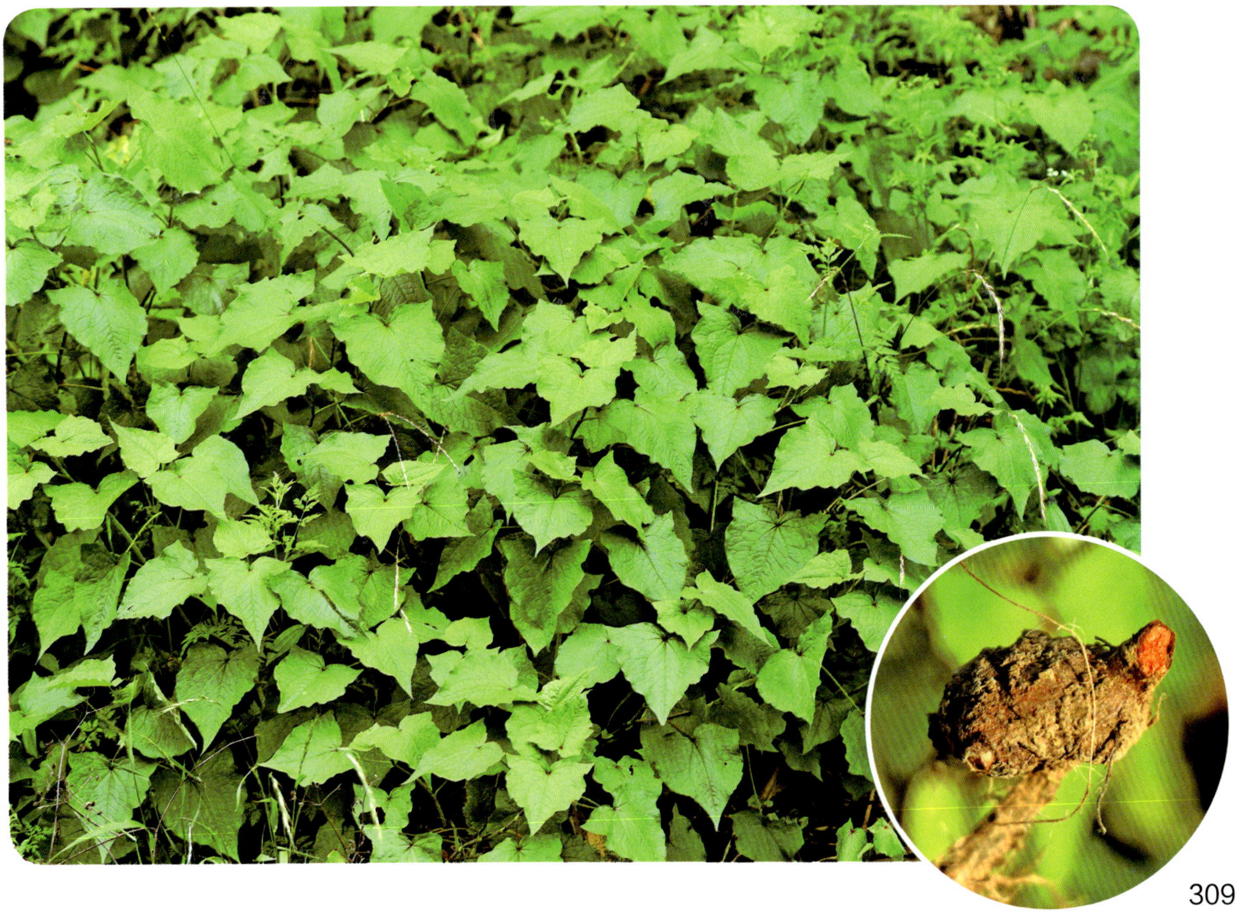

金钱草

［药材来源］为报春花科植物过路黄 *Lysimachia christinae* Hance 或点腺过路黄 *Lysimachia hemsleyana* Maxim. 的全草。

［江山土名］过路黄、路边黄。

［性味归经］甘、咸，微寒。归肝、胆、肾、膀胱经。

［功能主治］利湿退黄，利尿通淋，解毒消肿。用于湿热黄疸，胆胀胁痛，石淋，热淋，小便涩痛，痈肿疔疮，蛇虫咬伤。

［采收加工］夏、秋二季采收，除去杂质，晒干。

［参考资料］用于肝胆结石及尿路结石，热淋，黄疸。金钱草有良好的利湿退黄及排石通淋作用，治肝胆结石及黄疸，可单用该品煎汤代茶饮，或配伍茵陈、郁金、大黄等以增强清利肝胆及排石作用。用于石淋、热淋亦可单用取效或与海金沙、鸡内金、石韦等同用，以增强清下焦湿热、通淋排石之功；石淋兼有肾虚见症者，可与补肾之桑寄生、胡桃仁等配伍应用。点腺过路黄的叶片与花冠具点状腺点，利胆作用明显。

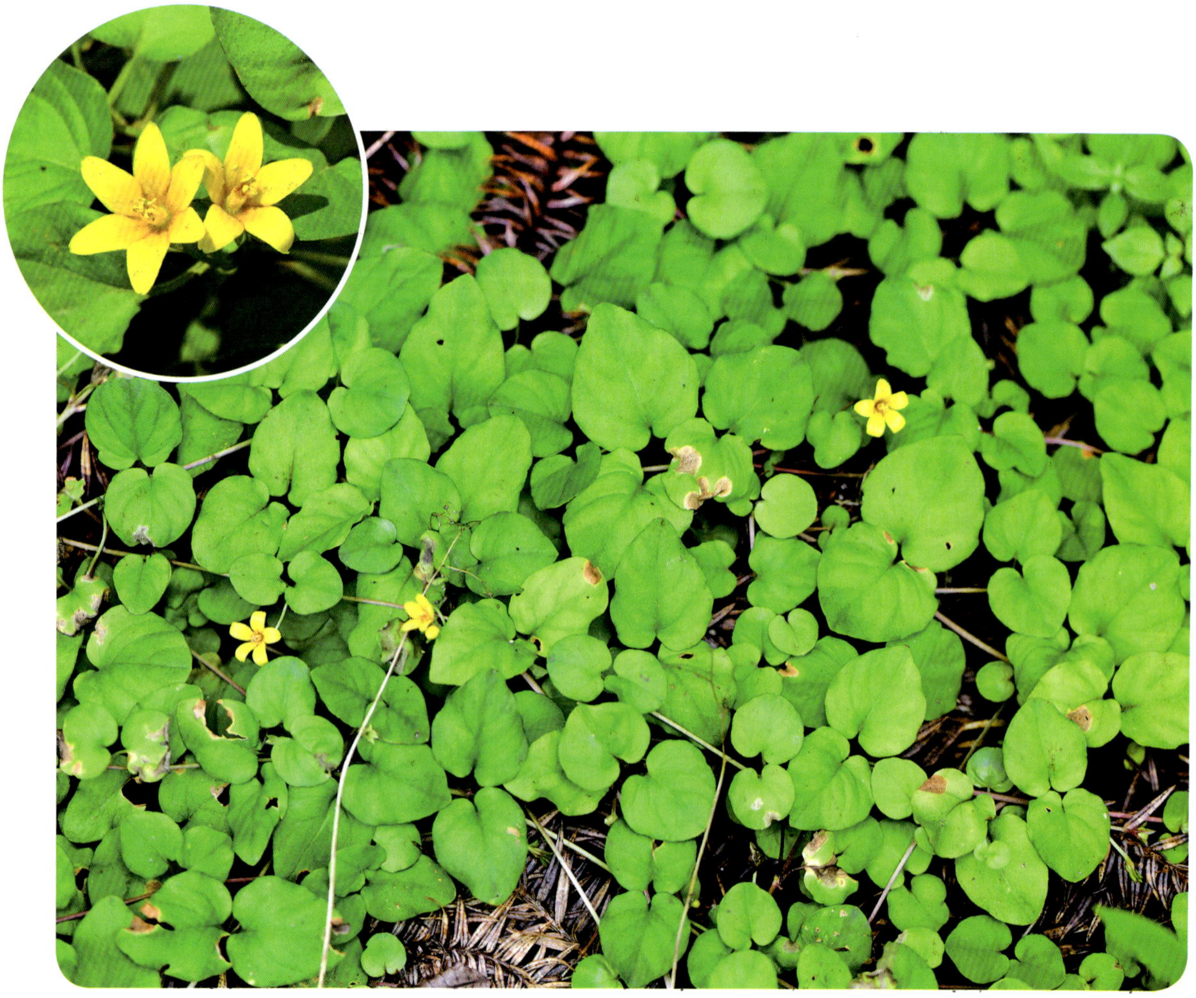

金雀根

[药材来源] 为豆科植物锦鸡儿 *Caragana sinica*（Buc′ hoz）Rehd. 的根及地下茎。其花（金雀花）也可药用。

[江山土名] 土黄芪、斧头花、小娘脚花。

[性味归经] 苦、微辛，平。归脾、肺经。

金雀花：甘，温。归脾、肺经。

[功能主治] 理气活血，祛风利湿。用于关节风痛，劳伤无力，盗汗，虚肿。

金雀花：活血祛风，止咳化痰。用于头晕耳鸣，肺虚久咳，风湿痹痛，小儿疳积。

[采收加工] 夏、秋二季采挖，除去须根及泥沙，干燥；或切厚片，干燥。

金雀花：春末采收，晒干，防蛀。

[参考资料] 含有生物碱、苷类、皂苷和淀粉等。醇提取物可引起麻醉猫持久的血压下降。与利血平合用，较单用金雀根或单用利血平效果均显著。

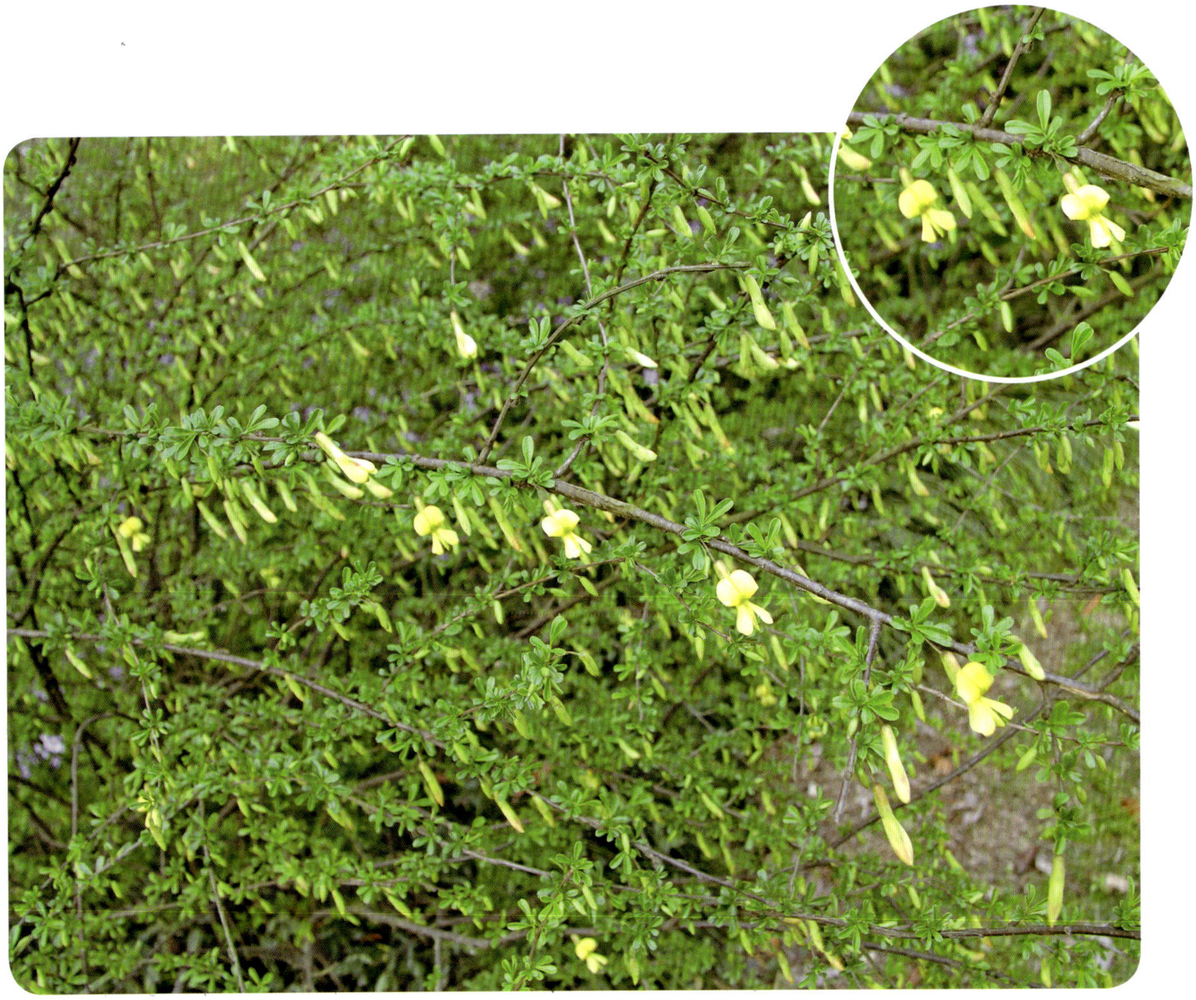

金银花

[药材来源] 为忍冬科植物忍冬 *Lonicera japonica* Thunb. 的花蕾或带初开的花。其果实（金银花子）和茎枝（忍冬藤）也可药用。同科植物红腺忍冬 *Lonicera hypoglauca* Miq. 或灰毡毛忍冬 *Lonicera macranthoides* Hand.–Maz. 的茎在江山常做忍冬藤（浙忍冬藤）用。后两者干燥花蕾或带初开的花（山银花）也可药用。

[江山土名] 双花、忍冬花。

[性味归经] 甘，寒。归肺、心、胃经。

金银花子：苦、涩，凉。归肺、大肠经。

忍冬藤：甘，寒。归肺、胃经。

山银花：甘，寒。归肺、心、胃经。

[功能主治] 清热解毒，疏散风热。用于痈肿疔疮，喉痹，丹毒，热毒血痢，风热感冒，温病发热。

金银花子：清热解毒，燥湿止痢。用于皮肤湿疹，瘙痒，痢疾，腹泻。

忍冬藤：清热解毒，疏风通络。用于温病发热，热毒血痢，痈肿疮疡，风湿热痹，关节红肿热痛。

山银花：清热解毒，疏散风热。用于痈肿疔疮，喉痹，丹毒，热毒血痢，风热感冒，温病发热。

[采收加工] 夏初花开放前采收，干燥。

金银花子：8～9月果实成熟时采收，晒干。

忍冬藤：秋、冬二季采割，晒干。

山银花：夏初花开放前采收，干燥。

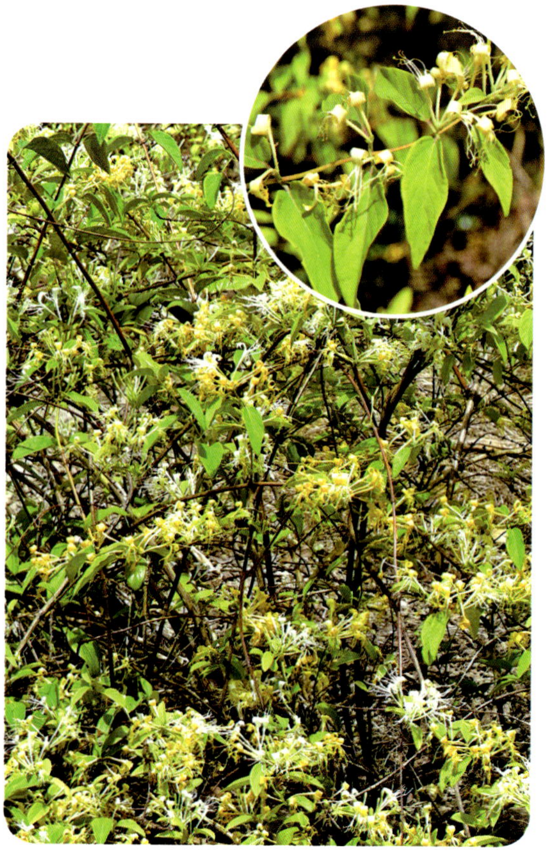

[参考资料] 金银花应用范围非常广泛。金银花泡水代茶可治疗咽喉肿痛和预防上呼吸道感染。金银花甘寒，既清气分热，又能清血分热，且在清热之中又有轻微宣散之功，所以能治外感风热或温病初起的表证未解、里热又盛的病证。应用时常配合连翘、牛蒡子、薄荷等同用。《中国药典》中收载的金银花为忍冬科植物忍冬 *Lonicera japonica* Thunb. 的花蕾或带初开的花；而同科植物红腺忍冬 *Lonicera hypoglauca* Miq. 或灰毡毛忍冬 *Lonicera macranthoides* Hand.–Maz. 花蕾或带初开的花为山银花，在江山民间常混用。忍冬的茎枝为《中国药典》收载的忍冬藤，红腺忍冬或灰毡毛忍冬的茎枝为《浙江省中药炮制规范》收载的浙忍冬藤，均可药用。

金樱子

［药材来源］为蔷薇科植物金樱子 *Rosa laevigata* Michx. 的成熟果实。其根（金樱子根）也可药用。

［江山土名］长棠棣、葫芦棠棣。

［性味归经］酸、甘、涩，平。归肾、膀胱、大肠经。

金樱子根：微苦、涩，平。归肾、膀胱、大肠经。

［功能主治］固精缩尿，固崩止带，涩肠止泻。用于遗精滑精，遗尿尿频，崩漏带下，久泻久痢。

金樱子根：活血散瘀，收敛止痛。用于痢疾，肠炎，跌扑损伤，腰痛，痛经，脱肛，子宫脱垂，肠粘连，肾炎。

［采收加工］10 ～ 11 月果实成熟变红时采收，干燥，除去毛刺。

金樱子根：全年均可采挖，洗净，切为块片，干燥；或直接切厚片，干燥。

［参考资料］口服金樱子能促进胃液分泌，帮助消化，且对肠黏膜有收敛作用，减少分泌，制止腹泻。煎剂对金黄色葡萄球菌、大肠杆菌、绿脓杆菌、痢疾杆菌等有抑制作用。金樱子能降低实验动物血清胆固醇，减轻动脉粥样硬化的程度。

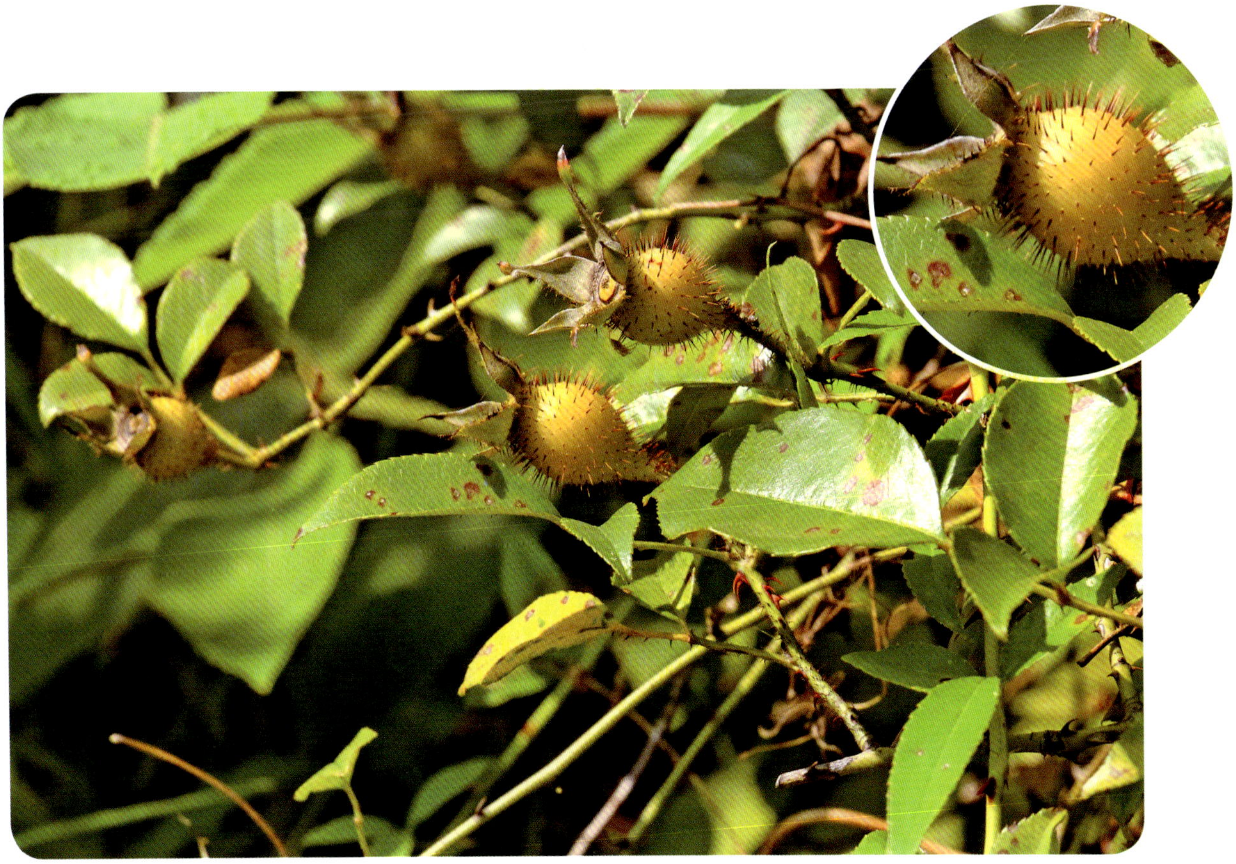

肺形草

[药材来源] 为龙胆科植物华双蝴蝶 *Tripterospermum chinense*（Migo）H. Smith 的全草。

[江山土名] 双蝴蝶、肺形草。

[性味归经] 辛，寒。归肺、肾经。

[功能主治] 清热解毒，祛痰止咳。用于支气管炎，肺脓疡，肺结核，小儿高热；外用于疮痈疖肿。

[采收加工] 夏季采收，晒干。

[参考资料] 现多用于肺热咳嗽，劳伤吐血。肺形草煎汁冲白糖服，或配其他清肺药同煎服，可用于咳嗽多痰及肺痈。

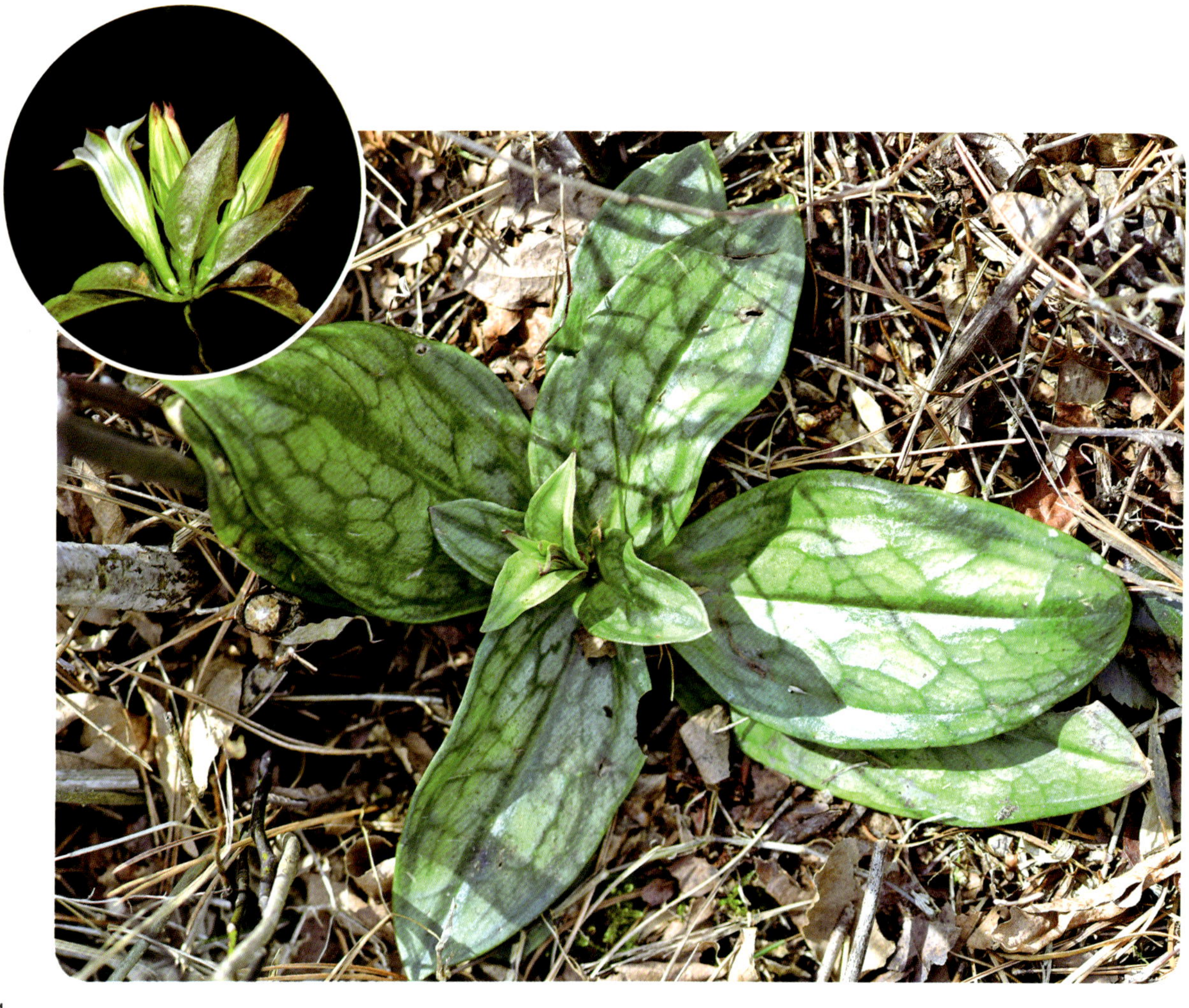

肿节风

[药材来源] 为金粟兰科植物草珊瑚 *Sarcandra glabra*（Thunb.）Nakai 的干燥全草。

[江山土名] 九节兰、接骨金粟兰。

[性味归经] 苦、辛，平。归心、肝经。

[功能主治] 清热凉血，活血消斑，祛风通络。用于血热发斑发疹，风湿痹痛，跌打损伤。

[采收加工] 秋季采收，干燥。

[参考资料] 呈段状。根茎较粗大，密生细根。茎圆柱形，表面暗绿色或暗褐色，有纵纹，偶见皮孔，节膨大；切面有髓或中空。叶对生；叶片近革质，光滑，边缘有粗锯齿，齿尖有 1 腺体。穗状花序有时可见，常有分枝。气微香，味微辛。

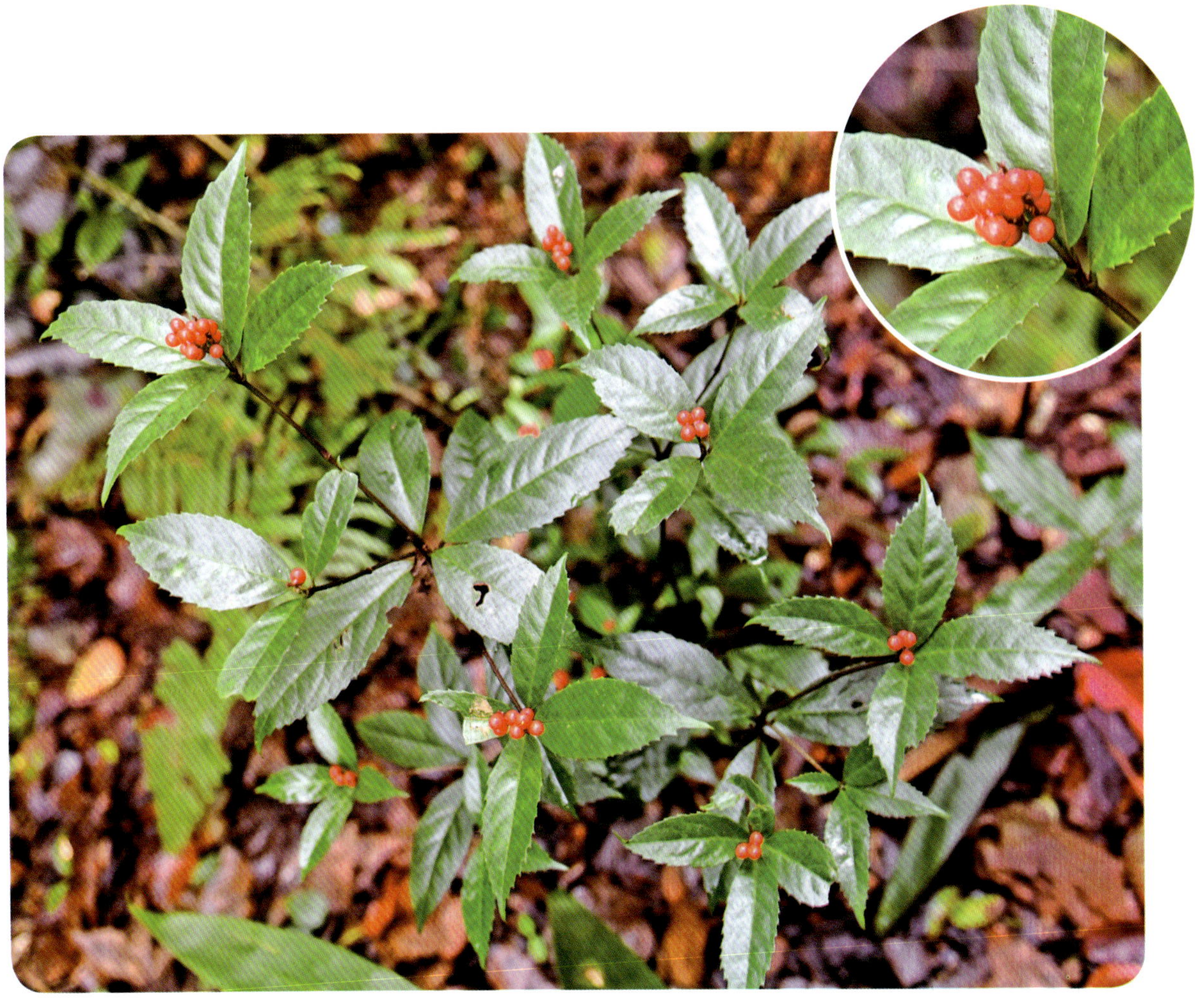

鱼眼草

[药材来源] 为菊科植物小鱼眼草 *Dichrocephala benthamii* C. B. Clarke 的全草。

[江山土名] 泥鳅菜。

[性味归经] 苦，寒。归肺、肝、脾经。

[功能主治] 活血调经，解毒消肿。用于月经不调，扭伤肿痛；外用治毒蛇咬伤，疔毒。

[采收加工] 夏季采收，晒干。

[参考资料] 基部具多数黄褐色根。茎圆柱形，弯曲，被绒毛，具纵皱纹，绿褐色或绿紫色；质脆，易折断，断面不整齐，黄白色。叶片皱缩，破碎。头状花序多数，排成圆锥状花序，外层雌花紫色，中央两性花黄色。气微，味苦。

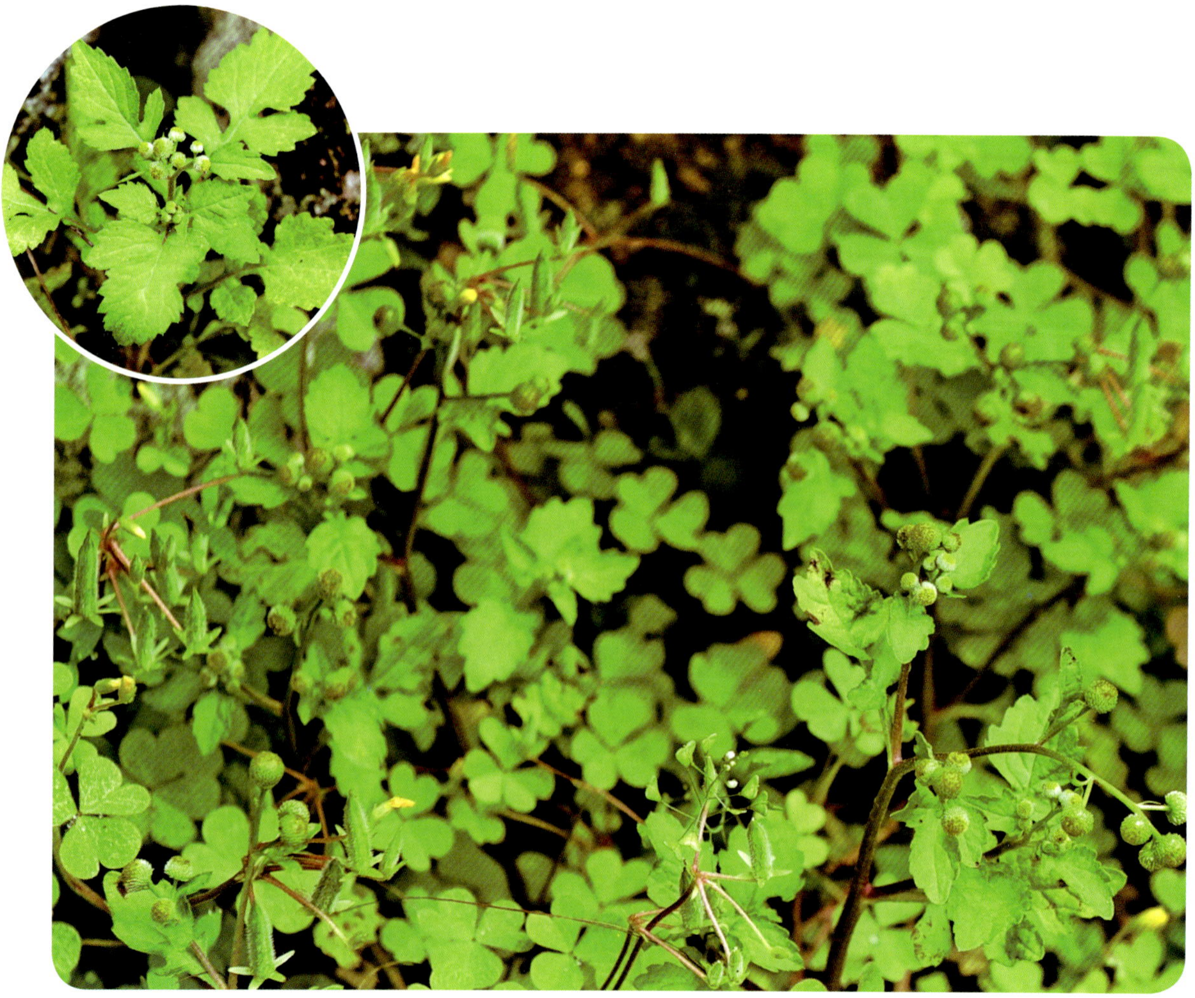

鱼腥草

[药材来源] 为三白草科植物蕺菜 *Houttuynia cordata* Thunb. 的新鲜全草或干燥地上部分。

[江山土名] 鱼腥草。

[性味归经] 辛，微寒。归肺经。

[功能主治] 清热解毒，消痈排脓，利尿通淋。用于肺痈吐脓，痰热喘咳，热痢，热淋，痈肿疮毒。

[采收加工] 鲜品全年均可采割；干品在夏季茎叶茂盛花穗多时采割，除去杂质，晒干。

[参考资料] 鱼腥草可以增强白细胞的吞噬能力，提高血清备解素，在治疗慢性气管炎时，合成鱼腥草素可使患者白细胞对白色葡萄球菌的吞噬能力明显提高，血清备解素明显升高。鱼腥草中提得一种黄色油状物，对各种微生物（尤其是酵母菌和霉菌）均有抑制作用，对溶血性的链球菌、金黄色葡萄球菌、流感杆菌、卡他球菌、肺炎球菌有明显的抑制作用。

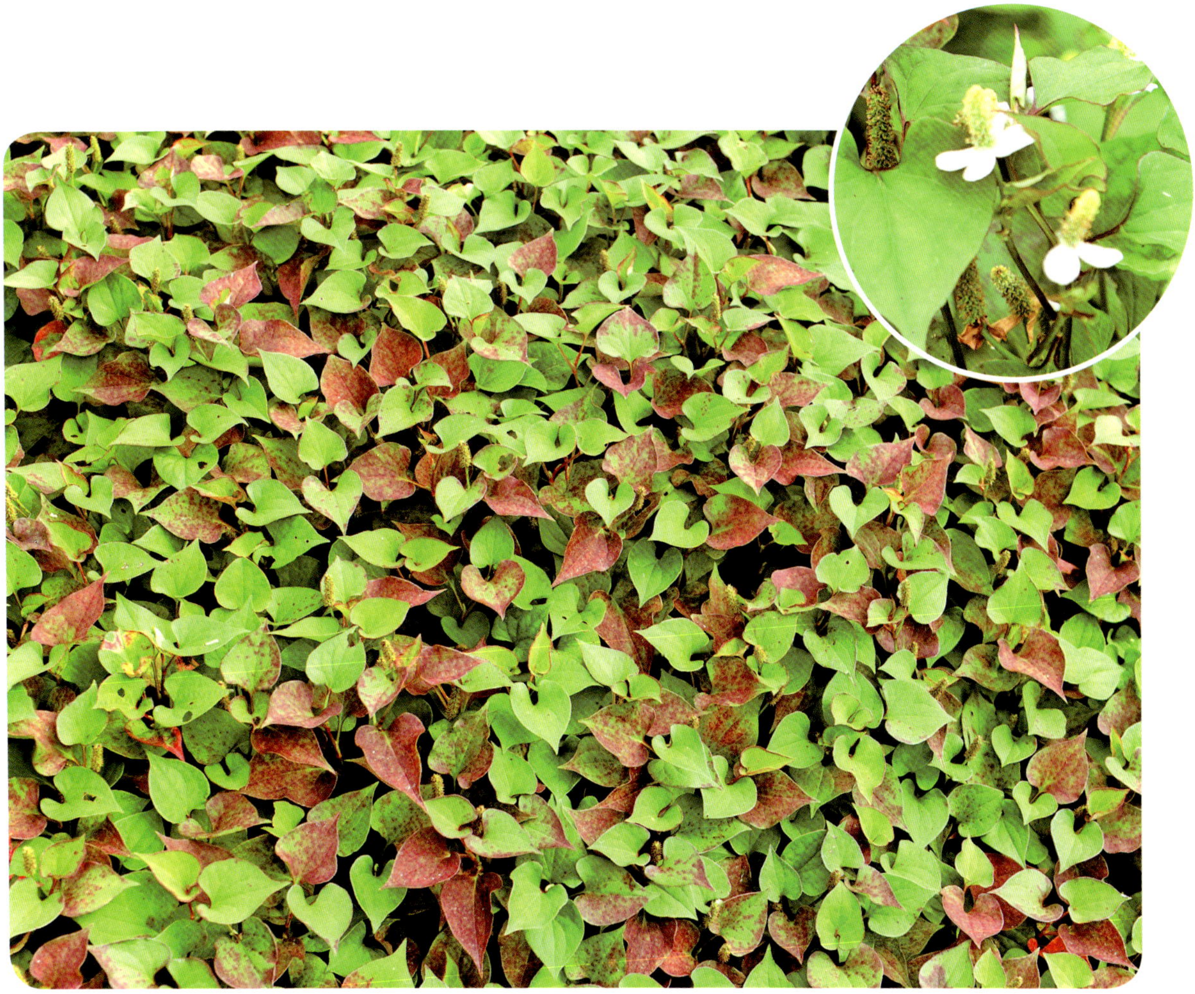

兔儿伞

[药材来源] 为菊科植物兔儿伞 *Syneilesis aconitifolia* (Bunge.) Maxim. 的全草。

[江山土名] 一把伞、伞把草。

[性味归经] 辛，温。归肺、肝经。

[功能主治] 祛风湿，舒筋活血，止痛。用于腰腿疼痛，跌打损伤。

[采收加工] 夏、秋二季采收全草，洗净，鲜用或晒干。

[参考资料] 兔儿伞有消肿止痛的功效，用于痈疽疮肿、肢体疼痛、跌打损伤等。治跌打损伤者，可用兔儿伞全草或根捣烂，加烧酒或 75%酒精适量，外敷伤处。

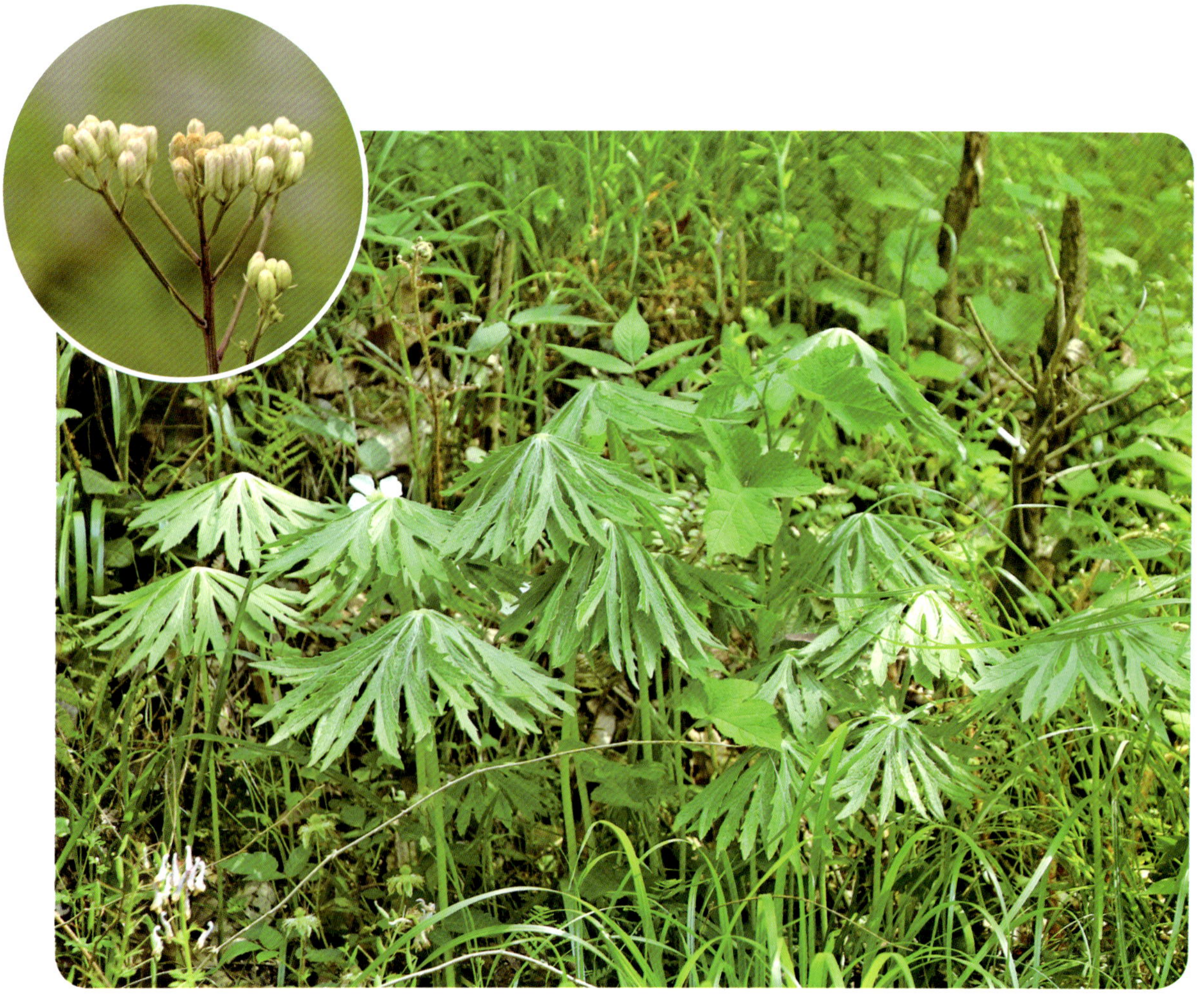

变豆菜

[药材来源] 为伞形科植物变豆菜 *Sanicula chinensis* Bunge 的全草。

[江山土名] 山芹菜。

[性味归经] 甘、辛，凉。归心、肝经。

[功能主治] 解毒，止血。用于咽痛，咳嗽，月经过多，尿血，外伤出血，疮痈肿毒。

[采收加工] 夏、秋二季采收，洗净，鲜用或晒干。

[参考资料] 变豆菜的苗初生叶作地摊生，其后生叶中分生茎叉，梢叶颇小，上开白花，其叶味甘。变豆菜、紫花地丁，捣烂敷患处，可治疖疮红肿。地上部分用于月经过多，尿血。根及地上部分外用于伤口可止血。

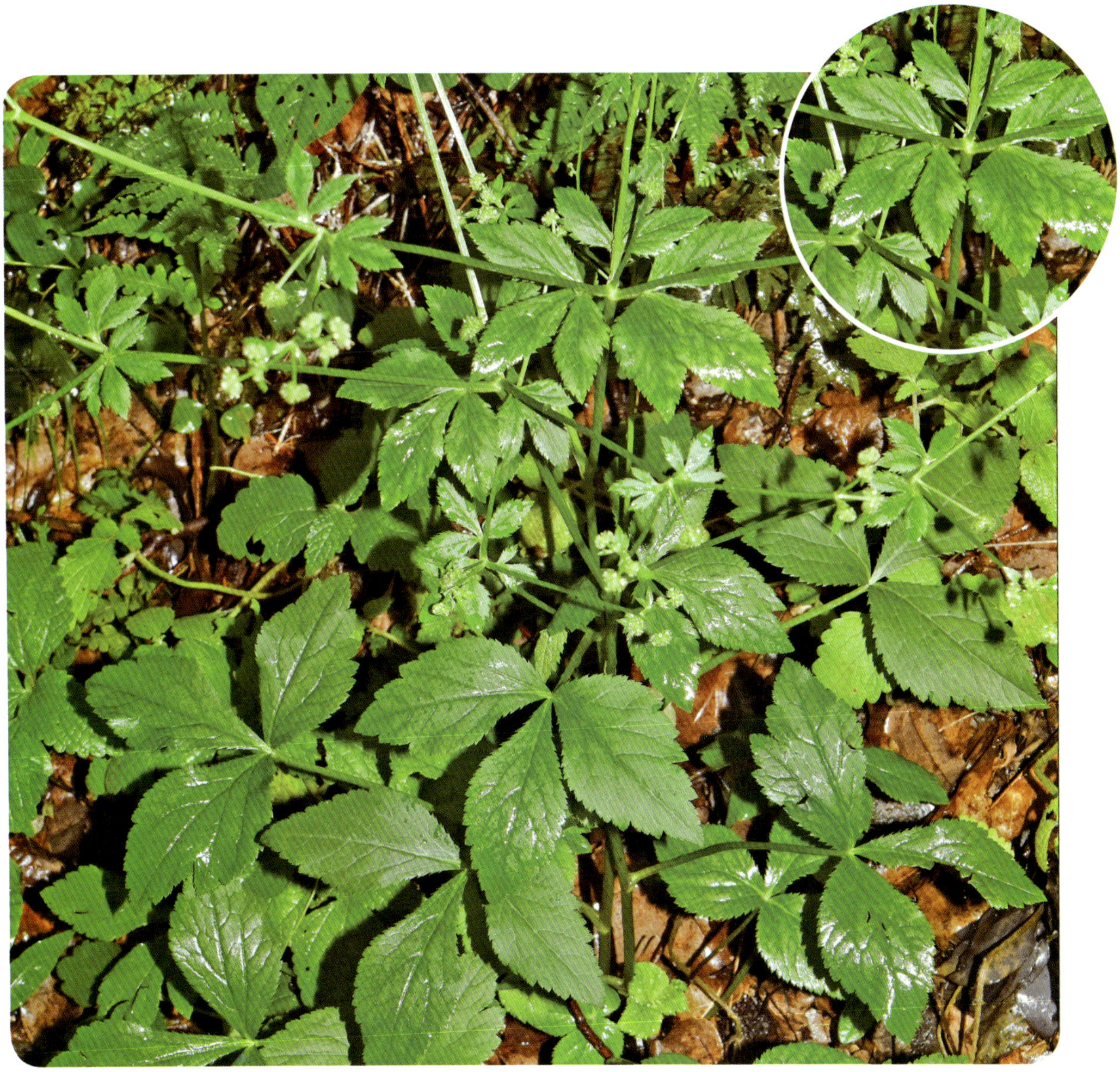

闹羊花

［药材来源］为杜鹃花科植物羊踯躅 *Rhododendron molle*（Blum）G. Don 的花。其果实（六轴子）、根（羊踯躅根）也可药用。

［江山土名］黄映山红、闹羊花、羊踯躅。

［性味归经］辛，温。有大毒。归膀胱、肾经。

六轴子：苦，温。有大毒。

羊踯躅根：辛，温。有大毒。归脾、肺经。

［功能主治］祛风除湿，活血行瘀，麻醉止痛。用于跌打损伤，风湿痹痛。

六轴子：搜风止痛，止咳平喘。用于跌扑损伤，风湿痹痛，喘咳，泻痢。

羊踯躅根：祛风除湿，化痰止咳，散瘀止痛。用于风湿痹痛，咳嗽，跌打损伤，痔漏，疥癣。

［采收加工］立夏前后，花盛开时采摘，干燥。

六轴子：秋季果实成熟尚未开裂时采收，干燥。

羊踯躅根：全年可采，挖取根部，洗净，晒干。

［参考资料］含有闹羊花毒素和马醉木毒素等成分，误食令人腹泻、呕吐或痉挛；羊食时往往踯躅而死亡，故此得名。近年来在医药工业上用作麻醉剂、镇痛药。果实呈长椭圆形，质硬而脆，易折断。气微，味极苦而涩，嚼之有刺舌感。

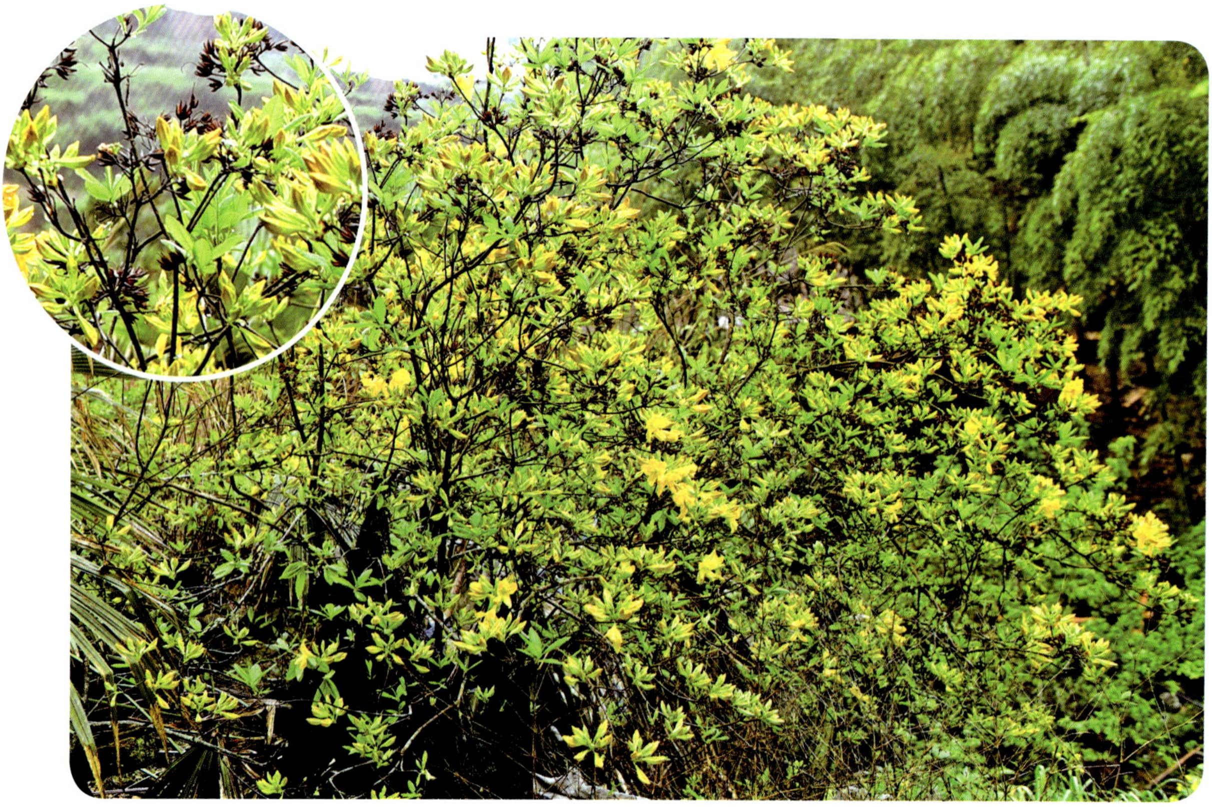

卷柏

[药材来源] 为卷柏科植物卷柏 *Selaginella tamariscina*（Beauv.）Spring 的全草。

[江山土名] 九死还魂草。

[性味归经] 辛，平。归肝、心经。

[功能主治] 活血通经。用于经闭痛经，癥瘕痞块，跌扑损伤。卷柏炭化瘀止血。用于吐血，崩漏，便血，脱肛。

[采收加工] 全年均可采收，除去须根和泥沙，晒干。

[参考资料] 卷柏为消炎止血药，常用来治咯血、吐血、便血、脱肛、月经过多、子宫出血、闭经、风湿痛、跌打损伤、外伤出血、感冒、衄血、血崩等疾病。用卷柏干粉敷在婴儿脐肚上消炎止血，效果很好。

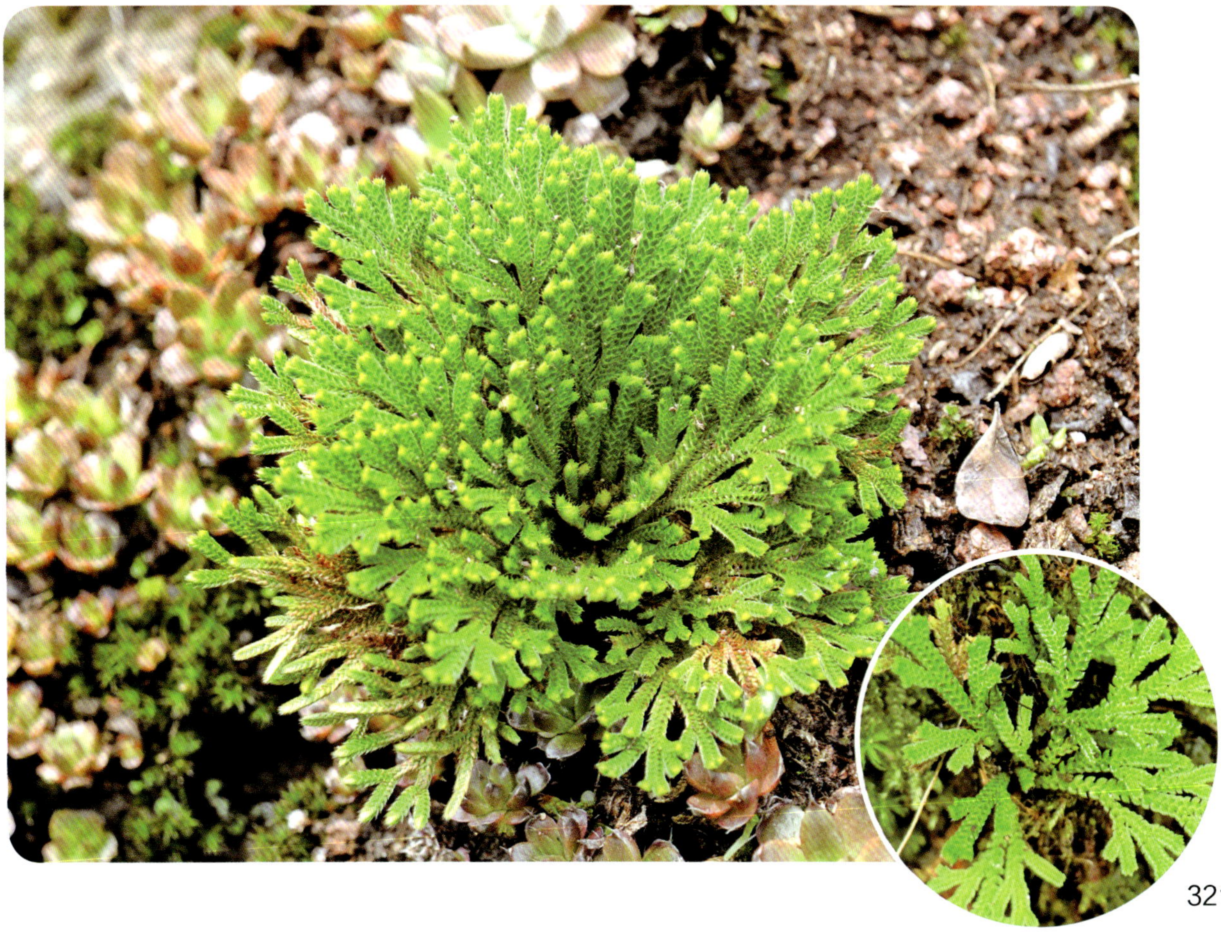

单叶铁线莲

[药材来源] 为毛茛科植物单叶铁线莲 *Clematis henryi* Oliv. 的根。

[江山土名] 雪里开。

[性味归经] 辛，平。归肺、胃经。

[功能主治] 行气止痛，活血消肿。用于胃痛，腹痛，跌打损伤，跌仆晕厥，支气管炎；外用治腮腺炎。

[采收加工] 秋、冬二季采集，洗净，晒干。

[参考资料] 根呈纺锤形，椭圆体状或地瓜状，或呈不规则的瘤状，上端具残留的木质茎基，下侧具细根痕，表面黄褐色，内皮白色。表皮具纵皱纹和支根痕。质坚硬，不易折断，断面不整齐，断面黄白色。气微，味辛。以个体均匀、坚实，色黄褐色为佳。还能抗菌消炎，对多种细菌有抑菌作用。

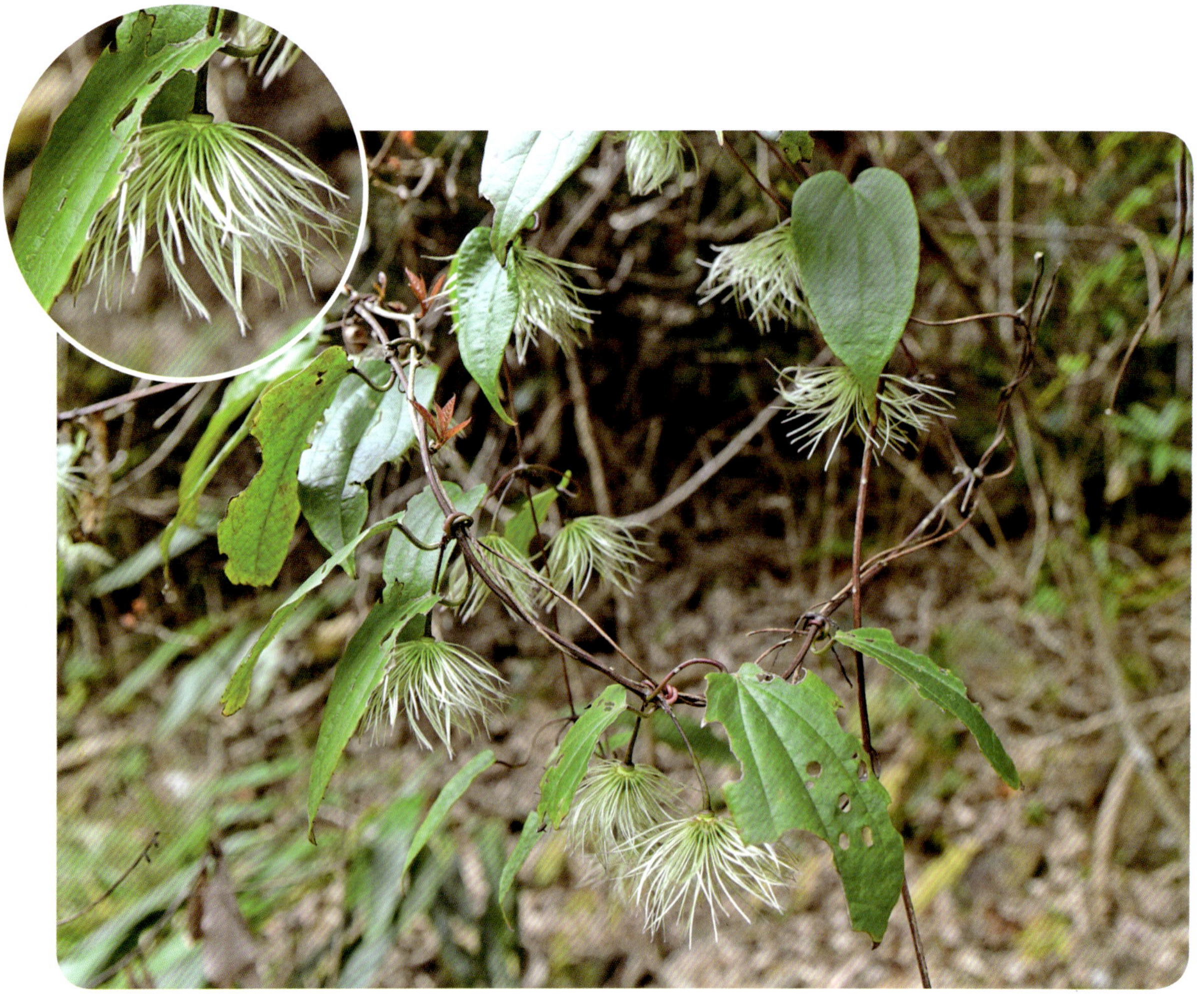

单头紫菀

[药材来源] 为石菊科植物陀螺紫菀 *Aster turbinatus* S. Moore. 的全草。

[江山土名] 喉风草、一枝香。

[性味归经] 微苦，凉。归肺、脾经。

[功能主治] 清热解毒，止痢止痒。用于感冒发热，痢疾。

[采收加工] 夏、秋二季采收，鲜用或晒干。

[参考资料] 单头紫菀水煎服，可治感冒发热、痢疾。

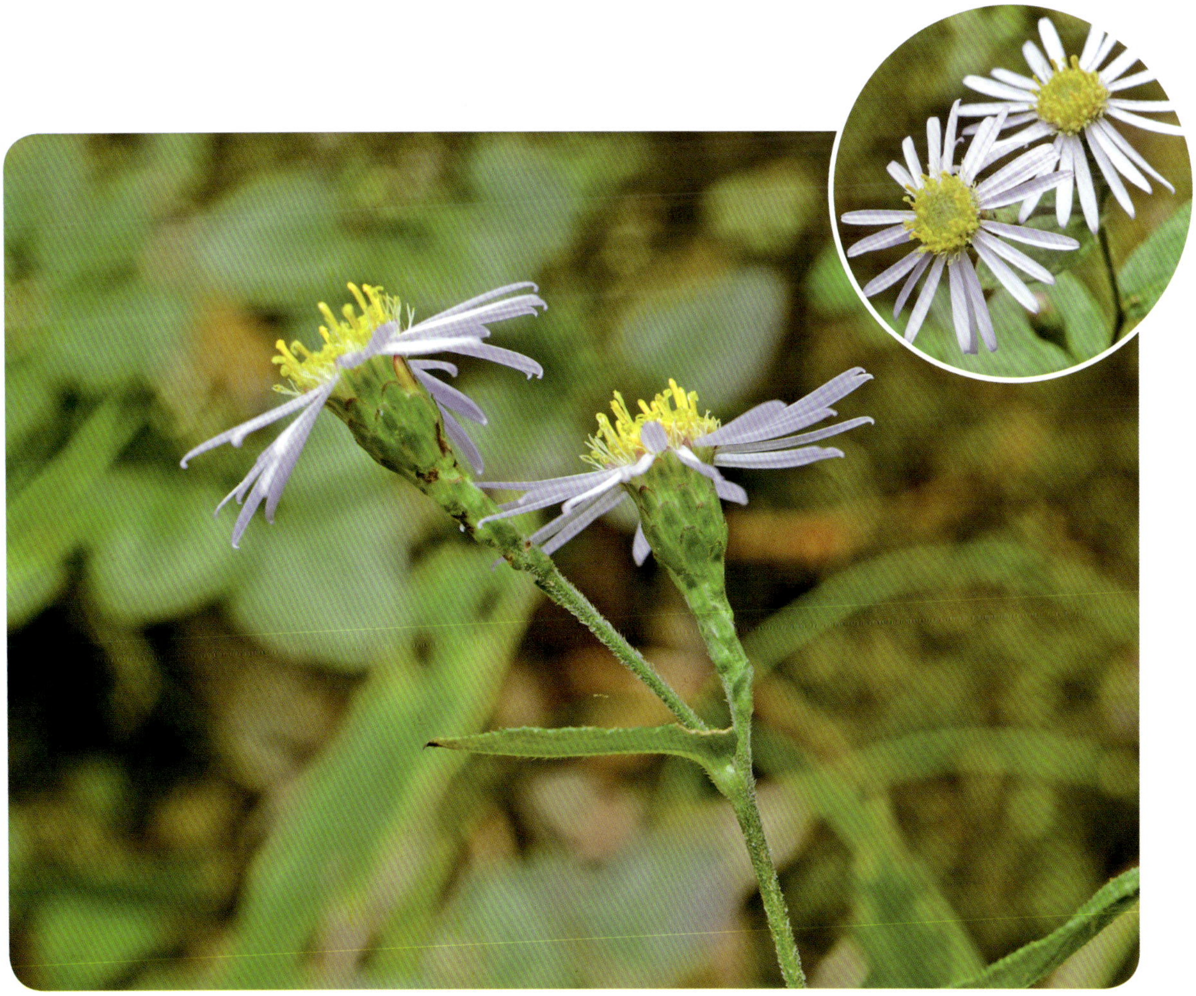

单花莸

[药材来源] 为马鞭草科植物单花莸 *Caryopteris nepetaefolia*（Benth.）Maxim. 的全草。

[江山土名] 野苋草。

[性味归经] 甘，凉。归脾、膀胱经。

[功能主治] 祛暑解表，利尿解毒。用于中暑，感冒，尿路感染，白带等。

[采收加工] 夏、秋二季采收，切段晒干或鲜用。

[参考资料] 浙江民间用全草作刀伤药。本种和活血丹外形相似，两者的主要区别如下：单花莸的叶广卵圆形，基部阔楔形或近截形，每边有 3 ～ 5 枚粗圆齿，叶柄较短。而活血丹的叶肾形至圆心脏形，每边有 7 ～ 9 枚粗圆齿，叶柄较长。两者不能混用。

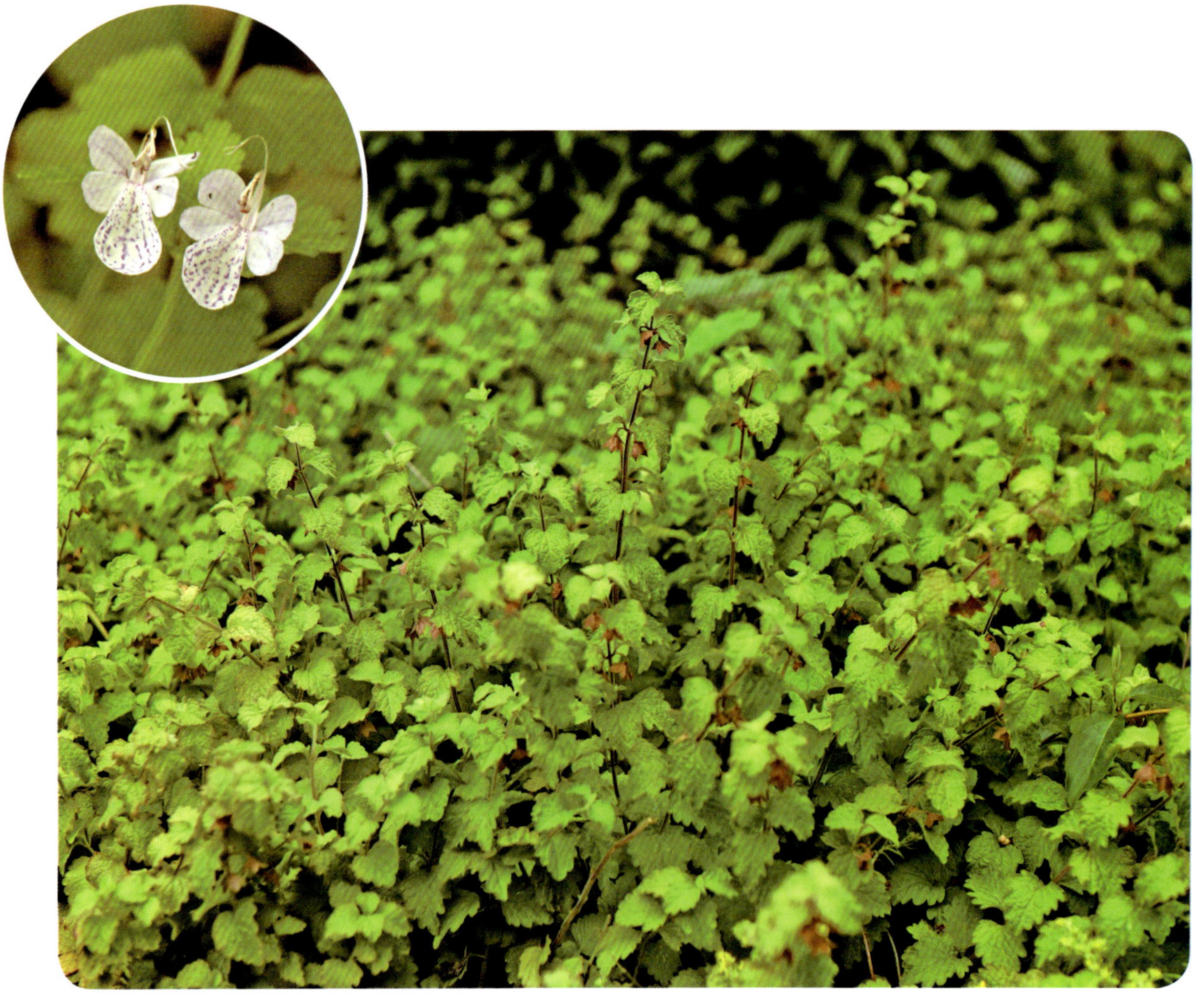

油茶子

［药材来源］为山茶科植物油茶 *Camellia oleifera* Abel 的种子。其花（油茶花）、叶（油茶叶）、根（油茶根）也可药用。

［江山土名］茶籽。

［性味归经］甘、苦，温。归肝、脾、大肠经。

油茶花：苦，微寒。归肝、脾经。

油茶叶：微苦，平。归肝、脾经。

油茶根：苦，平。有小毒。归肝、肾经。

［功能主治］润燥滑肠，杀虫。用于大便秘结，蛔虫病，钩虫病，疥癣。

油茶花：凉血止血。用于吐血，咯血，衄血，便血，子宫出血，烫伤。

油茶叶：收敛止血，解毒。用于鼻衄，皮肤溃烂，瘙痒，疮疽。

油茶根：清热解毒，理气止痛，活血消肿。用于咽喉肿痛，胃痛，牙痛，跌打伤痛，水火烫伤。

［采收加工］夏、秋二季果实成熟时采收，晒干。

油茶花：秋季花开时采收，晒干。

油茶叶：全年可采收，晒干。

油茶根：全年均可采收，鲜用或晒干。

［参考资料］种子含有三萜皂苷，如油茶皂苷、当归酸、巴豆酸等。种子具有降血脂作用，所含油茶粗皂苷肌注或灌胃，能使豚鼠血清胆固醇显著降低，而对血细胞无明显影响。

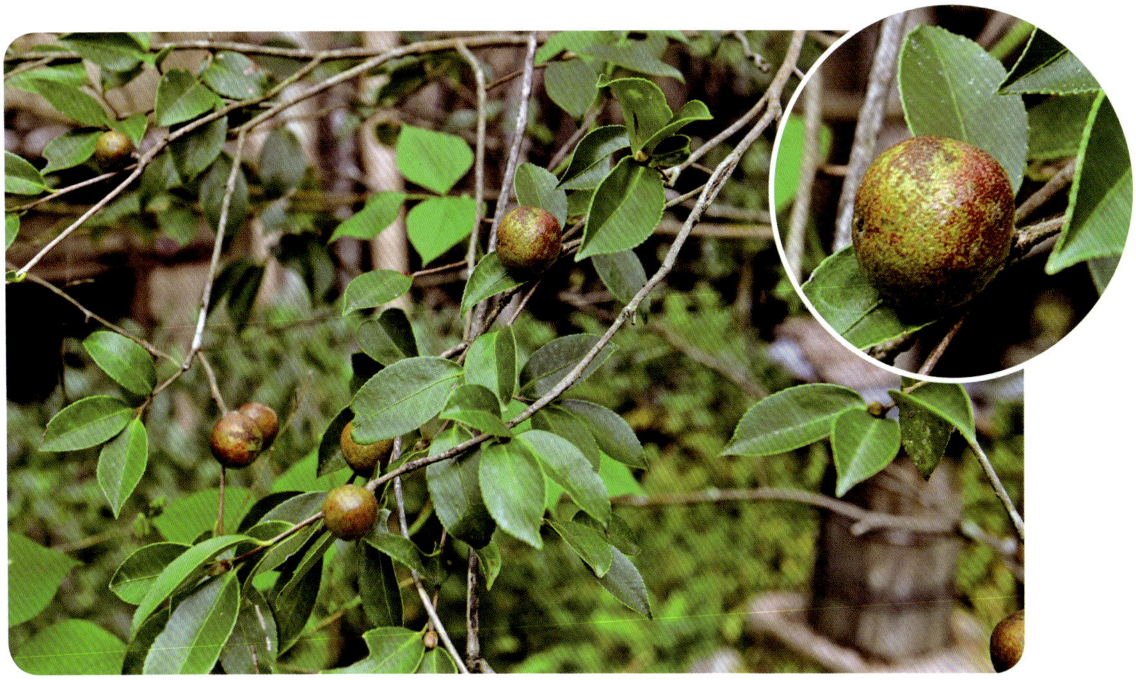

油点草

［药材来源］为百合科植物油点草 *Tricyrtis macropoda* Miq 的全草。

［江山土名］油点草。

［性味归经］苦，平。归大肠、肝经。

［功能主治］止咳，补虚，消积。用于咳嗽，虚劳，食积等。

［采收加工］夏、秋二季果实成熟时采收，挖取全草，干燥。

［参考资料］主要含有酚性成分、黄酮类、甾体、萜类成分、糖及其苷类、鞣质、有机酸和挥发油等成分。水提取物具有显著增加血瘀小鼠动、静脉管径及血流速度变化值，延长血瘀小鼠凝血时间及抗血瘀大鼠血栓形成作用，甲醇提取物具有显著增加血瘀小鼠动脉管径及动、静脉血流速度变化值和延长血瘀小鼠凝血时间的作用。

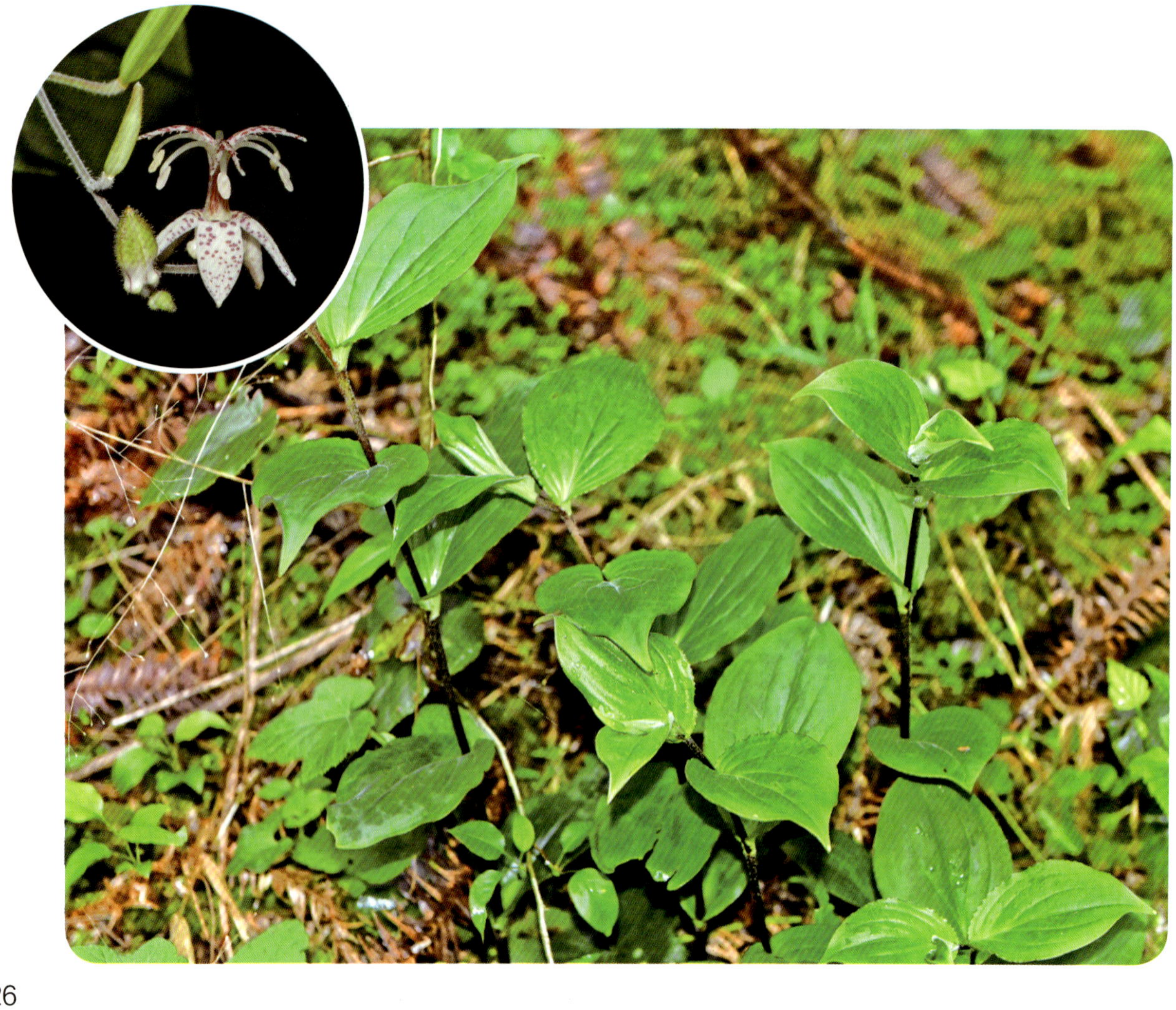

油桐子

[药材来源] 为大戟科植物油桐 *Vernicia fordii*（Hemsl.）Airy-Shaw 的种子。其叶（油桐叶）也可药用。

[江山土名] 油桐果。

[性味归经] 甘、微辛，寒。有大毒。归肝、肺、膀胱经。

油桐叶：甘、微辛，寒。有大毒。归肝、肺、膀胱经。

[功能主治] 吐风痰，消肿毒，利二便。用于风痰喉痹，痰火瘰疬，食积腹胀，大小便不通，丹毒，疥癣，烫伤。

油桐叶：清热消肿，解毒杀虫。用于肠炎，痢疾，痈肿，臁疮，疥癣，漆疮，烫伤。

[采收加工] 秋季果实成熟时采收，将其堆积于潮湿处，泼水，覆以干草，经 10 天左右，外壳腐烂，除去外皮后，收集种子，再晒干。

油桐叶：夏、秋二季采收，鲜用或晒干。

[参考资料] 种子含脂肪油（桐油），主要成分为脂肪酸、桐酸、异桐酸及油酸的甘油酯。有大毒，毒性成分为桐酸，对胃肠道具有强大的刺激作用，引起恶心、呕吐和腹泻。吸收入血后，经肾脏排泄，故可损害肾脏。此外，还可损害肝脾及神经系统，对肝病患者可使其症状加重，肝功能恶化。

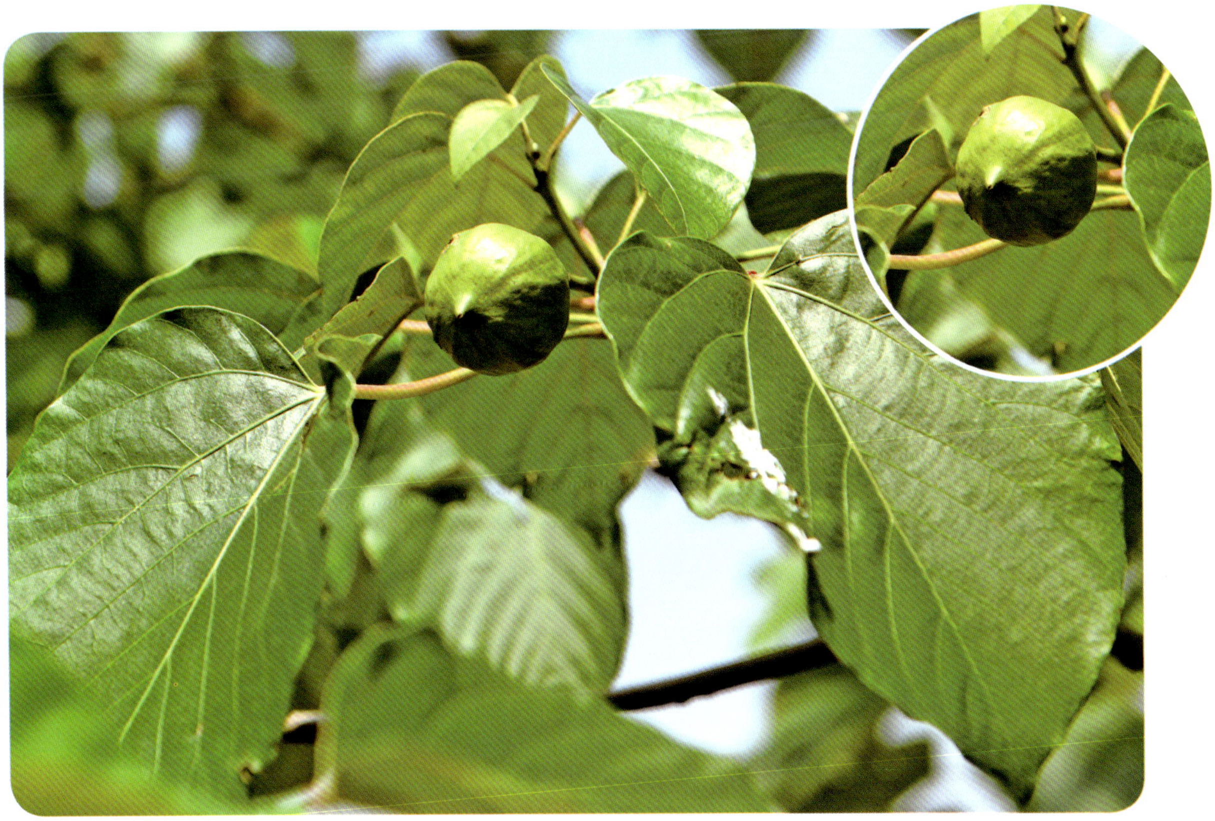

泡桐叶

[药材来源] 为玄参科植物泡桐 *Paulownia fortunei*（sem.）Hemsl. 的叶。

[江山土名] 桐叶、白桐叶。

[性味归经] 苦，寒。归肝、肾经。

[功能主治] 清热解毒，止血消肿。用于痈疽，疔疮肿毒，创伤出血。

[采收加工] 夏、秋二季采收，鲜用或晒干。

[参考资料] 叶含环烯醚萜苷，如桃叶珊瑚苷、泡桐苷；含酚苷，如毛蕊花苷、异毛蕊花苷；还含熊果酸、乙酰熊果酸等。

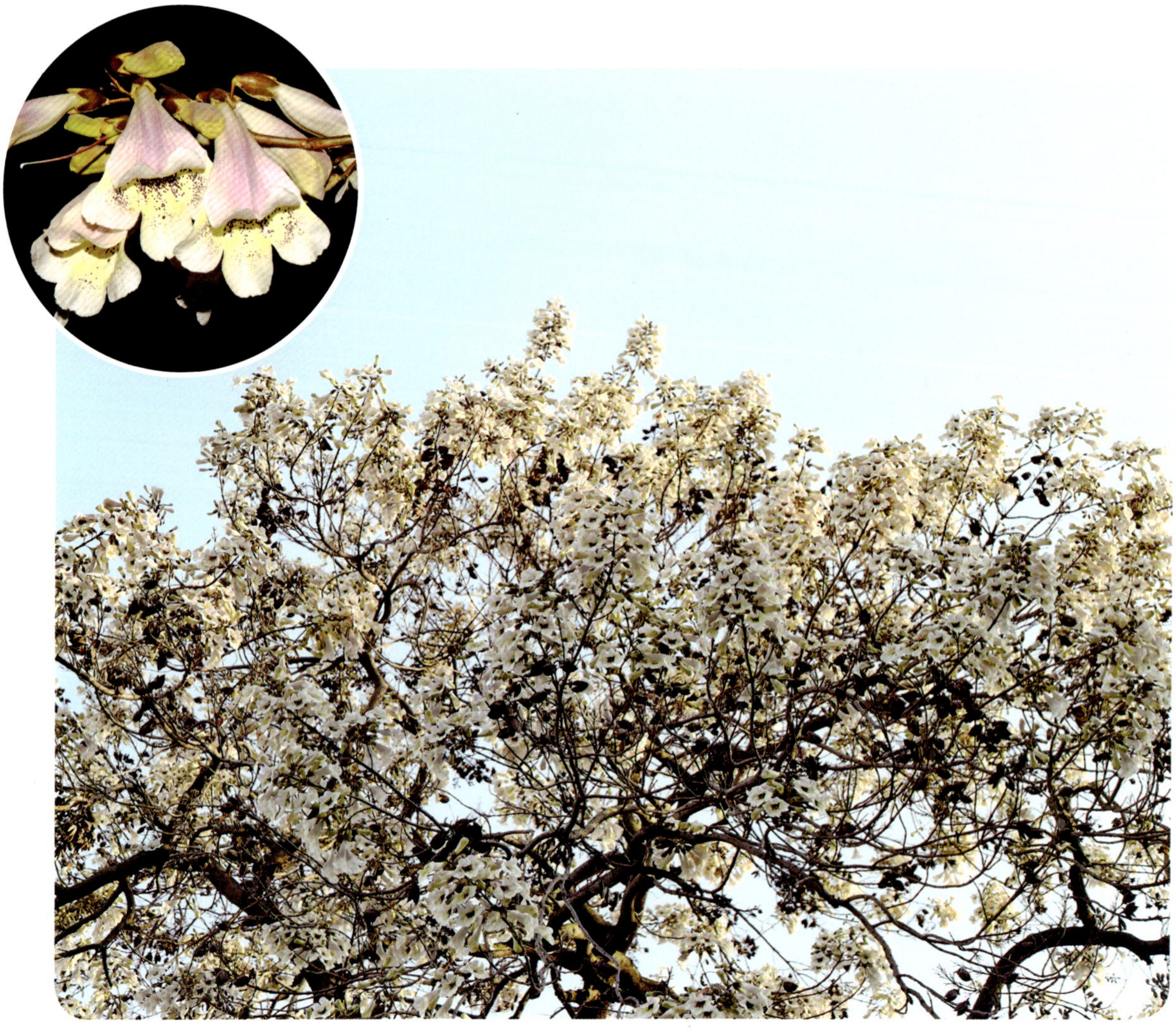

泥胡菜

[药材来源] 为菊科植物泥胡菜 *Hemistepta lyrata* Bunge 的全草。

[江山土名] 剪刀草、石灰菜。

[性味归经] 辛，平。归肺、肝经。

[功能主治] 消肿散结，清热解毒。用于乳腺炎，颈淋巴结炎，痈肿疔疮，风疹瘙痒。

[采收加工] 四季可采，洗净，鲜用或晒干扎捆，用时切段。

[参考资料] 具有清热解毒、消肿祛瘀的功效，可治疗痔漏、痈肿疔疮、外伤出血、骨折。

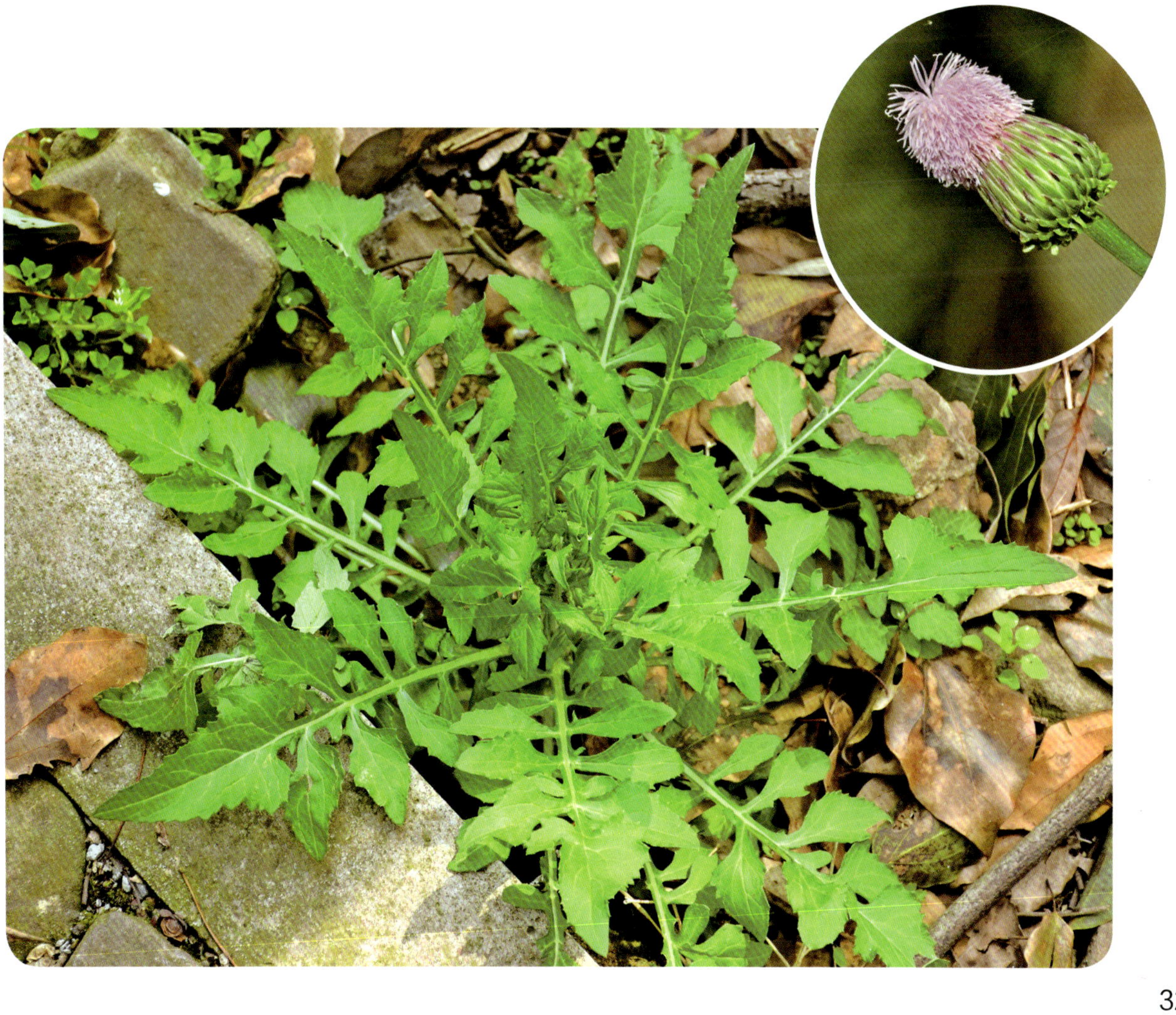

泽　兰

[药材来源] 为唇形科植物毛叶地瓜儿苗 *Lycopus lucidus* Turcz. var. hirtus Regel 的地上部分。

[江山土名] 地笋。

[性味归经] 苦、辛，微温。归肝、脾经。

[功能主治] 活血调经，祛瘀消痈，利水消肿。用于月经不调，经闭，痛经，产后瘀血腹痛，疮痈肿毒，水肿腹水。

[采收加工] 夏、秋二季茎叶茂盛时采割，晒干。

[参考资料] 泽兰与佩兰存在混用情况，因二药功能主治不同，不宜混用。菊科佩兰与泽兰最易识别之处在于草质茎是否圆柱形。

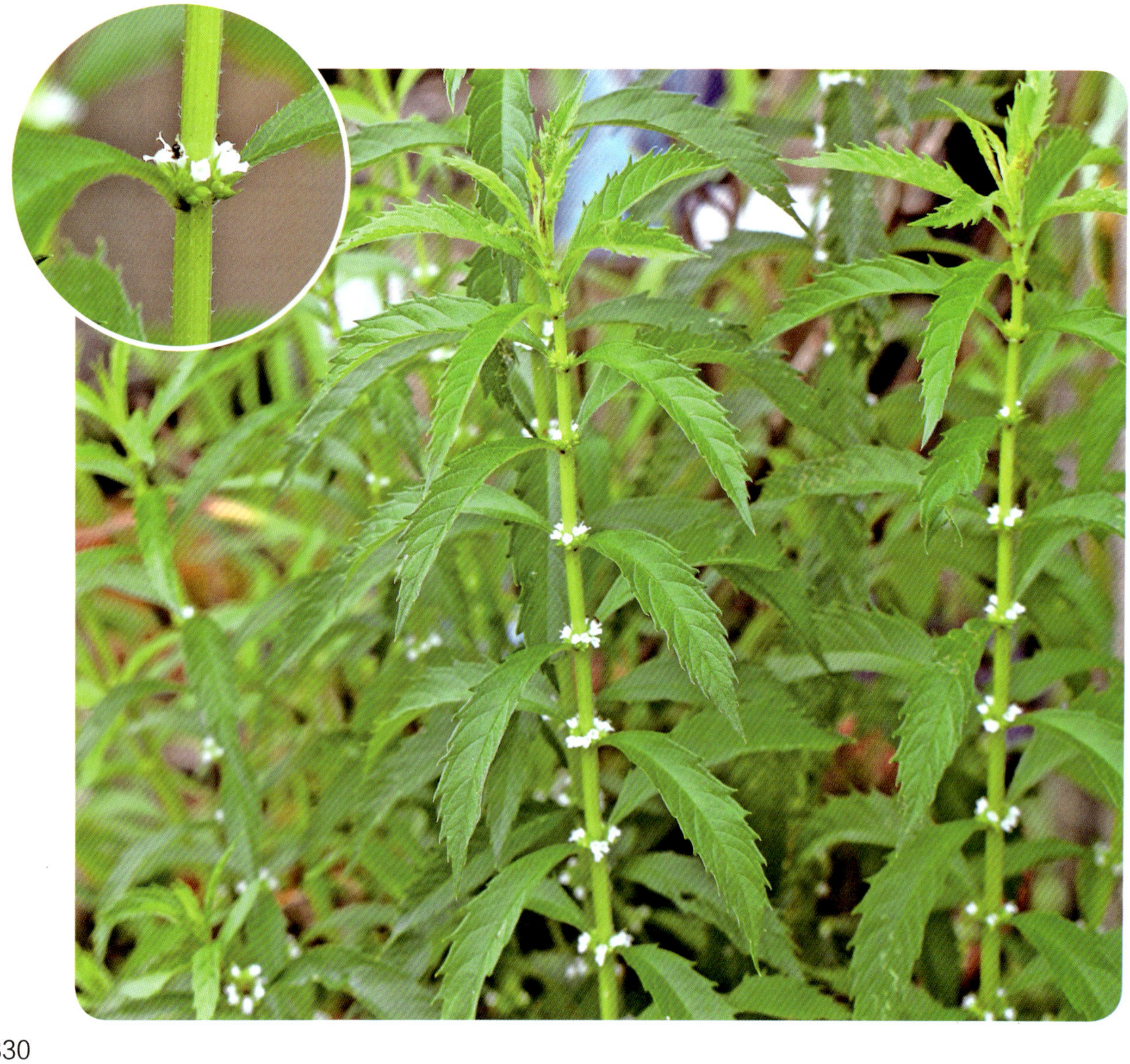

泽漆

[药材来源] 为大戟科植物泽漆 *Euphorbia helioscopia* L. 的地上部分。

[江山土名] 五朵云。

[性味归经] 辛、苦，微寒。有毒。归脾、小肠、大肠经。

[功能主治] 利水消肿，化痰散结，杀虫。用于水肿，肝硬化腹水，细菌性痢疾；外用治淋巴结结核，结核性瘘管，神经性皮炎。

[采收加工] 春、夏二季开花时采收，除去杂质，晒干。

[参考资料] 含有泽漆皂苷、槲皮素、泽漆醇等。用于大腹水肿、面目四肢浮肿，单用有效，也可与白术、茯苓等药配合使用。本品用于肺热咳嗽，咯痰黄稠及痰饮喘咳等症，具有清热化痰、止咳平喘的功效，可单用或配合鱼腥草、矮地茶、黄芩等药同用。此外，本品又能杀虫，用于癣疮，可用本品捣汁涂患处。

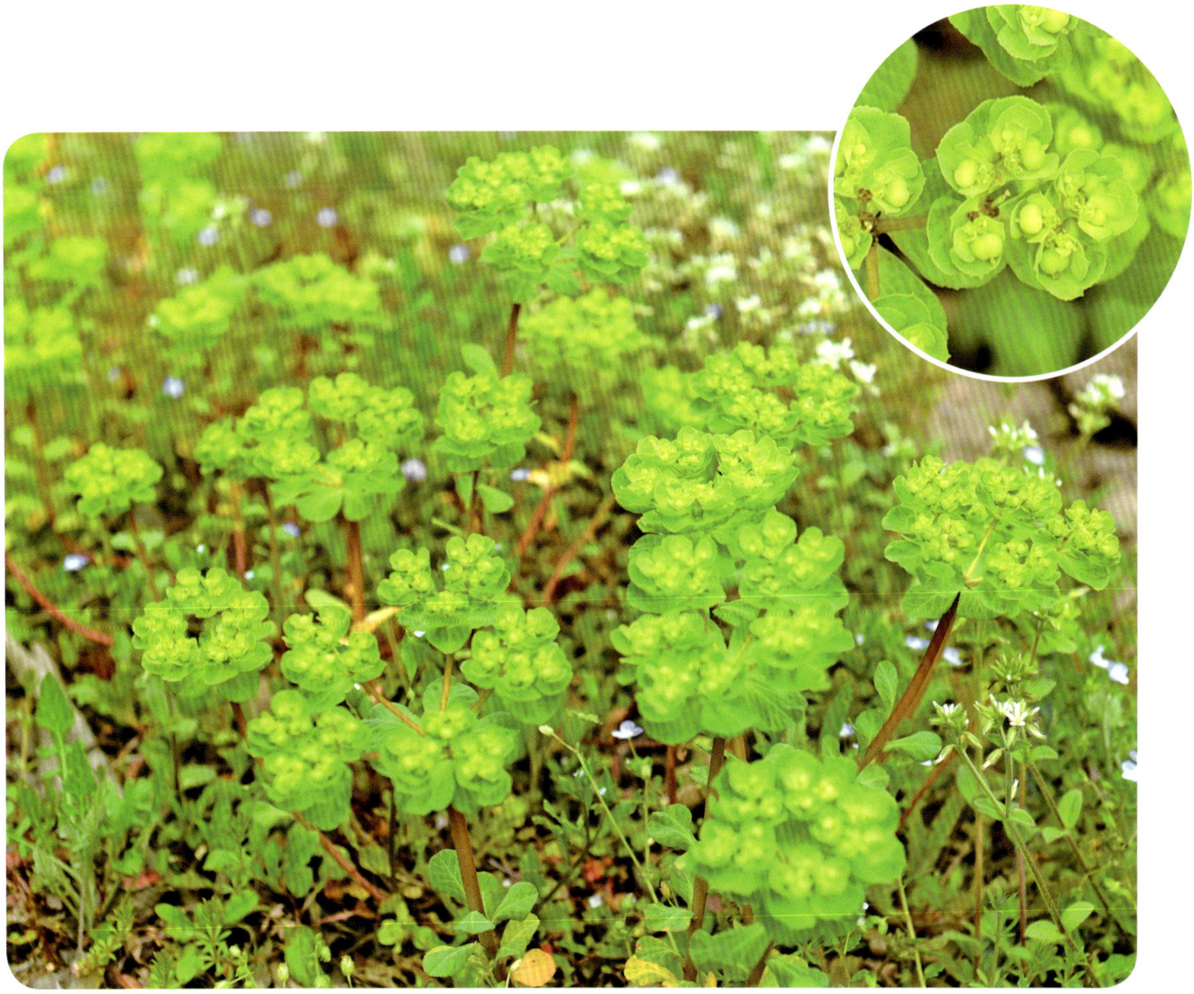

宝盖草

［药材来源］为唇形科植物宝盖草 *Lamium amplexicaule* L. 的全草。

［江山土名］佛座草、灯笼草。

［性味归经］辛、苦，平。归肝、肺、肾经。

［功能主治］清热利湿，活血祛风，消肿解毒。用于黄疸型肝炎，淋巴结结核，高血压，面神经麻痹，半身不遂；外用治跌打伤痛，骨折，黄水疮。

［采收加工］春、夏二季采收，晒干。

［参考资料］含有多种环烯醚萜苷类成分：野芝麻苷，7- 去乙酰野芝麻苷，野芝麻酯苷，野芝麻新苷，7- 去甲 -6- 羟基栀子苷甲酯，栀子苷甲酯，假杜鹃素，7- 乙酰基野芝麻新苷，5- 去氧野芝麻苷，6- 去氧野芝麻苷等。可治筋骨痰火疼痛、手足麻木不仁、周身游走之风、瘰疬、手足痰核。能接骨，善治跌打损伤。还能止鼻渊，消痰火红肿疼痛。

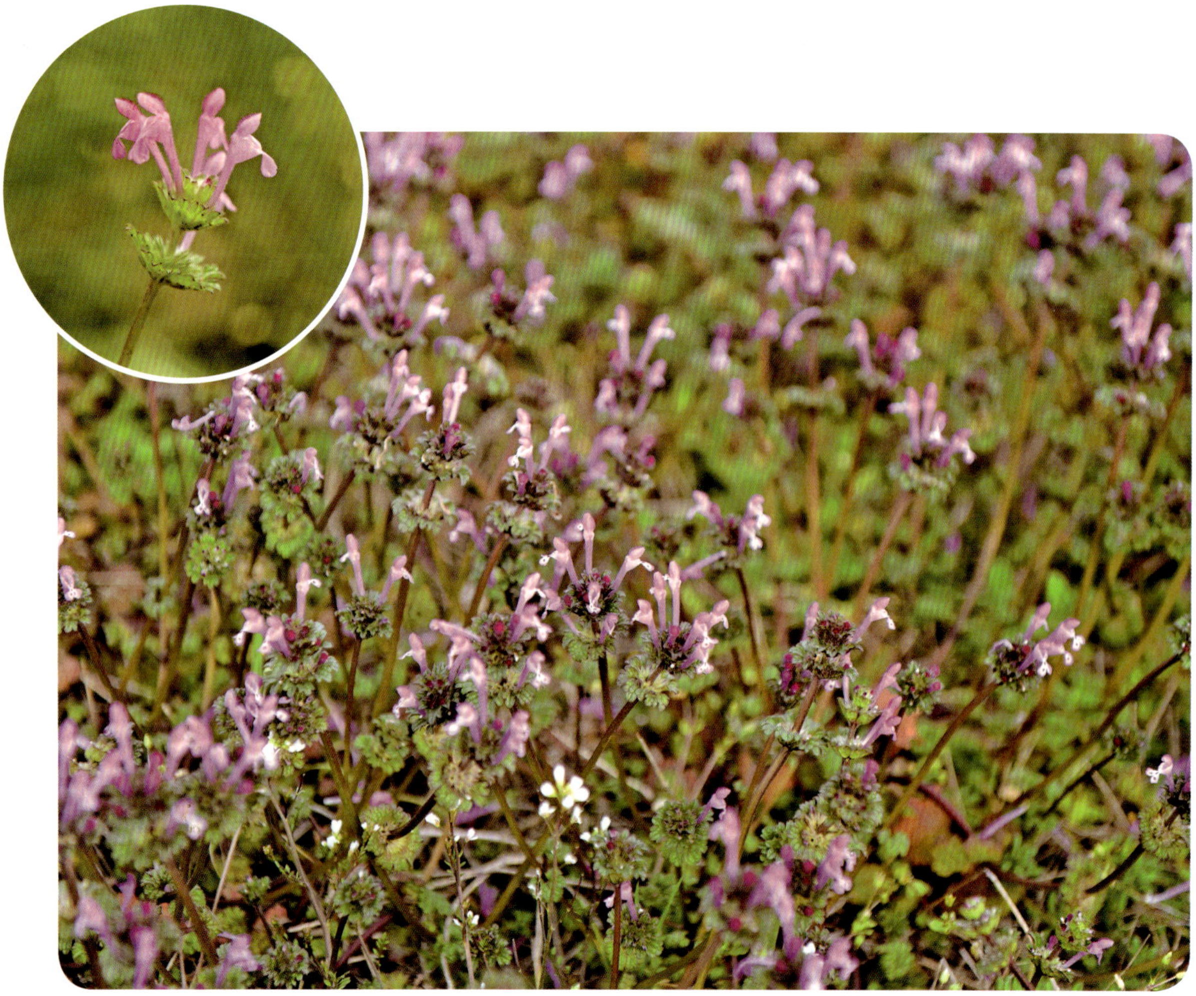

细 辛

［药材来源］为马兜铃科植物华细辛 *Asarum sieboldii* Miq. 的根和根茎。

［江山土名］南细辛、细草。

［性味归经］辛，温。归心、肺、肾经。

［功能主治］解表散寒，祛风止痛，通窍，温肺化饮。用于风寒感冒，头痛，牙痛，鼻塞流涕，鼻鼽，鼻渊，风湿痹痛，痰饮喘咳。

［采收加工］夏季果熟期或初秋采挖，除净地上部分和泥沙，阴干。

［参考资料］细辛具有祛风散寒、通窍止痛、温肺化饮的功效。细辛挥发油有明显的中枢抑制作用，小剂量可使动物安静、驯服、自主活动减少；大剂量可使动物睡眠，并有明显的抗惊厥作用。细辛煎剂灌服也有镇痛作用。其较强的镇痛作用为其治疗头身痛、牙痛等提供重要药理学基础。细辛挥发油灌服对多种原因引起的家兔实验性发热有明显的解热作用，对啤酒酵母所致的大鼠发热也有明显的解热效果。

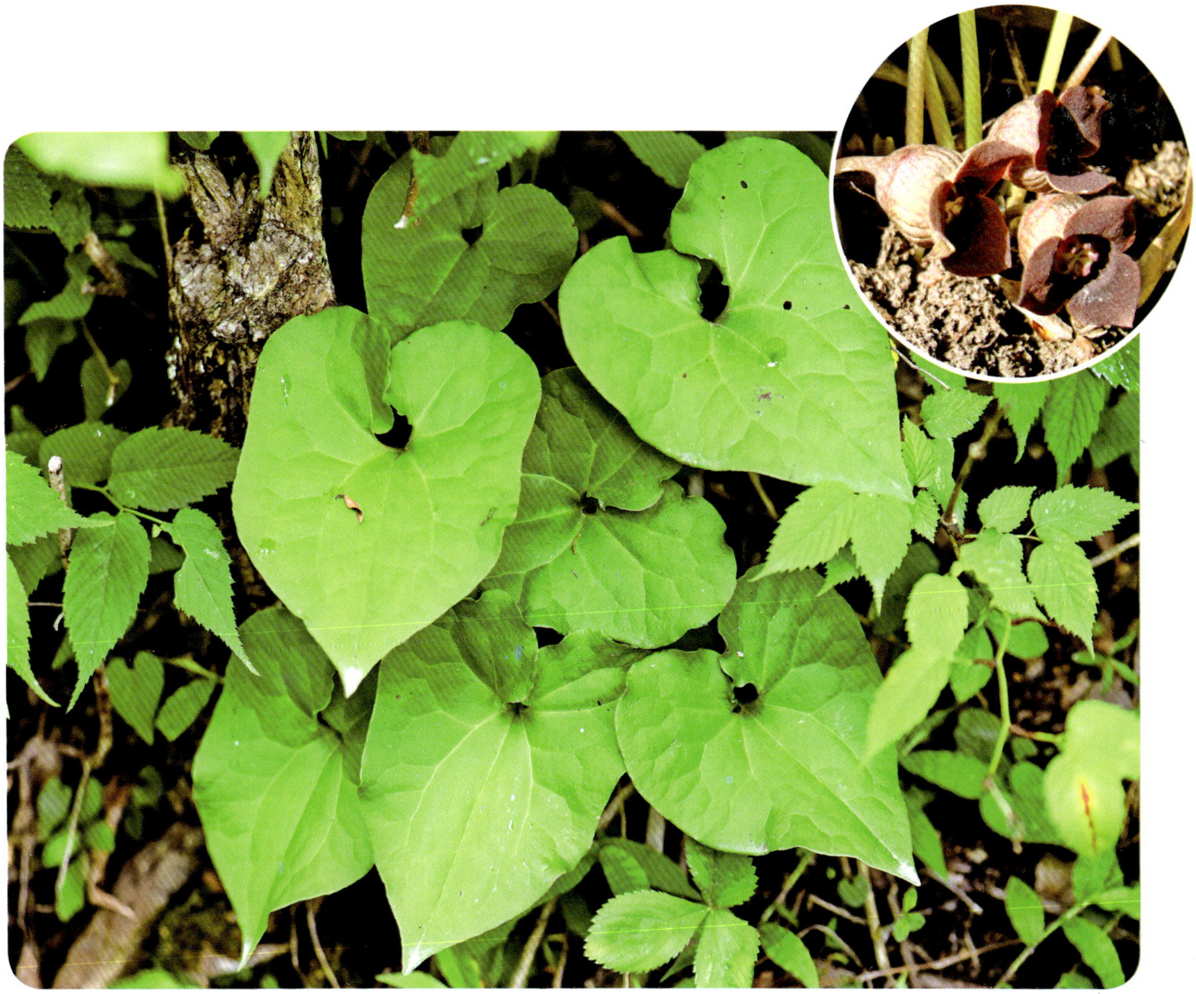

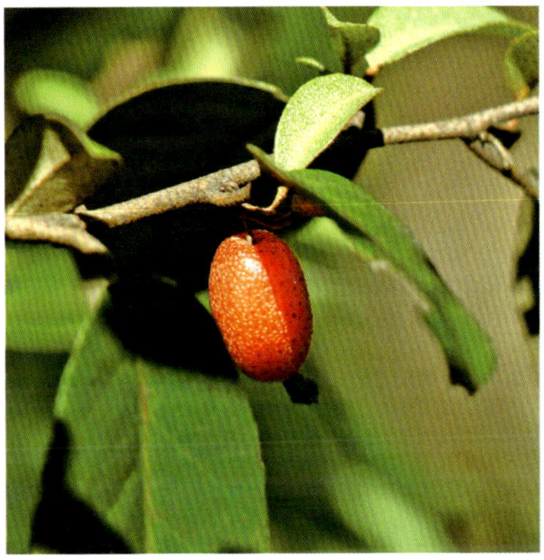

九画

珍珠莲

[药材来源] 为桑科植物珍珠莲 *Ficus sarmentosa* Buch.–Ham. ex J. E. Sm. var. henryi（King et Oliv.）Corner 的根。

[江山土名] 冰粉树。

[性味归经] 辛，平。归肝、肾经。

[功能主治] 祛风除湿，消肿止痛，解毒杀虫。用于风湿关节痛，脱臼，乳痈，疮疖，癣症。

[采收加工] 全年可采，洗净，切片，晒干。

[参考资料] 珍珠莲根、钻地风根、毛竹根、牛膝、丹参等配伍，水煎，冲黄酒，可治慢性关节痛。

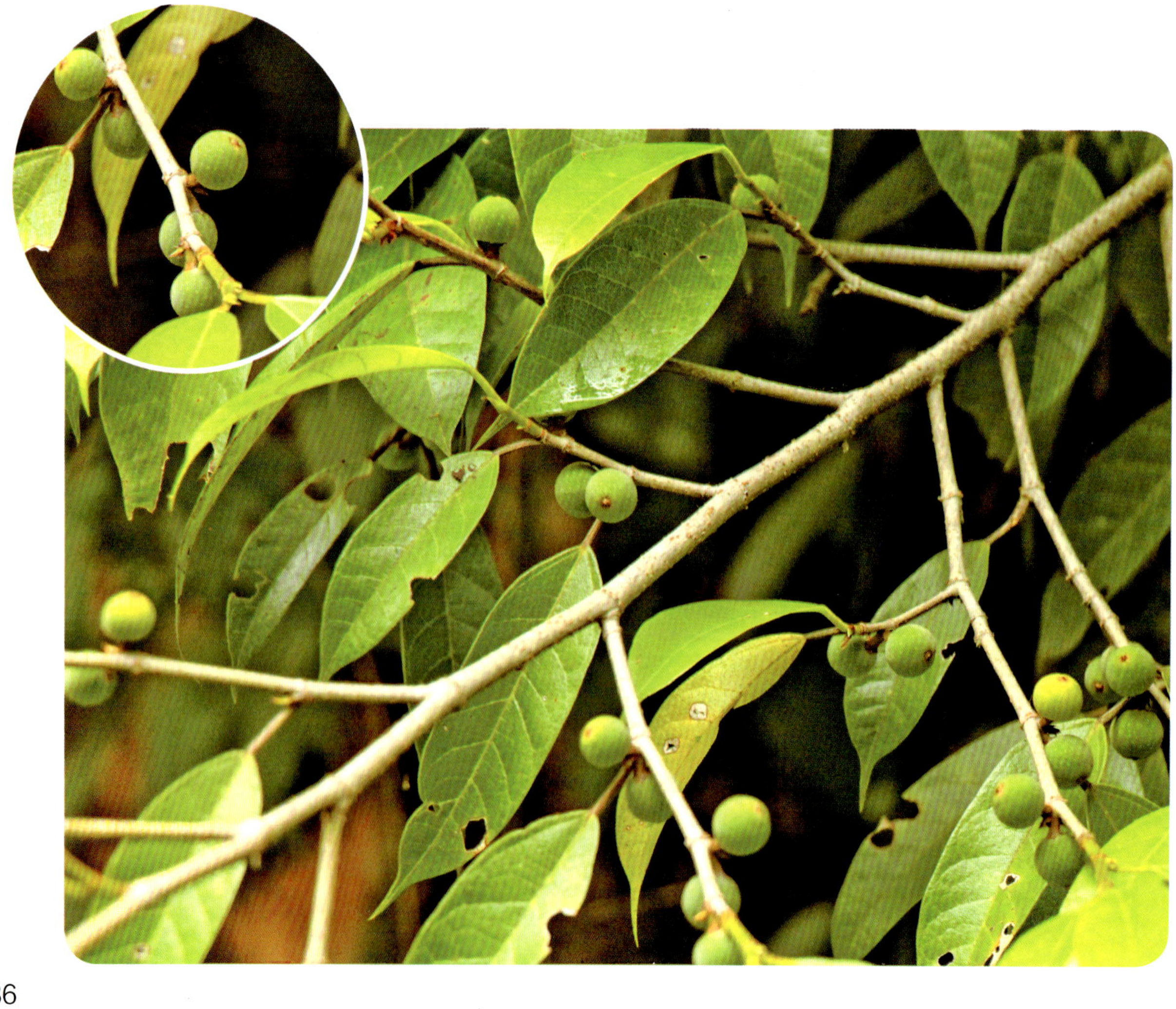

茜草

[药材来源] 为茜草科植物东南茜草 *Rubia argyi* 的根和根茎。其地上部分（过山龙）也可药用。此种非药典茜草的正品，江山地方习惯以此作为茜草的代用品。

[江山土名] 四方锯齿草。

[性味归经] 苦，寒。归肝经。

过山龙：辛，微寒。归肝经。

[功能主治] 凉血，祛瘀，止血，通经。用于吐血，衄血，崩漏，外伤出血，瘀阻经闭，关节痹痛，跌扑肿痛。

过山龙：活血消肿。用于跌扑损伤，痈肿。

[采收加工] 春、秋二季采挖，除去泥沙，干燥。

过山龙：夏、秋二季采收，干燥。

[参考资料] 含有多种羟基蒽醌衍生物，如茜草素、异茜草素、羟基茜草素、茜草酸、茜草苷等。茜草性寒入血分，能凉血止血，且能化瘀，凡血热妄行之出血证均可选用，兼瘀者尤宜。

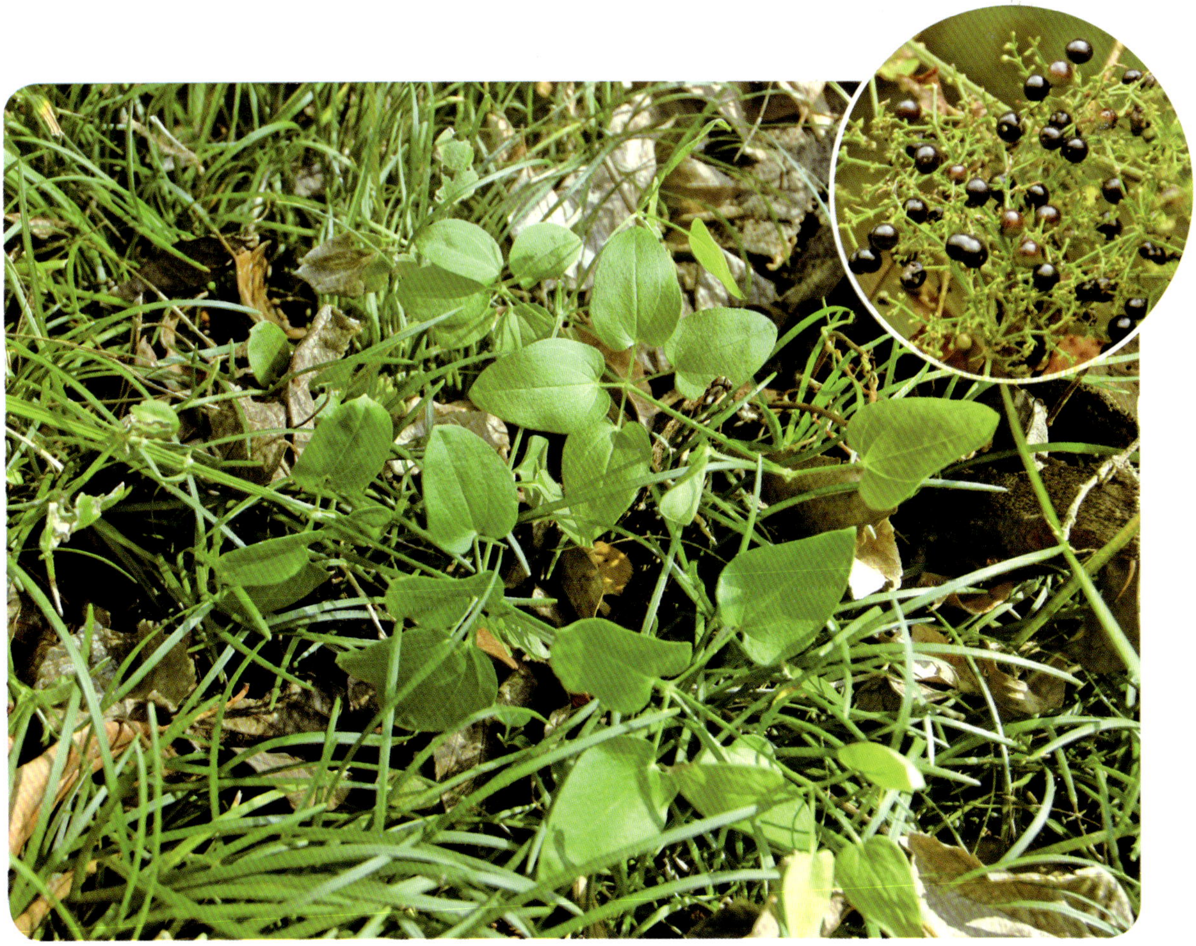

荜澄茄

[药材来源] 为樟科植物山鸡椒 *Litsea cubeba*（Lour.）Pers. 的成熟果实。

[江山土名] 山苍子。

[性味归经] 辛，温。归脾、胃、肾、膀胱经。

[功能主治] 温中散寒，行气止痛。用于胃寒呕逆，脘腹冷痛，寒疝腹痛，寒湿郁滞，小便浑浊。

[采收加工] 秋季果实成熟时采收，除去杂质，晒干。

[参考资料] 适宜食积气胀、胃寒冷痛、反胃呕吐、不思饮食、肠鸣腹泻者作为调料食用，也适宜阿米巴痢疾患者食用，但阴虚火旺、干燥综合征、结核病、糖尿病者忌食。果实含挥发油、荜澄茄素、树脂、荜澄茄酸、脂肪油等。挥发油主成分为香桧烯等。果实中尚含荜澄茄内酯。

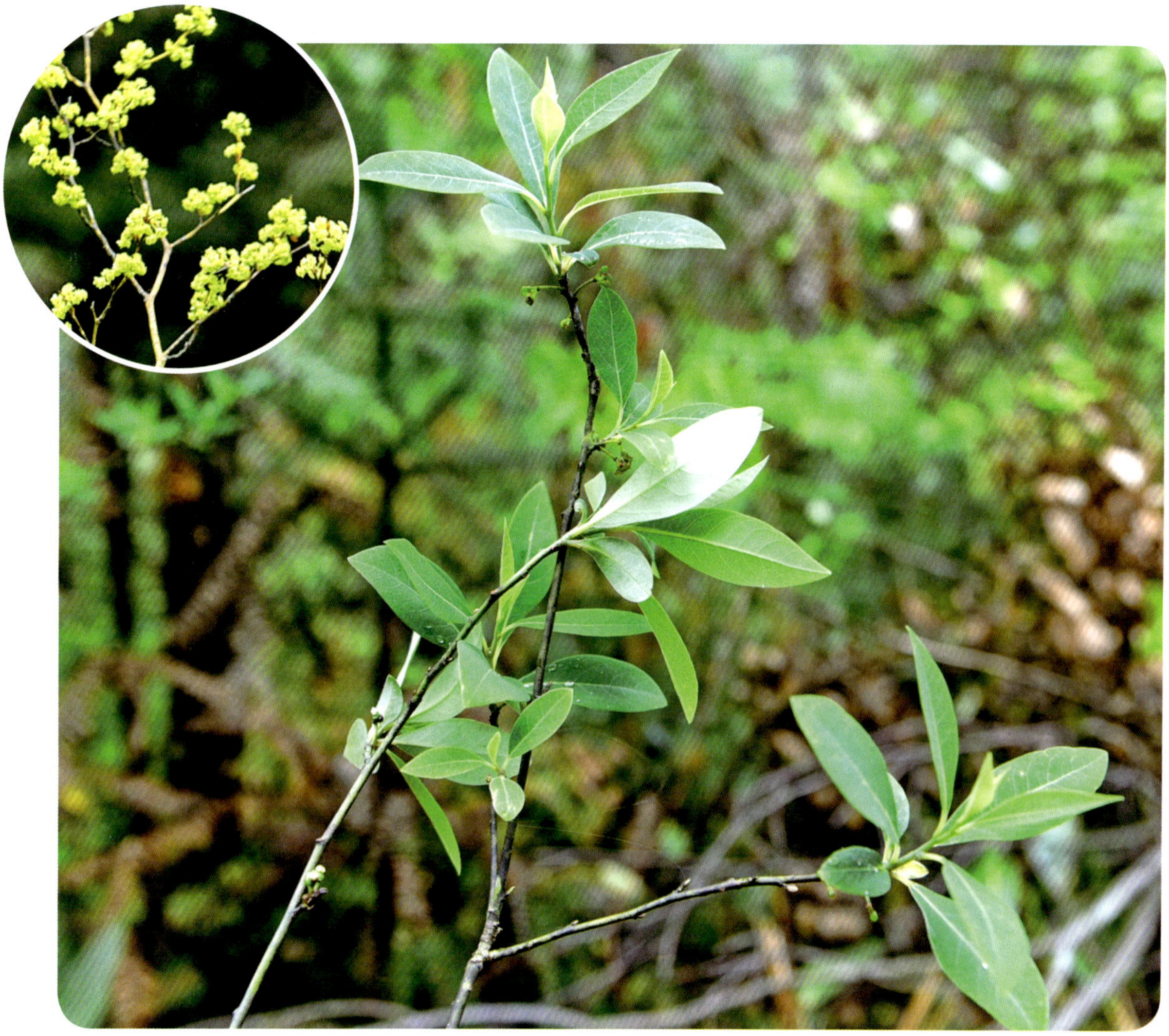

草乌

[药材来源] 为毛茛科植物乌头 *Aconitum carmichaeli* Debx. 的块根。

[江山土名] 草乌。

[性味归经] 辛、苦，热。生草乌有大毒，制草乌有毒。归心、肝、肾、脾经。

[功能主治] 祛风除湿，温经止痛。用于风寒湿痹，关节疼痛，心腹冷痛，寒疝作痛，麻醉止痛。

[采收加工] 秋季茎叶枯萎时采挖，除去须根及泥沙，干燥。

[参考资料] 不宜与贝母、半夏、白及、白蔹、天花粉、瓜蒌同用。孕妇禁用。生草乌系毒性中药，毒性大，不宜口尝。生品内服宜慎，须先煎、久煎。

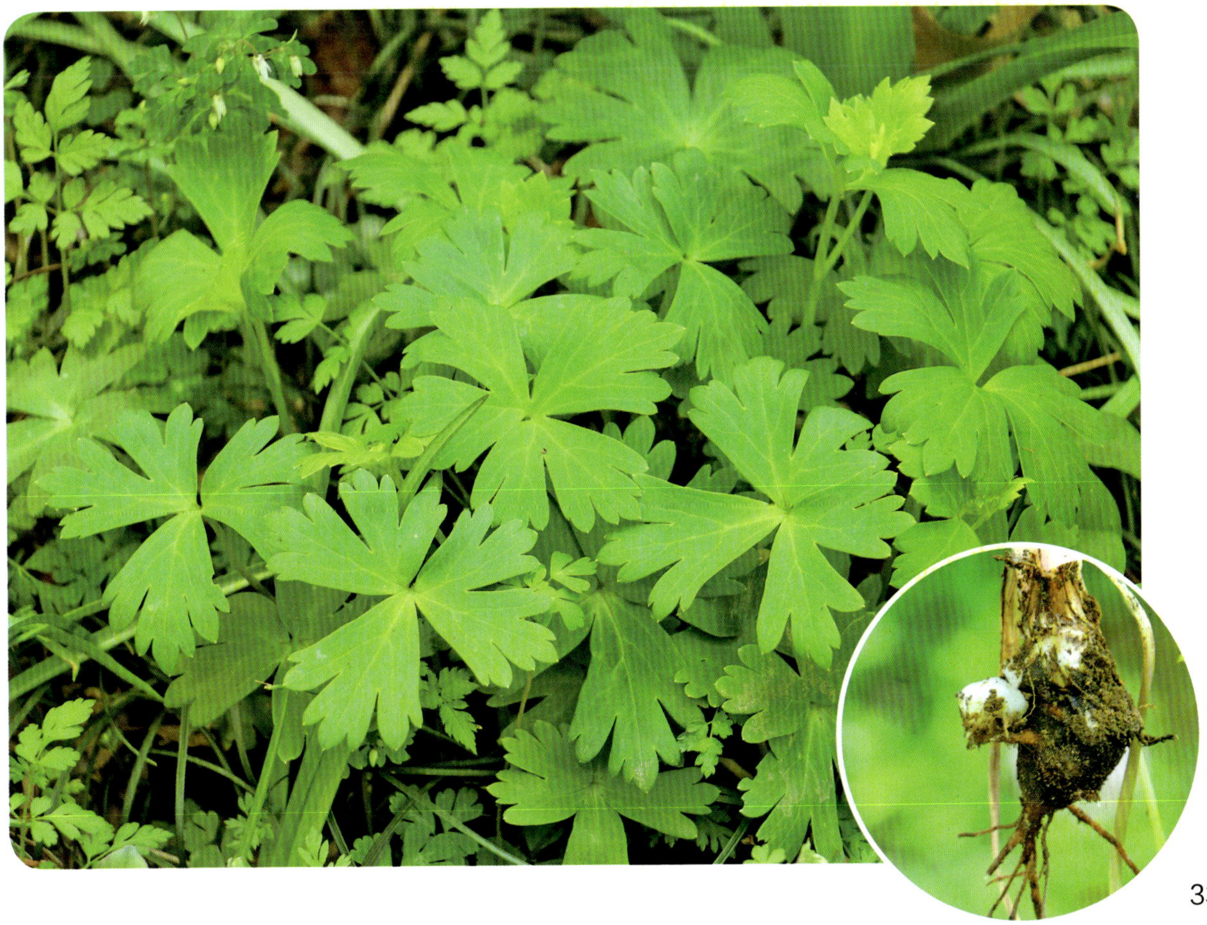

草茵陈

［药材来源］为唇形科植物牛至 Origanum vulgare L. 的地上部分。

［江山土名］牛至。

［性味归经］辛、微苦，凉。归肺、胃、肝经。

［功能主治］清暑解表，利水消肿。用于中暑、感冒所致头痛身重，急性胃肠炎，腹痛吐泻，水肿。

［采收加工］夏、秋二季花开时采收，除去杂质，晒干。

［参考资料］药理研究表明：具有提高免疫功能、抗微生物、解痉、镇静、抗氧化和利尿作用。

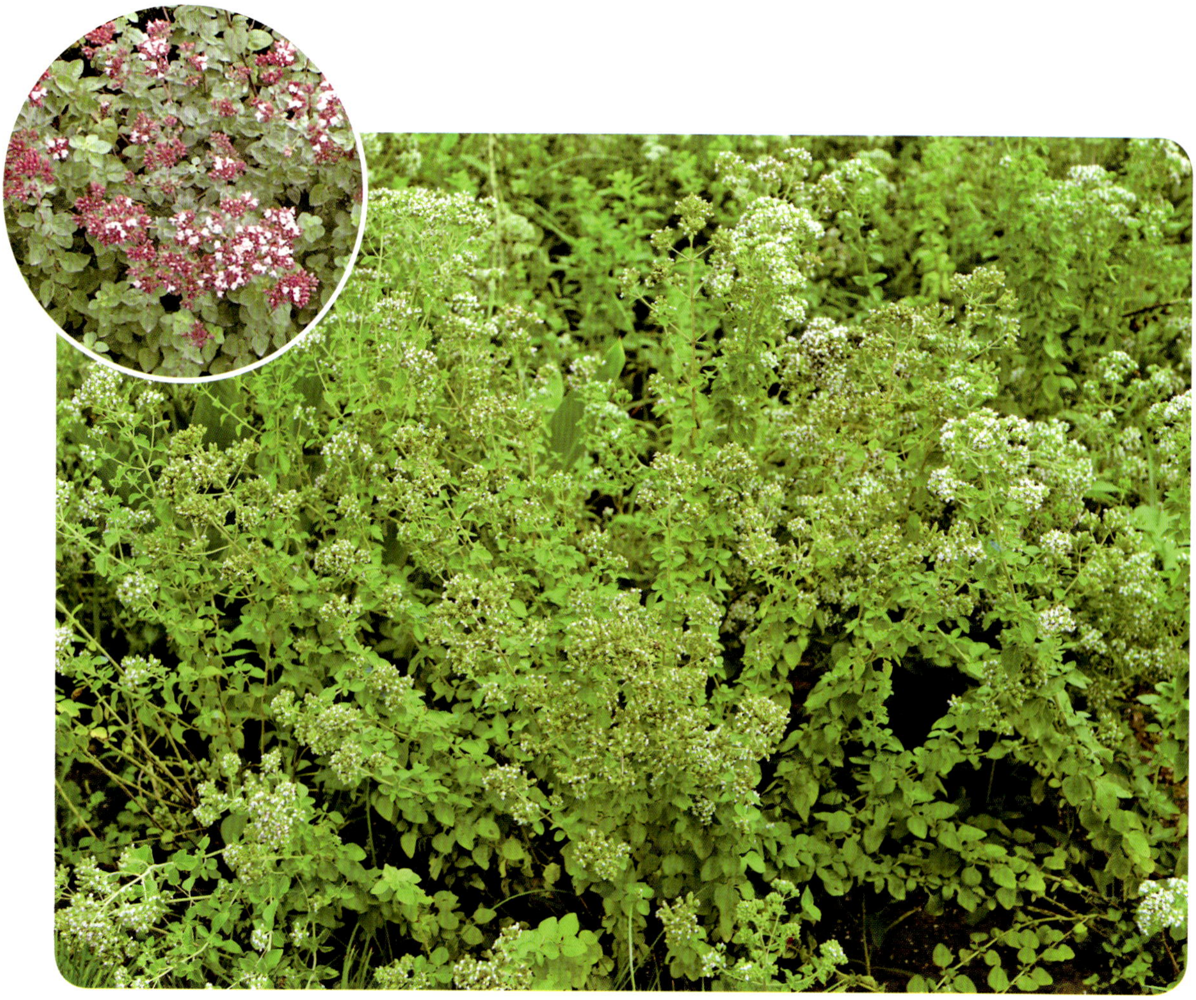

茵 陈

［药材来源］为菊科植物滨蒿 *Artemisia scoparia* Waldst. et Kit. 或茵陈蒿 *Artemisia capillaris* Thunb. 的地上部分。

［江山土名］松毛艾。

［性味归经］苦、辛，微寒。归脾、胃、肝、胆经。

［功能主治］清利湿热，利胆退黄。用于黄疸尿少，湿疮瘙痒。

［采收加工］春季幼苗高 6 ～ 10cm 时采收，或秋季花蕾长成至花初开时采割，除去杂质和老茎，晒干。春季采收的习称“绵茵陈”，秋季采割的称“花茵陈”。

［参考资料］用于湿热熏蒸所致黄疸，可单用此一味，大剂量煎汤内服；亦可配合大黄、栀子等同用。若小便不利显著者，又可与泽泻、猪苓等配伍。本品退黄疸之效甚佳，故除用于湿热黄疸之外，对于因受寒湿或素体阳虚发生的阴黄证，也可应用，但须配合温中祛寒之品如附子、干姜等药同用，以奏除阴寒而退黄疸的作用。

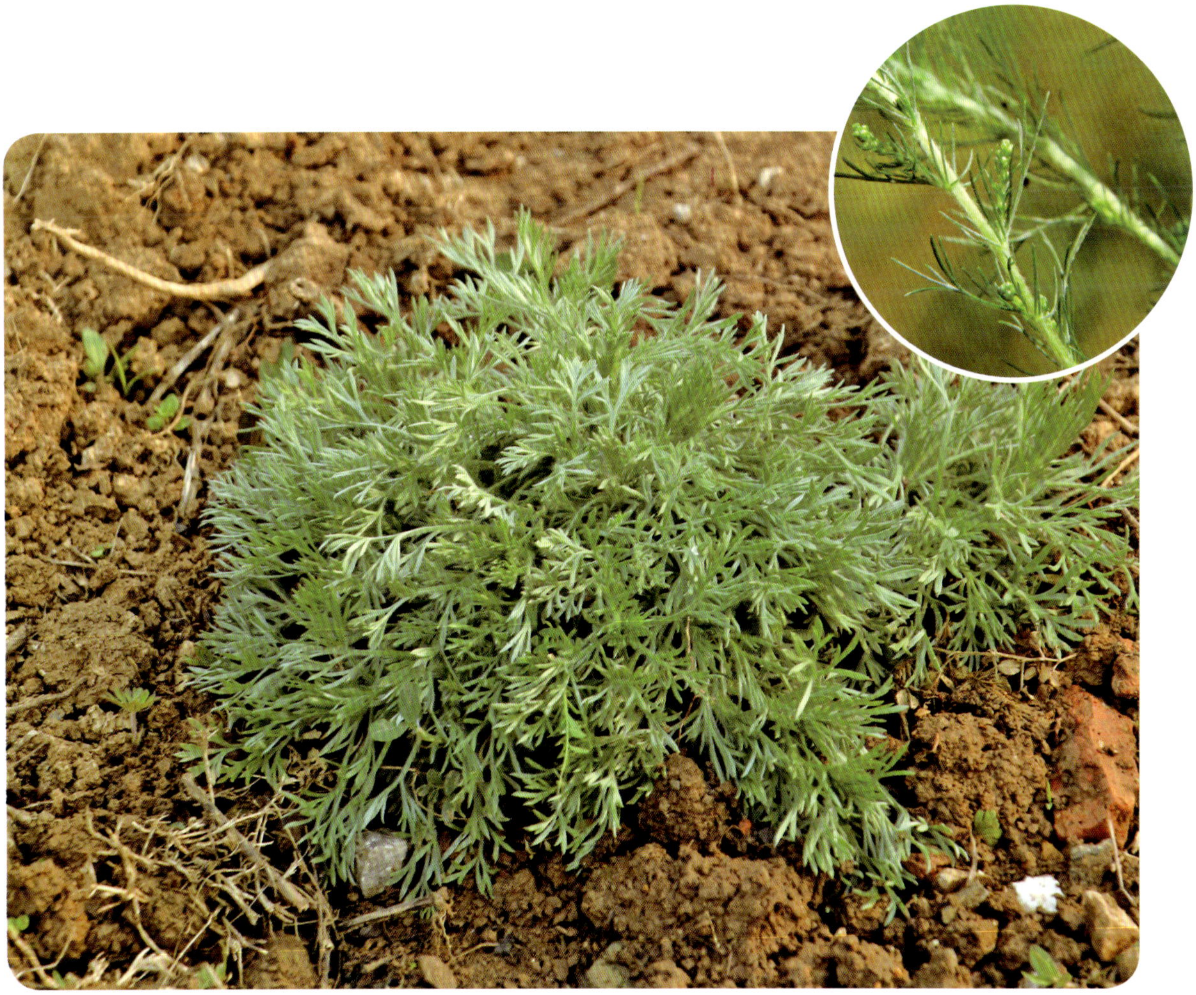

荞 麦

［药材来源］为蓼科植物荞麦 *Fagopyrum esculentum* Moench. 的果实。

［江山土名］乌麦。

［性味归经］甘，凉。归脾、胃、大肠经。

［功能主治］开胃宽肠，下气消积。用于肠胃积滞，慢性泄泻，痢疾，汤火灼伤。

［采收加工］秋季成熟时采收，晒干。

［参考资料］荞麦的茎叶具有降血压和止血的作用。荞麦煎液适用于高血压，毛细血管脆弱性出血，防治中风、视网膜出血、肺出血。

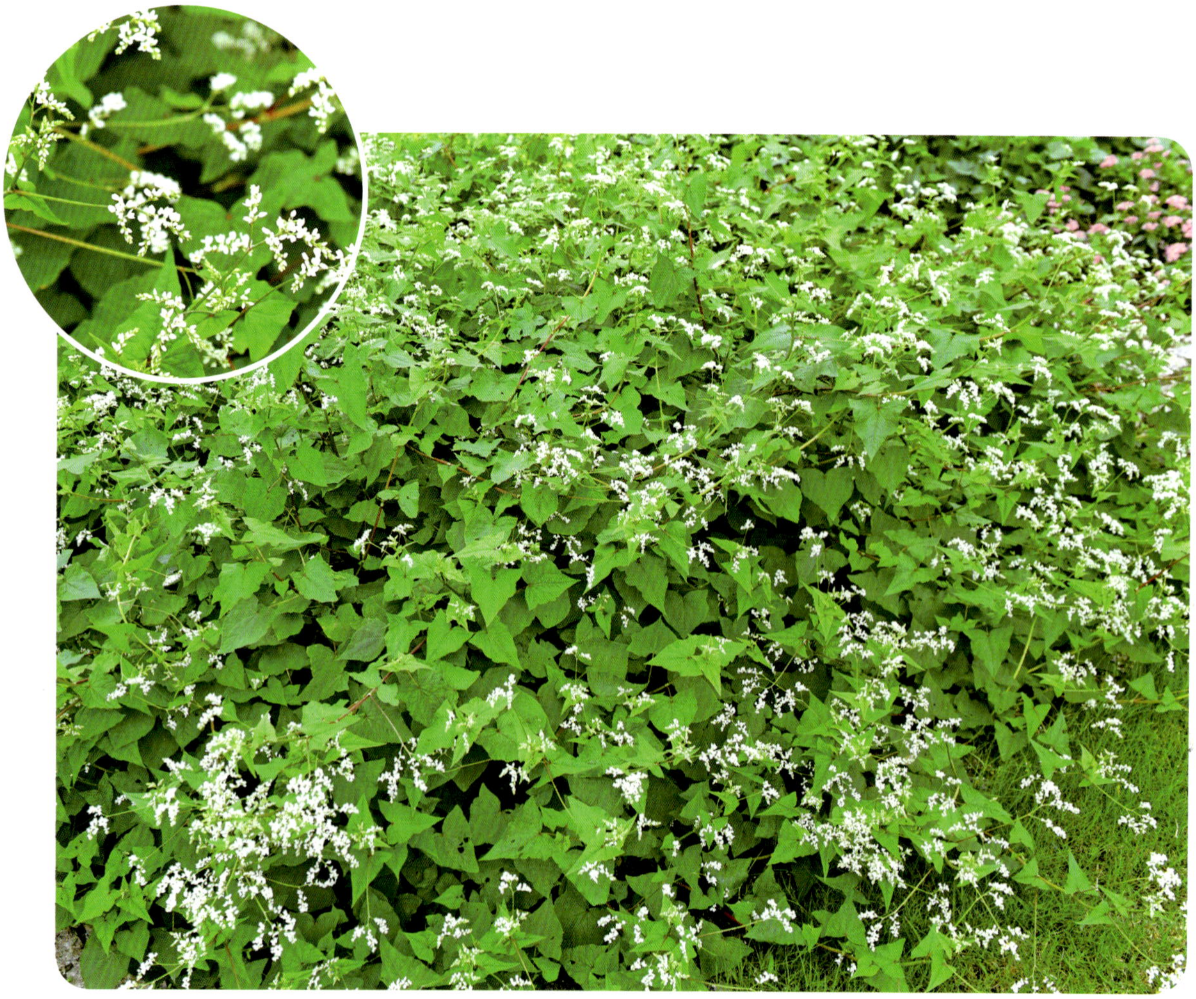

茯苓

[药材来源] 为多孔菌科真菌茯苓 *Poria cocos*（Schw.）Wolf 的菌核。菌核的外皮（茯苓皮）也可药用。

[江山土名] 茯苓。

[性味归经] 甘、淡，平。归心、肺、脾、肾经。

茯苓皮：甘、淡，平。归肺、脾、肾经。

[功能主治] 利水渗湿，健脾，宁心。用于水肿尿少，痰饮眩悸，脾虚食少，便溏泄泻，心神不安，惊悸失眠。

茯苓皮：利水消肿。用于水肿，小便不利。

[采收加工] 多于 7～9 月采挖，挖出后除去泥沙，堆置“发汗”后，摊开晾至表面干燥，再“发汗”，反复数次至现皱纹、内部水分大部散失后，阴干，称为“茯苓个”；或将鲜茯苓按不同部位切制，阴干，分别称为“茯苓块”和“茯苓片”。

茯苓皮：多于 7～9 月采挖，加工“茯苓片”“茯苓块”时，收集削下的外皮，阴干。

[参考资料] 茯苓能增强机体免疫功能，茯苓多糖有明显的抗肿瘤及保肝脏作用。但虚寒精滑或气虚下陷者忌服。茯苓皮行水而不耗气，胜似大腹皮，用于男子妇人脾胃停滞、头面四肢悉肿，心腹胀满，上气促急，胸膈烦闷，痰涎上壅，饮食不下，行步气奔，状如水病。其菌核中间的松根或松枝称茯神木，具安神、舒筋通络作用。

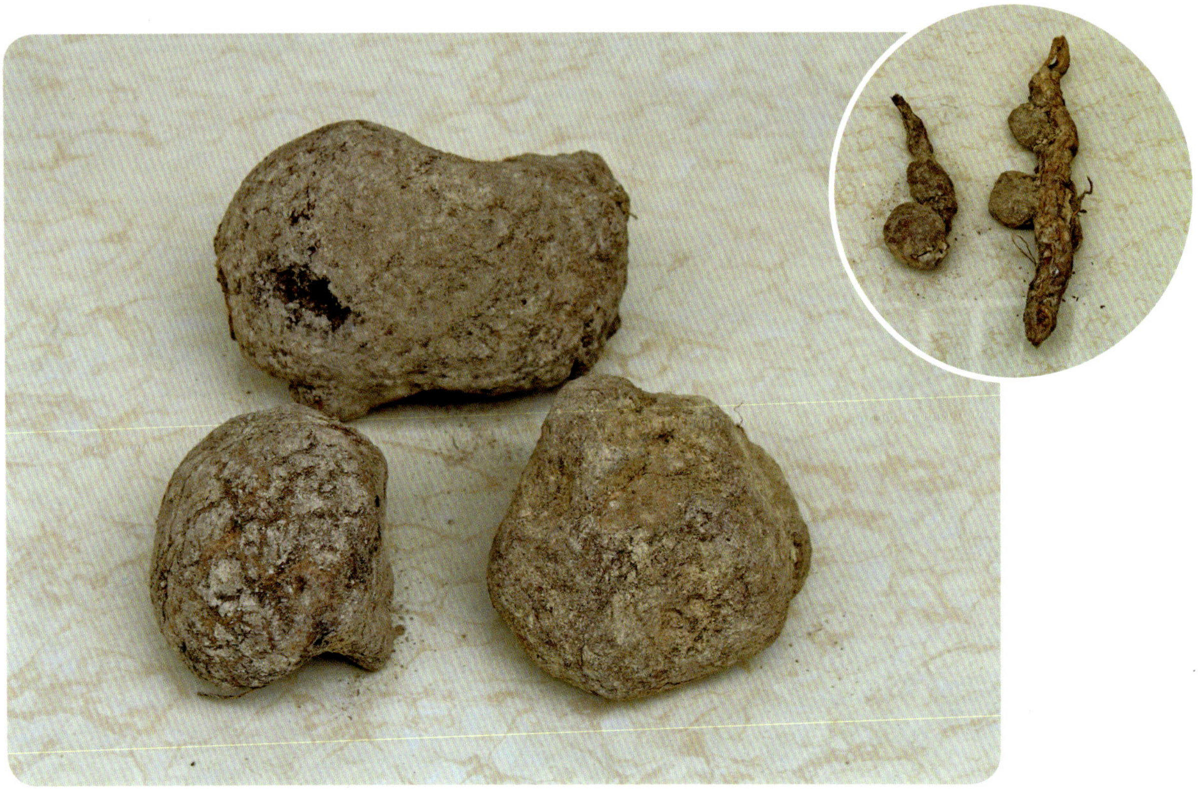

茶 叶

［药材来源］为山茶科植物茶 *Camellia sinensis*（L.）O. Ktze. 的嫩叶。其根（茶树根）也可药用。

［江山土名］茶叶。

［性味归经］微苦、甘，凉。归心、肺、胃经。

茶树根：苦、涩，凉。归心、肝、肺经。

［功能主治］清头目，治烦渴，消食化痰，利尿，解毒。用于头痛，目昏，嗜睡，心烦口渴，食积痰滞，痢疾。

茶树根：宁心，利尿，利咽，退黄，止泻。用于心悸怔忡，水肿，口疮，咽痛，黄疸，泻痢，牛皮癣。

［采收加工］春、秋二季采收，烘干或炒干。

茶树根：全年可采挖，洗净，干燥，或趁鲜切厚片，晒干。

［参考资料］含有咖啡因、茶碱、可可豆碱、黄嘌呤、胡萝卜素、鞣质、挥发油、三萜皂苷、黄酮类、多糖类等。咖啡因在茶叶中大部分与鞣质结合存在，以春季的嫩叶中含咖啡因量较高。茶叶经发酵，可使游离咖啡因的含量比例增加。

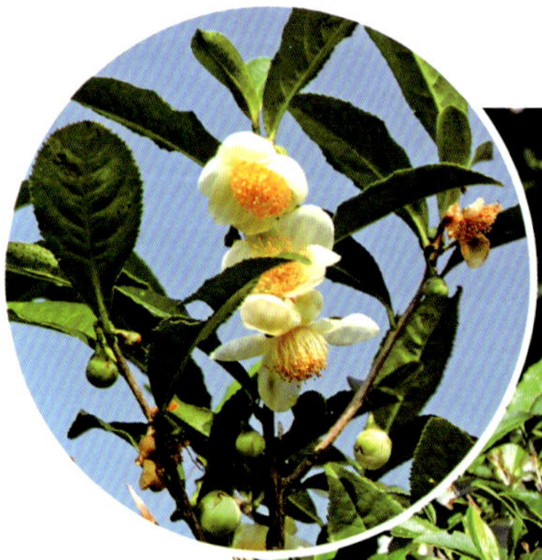

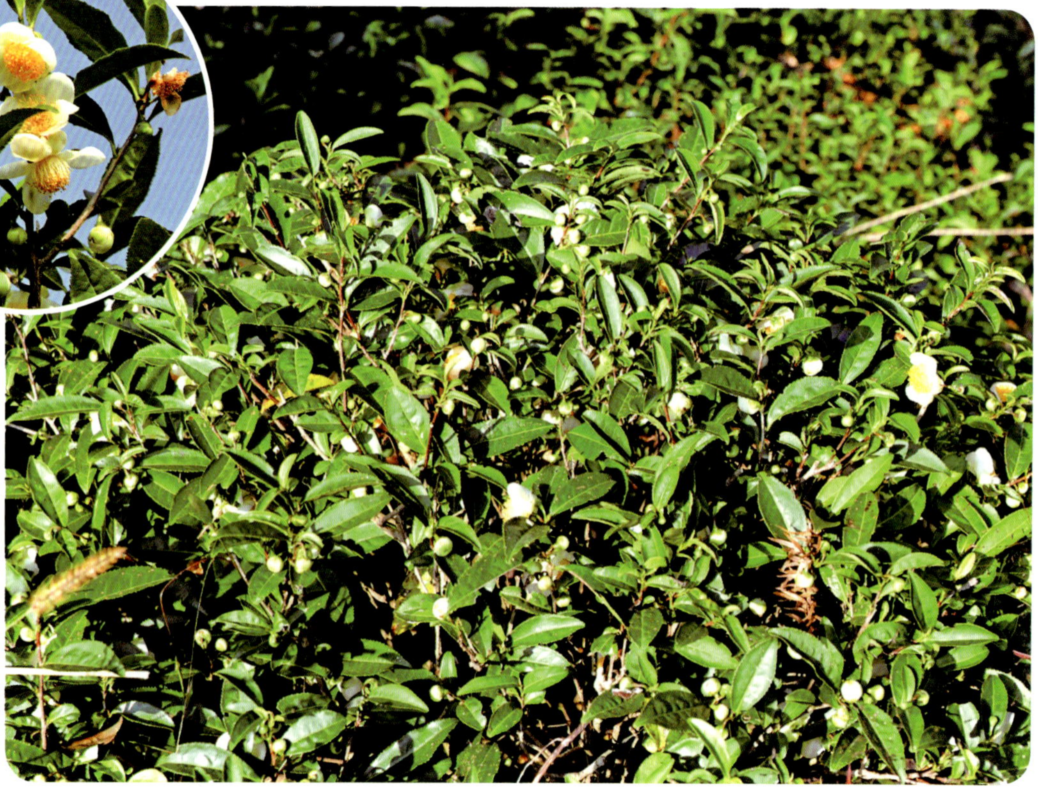

荠菜花

[药材来源] 为十字花科植物荠菜 *Capsella bursa-pastoris*（L.）Medic. 的带花果的地上部分。

[江山土名] 空社。

[性味归经] 甘、淡，凉。归肝、胃经。

[功能主治] 清热利湿，止血，止痢，降血压。用于咯血，呕血，便血，崩漏，肾炎，高血压症，肠炎，痢疾，乳糜尿。

[采收加工] 初夏采收，洗净，晒干。

[参考资料] 含有丰富的维生素 C 和胡萝卜素，有助于增强机体免疫功能。还能降低血压、健胃消食，治疗胃痉挛、胃溃疡、痢疾、肠炎等。

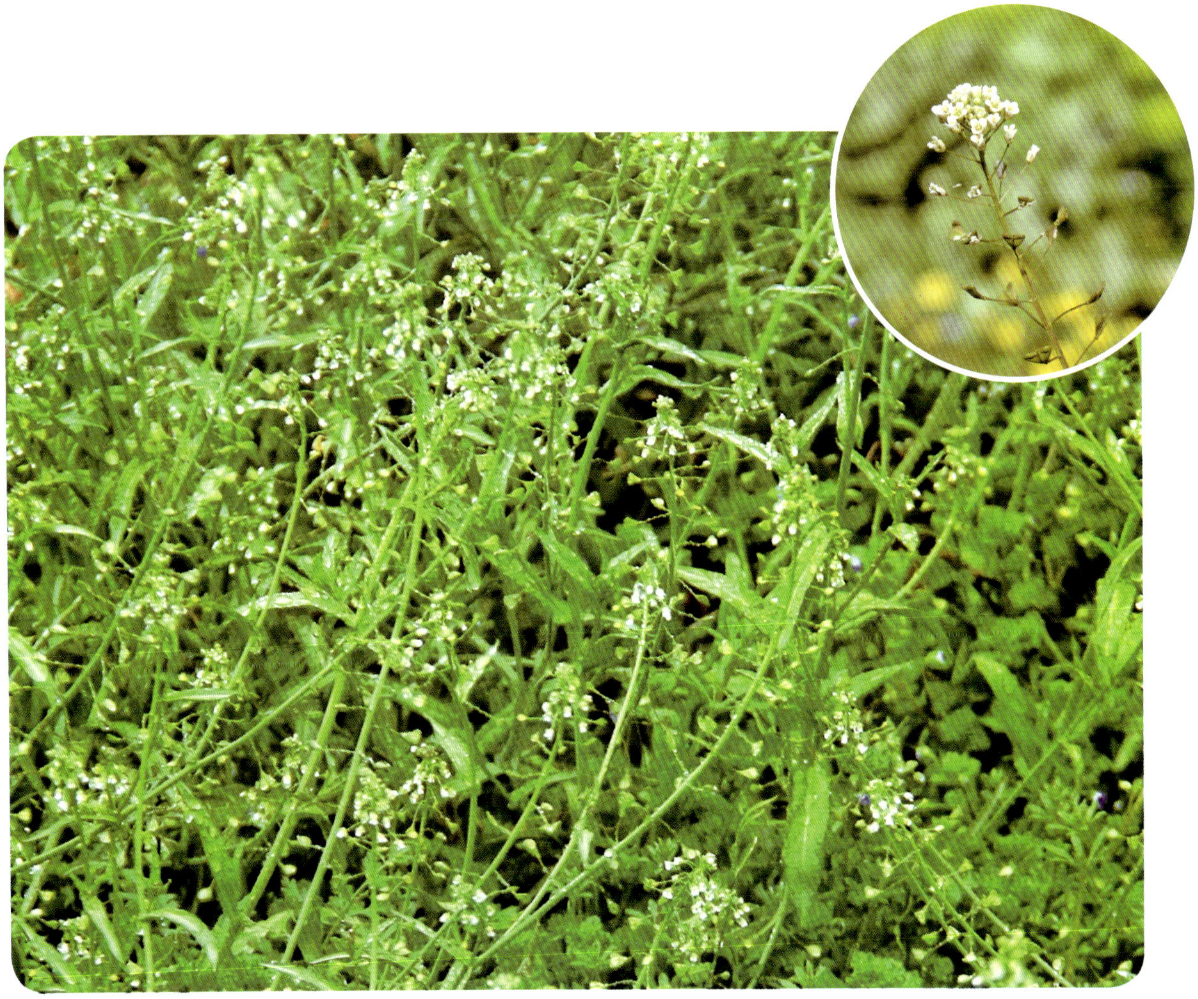

荩 草

［药材来源］为禾本科植物荩草 *Arthraxon hispidus*（Thunb.）Makino 的全草。

［江山土名］黄草、苜草。

［性味归经］苦，平。归肺、肝经。

［功能主治］止咳定喘，杀虫解毒。用于久咳气喘，肝炎，咽喉炎，口腔炎，鼻炎，淋巴结炎，乳腺炎，疮疡疥癣。

［采收加工］秋季采收，鲜用或晒干。

［参考资料］叶和茎含有乌头酸、木犀草素、木犀草素 -7- 葡萄糖苷、荩草素。

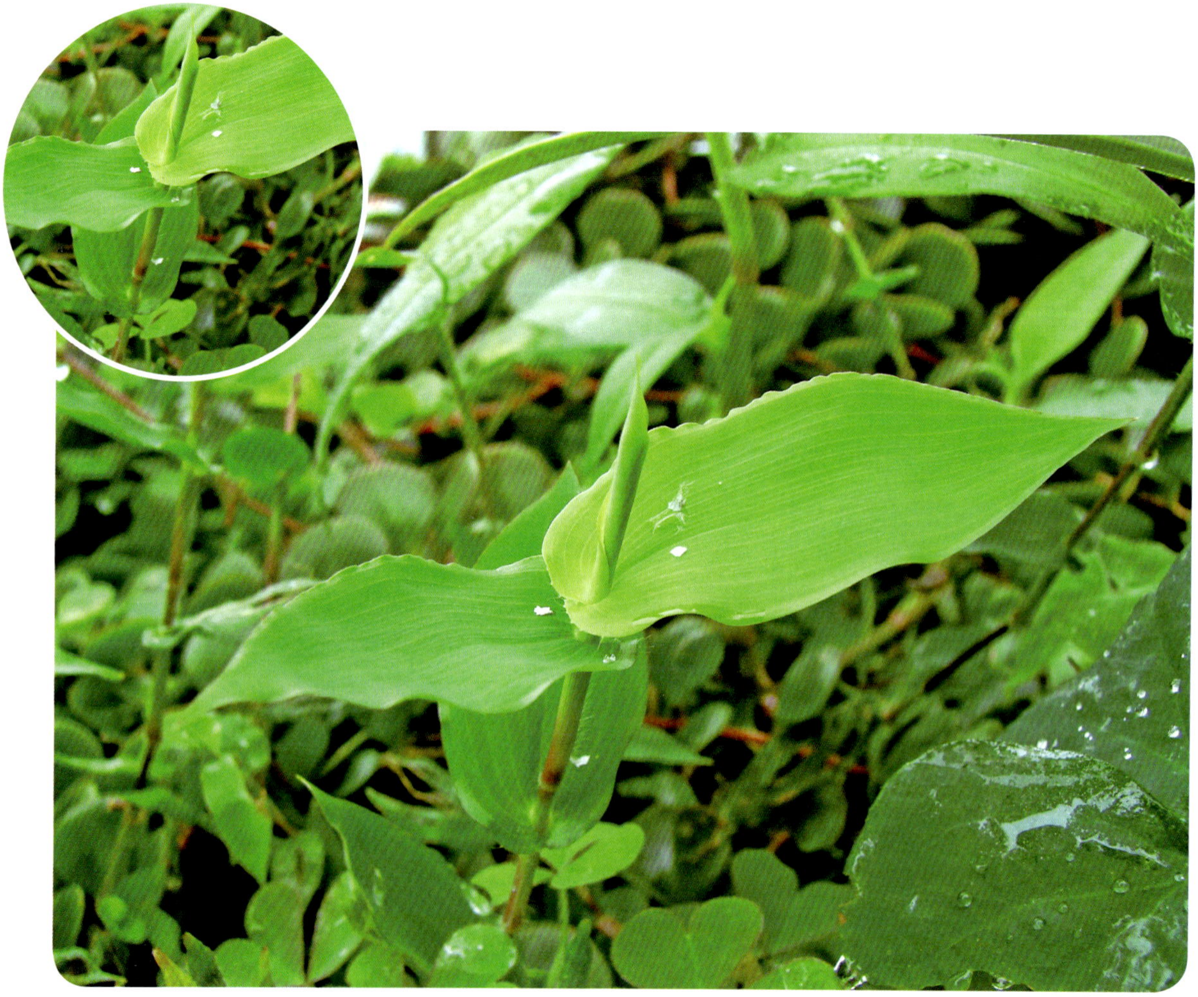

胡颓子

[药材来源] 为胡颓子科植物胡颓子 *Elaeagnus pungens* Thunb. 的或新鲜果实。其根（胡颓子根）和叶（胡颓子叶）也可药用。

[江山土名] 乾茄根、羊奶子。

[性味归经] 甘、酸，平。归胃、大肠经。

胡颓子根：酸，平。归肺经。

胡颓子叶：酸，微温。归肺经。

[功能主治] 敛肺，止咳平喘。用于肺虚咳嗽，气喘，咯血。

胡颓子根：祛风利湿，止血。用于风湿性关节炎，咯血，吐血，便血，崩漏，白带，跌打损伤。

胡颓子叶：敛肺，止咳平喘。用于肺虚咳嗽，气喘，咯血。

[采收加工] 3～4 月采收成熟果实，晒干。

胡颓子根：夏、秋二季采挖，洗净，切片，晒干。

胡颓子叶：全年均可采，鲜用或晒干。

[参考资料] 胡颓子根以条长、粗细均匀、干燥、无泥土等杂质者为佳。胡颓子叶含有黄酮类化合物枯马素、齐墩果酸、熊果酸，以及羽扇豆醇和 β－谷甾醇，另含天冬氨酸。胡颓子叶以叶片大、色绿、完整、无杂质者为佳。

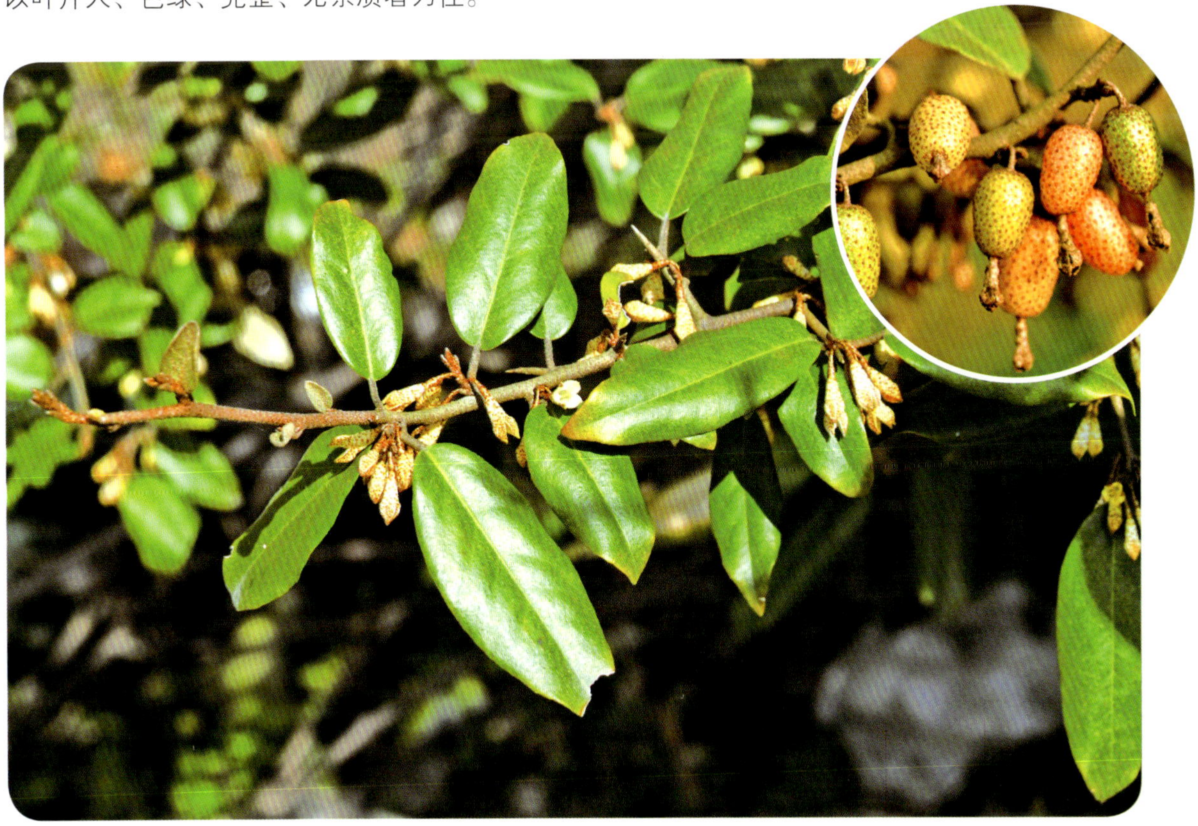

荔枝肾

[药材来源] 为唇形科植物蔓茎鼠尾草 *Salvia substolonifera* Stib. 的全草。

[江山土名] 鼠尾草。

[性味归经] 苦、辛，平。归肝、肾经。

[功能主治] 清热利湿，调经止血。用于白带，小便频数，腰痛，月经过多等。

[采收加工] 春末夏初采集，晒干。

[参考资料] 全草含有酚性物质、甾醇。本品与扶芳藤、菜头肾、龙芽草、野荞麦等同用，水煎服用于治疗妇女腰背酸痛、小便频数、白带量多。

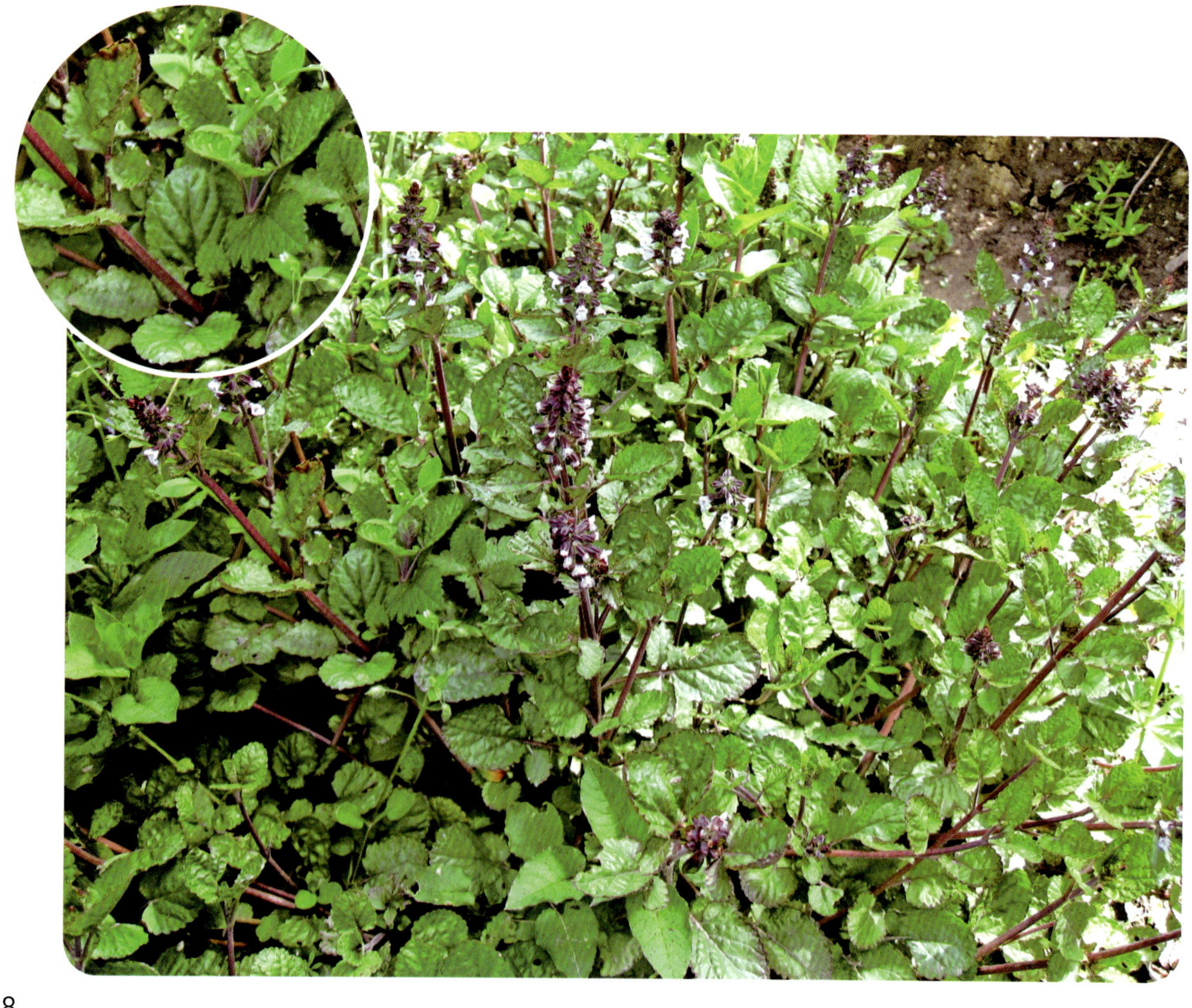

荔枝草

［药材来源］为唇形科植物荔枝草 *Salvia plebeia* R. Brown 的全草。

［江山土名］蛤蟆草。

［性味归经］苦、辛，凉。归胃、肺经。

［功能主治］清热解毒，利尿消肿，凉血止血。用于扁桃体炎，肺结核咯血，支气管炎，腹水肿胀，肾炎水肿，崩漏，便血，血小板减少性紫癜；外用治痈肿，痔疮肿痛，乳腺炎，阴道炎。

［采收加工］6～7月采收，洗净，切细，鲜用或晒干。

［参考资料］含有原儿茶酸、4-羟基苯乳酸、高车前苷、尼泊黄酮苷、楔叶泽兰素、粗毛豚草素等。荔枝草煎剂能延长二氧化硫所致之小鼠咳嗽潜伏期，但无镇咳作用，却能延长组织胺所致豚鼠翻倒时间，即有平喘作用。其醇提取液试管内能抑制金黄色葡萄球菌、枯草杆菌等。煎剂体外可抑制或杀死钩端螺旋体。

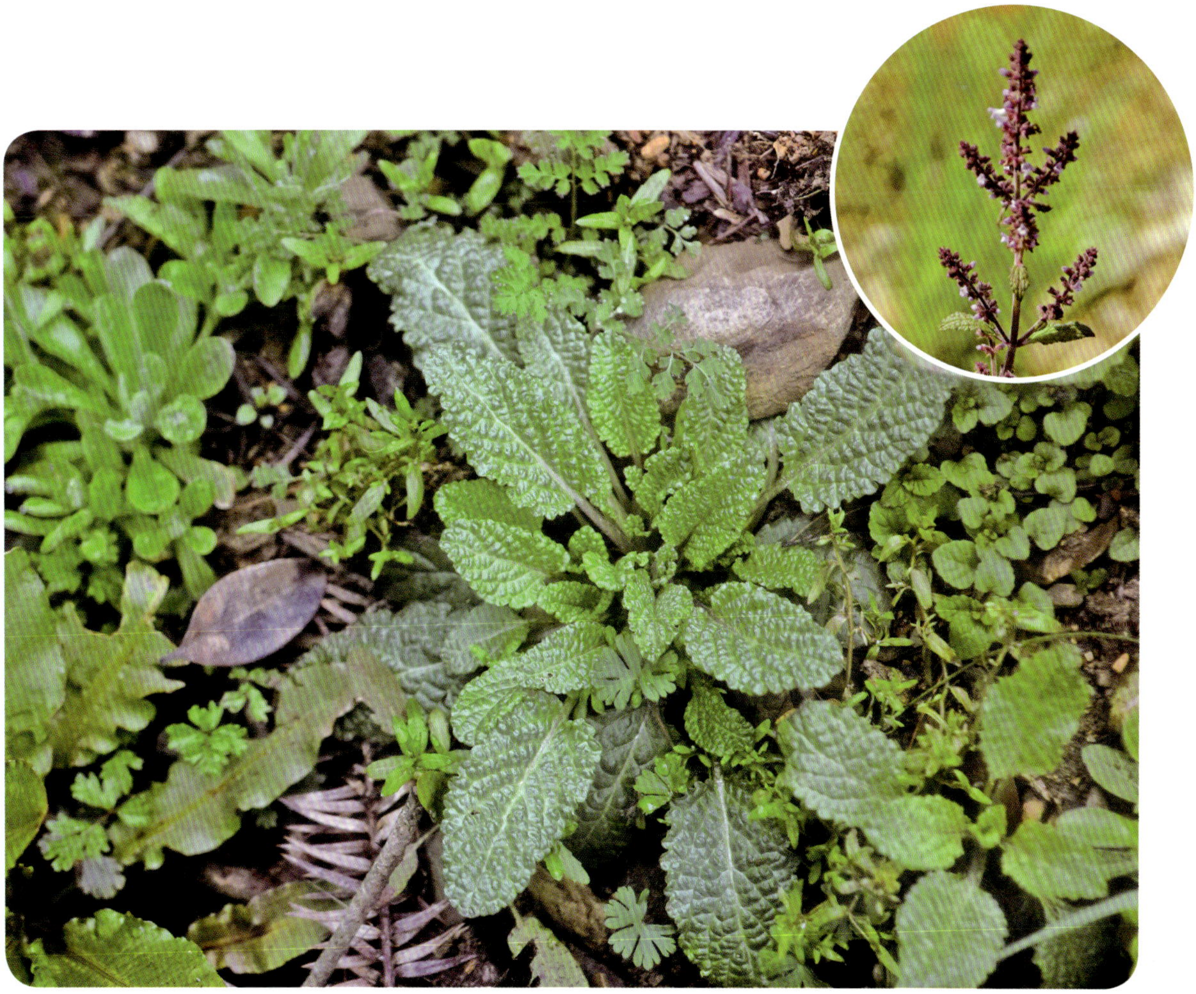

南山楂

[药材来源] 为蔷薇科植物野山楂 *Crataegus cuneata* Sieb. et Zucc. 或山楂 *Crataegus pinnatifida* Bge. 的成熟果实。其叶（山楂叶）和根（山楂根）也可药用。

[江山土名] 咪遮。

山楂根：甘，平。归胃，肺经。

山楂叶：酸，平。归肝经。

[功能主治] 消食健胃，行气散瘀，化浊降脂。用于肉食积滞，胃脘胀满，泻痢腹痛，瘀血经闭，产后瘀阻，心腹刺痛，胸痹心痛，疝气疼痛，高脂血症。焦山楂消食导滞作用增强，用于肉食积滞，泻痢不爽。

山楂根：行瘀化滞，消积健胃。用于腹胀气滞，胃纳不佳，关节肿痛。

山楂叶：活血化瘀，理气通脉，化浊降脂。用于气滞血瘀，胸痹心痛，胸闷憋气，心悸健忘，眩晕耳鸣，高脂血症。

[采收加工] 秋季果实成熟时采收，切片，干燥。

山楂根：9 ～ 10 月，挖取根部，洗净，晒干。

山楂叶：夏、秋二季采收，晾干。

[参考资料] 江山民间常作“山楂”用，主要成分是黄酮类物质，对心血管系统有明显的药理作用，能防治心血管疾病，具有扩张血管、强心、增加冠脉血流量、改善心脏活力、兴奋中枢神经系统、降低血压和胆固醇、软化血管及利尿和镇静作用，还具有防衰老、抗癌的作用。叶含有多种黄酮及黄酮苷成分，如槲皮素、牡荆素等。

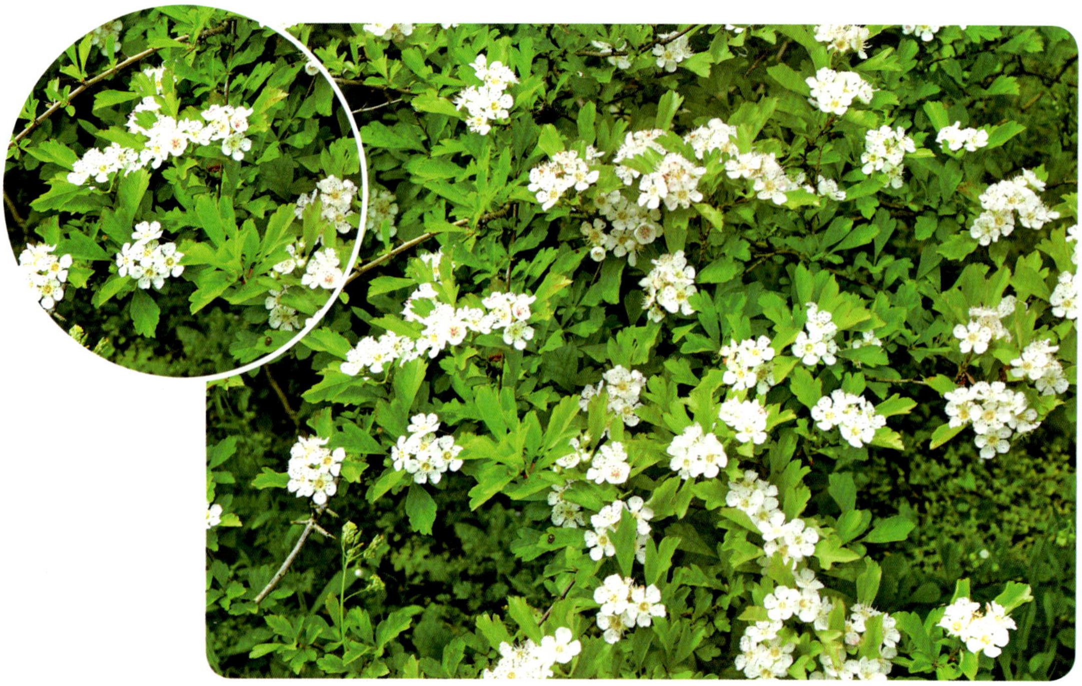

南五味子

[药材来源] 为木兰科植物华中五味子 *Schisandra sphenanthera* Rehd. et Wils. 的成熟果实。

[江山土名] 南五味。

[性味归经] 酸、甘，温。归肺、心、肾经。

[功能主治] 收敛固涩，益气生津，补肾宁心。用于久咳虚喘，梦遗滑精，遗尿尿频，久泻不止，自汗盗汗，津伤口渴，内热消渴，心悸失眠。

[采收加工] 秋季果实成熟时采摘，晒干，除去果梗和杂质。

[参考资料] 果实和种子为滋补强壮剂和镇咳药，可用于治疗神经衰弱、支气管炎等。茎、叶、果实可提取芳香油。

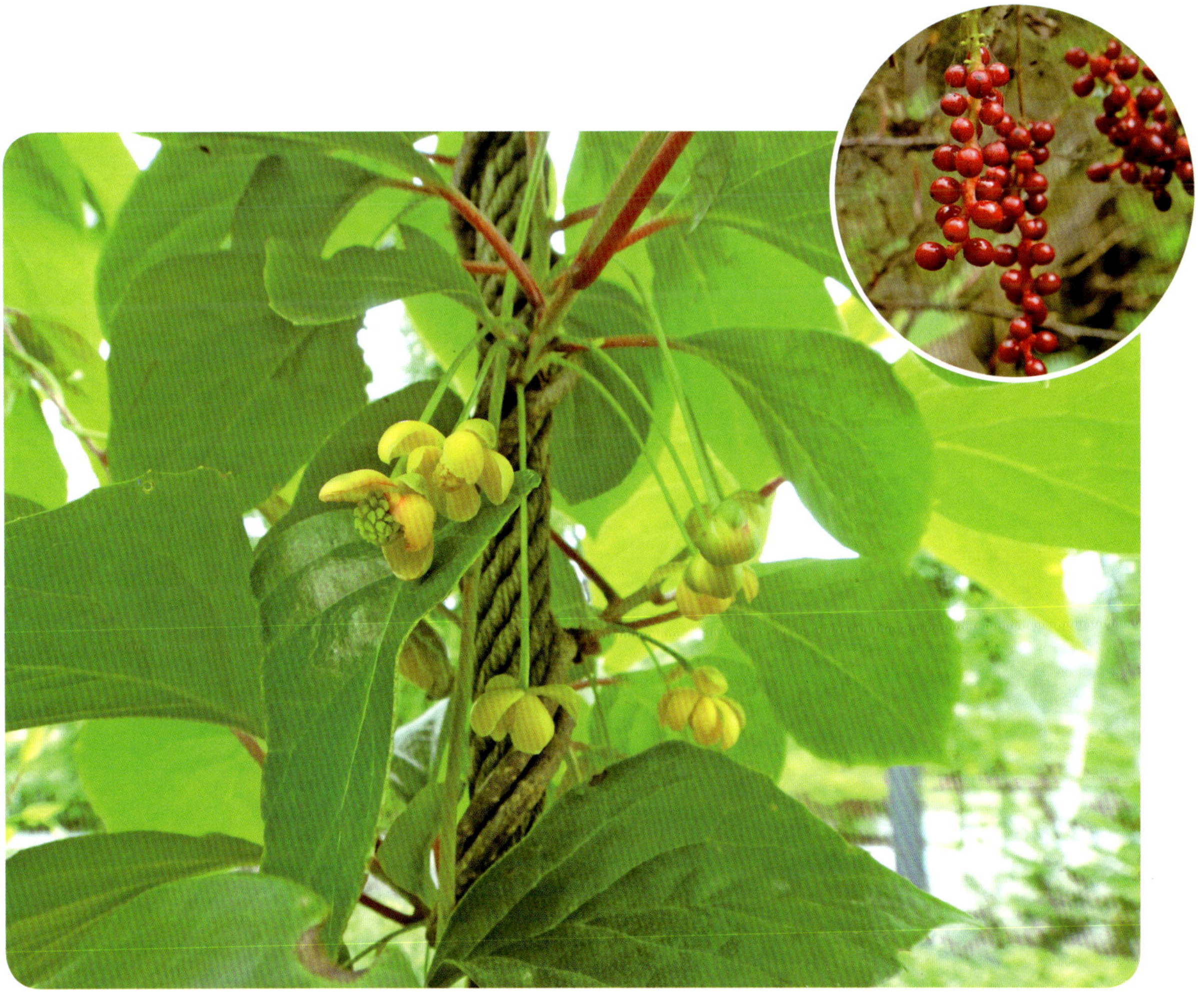

南方红豆杉

［药材来源］为红豆杉科植物南方红豆杉 *Taxus mairei*（Lemee et Levl.）S. Y. Hu er Liu K. Fu 的栽培品的带叶枝条。

［江山土名］血籽树、红豆杉。

［性味归经］微甘、苦，平。有小毒。归肾、心经。

［功能主治］消肿散结，通经利尿。用于癥瘕积聚，水肿，小便不利，风湿痹痛等。

［采收加工］冬季剪取带叶枝条，去除杂质，洗净，于通风处晾干。

［参考资料］可能引起恶心、呕吐、皮疹等症。红豆杉中含有紫杉醇，具有抗癌功效，尤其对卵巢癌和乳腺癌有显著疗效。

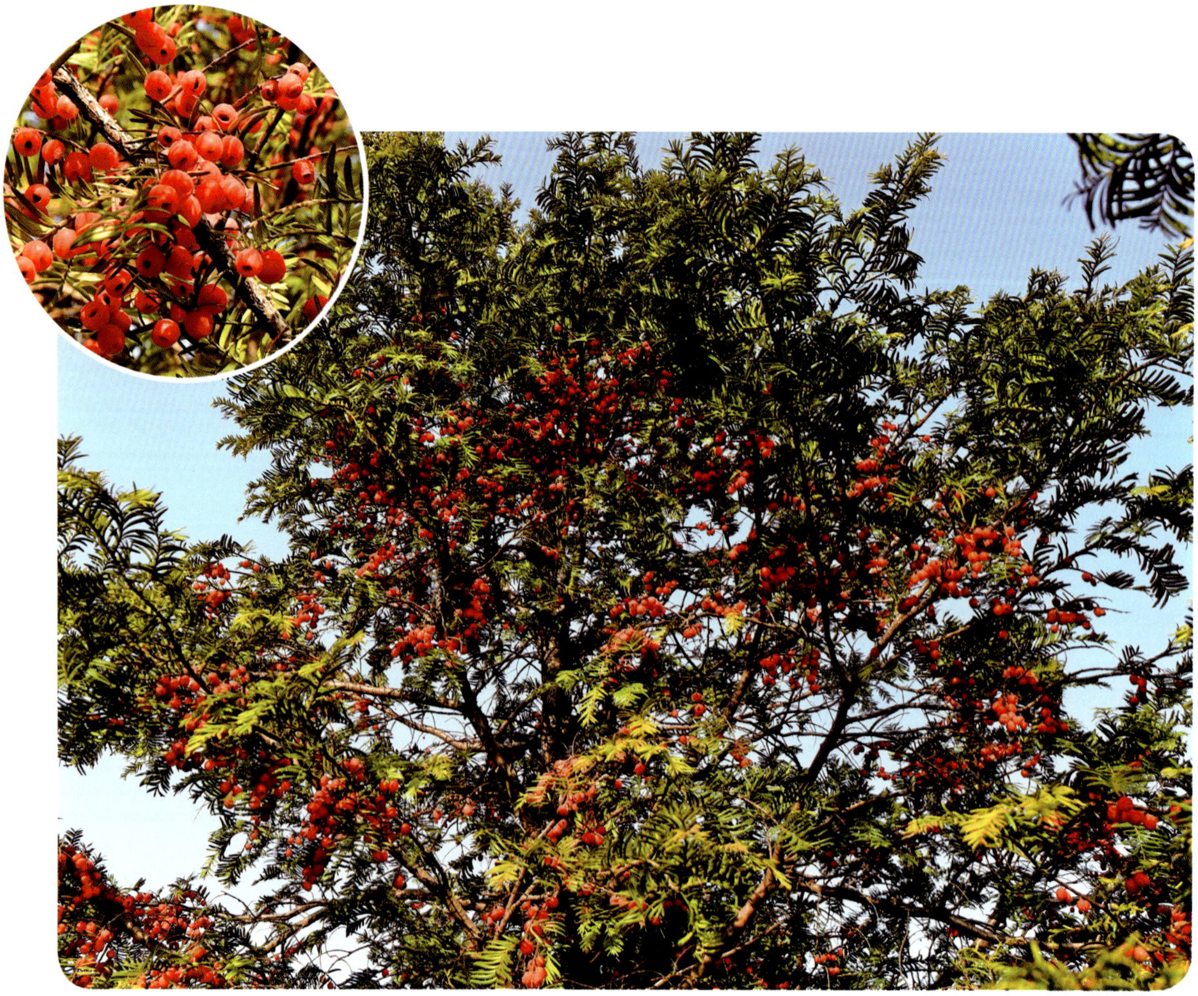

南瓜子

[药材来源] 为葫芦科植物南瓜 *Cucurbita moschata*（Duch.）Poiret 的成熟种子。干燥成熟果肉（南瓜）和干燥成熟果柄蒂（南瓜蒂）也可药用。

[江山土名] 黄蒲子。

[性味归经] 甘，平。归肺，肾经。

南瓜：甘，温。归脾经。

南瓜蒂：苦，涩，平。归肺，肝经。

[功能主治] 驱虫。用于绦虫病，蛔虫病，血吸虫病。

南瓜：补中益气。用于高血糖、高血脂等的辅助治疗。

南瓜蒂：和中，益气，安胎，散结，解毒，敛疮。用于胃气上逆，嗳气不舒，胎动不安，深部脓肿，乳癌，痈疮。

[采收加工] 夏、秋二季果实成熟时采收，收集种子，干燥。

南瓜：夏、秋二季采收，剖开，除去瓜瓤及种子，切薄片，干燥。

南瓜蒂：秋季果实成熟时采收，收集果柄蒂，干燥。

[参考资料] 南瓜所含果胶还可以保护胃肠道黏膜，免受粗糙食品刺激，促进溃疡愈合，适宜于胃病患者。南瓜子配槟榔，杀虫消积，行气助运，驱邪扶正，诸虫可除。

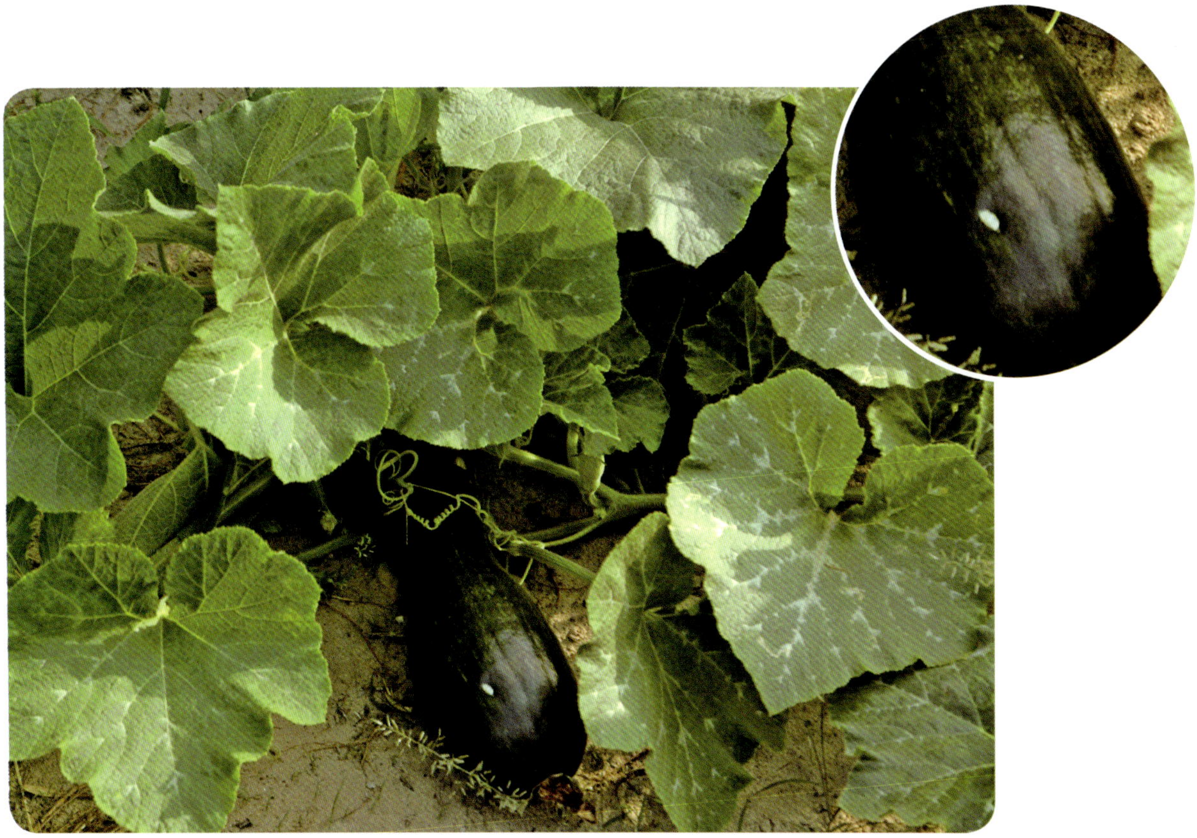

南赤爬

[药材来源] 为葫芦科植物南赤爬 *Thldiantha nudiflora* Hemsl. 的根或叶。

[江山土名] 野瓜蒌、乌瓜。

[性味归经] 苦，凉。归脾、胃经。

[功能主治] 清热解毒，消食化滞。用于痢疾，肠炎，消化不良，脘腹胀闷，毒蛇咬伤。

[采收加工] 春、夏二季采叶，鲜用或晒干。秋后采根，鲜用或切片晒干。

[参考资料] 南赤爬叶、水蓼等水煎服，用于治疗肠炎、细菌性痢疾。南赤爬成熟果实或新鲜根捣烂敷患处，用于治疗毒蛇咬伤。

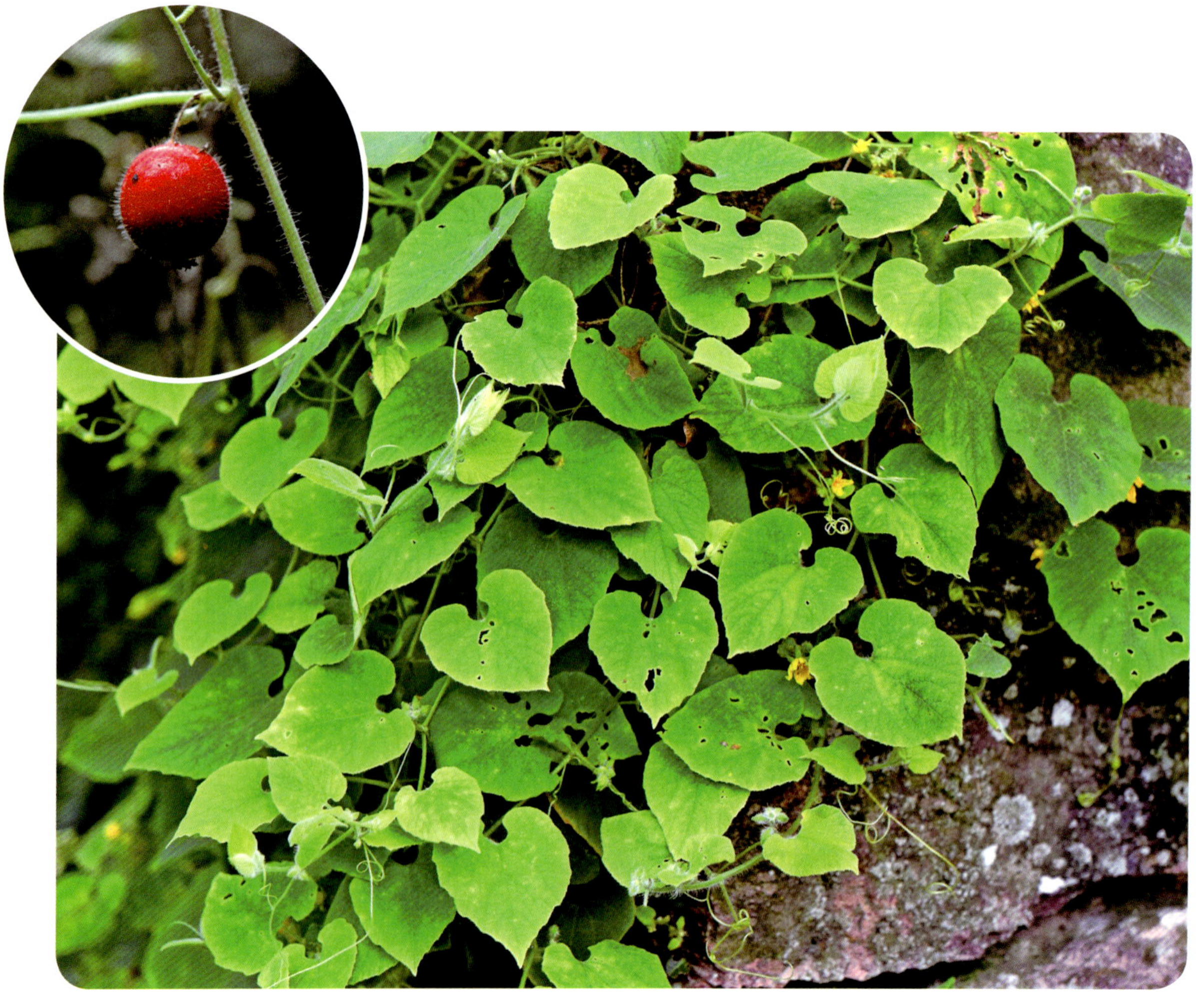

南沙参

［药材来源］为桔梗科植物轮叶沙参 *Adenophora tetraphylla*（Thunb.）Fisch. 或沙参 *Adenophora stricta* Miq. 的根。

［江山土名］沙参、桔参。

［性味归经］甘，微寒。归肺、胃经。

［功能主治］养阴清肺，益胃生津，化痰，益气。用于肺热燥咳，阴虚劳嗽，干咳痰黏，胃阴不足，食少呕吐，气阴不足，烦热口干。

［采收加工］春、秋二季采挖，除去须根，洗后趁鲜刮去粗皮，洗净，干燥。

［参考资料］具有养阴清肺、祛痰止咳等功效。江山民间多用于肺热燥咳、虚咳久咳、阴伤咽干喉痛等。同属的华东杏叶沙参 *Adenophora hunanensis* Nannf. subsp. huadungensis Hong 在江山民间也多当南沙参用。

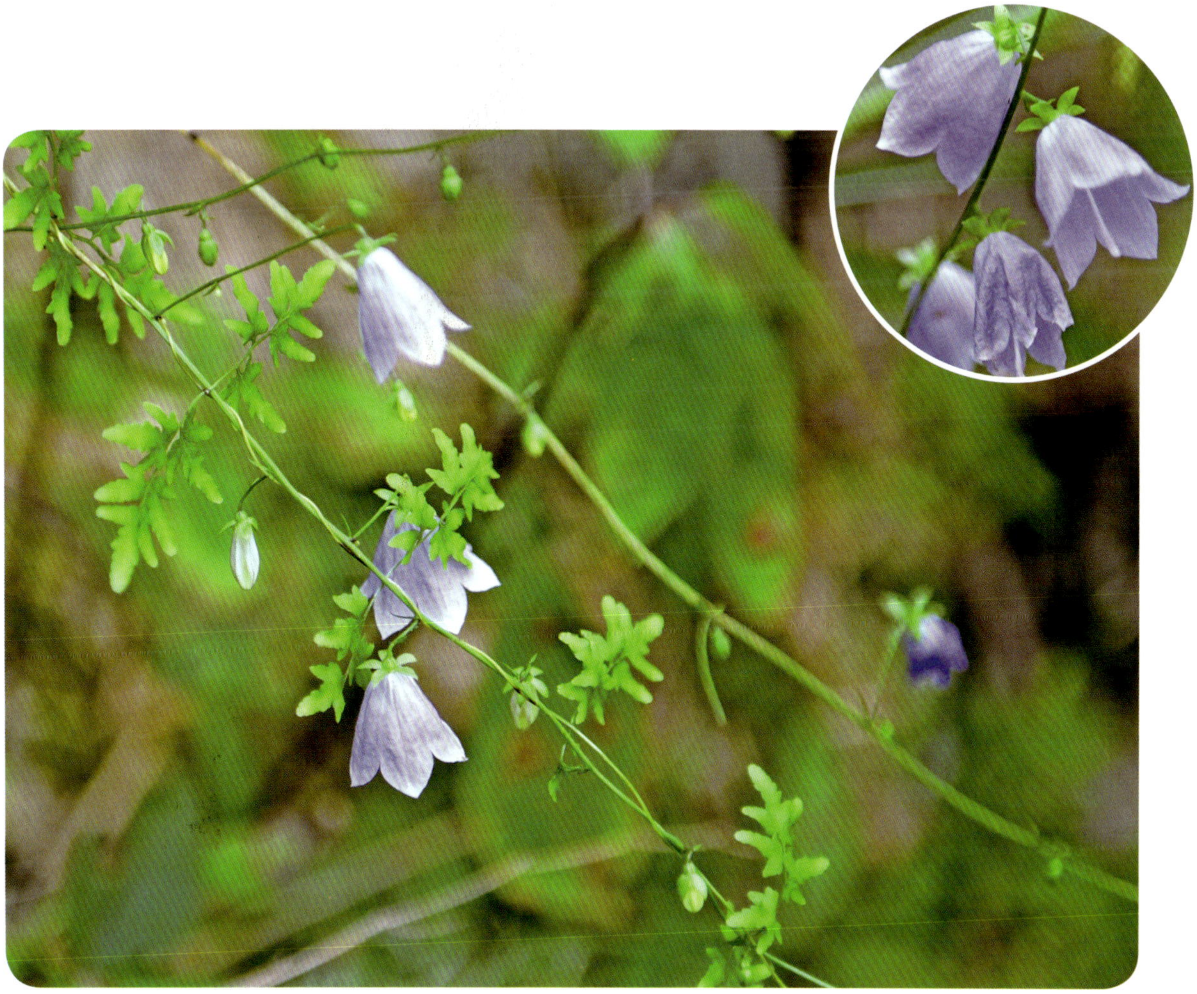

南烛子

［药材来源］为杜鹃花科植物乌饭树 *Vaccinium bracteatum* Thunb. 或江南越橘（米饭花）*Vaccinium mandarinorum* Diels. 的成熟果实。其叶（南烛叶）也可药用。

［江山土名］南烛果、乌饭果。

［性味归经］酸、甘，平。归肾、肝经。

南烛叶：酸、涩，平。归心、脾、肾经。

［功能主治］强筋骨，固精，益气，乌须发。用于筋骨不利，神疲无力，须发早白。

南烛叶：强筋骨，益精固气。用于腰膝酸软，神疲乏力，梦遗早泄。

［采收加工］前者秋末采收，后者夏季采收，干燥。

南烛叶：8～9 月采收，拣净小枝及杂质，晒干。

［参考资料］干燥果实含糖及游离酸，南烛叶同旱莲草、没食子、地黄、桑椹、枸杞子、山茱萸、何首乌、白蒺藜为乌须发之圣药，气味平和。

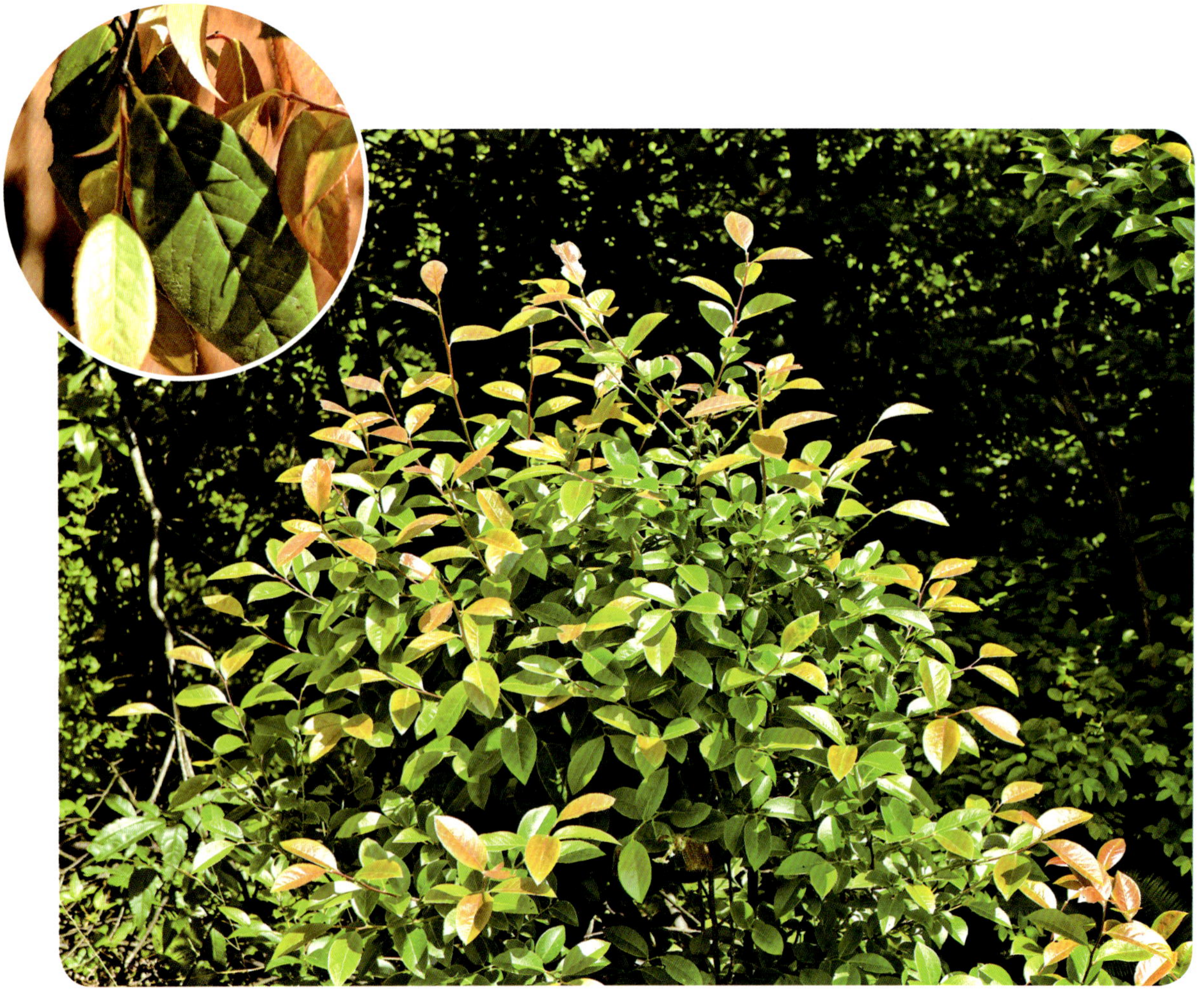

南蛇藤

[药材来源] 为卫矛科植物南蛇藤 *Celastrus orbiculatus* Thunberg 的藤茎和根。

[江山土名] 金银柳、金红树、过山风。

[性味归经] 苦、辛，温。归肝、脾、大肠经。

[功能主治] 活血祛瘀，祛风除湿。用于跌打损伤，筋骨疼痛，四肢麻木，经闭，瘫痪。

[采收加工] 全年均可采收，除去枝叶，洗净，趁鲜切片，干燥。

[参考资料] 南蛇藤根含倍半萜烯类成分。南蛇藤加水磨成糊状，外敷患处，可治带状疱疹。

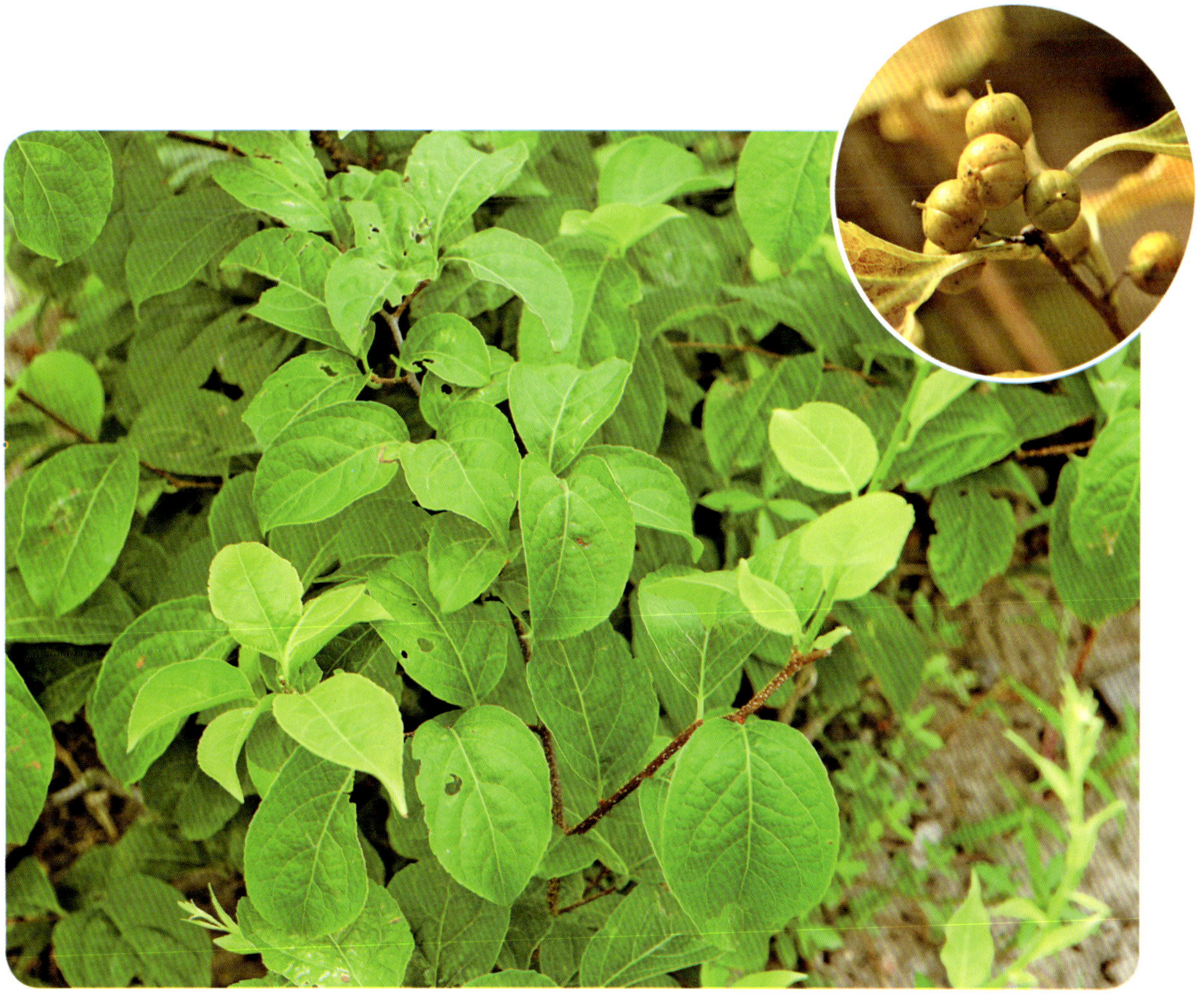

南鹤虱

［药材来源］为伞形科植物野胡萝卜 *Daucus carota* L. 的成熟果实。

［江山土名］虱子草、野胡萝卜子。

［性味归经］苦、辛，平。有小毒。归脾、胃经。

［功能主治］杀虫消积。用于蛔虫病，蛲虫病，绦虫病，虫积腹痛，小儿疳积。

［采收加工］秋季果实成熟时割取果枝，晒干，打下果实，除去杂质。

［参考资料］双悬果呈椭圆形，多裂为分果，表面淡绿棕色或棕黄色，顶端有花柱残基，基部钝圆，背面隆起，具 4 条窄翅状次棱，翅上密生 1 列黄白色钩刺，次棱间的凹下处有不明显的主棱，其上散生短柔毛，接合面平坦，有 3 条脉纹，上具柔毛。种仁类白色，有油性。体轻。搓碎时有特异香气，味微辛、苦。主要含细辛醚、细辛醛、没药烯、胡萝卜醇、胡萝卜烯醇、巴豆酸、牻牛儿醇等成分。

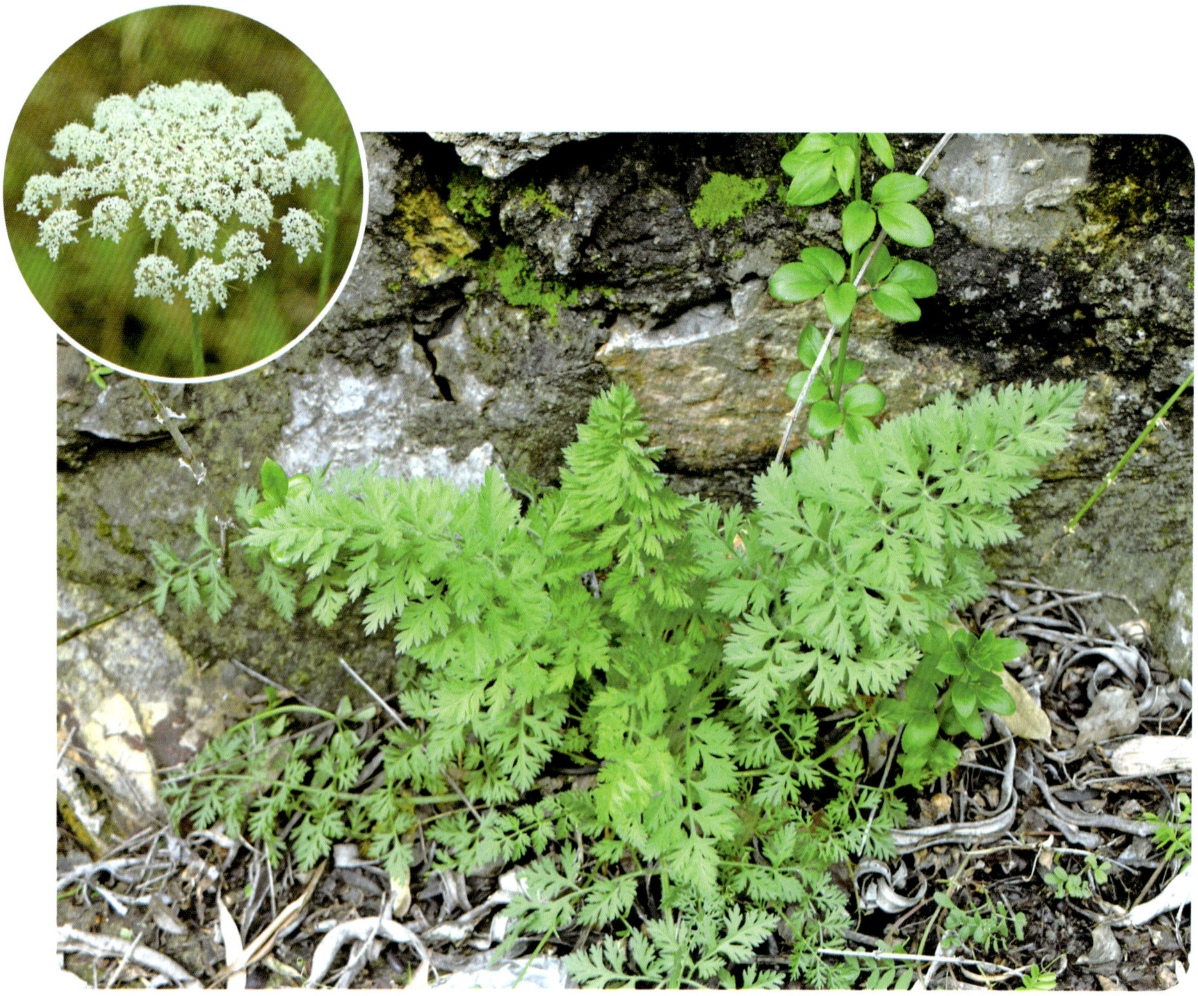

枳　壳

[药材来源] 为芸香科植物酸橙 *Citrus aurantium* L. 及其栽培变种的未成熟果实。栽培变种在江山主要有代代 *Citrus aurantium* Linn. cv. Daidai 的果实。其花（代代花）也可药用。

[江山土名] 橙粒。

[性味归经] 苦、辛、酸，微寒。归脾、胃经。

代代花：甘、微苦，平。归肝、胃经。

[功能主治] 理气宽中，行滞消胀。用于胸胁气滞，胀满疼痛，食积不化，痰饮内停，脏器下垂。

代代花：理气宽胸，开胃止呕。用于胸闷不舒，不思饮食，呕恶等。

[采收加工] 7 月果皮尚绿时采收，自中部横切为两半，晒干或低温干燥。

代代花：夏季采收，低温烘干备用。

[参考资料] 枳壳含有挥发油和黄酮苷等成分，能增加冠状动脉流量和肾血流量，降低心肌氧耗量，有很强的诱发心肌节律的作用，其强度与肾上腺素相当，而比多巴胺和辛弗林强。枳壳中所含的辛弗林为肾上腺素 α – 受体兴奋剂，对心脏 β – 受体也有一定的兴奋作用。有收缩血管，产生升高血压的作用。

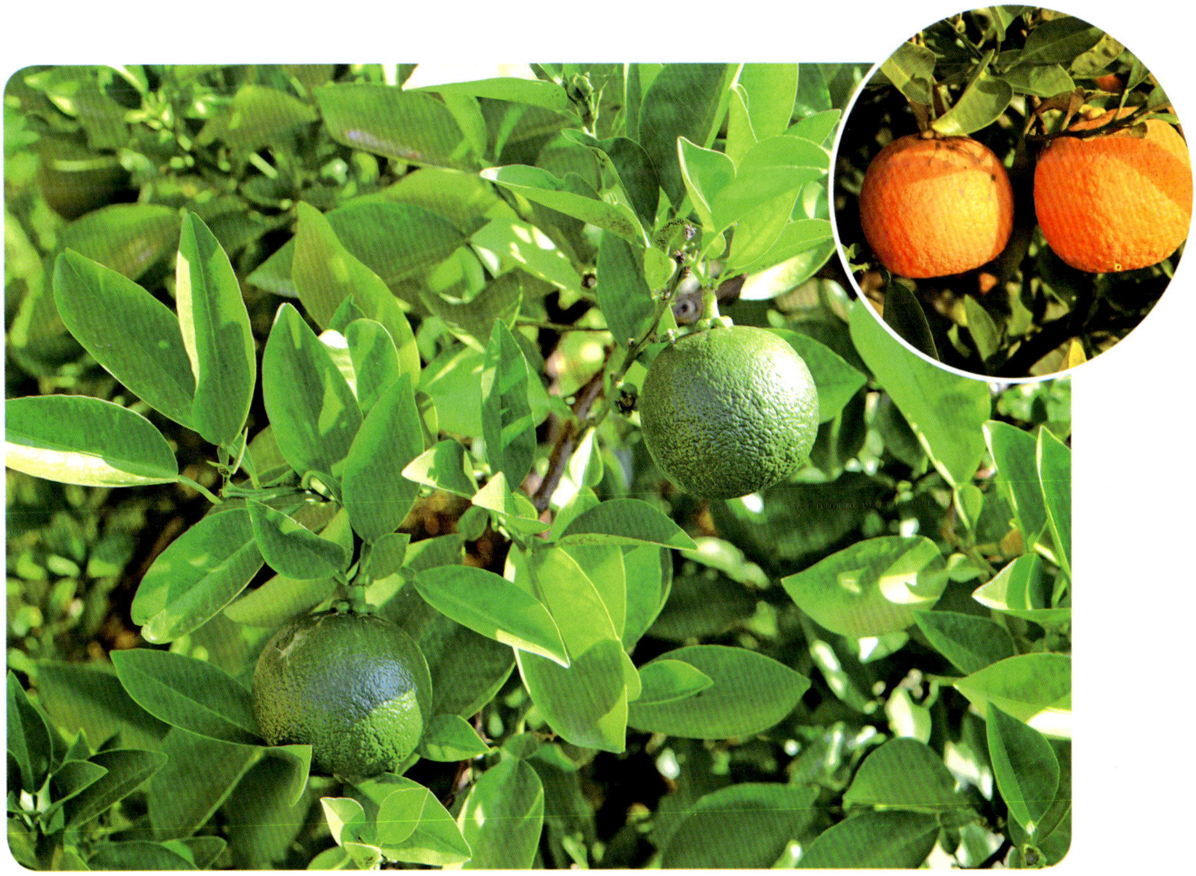

枳 实

[药材来源] 为芸香科植物酸橙 *Citrus aurantium* L. 及其栽培变种或甜橙 *Citrus sinensis* Osbeck 的幼果。

[江山土名] 枳实。

[性味归经] 苦、辛、酸，微寒。归脾、胃经。

[功能主治] 破气消积，化痰散痞。用于积滞内停，痞满胀痛，泻痢后重，大便不通，痰滞气阻，胸痹，结胸，脏器下垂。

[采收加工] 5～6 月收集自落的果实，除去杂质，自中部横切为两半，晒干或低温干燥，较小者直接晒干或低温干燥。

[参考资料] 胃肠积滞，湿热泻痢。该品辛行苦降，善破气除痞、消积导滞。用于饮食积滞，脘腹痞满胀痛，常与山楂、麦芽、神曲等同用；若胃肠积滞，热结便秘，腹满胀痛，则与大黄、芒硝、厚朴等同用；治湿热泻痢，里急后重，多与黄芩、黄连同用。

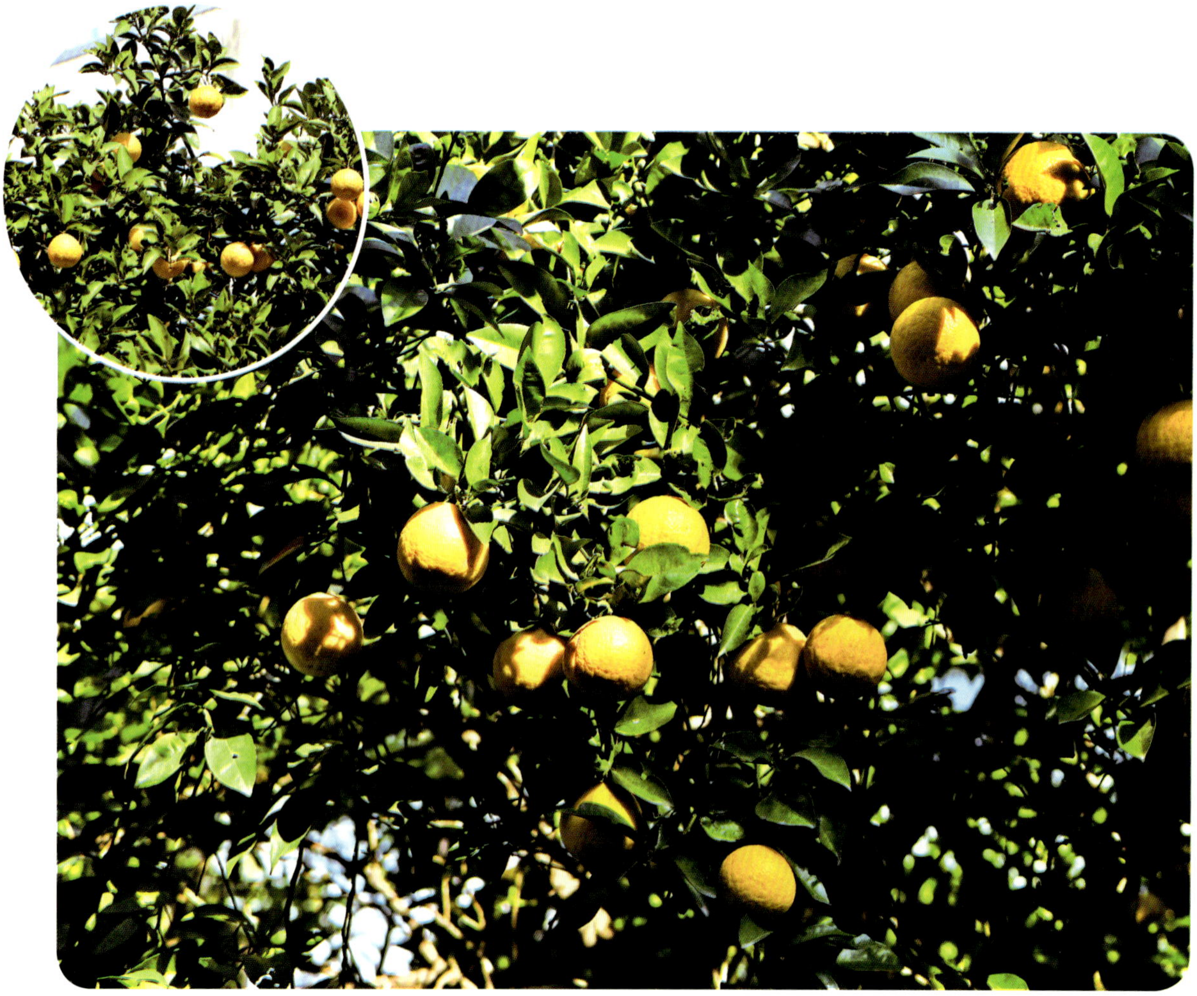

枳椇子

[药材来源] 为鼠李科植物枳椇 *Hovenia acerba* Lindl. 的成熟种子。

[江山土名] 鸡爪梨、鸡椇子。

[性味归经] 甘、酸，平。归心、脾经。

[功能主治] 止渴除烦，解酒毒，利二便。用于酒醉，烦热，口渴呕吐，二便不利。

[采收加工] 秋季果实成熟时采收，取出种子，晒干。

[参考资料] 含有多量葡萄糖、苹果酸钙，对家兔有显著的利尿作用。配沙参，治疗温病津伤。配半夏，一降逆气，一养胃阴，一燥一润，用于胃气不降之呕吐、呃逆。配秦艽，一补中益气，一清热利湿，共治小儿疳病、积滞发热。配茯苓，健脾利尿，功效增强，以消水肿。

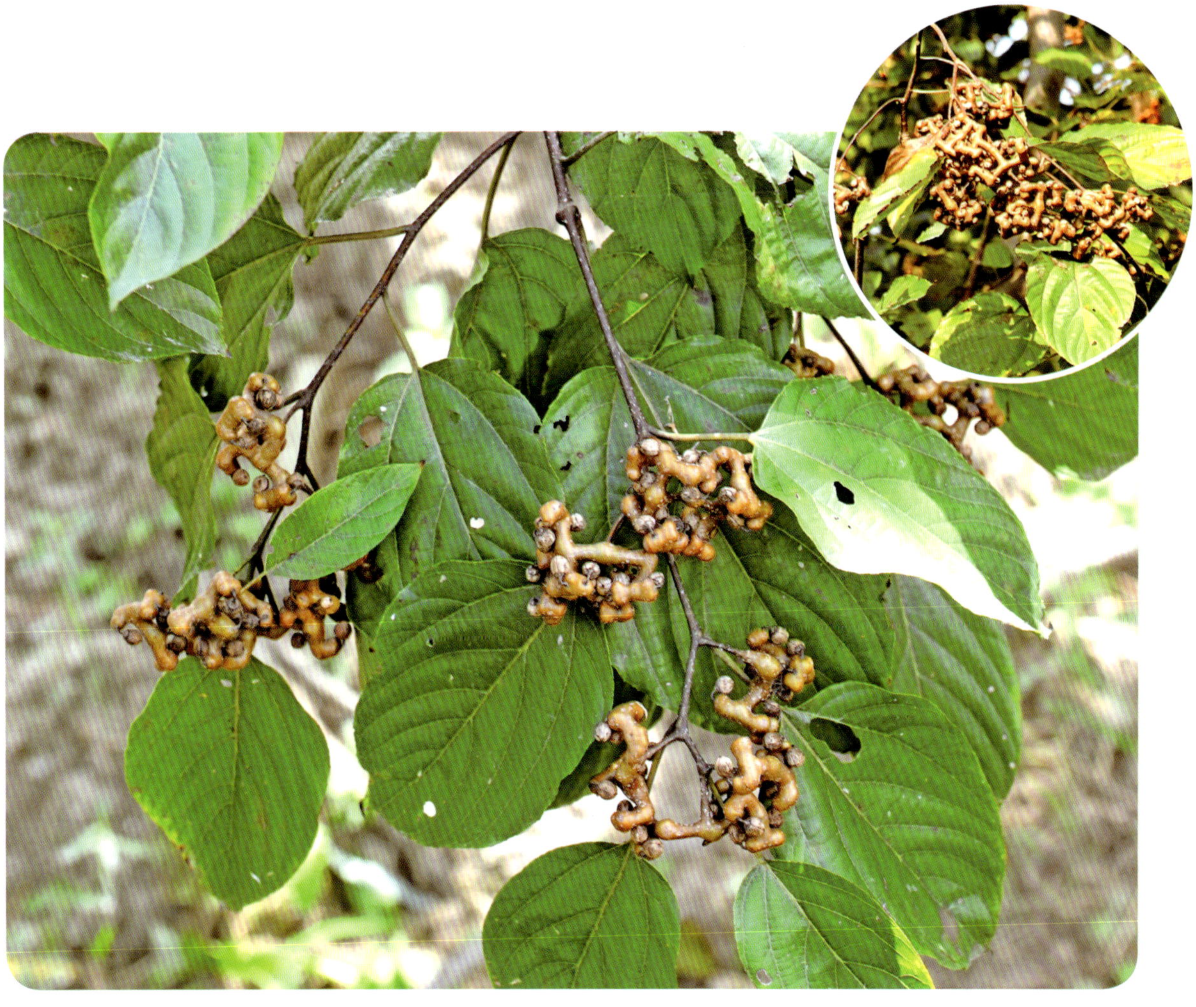

栀子

[药材来源] 为茜草科植物栀子 *Gardenia jasminoides* Ellis 的成熟果实。其根及根茎（栀子根）也可药用。

[江山土名] 黄栀。

[性味归经] 苦，寒。归心、肺、三焦经。

栀子根：甘、苦，寒。归肝、胆、胃经。

[功能主治] 泻火除烦，清热利湿，凉血解毒；外用消肿止痛。用于热病心烦，湿热黄疸，淋证涩痛，血热吐衄，目赤肿痛，火毒疮疡；外治扭挫伤痛。

栀子根：清热利湿，凉血止血。用于湿热黄疸，水肿臌胀，疮痈肿毒，风火牙痛，跌打损伤。

[采收加工] 9～11 月果实成熟呈红黄色时采收，除去果梗和杂质，蒸至上气或置沸水中略烫，取出，干燥。

栀子根：秋、冬季果实成熟时采挖，除去泥沙，干燥。

[参考资料] 栀子味苦，气寒，可升可降，阴中阳也，无毒。入于肝、肺，亦能入心。有佐使之药，诸经皆可入之。专泻肝中之火，其余泻火，必借他药引经而后泻之也。止心胁疼痛，泻上焦火邪，祛湿中之热，消五瘅黄病，止霍乱转筋赤痢。

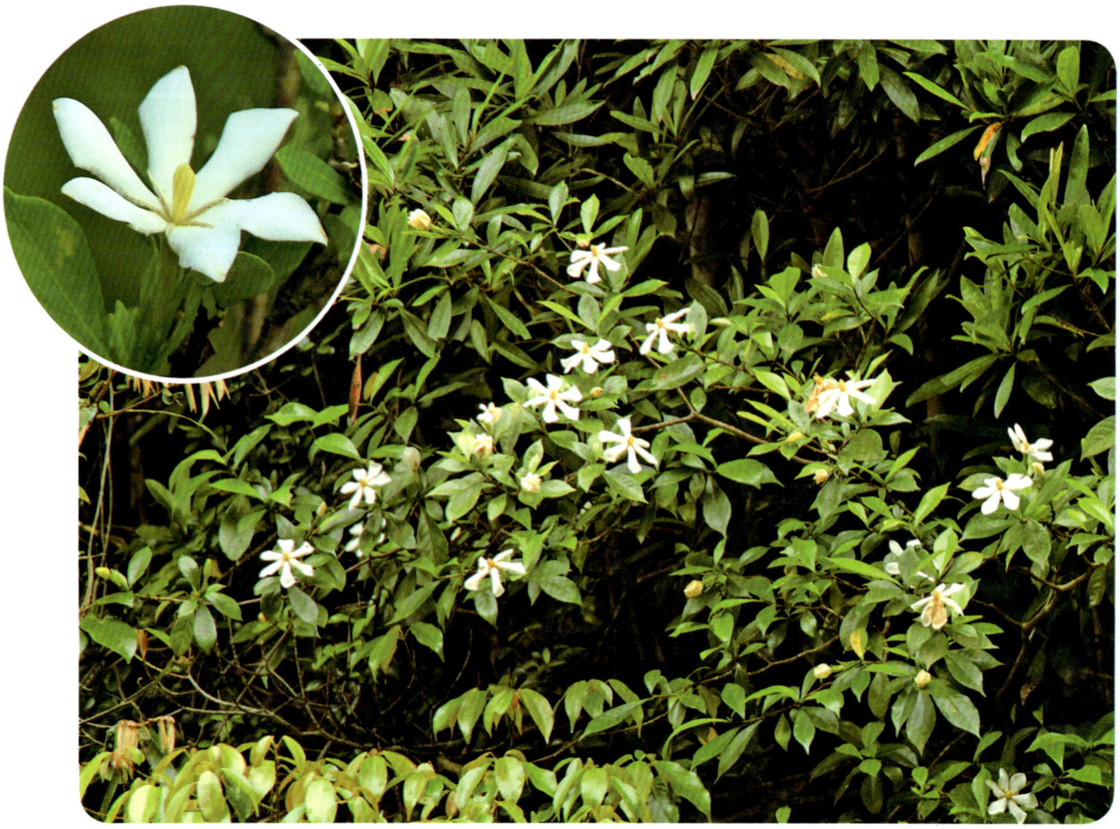

枸骨叶

[药材来源] 为冬青科植物枸骨 *Ilex cornuta* Lindl. ex Paxt. 的叶。其成熟果实（枸骨子）也可药用。

[江山土名] 八角刺。

[性味归经] 酸、咸，平。归肺、肝经。

枸骨子：苦、涩，微温。归肝、肾经。

[功能主治] 清热养阴，益肾，平肝。用于肺痨咯血，骨蒸潮热，头晕目眩。

枸骨子：补肾，固涩。用于肾虚，崩漏，白带，泄泻，淋浊，筋骨酸痛。

[采收加工] 秋季采收，除去杂质，晒干。

枸骨子：冬季果实成熟时采收，干燥。

[参考资料] 枸骨叶治疗肺虚咳嗽、咯血、骨蒸潮热等，常与沙参、麦冬、白及等配合同用；治疗肝肾阴虚、头晕耳鸣、腰膝酸痛等，常与枸杞子、女贞子、旱莲草等药配合应用。

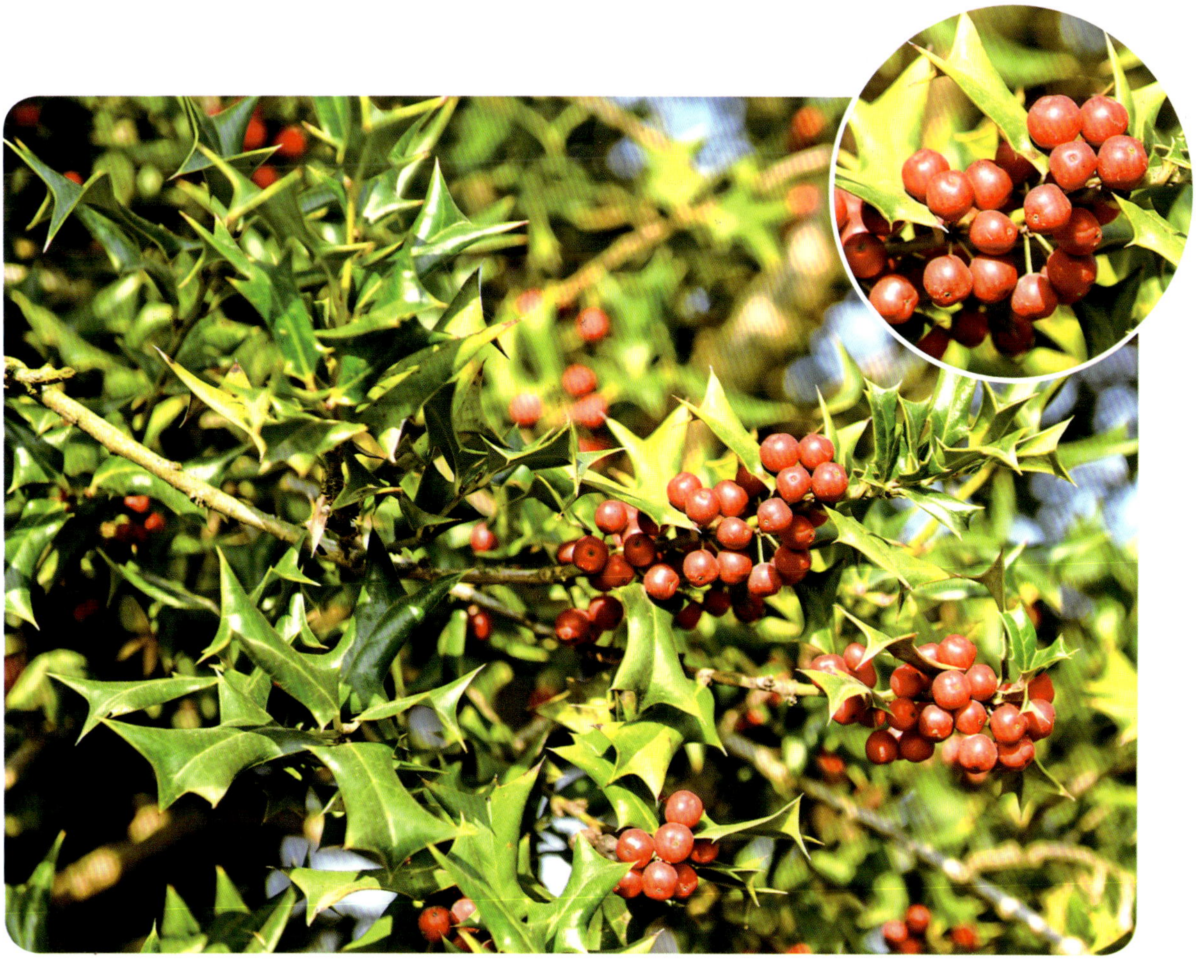

枸　橘

[药材来源] 为芸香科植物枳 *Poncirus trifoliata* L. Rafin. 的未成熟果实。其叶（枸橘叶）也可药用。

[江山土名] 枸橘梨。

[性味归经] 辛、苦，温。归肝、脾、胃经。

枸橘叶：辛，温。归肺、胃、大肠经。

[功能主治] 理气健胃，消肿止痛。用于胃脘胀痛，消化不良，睾丸肿痛，子宫脱垂。

枸橘叶：祛风，止痢，消肿，止呕。用于噎膈反胃，呕吐，口疮。

[采收加工] 夏、秋二季果实未成熟时采收，除去杂质，干燥。

枸橘叶：夏、秋二季采摘叶子，阴干。

[参考资料] 枸橘未成熟果实在个别地区还作枳壳使用，其自落的小果实作枳实使用。其性温，味苦，辛，用以治肝、胃气、疝气等多种痛证。

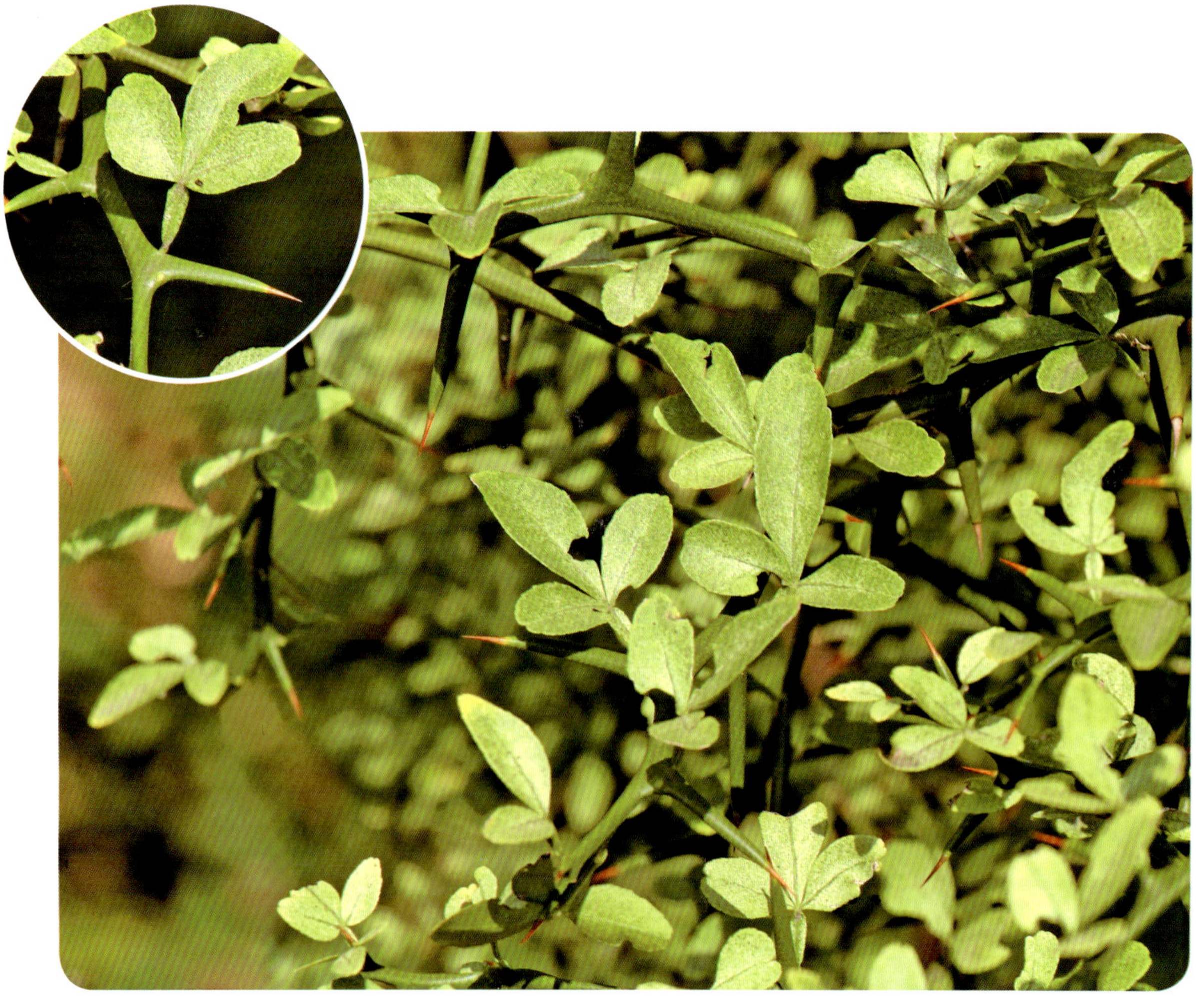

柳叶牛膝

[药材来源] 为苋科植物柳叶牛膝 *Achyranthes longifolia*（Makino）Makino 的根。

[江山土名] 野牛膝、红柳叶牛膝。

[性味归经] 苦、酸，平。归肝、肾经。

[功能主治] 补肝肾，强筋骨，逐瘀通经，引血下行。用于腰膝酸痛，筋骨无力，经闭癥瘕，肝阳眩晕。

[采收加工] 冬季茎叶枯萎时采挖，除去须根及泥沙，捆成小把，晒至干皱后，将顶端切齐，晒干。

[参考资料] 孕妇慎用。含有三萜皂苷如牛膝皂苷 I 和 II 、竹节参皂苷、多糖、甾酮类、蜕皮甾酮和牛膝甾酮。江山民间常作“牛膝”用。

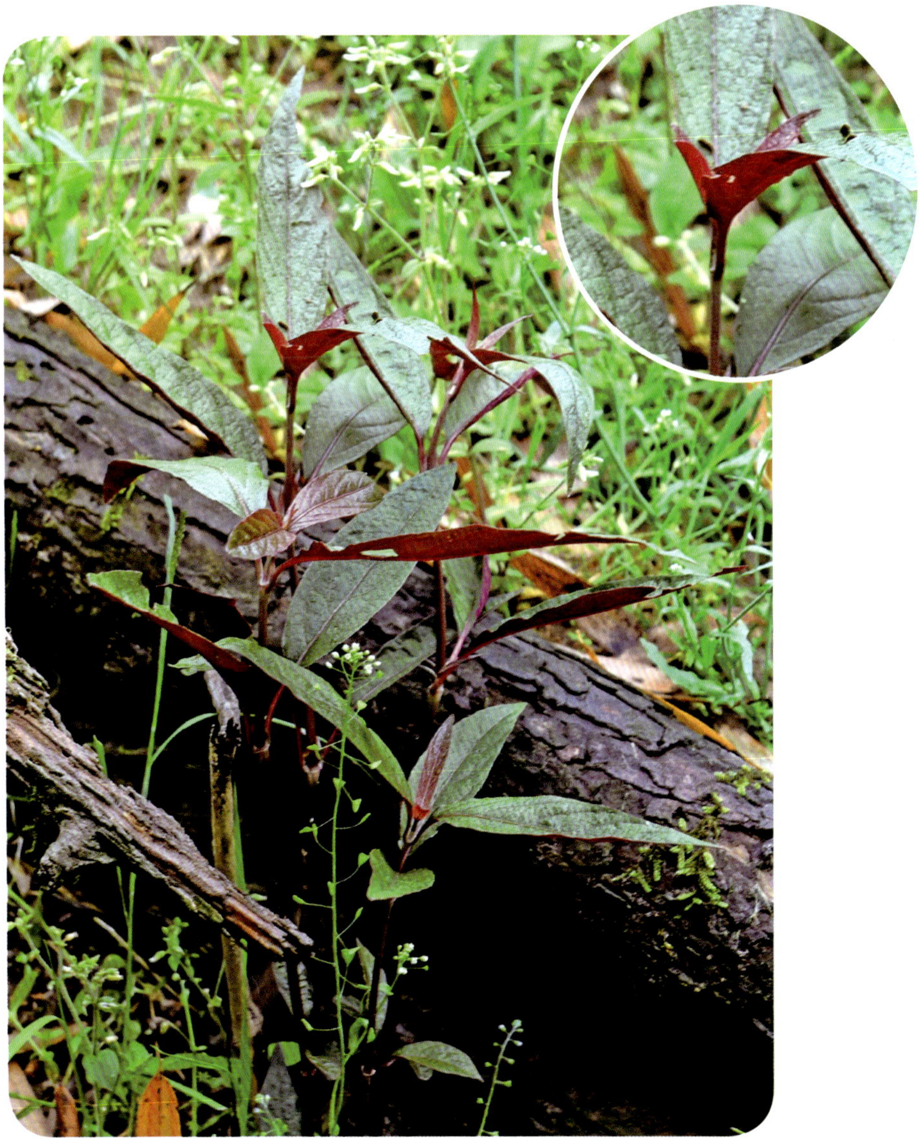

柿蒂

[药材来源] 为柿树科植物柿 *Diospyros kaki* Thunb. 的宿萼。其叶（柿叶）也可药用。

[江山土名] 柿蒂。

[性味归经] 苦、涩，平。归胃经。

柿叶：苦，寒。归肺经。

[功能主治] 降逆止呃。用于呃逆。

柿叶：清肺止咳，凉血止血，活血化瘀。用于肺热咳喘，肺气胀，各种内出血，高血压，津伤口渴。

[采收加工] 冬季果实成熟时采摘，食用时收集，洗净，晒干。

柿叶：秋季采收，除去杂质，晒干。

[参考资料] 含有羟基三萜酸，其中有齐墩果酸、白桦脂酸、熊果酸和 19α－羟基熊果酸。其他有机酸有硬脂酸、棕榈酸、琥珀酸、丁香酸、香草酸、没食子酸。柿蒂提取物腹腔注射于小鼠，能显著对抗氯仿诱发的室颤，亦能对抗乌头碱、氯化钡所致大鼠心律失常。

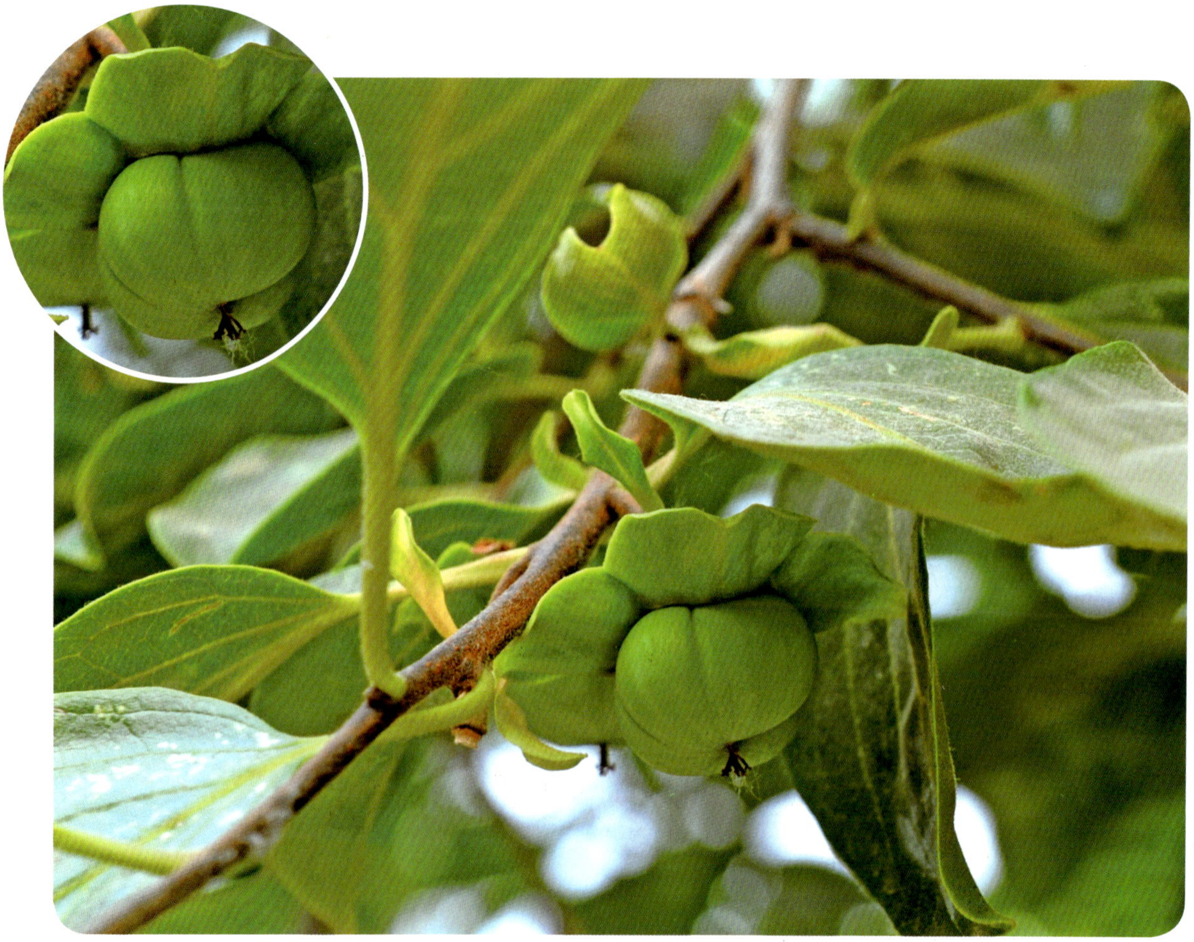

树舌

［药材来源］为菌类多孔菌科真菌树舌灵芝 *Ganoderma applanatum*（Pers. Ex Wallr）Pat. 的子实体。

［江山土名］树耳朵。

［性味归经］辛，平。归肝、胆、膀胱经。

［功能主治］免疫调节，抗癌，除疲劳。用于治疗乙型肝炎，食道癌和神经衰弱。

［采收加工］夏、秋二季子实体成熟时采收，除去杂质，晒干或切片晒干。

［参考资料］含有多糖、甾体化合物、三萜、脂类、氨基酸、多肽、蛋白质类、生物碱类、酚类、内酯、香豆素类和苷类以及微量元素等。在中国和日本民间作为抗癌药物。还可以治疗风湿性肺结核，有止痛、清热、化积、止血、化痰之功效。

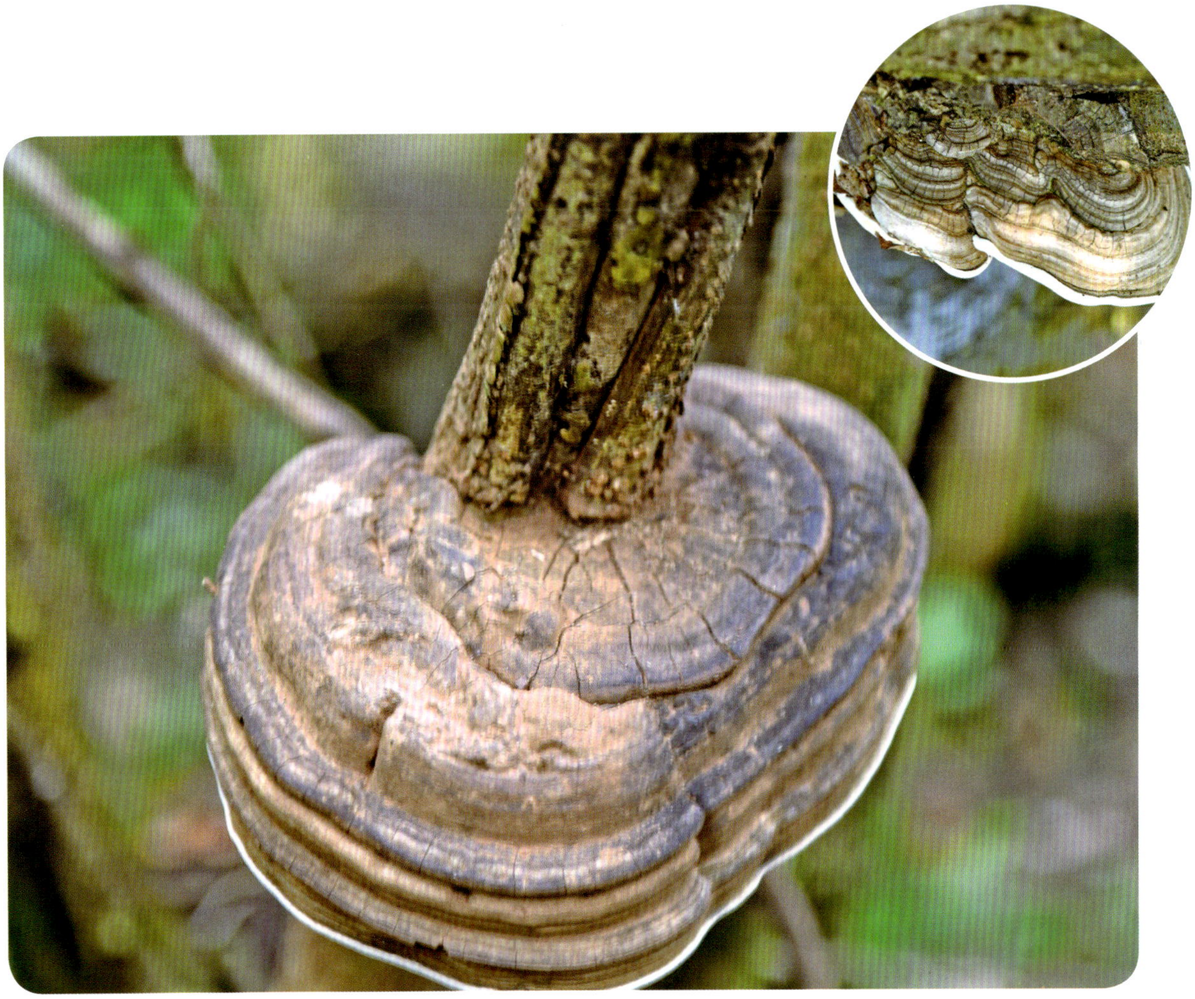

威灵仙

[药材来源] 为毛茛科植物威灵仙 *Clematis chinensis* Osbeck 或山木通 *Clematis finetiana* Levl. et vant.（浙威灵仙）的根和根茎。

[江山土名] 威灵仙。

[性味归经] 辛、咸，温。归膀胱经。

[功能主治] 祛风湿，通经络。用于风湿痹痛，肢体麻木，筋脉拘挛，屈伸不利。

[采收加工] 秋季采挖，除去泥沙，晒干。

[参考资料] 江山地区还有多种同属威灵仙，如圆锥铁线莲 *Clematis terniflora* DC. 的根也作为威灵仙用，其根含齐墩果酸及常春藤皂苷元。

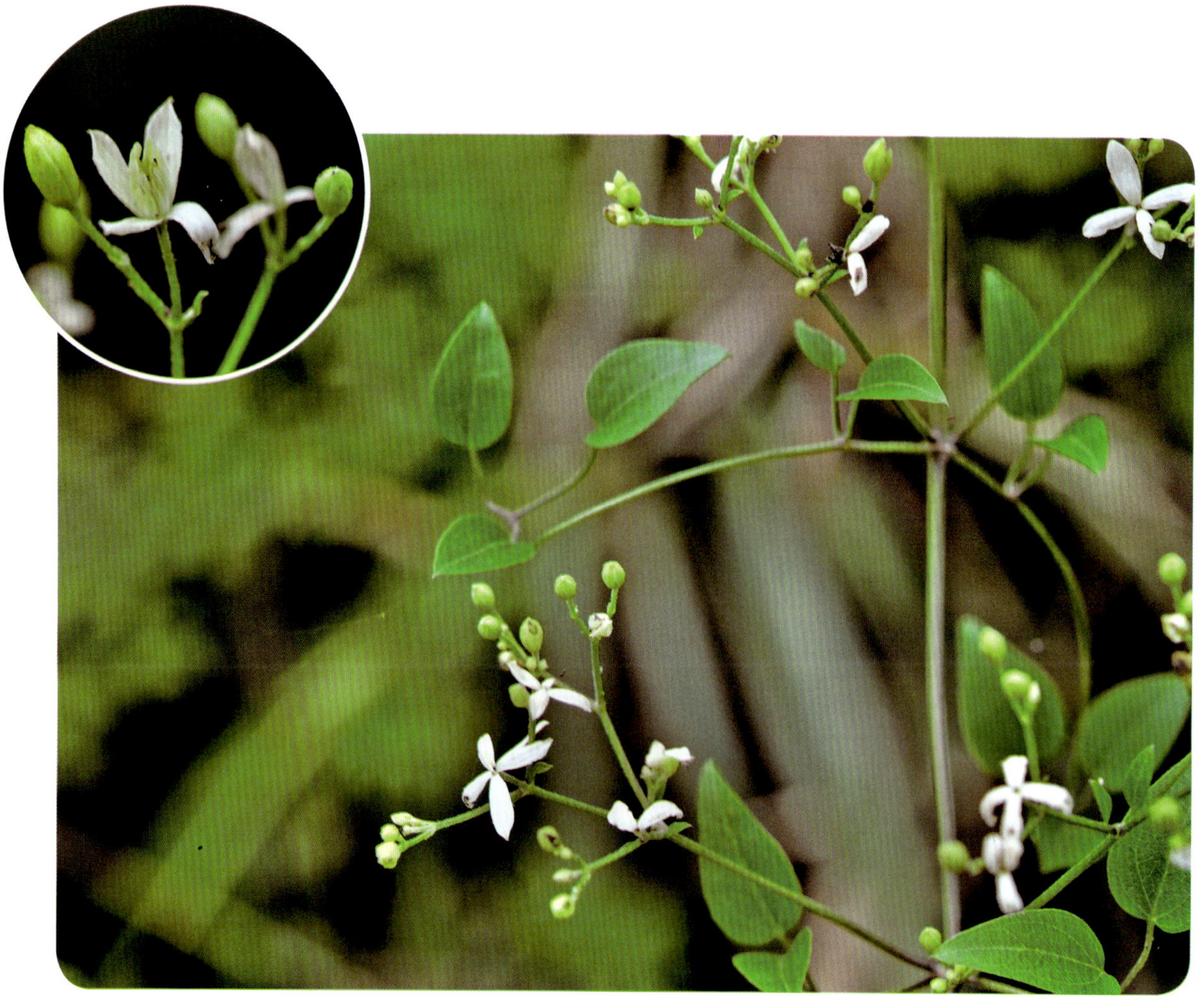

厚　朴

[药材来源] 为木兰科植物厚朴 *Magnolia officinalis* Rehd. et Wils. 或凹叶厚朴 *Magnolia officinalis* Rehd. et Wils. var. biloba Rehd. et Wils. 的干皮、根皮及枝皮。其干燥花蕾（厚朴花）也可药用。

[江山土名] 厚朴。

[性味归经] 苦、辛，温。归脾、胃、肺、大肠经。

厚朴花：苦、微温。归脾、胃经。

[功能主治] 燥湿消痰，下气除满。用于湿滞伤中，脘痞吐泻，食积气滞，腹胀便秘，痰饮喘咳。

厚朴花：芳香化湿，理气宽中。用于脾胃湿阻气滞，胸脘痞闷胀满，纳谷不香。

[采收加工] 4～6 月剥取，根皮和枝皮直接阴干；干皮置沸水中微煮后，堆置阴湿处，“发汗”至内表面变紫褐色或棕褐色时，蒸软，取出，卷成筒状，干燥。

厚朴花：春季花未开放时采摘，稍蒸后，晒干或低温干燥。

[参考资料] 厚朴煎剂对肺炎球菌、白喉杆菌、溶血性链球菌、枯草杆菌、志贺氏及施氏痢疾杆菌、金黄色葡萄球菌、炭疽杆菌及若干皮肤真菌均有抑制作用。厚朴碱、异厚朴酚有明显的中枢性肌肉松弛作用。厚朴碱、木兰箭毒碱能松弛横纹肌，小剂量对肠管出现兴奋，大剂量则为抑制。厚朴酚对实验性胃溃疡有防治作用。厚朴有降压作用，降压时反射性地引起呼吸兴奋，心率增加。

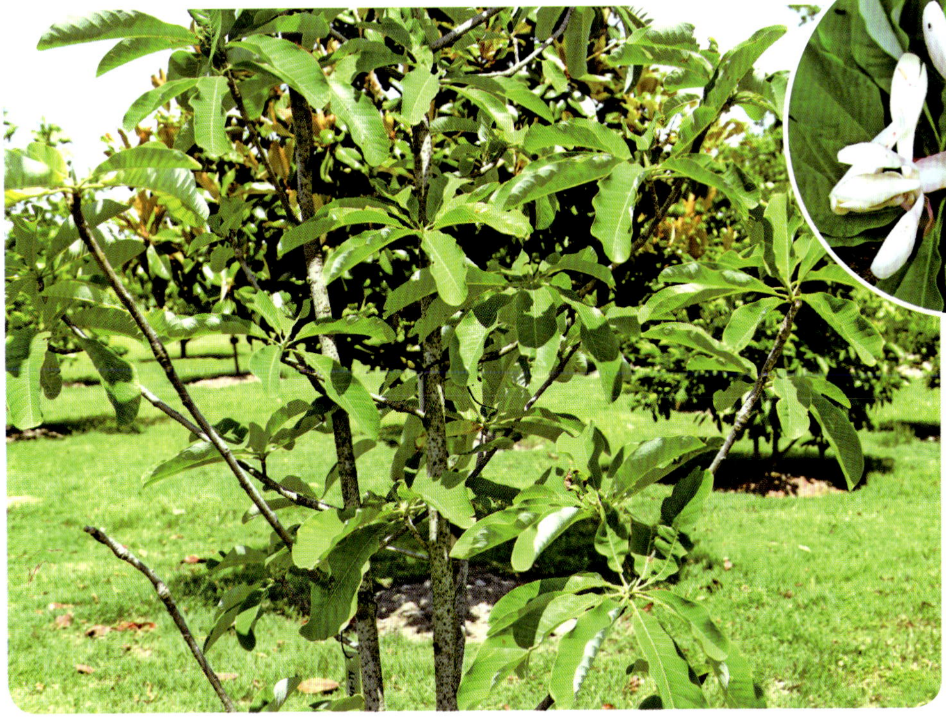

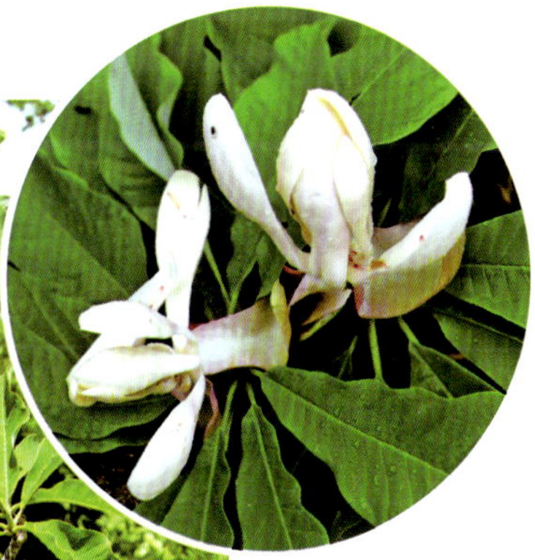

牵牛子

[药材来源] 为旋花科植物裂叶牵牛 *Pharbitis* nil（L.）Choisy 或圆叶牵牛 *Pharbitis purpurea*（L.）Voigt 的成熟种子。

[江山土名] 喇叭花子。

[性味归经] 苦，寒。有毒。归肺、肾、大肠经。

[功能主治] 泻水通便，消痰涤饮，杀虫攻积。用于水肿胀满，二便不通，痰饮积聚，气逆喘咳，虫积腹痛。

[采收加工] 秋末果实成熟，果壳未开裂时采割植株，晒干，打下种子，除去杂质。

[参考资料] 用于腹水肿胀，可配合攻下逐水药如甘遂、芫花、大戟等同用。用于痰壅气滞、咳逆喘满，常与葶苈子、苦杏仁等配合应用。用于虫积腹痛，常配伍槟榔、大黄等同用，对蛔虫、绦虫都有驱杀作用。牵牛子为峻下的药品，少用则通大便，多用则泻下如水，且能利尿，故在临床上主要用于腹水肿胀、二便不利及宿食积滞、大便秘结等。至于用治痰壅气滞、咳逆喘满，则只宜暂用，不可久服。

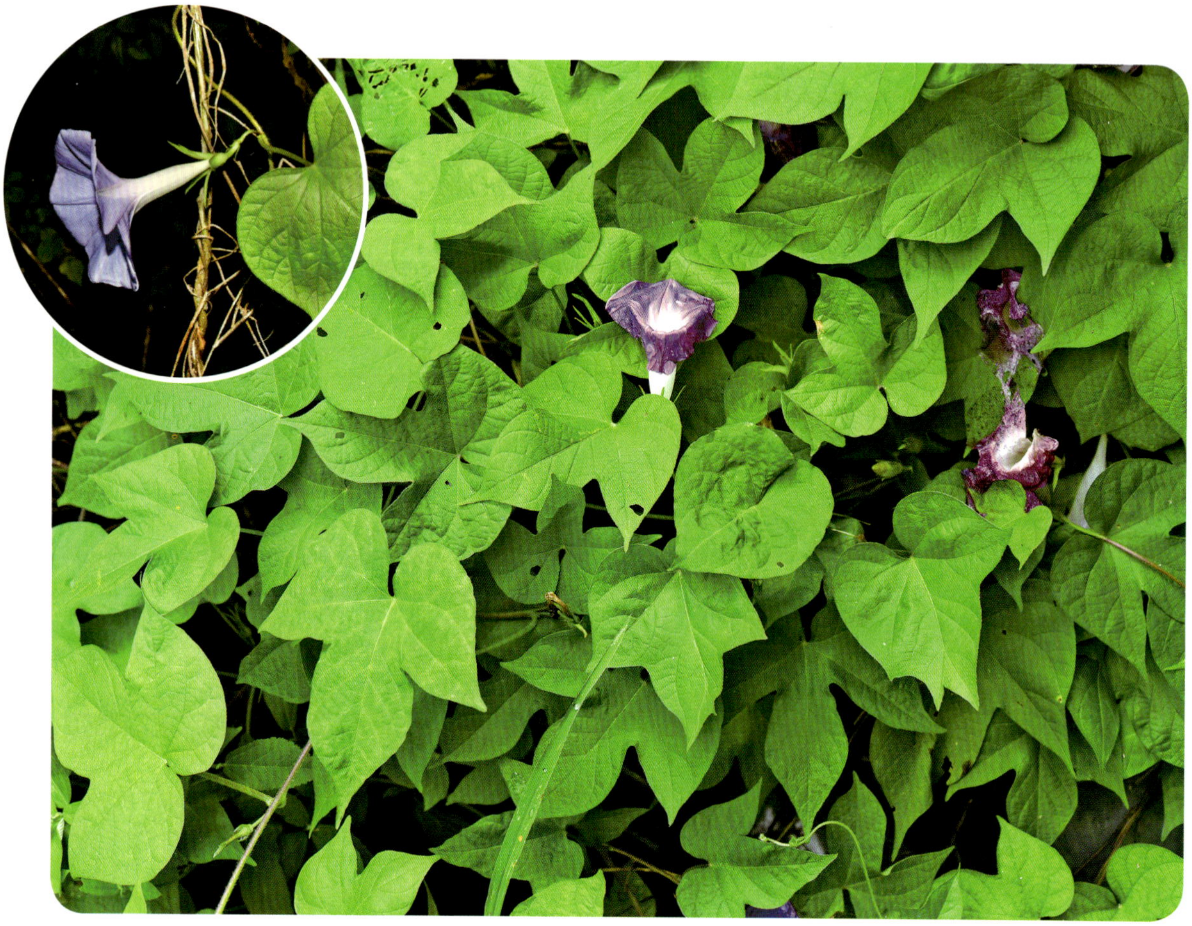

韭菜子

[药材来源] 为百合科植物韭菜 *Allium tuberosu* Rottl. ex Spreng. 的成熟种子。

[江山土名] 韭菜子。

[性味归经] 辛、甘，温。归肝、肾经。

[功能主治] 温补肝肾，壮阳固精。用于肝肾亏虚，腰膝酸痛，阳痿遗精，遗尿尿频，白浊带下。

[采收加工] 秋季果实成熟时采收果序，晒干，搓出种子，除去杂质。

[参考资料] 含硫化物、苷类、维生素 C 等，具有温补肾阳的作用，可以增强免疫、抗氧化衰老、抗诱变等。

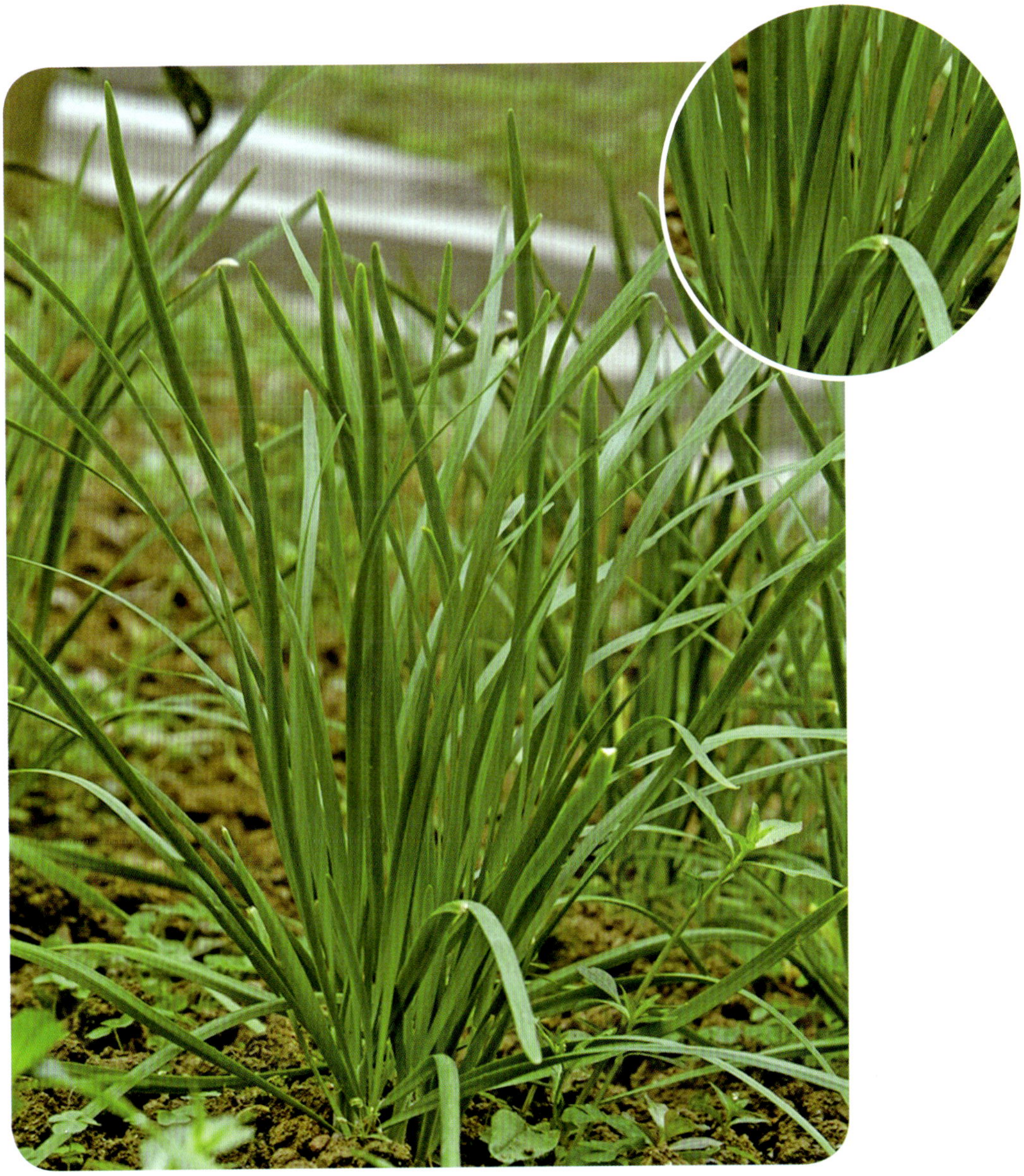

省头草

[药材来源] 为豆科植物草木樨 *Melilotus officinalis*（Linn.）Pall. 的地上部分。

[江山土名] 草木樨。

[性味归经] 辛，平。归肝、肺经。

[功能主治] 芳香化浊，截疟。用于暑湿胸闷，口臭，头胀，头痛，疟疾，痢疾。

[采收加工] 夏、秋二季采收，晒干。

[参考资料] 呈短段状。茎圆柱形，外表面棕黄色，具纵棱线，有的可见互生的枝及叶痕，切面淡黄色，中空。叶较少，多皱缩和破碎，棕绿色，完整者可见三出羽状复叶，小叶长圆形，有整齐的羽状脉，边缘具细齿。花、果少见，花小，棕黄色，花萼钟状，花冠均已脱落。果实卵形，棕褐色，表面具网状皱纹，顶端有缘，内含种子 1 枚。质坚。气微香，味淡，微辛。本种常与白花草木樨混生，存在自然杂交类型有待进一步研究。

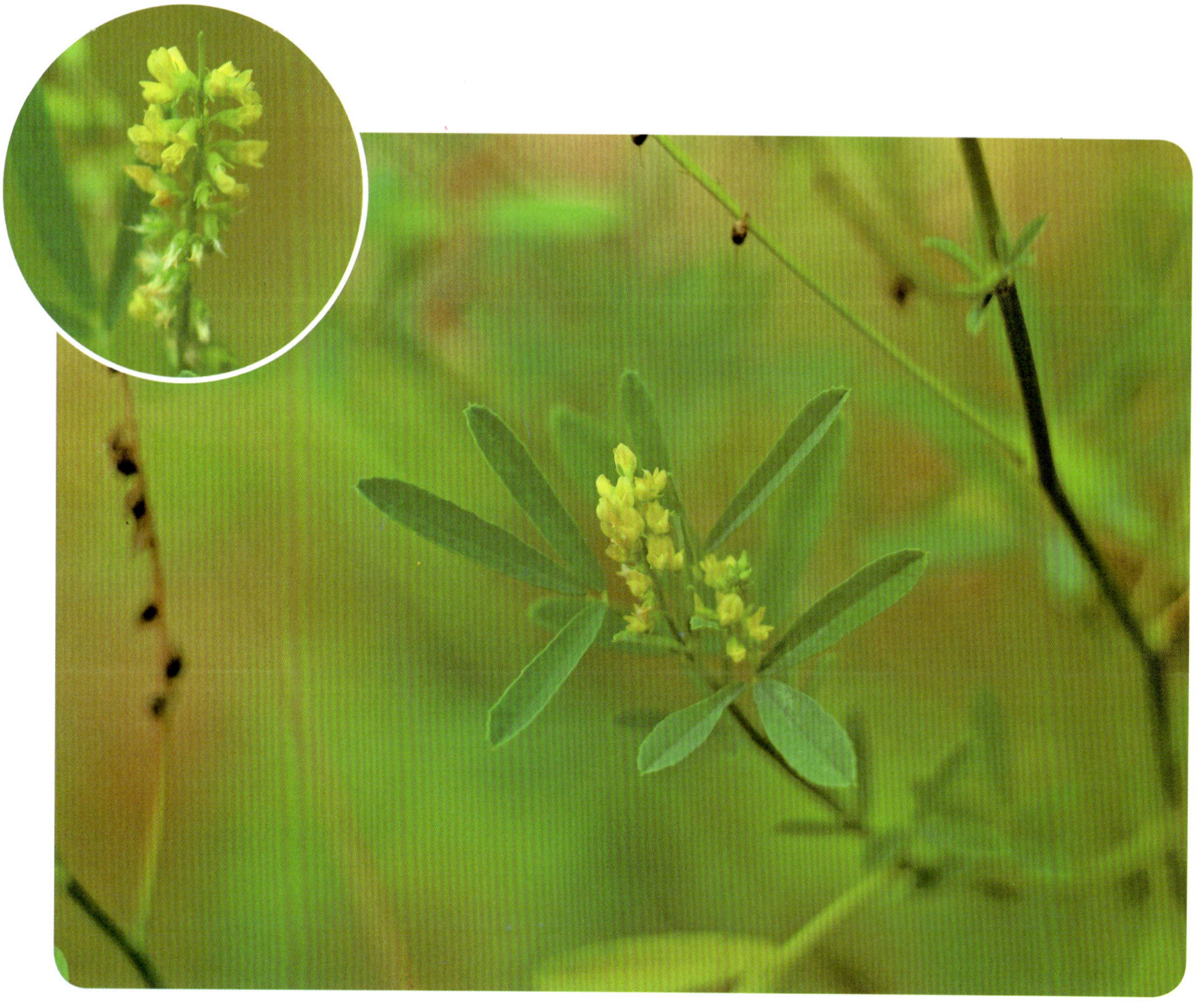

星宿菜

[药材来源] 为报春花科植物星宿菜 *Lysimachia fortunei* Maxim. 的全草。

[江山土名] 泥鳅菜、红根草。

[性味归经] 苦、涩，平。归肝、胆经。

[功能主治] 活血散瘀，利水化湿。用于跌打损伤，关节风湿痛，经闭，乳痈，瘰疬，目赤肿痛，水肿。

[采收加工] 夏、秋二季采收，干燥。

[参考资料] 星宿菜全草，食盐少许，水煎服，可治中暑腹痛吐泻。星宿菜煎汤熏洗患处，可治痔疮。

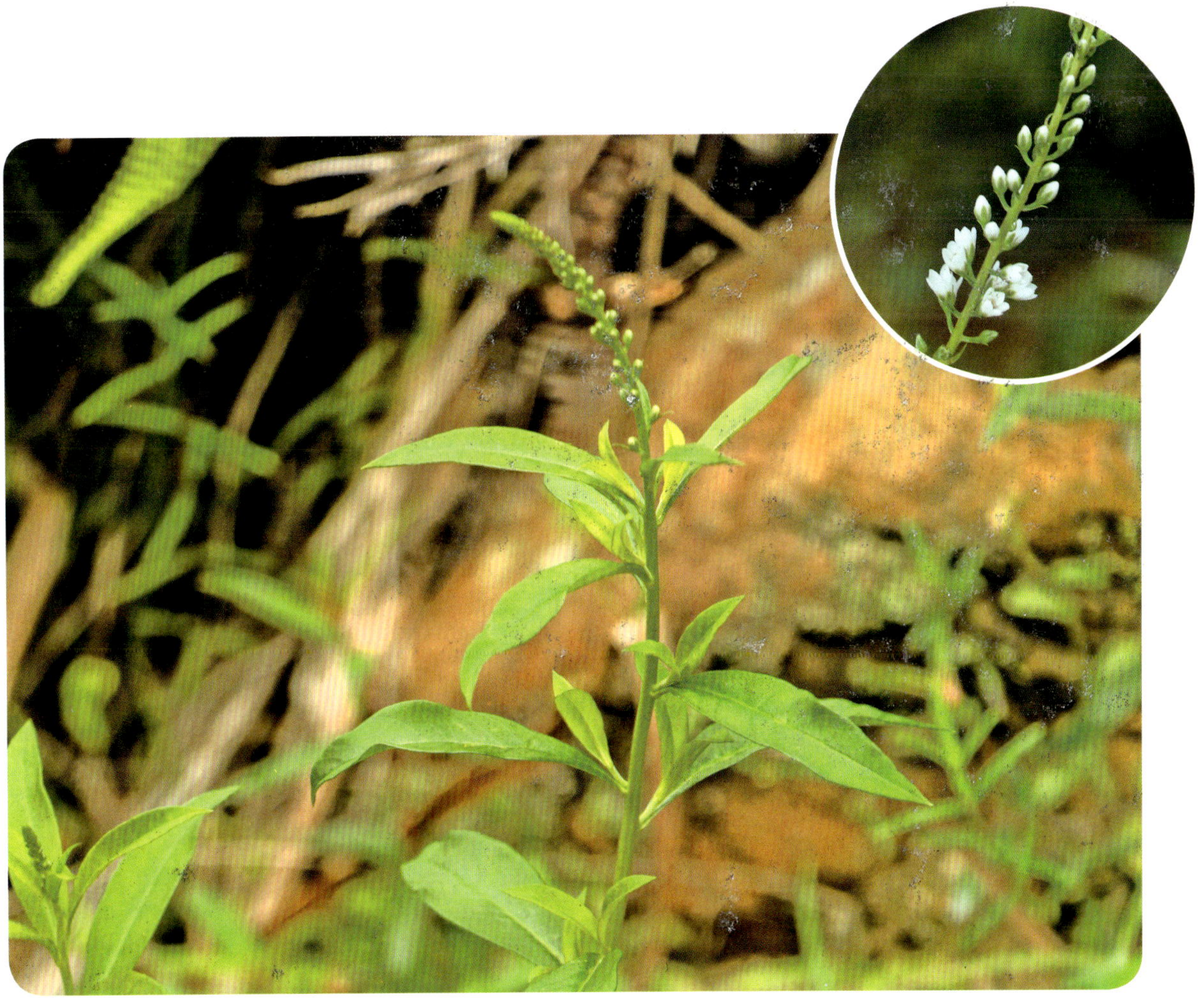

骨碎补

[药材来源] 为水龙骨科植物槲蕨 *Drynaria fortunei*（Kunze）J. Sm. 的根茎。

[江山土名] 石猴生姜。

[性味归经] 苦，温。归肝、肾经。

[功能主治] 疗伤止痛，补肾强骨；外用消风祛斑。用于跌扑闪挫，筋骨折伤，肾虚腰痛，筋骨痿软，耳鸣耳聋，牙齿松动；外治斑秃，白癜风。

[采收加工] 全年均可采挖，除去泥沙，干燥或再燎去茸毛（鳞片）。

[参考资料] 富含黄酮、生物碱、酚类等有效成分，具有散瘀止痛、接骨续筋等功效，用于治疗牙痛、腰痛、久泻等。

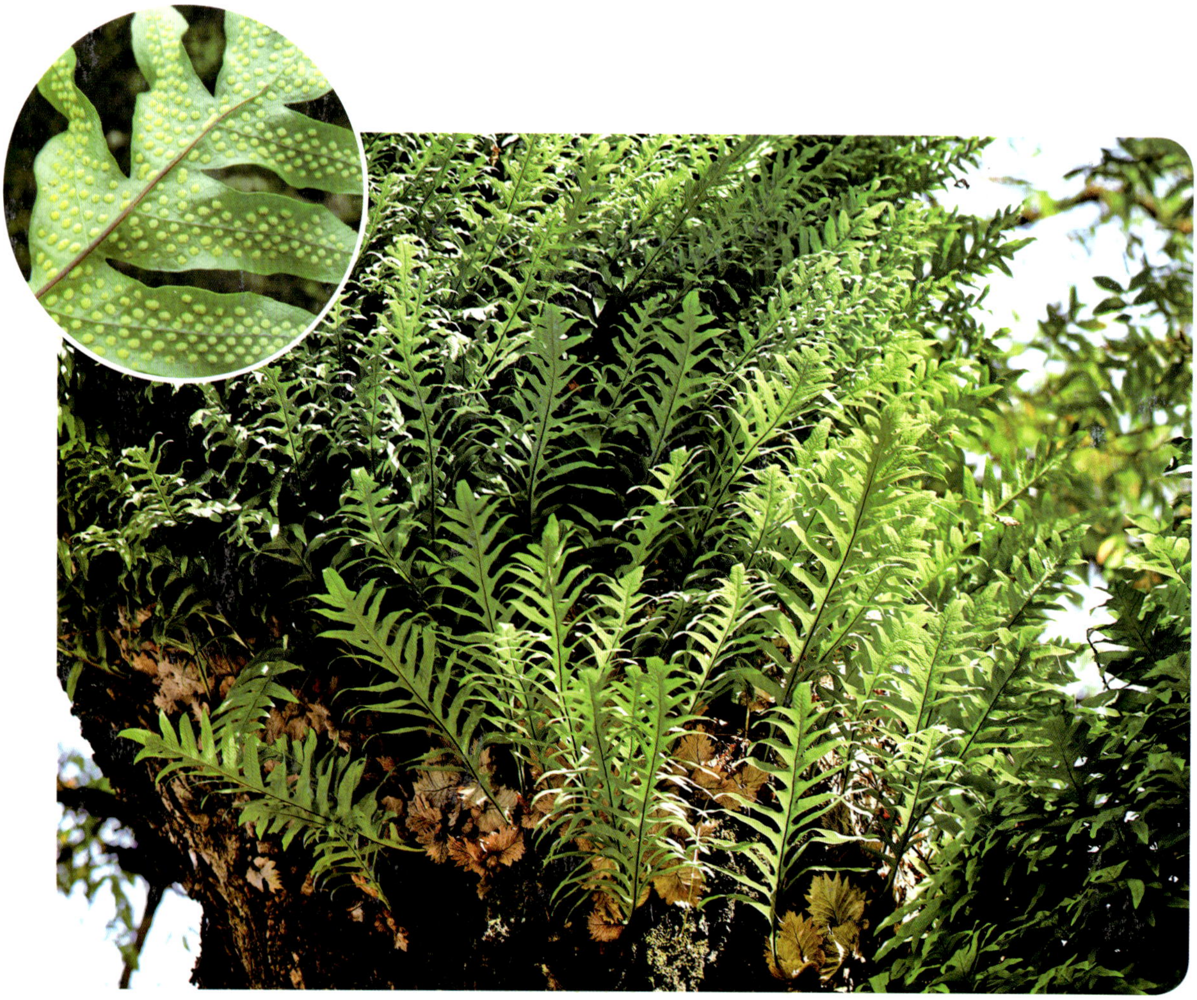

钩藤

[药材来源] 为茜草科植物钩藤 *Unacaria rhynchophylla*（Miq.）Miq. ex Havil. 的带钩茎枝。

[江山土名] 钩藤。

[性味归经] 甘，凉。归肝、心包经。

[功能主治] 熄风定惊，清热平肝。用于肝风内动，惊痫抽搐，高热惊厥，感冒夹惊，小儿惊啼，妊娠子痫，头痛眩晕。

[采收加工] 秋、冬二季采收，去叶，切段，晒干。

[参考资料] 治疗高血压病有一定疗效，但不宜久煎，否则影响效力。

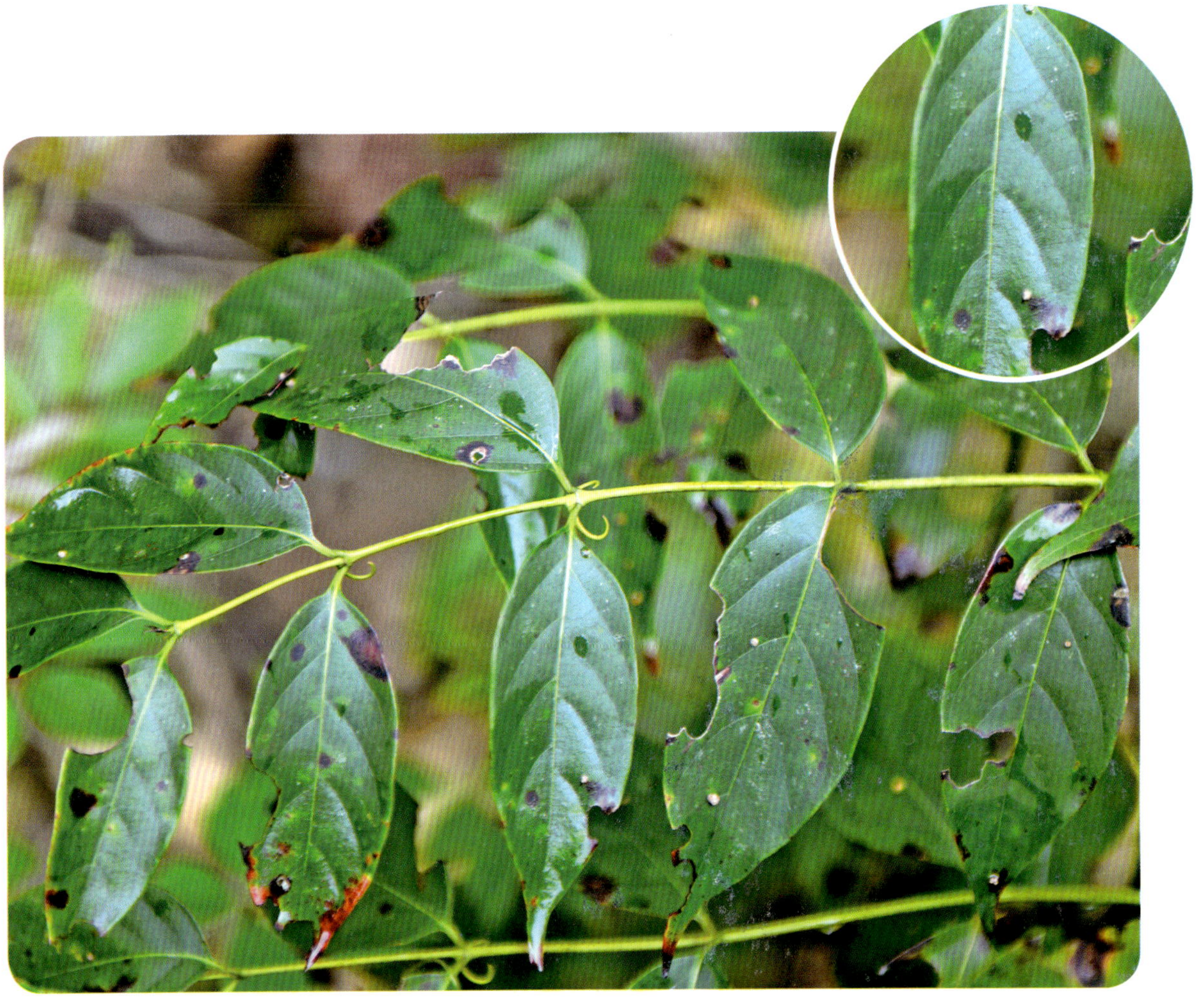

看麦娘

［药材来源］为禾本科植物看麦娘 *Alopecurus aequalis* Sobol. 的全草。

［江山土名］大腹草。

［性味归经］淡，凉。归肾、肝经。

［功能主治］清热利湿，止泻，解毒。用于水肿，水痘，泄泻，黄疸型肝炎，赤眼，毒蛇咬伤。

［采收加工］夏季采收，鲜用或晒干。

［参考资料］看麦娘全草、野紫苏、芫荽等配伍，水煎服，可用于治疗水痘。

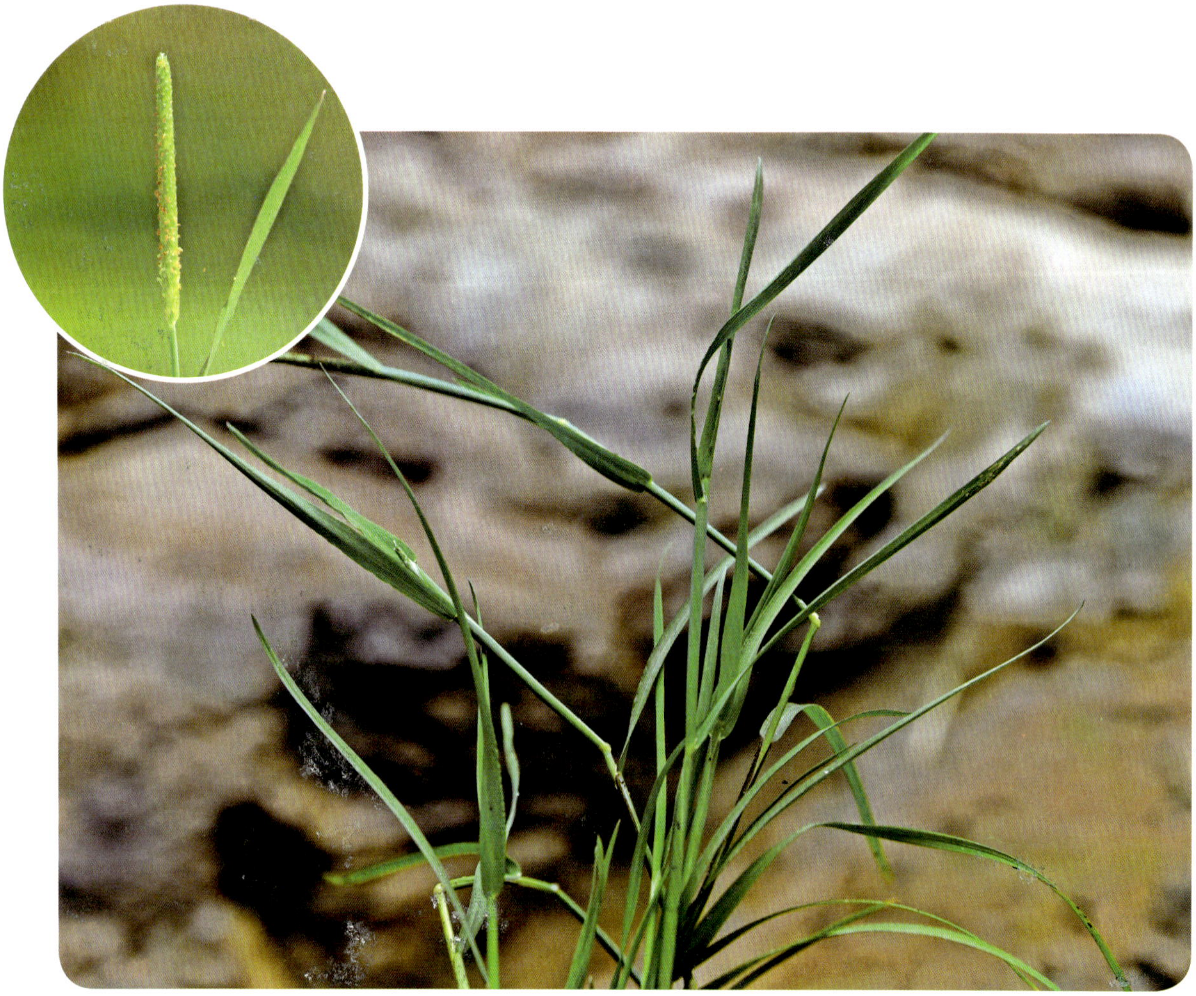

矩形叶鼠刺

[药材来源] 为虎耳草科植物峨眉鼠刺 *Itea omeiensis* C. K. Schneid. 的根或花。

[江山土名] 鸡骨柴。

[性味归经] 苦，温。归肝、肾经。

[功能主治] 补虚，祛风湿，续筋骨。用于身体虚弱，劳伤乏力，咳嗽，咽痛，产后关节痛，腰痛，白带，跌打损伤骨折。

[采收加工] 9 ～ 10 月采根，切段晒干；夏季采花，晒干。

[参考资料] 矩形叶鼠刺根加六月雪同煎，可用于治疗身体虚弱、劳伤乏力。矩形叶鼠刺花煎汁，冲黄酒加砂糖，可用于治疗咳嗽、咽痛。

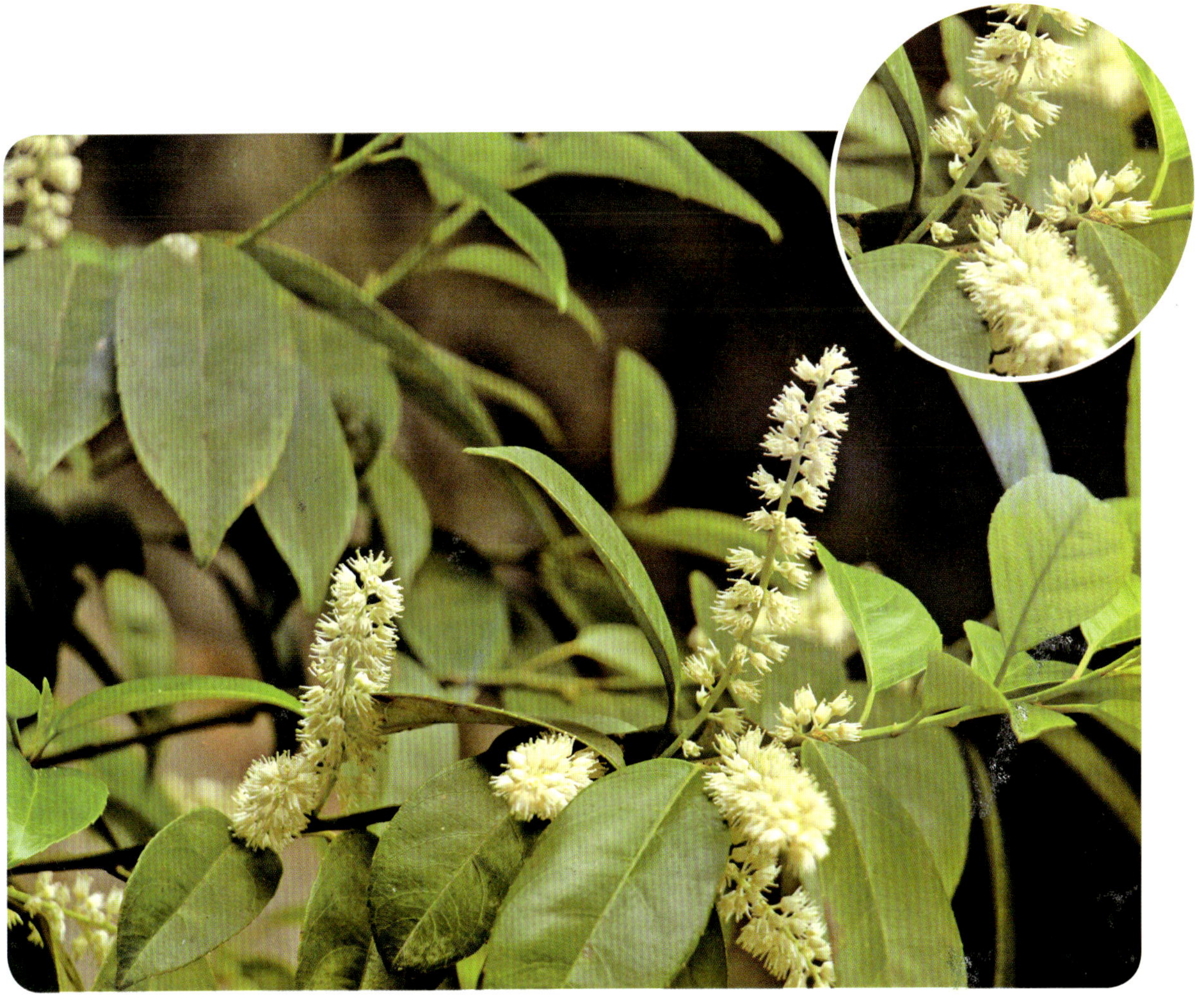

香 附

[药材来源] 为莎草科植物莎草 *Cyperus rotundus* L. 的根茎。

[江山土名] 扒倪扒囡。

[性味归经] 辛、微苦、微甘，平。归肝、脾、三焦经。

[功能主治] 疏肝解郁，理气宽中，调经止痛。用于肝郁气滞，胸胁胀痛，疝气疼痛，乳房胀痛，脾胃气滞，脘腹痞闷，胀满疼痛，月经不调，经闭痛经。

[采收加工] 秋季采挖，燎去毛须，置沸水中略煮或蒸透后晒干，或燎后直接晒干。

[参考资料] 香附辛散苦降，甘缓性平，长于疏肝理气，并有止痛作用，用于胸胁疼痛，胸腹胀痛，乳房胀痛，疝气腹痛等。对于肝气郁滞所引起的胸胁胀闷疼痛等，常与柴胡、枳壳、陈皮、木香等同用；治疝气腹痛，可与小茴香、乌药同用；若乳房胀痛，可与柴胡、瓜蒌、青橘叶同用。香附既能疏肝理气，又能活血调经，故为妇科疾病常用药品，适用于月经不调、经行腹痛以及经前乳房胀痛等，可与柴胡、当归、陈皮、青皮、白芍等同用。

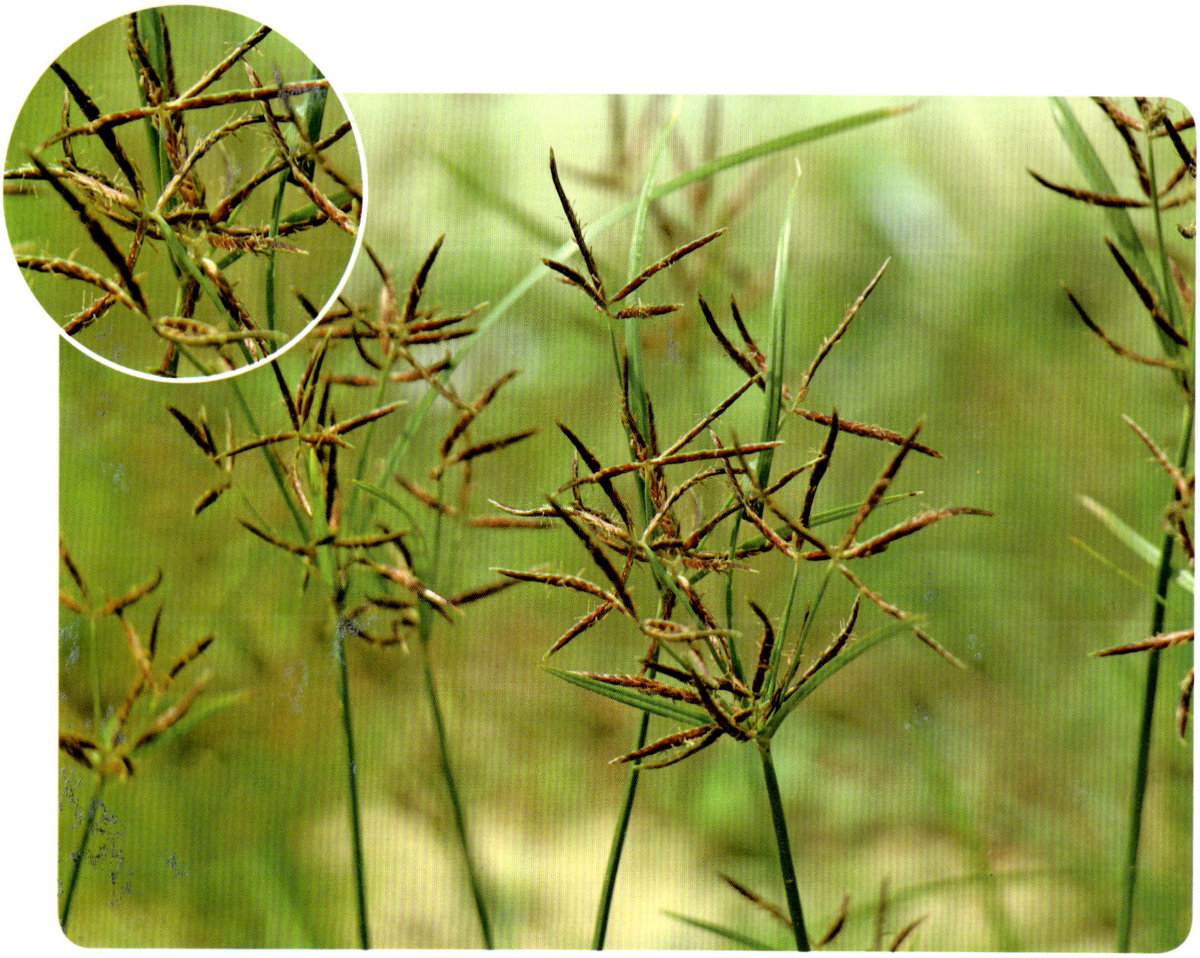

香茶菜

[药材来源] 为唇形科植物香茶菜 *Rabdosia amethystoides*（Benth.）Hara 或大萼香茶菜 *Rabdosia macrocalyx*（Dunn）Hara 及同属数种植物的地上部分或根茎。

[江山土名] 香茶菜。

[性味归经] 微辛、苦，凉。归肝、脾、胃经。

[功能主治] 清热解毒，散瘀止痛。用于胃脘疼痛，疮疡肿毒，跌扑损伤，肿瘤。

[采收加工] 夏、秋二季采割地上部分；秋末采挖根茎，除去杂质，晒干。

[参考资料] 具有抗肿瘤、抗菌、抗炎和对肝损伤的保护作用。

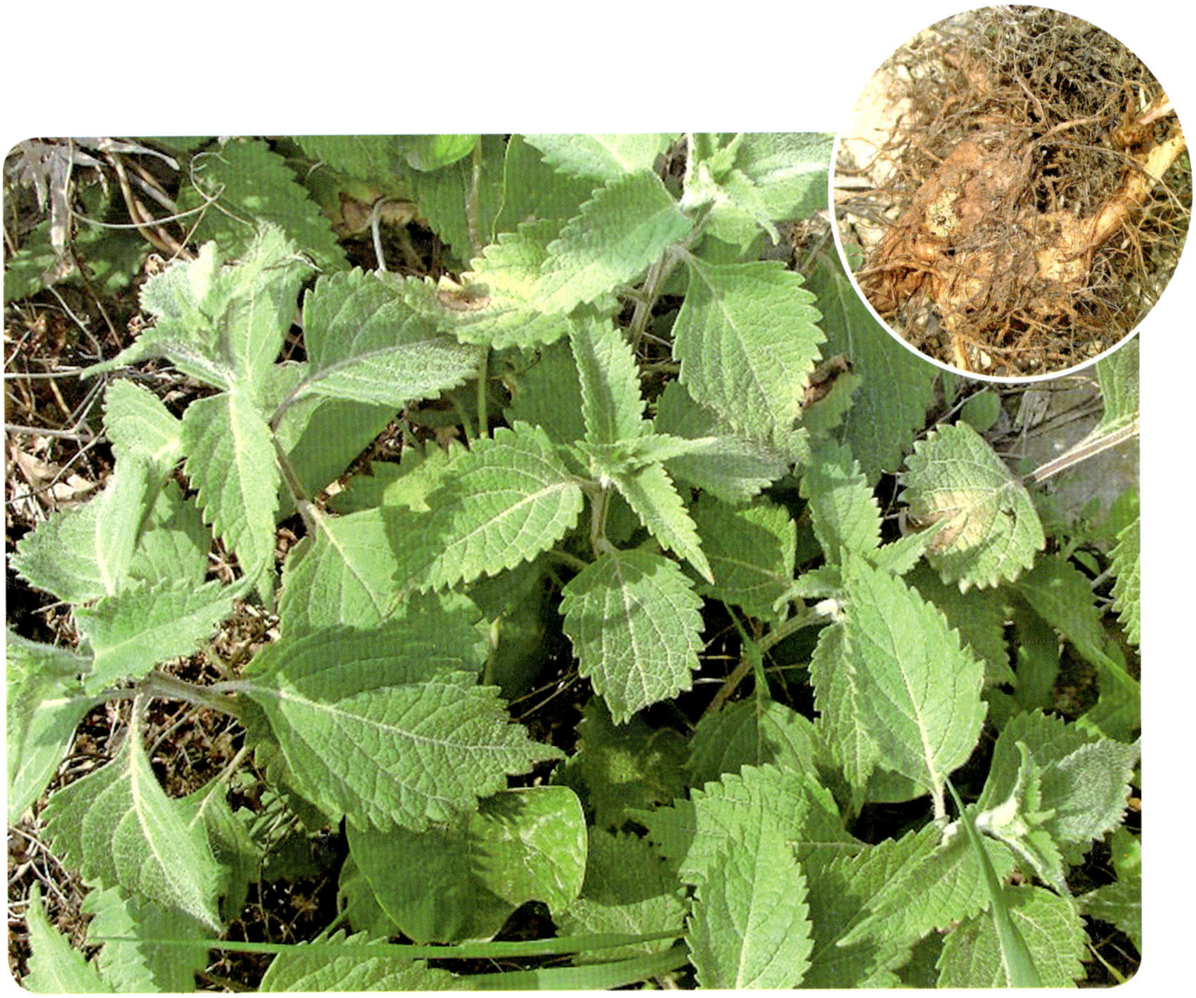

香椿皮

[药材来源] 为楝科植物香椿 *Toona sinensis*（A. Juss.）Roemer 的干皮或枝皮。其果实（香椿子）也可药用。

[江山土名] 香椿皮。

[性味归经] 苦、涩，微寒。归大肠、胃经。

香椿子：苦、辛，温。归肝、肺经。

[功能主治] 清热燥湿，涩肠，止血，止带，杀虫。用于泄泻，痢疾，肠风便血，崩漏，带下，蛔虫病，丝虫病，疮癣。

香椿子：祛风，散寒，止痛。用于风寒外感，风湿性关节炎，疝气。

[采收加工] 夏季剥取，干燥。

香椿子：秋季果实成熟时采收，干燥。

[参考资料] 泻痢初起及脾胃虚寒者慎服。香椿皮煎剂对福氏、宋内氏痢疾杆菌和大肠杆菌有抑制作用。香椿子与鹿衔草煎水服，可治风寒外感。

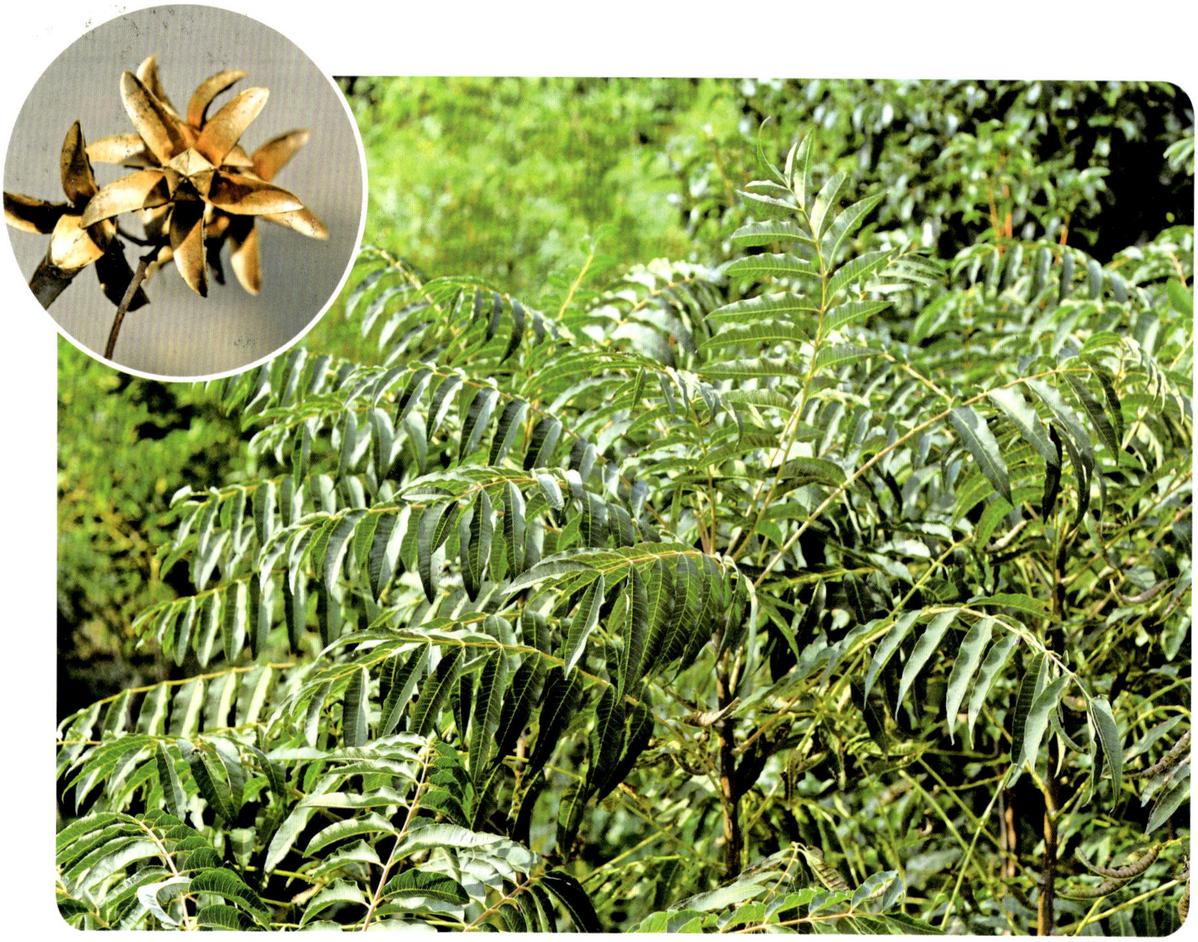

香　橼

[药材来源] 为芸香科植物香圆 *Citrus wilsonii* Tanaka 的成熟果实。

[江山土名] 香泡、香圆。

[性味归经] 辛、苦、酸，温。归肝、脾、肺经。

[功能主治] 疏肝理气，宽中，化痰。用于肝胃气滞，胸胁胀痛，脘腹痞满，呕吐噫气，痰多咳嗽。

[采收加工] 秋季果实成熟时采收，趁鲜切片，晒干或低温干燥。香圆亦可整个或对剖两半后，晒干或低温干燥。

[参考资料] 香橼辛能行散，苦能疏泄，入肝经而能疏理肝气而止痛。用于肝郁胸胁胀痛，常配柴胡、郁金、佛手等同用。功同佛手，但效力较逊。香橼气香醒脾，辛行苦泄，入脾胃以行气宽中。用于治疗脾胃气滞之脘腹胀痛，嗳气吞酸，呕恶食少，可与木香、砂仁、藿香等同用。本品苦燥降泄以化痰止咳，辛行入肺而理气宽胸。用于治疗痰多、咳嗽、胸闷等，常配伍生姜、半夏、茯苓等。

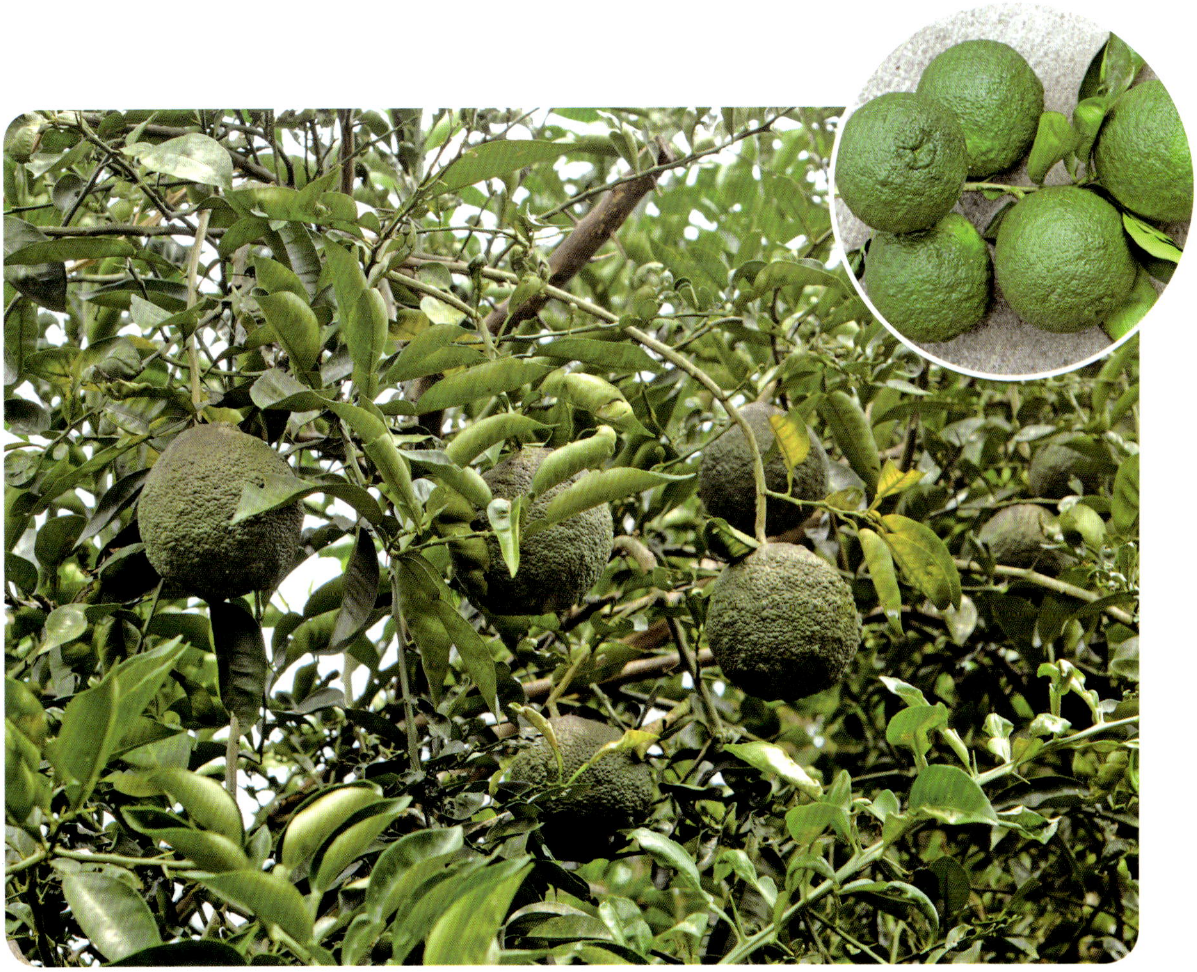

香　薷

[药材来源] 为唇形科植物石香薷 *Mosla chinensis* Maxim. 的地上部分。

[江山土名] 石香薷。

[性味归经] 辛，微温。归肺、胃经。

[功能主治] 发汗解表，化湿和中。用于暑湿感冒，恶寒发热，头痛无汗，腹痛吐泻，水肿，小便不利。

[采收加工] 夏季茎叶茂盛、花盛时择晴天采割，除去杂质，阴干。

[参考资料] 其挥发油具有广谱抗菌和杀菌作用，并有直接抑制流感病毒的作用。香薷发散风寒，有发汗解表作用，用于夏季感冒，但多用于夏季贪凉、感冒风寒所引起的发热、恶寒、头痛、无汗等，往往与藿香、佩兰等配合应用。香薷有祛除暑湿的作用，故适用于暑季恣食生冷、湿阻脾胃所引起的呕吐、泄泻，可配合扁豆、黄连、厚朴等同用。香薷利小便、消水肿，用于水肿、小便不利等，可单独应用，也可配白术同用以健脾利水。

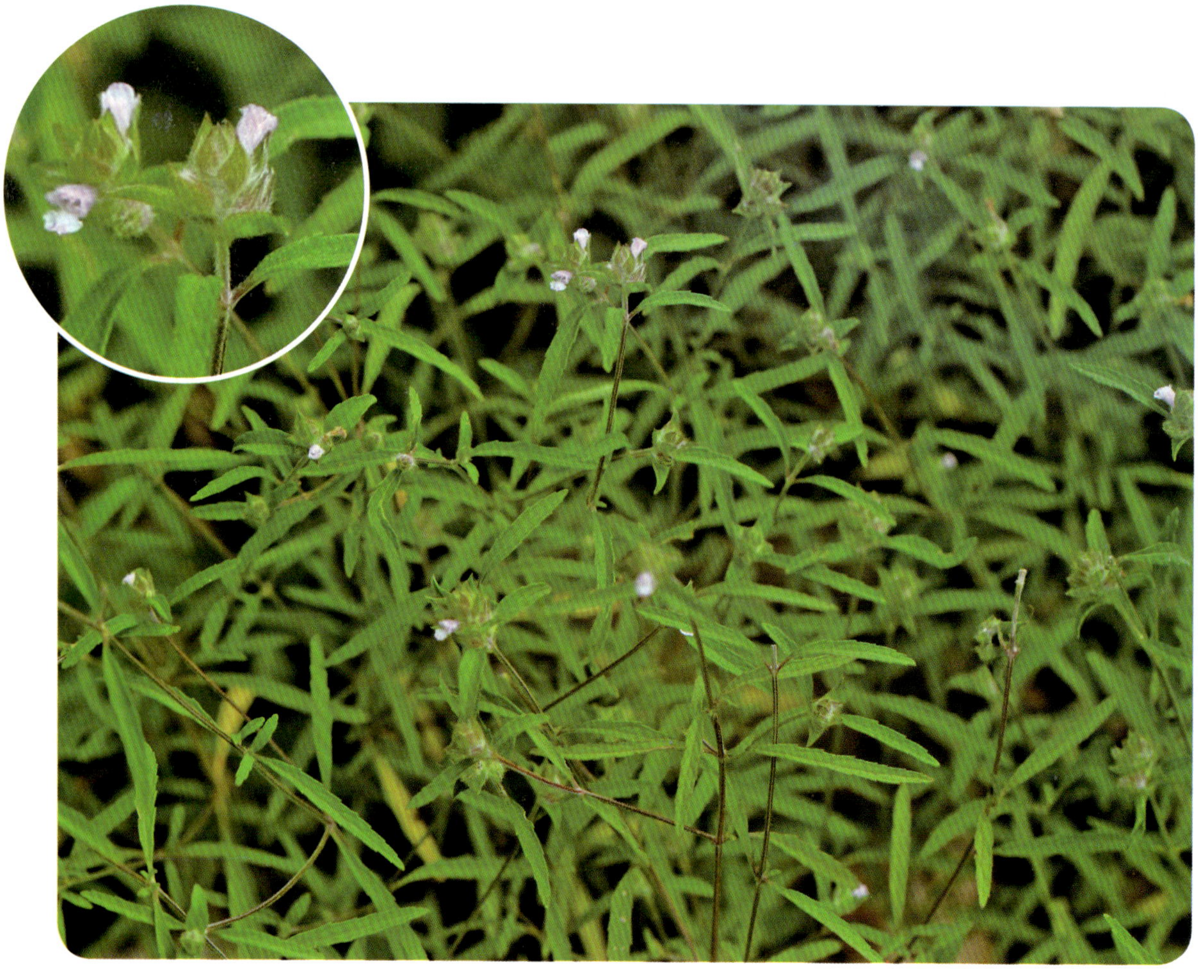

重楼

[药材来源] 为百合科植物七叶一枝花 *Paris polyphylla* Smith var. chinensis（Franch.）Hara 或狭叶重楼 *Paris polyphylla* Smith var. stenophylla Franch. 的根茎。

[江山土名] 七叶一枝花。

[性味归经] 苦，微寒。有小毒。归肝经。

[功能主治] 清热解毒，消肿止痛，凉肝定惊。用于疔疮痈肿，咽喉肿痛，蛇虫咬伤，跌扑伤痛，惊风抽搐。

[采收加工] 秋季采挖，除去须根，洗净，晒干。

[参考资料] 与金银花、连翘等配伍应用，治热毒疮疡。与鬼针草等同用，治毒蛇咬伤。用于癌肿，常与石见穿、半枝莲、夏枯草等药配伍应用。此外，本品尚可用于小儿高热惊风抽搐。

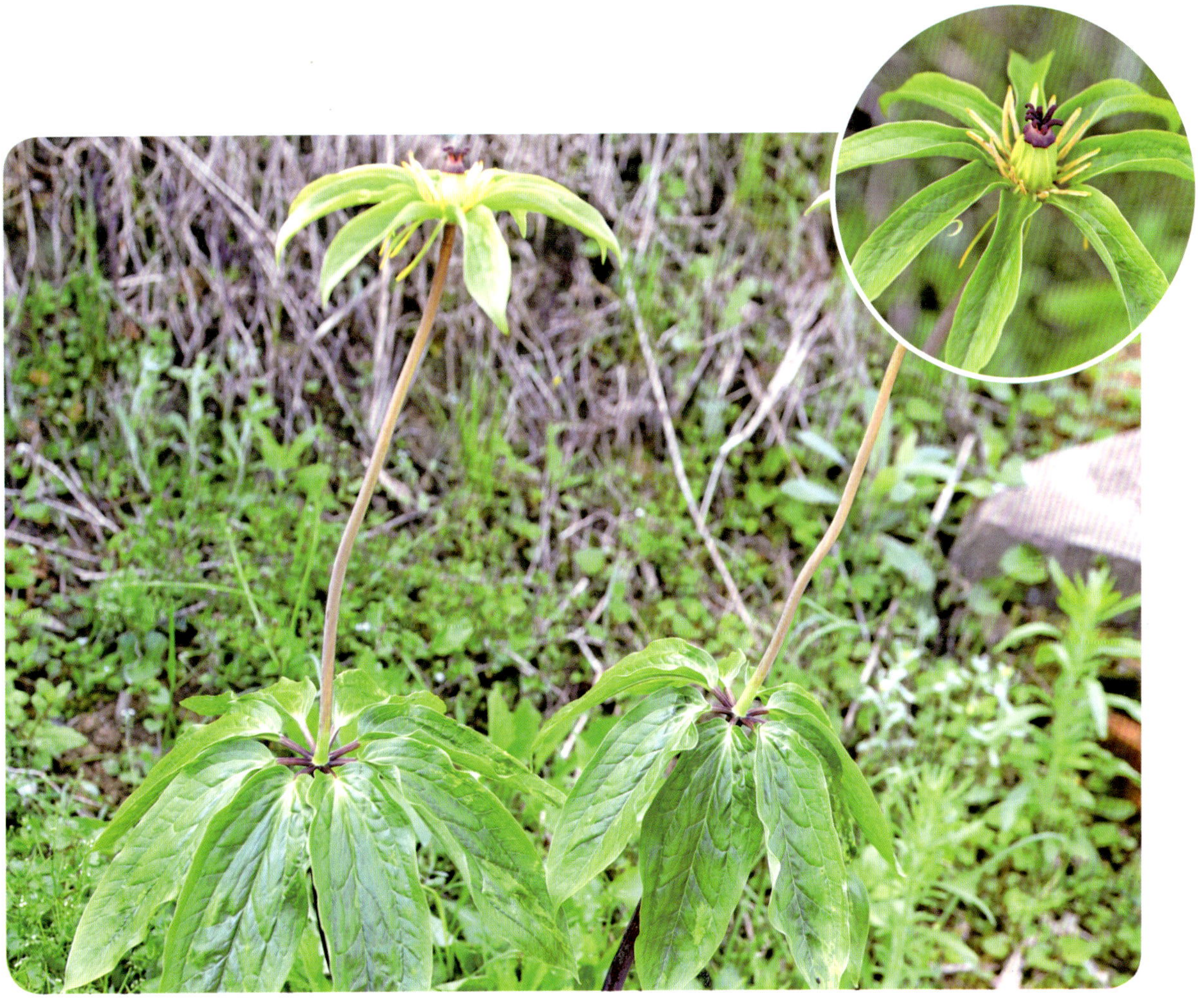

鬼针草

[药材来源] 为菊科植物婆婆针 *Bidens bipinnata* Linn.、鬼针草 *Bidens pilosa* Linn. 或金盏银盘 *Bidens biternata*（Lour.）Merr. et Sherff 的地上部分。

[江山土名] 盲肠草。

[性味归经] 苦，平。归肝、大肠经。

[功能主治] 健脾止泻，清热解毒。用于消化不良，腹痛泄泻，咽喉肿痛，痢疾，阑尾炎。

[采收加工] 秋季花后采收，干燥。

[参考资料] 含有生物碱、鞣质、皂苷、黄酮苷。茎叶含有挥发油、鞣质、苦味质、胆碱等。将等量鬼针草与海州常山混合制成的水煎剂或酒精浸剂，实验中对甲醛性及蛋清性关节炎均有明显的消炎作用。鬼针草的乙醇浸液在体外对革兰氏阳性细菌有抑菌作用，花、茎对金黄色葡萄球菌也有抑菌作用。

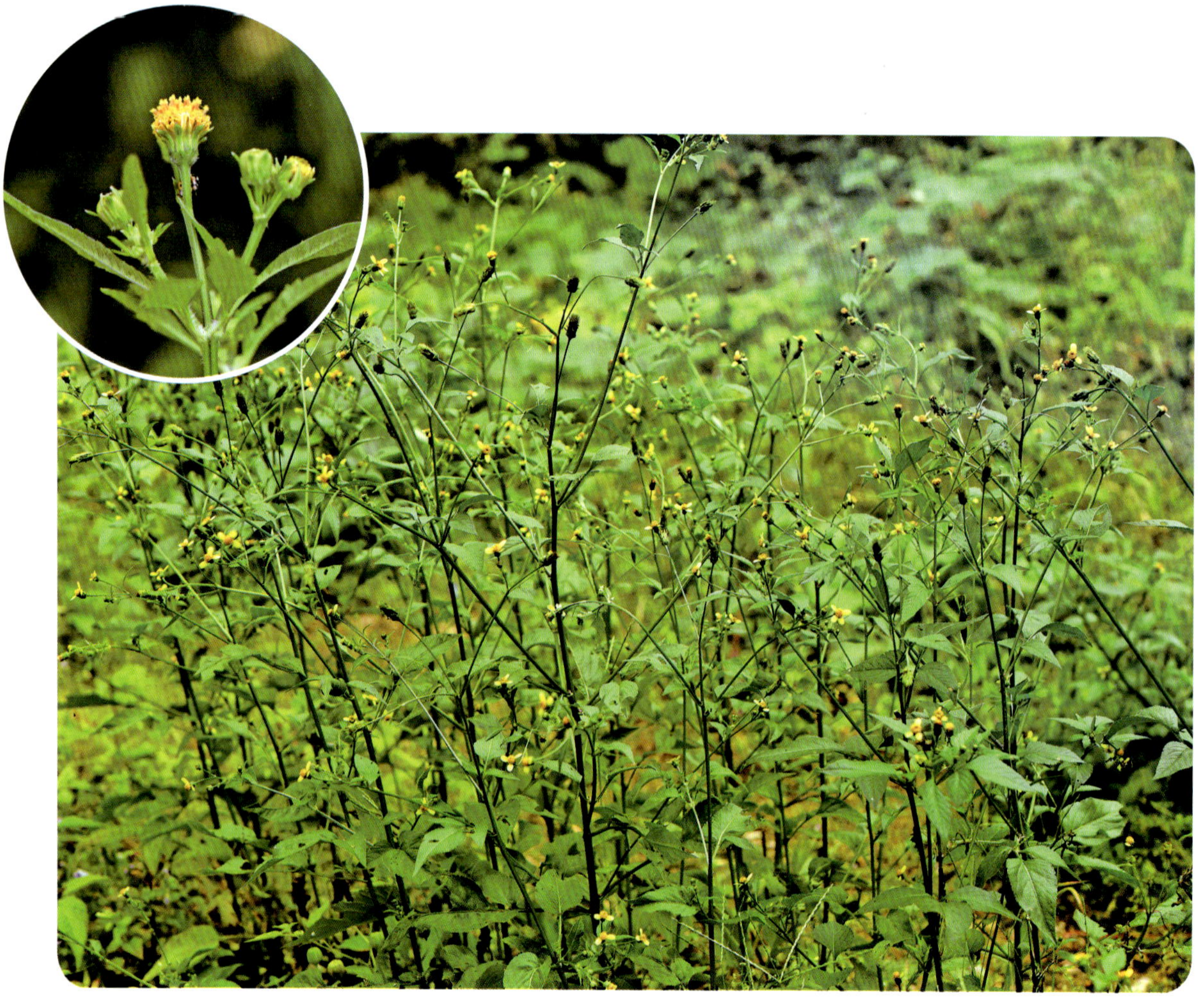

鬼箭羽

[药材来源] 为卫矛科植物卫矛 *Euonymus alatus*（Thunb.）Sieb. 的茎的翅状物。

[江山土名] 四方柴、羽伞柴。

[性味归经] 苦，寒。归肝经。

[功能主治] 破血，通经，杀虫。用于妇女经闭，产后瘀滞腹痛，虫积腹痛。

[采收加工] 夏、秋二季采收，晒干。

[参考资料] 既善破瘀散结，又善活血消肿止痛，药力较强，凡瘀血阻滞之证，可酌选。常配伍当归、红花、益母草等药，以增强活血化瘀之力。

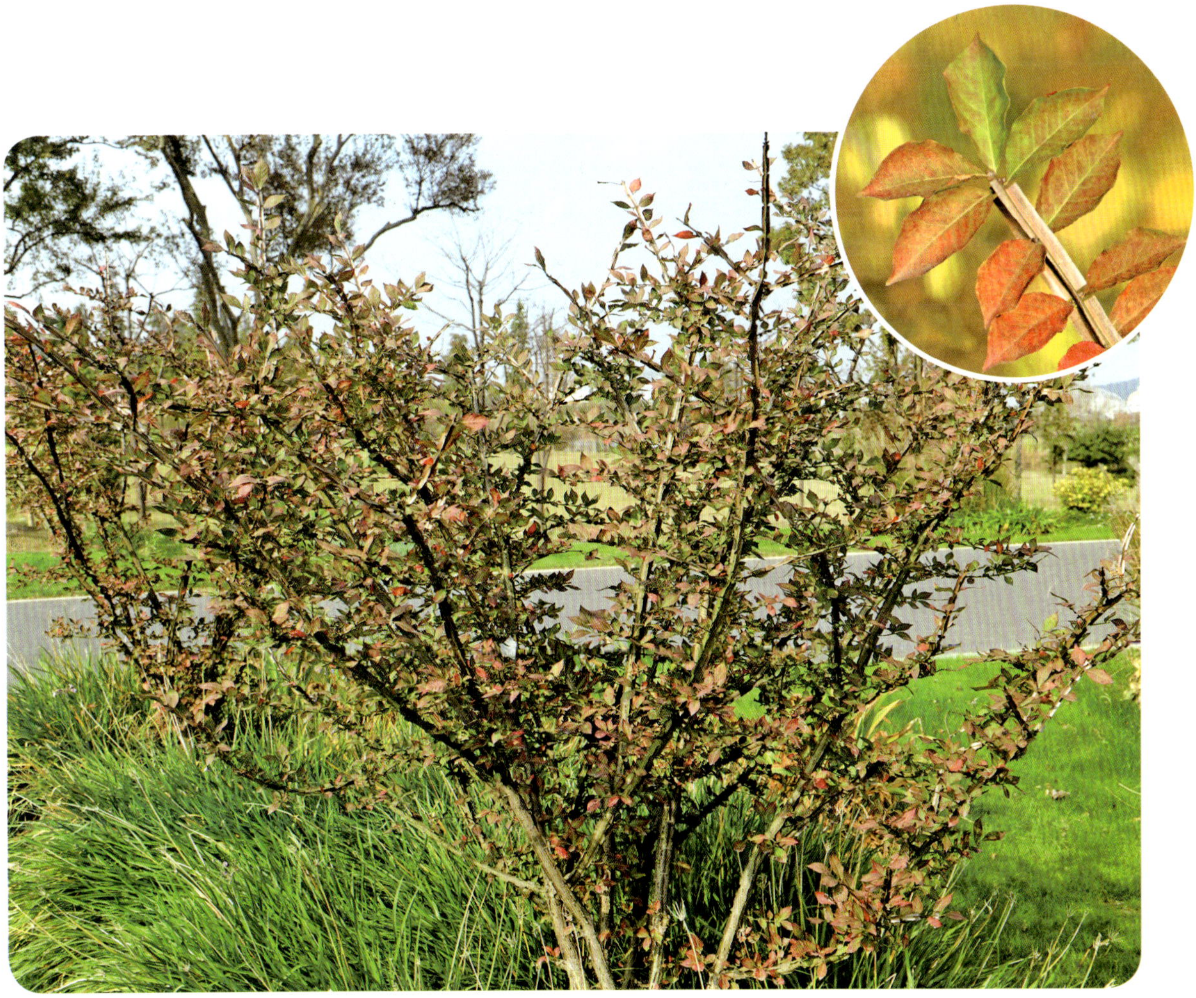

盾果草

[药材来源] 为紫草科植物盾果草 *Thyrocarpus sampsonii* Hance 的全草。

[江山土名] 盾形草、黑骨风。

[性味归经] 苦，凉。归肺、肝经。

[功能主治] 清热解毒，消肿。用于痈疖疔疮，菌痢，肠炎。

[采收加工] 夏季采收，鲜用或晒干。

[参考资料] 盾果草的鲜草捣烂取汁，用于治疗咽喉痛。

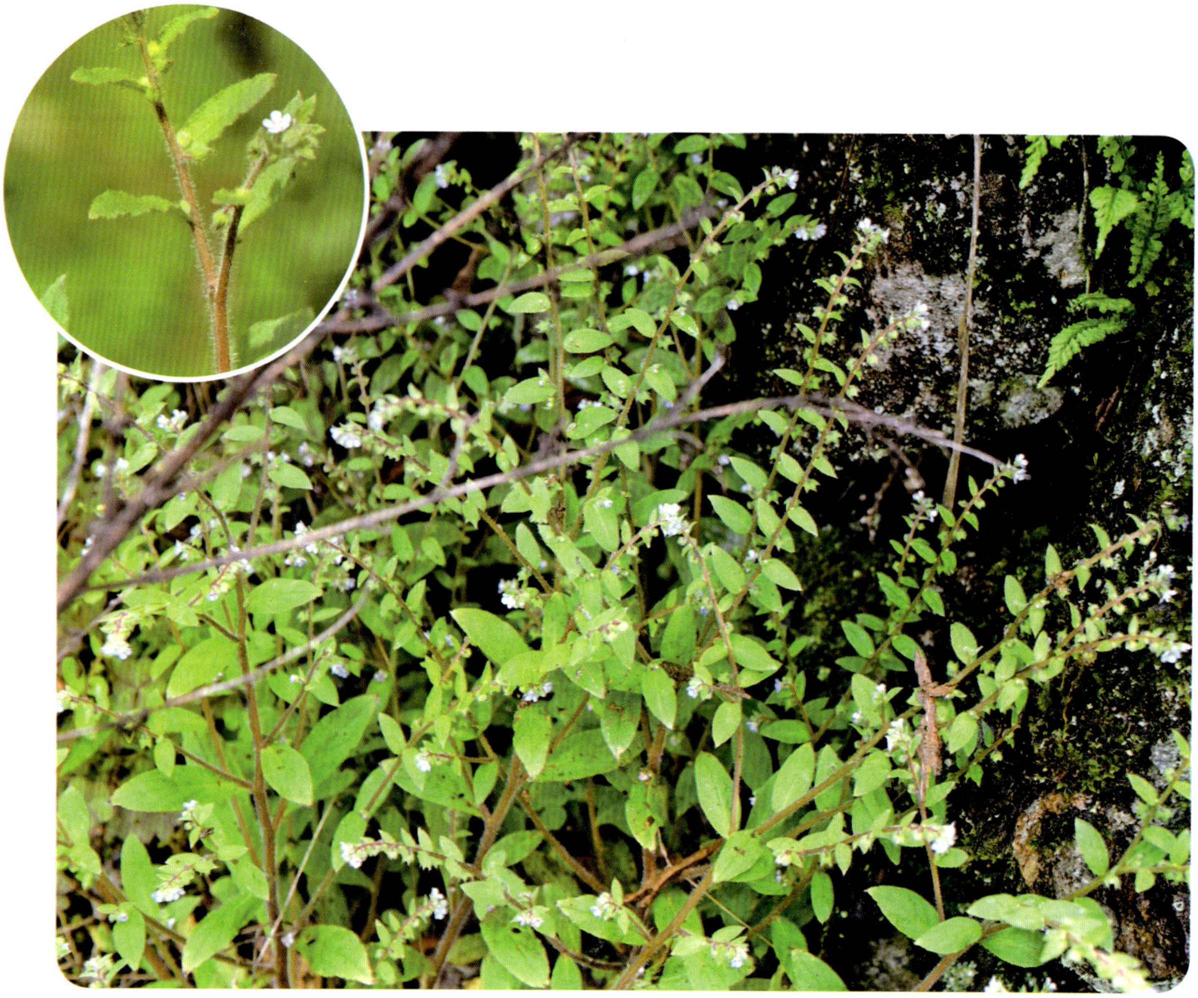

食凉茶

[药材来源] 为蜡梅科植物柳叶蜡梅 *Chimonanthus salicifolius* S. Y. hu 或浙江蜡梅 *Chimonanthus zhejiangensis* M. C. Liu 的叶。

[江山土名] 蜡梅。

[性味归经] 微苦、辛，凉。归肺、脾、胃经。

[功能主治] 祛风解表，清热解毒，理气健脾，消导止泻。用于风热表证，脾虚食滞，泄泻，胃脘痛，嘈杂，吞酸。

[采收加工] 夏、秋二季，叶茂盛时采收，晒干。

[参考资料] 主要含有香豆素类、生物碱类和黄酮类化合物。

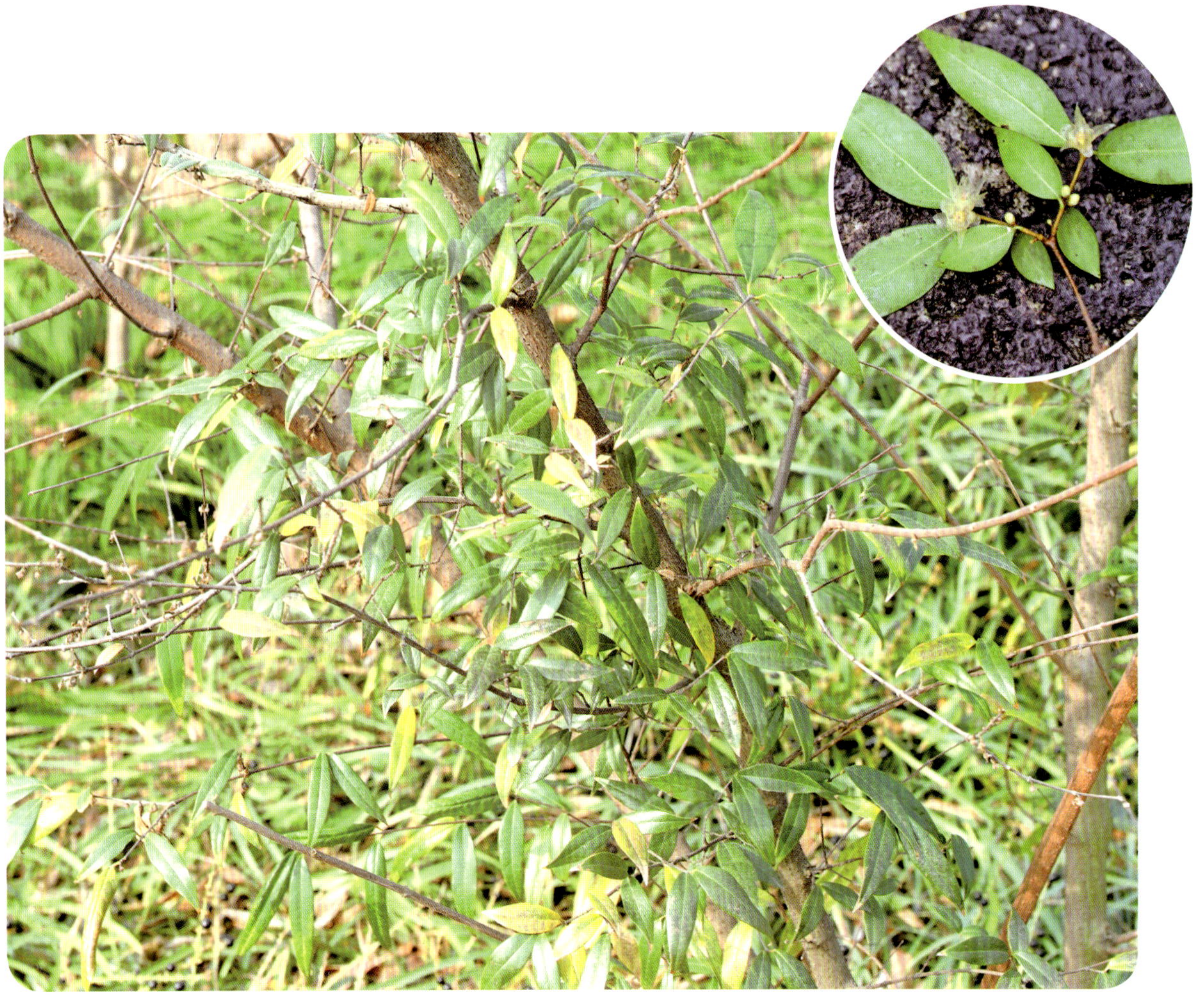

胜红蓟

［药材来源］为菊科植物藿香蓟 *Ageratum conyzoides* Linnaeus 的全草。

［江山土名］紫花毛草、紫红毛草。

［性味归经］辛、苦，平。归心、肺经。

［功能主治］清热解毒，利咽消肿。用于感冒发热，咽喉肿痛，白喉，痢疾，中耳炎，外伤出血，痈疽肿毒，湿疹，小腿溃疡等。

［采收加工］秋季采收，除去泥土，晒干。

［参考资料］具有镇痛、抗炎、抗菌杀虫、伤口愈合、抗氧化、抗癌等作用。

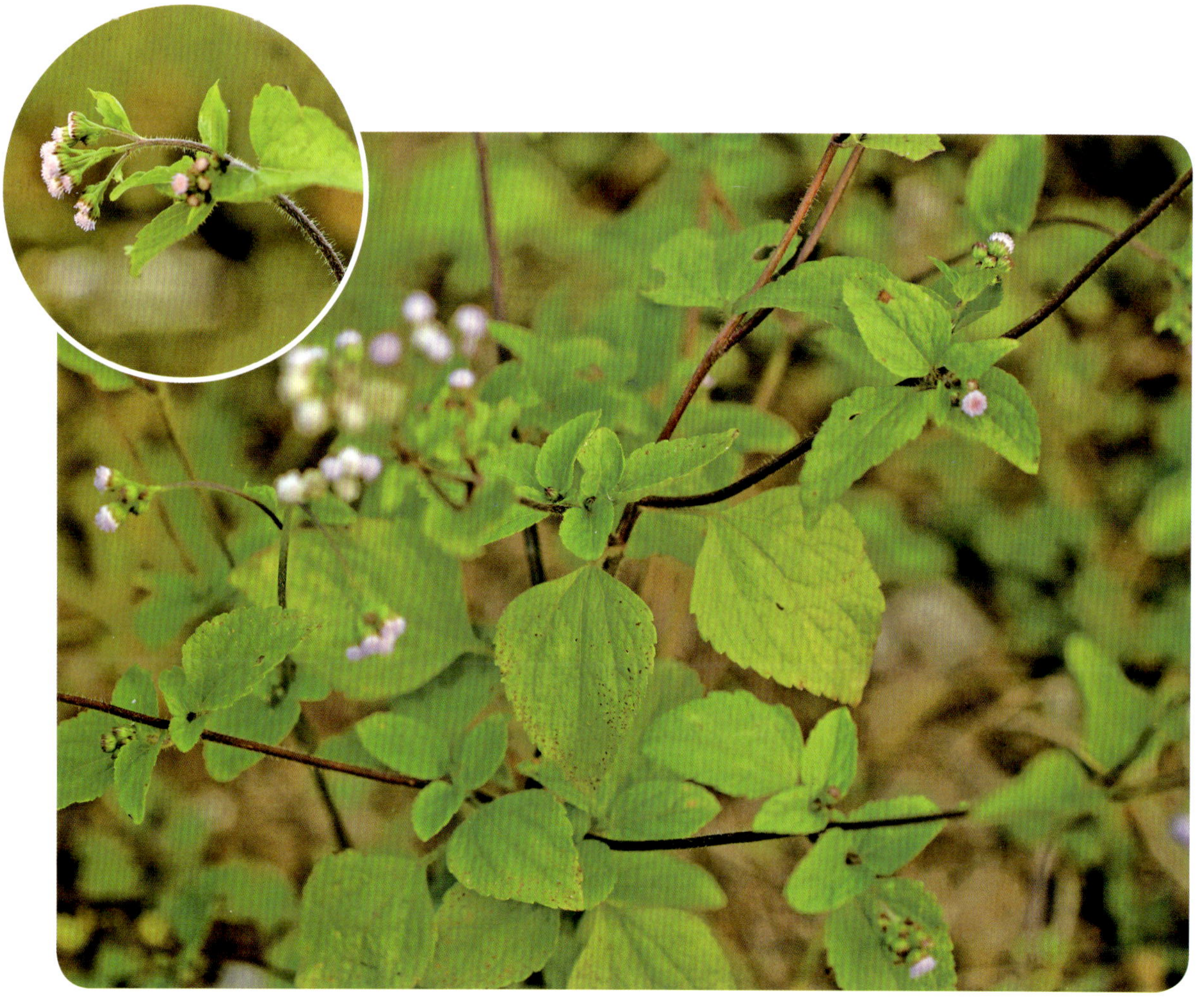

匍伏堇

[药材来源] 为堇菜科植物七星莲 *Viola diffusa* Ging. 的全草。

[江山土名] 白公鸡草。

[性味归经] 微苦，寒。归心、肝经。

[功能主治] 清热解毒，排脓消肿，清肺止咳。用于疖痈疮毒，毒蛇咬伤，风热咳嗽，肠胃炎，肺脓疡，结膜炎，角膜炎。

[采收加工] 全年均可采收，洗净，干燥。

[参考资料] 主要含有黄酮类成分，现尝试用于治疗急性黄疸型肝炎。

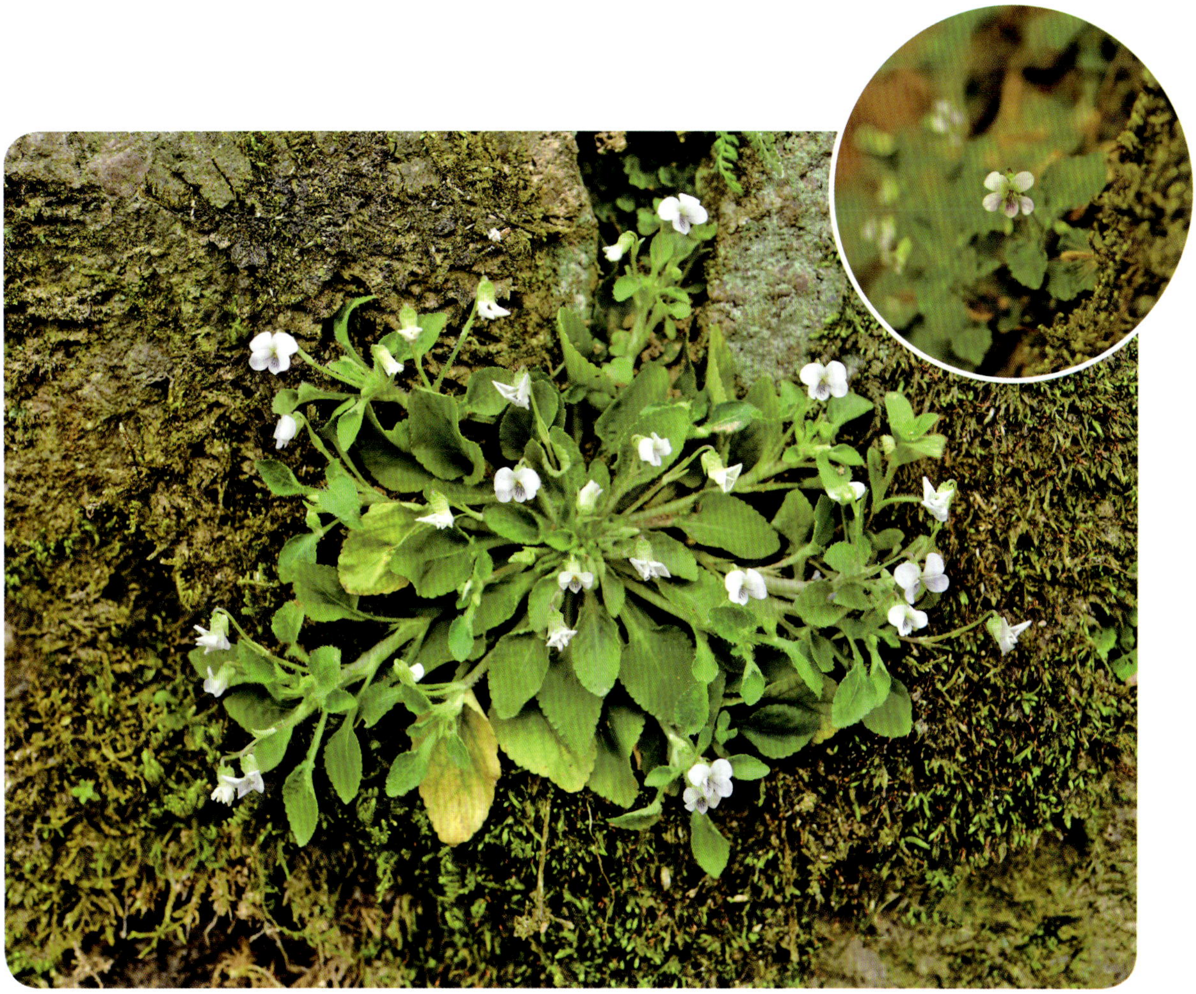

美人蕉

[药材来源] 为美人蕉科植物美人蕉 *Canna indica* L. 的根或茎。

[江山土名] 美人蕉、旱藕。

[性味归经] 甘、微苦、涩，凉。归肝、肾、肺经。

[功能主治] 清热解毒，调经，利水。用于黄疸，神经官能症，痢疾，跌打损伤，疮疡肿毒，月经不调，带下。

[采收加工] 全年均可采收，除去杂质，鲜用或晒干。

[参考资料] 含 β－植物血细胞凝集素，还含有淀粉、脂肪、生物碱、树胶等。具有保肝和利胆作用，用于治疗黄疸型急性传染性肝炎等。

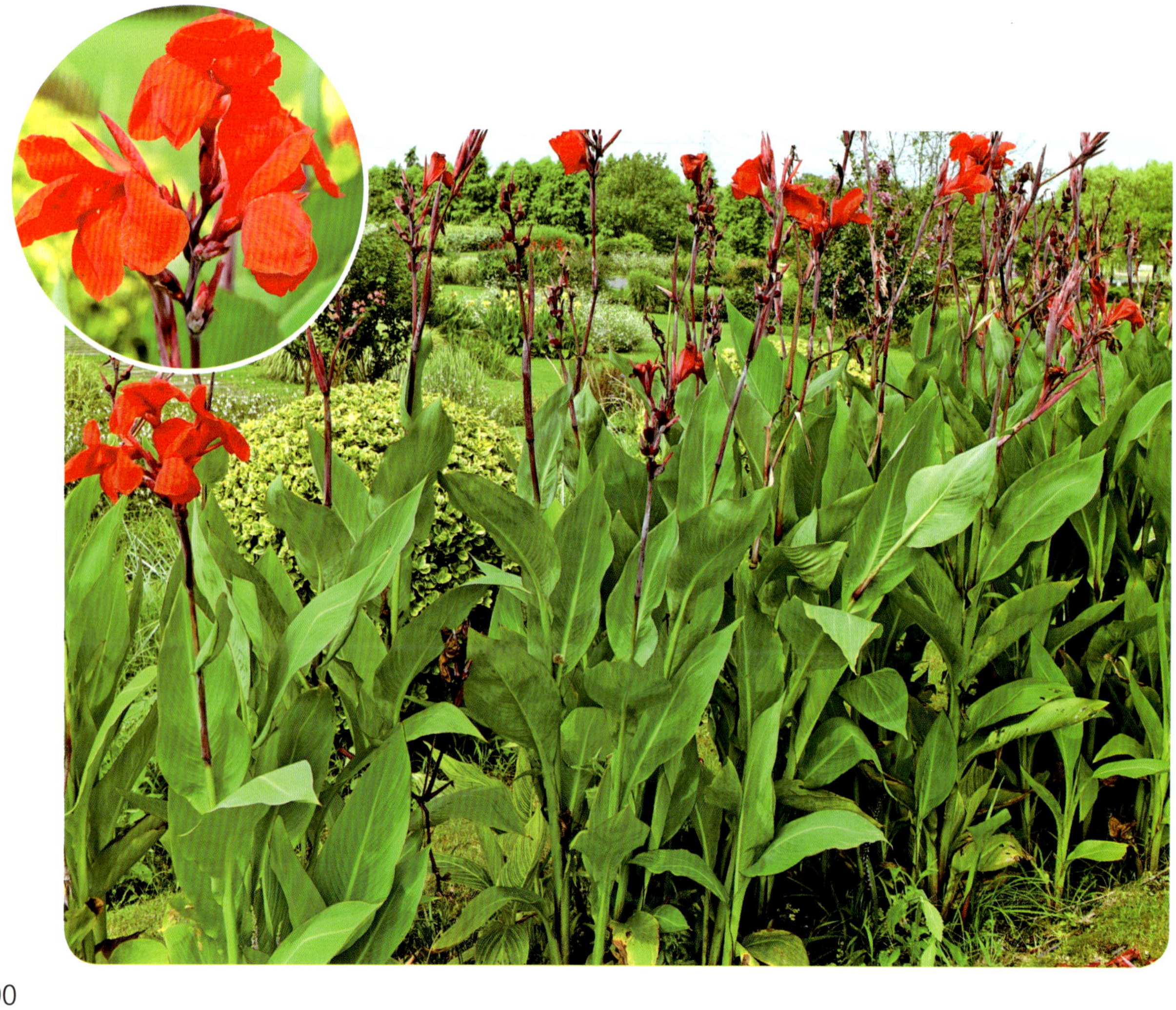

美丽胡枝子

[药材来源] 为豆科植物美丽胡枝子 *Lespedeza formosa*（Vog.）Koehne 的根。其叶（美丽胡枝子叶）也可药用。

[江山土名] 胡枝子。

[性味归经] 苦，平。归肝、肺经。

美丽胡枝子叶：苦，平。归肝、肾经。

[功能主治] 清肺热，祛风湿，散瘀血。用于肺痈，风湿疼痛，跌打损伤，扭伤，脱臼，骨折。

美丽胡枝子叶：清热凉血，利水通淋。用于肺热咯血，便血，尿血，小便不利，中暑发痧，蛇伤。

[采收加工] 夏、秋二季采挖，除去须根，洗净，切片，晒干。

美丽胡枝子叶：春、秋二季采收，晒干。

[参考资料] 美丽胡枝子配金丝草，水煎服，可用于治疗小便不利。

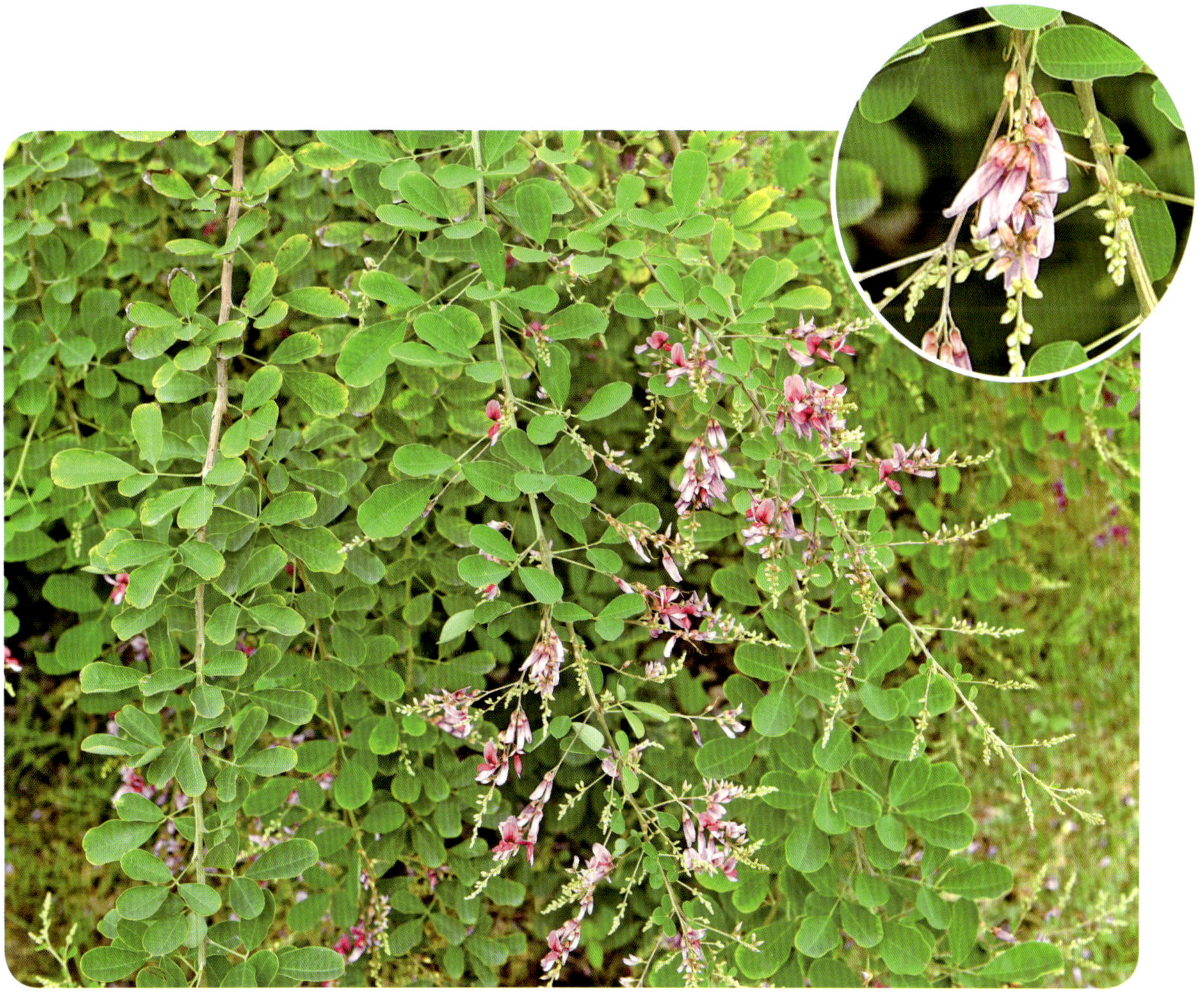

前胡

[药材来源] 为伞形科植物白花前胡 *Peucedanum praeruptorum* Dunn 的根。

[江山土名] 白花前胡、野当归。

[性味归经] 苦、辛，微寒。归肺经。

[功能主治] 降气化痰，散风清热。用于痰热喘满，咯痰黄稠，风热咳嗽痰多。

[采收加工] 冬季至次春茎叶枯萎或未抽花茎时采挖，除去须根，洗净，晒干或低温干燥。

[参考资料] 前胡为散风寒、祛表邪、温肺气、消痰嗽之药也。

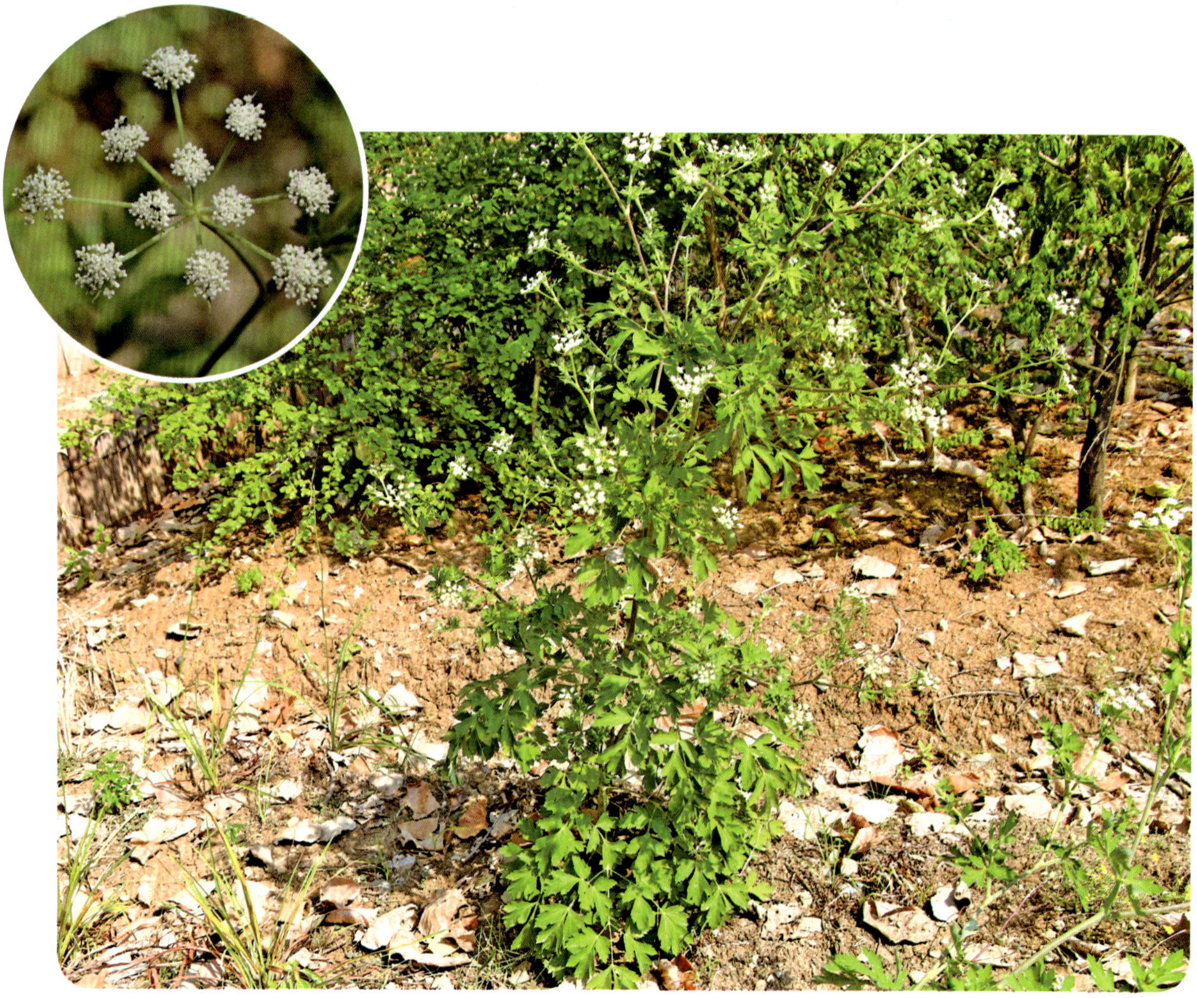

洋金花

[药材来源] 为茄科植物白花曼陀罗 *Datura metel* L. 的花。

[江山土名] 曼陀罗花、虎茄花。

[性味归经] 辛，温。有毒。归肺、肝经。

[功能主治] 平喘止咳，解痉定痛。用于哮喘咳嗽，脘腹冷痛，风湿痹痛，小儿慢惊；外科麻醉。

[采收加工] 4 ～ 11 月花初开时采收，晒干或低温干燥。

[参考资料] 白花曼陀罗中所含药用成分可使肌肉松弛，汗腺分泌受抑制，曼陀罗花、根、果实等含有的天仙子碱等生物碱具有很强的镇静效果，但如使用剂量太大，就会精神错乱、意识模糊产生幻觉、昏迷麻痹等的中毒反应。

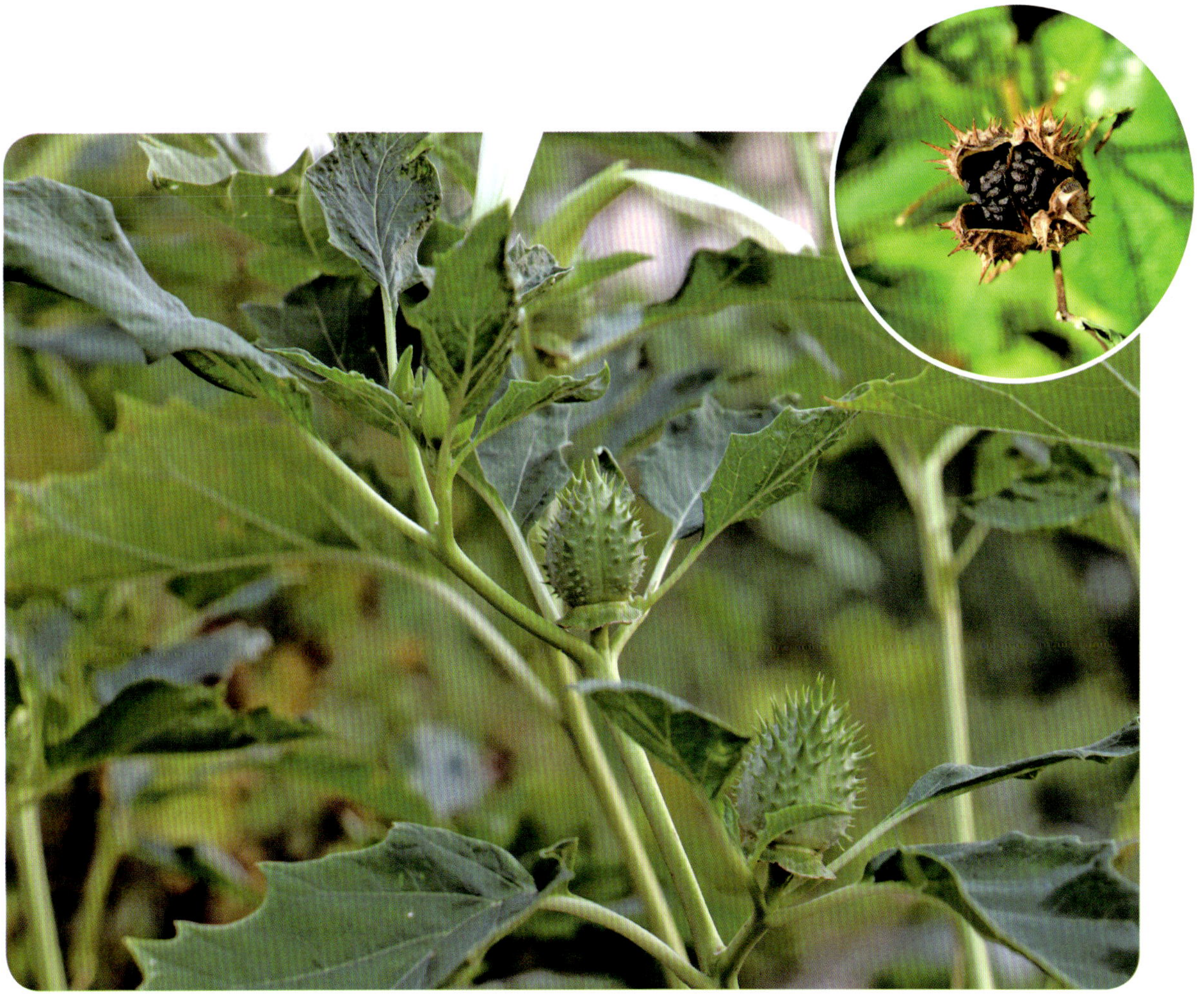

穿山龙

[药材来源] 为薯蓣科植物穿龙薯蓣 *Dioscorea nipponica* Makino 的根茎。

[江山土名] 铁生姜。

[性味归经] 甘、苦，温。归肝、肾、肺经。

[功能主治] 祛风除湿，舒筋通络，活血止痛，止咳平喘。用于风湿痹病，关节肿胀，疼痛麻木，跌扑损伤，闪腰岔气，咳嗽气喘。

[采收加工] 春、秋二季采挖，洗净，除去须根和外皮，晒干。

[参考资料] 穿山龙含有薯蓣皂苷、纤细薯蓣皂苷、穗菝葜甾苷等。现用于治疗慢性气管炎，治疗急性化脓性骨关节炎、甲状腺瘤和甲状腺功能亢进。

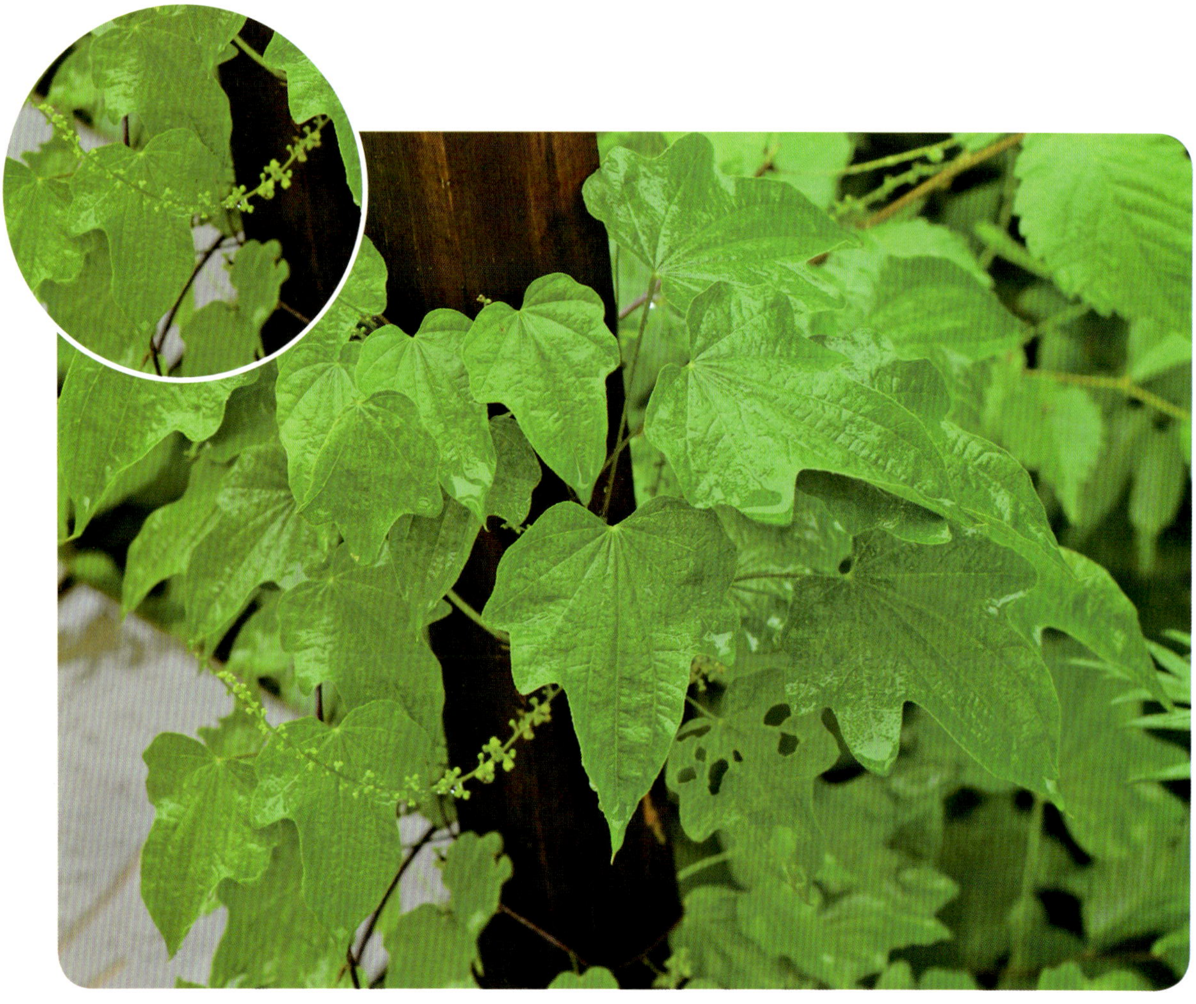

穿破石

［药材来源］为桑科植物葨芝 *Cudrania cochinchinensis*（Lour.）Kudo et Masam. 或柘 *Cudrania tricuspidata*（Carr.）Bur. 的根。

［江山土名］黄扎刺。

［性味归经］微苦，凉。归肺、胃经。

［功能主治］活血，通络，利湿，止咳。用于肺痨咳嗽，湿热黄疸，胁肋疼痛，风湿痹痛，跌扑损伤。

［采收加工］全年可采挖，除去须根，洗净，干燥；或趁鲜切成厚片，干燥。

［参考资料］含有黄酮苷、酚类、氨基酸、有机酸、糖类。乙醇提取物有较好的抗结核杆菌作用。

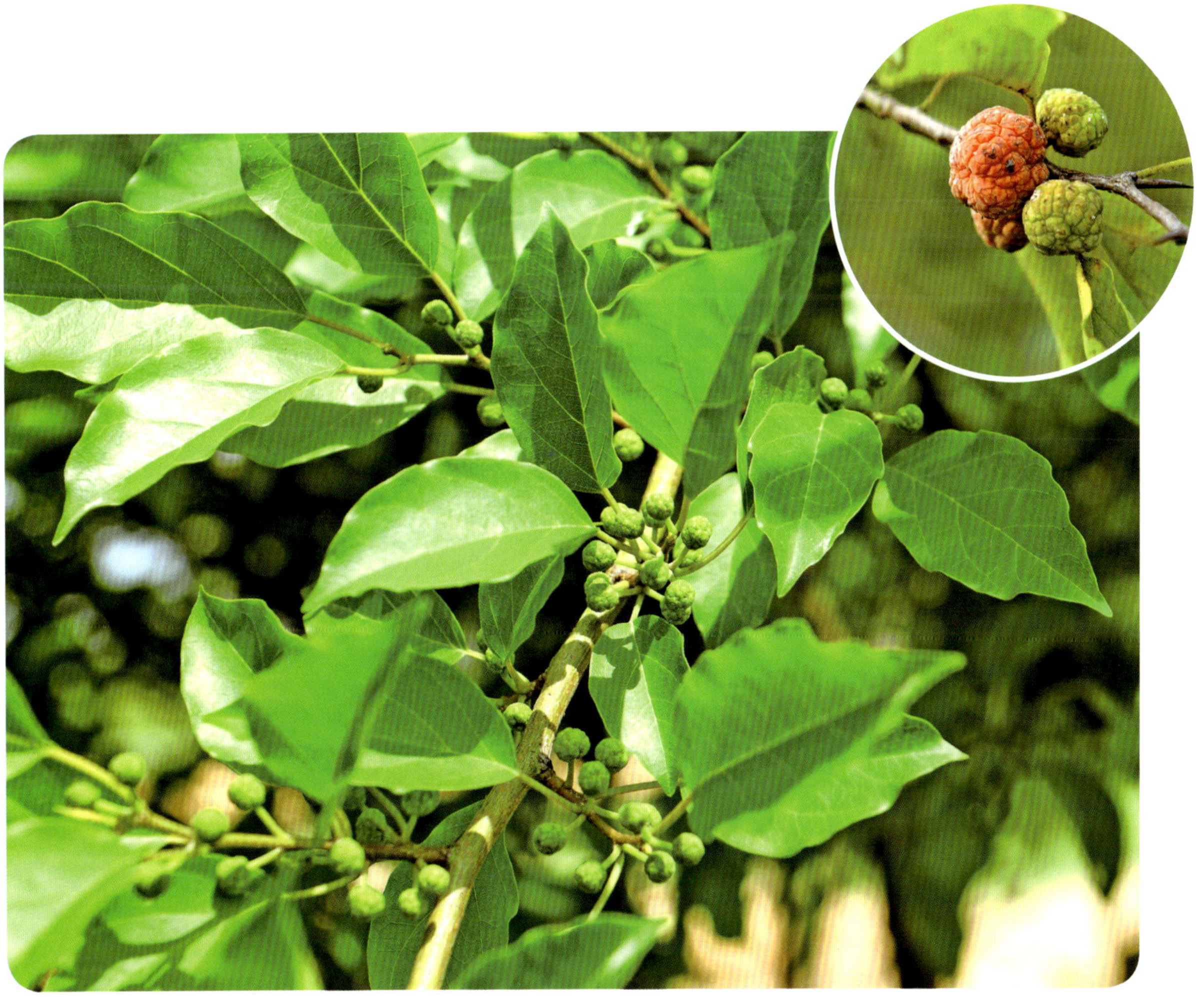

窃衣

[药材来源] 为伞形科植物窃衣 *Torilis cabra*（Thunb.）DC. 的果实。

[江山土名] 粘粘草、破子衣。

[性味归经] 苦、辛，微温。有小毒。归脾、大肠经。

[功能主治] 杀虫止泻，收涩止痒。用于虫积腹痛，泄痢，疮疡溃烂，阴痒带下，风湿疹，皮肤瘙痒。

[采收加工] 夏、秋二季采收，鲜用或晒干。

[参考资料] 窃衣果实适量，水煎后冲洗或坐浴，可治痈疮溃烂久不收口或阴道滴虫。

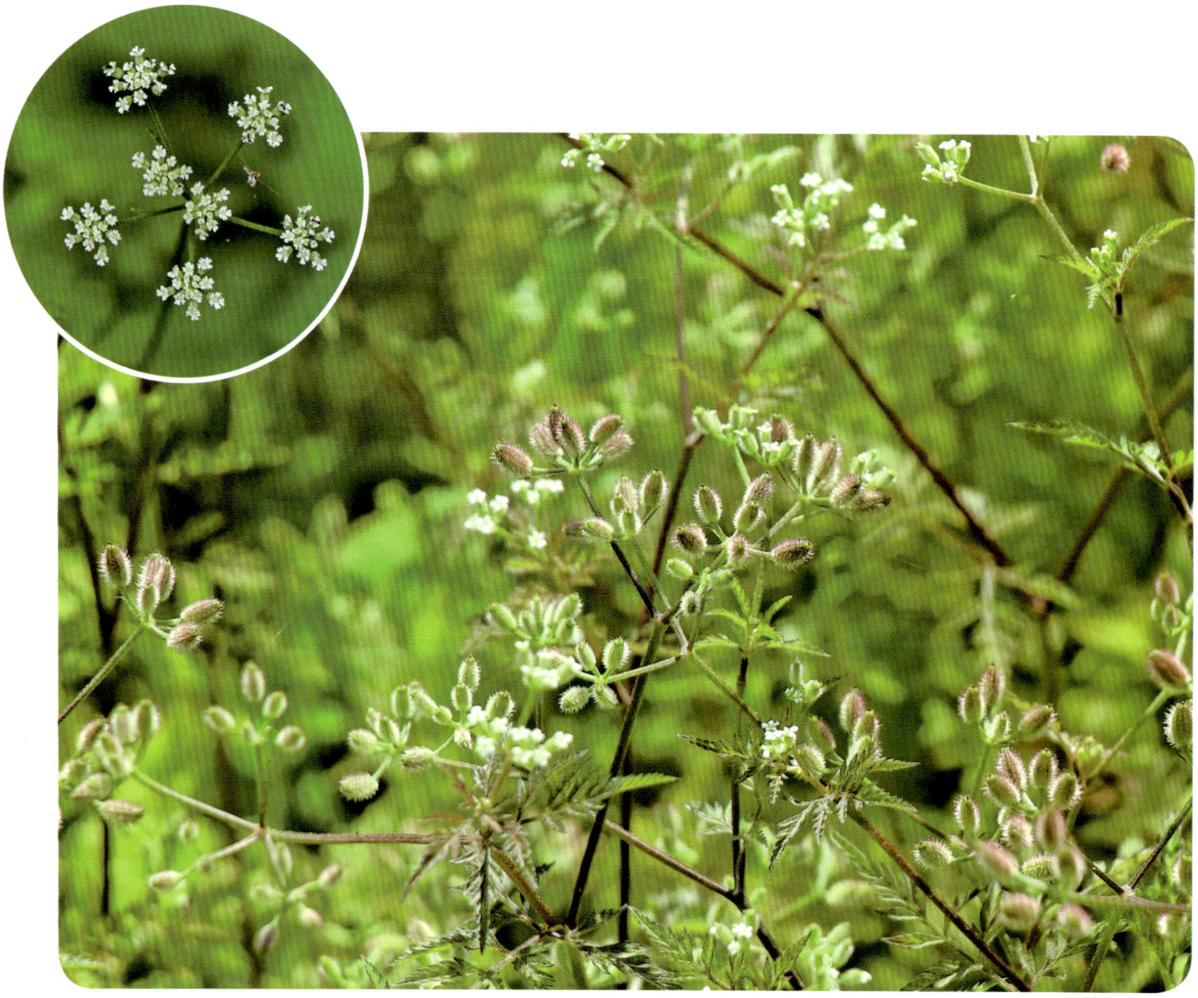

结 香

［药材来源］为瑞香科植物结香 *Edgeworthia chrysantha* Lindl. 的根。

［江山土名］野蒙花、雪里开花。

［性味归经］甘，温。归心、肺、肾经。

［功能主治］舒筋活络，消肿止痛。用于风湿性关节痛，腰痛；外用治跌打损伤，骨折。

［采收加工］夏、秋二季采根，春季采花，晒干备用或鲜用。

［参考资料］舒筋活络、消炎止痛，用于治疗跌打损伤，风湿痛；也可作兽药，治牛跌打。

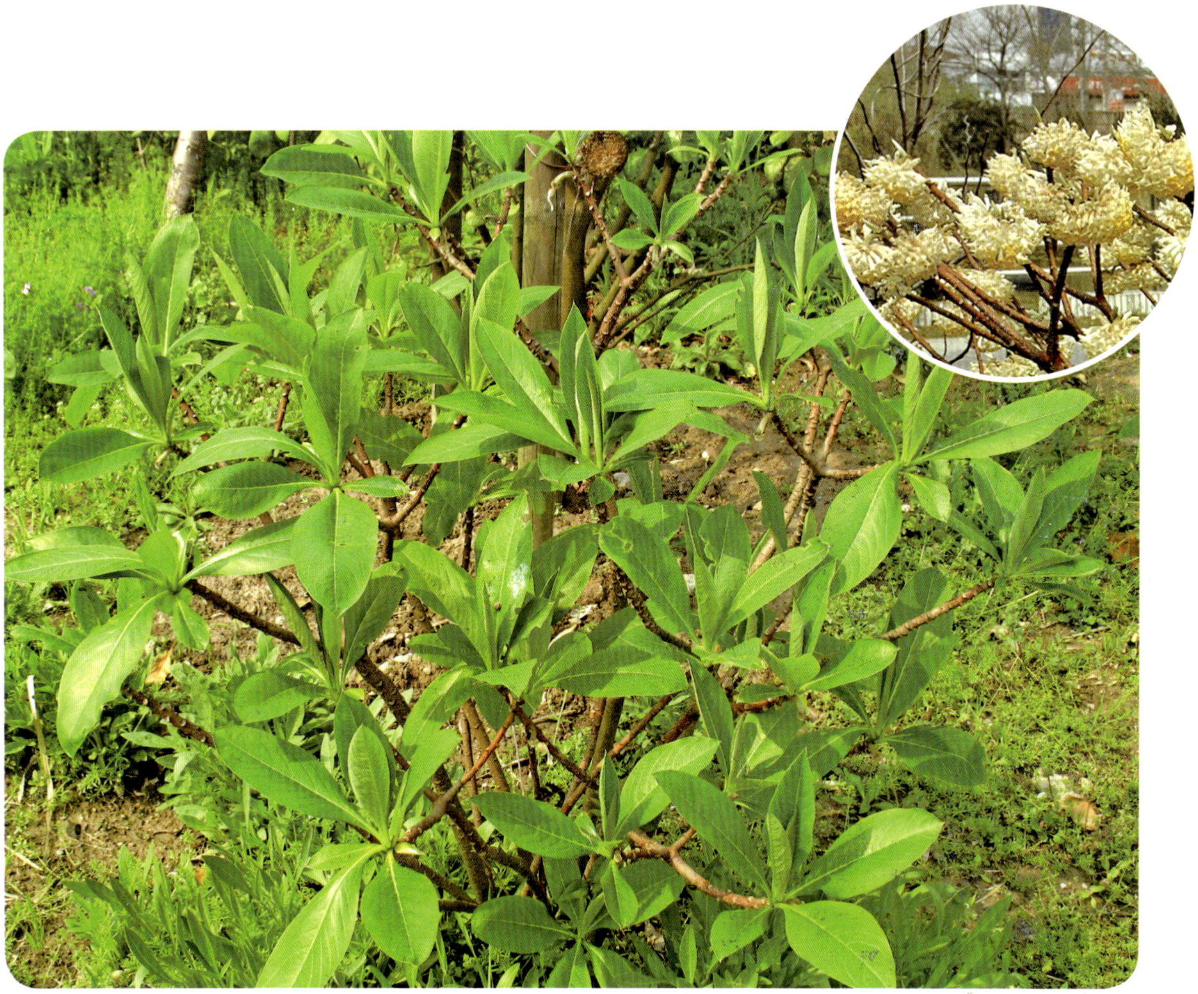

络石藤

[药材来源] 为夹竹桃科植物络石 *Trachelospermum jasminoides* (Lindl.) Lem. 的带叶藤茎。

[江山土名] 墙蒲桃。

[性味归经] 苦，微寒。归心、肝、肾经。

[功能主治] 祛风通络，凉血消肿。用于风湿热痹，筋脉拘挛，腰膝酸痛，喉痹，痈肿，跌扑损伤。

[采收加工] 冬季至次春采割，除去杂质，晒干。

[参考资料] 本品中牛蒡苷可刺激中枢神经系统，使呼吸加快，大剂量引起呼吸衰竭，对心脏作用较弱，可引起血管扩张、血压下降，并使皮肤发红、腹泻，此外对离体兔肠及子宫却有抑制作用。

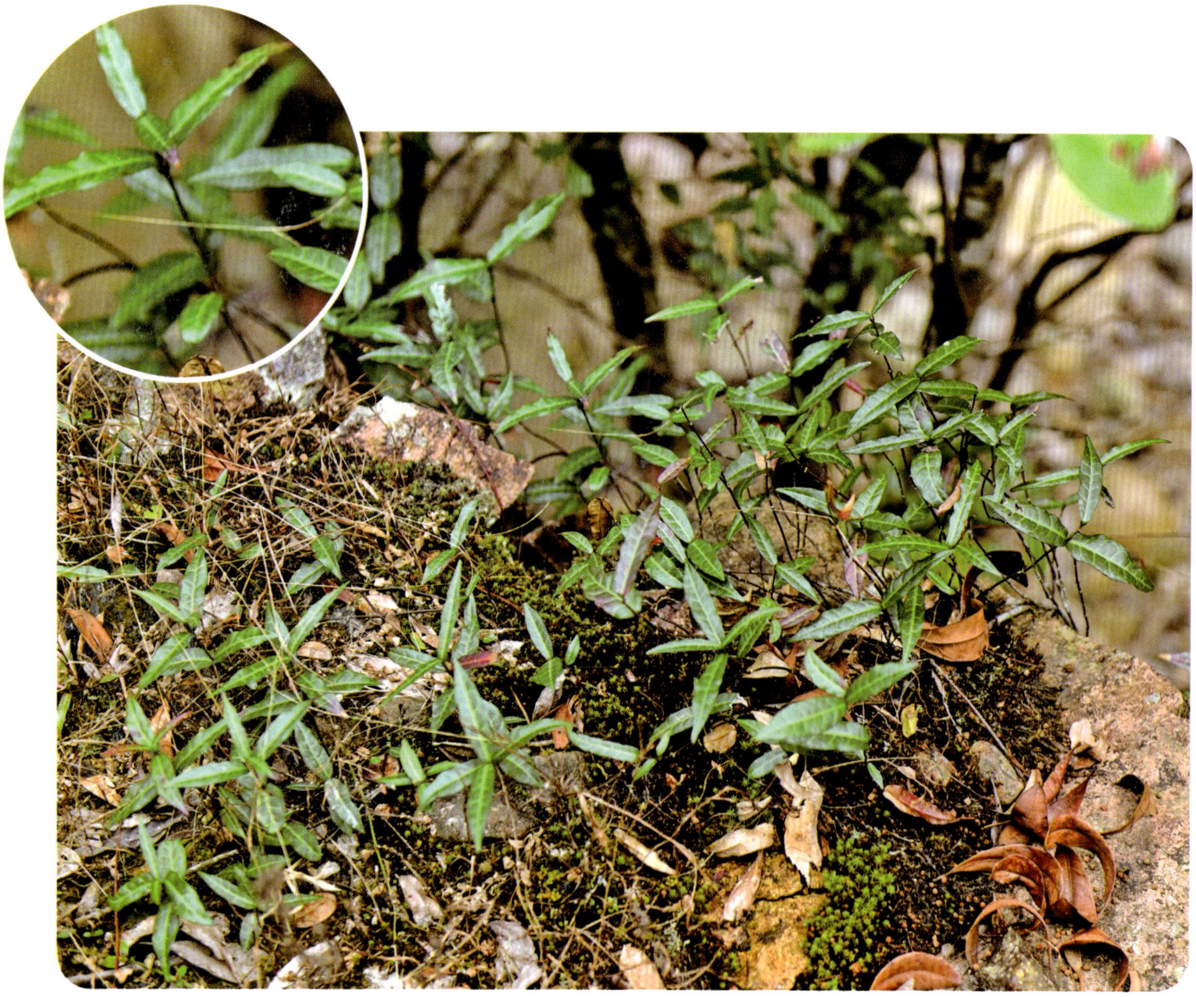

绞股蓝

[药材来源] 为葫芦科植物绞股蓝 *Gynostemma pentaphyllum*（Thunb.）Mak. 的全草。

[江山土名] 绞股蓝。

[性味归经] 苦，寒。归肺、脾、肾经。

[功能主治] 补虚，清热，解毒。用于体虚乏力，虚劳失精，白细胞减少症，高脂血症，病毒性肝炎，慢性胃肠炎，慢性气管炎。

[采收加工] 秋季采收，洗净，晒干，切段用。

[参考资料] 绞股蓝能降血压、降血脂、降血糖、抗动脉硬化、抑制血栓形成、安神养性、延缓衰老、改善脑力活动、提高大脑机能、活化人体正常细胞、减肥胖、健脾胃、解疲劳，具有镇静、催眠、抗癌防癌、抑制杀灭癌细胞、增强人体血液中淋巴细胞的活性、增强人体免疫功能的作用。用于治疗心血管疾病、偏头痛。

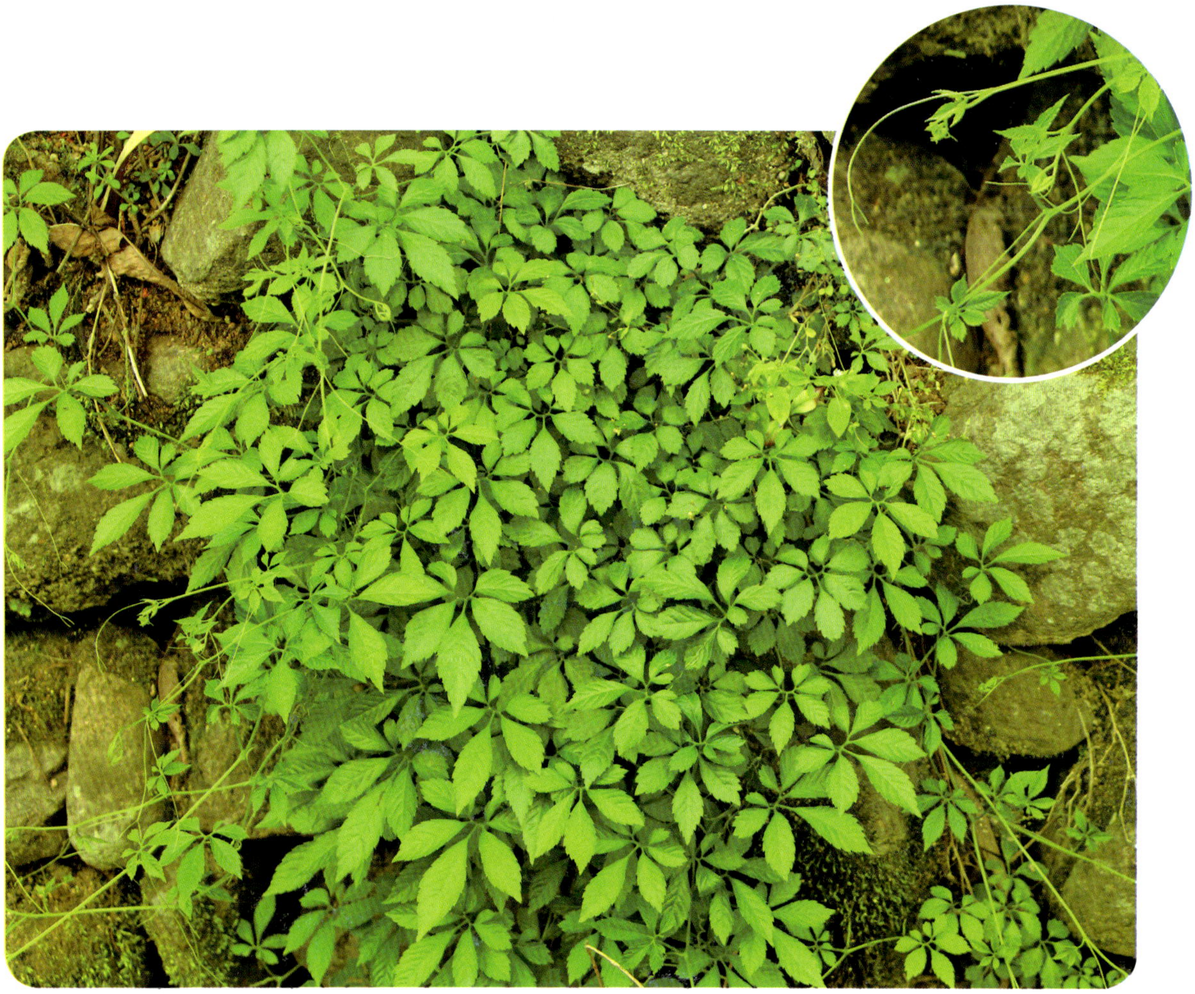

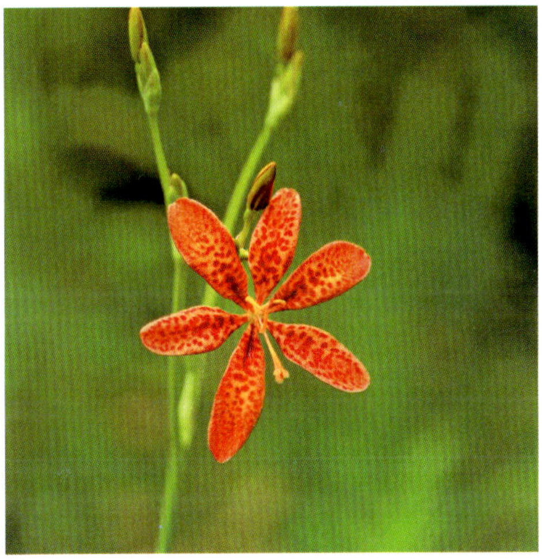

十画

盐肤木

[药材来源] 为漆树科植物盐肤木 *Rhus chinensis* Mill. 的茎及枝。其叶上主要由五倍子蚜寄生而形成的虫瘿（五倍子）也可药用。

[江山土名] 猪草柴、五倍子。

[性味归经] 微苦、酸，微温。归脾、肾经。

五倍子：酸、涩，寒。归肺、大肠、肾经。

[功能主治] 祛风，化湿，消肿。用于感冒发热，咳嗽，腹泻，水肿，风湿痹痛。

五倍子：敛肺降火，涩肠止泻，敛汗，止血，收湿敛疮。用于肺虚久咳，肺热痰嗽，久泻久痢，自汗盗汗，消渴，便血痔血，外伤出血，痈肿疮毒，皮肤湿烂。

[采收加工] 全年可采收，锯段，切块片，鲜用或干燥。

五倍子：秋季采摘，置沸水中略煮或蒸至表面呈灰色，杀死蚜虫，取出，干燥。

[参考资料] 盐肤木有较高的药用价值，各部位均能入药。根入药为“盐肤子根”，有祛风化湿、消肿软坚的功效；治感冒发热、咳嗽、腹泻、水肿、风湿痹痛、跌打伤肿、乳痈、癣疮、酒毒。去栓皮的根皮为“盐肤根白皮”，有祛风湿、散瘀血、清热解毒功效；治咳嗽、风湿骨痛、水肿、黄疸、跌打损伤、肿毒疮疥、虫蛇咬伤等。花入药为“盐肤木花”，治痈毒溃烂。果实入药为“盐肤子”，有生津润肺、降火化痰、敛汗、止痢的功用；治痰嗽、喉痹、黄疸、盗汗、痢疾、顽癣、痈毒、头风白屑。盐肤木虫瘿含大量五倍子鞣酸及树脂、脂肪、淀粉。

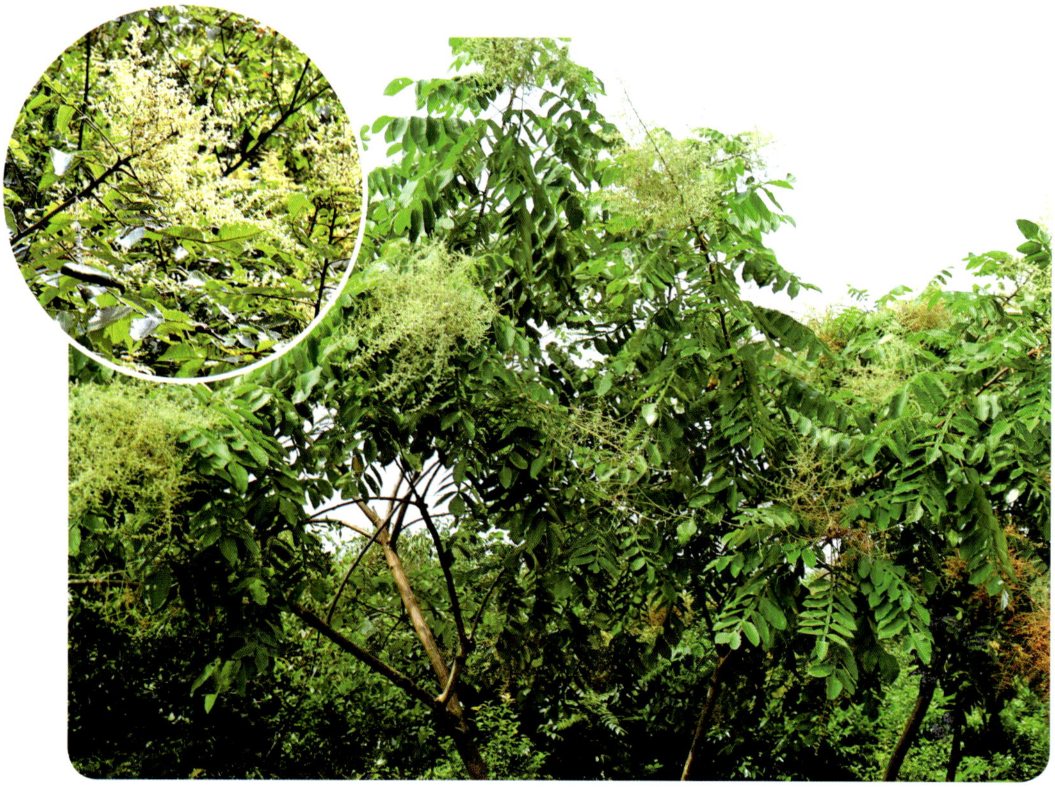

莱菔子

[药材来源] 为十字花科植物萝卜 *Raphanus sativus* L. 的成熟种子。其老根（地骷髅）也可药用。

[江山土名] 萝卜子。

[性味归经] 辛、甘，平。归肺、脾、胃经。

地骷髅：甘、辛，平。归肺，肾经。

[功能主治] 消食除胀，降气化痰。用于饮食停滞，脘腹胀痛，大便秘结，积滞泻痢，痰壅喘咳。

地骷髅：宣肺化痰，消食导滞，利尿退肿。用于咳嗽多痰，食积气滞，脘腹痞闷胀痛，水肿喘满，噤口痢疾。

[采收加工] 夏季果实成熟时采割植株，晒干，搓出种子，除去杂质，再晒干。

地骷髅：立夏前后采挖，洗净，晒干。

[参考资料] 含挥发油和脂肪油，挥发油中含 α－己烯醛、β－己烯醛和 β－己烯醇、γ－己烯醇等。本品辛散耗气，故气虚无食积、痰滞者慎用。不宜与人参同用。莱菔子提取液，实验有缓和而持续的降血压作用，且效果稳定，重复性强。莱菔子能增强离体兔回肠节律性收缩和抑制小鼠胃排空。莱菔子还有抗菌、祛痰、镇咳、平喘、改善排尿功能及降低胆固醇、防止动脉硬化等作用。

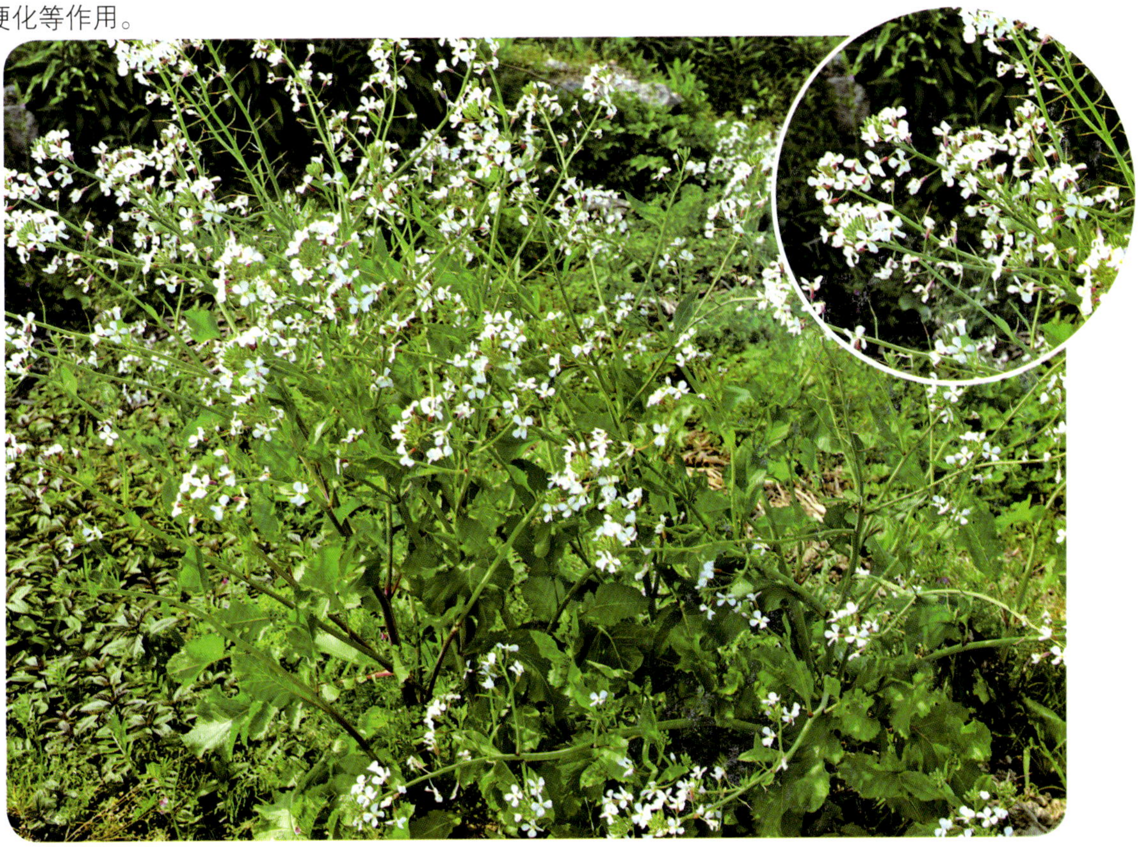

莲　子

[药材来源] 为睡莲科植物莲 *Nelumbo nucifera* Gaertn. 的成熟种子。其成熟种子中的幼叶及胚根（莲子心）、经霜老熟干燥果实（石莲子）也可药用。

[江山土名] 莲肉、莲子。

[性味归经] 甘、涩，平。归脾、肾、心经。

莲子心：苦，寒。归心、肾经。

石莲子：甘、涩，平。归心、脾、胃经。

[功能主治] 补脾止泻，止带，益肾涩精，养心安神。用于脾虚泄泻，带下，遗精，心悸失眠。

莲子心：清心安神，交通心肾，涩精止血。用于热入心包，神昏谵语，心肾不交，失眠遗精，血热吐血。

石莲子：清心开胃，健脾止泻。用于慢性痢疾，食欲不振，噤口痢。

[采收加工] 秋季果实成熟时采割莲房，取出果实，除去果皮，干燥。

莲子心：取出幼叶及胚根，晒干。

石莲子：秋末冬初莲房干枯时采收，取出果实，择色黑质坚者，干燥。

[参考资料] 莲子有镇静、强心、抗衰老等多种作用。莲子营养十分丰富，除含有大量淀粉外，还含有 β－谷甾醇、生物碱及丰富的钙、磷、铁等矿物质和维生素。莲子心由心走肾，能使心火下通于肾，又回环上升，能使肾水上潮于心。

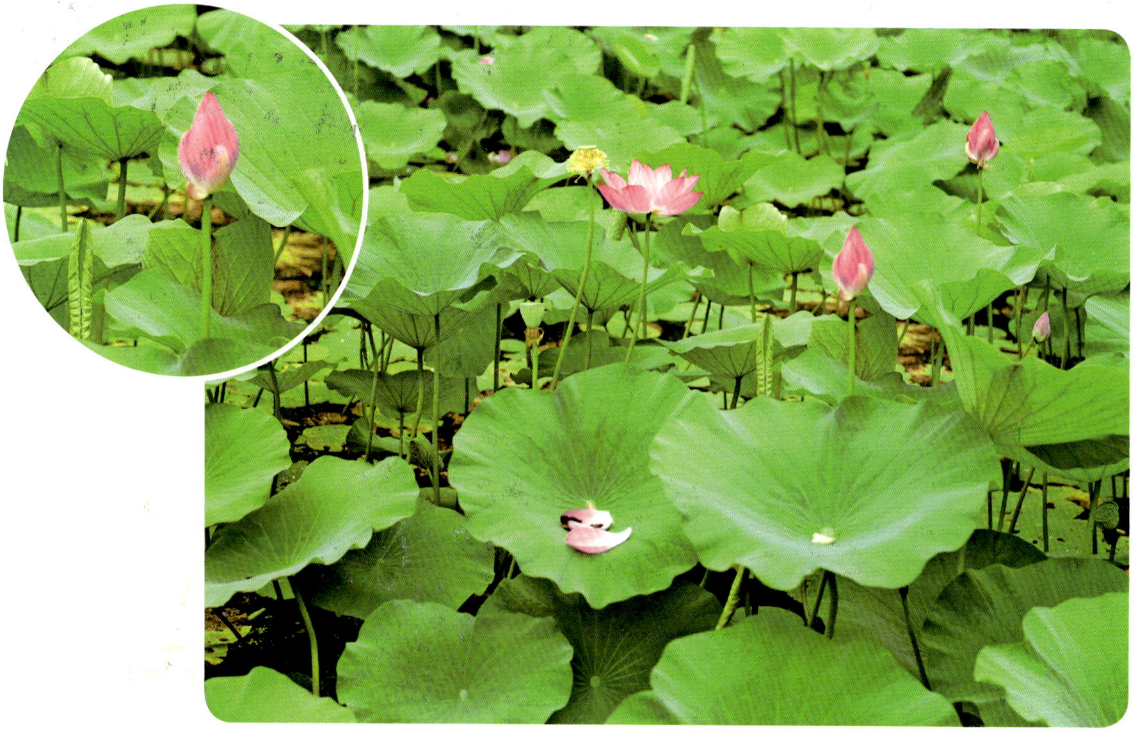

荷 叶

[药材来源] 为睡莲科植物莲 *Nelumbo nucifera* Gaertn. 的叶。其干燥叶基部（荷叶蒂）、叶柄或花柄（荷梗）也可药用。

[江山土名] 荷叶。

[性味归经] 苦，平。归肝、脾、胃经。

荷叶蒂：苦，平。归肝、脾、大肠经。

荷梗：甘、淡，凉。归脾、膀胱经。

[功能主治] 清暑化湿，升发清阳，凉血止血。用于暑热烦渴，暑湿泄泻，脾虚泄泻，血热吐衄，便血崩漏。荷叶炭收涩化瘀止血，用于出血证和产后血晕。

荷叶蒂：清暑去湿，和血安胎。用于血痢，泄泻，妊娠胎动不安。

荷梗：清热解暑，通气行水。用于暑湿胸闷，泄泻，痢疾，淋病，带下。

[采收加工] 夏、秋二季采收，晒至七八成干时，除去叶柄，折成半圆形或折扇形，干燥。

荷叶蒂：7～9 月采收荷叶，将叶基部连同叶柄周围的部分叶片剪下，晒干或鲜用。

荷梗：6～9 月采收，用刀刮去刺，切段，晒干或鲜用。

[参考资料] 荷叶含有莲碱、原荷叶碱和荷叶碱等多种生物碱及维生素 C，有清热解毒、凉血、止血的作用。既能清热解暑，又能升发脾阳，对暑热泄泻，常与扁豆等配伍应用。

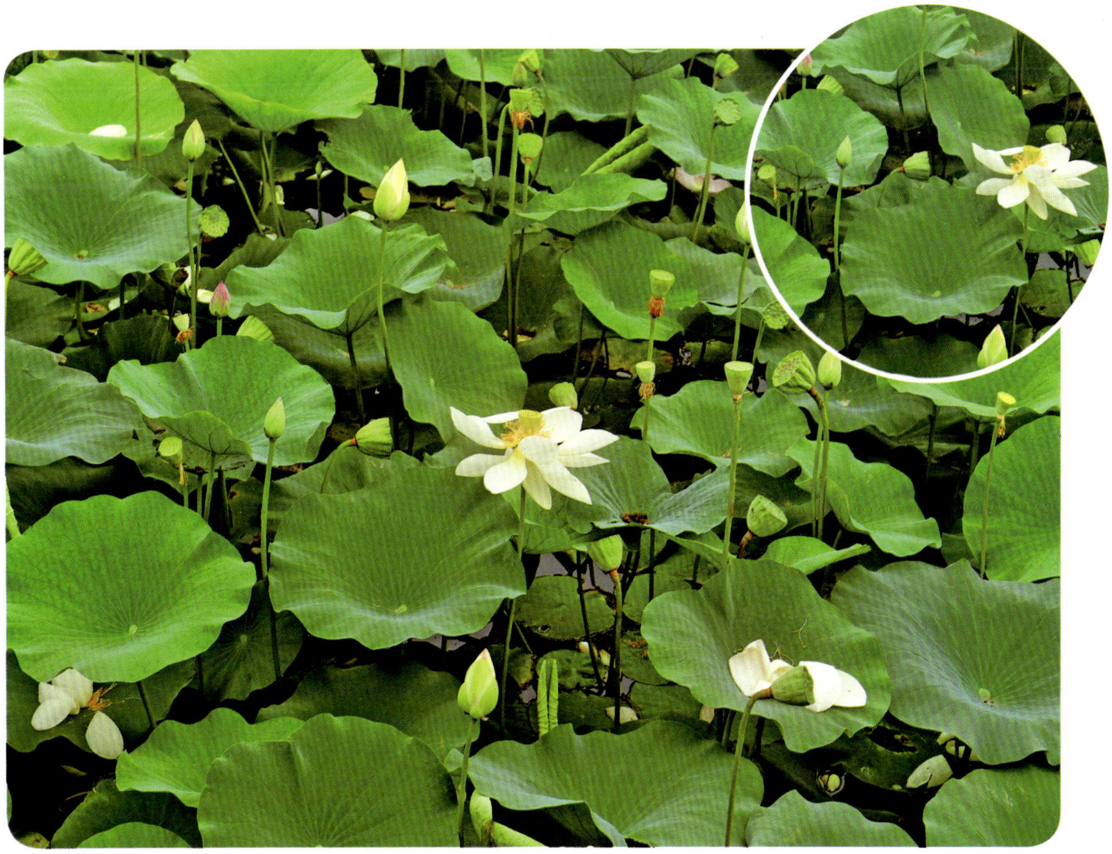

荷包草

［药材来源］为旋花科植物马蹄金 *Dichondra repens* Forst. 的全草。

［江山土名］荷包草、小铜钱草。

［性味归经］辛，凉。归肺、肝经。

［功能主治］祛风利湿，清热解毒。用于黄疸，肝炎，胆囊炎，痢疾，水肿，泌尿系统感染，泌尿系统结石，扁桃体炎，疔疮肿毒。

［采收加工］全年可采，洗净晒干或鲜用。

［参考资料］荷包草的提取物具有较好的镇痛、抗炎及抗菌作用。

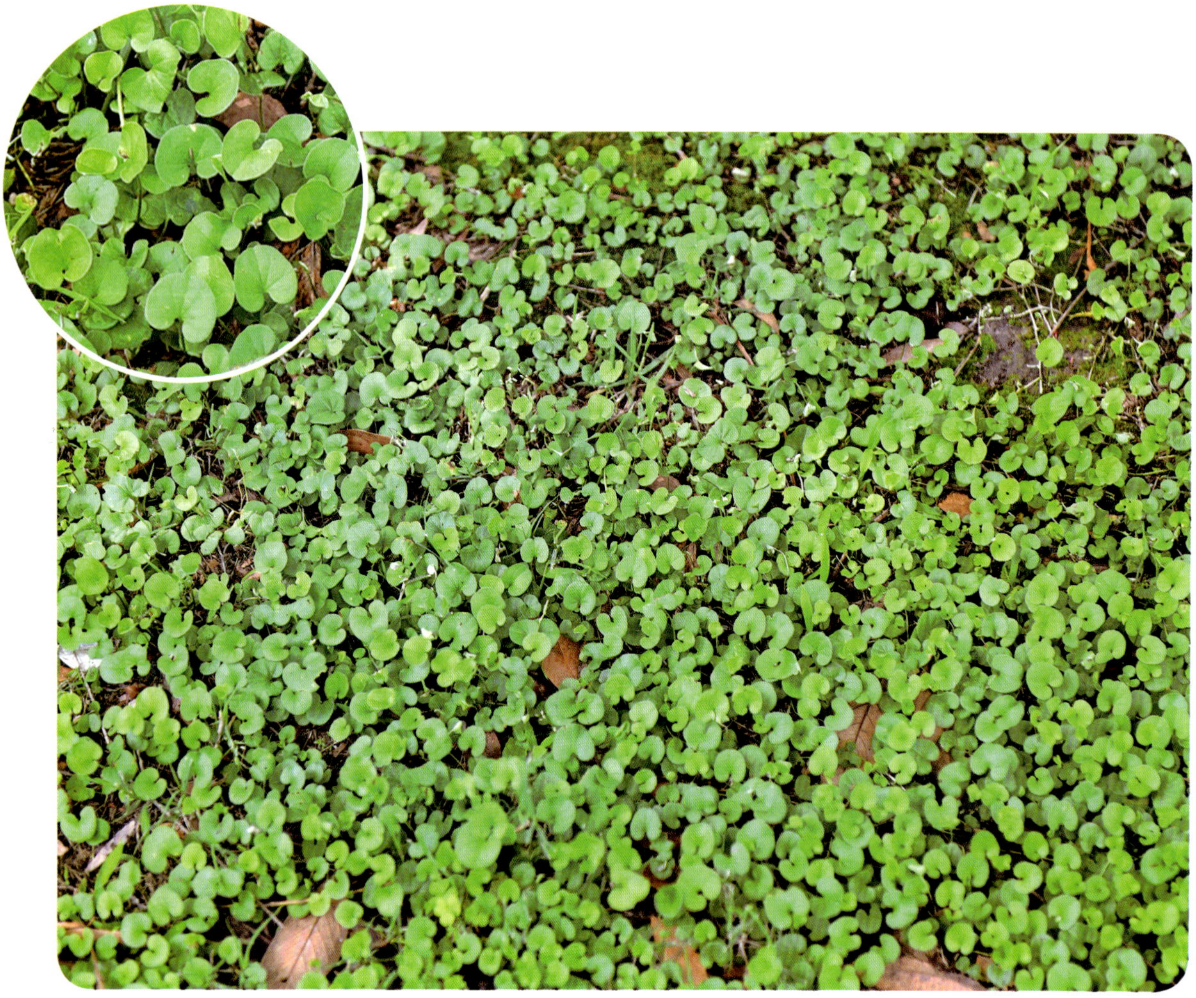

桂花子

[药材来源] 为木犀科植物木犀 *Osmanthus fragrans*（Thunb.）Lour. 的干燥成熟果实。

[江山土名] 木犀子。

[性味归经] 辛、甘，温。归胃、肝经。

[功能主治] 散寒暖胃，平肝理气。用于新久胃病。

[采收加工] 冬季果实成熟时采收，除去杂质，干燥。

[参考资料] 桂花子呈长卵形，表面棕色或紫棕色，有不规则的网状皱纹。外果皮菲薄，易脱落。果核淡黄色，表面具不规则的网状皱纹。种子 1 粒，气微，味淡。胚乳坚硬，肥厚，黄白色，富油性。

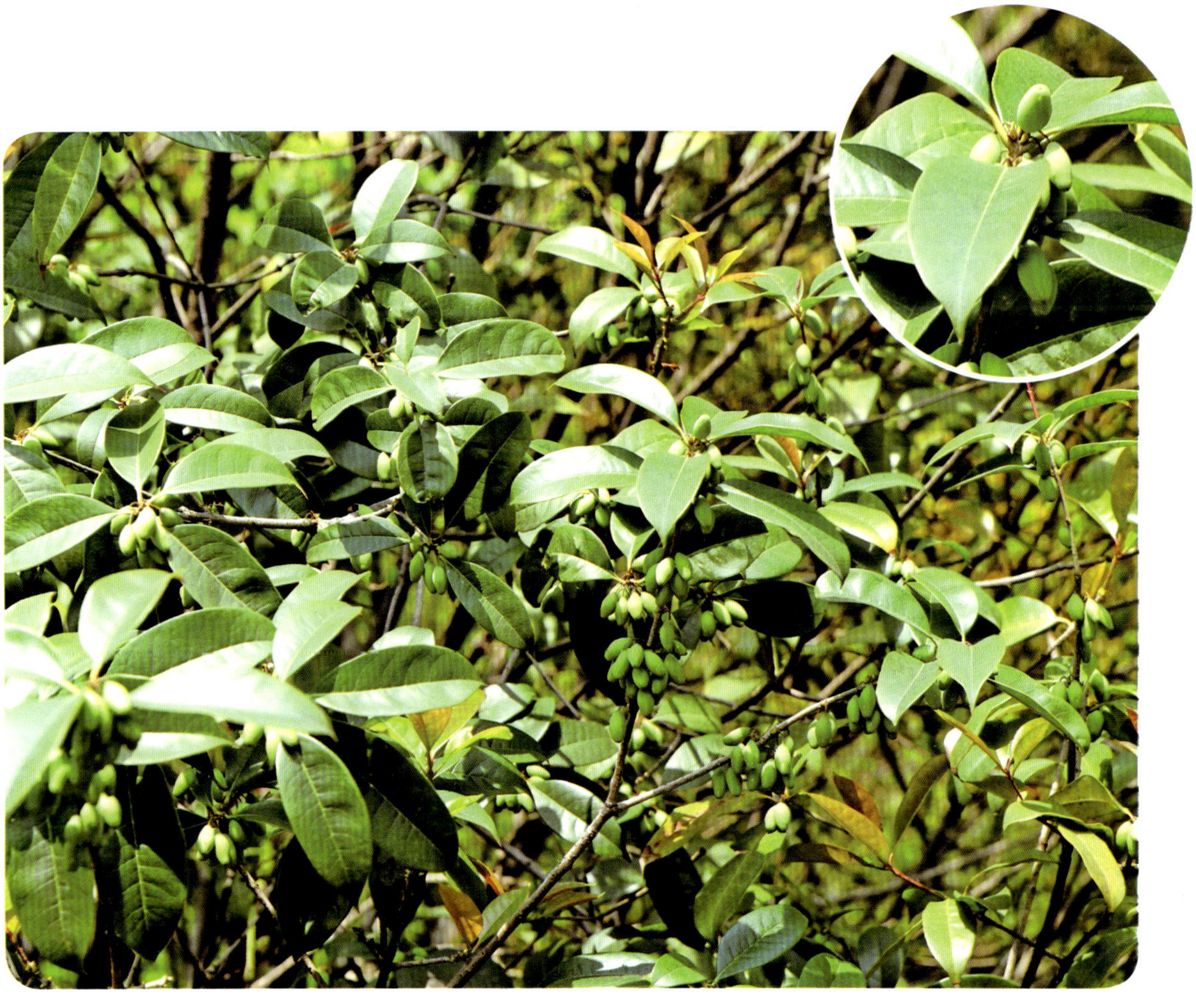

桔 梗

[药材来源] 为桔梗科植物桔梗 *Platycodon grandiflorum*（Jacq.）A. DC. 的根。

[江山土名] 桔梗。

[性味归经] 苦、辛，平。归肺经。

[功能主治] 宣肺，利咽，祛痰，排脓。用于咳嗽痰多，胸闷不畅，咽痛音哑，肺痈吐脓。

[采收加工] 春、秋二季采挖，洗净，除去须根，趁鲜剥去外皮或不去外皮，干燥。

[参考资料] 本品性升散，凡气机上逆、呕吐、呛咳、眩晕、阴虚火旺、咯血等不宜用；胃及十二指肠溃疡者慎服。用量过大易致恶心呕吐。

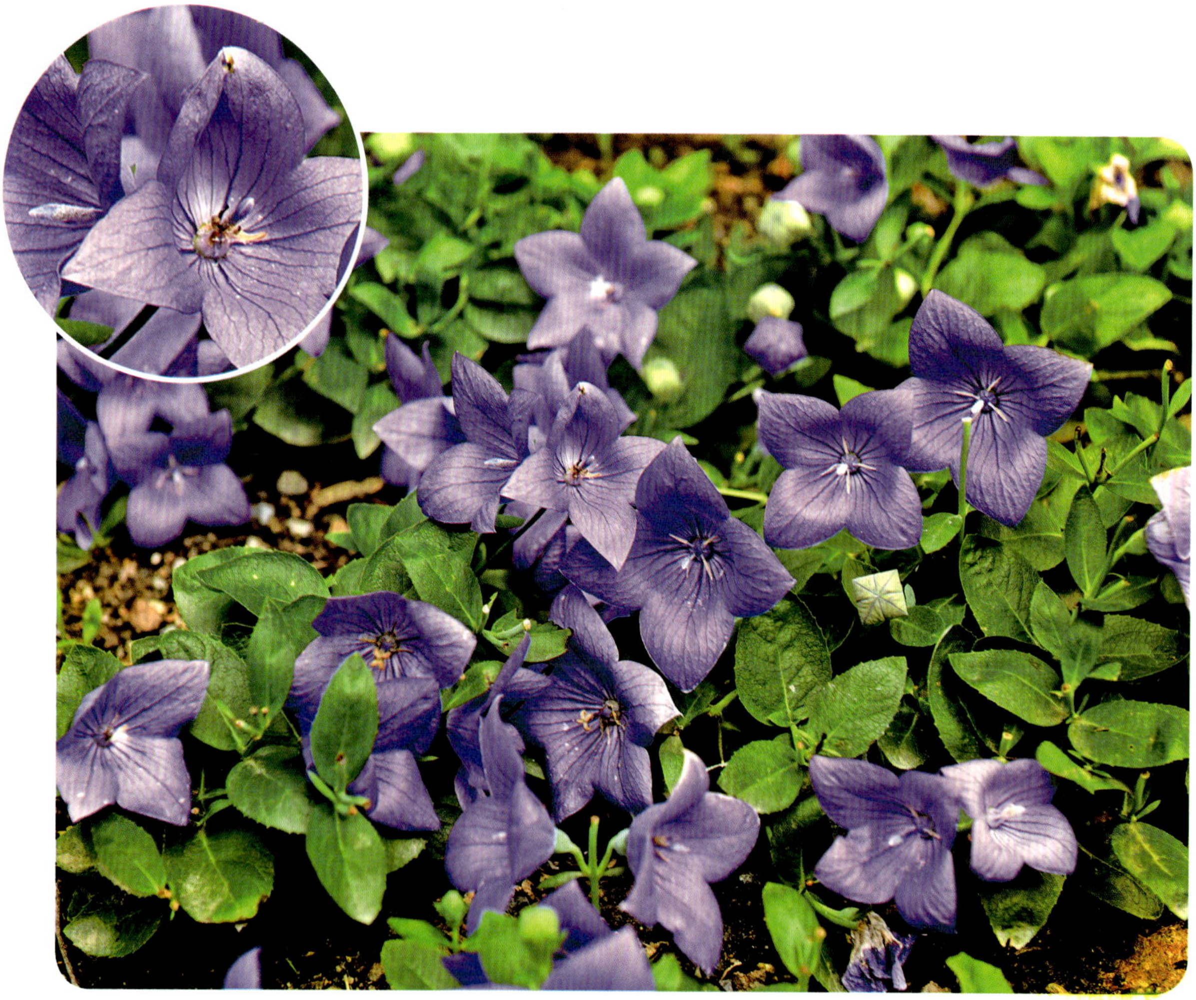

桃仁

[药材来源] 为蔷薇科植物桃 *Prunus persica*（L.）Batsch 或山桃 *Prunus davidiana*（Carr.）Franch. 的成熟种子。

[江山土名] 桃仁。

[性味归经] 苦、甘，平。归心、肝、大肠经。

[功能主治] 活血祛瘀，润肠通便，止咳平喘。用于经闭痛经，癥瘕痞块，肺痈肠痈，跌扑损伤，肠燥便秘，咳嗽气喘。

[采收加工] 果实成熟后采收，除去果肉和核壳，取出种子，晒干。

[参考资料] 主要含有苦杏仁苷、苦杏仁酶、挥发油、脂肪油等。桃仁提取液能明显增加脑血流量，增加犬股动脉的血流量，降低血管阻力，改善血流动力学状况。提取物能改善动物的肝脏表面微循环，并促进胆汁分泌。桃仁可使小鼠的出血及凝血时间明显延长，煎剂对体外血栓有抑制作用，水煎液有纤维促进作用。桃仁中含脂肪油可润滑肠道，利于排便。桃仁能促进初产妇子宫收缩及出血。水煎剂及提取物有镇痛、抗炎、抗菌、抗过敏作用。桃仁中的苦杏仁苷有镇咳平喘及抗肝纤维化的作用。

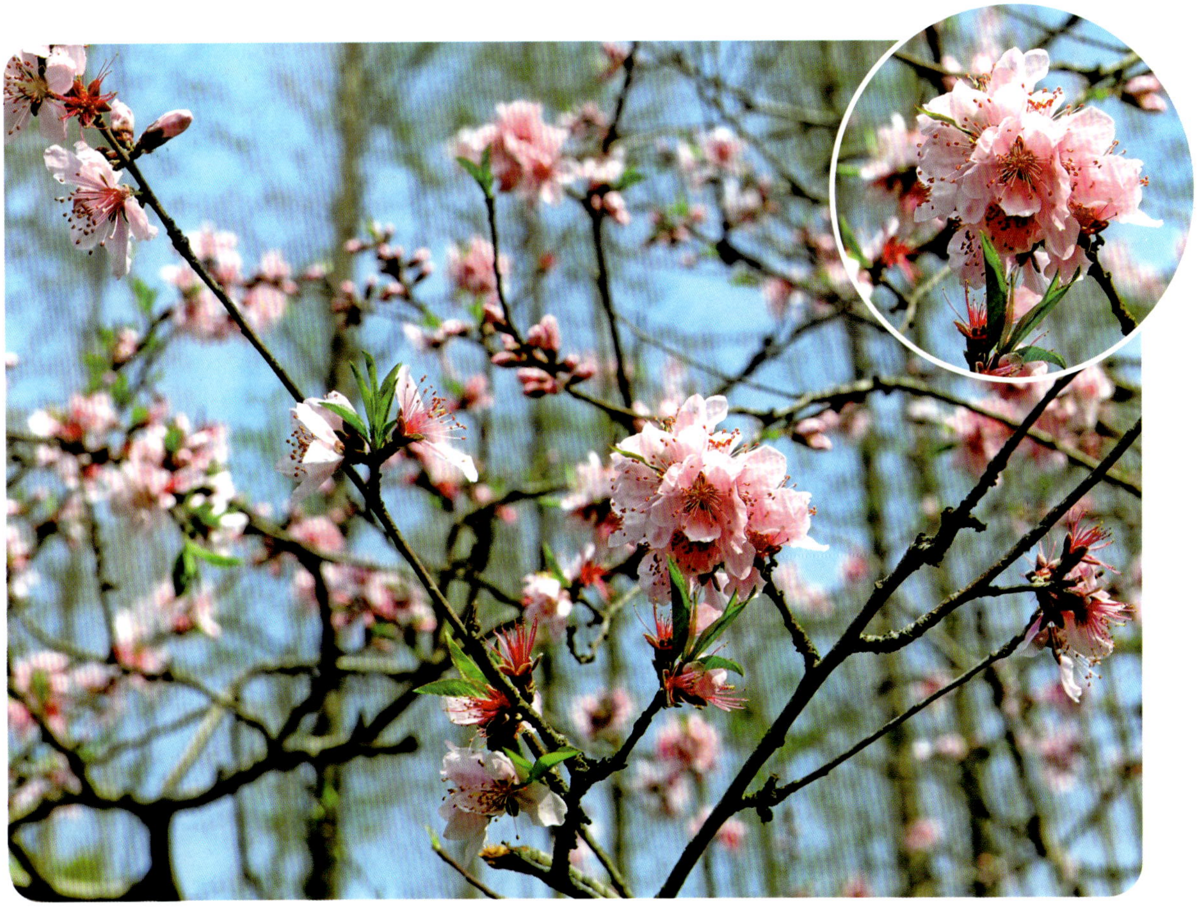

核桃仁

［药材来源］为胡桃科植物胡桃 *Juglans regia* L. 的干燥成熟种子。其木质隔膜（分心木）也可药用。

［江山土名］大核桃。

［性味归经］甘，温。归肾、肺、大肠经。

分心木：苦、涩，平。归脾、肾经。

［功能主治］补肾，温肺，润肠。用于肾阳不足，腰膝酸软，阳痿遗精，虚寒喘嗽，肠燥便秘。

分心木：补肾涩精。用于肾虚遗精，滑精，遗尿，尿血，带下，泻痢。

［采收加工］秋季果实成熟时采收，除去肉质果皮，晒干，再除去核壳和木质隔膜。

分心木：秋季果实成熟时采收，除去果皮和种子，晒干。

［参考资料］核桃仁含脂肪油，其主要成分是亚油酸甘油酯，又含蛋白质、碳水化合物、钙、磷等。

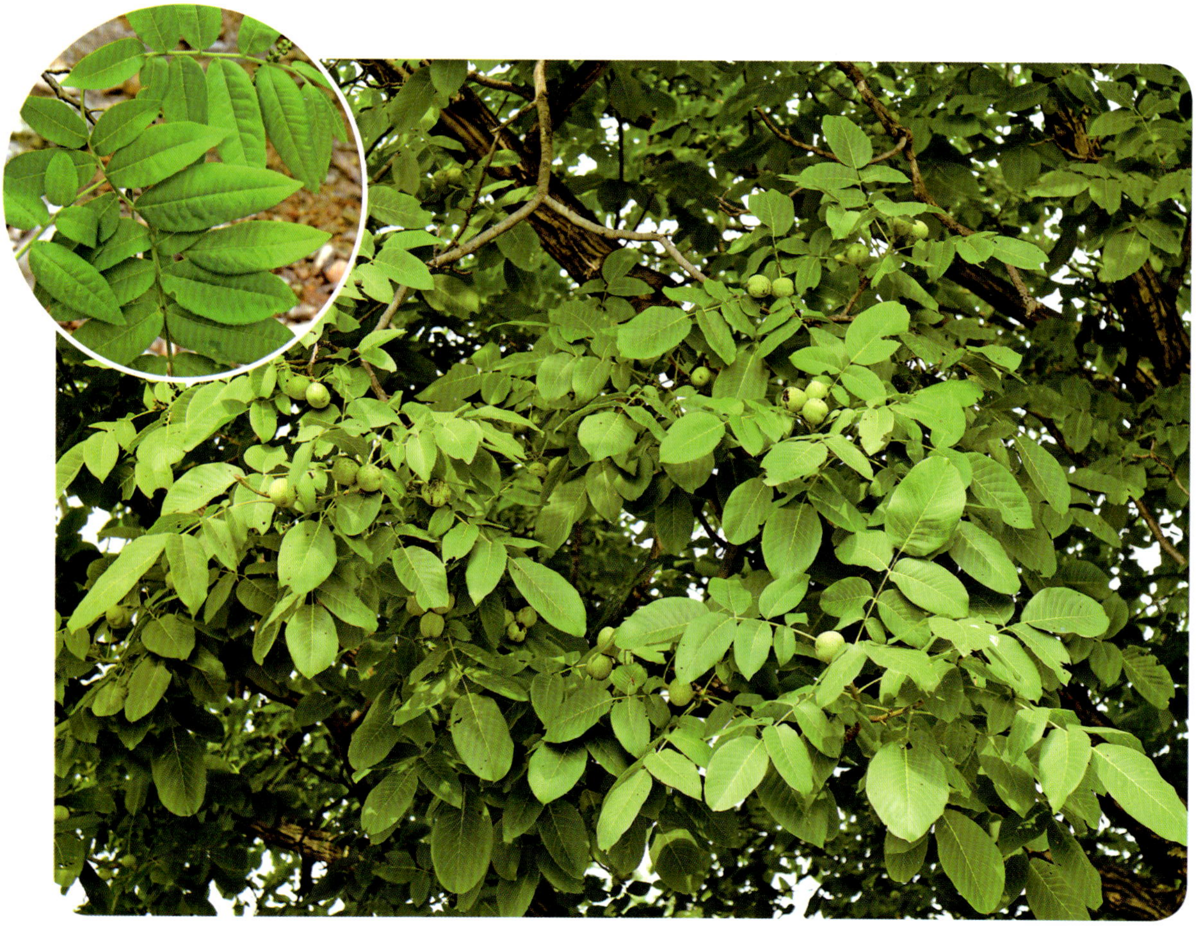

夏天无

[药材来源] 为罂粟科植物伏生紫堇 *Corydalis decumbens*（Thunb.）Pers. 的块茎。

[江山土名] 夏天无。

[性味归经] 苦、微辛，温。归肝经。

[功能主治] 活血止痛，舒筋活络，祛风除湿。用于中风偏瘫，头痛，跌扑损伤，风湿痹痛，腰腿疼痛。

[采收加工] 春季或初夏出苗后采挖，除去茎、叶及须根，洗净，干燥。

[参考资料] 本品具有降压、镇静，舒筋、活络、止痛等作用，用于坐骨神经痛、风湿性关节炎、骨折及扭伤、小儿麻痹症等。此外，还有止痛、消肿、缓解关节僵硬、促进患肢功能恢复、加速骨折愈合等效果。

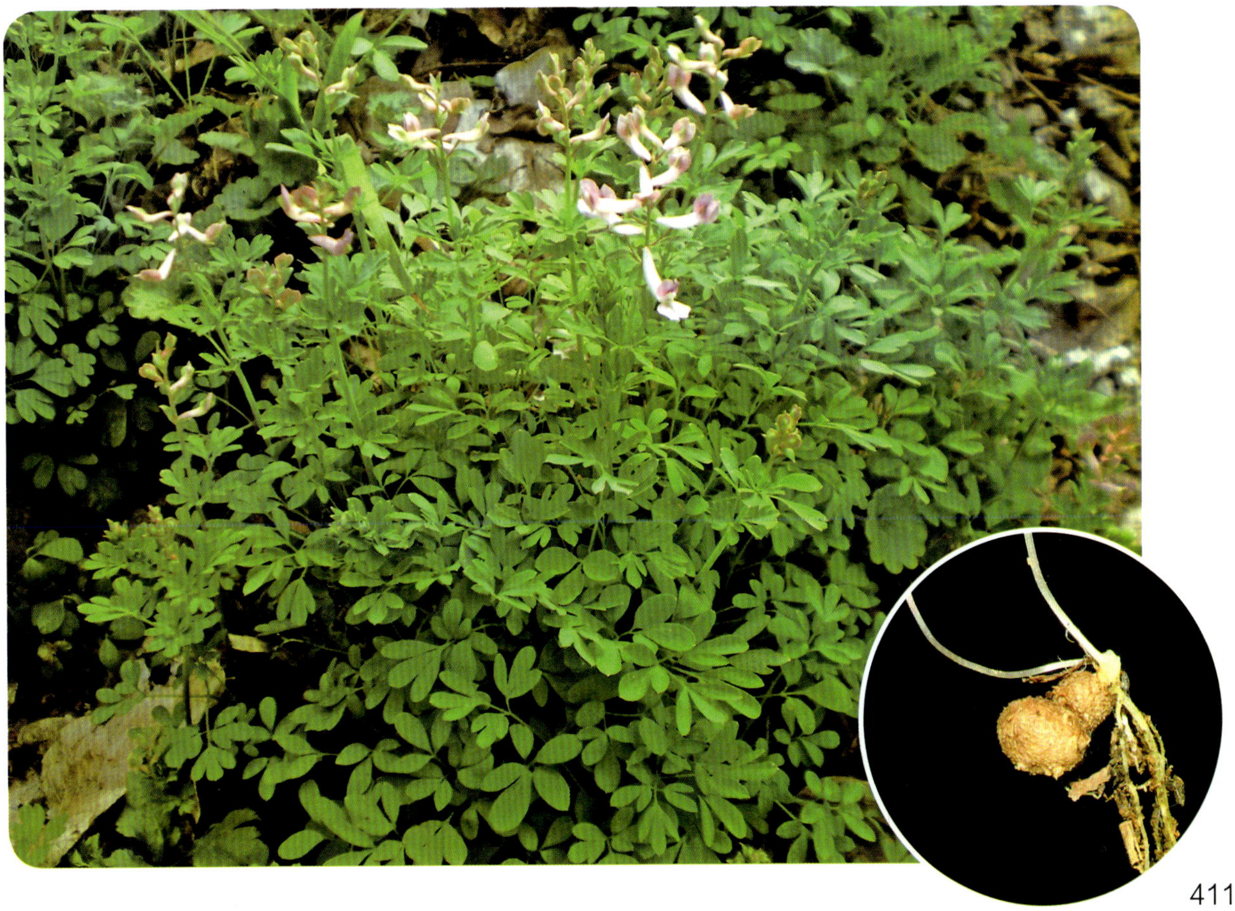

夏枯草

[药材来源] 为唇形科植物夏枯草 *Prunella vulgaris* L. 的果穗。

[江山土名] 榔头花草、牛鹿角花。

[性味归经] 辛、苦，寒。归肝、胆经。

[功能主治] 清肝泻火，明目，散结消肿。用于目赤肿痛，目珠夜痛，头痛眩晕，瘰疬，瘿瘤，乳痈，乳癖，乳房胀痛。

[采收加工] 夏季果穗呈棕红色时采收，除去杂质，晒干。

[参考资料] 主要含三萜皂苷，其苷元是齐墩果酸，尚含游离的齐墩果酸、熊果酸、芸香苷、金丝桃苷、咖啡酸等。

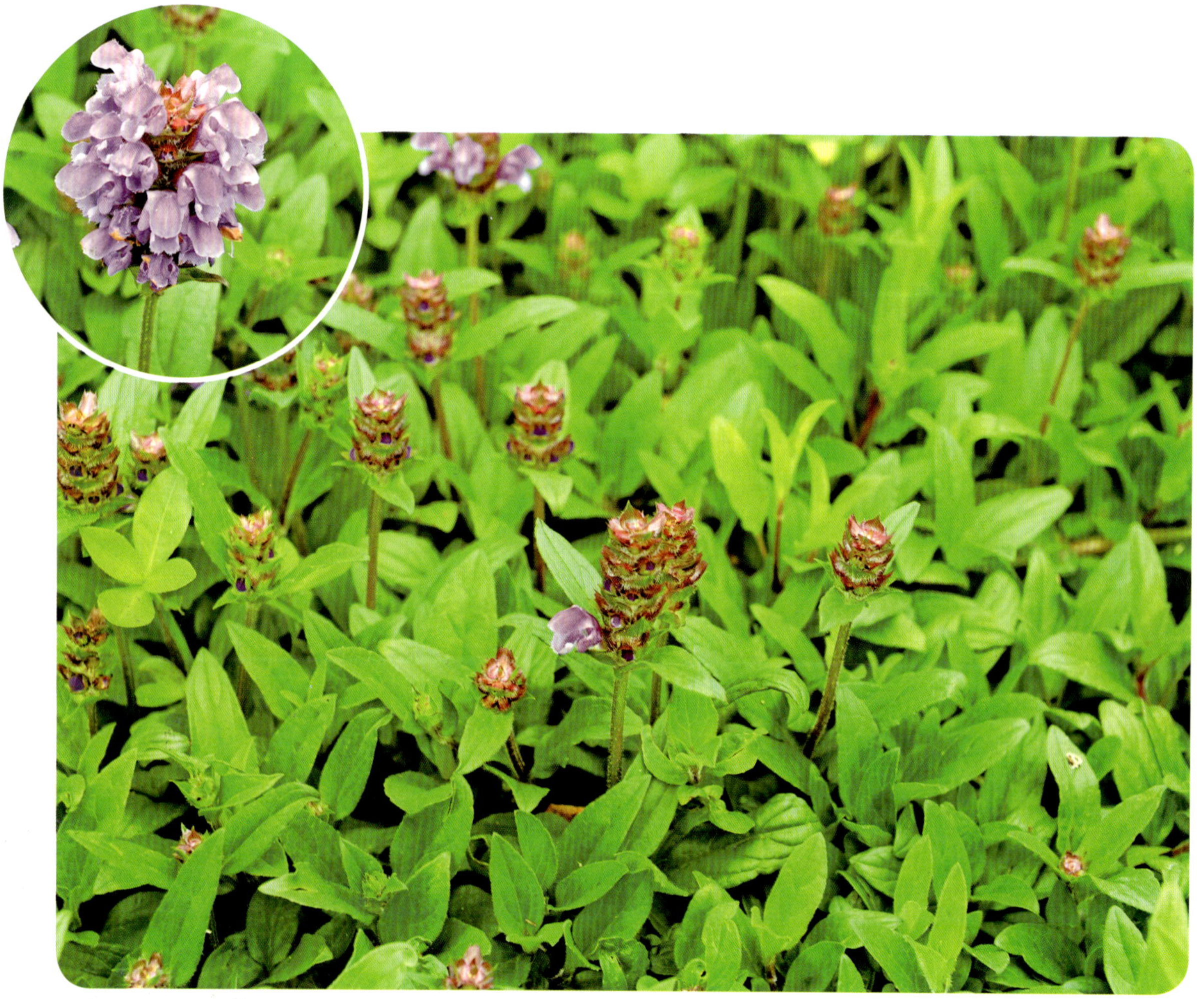

破骨风

[药材来源] 为木犀科植物清香藤 *Jasminum lanceolarium* Roxb. 的根及茎叶。

[江山土名] 破藤风、碎骨风。

[性味归经] 辛、苦，平。归心、肺、肾经。

[功能主治] 祛风除湿，活血散瘀。用于风湿筋骨痛，腰痛，跌打损伤。

[采收加工] 夏、秋二季采收，切段，晒干。

[参考资料] 据报道，破骨风、白芷、川芎等配伍，水煎服，可治风寒头痛。

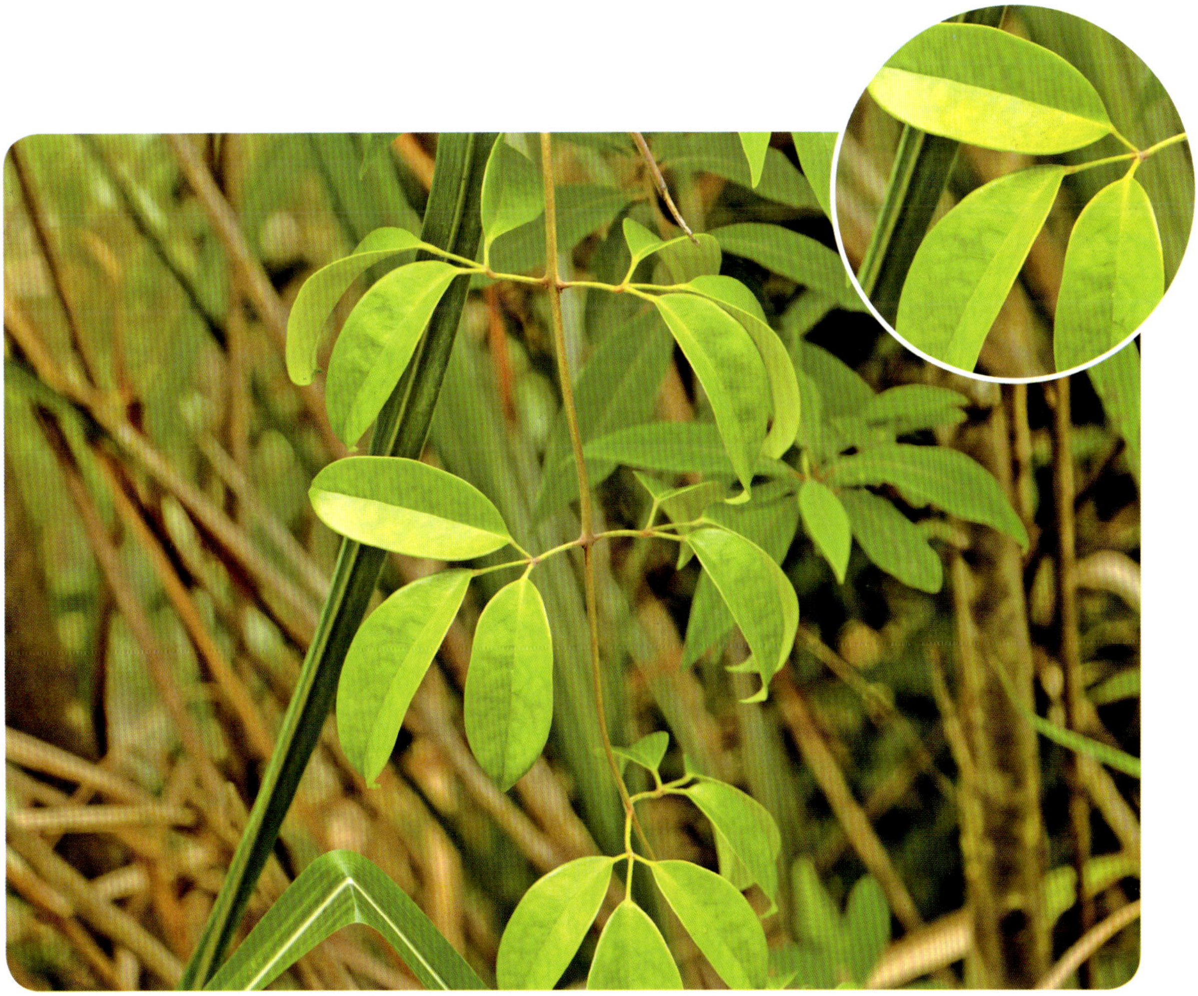

鸭儿芹

［药材来源］为伞形科植物鸭儿芹 *Cryptotaenia japonica* Hassk. 的茎叶。

［江山土名］鸭脚团。

［性味归经］辛、苦，平。归肺、肝经。

［功能主治］祛风止咳，活血祛瘀。用于感冒咳嗽，跌打损伤；外用治皮肤瘙痒。

［采收加工］夏季采收，鲜用或晒干。

［参考资料］含挥发油，主要有异丙叉丙酮、异丙烯基丙酮、甲基异丁基甲酮、α－蒎烯及β－蒎烯、莰烯、β－月桂烯、二戊烯、γ－松油烯、异松油烯、反式β－罗勒烯。

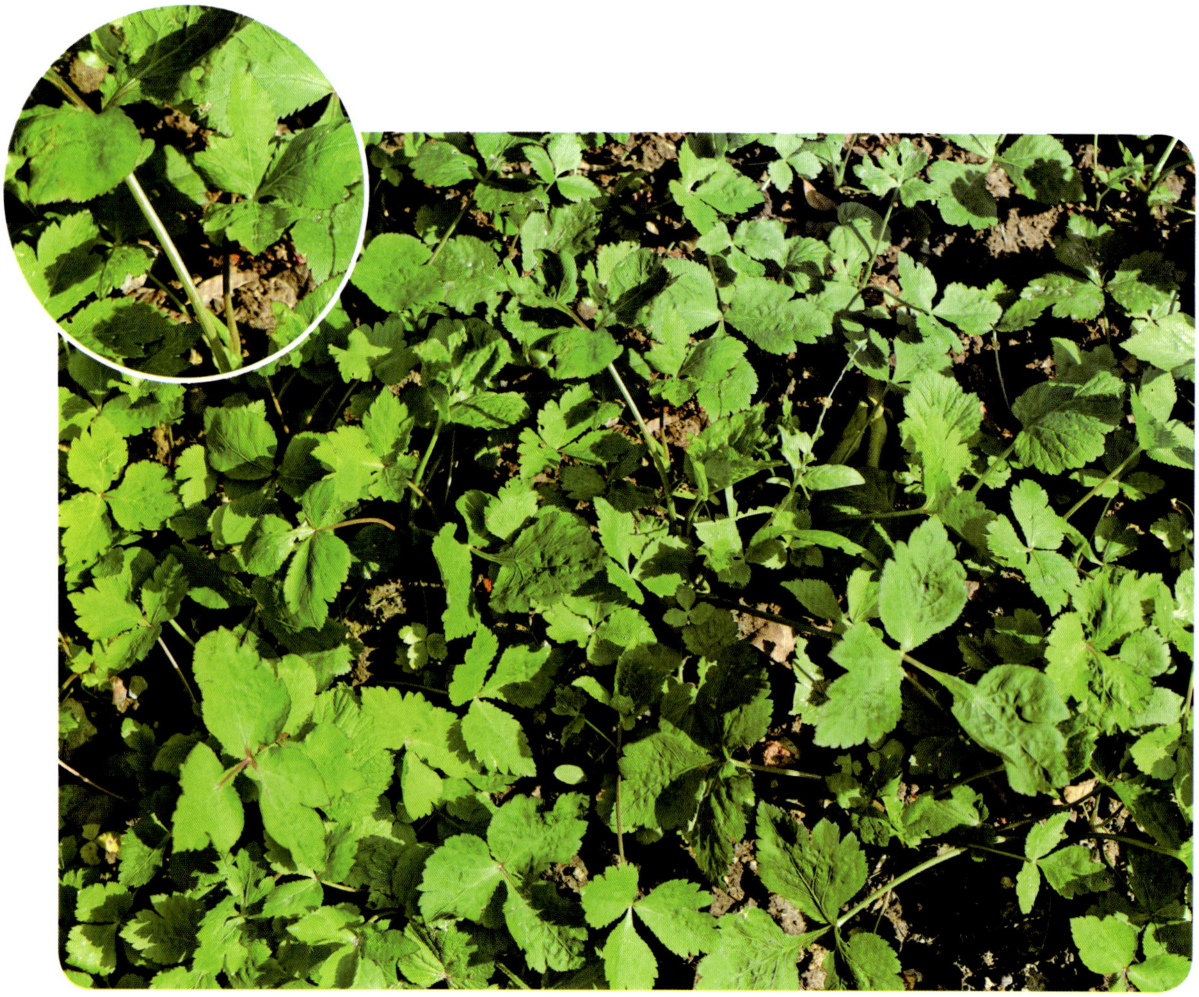

鸭脚茶

［药材来源］为野牡丹科植物中华野海棠 *Bredia sinensis*（Diels）H. L. Li 的全株或叶。

［江山土名］高脚落山箕。

［性味归经］辛，平。归肺经。

［功能主治］发表。用于感冒。

［采收加工］夏、秋二季采收，晒干。

［参考资料］全株多皱缩，无毛。茎细长，圆柱形，红棕色，表皮有纵皱纹。叶对生，多皱缩破碎，展开后呈椭圆形或卵状椭圆形，略斜歪，边缘呈浅波状，少有细锯齿，主脉 3 ～ 5 条，叶柄端膨大。聚伞花序顶生，有时排成圆锥状花序；萼筒近钟形，裂片 4，宽而短；花瓣 4，近椭圆形，紫褐色。

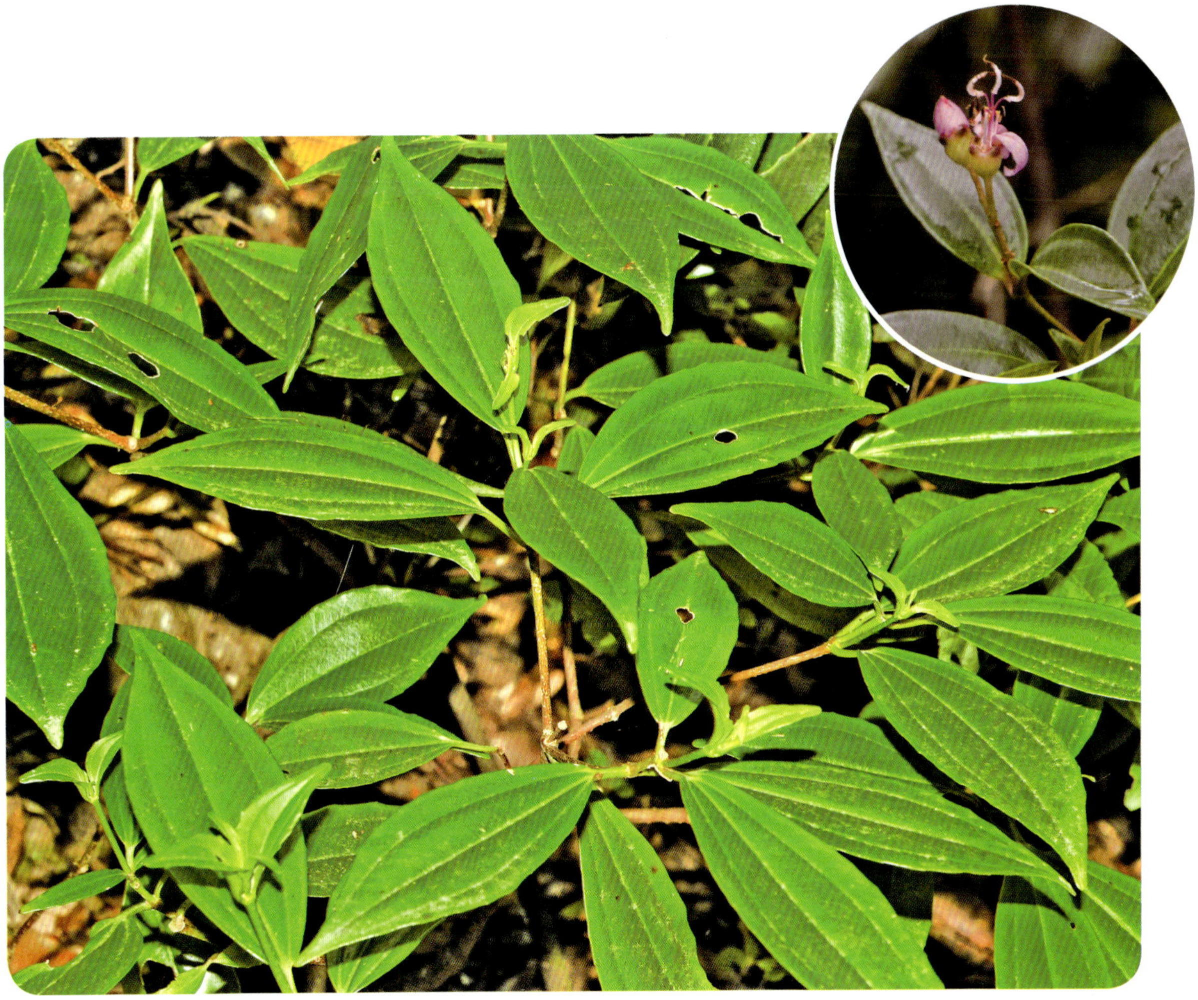

鸭跖草

[药材来源] 为鸭跖草科植物鸭跖草 *Commelina communis* L. 的地上部分。

[江山土名] 鸭脚草、太阳公。

[性味归经] 甘、淡，寒。归肺、胃、小肠经。

[功能主治] 清热泻火，解毒，利水消肿。用于感冒发热，热病烦渴，咽喉肿痛，水肿尿少，热淋涩痛，痈肿疔毒。

[采收加工] 夏、秋二季采收，晒干。

[参考资料] 茎叶的水浸剂或煎剂能兴奋子宫、收缩血管，并能缩短凝血时间。用于水肿，脚气，小便不利，感冒，丹毒，腮腺炎，黄疸肝炎，热痢，疟疾，鼻衄，尿血，血崩，白带，咽喉肿痛，痈疽疔疮。

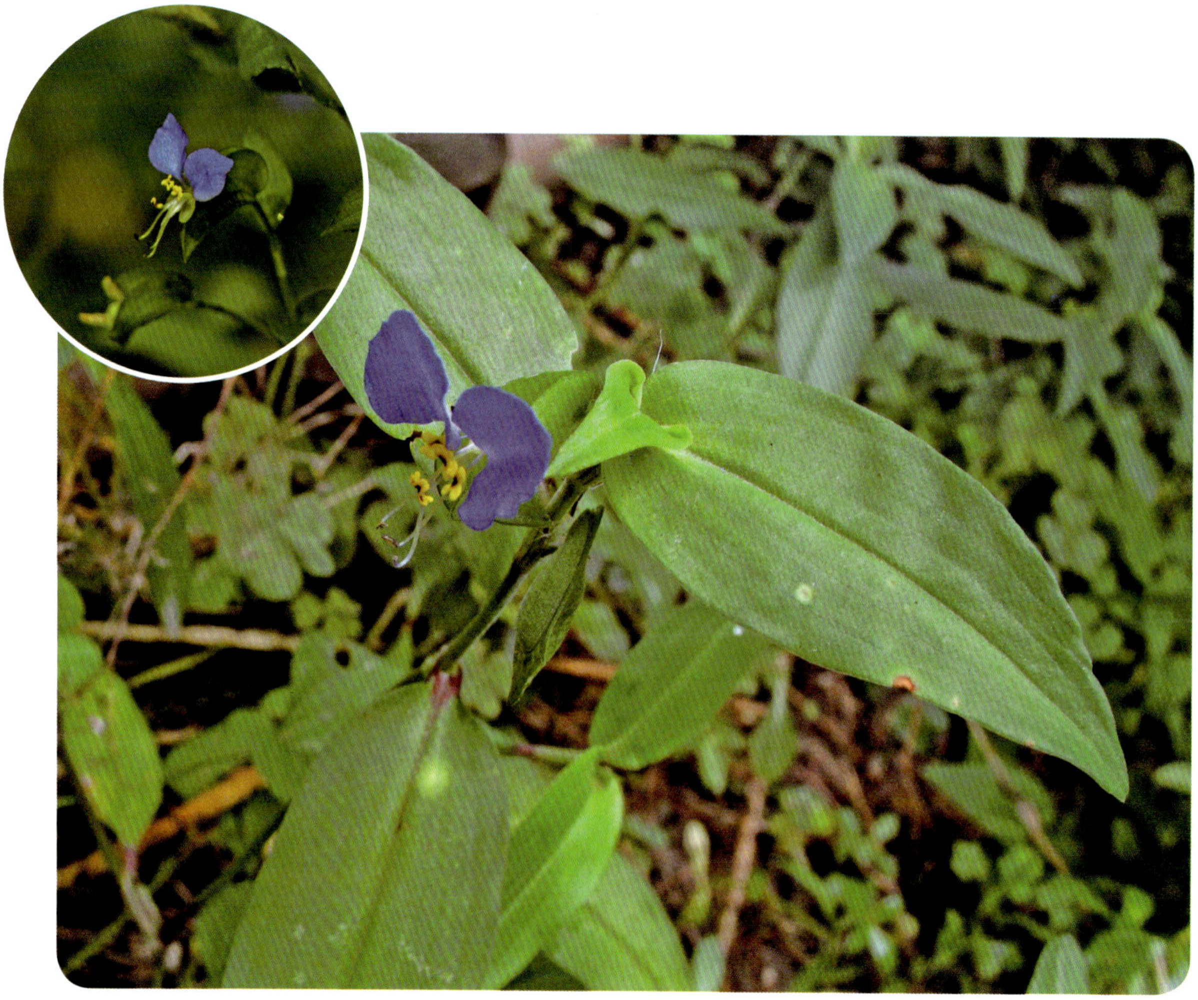

铁马鞭

[药材来源] 为豆科植物铁马鞭 *Lespedeza pilosa*（Thunb.）Sieb. et Zucc. 的带根全草。

[江山土名] 金钱藤、野花草。

[性味归经] 辛、苦，平。归心、脾经。

[功能主治] 益气安神，活血止痛，利尿消肿。用于气虚发热，失眠，痧证腹痛，风湿痹痛，水肿，瘰疬，痈疽肿毒。

[采收加工] 夏、秋二季采收，鲜用或晒干。

[参考资料] 铁马鞭、仙鹤草等配伍，水煎，早、晚饭前各服一次，可治体虚。

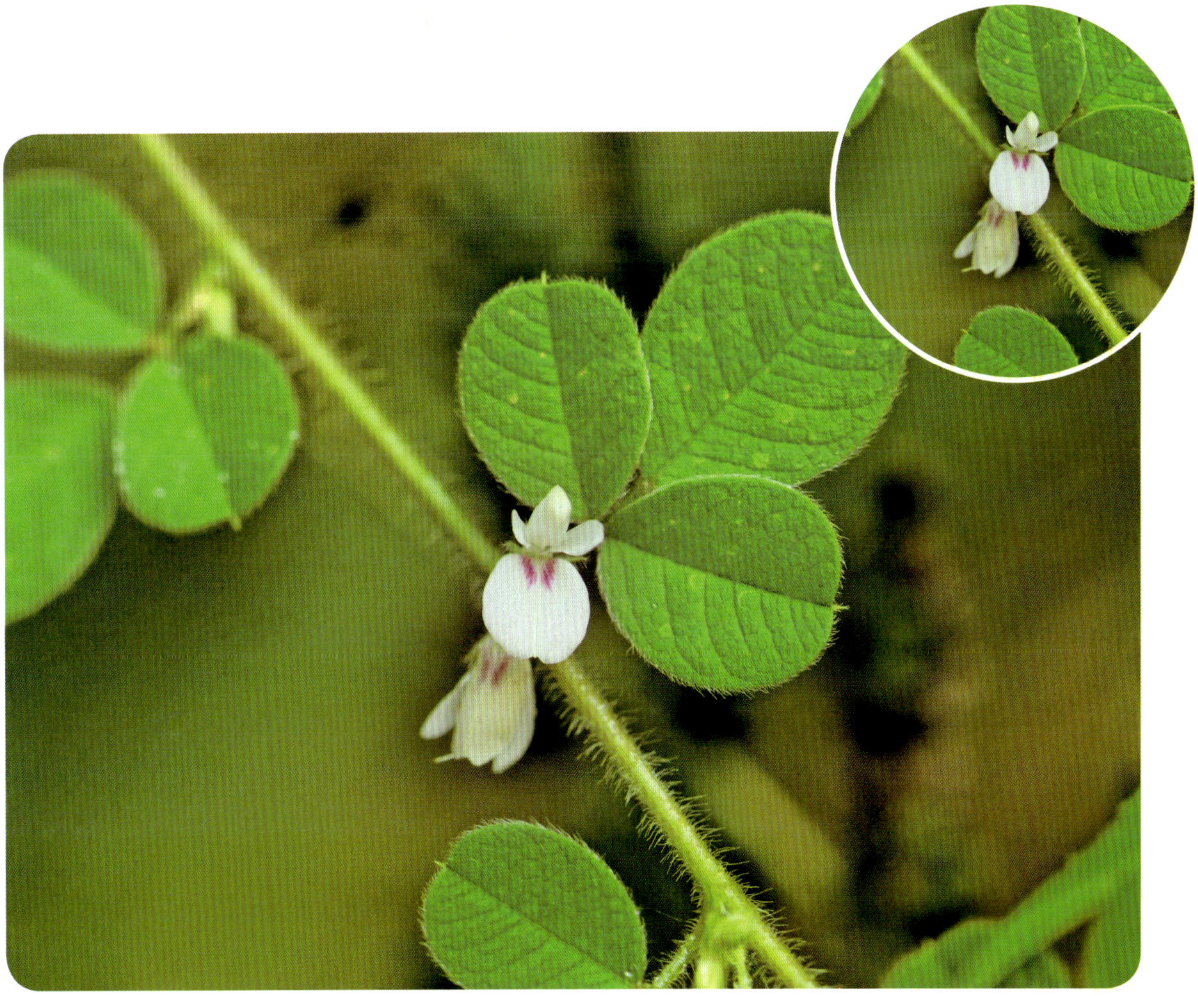

铁苋菜

[药材来源] 为大戟科植物铁苋菜 *Acalypha australis* L. 的地上部分。

[江山土名] 刺苋、铁苋菜、血见愁。

[性味归经] 苦、涩，凉。归肝、脾、心、肺经。

[功能主治] 清热利湿，收敛止血。用于肠炎痢疾，吐血，衄血，便血，尿血，崩漏，痈疖疮疡，皮肤湿疹。

[采收加工] 夏、秋二季采割，除去杂质，晒干。

[参考资料] 主要含生物碱、黄酮苷、酚类。其中铁苋菜碱有止血、抗菌、止痢、解毒等功能。还用以防治肠炎病，可单用，也可与地锦草等合用。

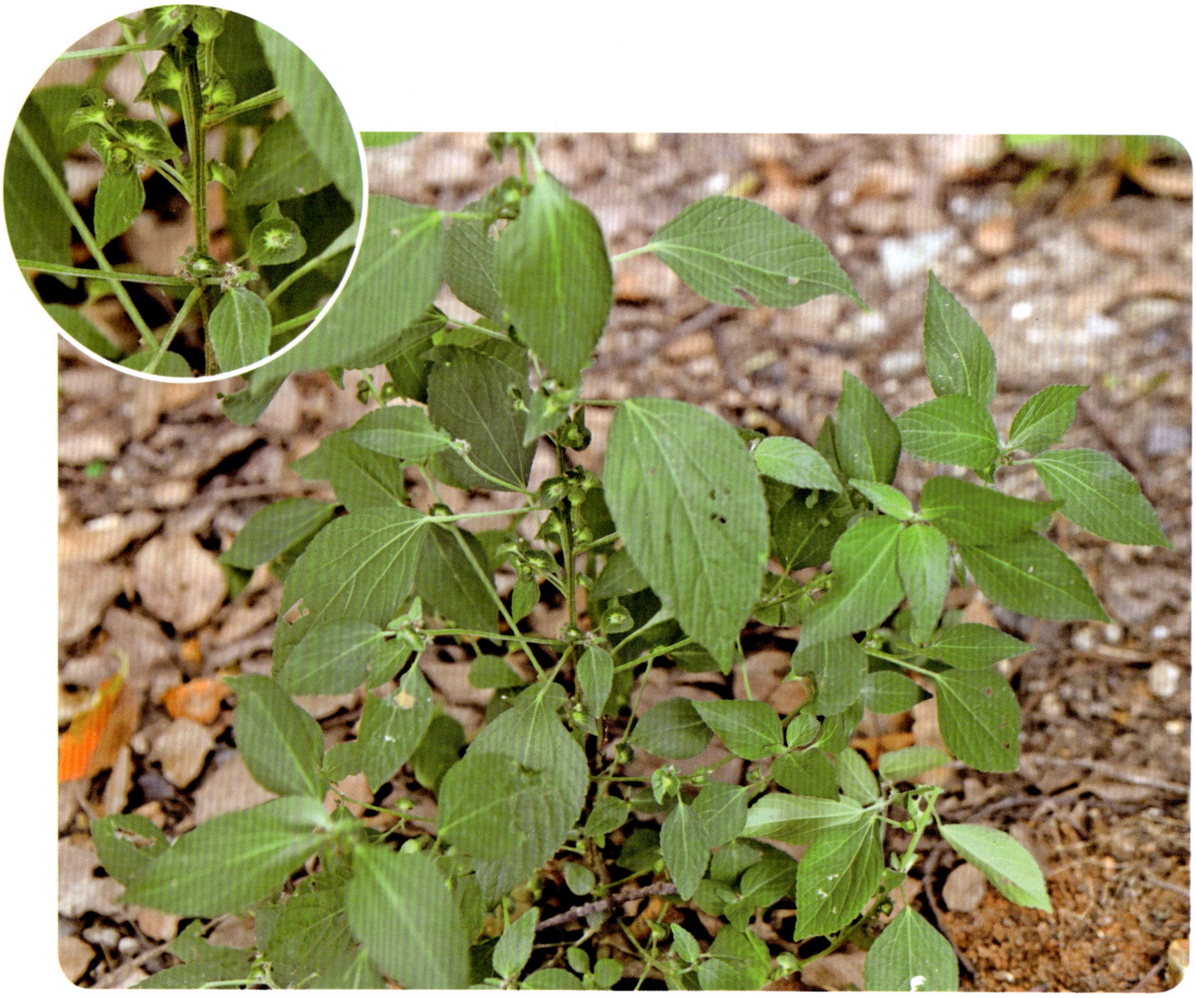

铁皮石斛

[药材来源] 为兰科植物铁皮石斛 *Dendrobium officinale* Kimura etMigo 的干燥或新鲜茎。

[江山土名] 石斛。

[性味归经] 甘，微寒。归胃、肾经。

[功能主治] 益胃生津，滋阴清热。用于阴伤津亏，口干烦渴，食少干呕，病后虚热，目暗不明。

[采收加工] 种植 3 年后，鲜品可全年采收；干品 11 月至翌年 3 月采收。

[参考资料] 民间视为十大仙草。浙江省江郎山石壁上有产，现很少。此药目前以人工种植为主。主要含多糖。民间用于治疗糖尿病。

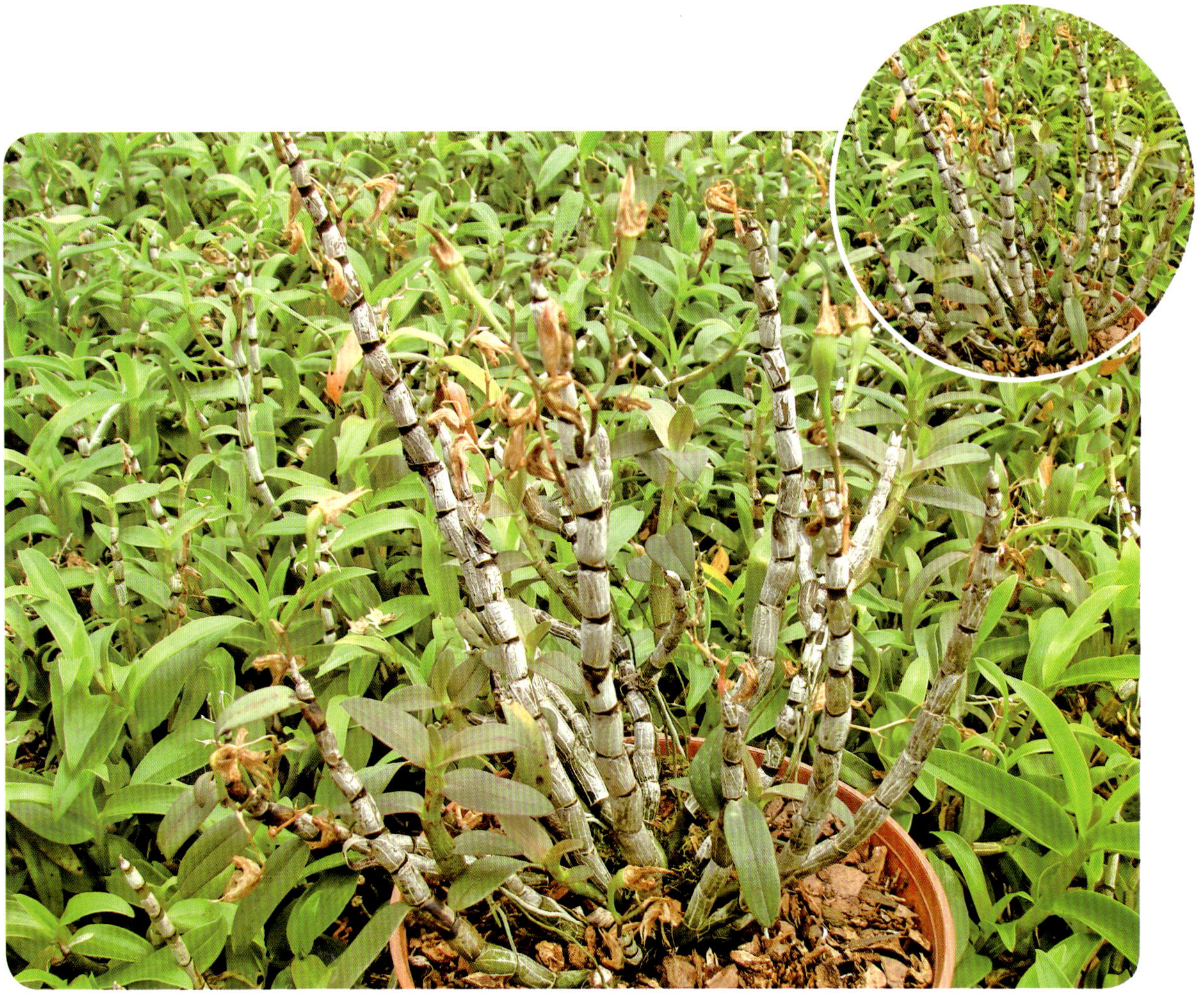

铁角蕨

[药材来源] 为铁角蕨科植物铁角蕨 Asplenium trichomanes L. 的全草。

[江山土名] 小叶凤凰尾。

[性味归经] 微苦，平。归肝、胃经。

[功能主治] 清热解毒，和胃止痛，散瘀止血。用于胃脘痛，小儿惊风，痢疾，淋证，白带，跌扑损伤，肿毒。

[采收加工] 全年均可采挖，除去杂质，洗净，干燥。

[参考资料] 根茎短，被有多数褐色鳞片，下部丛生极纤细的须根。叶簇生，叶柄和叶轴呈细长扁圆柱形，棕褐色而显光泽，有纵沟，上面两侧可见全缘的膜质狭翅；质脆，易折断，断面常中空。叶片条状披针形，一回羽状，小叶片黄棕色或黄绿色，多已皱缩破碎，完整者展平后呈斜卵形扇状或椭圆形，两侧边缘有小钝齿，背面有时可见孢子囊群，囊群盖阔条形。无臭，味淡。

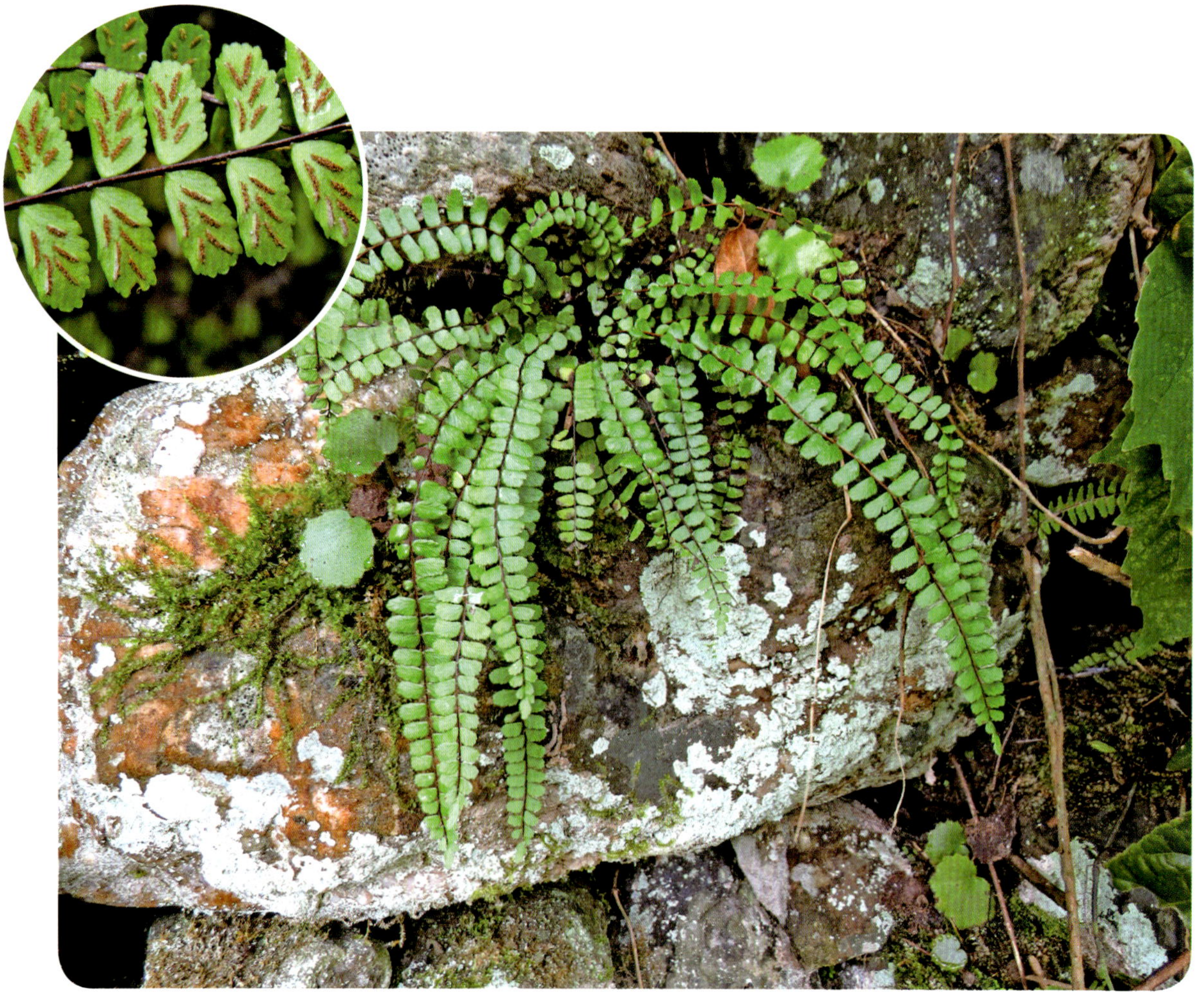

积雪草

[药材来源] 为伞形科植物积雪草 *Centella asiatica*（L.）Urb. 的全草。

[江山土名] 落得打、破铜钱草。

[性味归经] 苦、辛，寒。归肝、脾、肾经。

[功能主治] 清热利湿，解毒消肿。用于湿热黄疸，中暑腹泻，石淋血淋，痈肿疮毒，跌扑损伤。

[采收加工] 夏、秋二季采收，除去泥沙，晒干。

[参考资料] 茎叶含挥发油，主要成分为左施松樟酮、左旋薄荷酮、胡薄荷酮、α－蒎烯、β－蒎烯、棕檬烯、1-8-桉叶素、对－聚伞花素、异薄荷酮、异松樟酮、芳樟醇、薄荷醇及α－松油醇等。能促进肝细胞的胆汁分泌，使肝胆管内胆汁增加，内压增高，胆道括约肌松弛，而使胆汁排出。

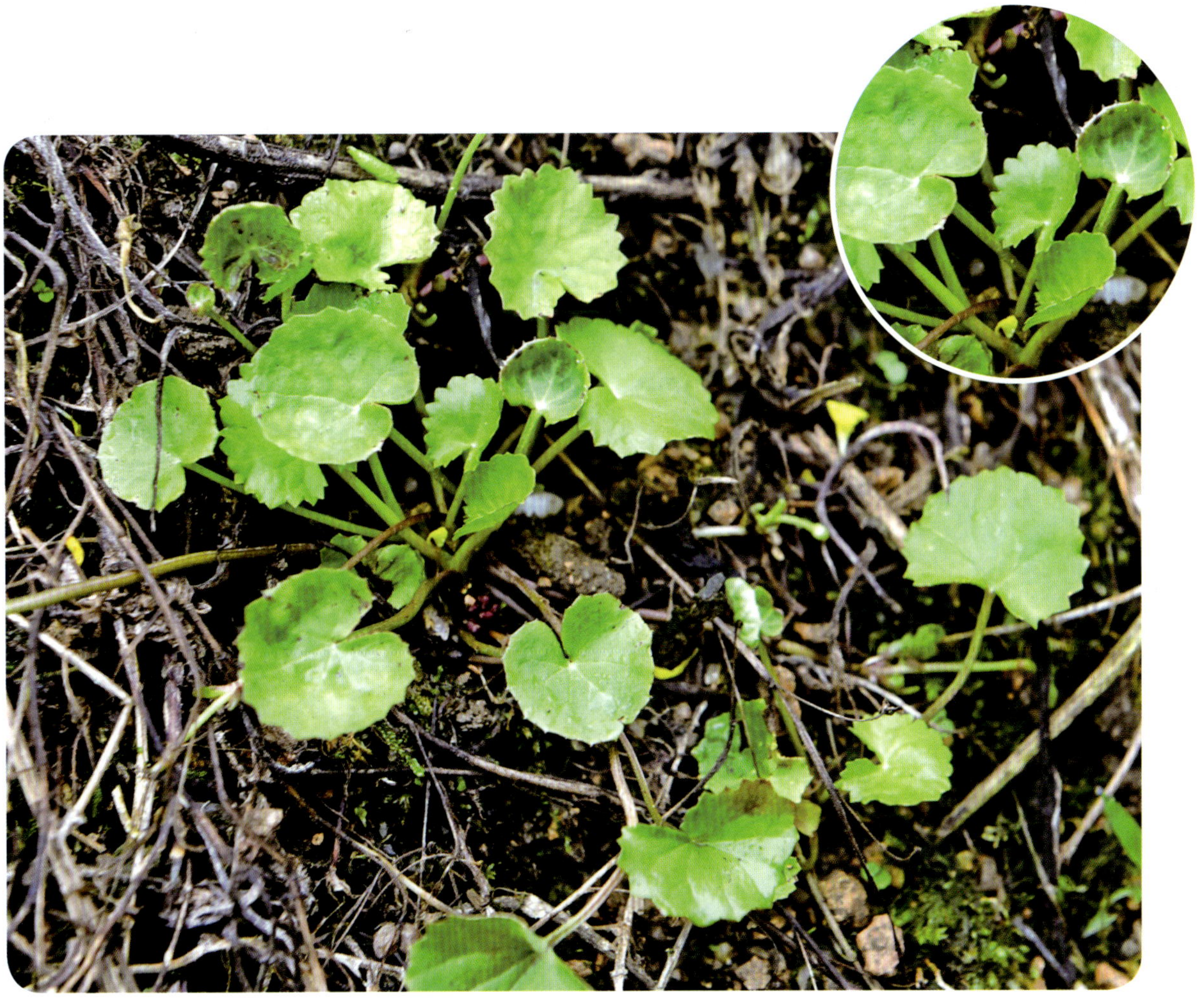

臭牡丹

[药材来源] 为马鞭草科植物臭牡丹 *Clerodendrum bungei* Steudel 的新鲜或干燥地上部分。

[江山土名] 臭牡丹。

[性味归经] 辛、苦，平。归心、胃、大肠经。

[功能主治] 解毒消肿，祛风除湿，平肝潜阳。用于眩晕，痈疽，疔疮，乳痈，痔疮，湿疹，丹毒，风湿痹痛。

[采收加工] 夏季采集，晒干。

[参考资料] 臭牡丹叶和茎含有琥珀酸、茴香酸、香草鞋酸等。能显著提高小鼠白细胞吞噬指数及吞噬百分率，提示本品能增强血清中调理素的活力。

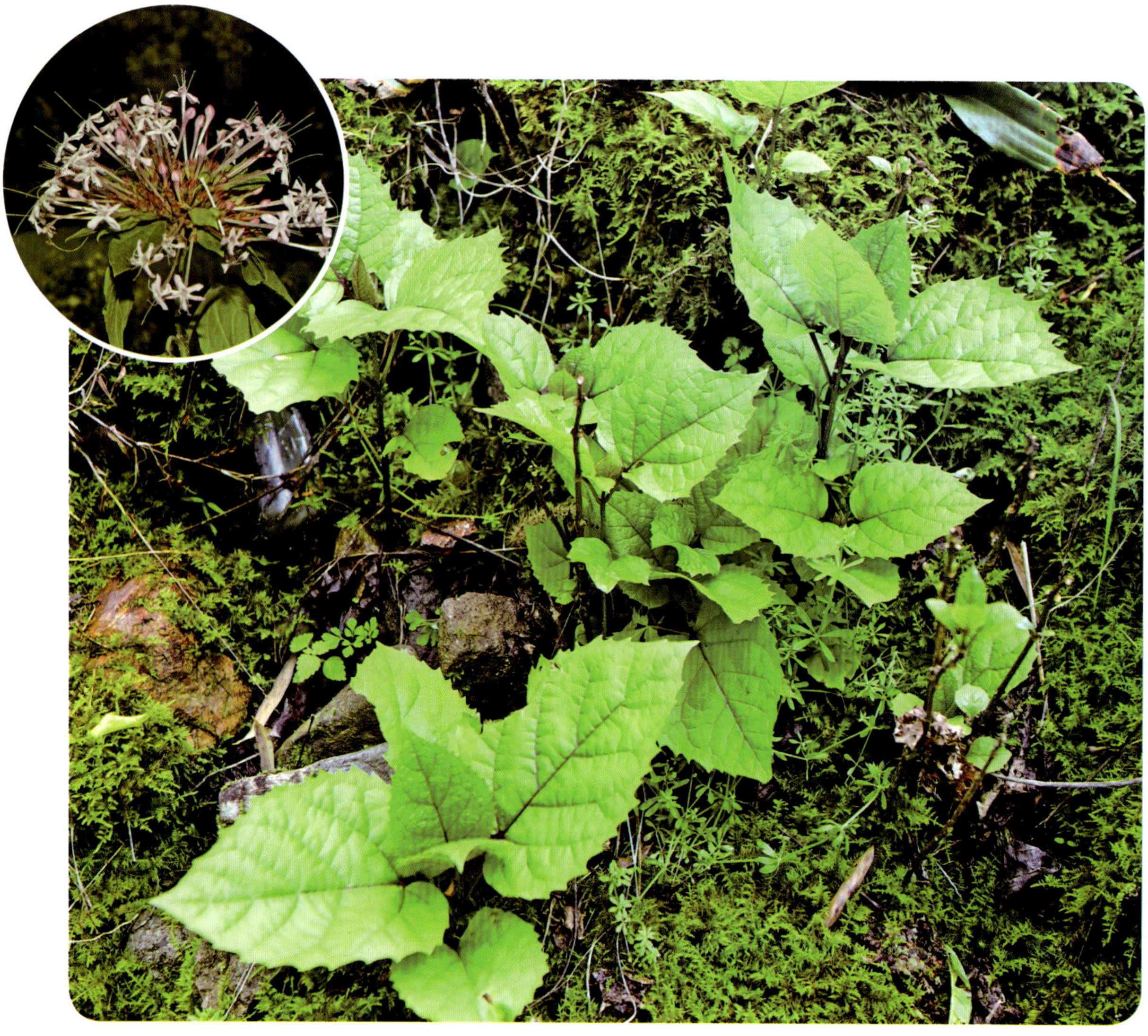

射　干

[药材来源] 为鸢尾科植物射干 *Belamcanda chinensis*（L.）DC. 的根茎。

[江山土名] 蝴蝶花。

[性味归经] 苦，寒。归肺经。

[功能主治] 清热解毒，消痰，利咽。用于热毒痰火郁结，咽喉肿痛，痰涎壅盛，咳嗽气喘。

[采收加工] 春初刚发芽或秋末茎叶枯萎时采挖，除去须根和泥沙，干燥。

[参考资料] 射干能降逆祛痰、破结泄热。本品目前临床上除用为消痰、利咽的药物之外，在鳖甲煎丸中还用以消癥瘕、除疟母、通经闭。本品配牛蒡子或黄芩，则清热利咽；如配麻黄，则消痰平喘。

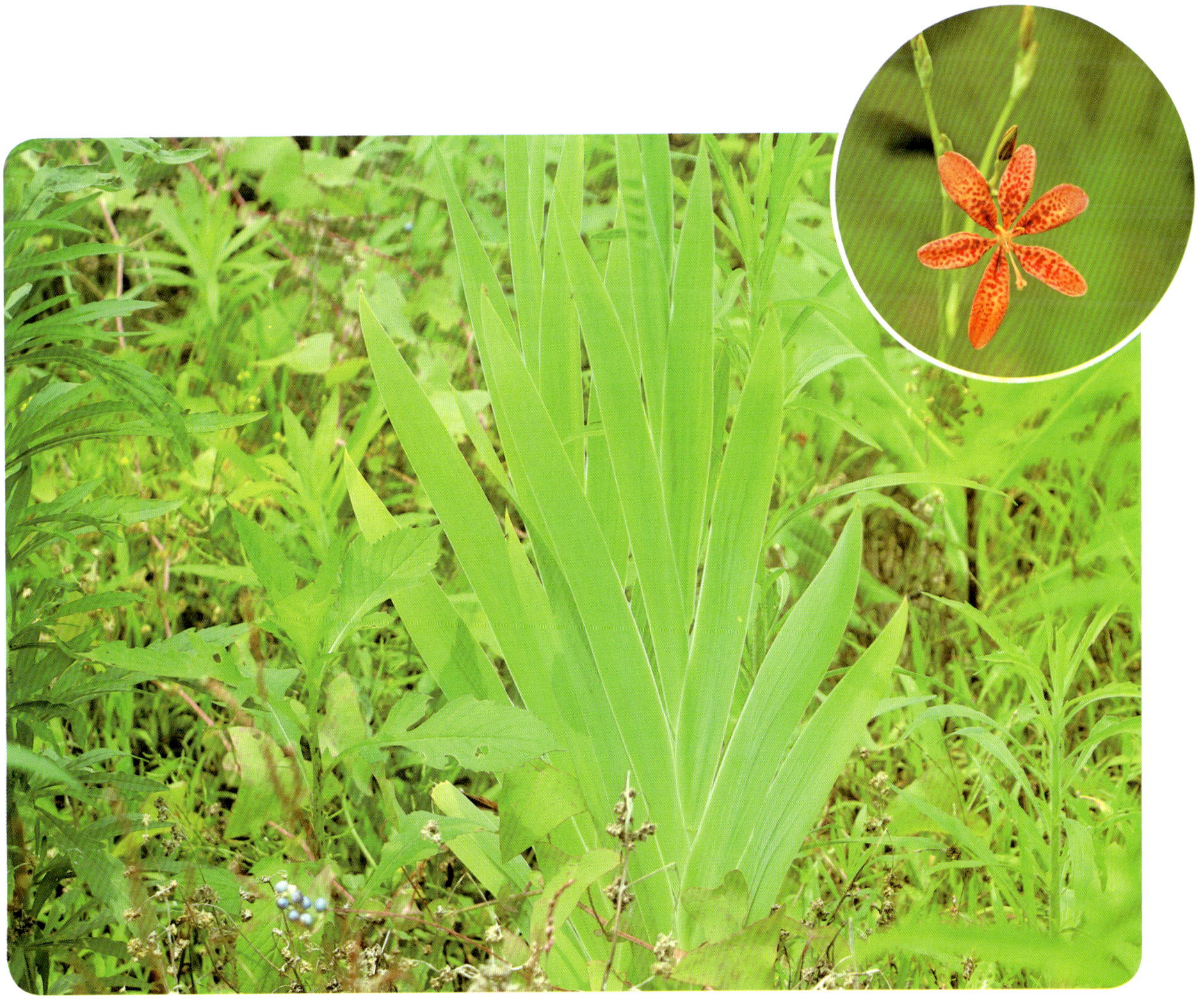

徐长卿

[药材来源] 为萝摩科植物徐长卿 *Cynanchum paniculatum*（Bge.）Kitag. 的根和根茎。

[江山土名] 一枝香。

[性味归经] 辛，温。归肝、胃经。

[功能主治] 祛风，化湿，止痛，止痒。用于风湿痹痛，胃痛胀满，牙痛，腰痛，跌扑伤痛，风疹、湿疹。

[采收加工] 秋季采挖，除去杂质，阴干。

[参考资料] 徐长卿的主要成分是丹皮酚、黄酮苷、氨基酸、糖类等。徐长卿提取液给小鼠腹腔注射，能使小鼠自发活动显著减少、安静、眼睑下垂，而对外界刺激仍有反应，作用可持续 60 分钟以上。提取液给小鼠腹腔注射，10 分钟即出现镇痛作用，60 分钟后仍未消失，而对脉管炎、骨髓炎引起的疼痛无效。小鼠热板测痛法实验也表明徐长卿有镇痛作用。

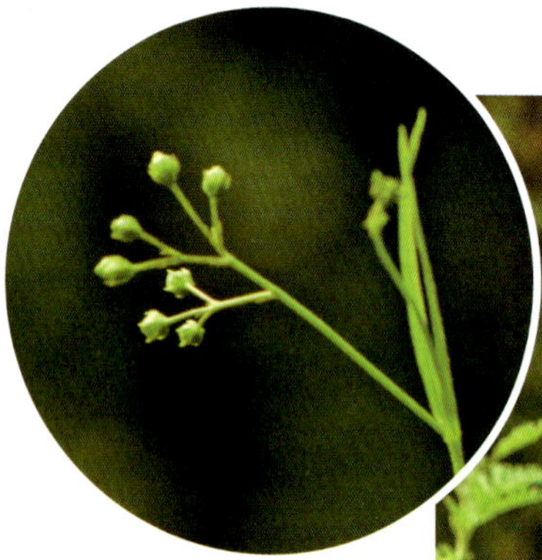

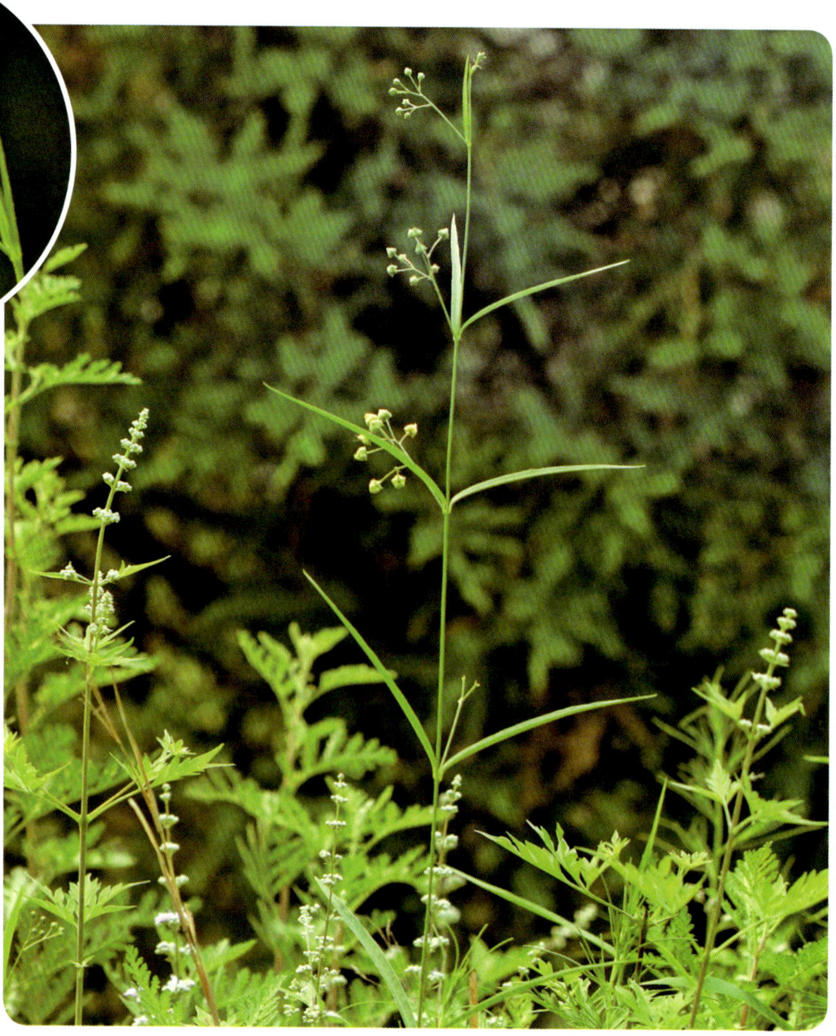

狼把草

[药材来源] 为菊科植物狼把草 *Bidens tripartita* L. 或大狼把草 *Bidens frondosa* L. 的干燥地上部分。

[江山土名] 狼杷草。

[性味归经] 苦，平。归肺、膀胱、肝经。

[功能主治] 清利湿热。用于咽喉肿痛，肠炎，痢疾，尿路感染；外用于疖肿，皮癣。

[采收加工] 秋季采收，干燥。

[参考资料] 呈段状。茎圆柱形，暗绿色或暗紫色，有纵纹。叶对生；叶片多为 3 ～ 5 深裂，边缘有锯齿。头状花序球形或扁球形；总苞片多数，外层叶状，比管状花长，有毛；花黄色，多为管状，顶端 4 裂。瘦果扁平，两侧边缘各有一列倒钩刺，冠毛刺芒状，多为 2 枚。气微，味苦。据考证，在《开宝本草》《植物名实图考》等古代本草的记载上都为“狼杷草”。

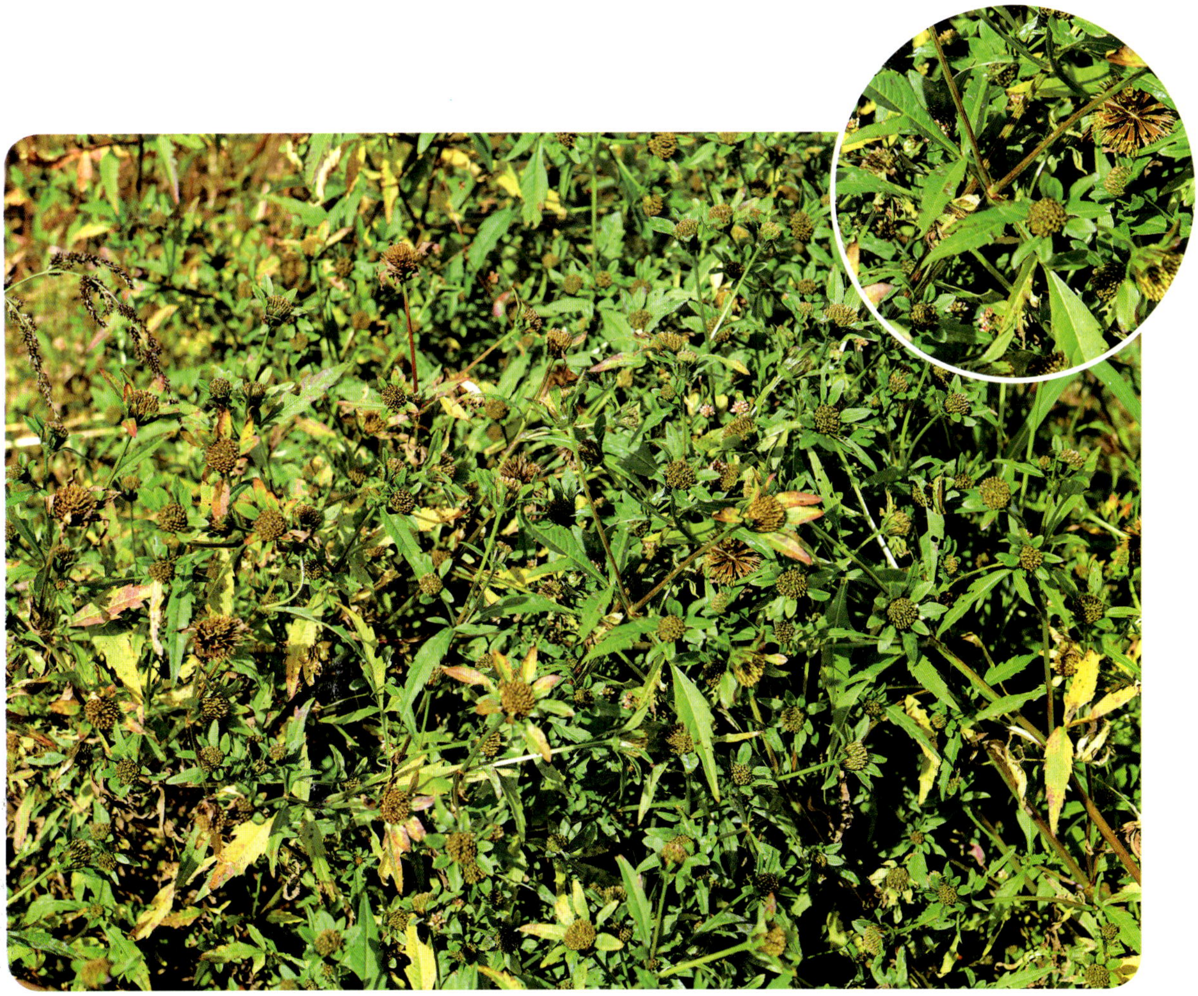

凌霄花

［药材来源］为紫葳科植物凌霄 *Campsis grandiflora*（Thunb.）K. Schum. 或美洲凌霄 *Campsis radicans*（L.）Seem. 的花。

［江山土名］倒挂金钟。

［性味归经］甘、酸，寒。归肝、心包经。

［功能主治］活血通经，凉血祛风。用于月经不调，经闭癥瘕，产后乳肿，风疹发红，皮肤瘙痒，痤疮。

［采收加工］夏、秋二季花盛开时采摘，干燥。

［参考资料］凌霄花、赤芍、牡丹皮、红花等配伍，水煎服，可用于瘀血阻滞、月经闭止、发热腹胀。

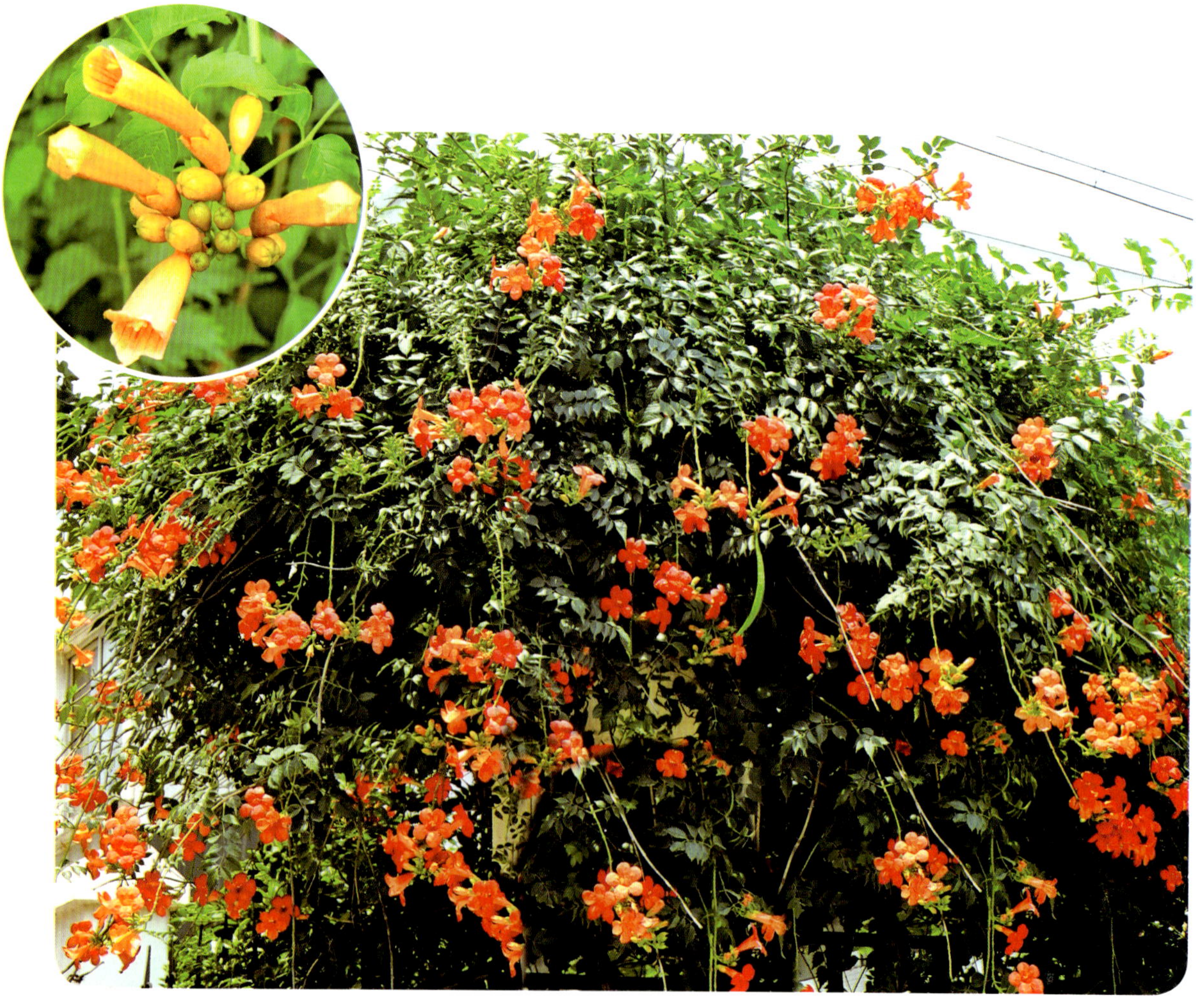

高粱泡

［药材来源］为蔷薇科植物高粱泡 *Rubus lambertianus* Ser. 的根。

［江山土名］十月莓。

［性味归经］苦、涩，平。归肝、肺、肾经。

［功能主治］活血调经，消肿解毒。用于产后腹痛，血崩，产褥热，痛经，坐骨神经痛，风湿关节痛，偏瘫。

［采收加工］秋季采挖，根洗净切片，晒干。

［参考资料］高粱泡单用或加芦根，水煎服，可治感冒。高粱泡、牛膝配伍，水煎服，可治风湿关节炎。

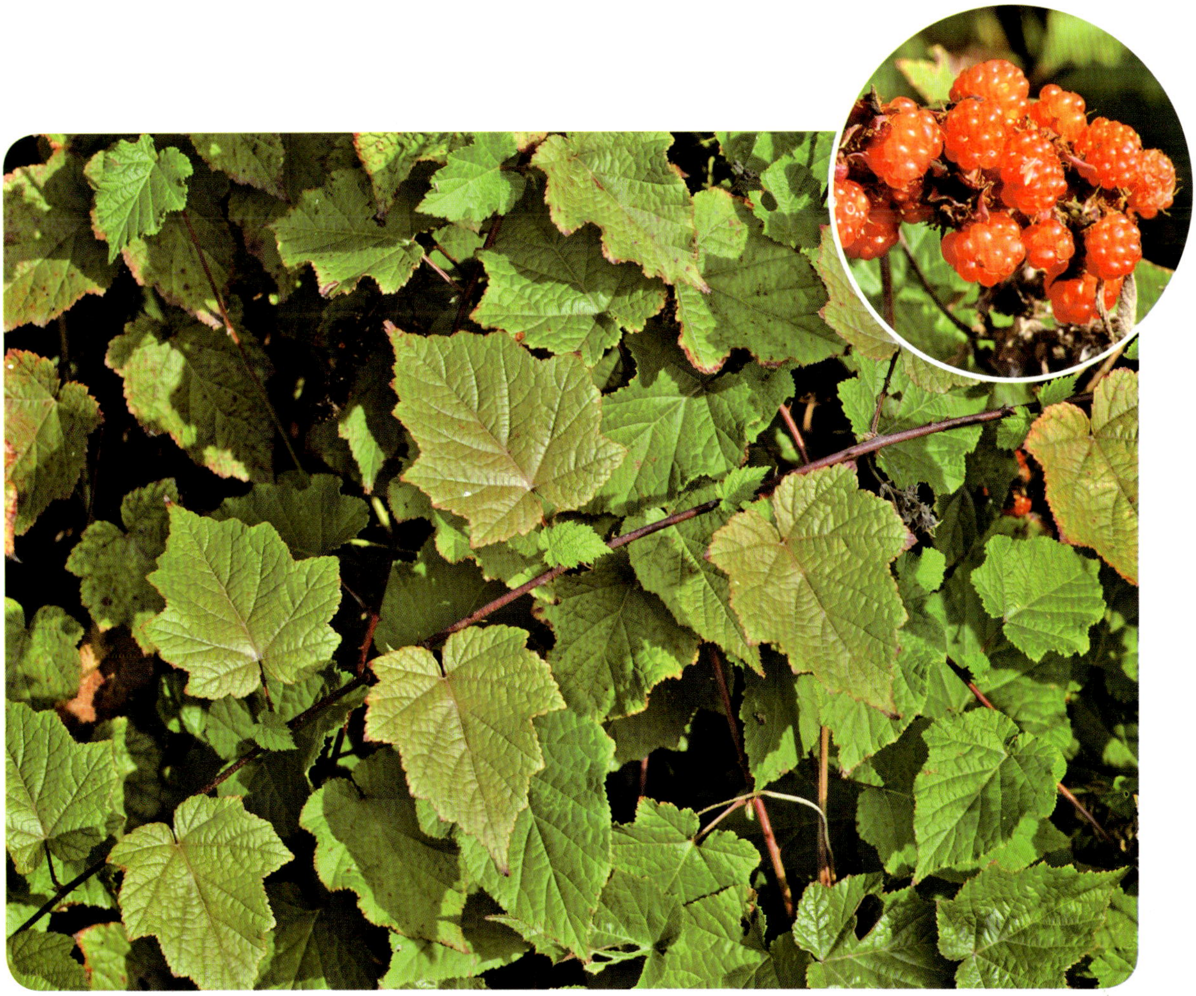

凉　薯

［药材来源］为豆科植物豆薯 *Pachyrrhizus erosus*（L.）Urban 的块根。

［江山土名］地瓜、凉瓜、豆薯。

［性味归经］甘，凉。归肺、肾经。

［功能主治］清肺生津，利尿通乳，解酒毒。用于肺热咳嗽，肺痈，中暑烦渴，消渴，乳少，小便不利。

［采收加工］夏、秋二季采收，鲜用或晒干。

［参考资料］主要含有豆薯皂苷元 A、B，豆薯黄酮。凉薯单用，或配葛根，水煎服，可治感冒发热、头痛、烦渴、下痢。

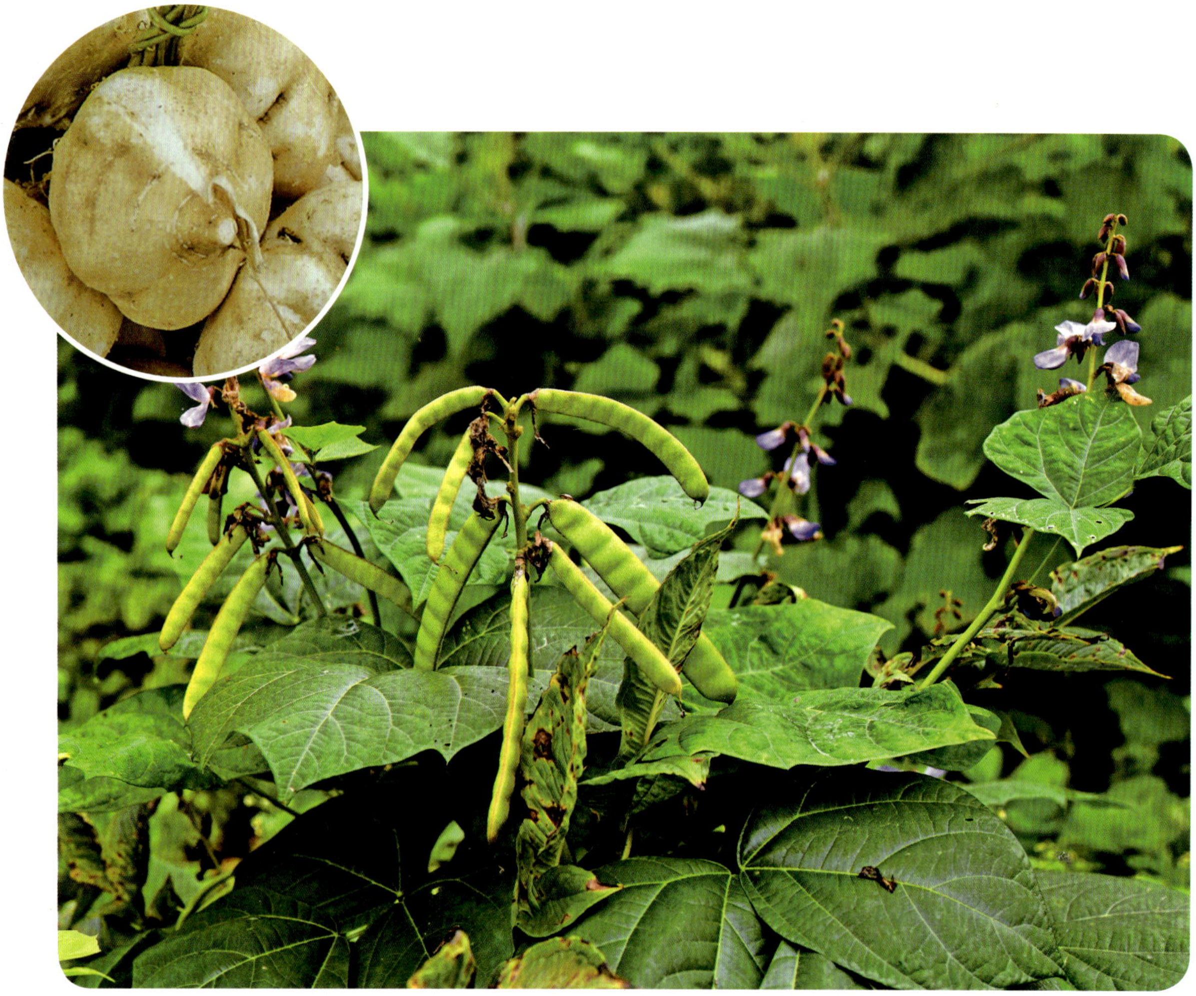

瓶尔小草

[药材来源] 为瓶尔小草科植物瓶尔小草 *Ophioglossum vulgatum* L. 的全草。

[江山土名] 一支枪、独叶一支箭。

[性味归经] 微甘、酸，寒。归肺、胃经。

[功能主治] 清热凉血，解毒镇痛。用于肺热咳嗽，肺痈，肺痨吐血，小儿高热惊风，目赤肿痛，胃痛，疔疮痈肿，蛇虫咬伤，跌打肿痛。

[采收加工] 夏末秋初采收，洗净晒干。

[参考资料] 含有丙氨酸、丝氨酸等。清热解毒效果较好，江山民间多用于毒蛇咬伤、小儿肺炎、惊风等。

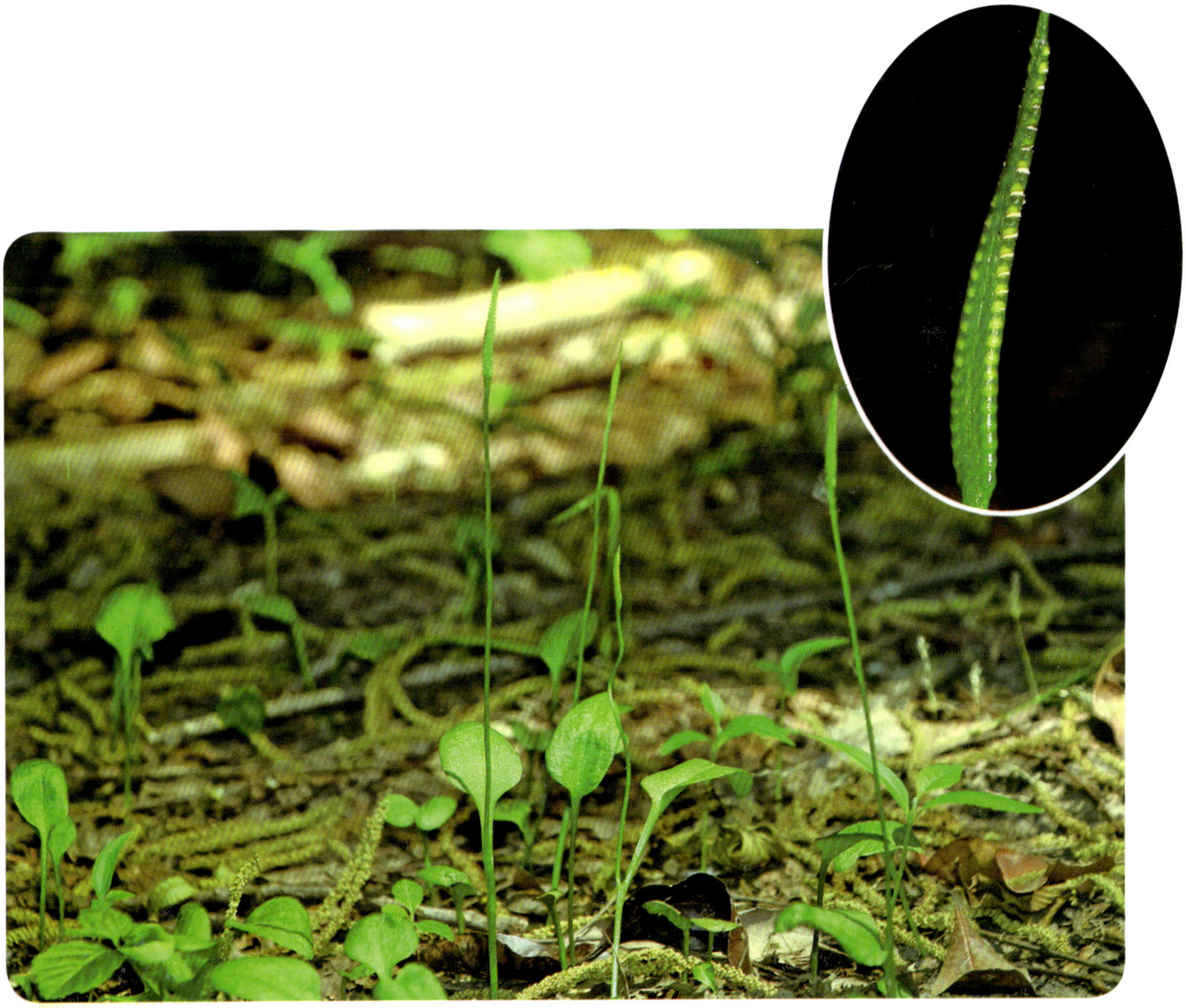

粉萆薢

[药材来源] 为薯蓣科植物粉背薯蓣 *Dioscorea hypoglauca* Palibin 的根茎。

[江山土名] 萆薢。

[性味归经] 苦，平。归肾、胃经。

[功能主治] 利湿去浊，祛风除痹。用于膏淋，白浊，白带过多，风湿痹痛，关节不利，腰膝疼痛。

[采收加工] 秋、冬二季采挖，除去须根，洗净，切片，晒干。

[参考资料] 用于膏淋，白浊，白带等症：萆薢能利水湿而分清泌浊，为治膏淋要药。常用于膏淋，小便混浊，白如米泔，常与乌药、益智仁、石菖蒲等同用，如萆解分清饮。用于风湿痹痛，腰膝酸痛等症：萆薢能祛风湿，通络止痛，善治腰膝痹痛，筋脉关节屈伸不利。若偏于寒湿者，可与附子、牛膝等同用，如萆薢丸。

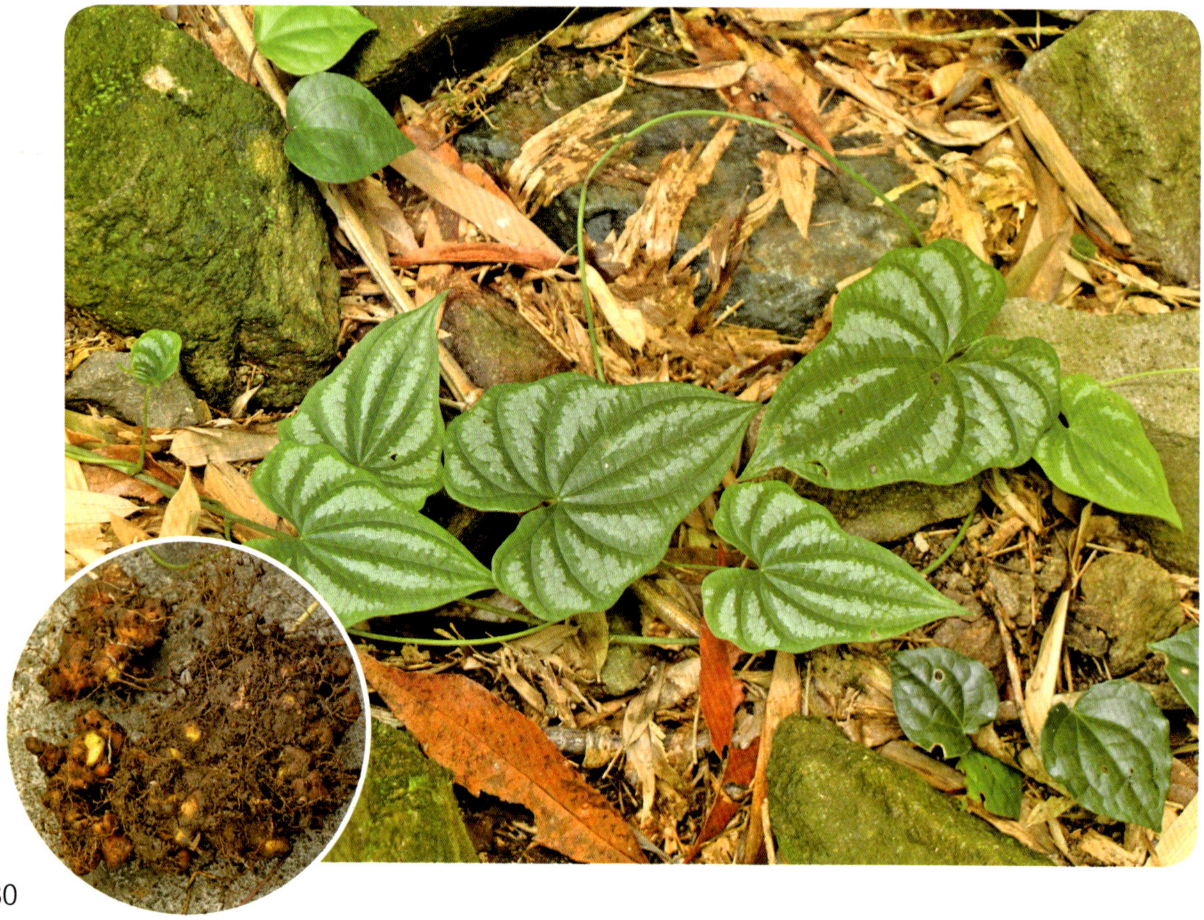

粉葛

[药材来源] 为豆科植物甘葛藤 *Pueraria thomsonii* Benth. 的根。其花（葛花）也可药用。

[江山土名] 葛。

[性味归经] 甘、辛，凉。归脾、胃经。

葛花：甘，平。归脾、胃经。

[功能主治] 解肌退热，生津止渴，透疹，升阳止泻，通经活络，解酒毒。用于外感发热头痛，项背强痛，口渴，消渴，麻疹不透，热痢，泄泻，眩晕头痛，中风偏瘫，胸痹心痛，酒毒伤中。

葛花：解酒毒，清湿热。用于酒毒烦渴，湿热便血。

[采收加工] 秋、冬二季采挖，除去外皮，稍干，截段或再纵切两半或斜切成厚片，干燥。

葛花：秋季花初开时采收，干燥。

[参考资料] 一般认为粉葛的淀粉含量高，野葛的有效药用成分较多。据文献报道，野葛的葛根黄酮比粉葛高约 3 倍，葛根黄酮目前主要用于治疗心脑血管类疾病，如高血压、心绞痛、偏头痛、高血脂、冠心病、心肌梗塞、视网膜静脉阻塞、视网膜动脉阻塞、突发性耳聋等。

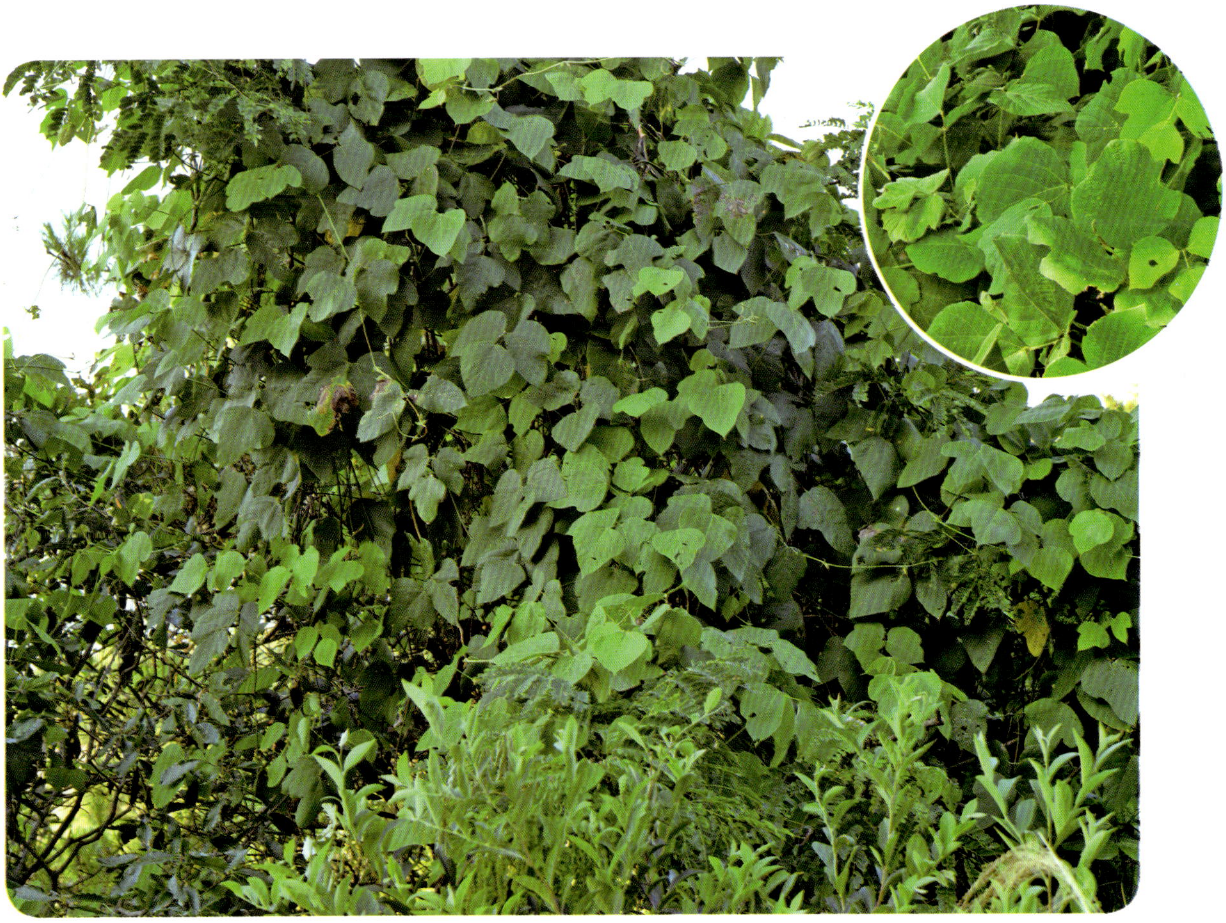

益母草

[药材来源] 为唇形科植物益母草 *Leonurus japonicus* Houtt. 的新鲜或干燥地上部分。其干燥成熟果实（茺蔚子）也可药用。

[江山土名] 益母草。

[性味归经] 苦、辛，微寒。归肝、心包、膀胱经。

茺蔚子：辛、苦，微寒。归心包、肝经。

[功能主治] 活血调经，利尿消肿，清热解毒。用于月经不调，痛经经闭，恶露不尽，水肿尿少，疮疡肿毒。

茺蔚子：活血调经，清肝明目。用于月经不调，经闭痛经，目赤翳障，头晕胀痛。

[采收加工] 鲜品春季幼苗期至初夏花前期采割；干品夏季茎叶茂盛、花未开或初开时采割，晒干，或切段晒干。

茺蔚子：秋季果实成熟时采割地上部分，晒干，打下果实，除去杂质。

[参考资料] 主要含有益母草碱、水苏碱等。益母草煎剂、乙醇浸膏及所含益母草碱对多种动物的子宫有兴奋作用；对小鼠有一定的抗着床和抗早孕作用。益母草有强心、增加冠脉流量和心肌营养性血流量的作用，减慢心率，对抗实验性心肌缺血和心律失常，缩小心肌梗死范围。粗提物能扩张血管，有短暂的降压作用，对血小板聚集、血栓形成以及红细胞的聚集性有抑制作用。益母草能改善肾功能，益母草碱有明显的利尿作用。

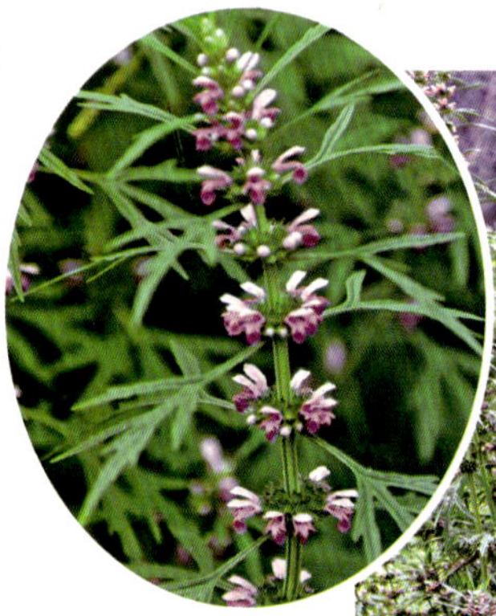

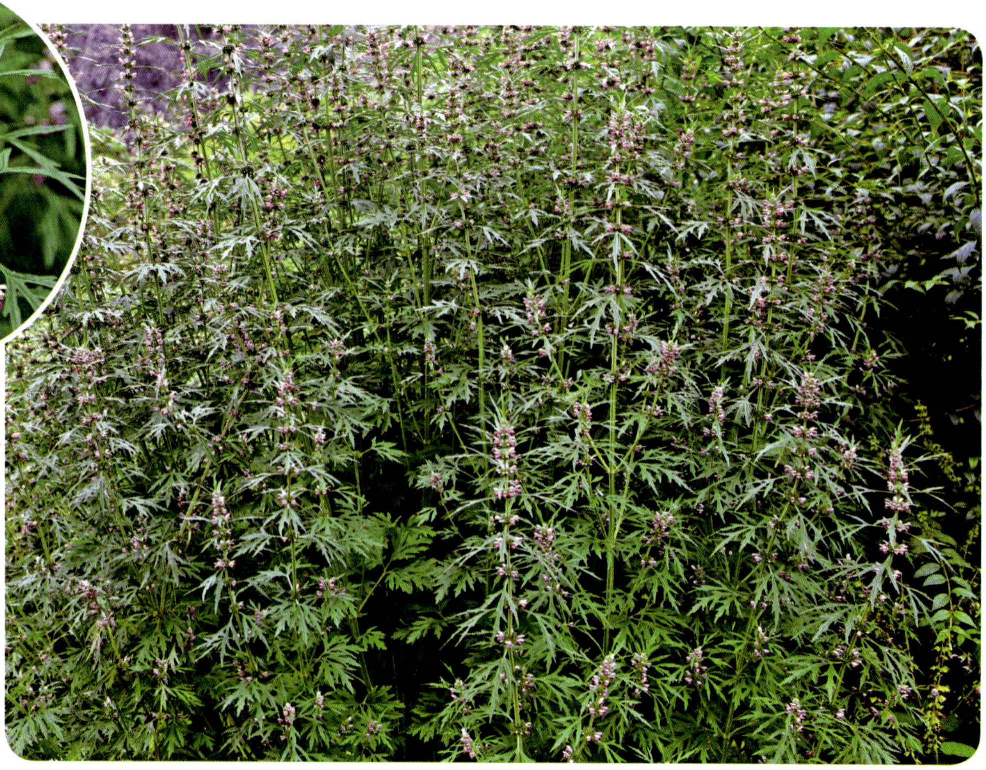

浙贝母

[药材来源] 为百合科植物浙贝母 *Fritillaria thunbergii* Miq. 的鳞茎。

[江山土名] 浙贝、大贝、元宝贝。

[性味归经] 苦，寒。归肺、心经。

[功能主治] 清热化痰止咳，解毒散结消痈。用于风热咳嗽，痰火咳嗽，肺痈，乳痈，瘰疬，疮毒。

[采收加工] 初夏采挖分别撞擦，除去外皮，拌以煅过的贝壳粉，吸去擦出的浆汁，干燥；或取鳞茎，大小分开，洗净，除去芯芽，趁鲜切成厚片，洗净，干燥。

[参考资料] 本品具有降痰气、开郁结、止疼痛、消胀满、清肝火、解热毒、杀诸虫的作用，用于治疗喉痹、瘰疬、乳痈发背、肺痈肺萎、咳喘、吐血、衄血等。

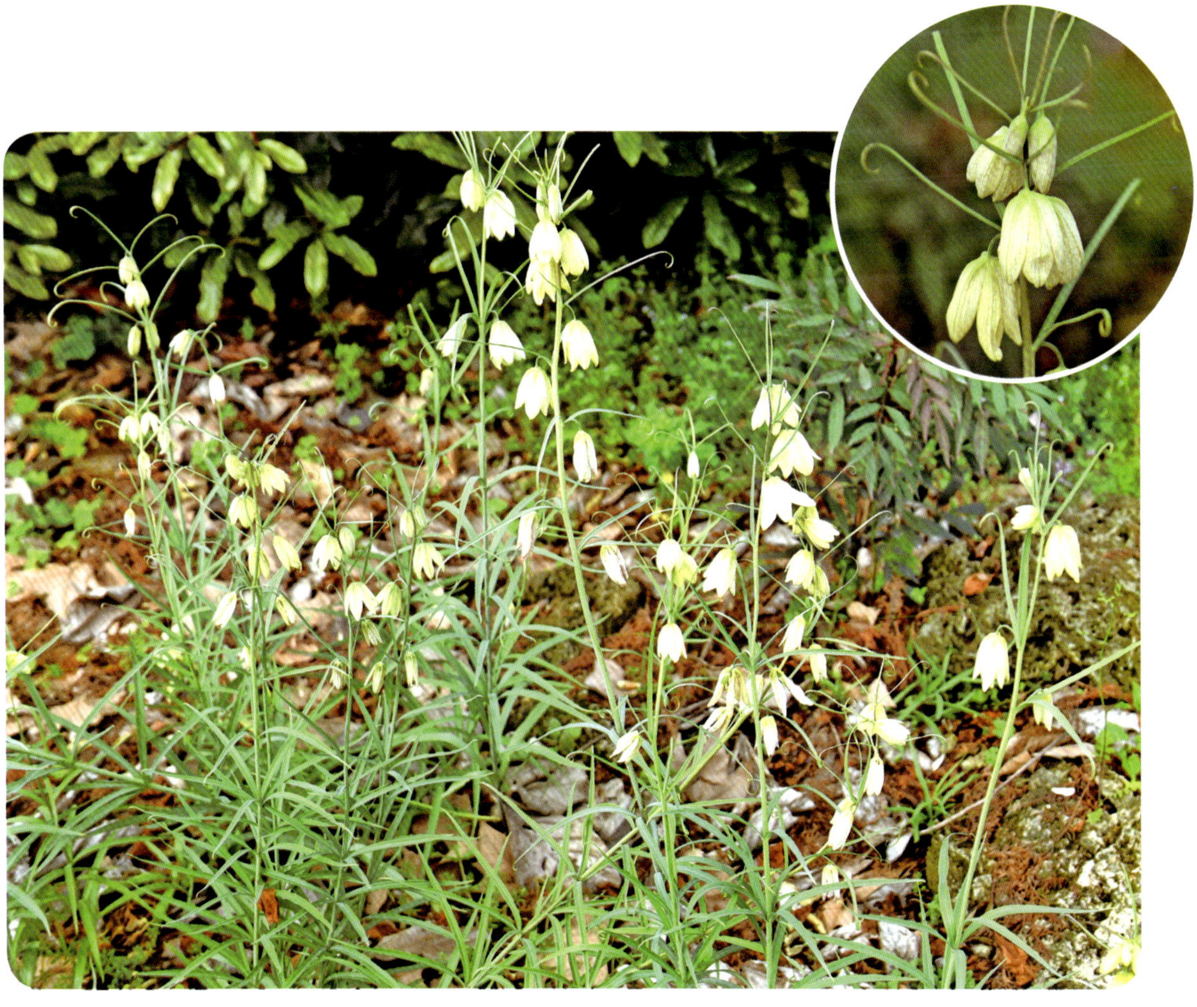

浙桐皮

[药材来源] 为芸香科植物樗叶花椒 *Zanthoxylum alanthides* Sieb. et Zucc. 或朵椒 *Zanthoxylum molle* Rehd. 的树皮。

[江山土名] 刺桐皮。

[性味归经] 辛，微苦，温。归肝、脾经。

[功能主治] 除湿利痹，清化湿热。用于风湿痹痛，湿热下注，脚膝热痛，湿疹疮癣。

[采收加工] 初夏采剥具有钉刺的树皮，干燥。

[参考资料] 药材以皮薄、带钉刺者为佳。多地区习惯以“浙桐皮”作“海桐皮”使用。

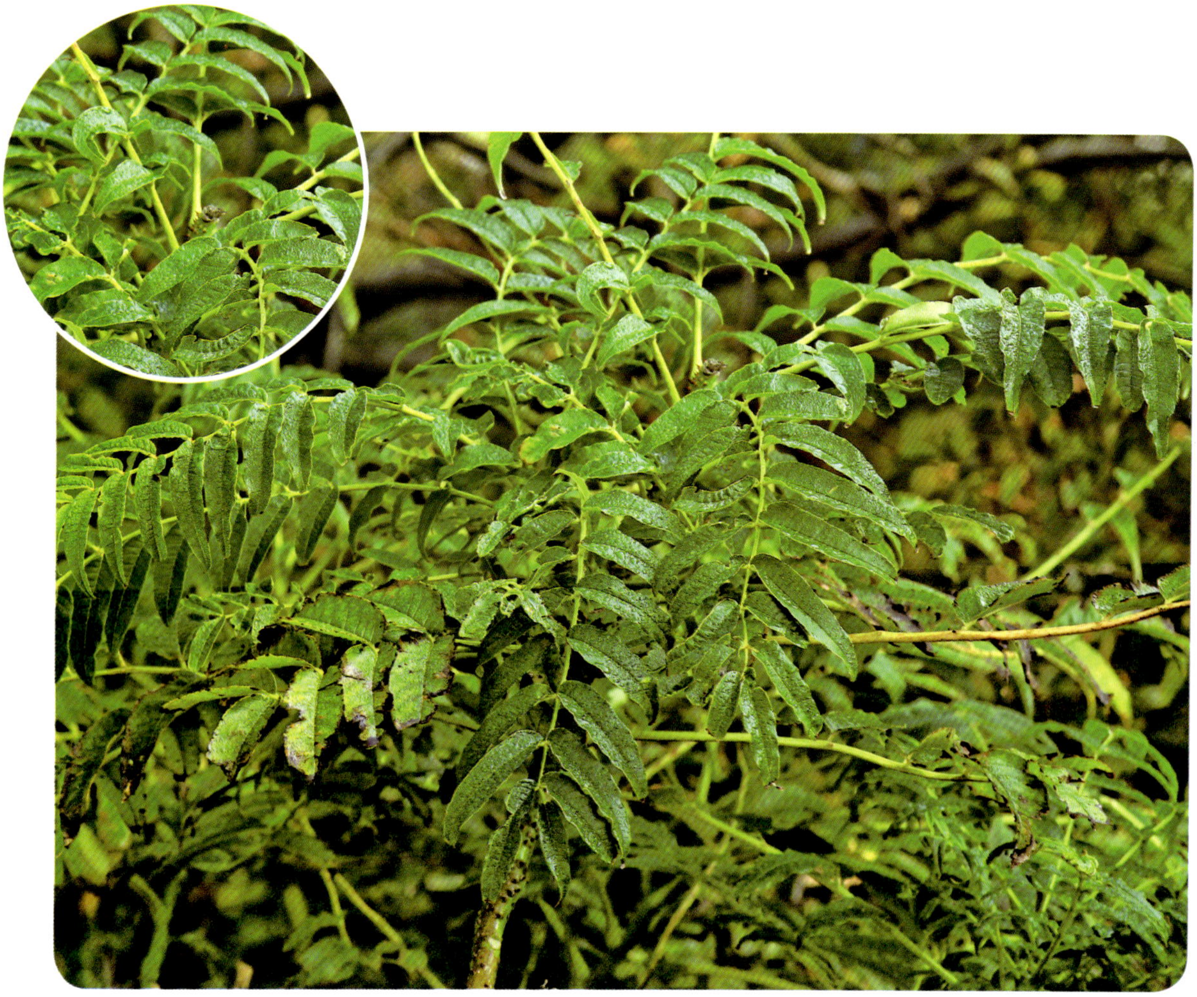

娑罗子

[药材来源] 为七叶树科植物七叶树 Aesculus chinensis Bge.、浙江七叶树 Aesculus chinensis Bge. var. chekiangensis（Hu et Fang）Fang 或天师栗 Aesculus wilsonii Rehd. 的成熟果实。

[江山土名] 梭罗子、娑婆子。

[性味归经] 甘，温。归肝、胃经。

[功能主治] 理气宽中，和胃止痛。用于胸腹胀闷，胃脘疼痛。

[采收加工] 秋季果实成熟时采收，低温干燥。

[参考资料] 果皮表面棕褐色，粗糙，密布黄棕色疮痂状突起。种子易与果皮分离，种皮棕褐色，略具光泽；气微，味苦而后甘。

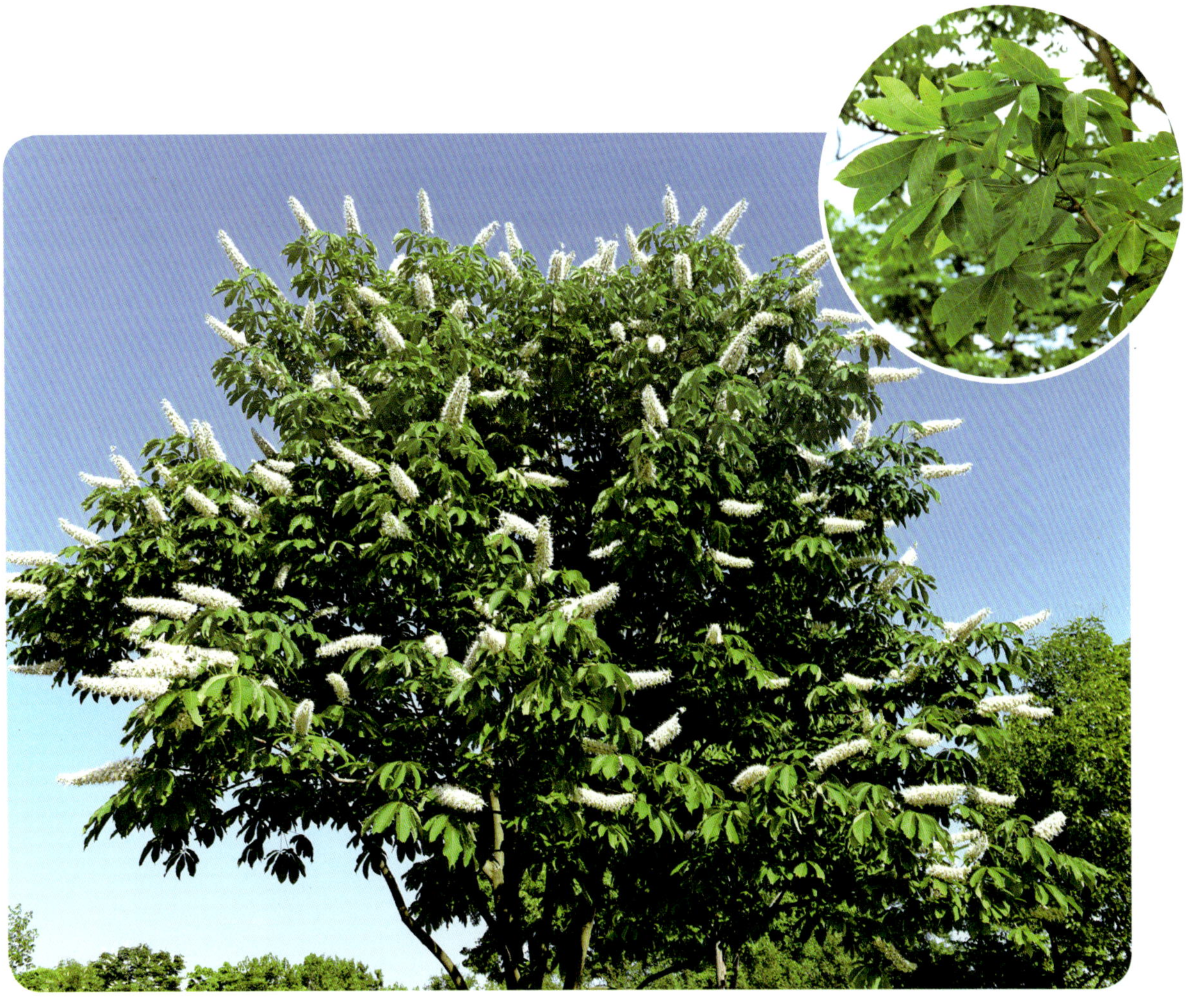

海风藤

[药材来源] 为胡椒科植物风藤 *Piper kadsura* (Choisy) Ohwi 或山蒟 *Piper hancei* Maxim. 的藤茎。

[江山土名] 风藤。

[性味归经] 辛、苦，微温。归肝经。

[功能主治] 祛风湿，通经络，止痹痛。用于风寒湿痹，肢节疼痛，筋脉拘挛，屈伸不利。

[采收加工] 夏、秋二季采割，除去根、叶，晒干。

[参考资料] 本品的皮部窄，木部宽广，灰黄色，导管孔多数，射线灰白色，放射状排列，皮部与木部交界处常有裂隙，中心有灰褐色髓。孕妇及阴虚火旺者禁服。

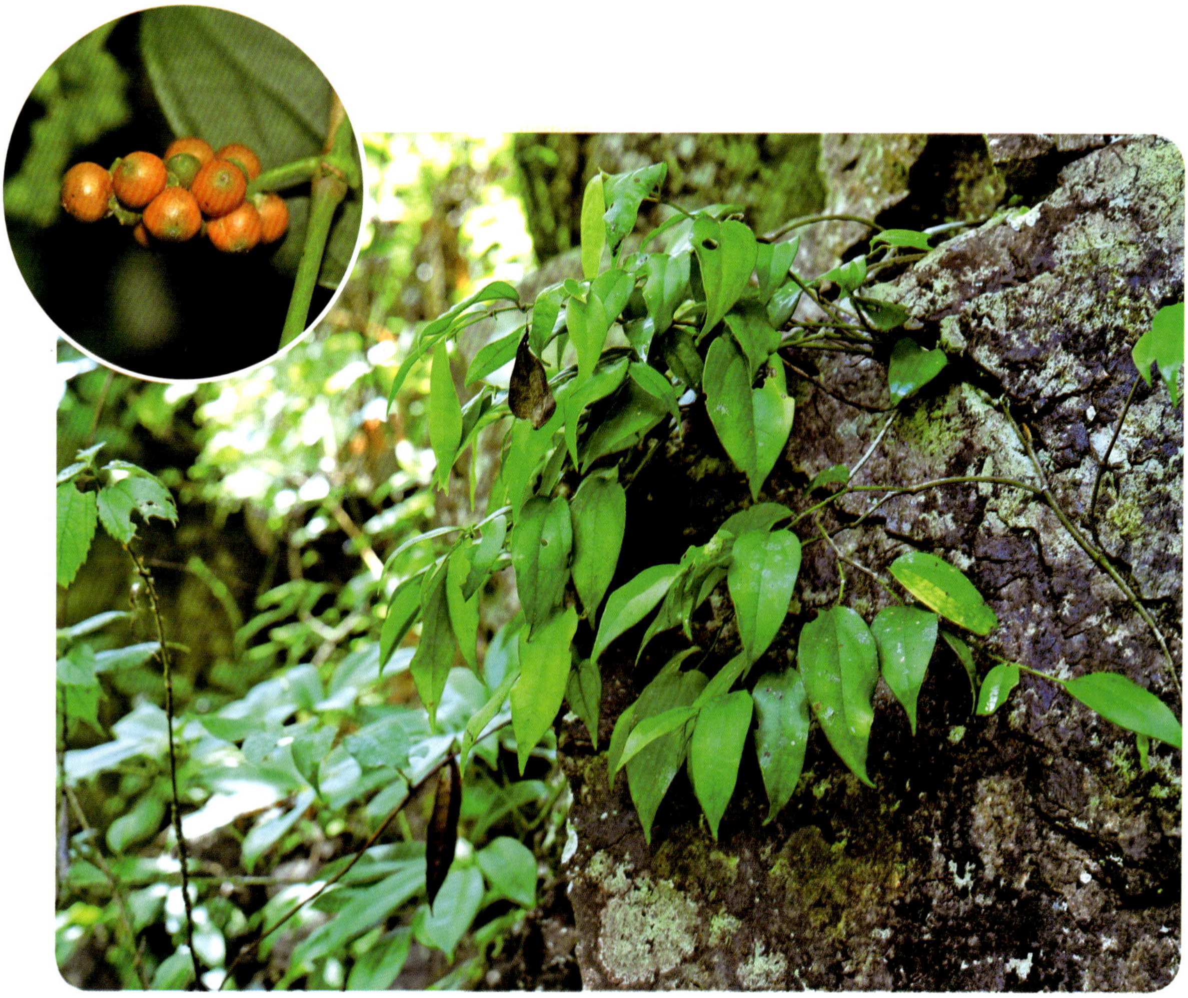

海金沙

[药材来源] 为海金沙科植物海金沙 *Lygodium japonicum*（Thunb.）Sw. 的成熟孢子。其干燥地上部分（海金沙藤）也可药用。

[江山土名] 海金沙。

[性味归经] 甘、咸，寒。归膀胱、小肠经。

海金沙藤：甘，寒。归膀胱、小肠经。

[功能主治] 清利湿热，通淋止痛。用于热淋，石淋，血淋，膏淋，尿道涩痛。

海金沙藤：清热解毒，利尿。用于小便不利，石淋，水肿，黄疸，痈肿疔毒，乳痈，腮腺炎，口疮，白带。

[采收加工] 秋季孢子未脱落时采割藤叶，晒干，搓揉或打下孢子，除去藤叶。

海金沙藤：夏、秋二季采割，晒干。

[参考资料] 含有高丝氨酸、咖啡酸、香豆酸、脂肪油。本品煎剂对金黄色葡萄球菌、绿脓杆菌、福氏痢疾杆菌、伤寒杆菌等均有抑制作用。海金沙还有利胆作用。

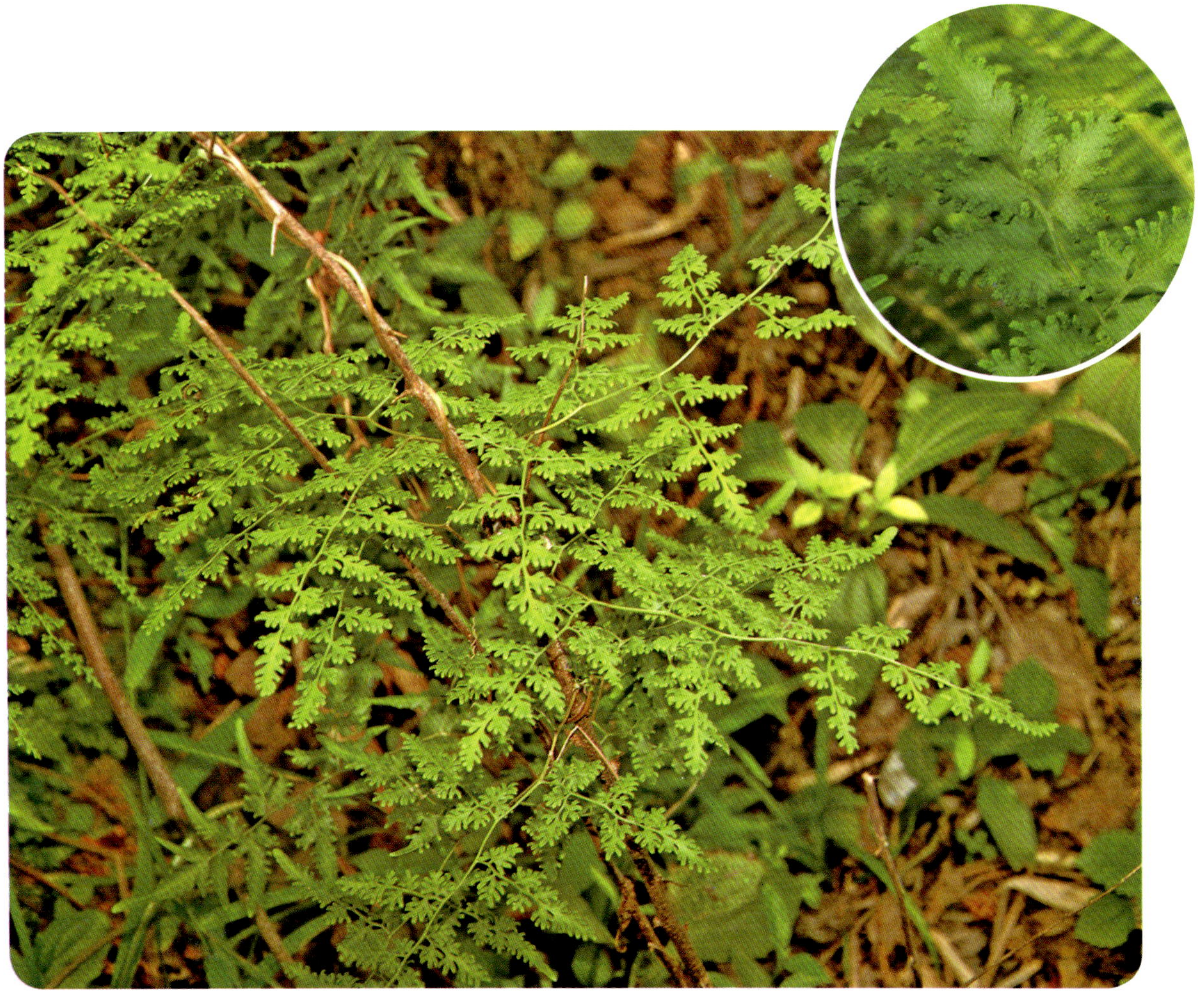

浮 萍

[药材来源] 为浮萍科植物紫萍 Spirodela polyrrhiza（L.）Schleid. 的全草。

[江山土名] 漂。

[性味归经] 辛，寒。归肺经。

[功能主治] 宣散风热，透疹，利尿。用于麻疹不透，风疹瘙痒，水肿尿少。

[采收加工] 6～9 月采收，洗净，除去杂质，干燥。

[参考资料] 主要含有荭草素、牡荆素、亚麻酸等。表虚自汗者禁服。

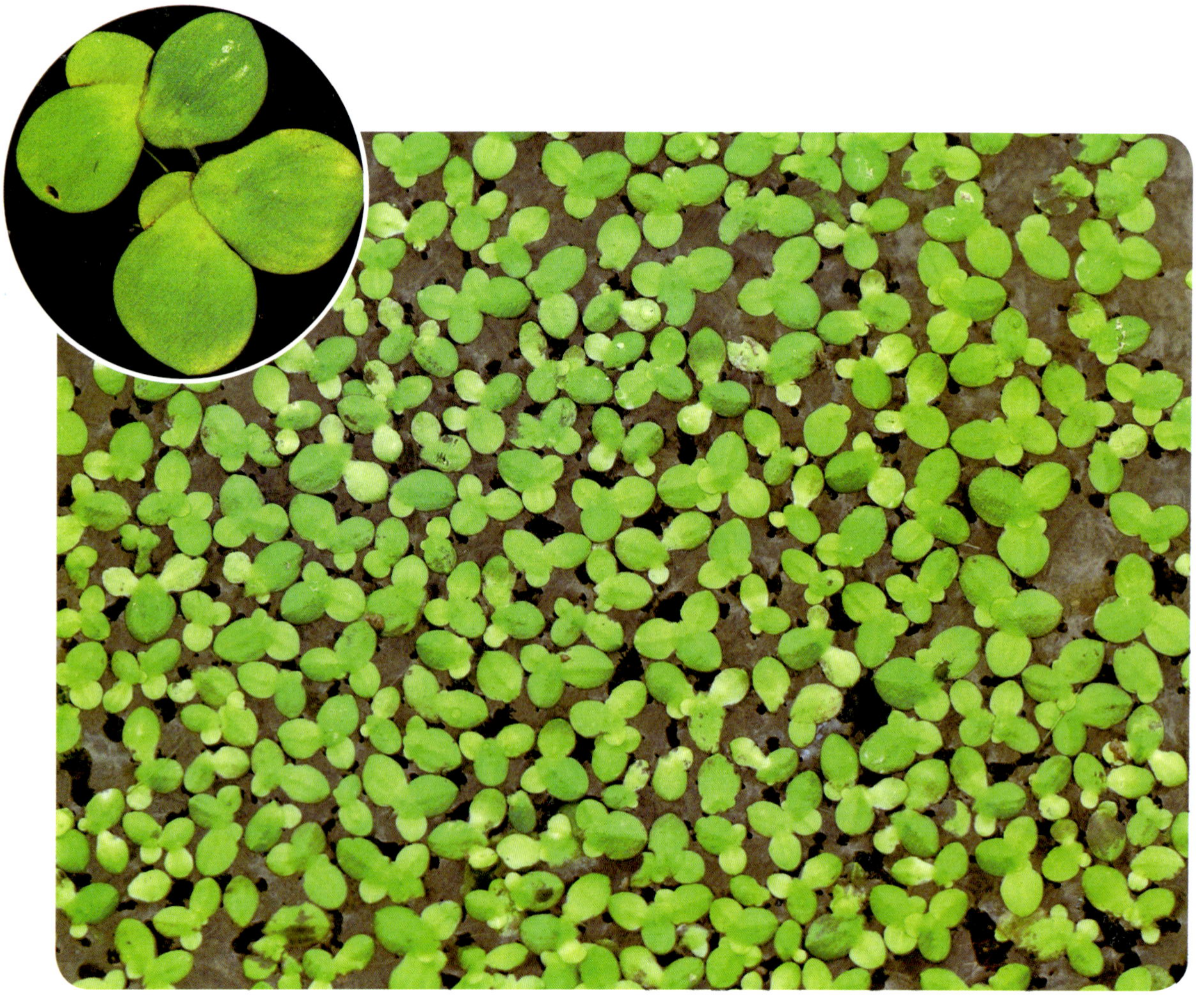

扇叶铁线蕨

［药材来源］为铁线蕨科扇叶铁线蕨 *Adiantum flabellulatum* L. Sp. 的全草。

［江山土名］乌脚枪、铁线蕨。

［性味归经］微苦，寒。有毒。归脾、肝经。

［功能主治］清热解毒，舒筋活络，利尿，化痰，消肿，止血，止痛。用于跌打内伤，外敷治烫火伤，毒蛇、蜈蚣咬伤及疮痛初起。

［采收加工］夏季采挖，洗净，晒干或鲜用。

［参考资料］含有黄酮、有机酸、氨基酸、酚类和糖类等。不用于内服。外用适量，块茎磨汁或捣烂敷患处，可治跌打内伤及疮痛初起。

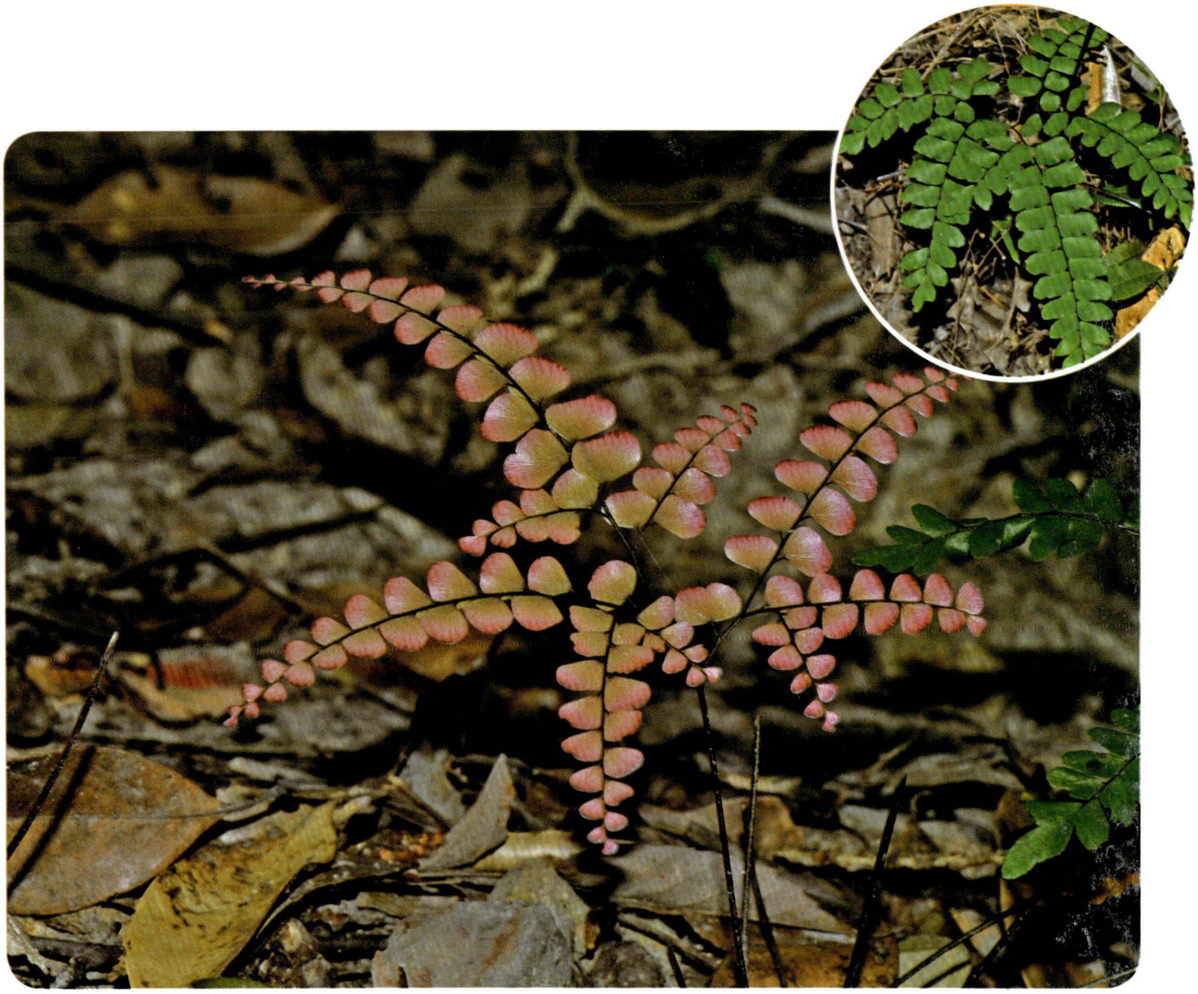

通天草

[药材来源] 为莎草科植物荸荠 *Eleocharis tuberosa*(Roxb.) Roem. et Schult. 的干燥地上部分。其干燥球茎淀粉(地栗粉)也可药用。

[江山土名] 荸荠草、地栗草、荸荠粉。

[性味归经] 苦,平。归肺、膀胱经。

地栗粉:甘,微寒。归肝、肺经。

[功能主治] 利水消肿。用于水肿,小便不利。

地栗粉:清热,化痰,明目。用于痰热积聚,瘰疬,肺结核;外用于目赤障翳。

[采收加工] 秋季采收,干燥。

地栗粉:冬季采挖,洗净,研磨,滤过,沉淀,干燥。

[参考资料] 地栗粉为白色细腻的粉末。微有光泽。湿润后具黏性。沸水冲泡即成半透明稠糊状。气微,味甘。

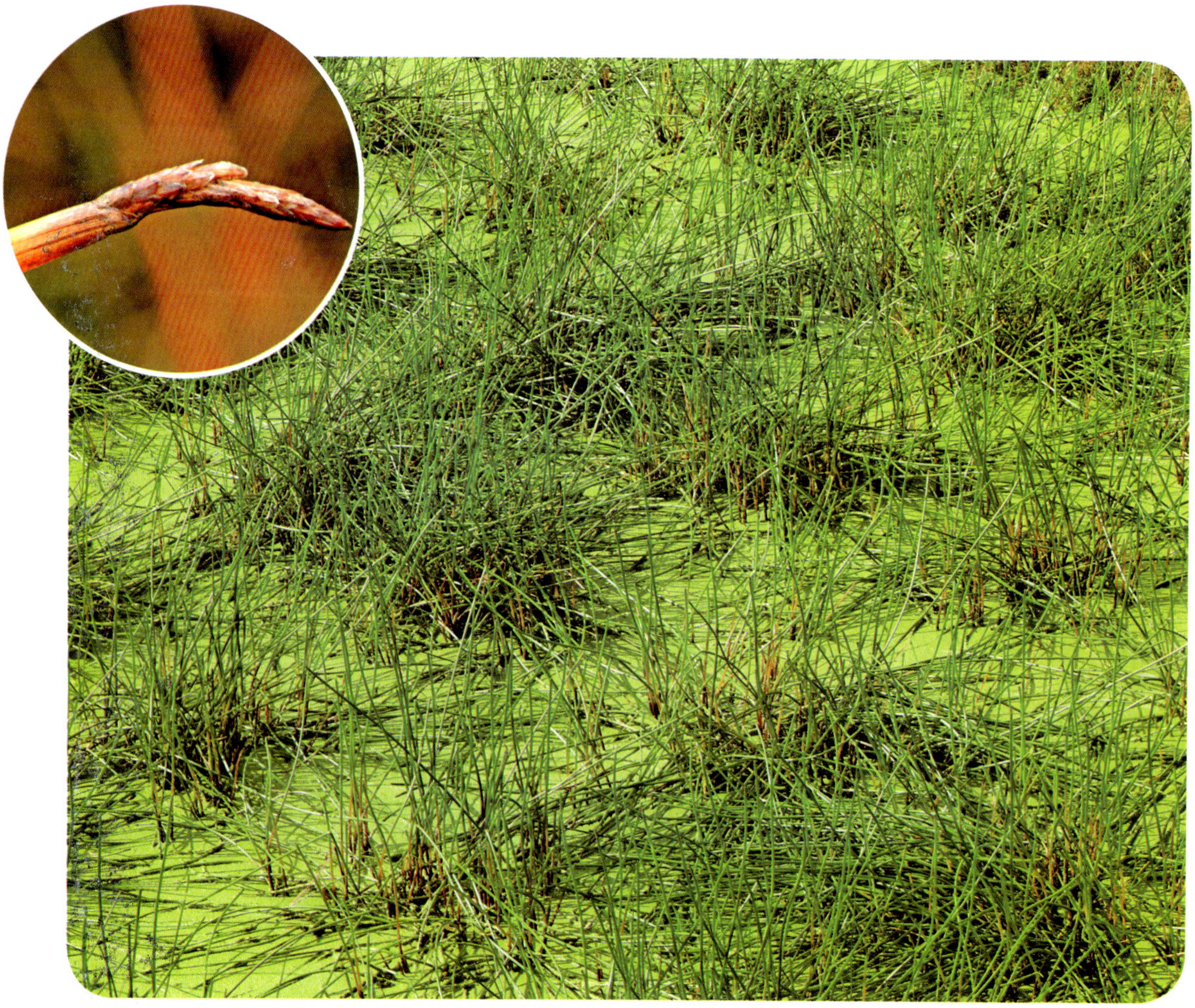

通草

[药材来源] 为五加科植物通脱木 *Tetrapanax papyrifer*（Hook.）K. Koch 的茎髓。

[江山土名] 白通草。

[性味归经] 甘、淡，微寒。归肺、胃经。

[功能主治] 清热利尿，通气下乳。用于湿热淋证，水肿尿少，乳汁不下。

[采收加工] 秋季割取茎，截成段，趁鲜取出髓部，理直，晒干。

[参考资料] 通草色白而气寒，味淡而体轻，故入太阴肺经，引热下降而利小便；入阳明胃经，通气上达而下乳汁。用于湿热内蕴，小便短赤或淋沥涩痛之症，但气味俱薄，作用缓弱，可配木通、滑石等同用；用治湿温病症，可配薏苡仁、白豆蔻、竹叶等同用。用于乳汁稀少，可与猪蹄、穿山甲、川芎、甘草等煎汤服。

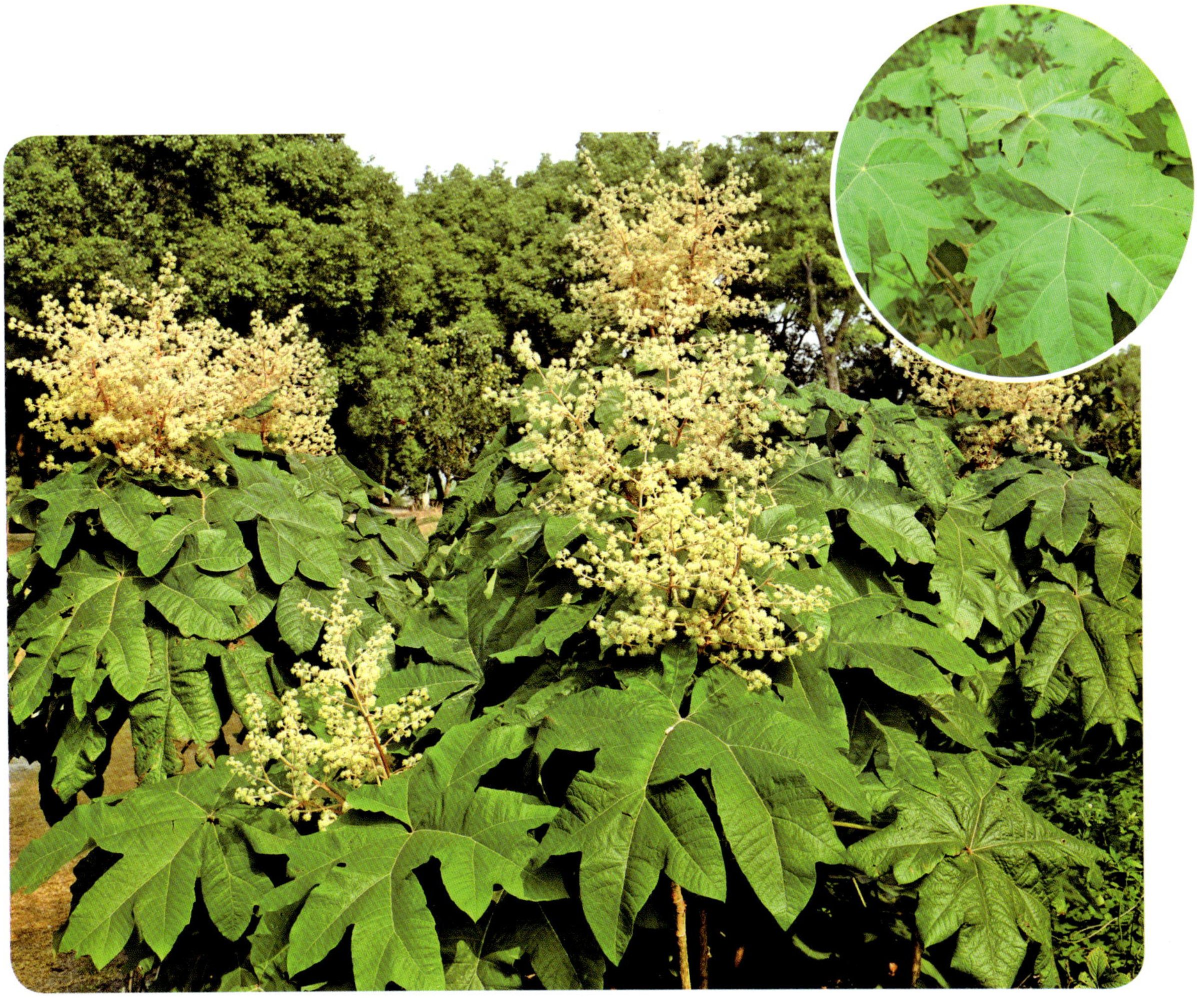

通泉草

[药材来源] 为玄参科植物通泉草 *Mazus japonicus*（Thunb.）O. Kuntze 的全草。

[江山土名] 脓包药、野甜菜。

[性味归经] 苦，平。归心、肺、肾经。

[功能主治] 止痛，健胃，解毒。用于偏头痛，消化不良；外用治疗疮，脓疱疮，烫伤。

[采收加工] 春、夏、秋季采收，晒干。

[参考资料] 通泉草全草研细末，冷水调敷患处可治痈疽疮肿。通泉草、蒲公英、甘草等配伍，水煎服，可治乳痈。通泉草、葎草等配伍，水煎服，可治消化不良、疳积。

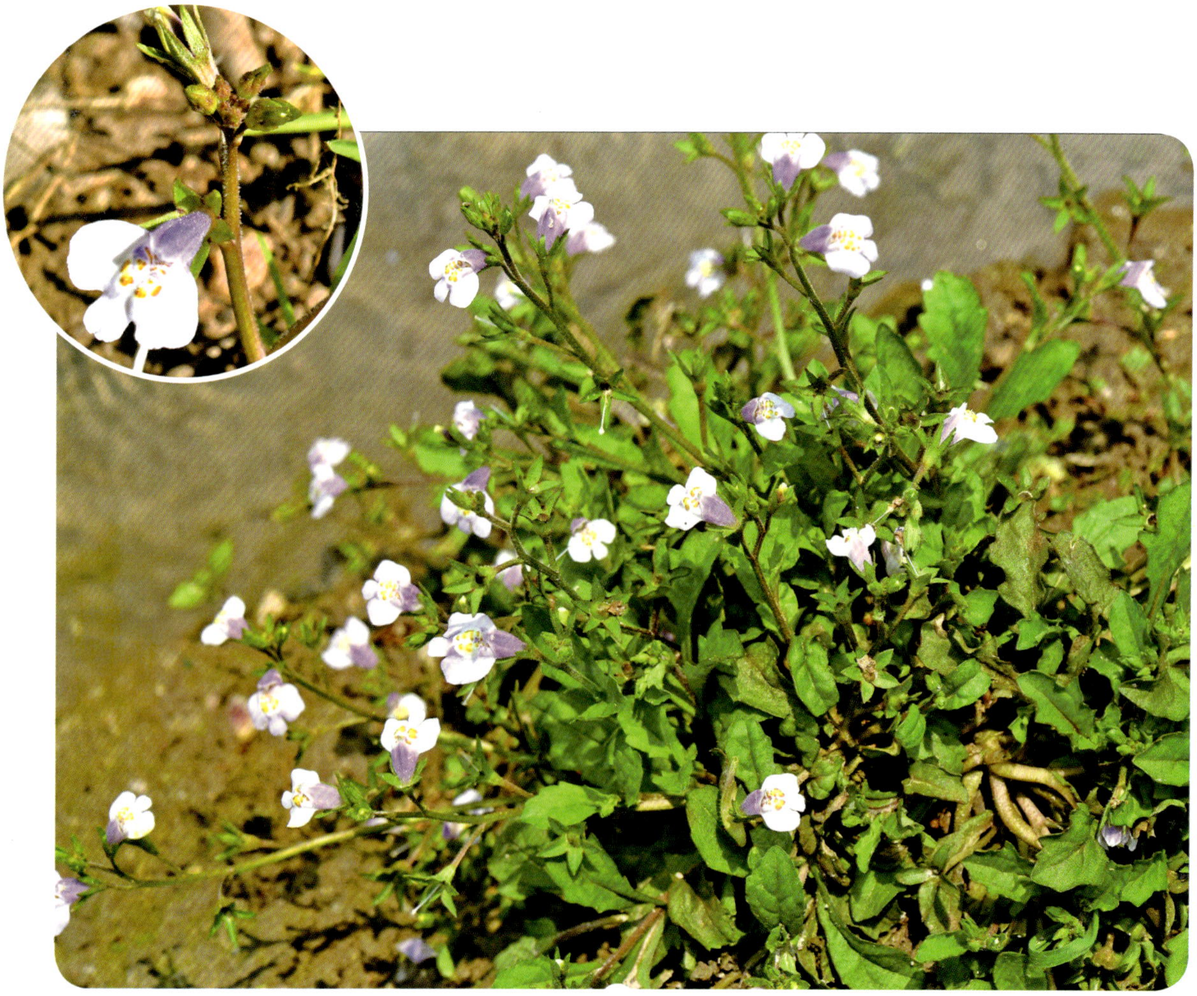

桑叶

[药材来源] 为桑科植物桑 *Morus alba* L. 的叶。其干燥果穗（桑椹）、嫩枝（桑枝）和根皮（桑白皮）也可药用。

[江山土名] 桑叶。

[性味归经] 甘、苦，寒。归肺、肝经。

桑椹：甘、酸，寒。归心、肝、肾经。

桑枝：微苦，平。归肝经。

桑白皮：甘，寒。归肺经。

[功能主治] 疏散风热，清肺润燥，清肝明目。用于风热感冒，肺热燥咳，头晕头痛，目赤昏花。

桑椹：滋阴补血，生津润燥。用于肝肾阴虚，眩晕耳鸣，心悸失眠，须发早白，津伤口渴，内热消渴，肠燥便秘。

桑枝：祛风湿，利关节。用于风湿痹病，肩臂、关节酸痛麻木。

桑白皮：泻肺平喘，利水消肿。用于肺热喘咳，水肿胀满尿少，面目肌肤浮肿。

[采收加工] 初霜后采收，除去杂质，晒干。

桑椹：4～6 月果实变红时采收，晒干，或略蒸后晒干。

桑枝：春末夏初采收，去叶，晒干，或趁鲜切片，晒干。

桑白皮：秋末叶落时至次春发芽前采挖根部，刮去黄棕色粗皮，纵向剖开，剥取根皮，晒干。

[参考资料] 用于风热感冒及目赤肿痛，常配菊花。还可用于风火目疾（如急性结膜炎）。本品苦寒清泄肺热，甘寒益阴，凉润肺燥，故可用于燥热伤肺、干咳少痰，轻者可配苦杏仁、沙参、贝母等同用，重者可配生石膏、麦冬、阿胶等同用。桑椹能益肝肾、养阴血，对于阴血不足的眩晕、失眠等症，常与熟地黄、白芍等配伍应用；对肝肾不足、须发早白、耳聋目昏，又可配伍何首乌、女贞子等。

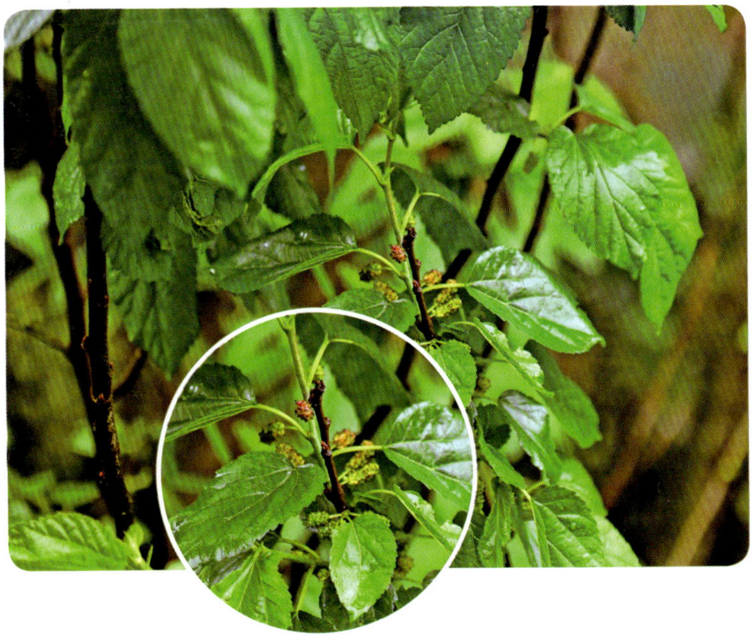

桑寄生

［药材来源］为桑寄生科植物桑寄生 *Taxillus chinensis*（DC.）Danser 的带叶茎枝。

［江山土名］广寄生、寓木。

［性味归经］苦、甘，平。归肝、肾经。

［功能主治］祛风湿，补肝肾，强筋骨，安胎元。用于风湿痹痛，腰膝酸软，筋骨无力，崩漏经多，妊娠漏血，胎动不安，头晕目眩。

［采收加工］冬季至次春采割，除去粗茎，切段，干燥，或蒸后干燥。

［参考资料］含黄酮类化合物：槲皮素，槲皮苷及少量的儿茶酚。桑寄生对降低胆固醇有一定作用，可治疗冠心病、心绞痛。

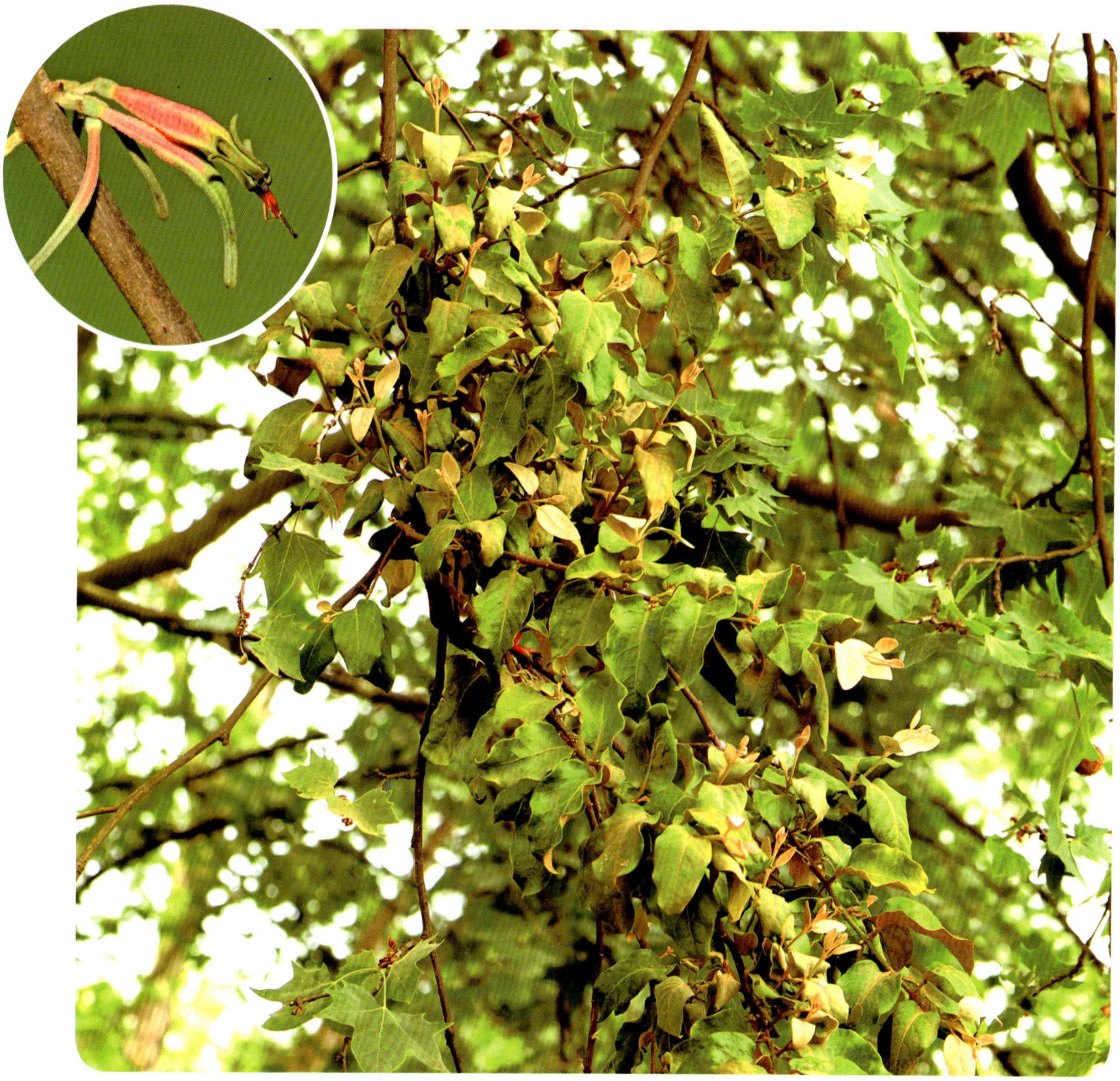

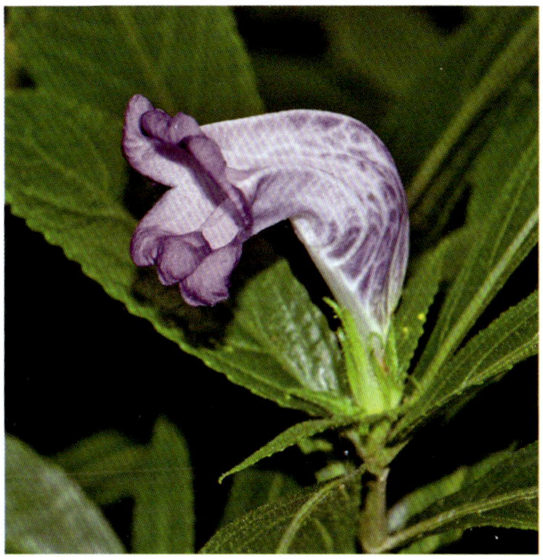

十二画

接骨木

[药材来源] 为忍冬科植物接骨木 *Sambucus williamsii* Hance. 的茎叶。

[江山土名] 接骨柴。

[性味归经] 甘、苦，平。归肝、肾经。

[功能主治] 接骨续筋，祛风通络，消肿止痛。用于骨折，跌打损伤，风湿痹痛，腰痛，肾病水肿，皮肤瘙痒。

[采收加工] 全年可采收，晒干。

[参考资料] 孕妇禁服，体质虚弱者慎服。接骨木煎剂对小鼠灌胃表明有镇痛作用，服药后的小鼠呈安静状态。接骨木的水或醇提取物对小鼠注射有利尿作用。

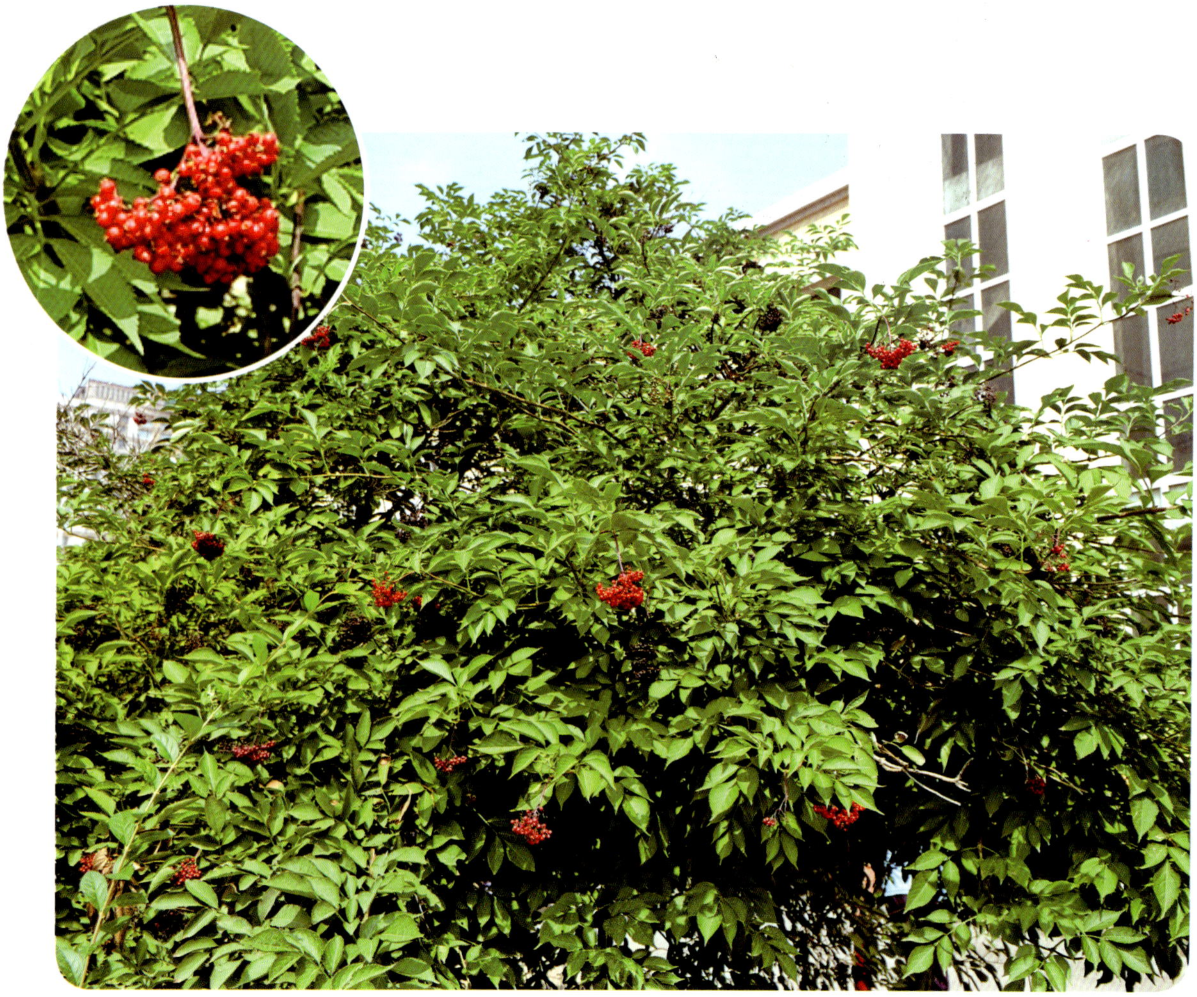

菝葜

[药材来源] 为百合科植物菝葜 *Smilax china* L. 的根茎。

[江山土名] 金刚刺。

[性味归经] 甘、微苦、涩，平。归肝、肾经。

[功能主治] 利湿去浊、祛风除痹，解毒散瘀。用于小便淋浊，带下量多，风湿痹痛，疔疮痈肿。

[采收加工] 秋末至次年春采挖，除去须根，洗净，晒干或趁鲜切片，干燥。

[参考资料] 具有抗炎、镇痛、抗肿瘤、抗氧化、免疫抑制等多种生物活性。菝葜含有白藜芦醇、柚皮素等，常用于消化道恶性肿瘤，有改善症状的作用。用于筋骨酸痛、肌肉麻木、风湿性关节炎等。

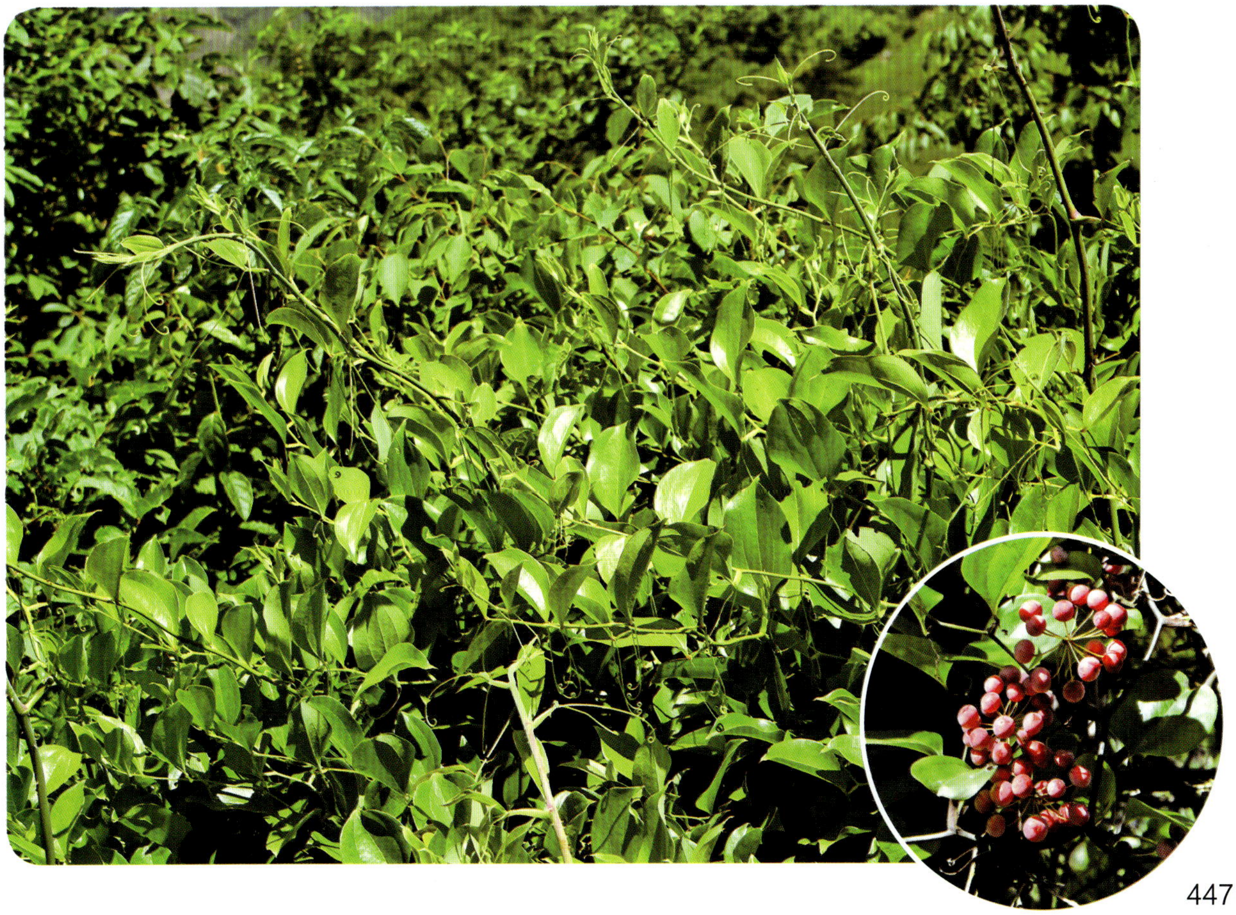

黄水枝

[药材来源] 为虎耳草科植物黄水枝 *Tiarella polyphylla* D. Don 的全草。

[江山土名] 高脚铜告牌、紫背金钱。

[性味归经] 苦，寒。归肝、肺经。

[功能主治] 清热解毒，活血祛瘀，消肿止痛。用于痈疖肿毒，跌打损伤，肝炎，咳嗽气喘。

[采收加工] 春、夏、秋季采收，晒干。

[参考资料] 有抑制胆碱酯酶作用，其甲醇提取物对人血浆胆碱酯酶抑制活性较强。

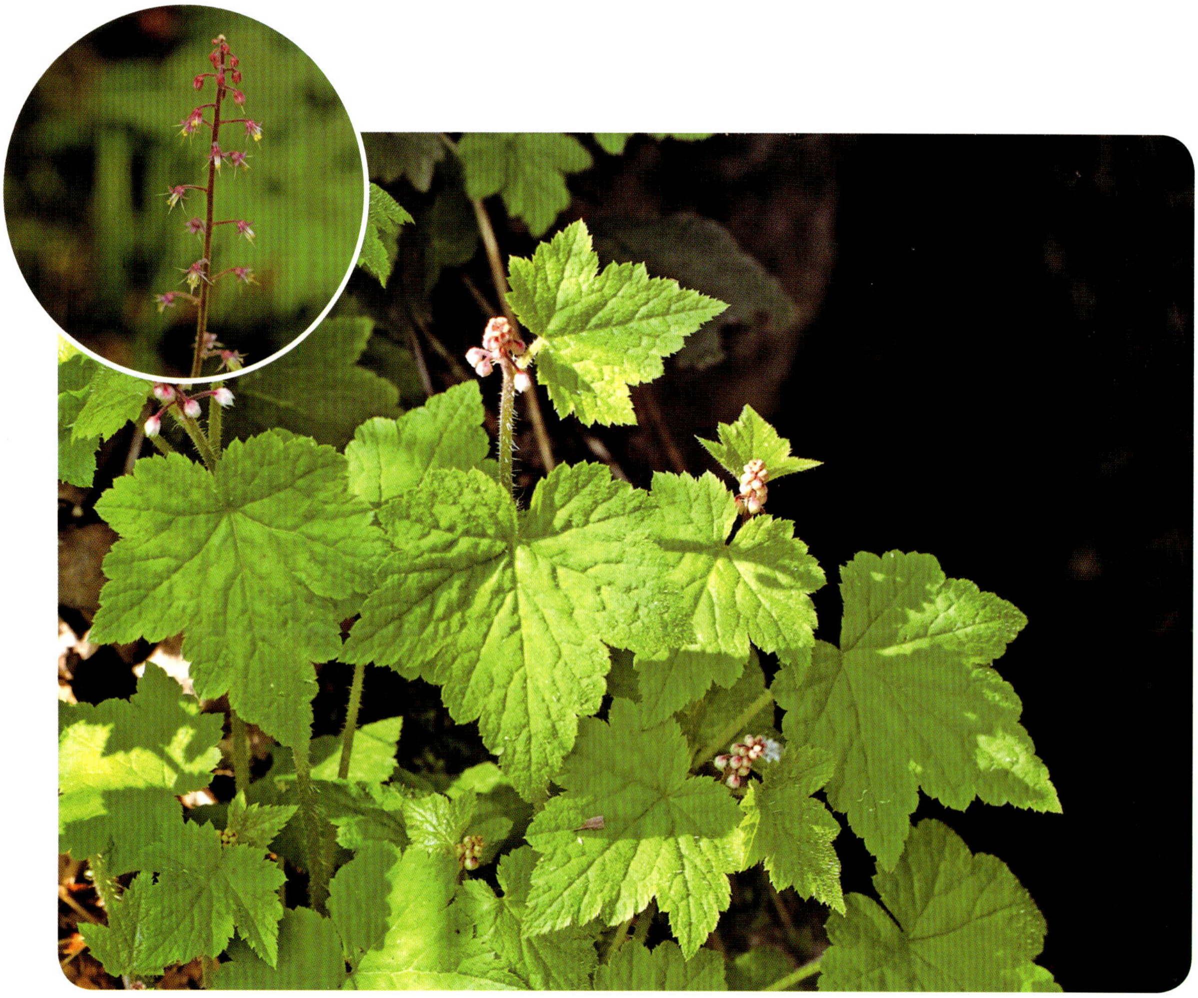

黄毛耳草

[药材来源] 为茜草科植物黄毛耳草 *Hedyotis chrysotricha*（Palib.）Merr. 的干燥全草。

[江山土名] 过路蜈蚣。

[性味归经] 辛、苦，平。归心、肝经。

[功能主治] 清热利湿。用于暑热泄泻，湿热黄疸，急性肾炎，白带。

[采收加工] 全年可采，洗净，干燥。

[参考资料] 呈段状。全体灰绿色，疏被黄色柔毛。茎近圆柱形，节上有时生根。叶对生；叶片呈椭圆形或卵形，全缘，相邻两托叶合生成宽卵形，先端具长突尖。花小，1～3 朵生于叶腋，近无梗，4 数，子房下位。蒴果球形，具数条纵棱，不开裂。气微，味微苦。

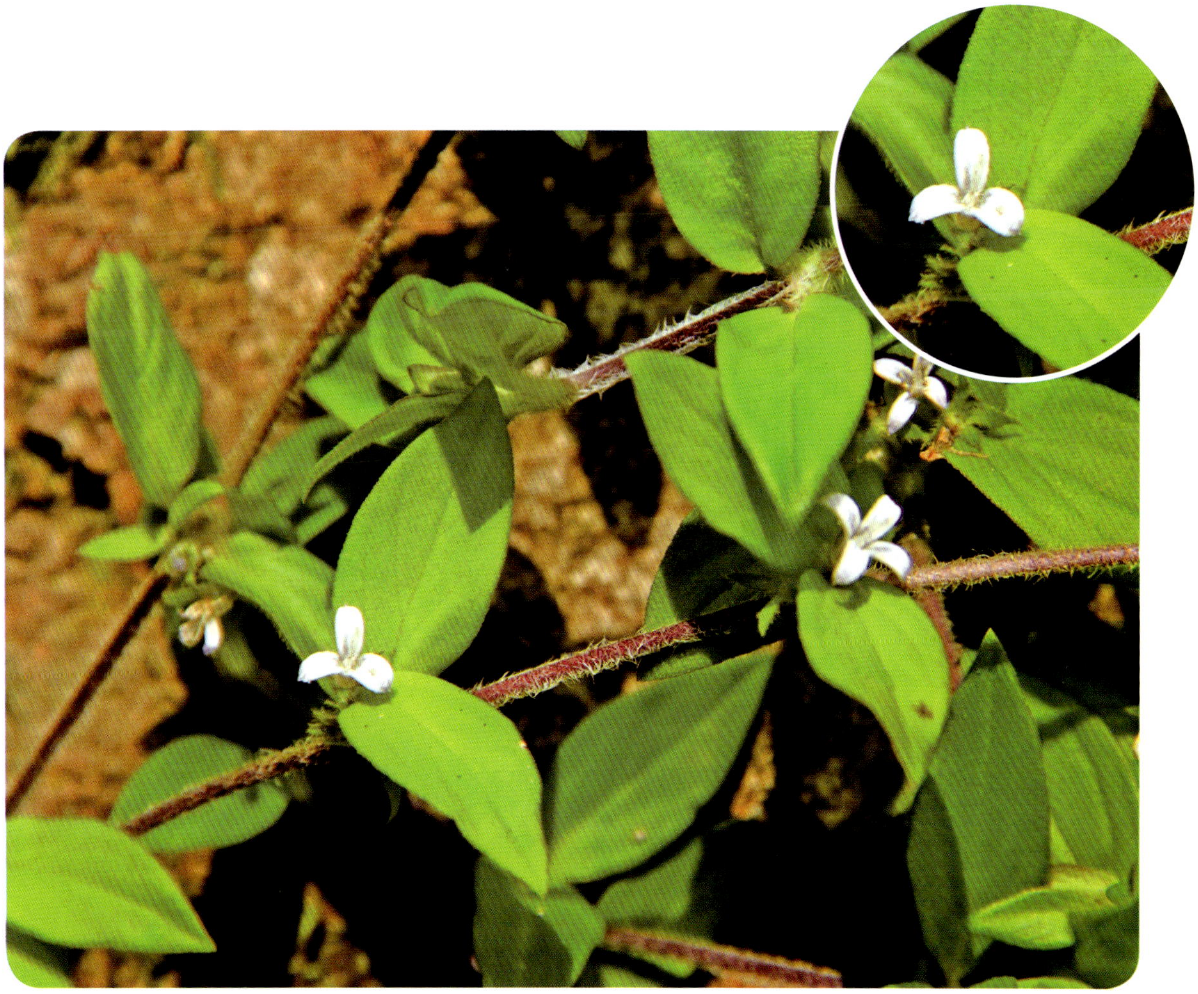

黄花稔

[药材来源] 为锦葵科植物黄花稔 *Sida acuta* Burm. f. 全草。

[江山土名] 黄花母。

[性味归经] 微辛，凉。归肺、肝、大肠经。

[功能主治] 清热利湿，排脓止痛。用于感冒发热，扁桃体炎，细菌性痢疾，泌尿系结石，黄疸，痢疾，腹中疼痛；外用治痈疖疔疮。

[采收加工] 秋季采收，晒干。

[参考资料] 含生物碱类，如白叶藤碱、麻黄碱，并含 β－苯乙胺等。

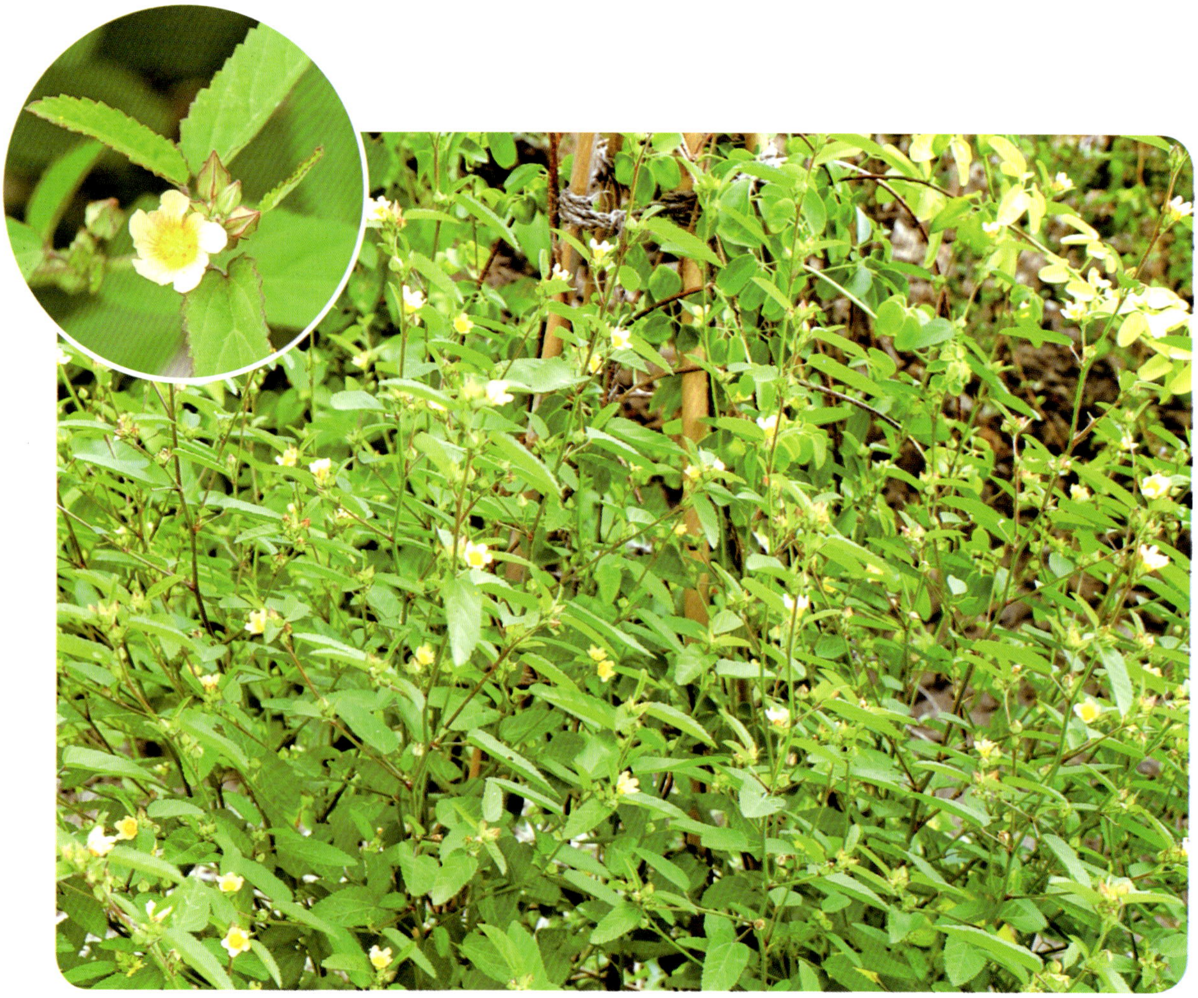

黄药子

[药材来源] 为薯蓣科植物黄独 *Dioscorea bulbifera* L. 干燥块茎。

[江山土名] 黄独子、金钱吊蛋。

[性味归经] 苦，平，有小毒。归肝、心经。

[功能主治] 凉血，降火，消瘿，解毒。用于疮毒，喉痹，瘿气，蛇犬咬伤。

[采收加工] 夏末至冬初采挖，洗净，趁鲜切片，干燥。

[参考资料] 块茎含呋喃去甲基二萜类化合物及黄药子萜 A、黄药子萜 B、黄药子萜 C，后三者均有苦味，主治甲状腺肿大、淋巴结核、咽喉肿痛、吐血、咯血、百日咳；外用治疮疖。

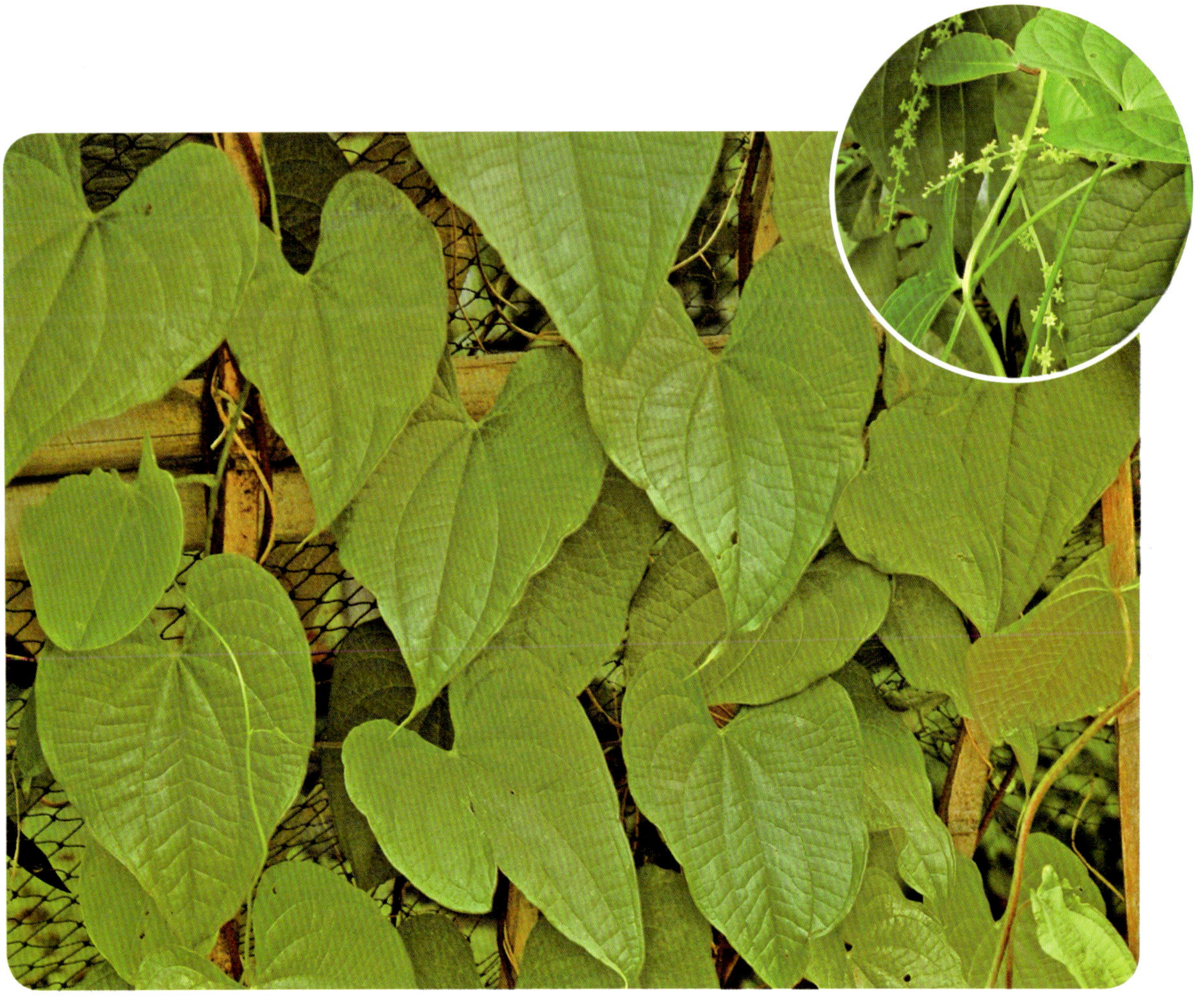

黄秋葵

［药材来源］为锦葵科植物咖啡黄葵 *Abelmoschus esculentus*（L.）Moench 的果实。

［江山土名］秋葵。

［性味归经］淡，寒。归肝、胆、膀胱经。

［功能主治］利咽，通淋，下乳，调经。用于咽喉肿痛，小便淋涩，产后乳汁稀少，月经不调。

［采收加工］夏、秋二季采收，干燥。

［参考资料］秋葵嫩果中含有一种黏性液质及阿拉伯聚糖、半乳聚糖、鼠李聚糖、蛋白质、草酸钙等，经常食用帮助消化、增强体力、保护肝脏、健胃整肠。秋葵含有特殊的具有药效的成分，能强肾补虚，对男性器质性疾病有辅助治疗作用，是一种适宜的营养保健蔬菜，享有“植物伟哥”之称。由于黄秋葵富含有锌和硒等微量元素，能增强人体防癌抗癌的能力。加上含有丰富的维生素 C 和可溶性纤维，不仅对皮肤具有保健作用，且能使皮肤美白、细嫩。

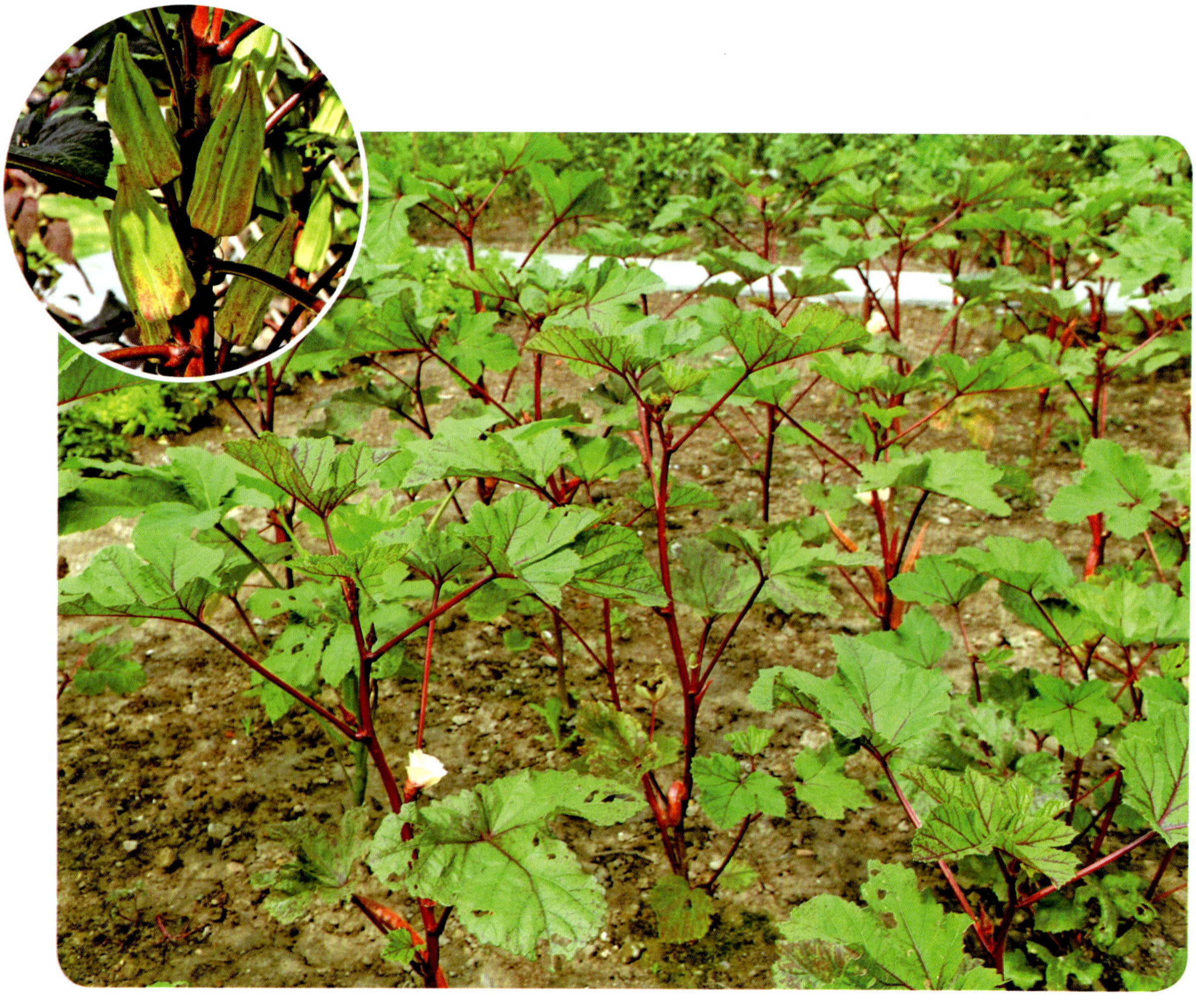

黄堇

[药材来源] 为罂粟科植物小花黄堇 *Corydalis racemosa*（Thunb.）Pers 的根或全草。

[江山土名] 黄花鱼灯草、尿桶草。

[性味归经] 苦，寒。有毒。归肝、肺、肾经。

[功能主治] 清热利湿，解毒杀虫。用于湿热泄泻，痢疾，黄疸，目赤肿痛，聤耳流脓，疮毒，疥癣，毒蛇咬伤。

[采收加工] 春、夏二季采收，晒干。

[参考资料] 含生物碱类，如原阿片碱和消旋四氢掌叶防己碱。

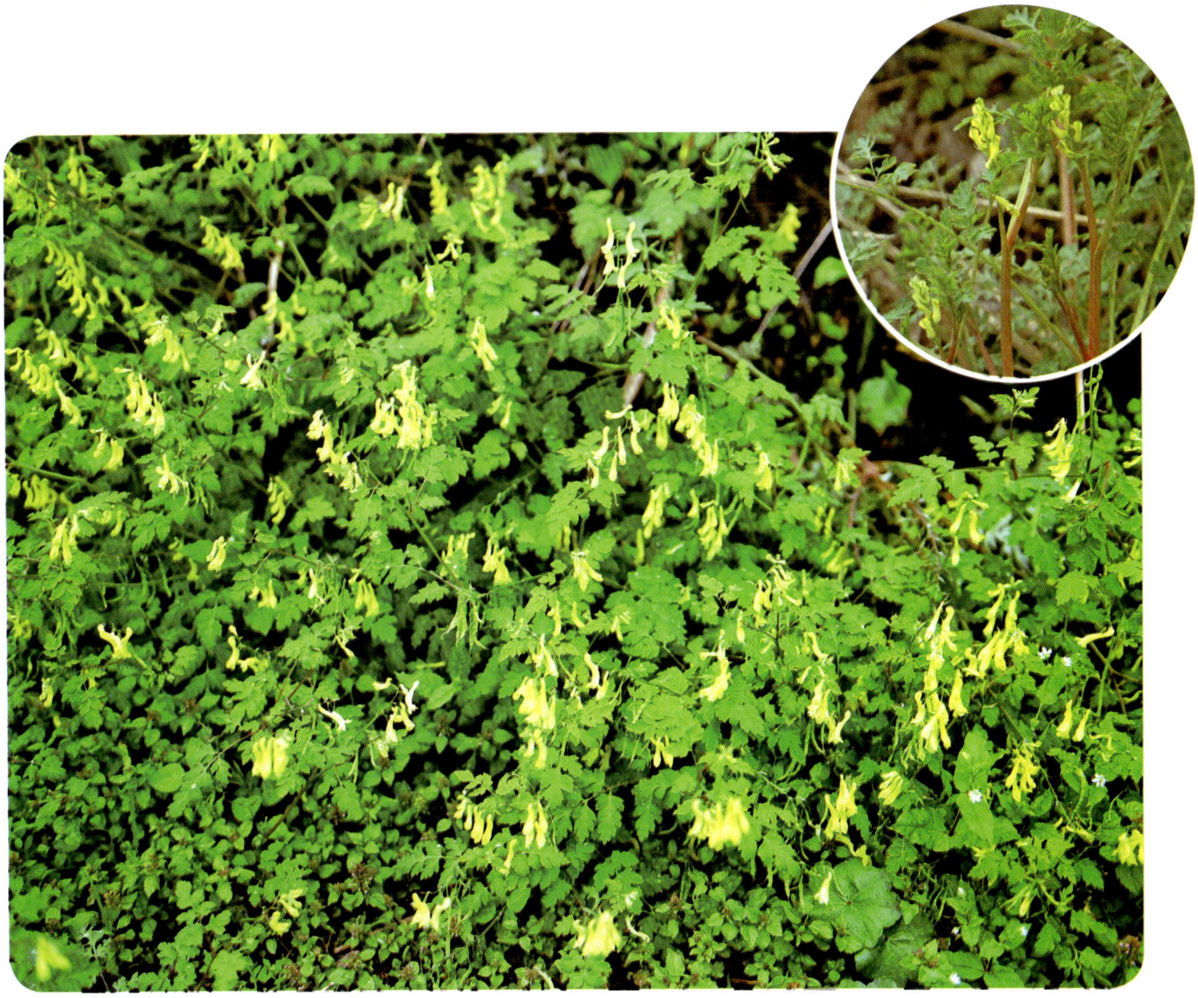

黄鹌菜

[药材来源] 为菊科植物黄鹌菜 *Youngia japonica*（L.）DC. 的全草或根。

[江山土名] 黄鹌菜。

[性味归经] 甘、微苦，凉。归肝、肾经。

[功能主治] 清热解毒，利尿消肿，止痛。用于咽炎，乳腺炎，牙痛，小便不利，肝硬化腹水；外用治疮疖肿毒。

[采收加工] 四季可采，洗净，鲜用或晒干。

[参考资料] 鲜黄鹌菜洗净，捣汁，加醋适量含漱，可治咽喉炎。鲜黄鹌菜水煎，酌加酒服，渣捣烂加热外敷患处，可治乳腺炎。

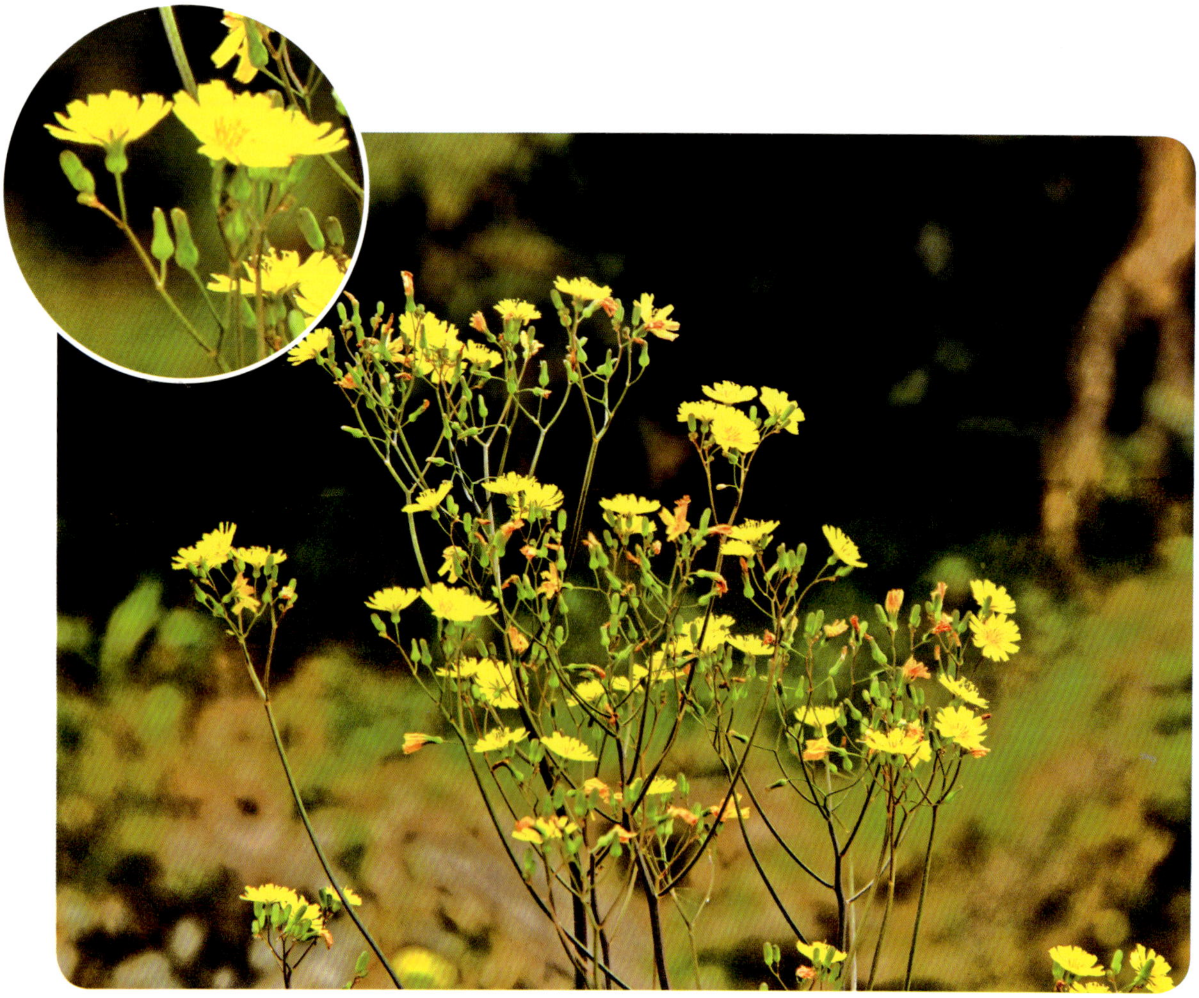

黄　精

[药材来源] 为百合科植物黄精 *Polygonatum sibiricum* Red. 或多花黄精 *Polygonatum cyrtonema* Hua 或长梗黄精 *Polygonatum filipes* Merr. ex C. Jeffrey et McEwan 的根茎。

[江山土名] 九精。

[性味归经] 甘，平。归脾、肺、肾经。

[功能主治] 补气养阴，健脾，润肺，益肾。用于脾胃气虚，体倦乏力，胃阴不足，口干食少，肺虚燥咳，劳嗽咯血，精血不足，腰膝酸软，须发早白，内热消渴。

[采收加工] 春、秋二季采挖，除去须根，洗净，置沸水中略烫或蒸至透心，干燥。

[参考资料] 中寒泄泻、痰湿痞满气滞者忌服。枸杞子、黄精等量，可补精气。长梗黄精中含有多糖、黄酮等成分，具有较好的补益和抗氧化活性。

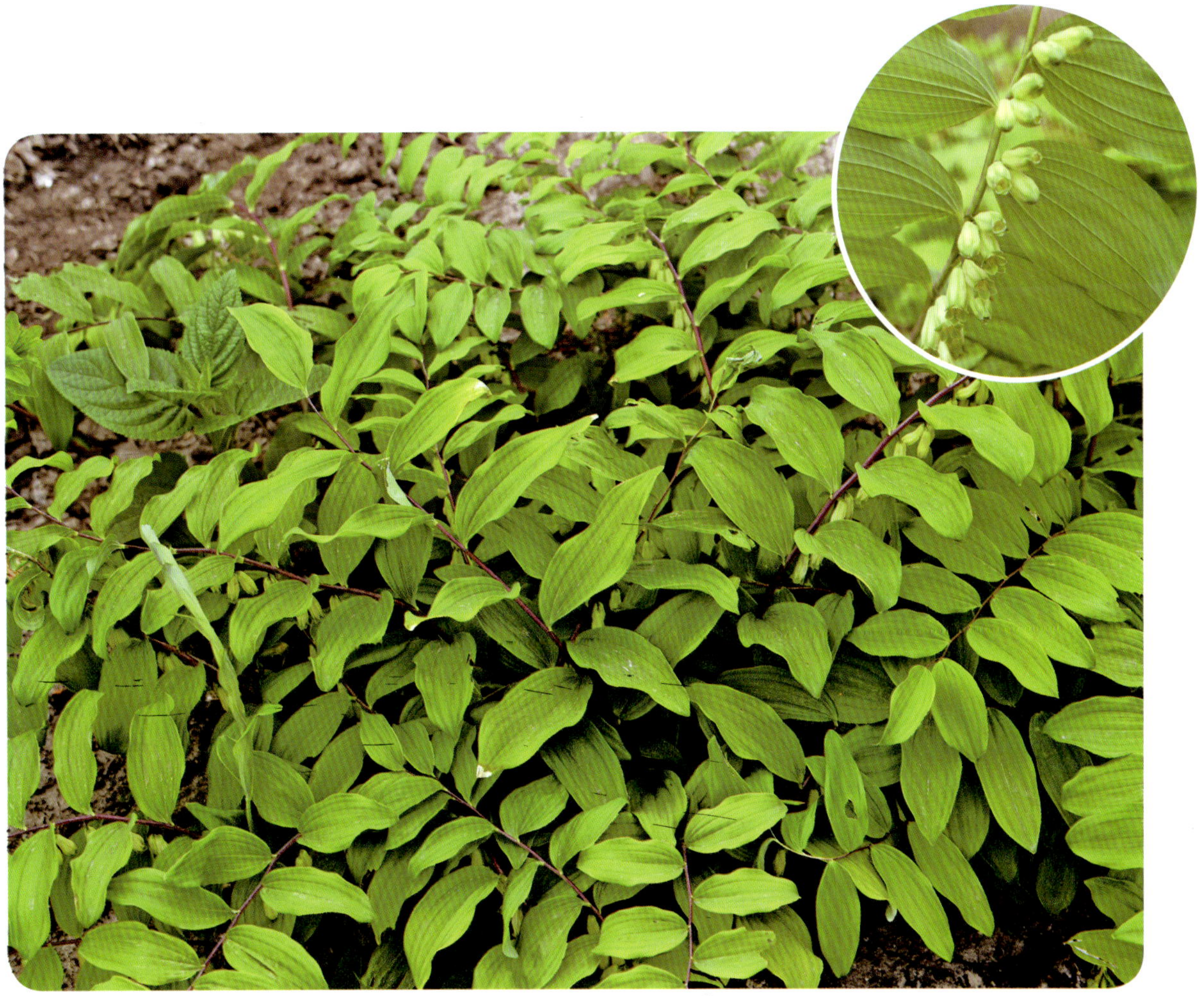

菜头肾

[药材来源] 为爵床科植物菜头肾 *Strobilanthes sarcorrhizus* Cling 的根及茎叶。

[江山土名] 土太子参。

[性味归经] 微甘，凉。归心、肺、肾经。

[功能主治] 根：养阴补肾。茎叶：清热解毒。用于肾虚腰痛，阴虚牙痛，迁延型或慢性肝炎，肾炎或肾盂肾炎。外用治疔疮疖肿，肌腱扭伤。

[采收加工] 立秋后挖根，晒干或鲜用；夏、秋二季采收茎叶，扎把，晒干。

[参考资料] 脾胃虚寒者慎服。菜头肾、白英等配伍，水煎服，可治阴虚牙龈肿痛。据报道，菜头肾茎叶水煎服，可治急性传染性肝炎。

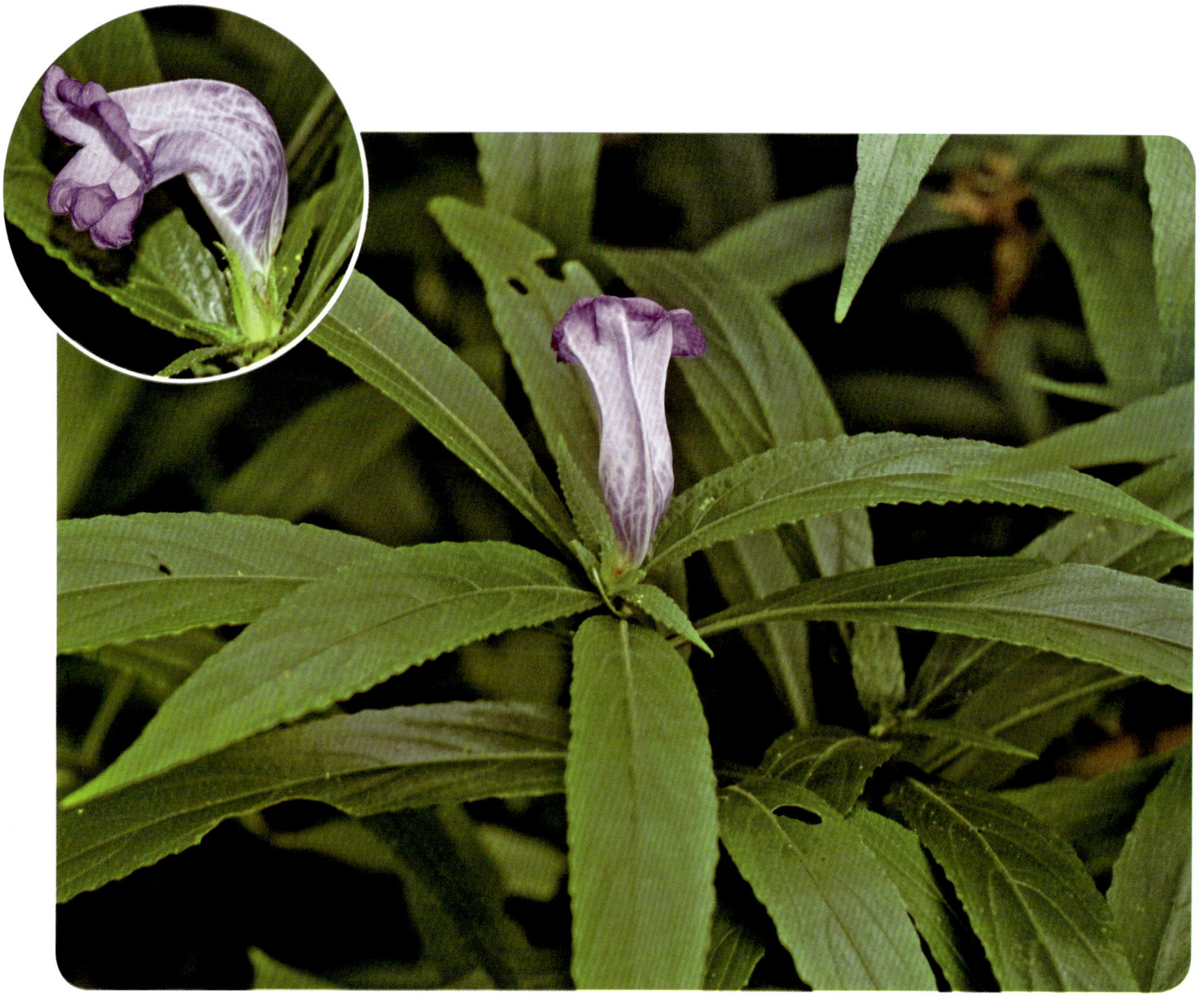

菟丝子

[药材来源] 为旋花科植物南方菟丝子 *Cuscuta australis* R. Br. 或菟丝子 *Cuscuta chinensis* Lam. 的成熟种子。其茎（金丝草）也可药用。

[江山土名] 无根草。

[性味归经] 辛、甘，平。归肝、肾、脾经。

金丝草：甘、平。归肺、肾经。

[功能主治] 补益肝肾，固精缩尿，安胎，明目，止泻；外用消风祛斑。用于肝肾不足，腰膝酸软，阳痿遗精，遗尿尿频，肾虚胎漏，胎动不安，目昏耳鸣，脾肾虚泻；外治白癜风。

金丝草：利水消肿。用于水肿胀满。

[采收加工] 秋季果实成熟时采收植株，晒干，打下种子，除去杂质。

金丝草：夏、秋二季采收，晒干。

[参考资料] 平补肾、肝、脾之良药，临床主要应用于肾虚腰痛、阳痿遗精、尿频、宫冷不孕、目暗便溏等证。

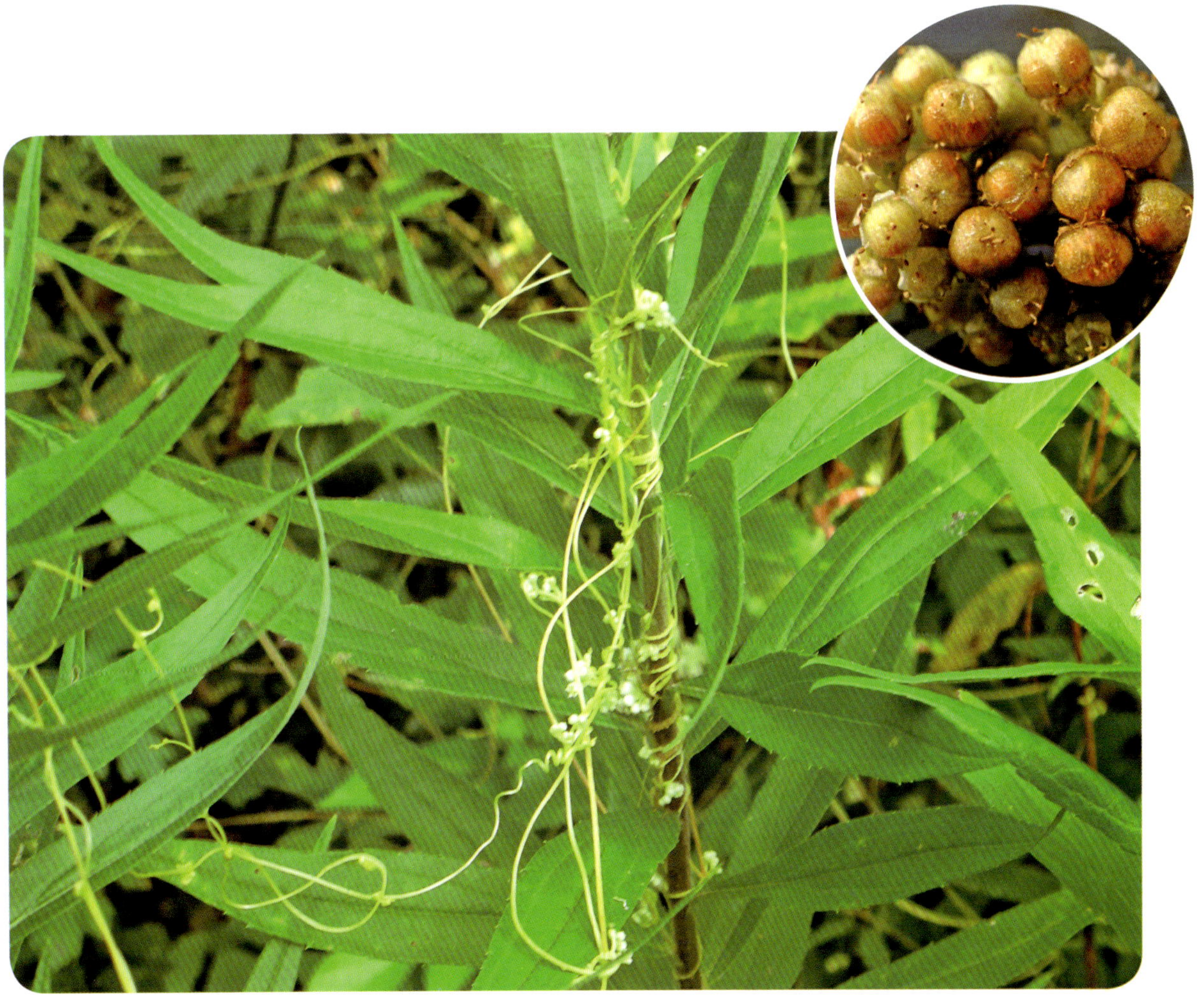

菊叶三七

[药材来源] 为菊科植物菊叶三七 *Gynura segetum*（Lour.）Merr. 的根。

[江山土名] 菊三七。

[性味归经] 甘、苦，温。有小毒。归肝、胃经。

[功能主治] 散瘀止血，解毒消肿。用于跌扑损伤，咯血，吐血，衄血，乳痈肿痛。

[采收加工] 秋、冬二季采挖，除去茎叶、须根及泥土，洗净，干燥。或趁鲜切厚片。

[参考资料] 含生物碱，如千里光碱、千里光菲灵碱、菊三七碱甲和菊三七碱乙等。菊三七水提液有明显的表面麻醉、浸润麻醉及传导麻醉作用，较低浓度即可引起脊髓麻醉。菊三七有止血作用，能使血小板细胞膜破损和部分溶解，能使血小板产生脱颗粒等分泌反应，从而诱导血小板释放止血活性物质而达到止血作用。

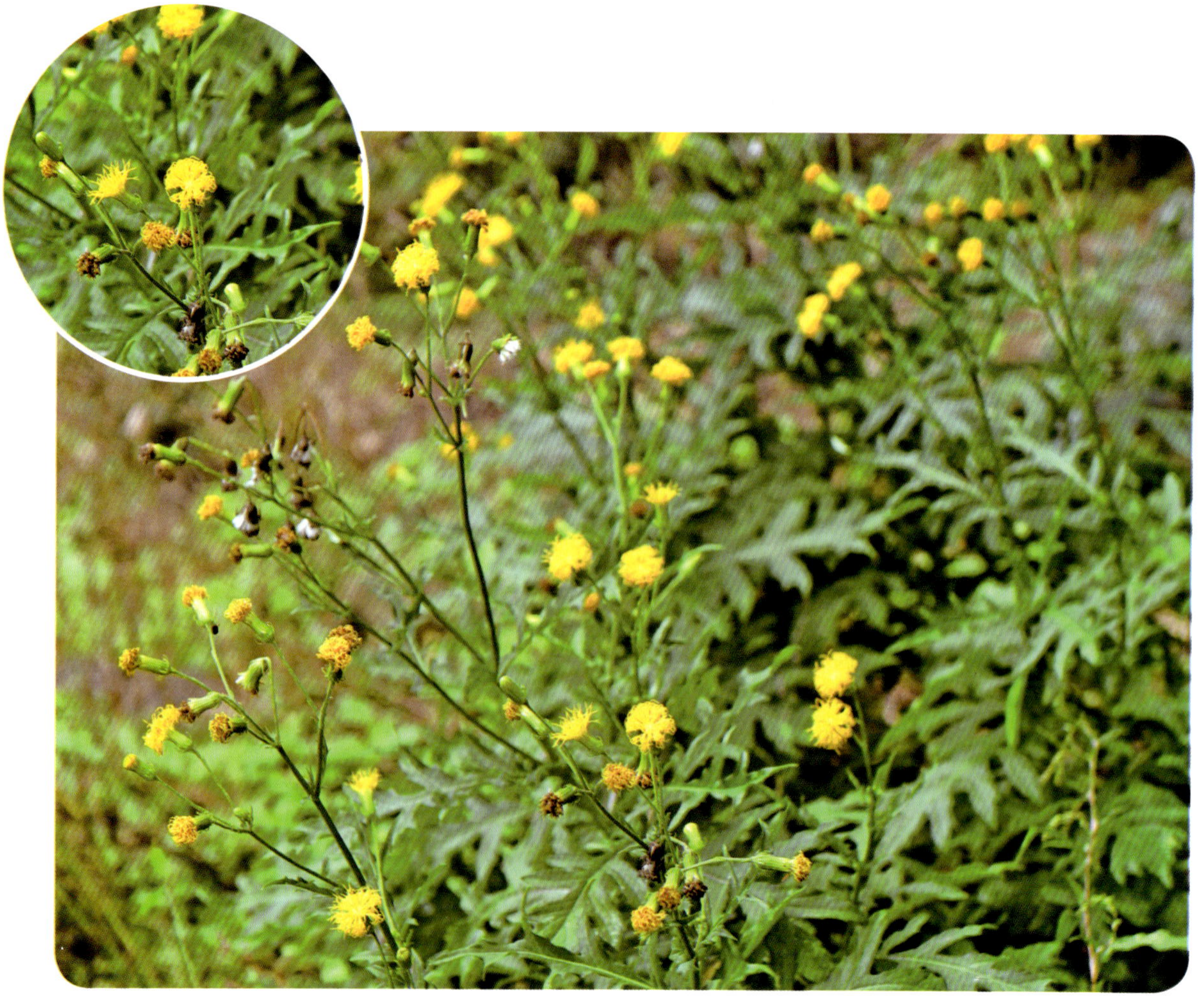

菊花

[药材来源] 为菊科植物菊 *Chrysanthemum morifolium* Ramat. 的头状花序。

[江山土名] 菊花。

[性味归经] 甘、苦，微寒。归肺、肝经。

[功能主治] 散风清热，平肝明目，清热解毒。用于风热感冒，头痛眩晕，目赤肿痛，眼目昏花，疮痈肿毒。

[采收加工] 9 ～ 11 月花盛开时分批采收，阴干或焙干，或熏、蒸后晒干。

[参考资料] 本品味辛疏散，体轻达表，气清上浮，微寒清热，功能疏散肺经风热，但发散表邪之力不强。常用治风热感冒，或温病初起，温邪犯肺，发热、头痛、咳嗽等症，多与桑叶相须为用，并常配伍连翘、薄荷、桔梗等。本品性寒，入肝经，能清肝热、平肝阳，常用治肝阳上亢，头晕目眩，多与石决明、珍珠母、白芍等平肝潜阳药同用。

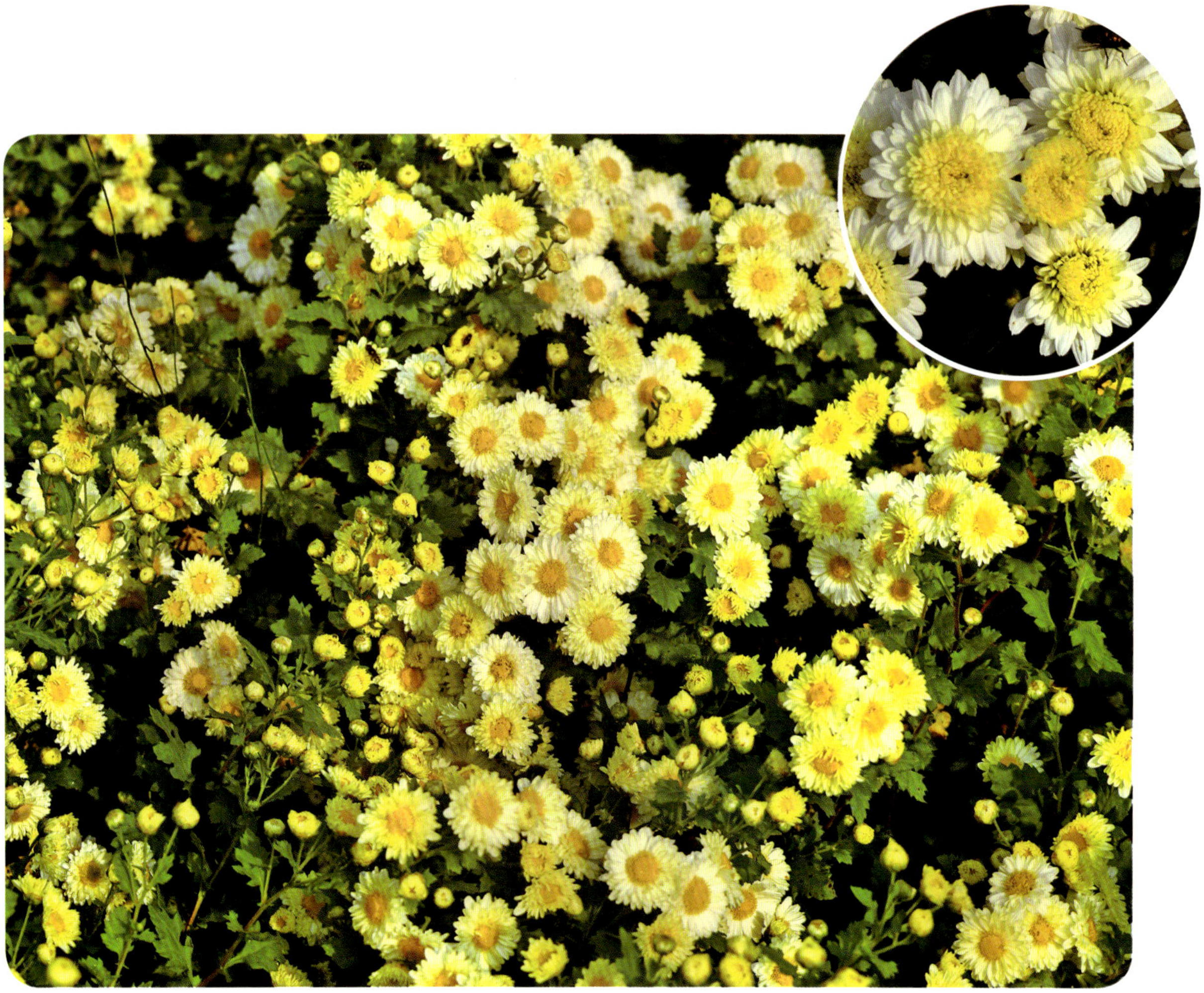

梵天花

[药材来源] 为锦葵科植物梵天花 *Urena procumbens* L. 的全草。

[江山土名] 野棉花、野木棉。

[性味归经] 甘、苦，凉。归心、肺、肾经。

[功能主治] 祛风除湿，清热解毒。用于风湿痹痛，泄泻，痢疾，感冒，咽喉肿痛，肺热咳嗽，风毒流注，疮疡肿毒，跌打损伤，毒蛇咬伤。

[采收加工] 夏、秋二季采收，除去杂质，晒干。

[参考资料] 叶含有黄酮苷、酚类、氨基酸、有机酸。梵天花、益母草等配伍，水煎服，可治痛经。

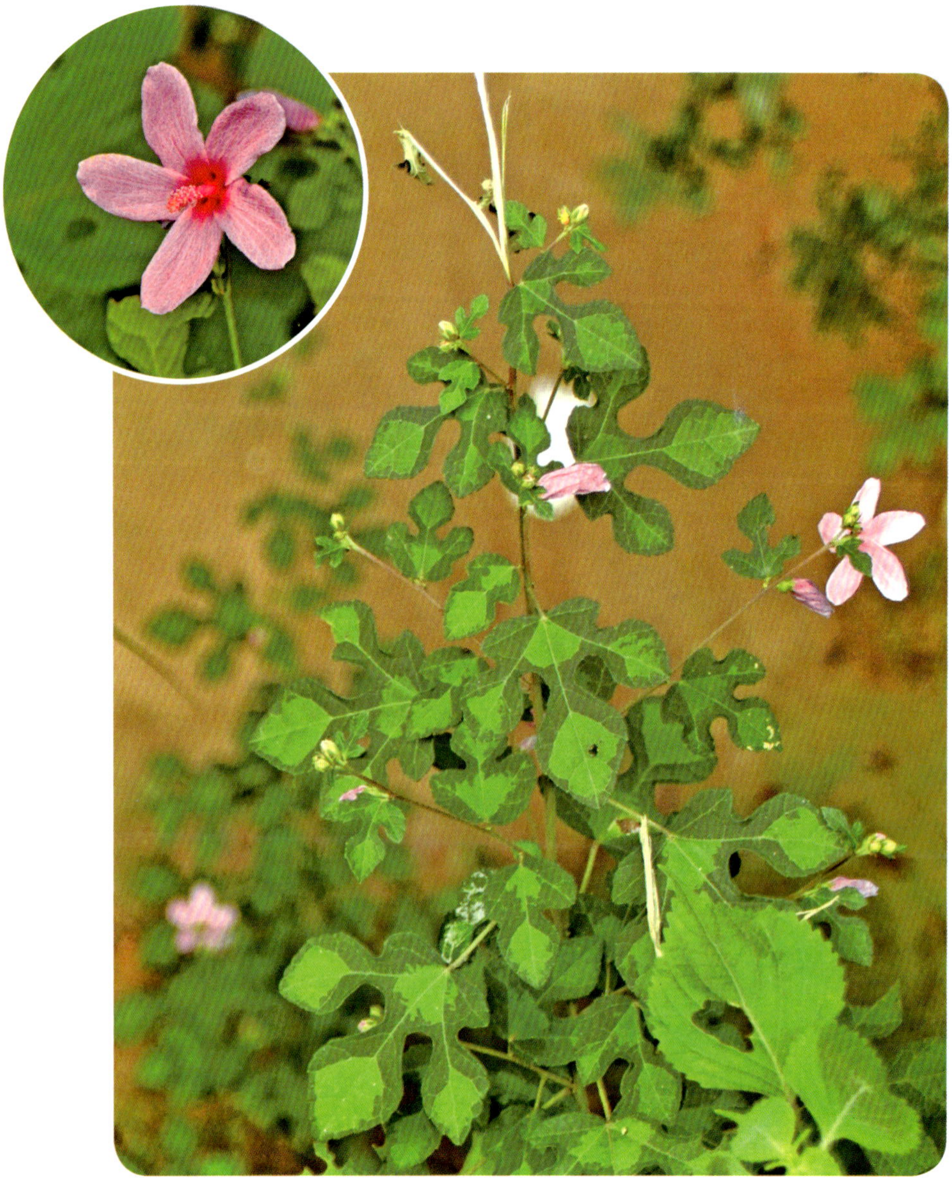

梧桐子

［药材来源］为梧桐科植物梧桐 *Firmiana simplex*（L.）W. F. Wight 的成熟种子。

［江山土名］梧桐子。

［性味归经］甘，平。归心、肺、肾经。

［功能主治］顺气，和胃，健脾消滞。用于伤食，胃痛，疝气；外用于小儿口疮。

［采收加工］秋季果实成熟时采取，取出种子，干燥。

［参考资料］呈球形，表面黄棕色至棕色，微具光泽，有明显隆起的网状皱纹。除去种皮，可见数层淡红色的外胚乳和类白色、肥厚、富油性的内胚乳。质硬。气微，味微甘。

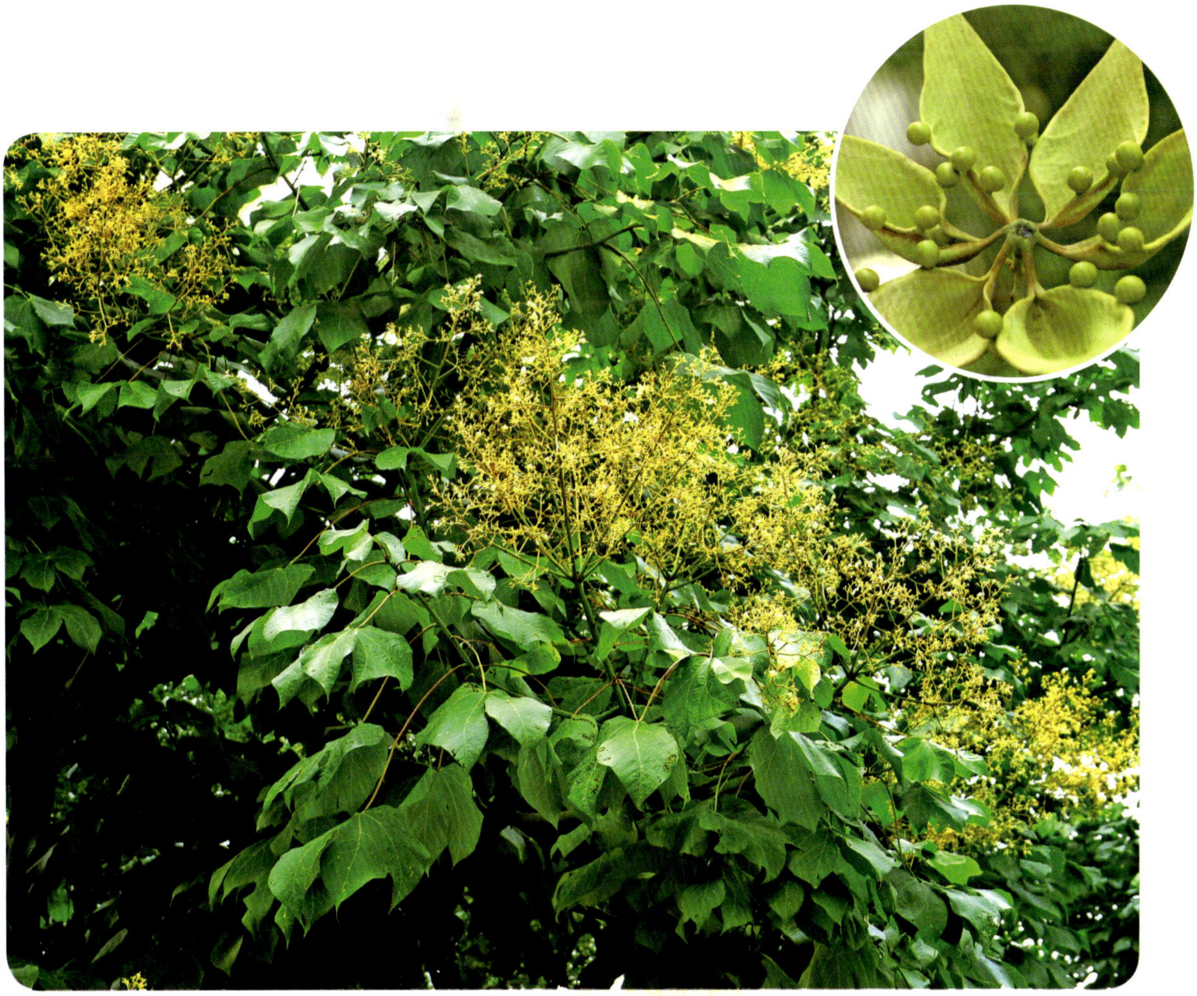

救必应

［药材来源］为冬青科植物铁冬青 *Ilex rotunda* Thunb. 的树皮。

［江山土名］冬青柴、白皮冬青。

［性味归经］苦，寒。归肺、胃、大肠、肝经。

［功能主治］清热解毒，利湿止痛。用于暑湿发热，咽喉肿痛，湿热泻痢，脘腹胀痛，风湿痹痛，湿疹，疮疖，跌打损伤。

［采收加工］夏、秋二季剥取，晒干。

［参考资料］树皮含有救必应酸、3-乙酰齐墩果酸、硬脂酸、芥子醛、丁香醛等。可用于治疗化脓性感染（如皮肤疮疖、蜂窝织炎深部脓肿等），手术后预防感染。

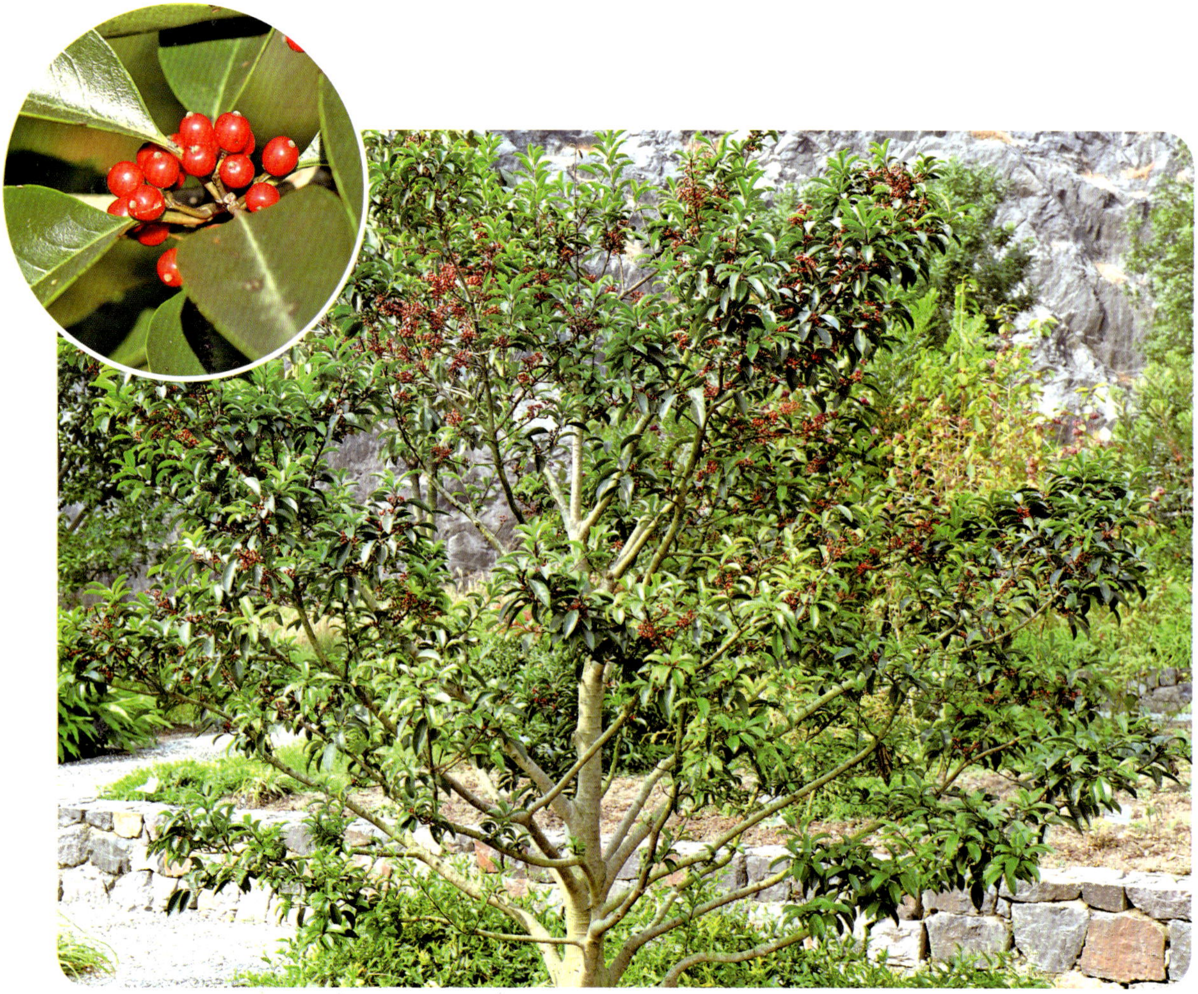

雀梅藤

[药材来源] 为鼠李科植物雀梅藤 *sageretia thea*（Osbeck）Johnst. 的根及茎。

[江山土名] 酸杨梅。

[性味归经] 甘、淡，平。归肝、肾经。

[功能主治] 清热解毒，利湿退黄。用于急性黄疸型肝炎。

[采收加工] 全年可采，洗净干燥；或趁鲜时切厚片，干燥。

[参考资料] 根含有大麦芽碱、无羁萜。茎含有表无羁萜醇、大黄素、大黄素 -6- 甲醚等。

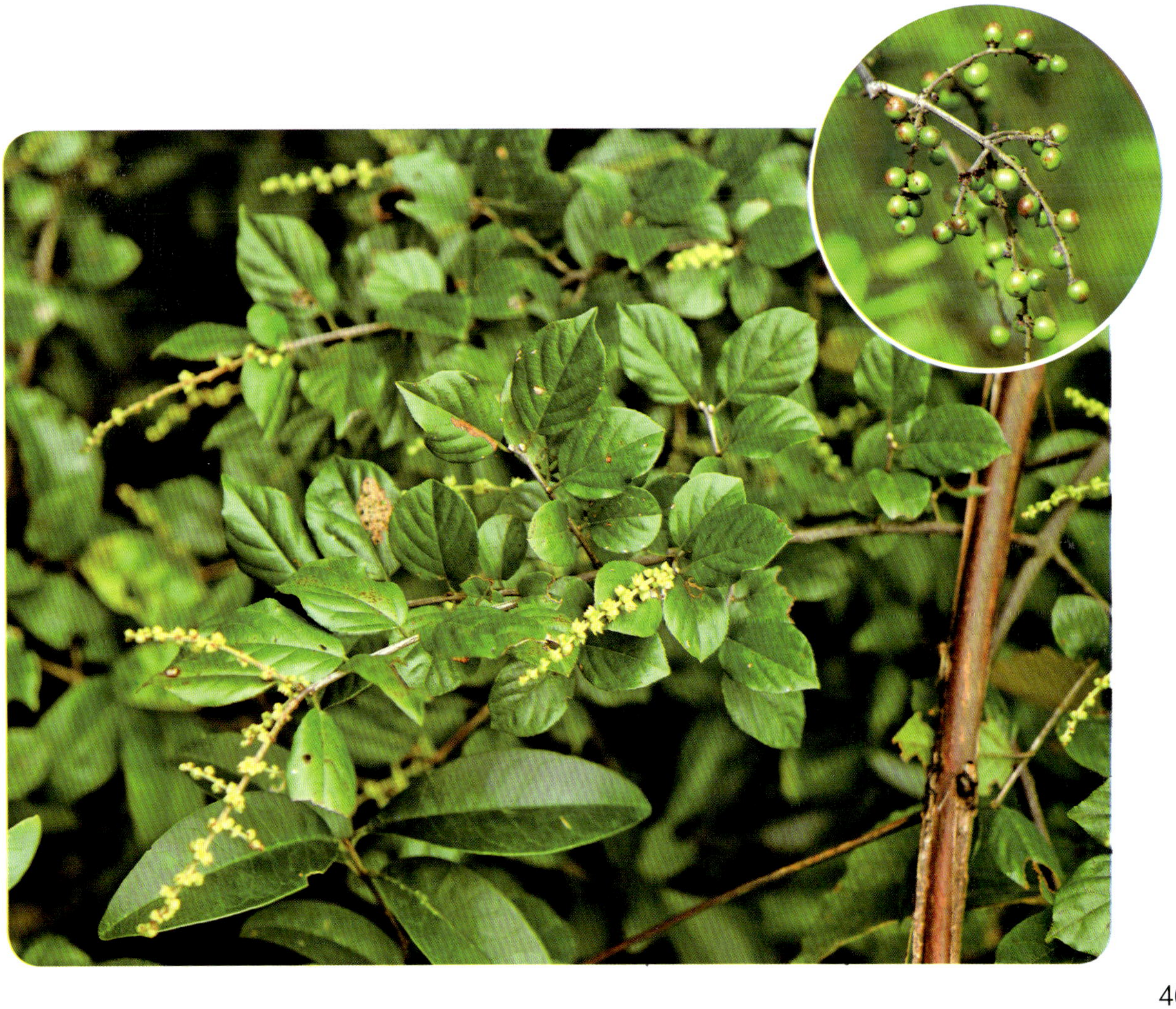

野茼蒿

［药材来源］为菊科植物野茼蒿 *Crassocephalum crepidioides*（Benth.）S. Moore 的全草。

［江山土名］野油麻、革命菜。

［性味归经］辛，平。归脾、肺、肾经。

［功能主治］健脾消肿，清热解毒，行气，利尿。用于感冒发热，痢疾，肠炎，尿路感染，乳腺炎，支气管炎，营养不良性水肿等。

［采收加工］夏、秋二季采收，晒干。

［参考资料］全草入药，有健脾消肿之功效，还可用于治消化不良、脾虚浮肿等。嫩叶是一种美味的野菜。

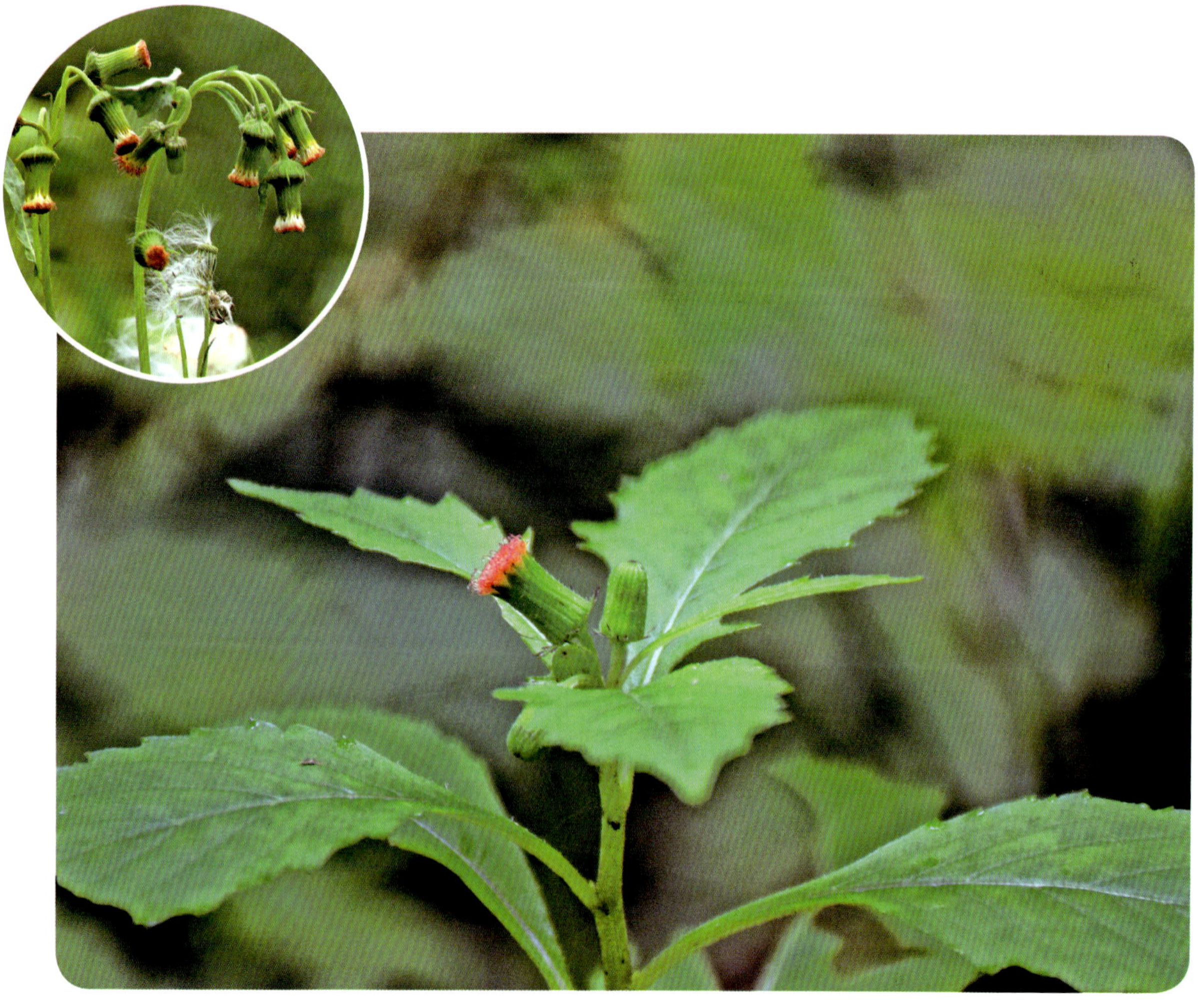

野茶叶

[药材来源] 为木犀科植物流苏树 *Chionanthus retusus* Lindl. et Paxt. 的叶。

[江山土名] 野茶叶。

[性味归经] 苦，平。归肝、胆经。

[功能主治] 消暑止渴，消食化痰，利尿，解毒。用于头痛，目昏，嗜睡，心烦口渴，食积痰滞。

[采收加工] 夏、秋二季采收，干燥。

[参考资料] 流苏树属国家二级保护植物，因叶子可当茶饮用，又被称为“野茶叶树”。

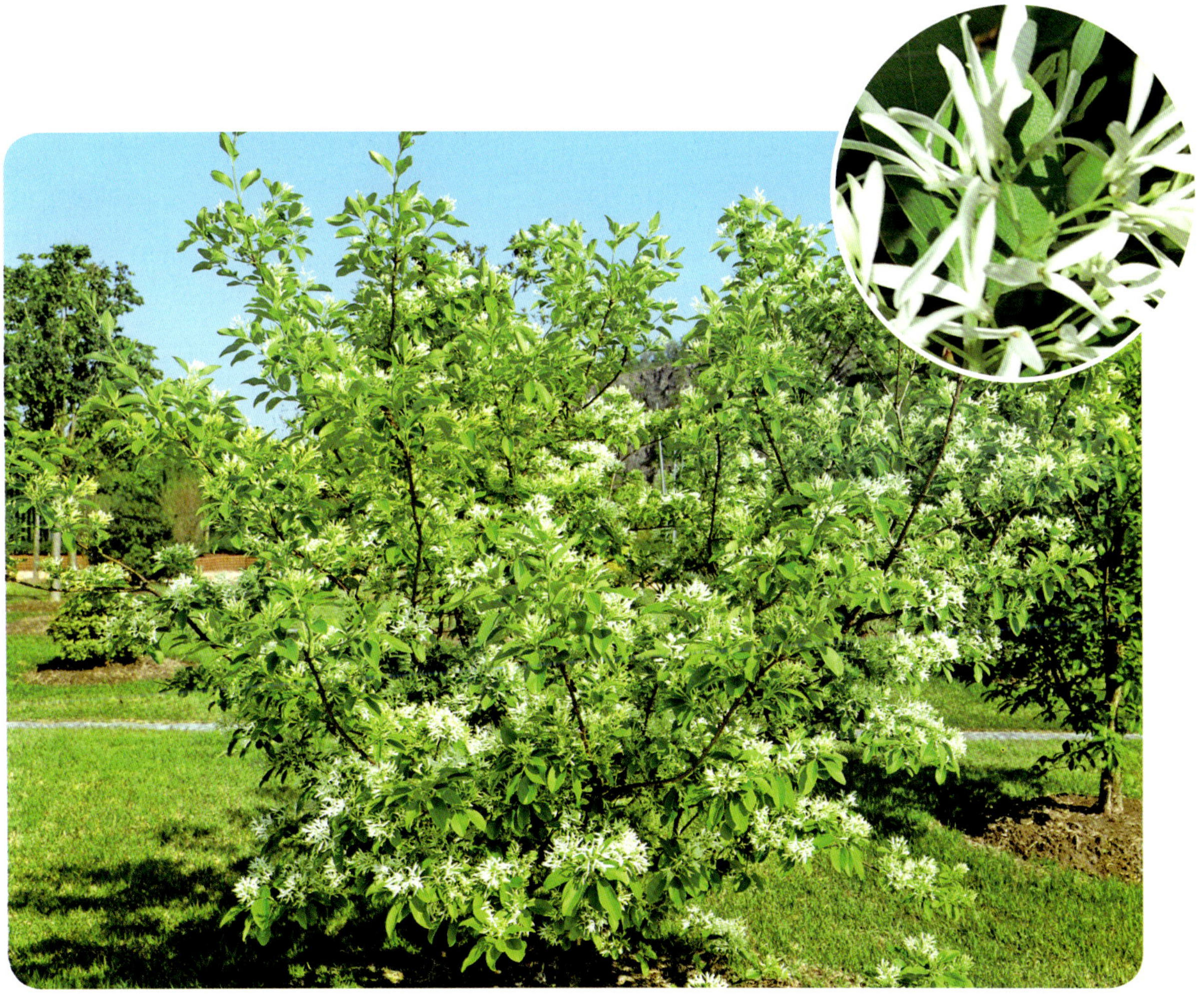

野鸦椿

[药材来源] 为省沽油科植物野鸦椿 *Euscaphis japonica*（Thunberg）Kanitz 的带花或果的枝叶。

[江山土名] 鸡眼睛、鸡肫子、鸭目睛。

[性味归经] 辛、甘，平。归心、肺、膀胱经。

[功能主治] 理气止痛，消肿散结，祛风止痒。用于头痛，眩晕，胃痛，脱肛，子宫下垂，阴痒。

[采收加工] 春、夏、秋三季采收，鲜用或晒干。

[参考资料] 根有解表、清热、利湿的作用，可用于感冒头痛、痢疾、肠炎。果实有祛风散寒、行气止痛的作用，可用于月经不调、疝痛、胃痛。

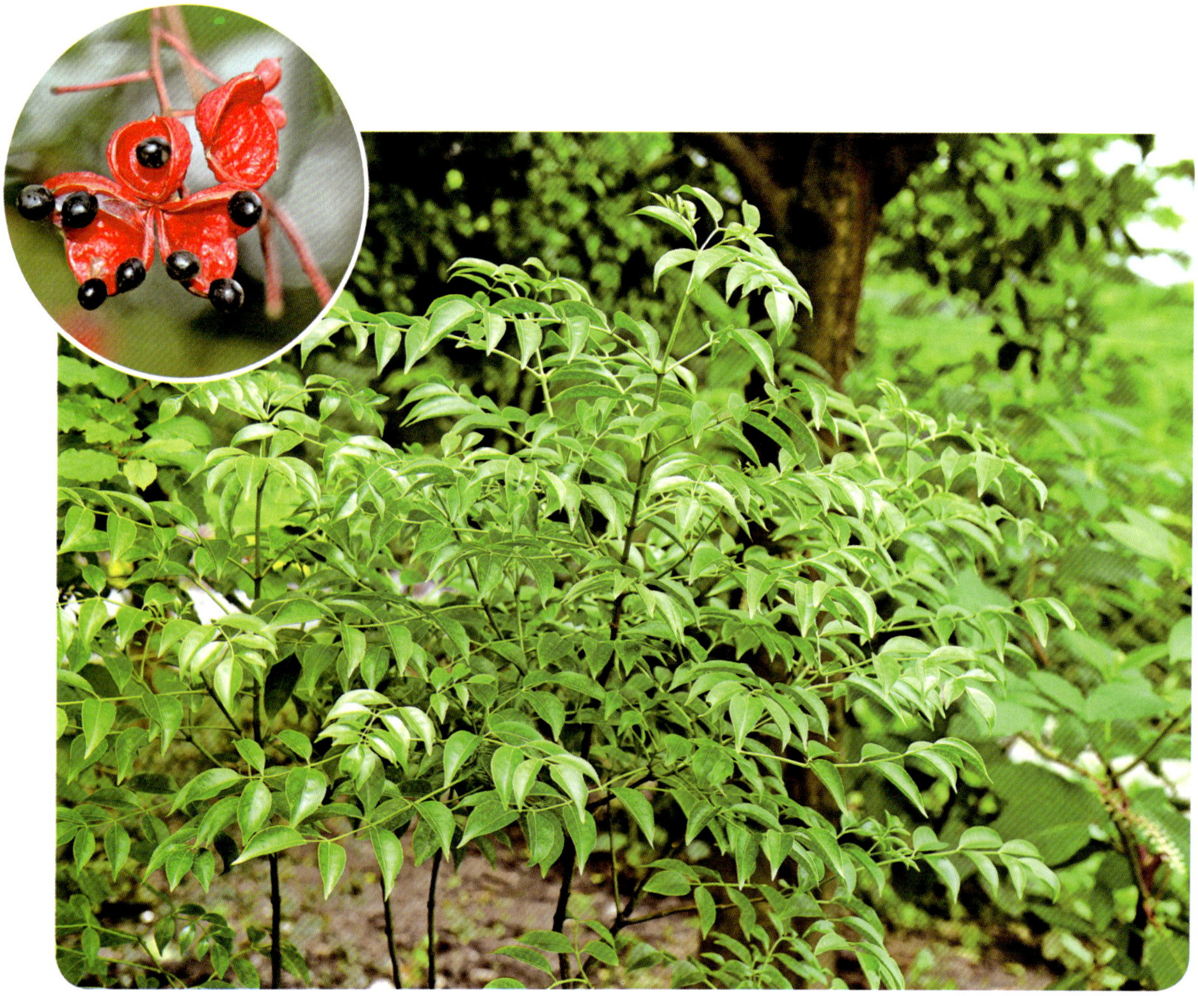

野料豆

[药材来源] 为豆科植物野大豆 *Glycine soja* Sieb. et Zucc. 的成熟种子。

[江山土名] 野毛豆、野大豆。

[性味归经] 甘，微寒。归肝、胆经。

[功能主治] 清肝明目，敛汗。用于肝火，头晕眼花，小儿疳积，自汗，盗汗。

[采收加工] 秋季果实成熟时采收，取出种子，干燥。

[参考资料] 呈椭圆形，略扁，表面黑褐色，被白霜，擦去后稍有光泽。种脐长椭圆形，位于一侧边缘的中部，一端具种瘤，种脐隆起，位于种瘤之下。质硬而脆。气微，嚼之有豆腥味。

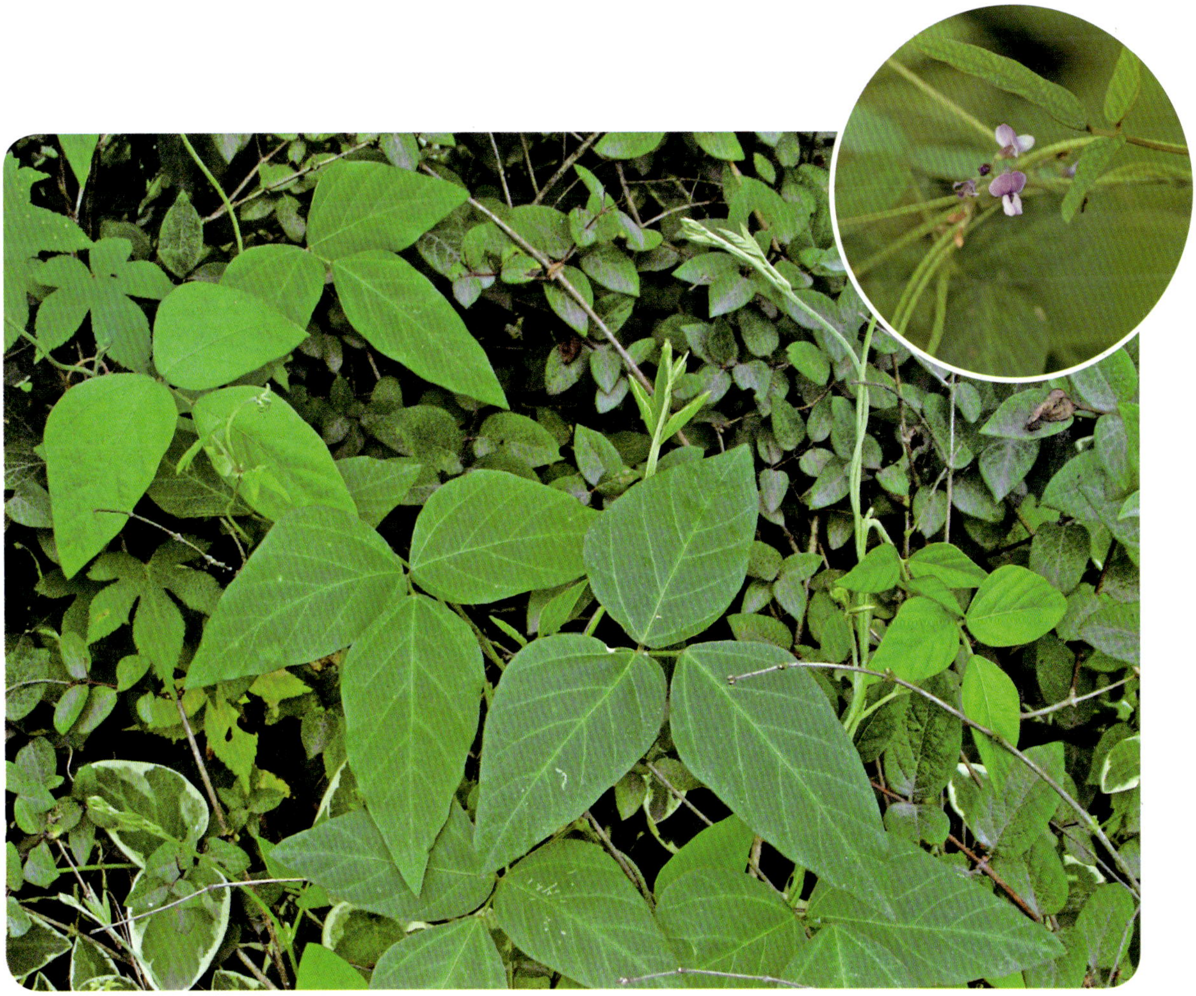

野菊花

[药材来源] 为菊科植物野菊 *Ghrysanthemum indicum* L. 的干燥头状花序。

[江山土名] 野菊。

[性味归经] 苦、辛，微寒。归肝、心经。

[功能主治] 清热解毒，泻火平肝。用于疔疮痈肿，目赤肿痛，头痛眩晕。

[采收加工] 秋、冬二季花初开放时采摘，晒干，或蒸后晒干。

[参考资料] 呈类球形，棕黄色。总苞由 4 ～ 5 层苞片组成，外层苞片卵形或条形，外表面中部灰绿色或浅棕色，通常被白毛，边缘膜质；内层苞片长椭圆形，膜质，外表面无毛。总苞基部有的残留总花梗。舌状花 1 轮，黄色至棕黄色，皱缩卷曲；管状花多数，深黄色。体轻。气芳香，味苦。

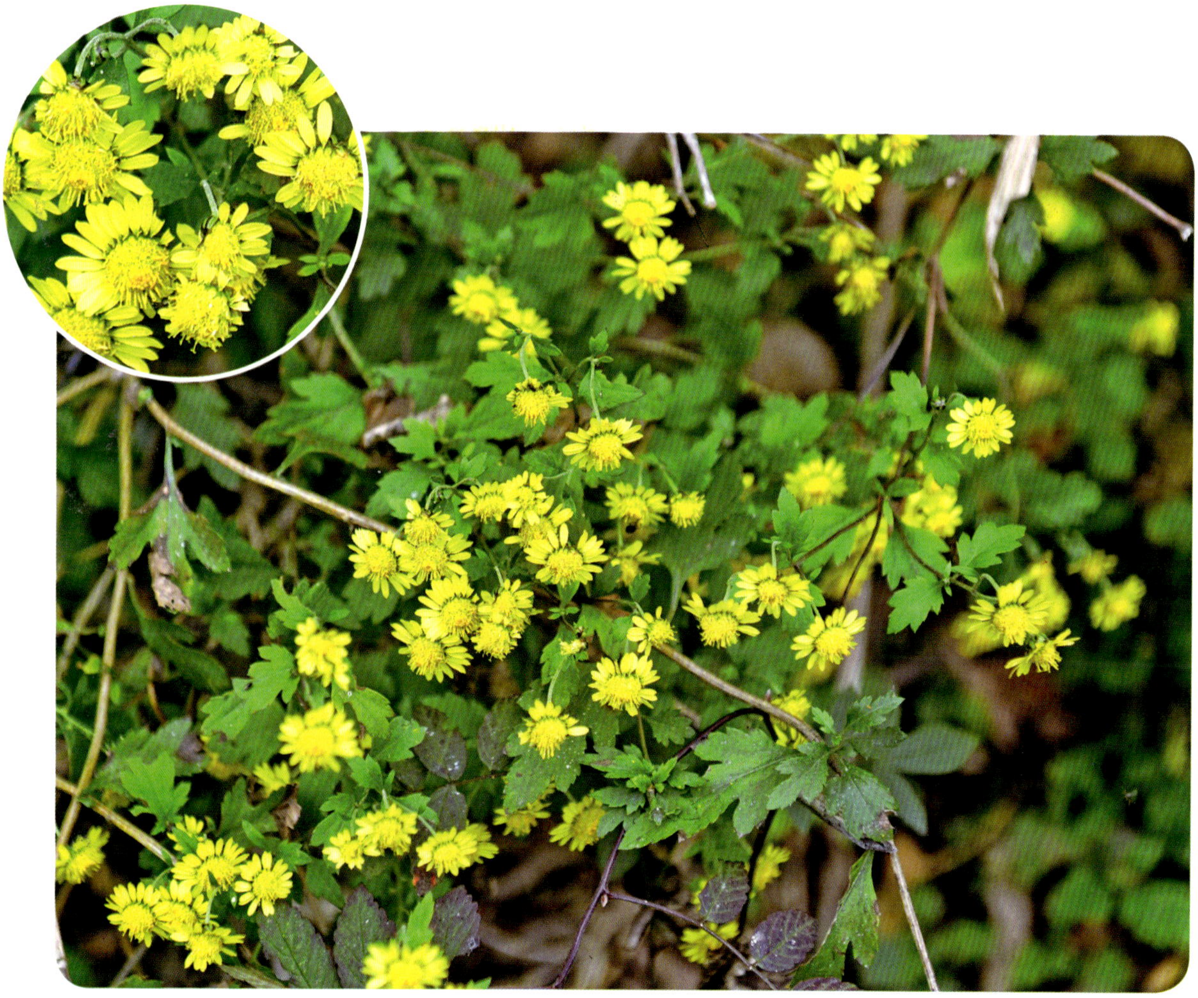

野菰

[药材来源] 为列当科植物野菰 *Beginetia indica* L. 的肉质茎、花或全草。

[江山土名] 僧帽花、灌草菰、蛇箭草。

[性味归经] 苦，凉。小毒。归心、肺、肾经。

[功能主治] 清热解毒。用于咽喉肿痛，咳嗽，小儿高热，尿路感染，骨髓炎，毒蛇咬伤，疔疮。

[采收加工] 夏季采收，晒干。

[参考资料] 含有野菰酸、野菰内酯、β–谷甾醇等，具有抗肿瘤作用。

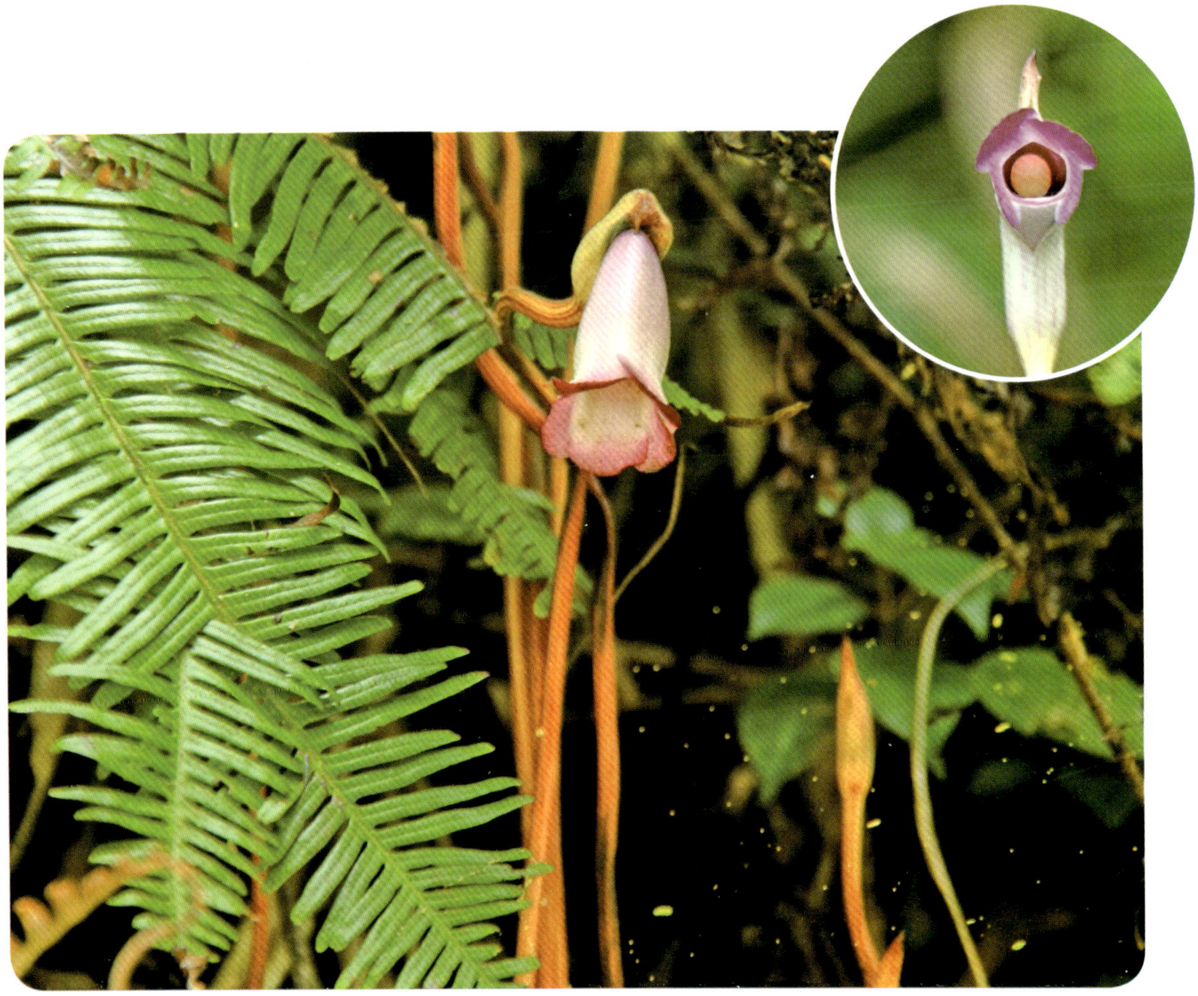

野葡萄根

[药材来源] 为葡萄科植物蛇葡萄 *Ampelopsis sinica*（Miq.）W. T. Wang 或异叶蛇葡萄 *Ampelopsis humulifolia* Bunge var. heterophylla（Thunb.）K. Koch 的干燥根。

[江山土名] 葡萄根、红绿葡萄。

[性味归经] 辛、涩，温。归肺、肝经。

[功能主治] 清热解毒，消肿止痛，舒筋活血。用于乳腺炎，肺痈，肠痈，瘰疬，痈疮肿毒，风湿痹痛，跌打损伤，烫伤。

[采收加工] 秋季采挖，除去泥沙，干燥。

[参考资料] 据报道，蛇葡萄泡酒服，可治风湿性关节炎。鲜蛇葡萄汁可治中耳炎。

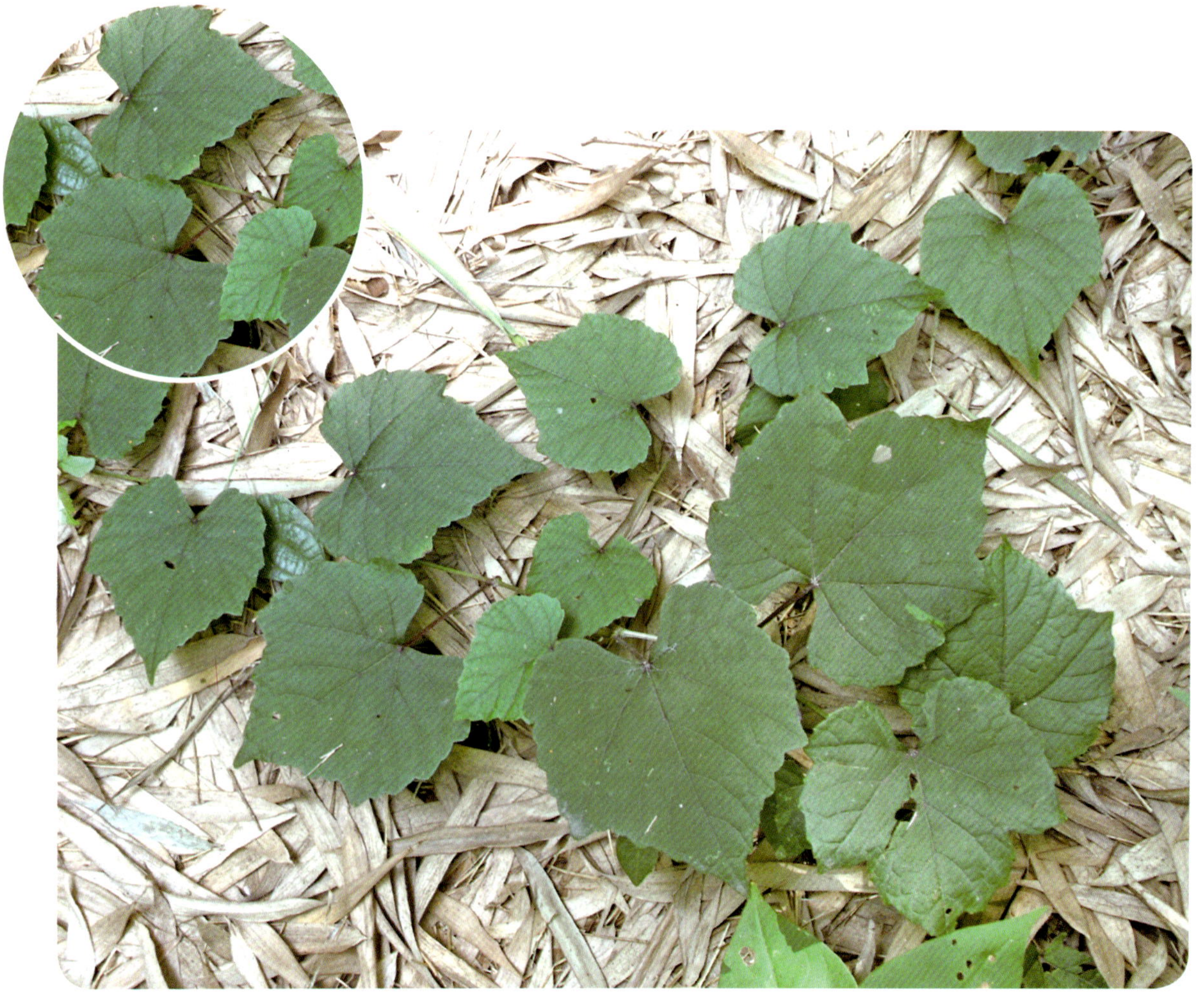

蛇六谷

[药材来源] 为天南星科植物魔芋 *Amorphophallus rivieri* Durieu 或华东魔芋 *Amorphophallus sinensis* Belval 的干燥块茎。

[江山土名] 魔芋、蒟蒻。

[性味归经] 辛，温。有毒。归肺、肝、脾经。

[功能主治] 化痰散积，行瘀消肿。用于痰嗽，积滞，疟疾，经闭，跌打损伤，痈肿，疔疮，丹毒，烫伤。

[采收加工] 秋、冬二季茎叶枯萎时采挖，除去须根及外皮，干燥。

[参考资料] 表面类白色、黄色至淡棕色，较光滑，有时可见凹陷的茎痕、麻点状根痕及暗褐色残留外皮。切面类白色至灰棕色，有细密的颗粒状突起或凹陷，有时略具胶样光泽。质坚硬。微具鱼腥气，味淡，嚼之有麻舌感。

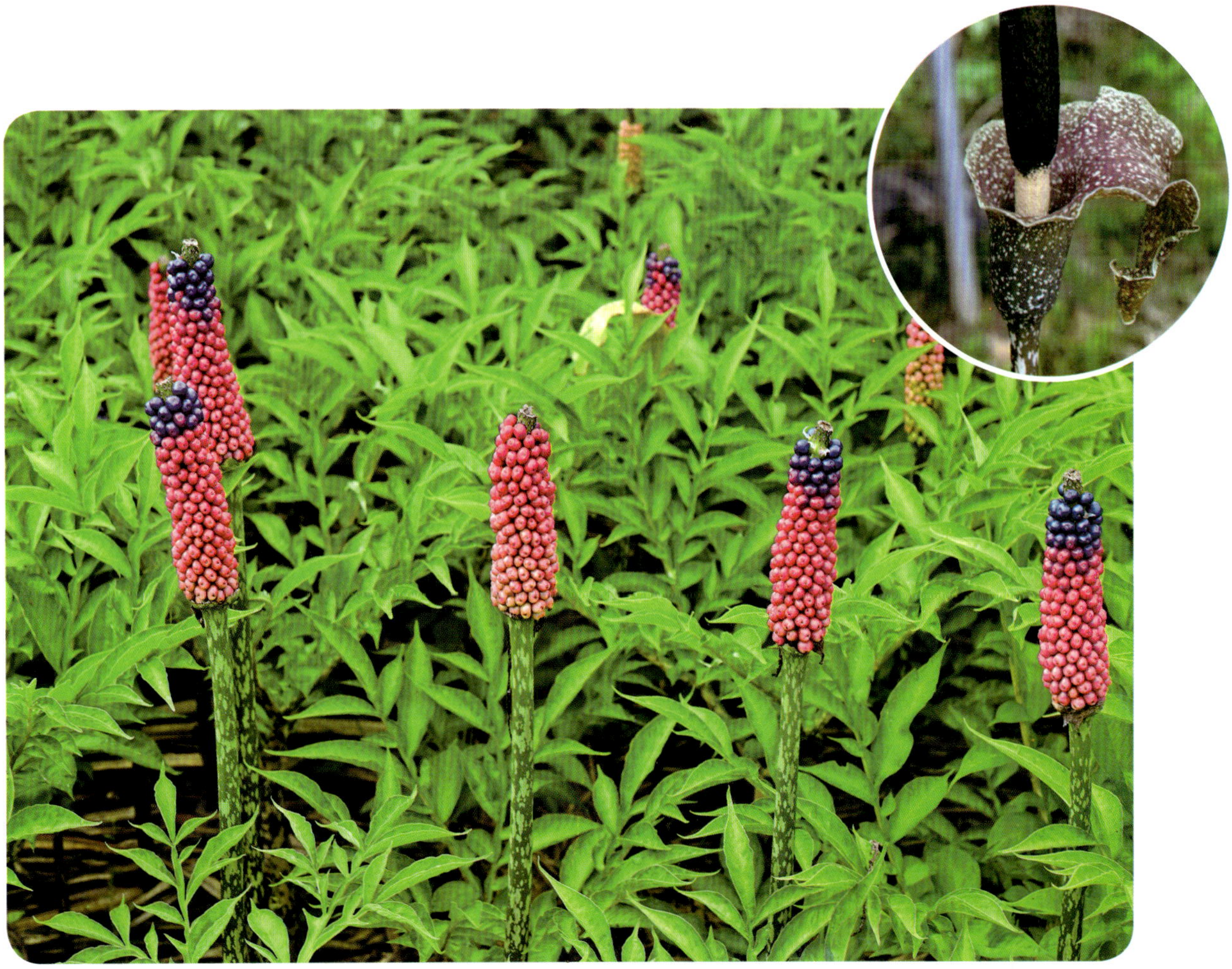

蛇含

[药材来源] 为蔷薇科植物蛇含 *Potentilla kleiniana* Wight et Arn. 的全草。

[江山土名] 五叶蛇莓。

[性味归经] 苦，微寒。归肝、心、肺经。

[功能主治] 清热解毒，清心定惊，活血通络。用于疮痈肿毒，咽喉肿痛，热毒泻痢，高热惊风，疟疾发热，跌打损伤，风湿痹证。

[采收加工] 夏、秋二季采收，除去泥沙残叶，晒干。

[参考资料] 本品含仙鹤草素、蛇含鞣质、长梗马兜铃素等。

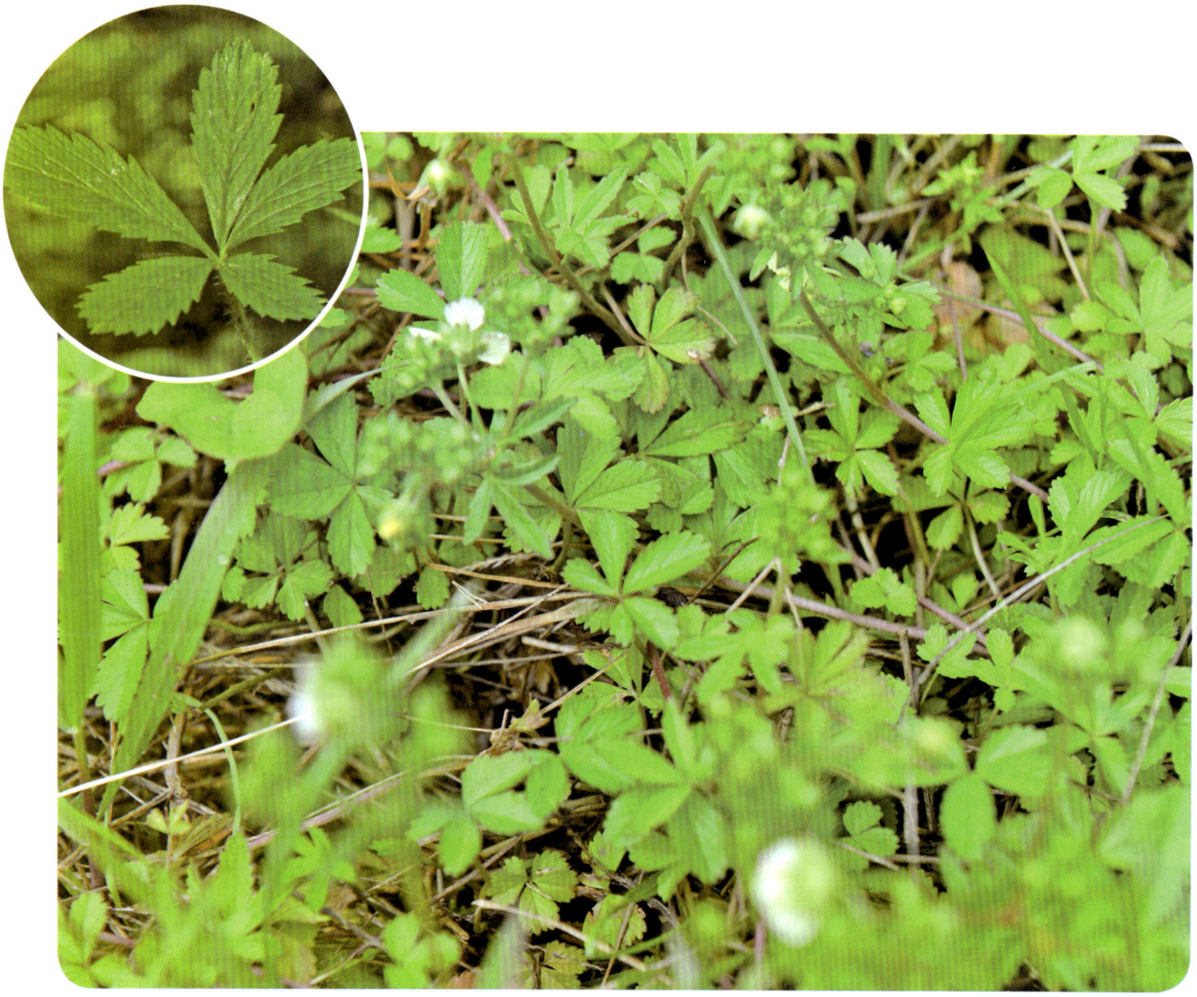

蛇床子

[药材来源] 为伞形科植物蛇床 Cnidium monnieri（L.）Cusson 的成熟果实。

[江山土名] 蛇床子。

[性味归经] 辛、苦，温。有小毒。归肾经。

[功能主治] 温肾壮阳，燥湿，祛风，杀虫。用于阳痿，宫冷，寒湿带下，湿痹腰痛；外用于外阴湿疹，妇人阴痒，滴虫性阴道炎。

[采收加工] 夏、秋二季果实成熟时采收，除去杂质，干燥。

[参考资料] 呈椭圆形，表面灰黄色或灰褐色。顶端有一小突起的花柱基，基部偶有细梗。背面有翅状纵棱 5 条；接合面平坦，有 2 条棕色略突起的纵棱线。果皮松脆。种子细小，灰棕色，显油性。气香，味辛凉，有麻舌感。

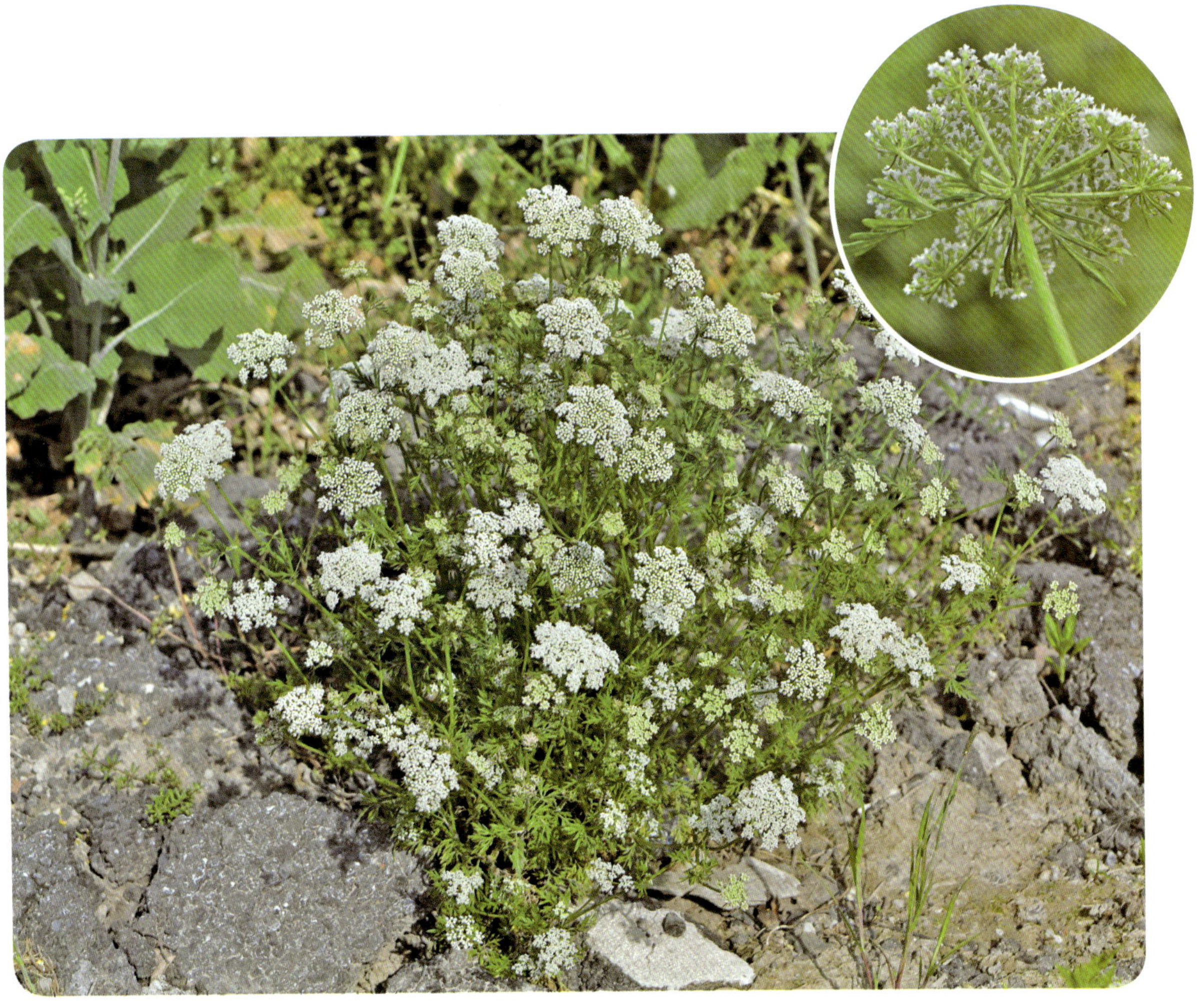

蛇莓

[药材来源] 为蔷薇科植物蛇莓 *Duchesnea indica*（Andr.）Foke 的全草。

[江山土名] 蛇妙。

[性味归经] 甘、苦，寒。有小毒。归肺、肝经。

[功能主治] 清热解毒，凉血消肿。用于热病惊痫，咳嗽，吐血，咽喉肿痛，痢疾，痈肿，疔疮，蛇虫咬伤，水火烫伤。

[采收加工] 春、夏二季采收，洗净，干燥。

[参考资料] 蛇莓的根茎粗壮。茎细，黄绿色或黄棕色，被白色毛茸。叶互生，三出复叶，具长柄，小叶片菱形；表面黄绿色，两面被疏柔毛，边缘具钝齿。花单生叶腋，具长柄，聚合果类球形，基部略扁，瘦果小。气微，味淡。

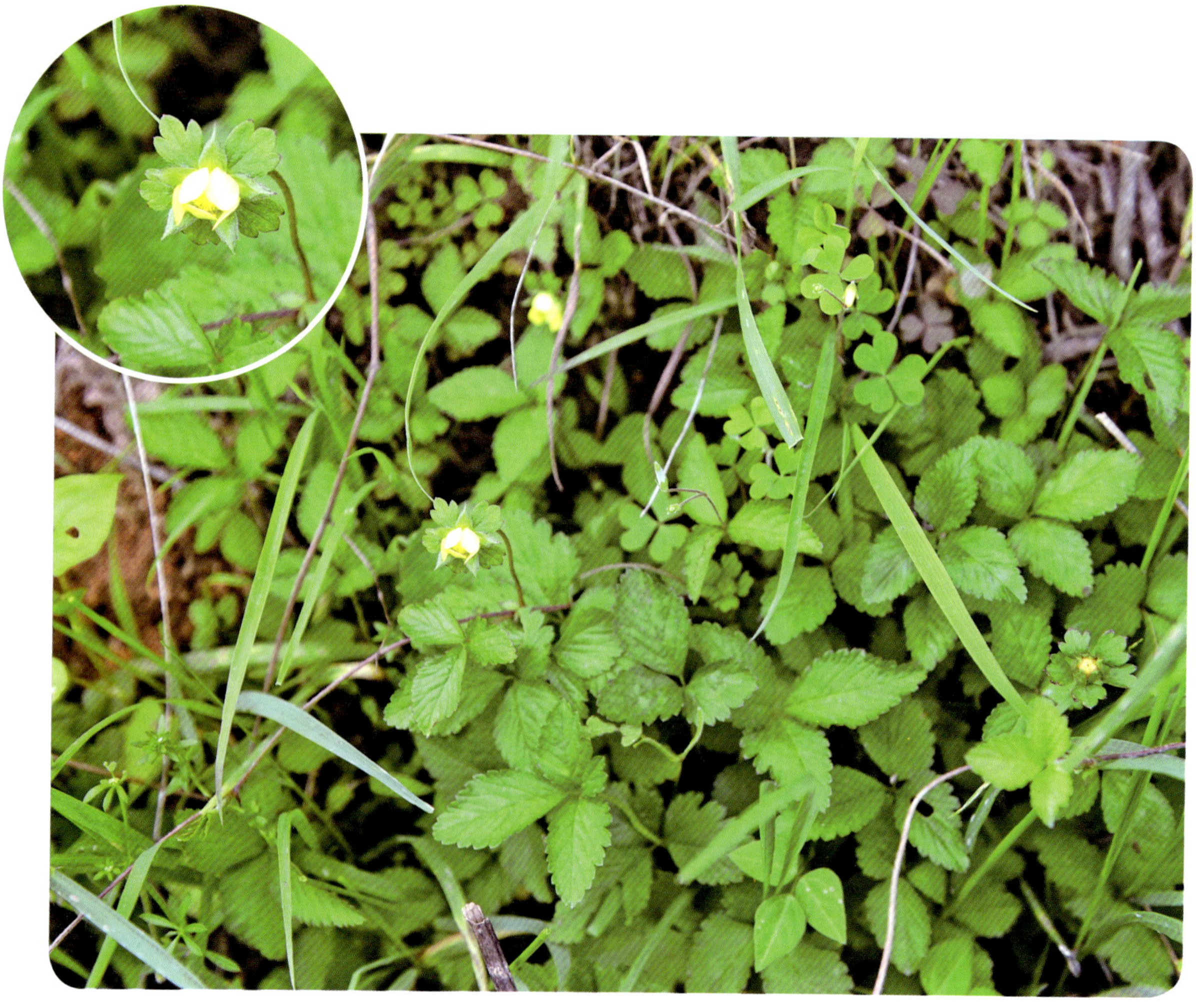

蛇根草

[药材来源] 为茜草科植物日本蛇根草 *Ophiorrhiza japonica* Blume 的全草。

[江山土名] 蛇根草。

[性味归经] 淡，平。归肝、肺、肾经。

[功能主治] 止咳祛痰，活血调经。用于肺结核咯血，气管炎，月经不调；外用治扭挫伤。

[采收加工] 夏、秋二季采收，晒干。

[参考资料] 全草含哈尔满、无羁萜、β－谷甾醇。蛇根草水煎服，可治虚劳咳嗽。

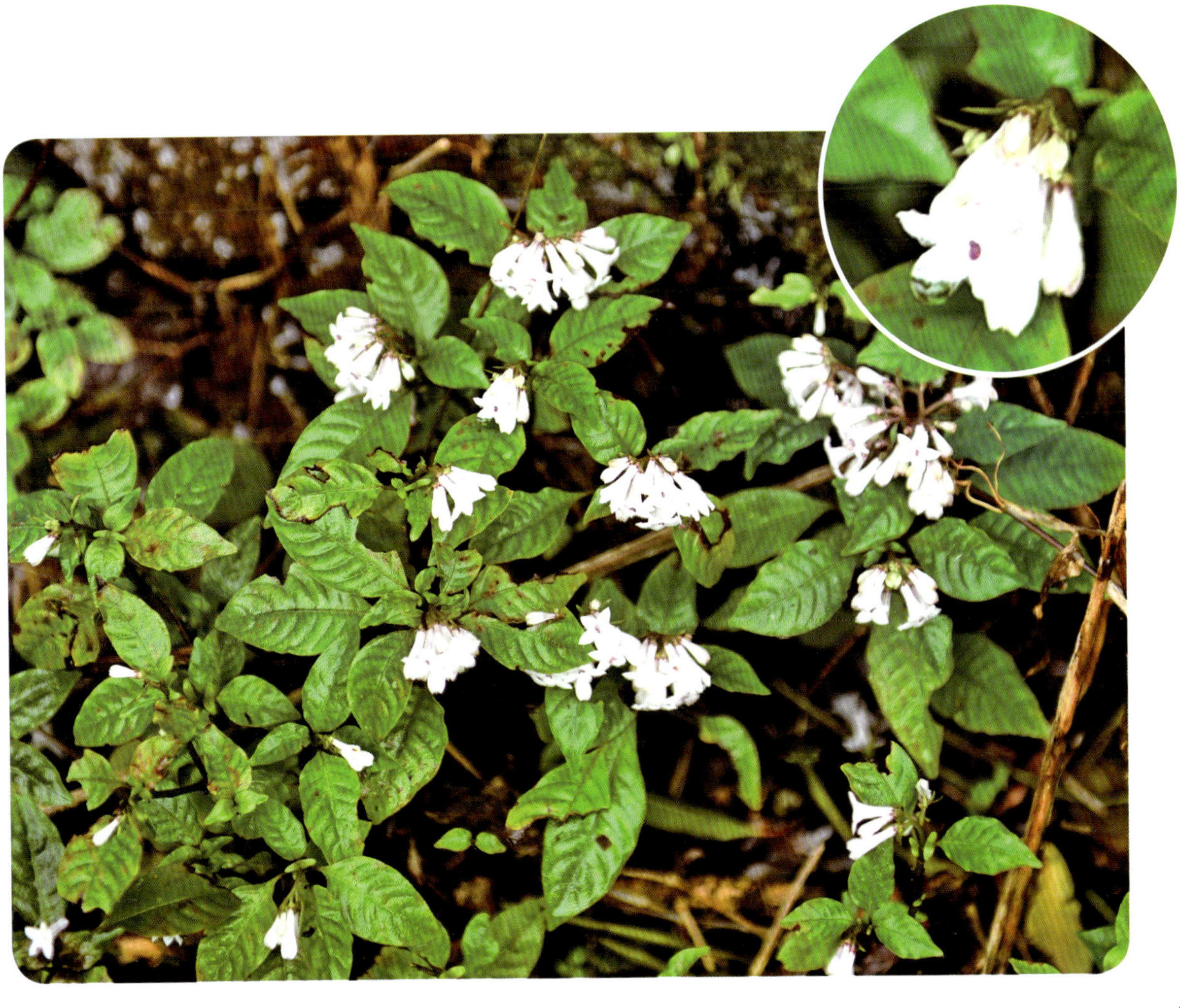

铜脚威灵仙

[药材来源] 为毛茛科植物圆锥铁线莲 *Clematis terniflora* DC. 的根。

[江山土名] 铜脚威灵仙。

[性味归经] 淡、微涩，温。归肝、肺、肾经。

[功能主治] 祛风除湿，解毒消肿，凉血止血。用于风湿痹痛，疔疮肿毒，恶肿疮瘘，喉痹，蛇犬咬伤，吐血，咯血，崩漏下血。

[采收加工] 四季均可采挖，洗净，鲜用或晒干。

[参考资料] 据报道，铜脚威灵仙水煎服，并取渣外敷，可治毒蛇（主要为蝮蛇）咬伤。剂量不能超过 24g。若服药后有眼花反应，一般不需处理，1 ～ 2 小时后自动消失；若有头昏、呕吐反应，可服米泔水解之。

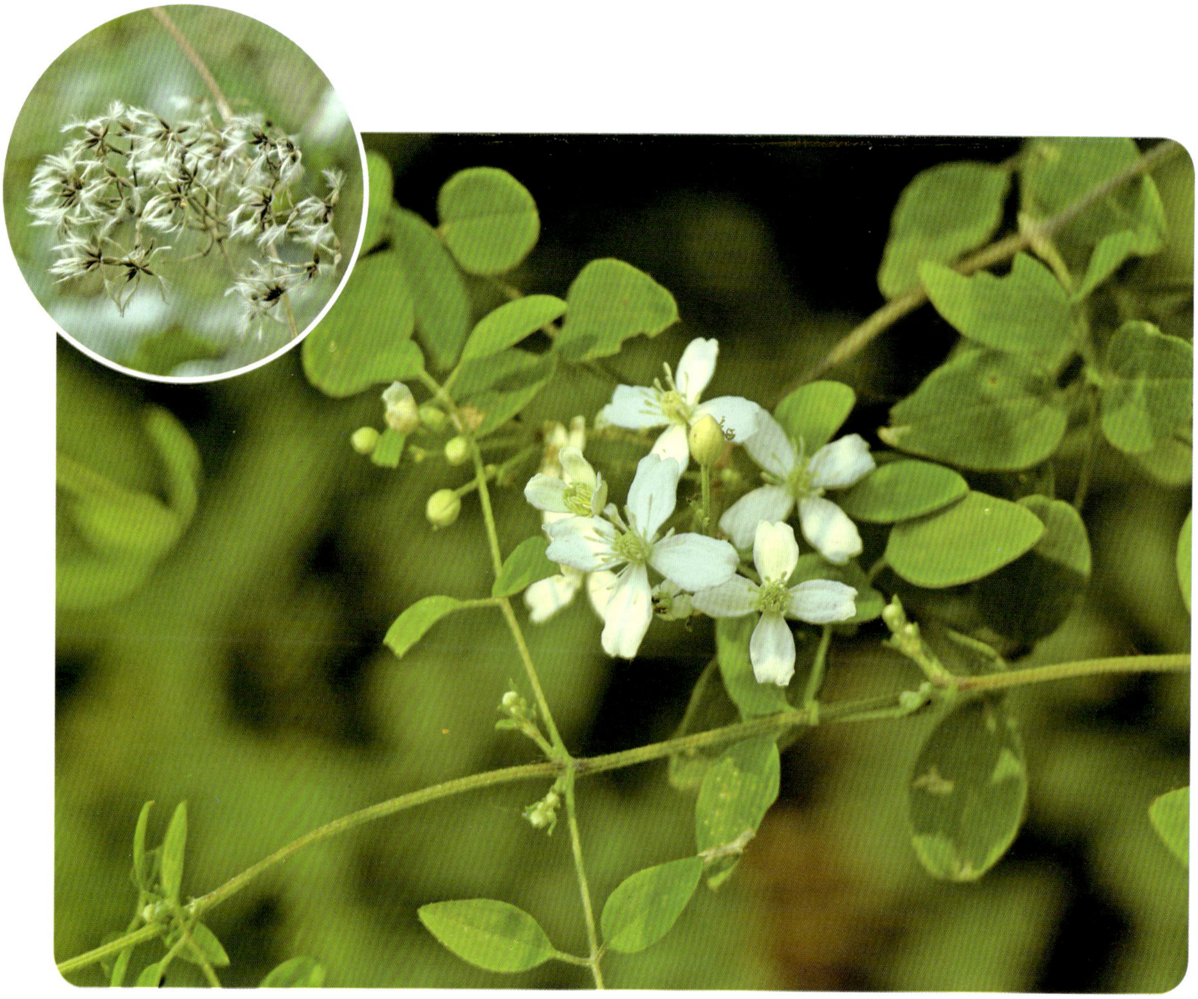

银粉背蕨

[药材来源] 为中国蕨科植物银粉背蕨 *Aleuritopteris argentea*（Gmel.）Fee 的全草。

[江山土名] 通经草、金丝草、金牛草。

[性味归经] 淡、微涩，温。归肝、肺、肾经。

[功能主治] 活血调经，补虚止咳。用于月经不调，闭经腹痛，肺结核咳嗽，咯血。

[采收加工] 春、秋二季采集，拔出全草，去须根及泥土，晒干或鲜用。

[参考资料] 据报道，银粉背蕨水煎服，可治月经不调。

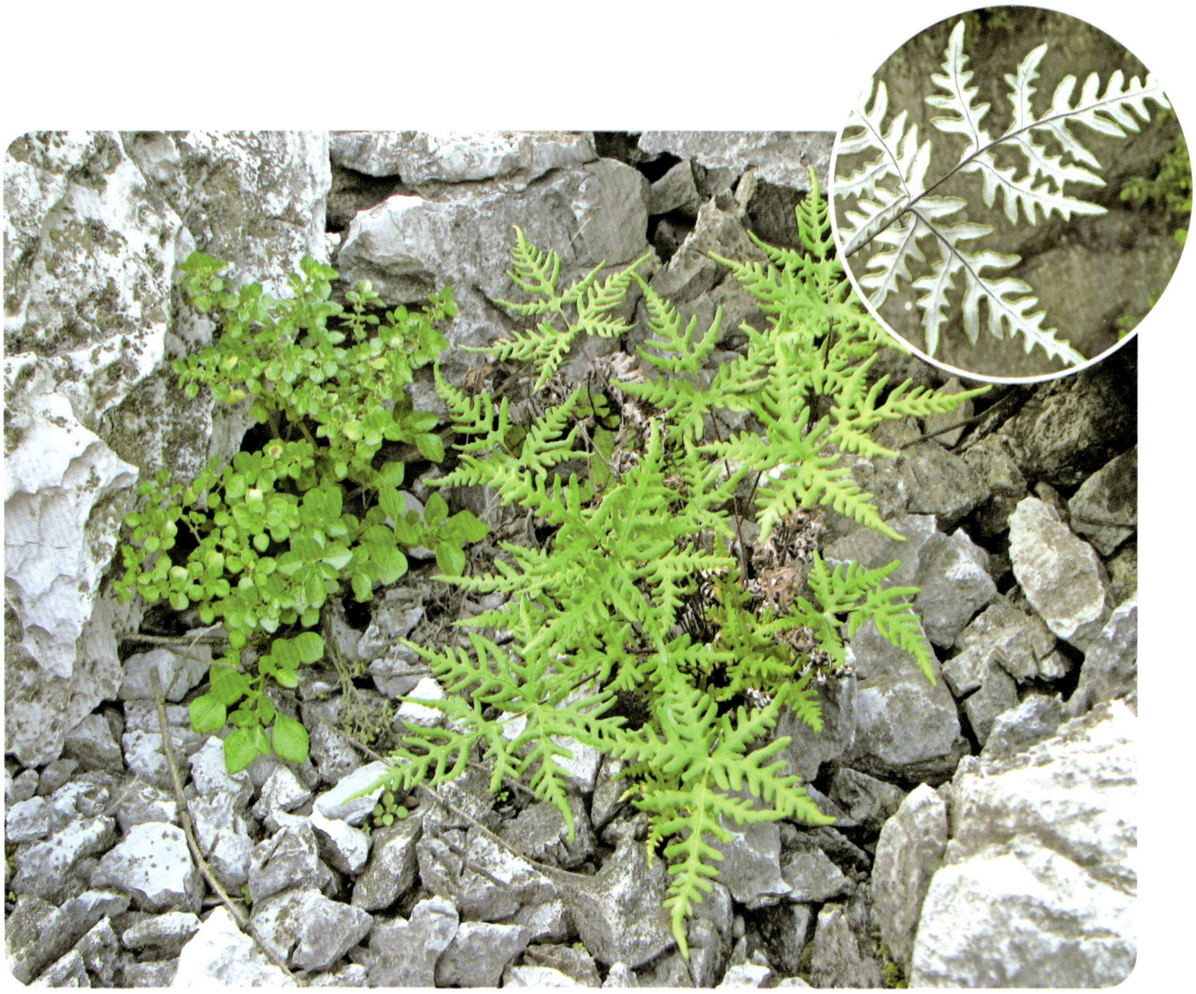

盘龙参

［药材来源］为兰科植物绶草 *Spiranthes australis*（R. Brown.）Lindl. 的全草。

［江山土名］镰刀草、大叶青。

［性味归经］甘、苦，平。归心、肺、肾经。

［功能主治］滋阴益气，凉血生津，润肺止咳。用于病后虚弱，阴虚内热，口咽干燥，咳嗽咯血，头晕，腰膝酸软，遗精，淋浊带下。

［采收加工］夏、秋二季采收，晒干。

［参考资料］含二氢菲类化合物：盘龙参酚 A、B、C，盘龙参新酚 A、B_{12}，盘龙参醌等。盘龙参、当归、黄芪等配伍，水煎服，可治病后体虚。

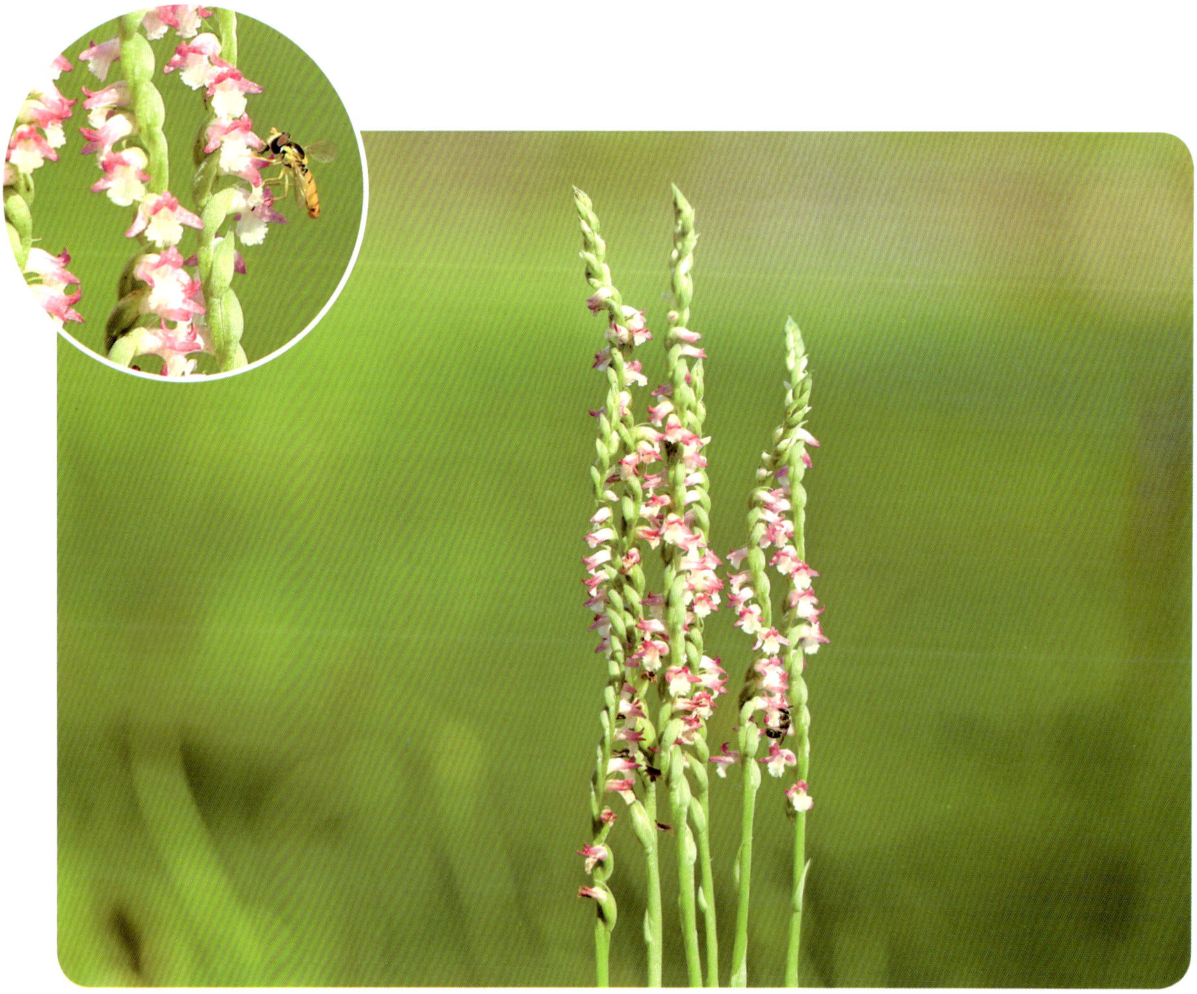

猫人参

[药材来源] 为猕猴桃科植物对萼猕猴桃（镊合猕猴桃）*Actinidia valvata* Dunn 或大籽猕猴桃 *Actinidia macrosperma* C. F. Liang 的干燥根及根茎。

[江山土名] 猫人参。

[性味归经] 辛，温。归肝、肾经。

[功能主治] 解毒消肿，祛风湿。用于深部脓肿，骨髓炎，风湿痹痛，疮疡肿毒。

[采收加工] 夏、秋二季采挖，洗净，趁鲜切厚片，干燥。

[参考资料] 市场上有多种猕猴桃属的植物均混淆使用。据倪勤武和诸葛陇（1999 年）的报道以及赵云鹏（2006 年）的研究发现，大籽猕猴桃应为猫人参的主要来源，对萼猕猴桃则为次要来源。前者韧皮部较红俗称“红货”，药效较佳；后者韧皮部偏白，俗称“白货”，疗效较差应加以区分。

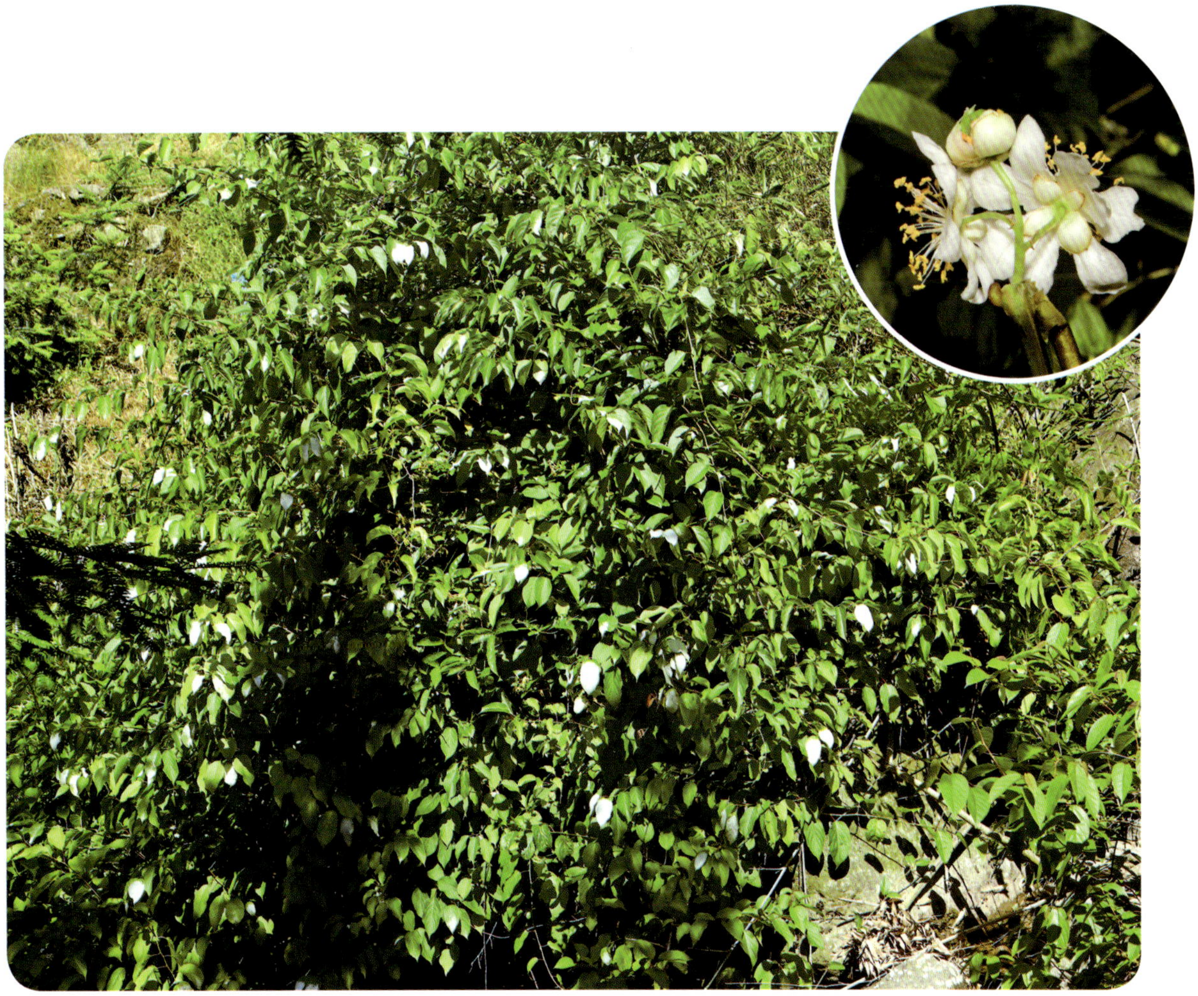

猫爪草

[药材来源] 为毛茛科植物小毛茛 *Ranunculus ternatus* Thunb. 的块根。

[江山土名] 猫爪草。

[性味归经] 甘、辛，温。归肝、肺经。

[功能主治] 化痰散结，解毒消肿。用于瘰疬痰核，疔疮肿毒，蛇虫咬伤。

[采收加工] 春季采挖，除去须根和泥沙，晒干。

[参考资料] 猫爪草及其制剂对肺结核、淋巴结核和多种癌症有疗效。

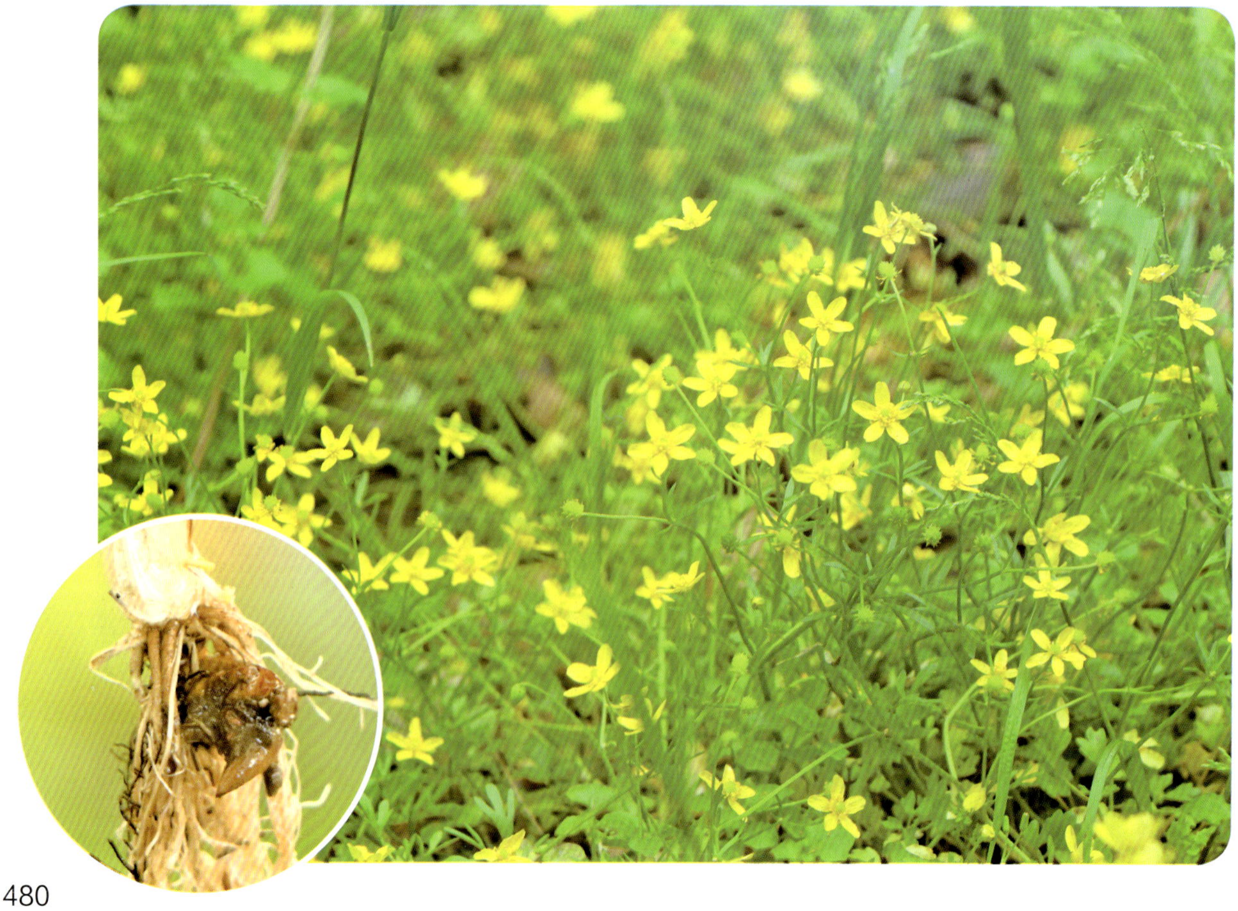

鹿茸草

[药材来源] 为玄参科植物绵毛鹿茸草 *Monochasma savatieri* Franch. ex Maxim. 的干燥全草。

[江山土名] 鹿茸草、千年霜。

[性味归经] 甘，平。归肺、肝经。

[功能主治] 凉血，止血，解毒。用于外感咳嗽，咯血，小儿高热惊风，乳痈，多发性疗肿。

[采收加工] 夏、秋二季收，洗净，干燥。

[参考资料] 呈段状。全体灰白色，密被白色绵毛。茎圆柱形。叶对生；叶片长圆状披针形，叶脉不明显。花有时可见；花萼筒状，具 9 条粗肋，萼齿 4；花冠二唇形，稍带紫色。蒴果长圆柱形。气微，味淡。

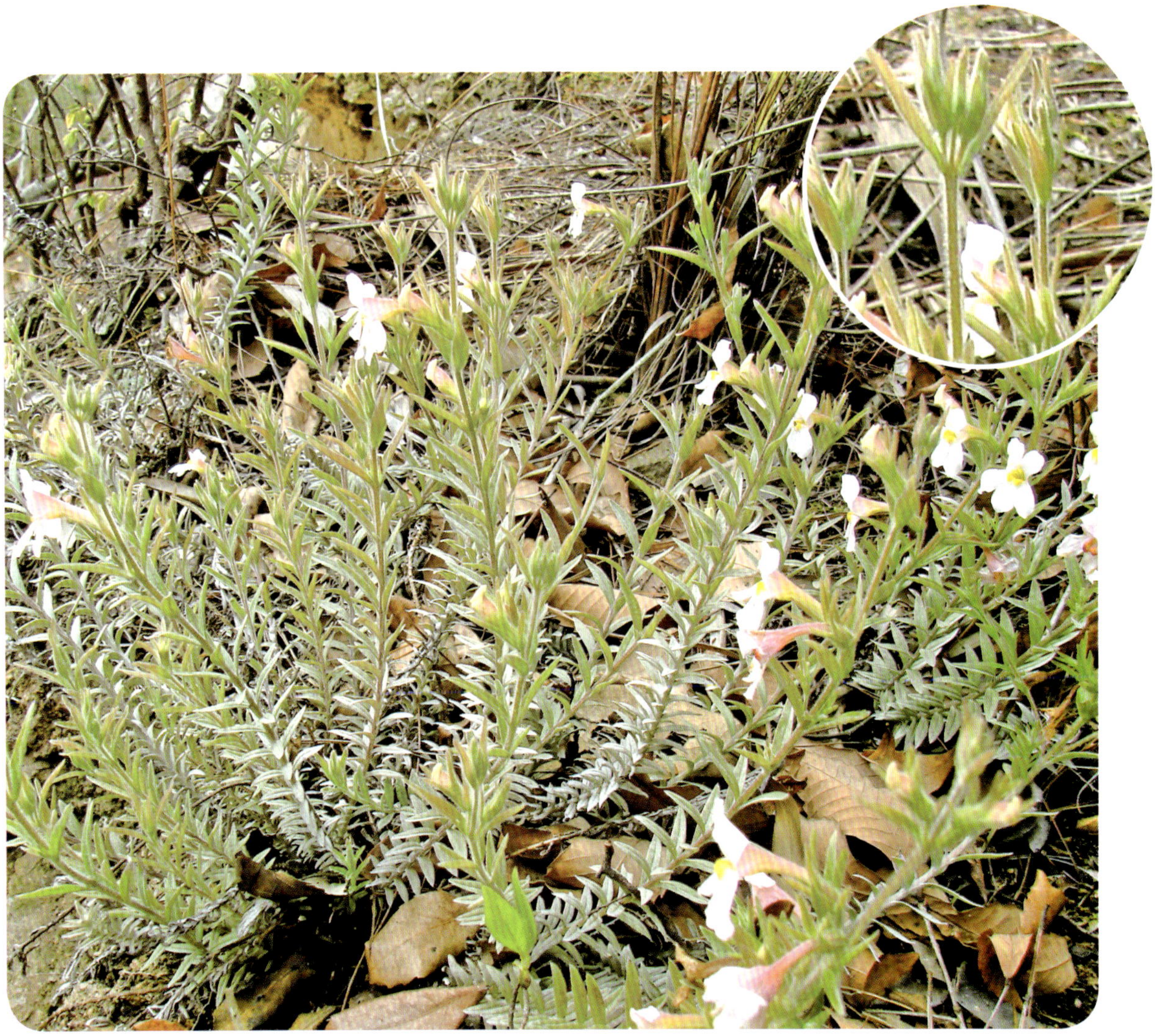

鹿衔草

[药材来源] 为鹿蹄草科植物鹿蹄草 *Pyrola calliantha* H. Andres 或普通鹿蹄草 *Pyrola decorate* H. Andres 的全草。

[江山土名] 鹿含草。

[性味归经] 甘、苦，温。归肝、肾经。

[功能主治] 祛风湿，强筋骨，止血，止咳。用于风湿痹痛，肾虚腰痛，腰膝无力，月经过多，久咳劳嗽。

[采收加工] 全年均可采挖，除去杂质，晒至叶片较软时，堆置至叶片变紫褐色，晒干。

[参考资料] 鹿衔草、白及等配伍，水煎服，可治咯血。鹿衔草、白术、泽泻等配伍，水煎服，可用于类风湿关节炎。鹿衔草水煎服，可用于崩漏。

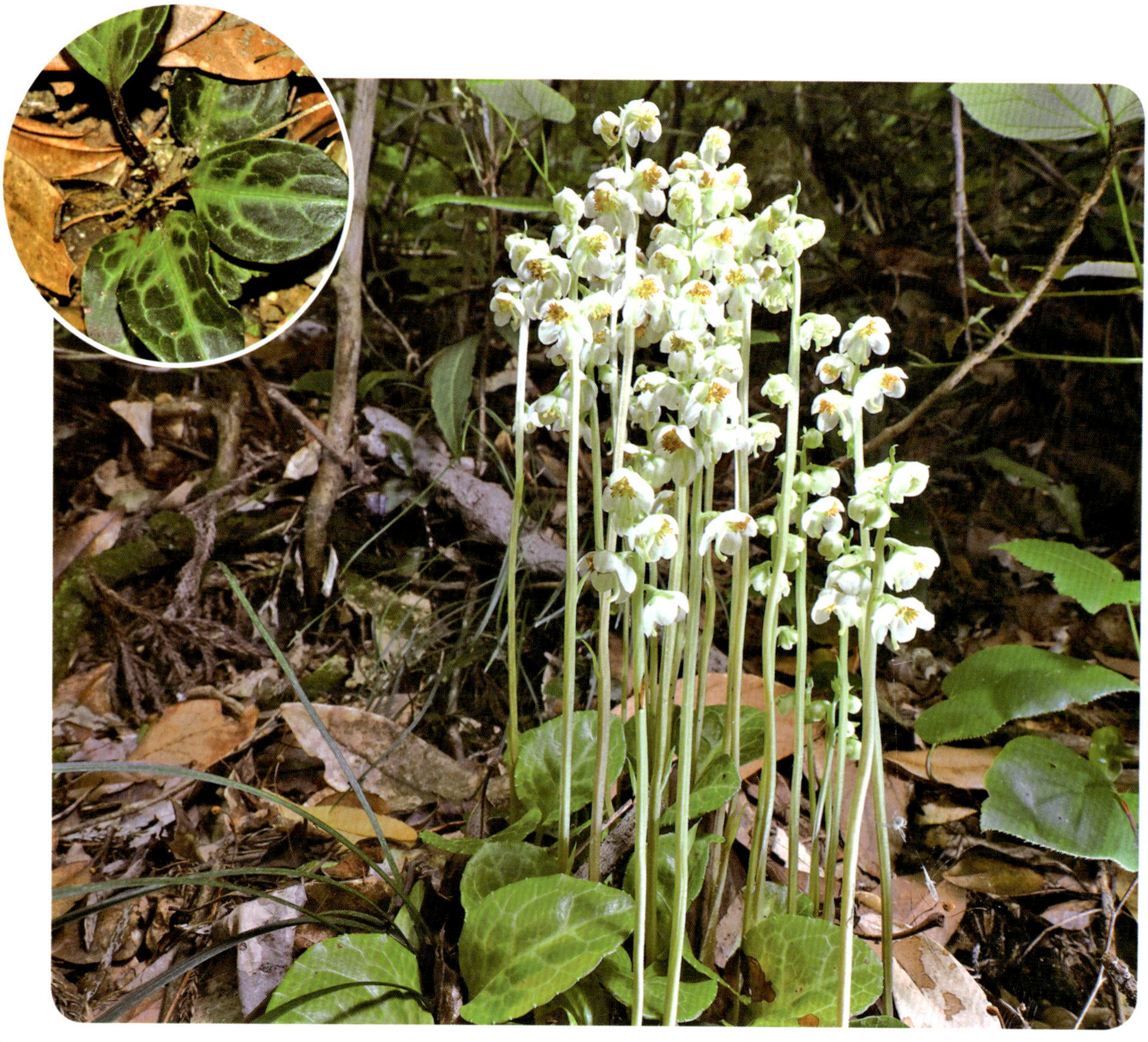

鹿　藿

[药材来源] 为豆科植物鹿藿 *Rhynchosia volubilis* Lour. 的茎叶。

[江山土名] 乌眼睛豆、大叶野绿豆。

[性味归经] 苦、辛，平。归脾、肝经。

[功能主治] 祛风，止痛，活血，解毒。用于风湿痹痛，头痛，牙痛，腰脊疼痛，产后瘀血腹痛，产褥热，瘰疬，痈肿疮毒，跌打损伤。

[采收加工] 夏季采收，鲜用或晒干。

[参考资料] 解毒凉血，因其解毒，故主治蛊毒；因其凉血，故主治肠痈、瘰疬、疡气。

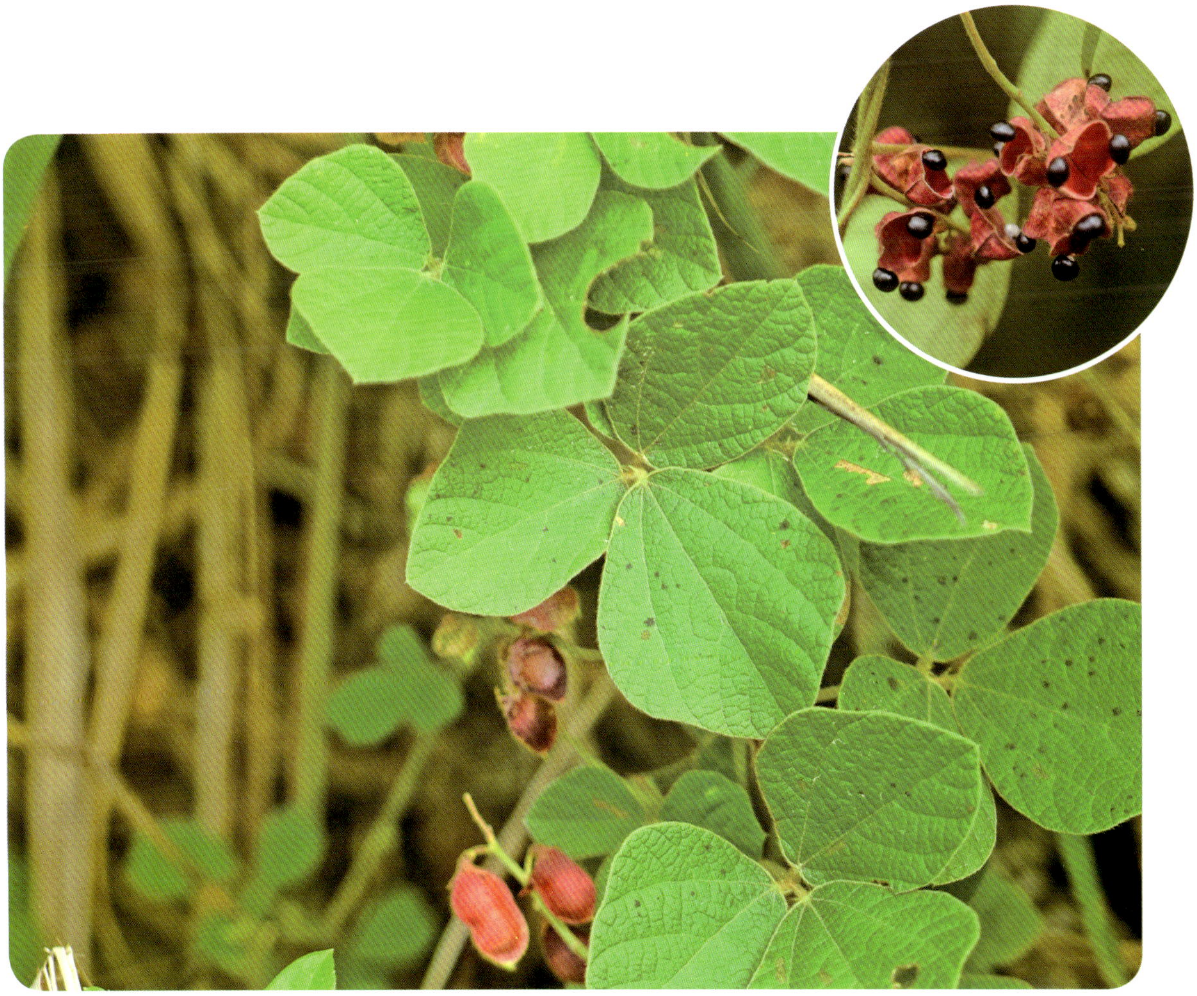

商 陆

［药材来源］为商陆科植物商陆 *Phytolacca acinosa* Roxb. 或垂序商陆 *Phytolacca Americana* L. 的根。

［江山土名］胭脂。

［性味归经］苦，寒。有毒。归肺、脾、肾、大肠经。

［功能主治］逐水消肿，通利二便；外用解毒散结。用于水肿胀满，二便不通；外治痈肿疮毒。

［采收加工］秋季至次春采挖，除去须根和泥沙，切成块或片，晒干或阴干。

［参考资料］对水肿胀满、小便不利者，常与甘遂、大戟等配伍应用。用新鲜商陆，酌加食盐，捣烂外敷，可治疮疡肿毒，有消散作用。往往误认本品有补益作用，取名“土人参”，采集服用，以致发生中毒事故，必须加以注意。

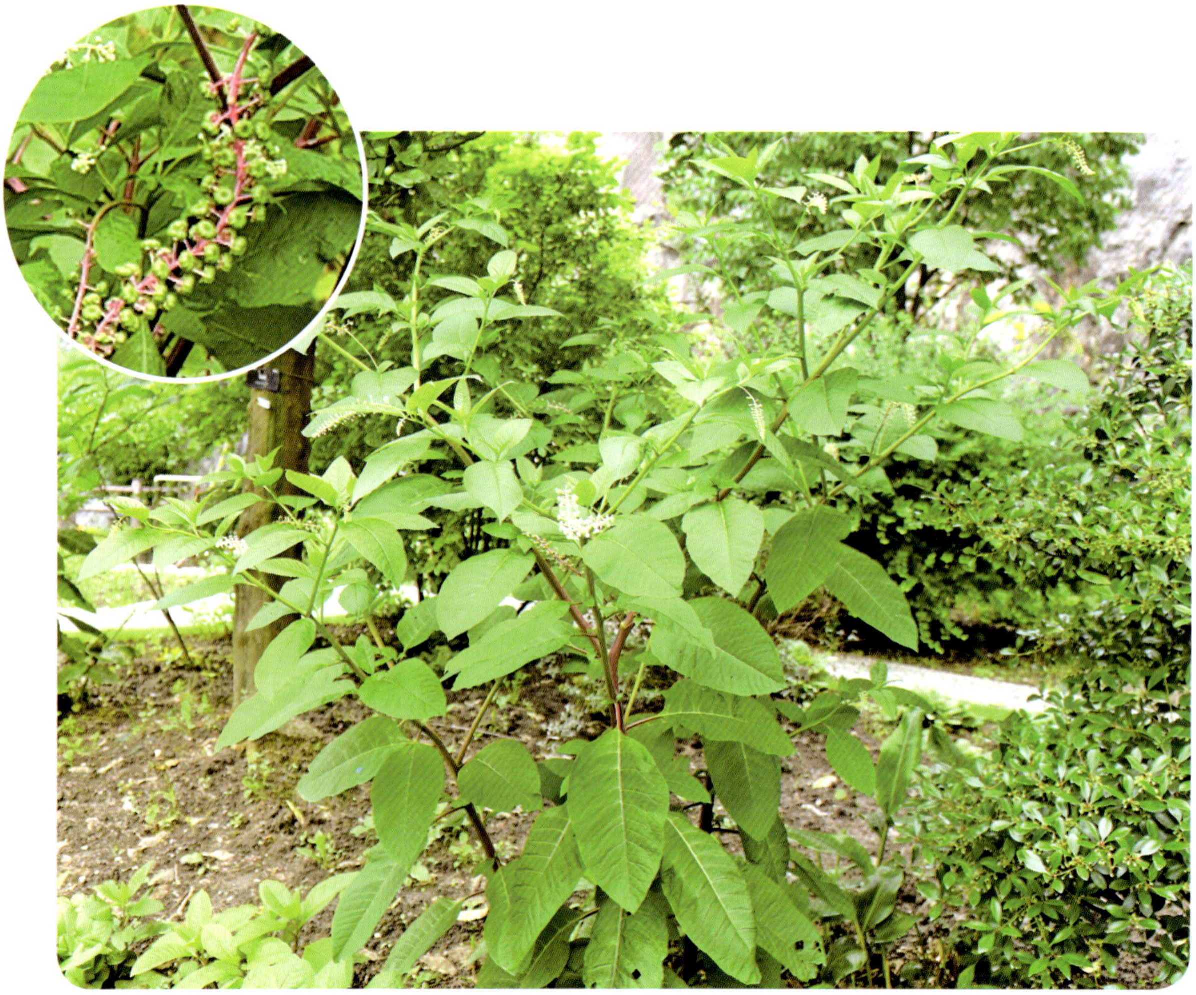

旋覆花

[药材来源] 为菊科植物旋覆花 *Inula japonica* Thunb. 的头状花序。其干燥地上部分（金沸草）也可药用。

[江山土名] 旋复花。

[性味归经] 苦、辛、咸，微温。归肺、脾、胃、大肠经。

金沸草：苦、辛、咸，温。归肺、大肠经。

[功能主治] 降气，消痰，行水，止呕。用于风寒咳嗽，痰饮蓄结，胸膈痞闷，喘咳痰多，呕吐噫气，心下痞硬。

金沸草：降气，消痰，行水。用于风寒咳嗽，痰饮蓄积，痰壅气逆，胸膈痞满，喘咳痰多；外用于疔疮肿毒。

[采收加工] 夏、秋二季花开放时采收，除去杂质，阴干或晒干。

金沸草：夏、秋二季花初开时采收，干燥。

[参考资料] 辛开苦降，微温而降，主入肺、胃二经。既善降气化痰而平喘，又消痰行水而除痞满，治痰饮壅滞、肺气上逆之咳喘、胸膈满闷证；又善降胃气而止呕噫，治痰浊中阻、胃气上逆之呕吐、噫气，为治肺、胃气逆病证之要药。该品性微温，无论寒痰、热痰及外感所致喘咳证皆可应用于治寒痰咳喘。常与代赭石、半夏等药同用，如旋覆代赭汤。

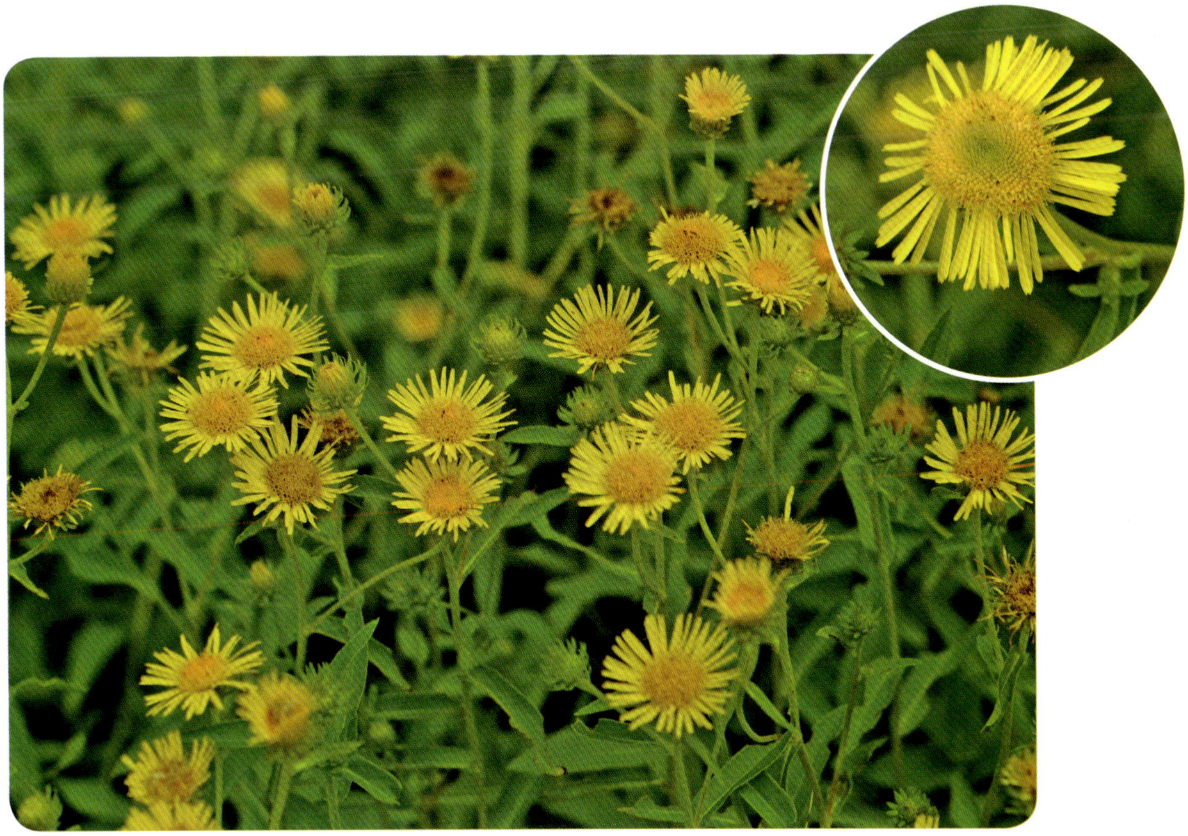

望江南子

[药材来源] 为豆科植物望江南 *Cassia occidentalis* L. 或槐叶决明（茳芒决明）*Cassia sophera* L. 的成熟种子。

[江山土名] 假决明。

[性味归经] 苦，平。有小毒。归肝、肾经。

[功能主治] 清肝明目，润肠解毒。用于毒蛇咬伤，高血压头痛，目赤口烂，便秘。

[采收加工] 秋、冬二季果实成熟时采收，取出种子，干燥。

[参考资料] 该物种为中国植物图谱数据库收录的有毒植物，花、荚果和根有毒。人常以其叶为菜煮食，若带有花和荚果即发生中毒，以儿童为多，可出现以严重的中枢神经系统抑制为主的症状，嗜睡甚至昏迷，嗜睡期常有躁动、乱语，此外在中毒初期有恶心、呕吐、腹泻。

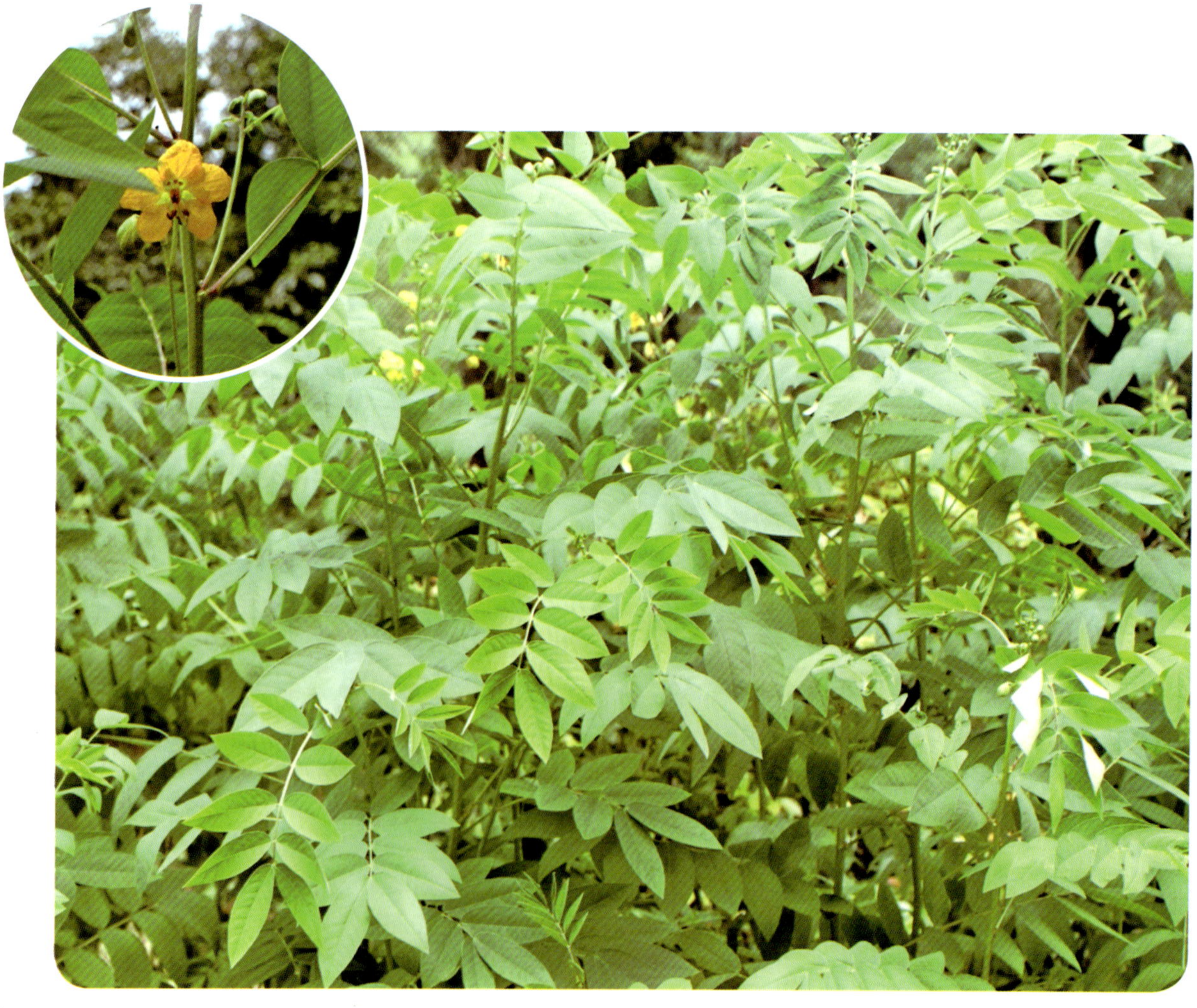

淫羊藿

[药材来源] 为小檗科植物淫羊藿 *Epimedium brevicomu* Maxim.、箭叶淫羊藿 *Epimedium sagittatum* (Sieb. et Zucc.) Maxim. 的叶。其根（仙灵脾）也可药用。

[江山土名] 铁箭头、羊藿叶、仙灵脾。

[性味归经] 辛、甘，温。归肝、肾经。

仙灵脾：辛、甘，温。归肝、肾经。

[功能主治] 补肾阳，强筋骨，祛风湿。用于肾阳虚衰，阳痿遗精，筋骨痿软，风湿痹痛，麻木拘挛。

仙灵脾：补肾阳，强筋骨，祛风湿。用于阳痿遗精，筋骨痿软，风湿痹痛，麻木拘挛，更年期高血压。

[采收加工] 夏、秋二季茎叶茂盛时采收，晒干或阴干。

仙灵脾：夏、秋间采挖，除去泥沙及须根，洗净，干燥。

[参考资料] 主要含有淫羊藿苷、挥发油、蜡醇、植物甾醇、鞣质、维生素 E 等。能兴奋性机能，对动物有促进精液分泌作用，还有降压（引起周围血管舒张）、降血糖、利尿、镇咳祛痰以及维生素 E 样作用。淫羊藿能增加心脑血管血流量，促进造血功能、免疫功能及骨代谢，具有抗衰老、抗肿瘤等功效。

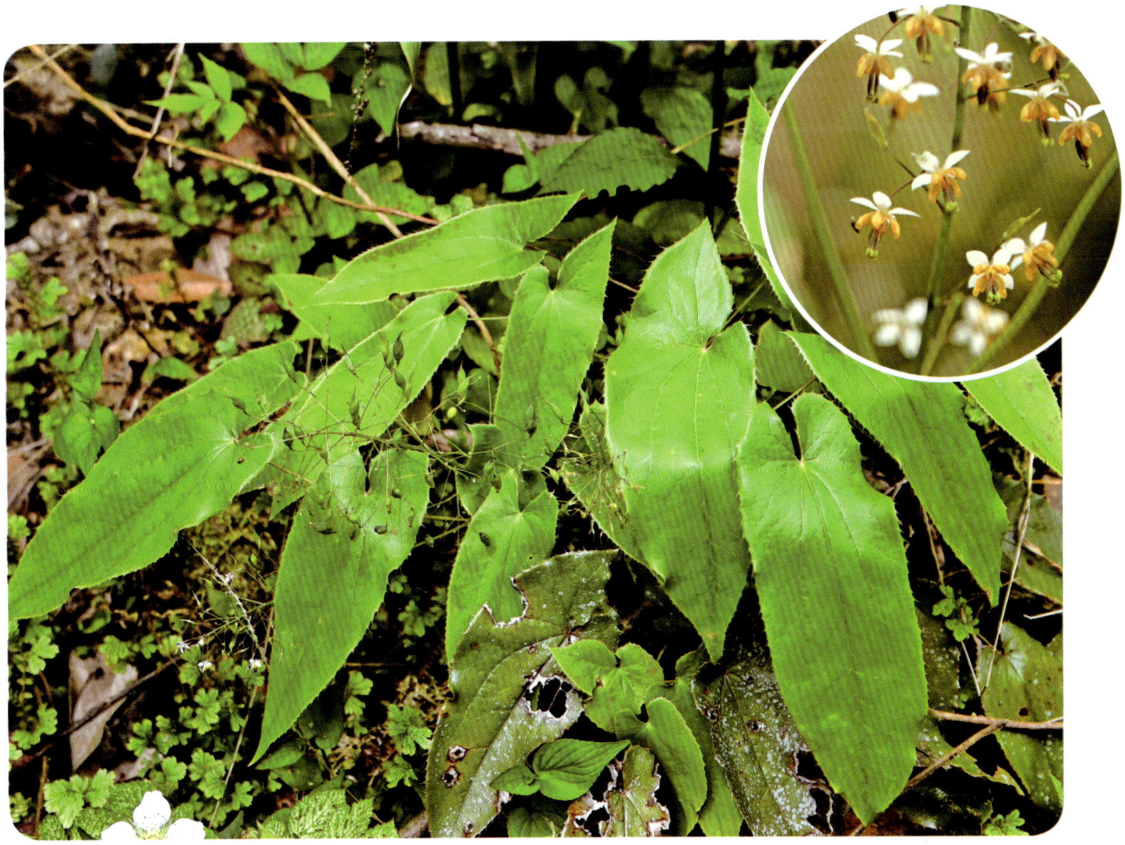

淡竹叶

[药材来源] 为禾本科植物淡竹叶 *Lophatherum gracile* Brongn. 的茎叶。

[江山土名] 淡竹叶。

[性味归经] 甘、淡，寒。归心、胃、小肠经。

[功能主治] 清热泻火，除烦止渴，利尿通淋。用于热病烦渴，小便短赤涩痛，口舌生疮。

[采收加工] 夏季未抽花穗前采割，晒干。

[参考资料] 性味甘淡，能清心、利尿、祛烦躁，对于牙龈肿痛、口腔炎等有良好的疗效，民间多用其茎叶制作夏日消暑的凉茶饮用。凡外感热病，心烦口渴，热在气分者，可用生石膏、知母、芦根等配伍，以清热除烦止渴。若气阴两伤者，可再加麦冬、人参等，以益气生津。心经热盛下移小肠而致小便涩痛者，可用生地黄、木通、生甘草梢等配伍，以清心导热利尿。膀胱湿热蕴结小便淋沥赤涩者，可用海金沙、车前子、白茅根等同用，以清热利尿通淋。

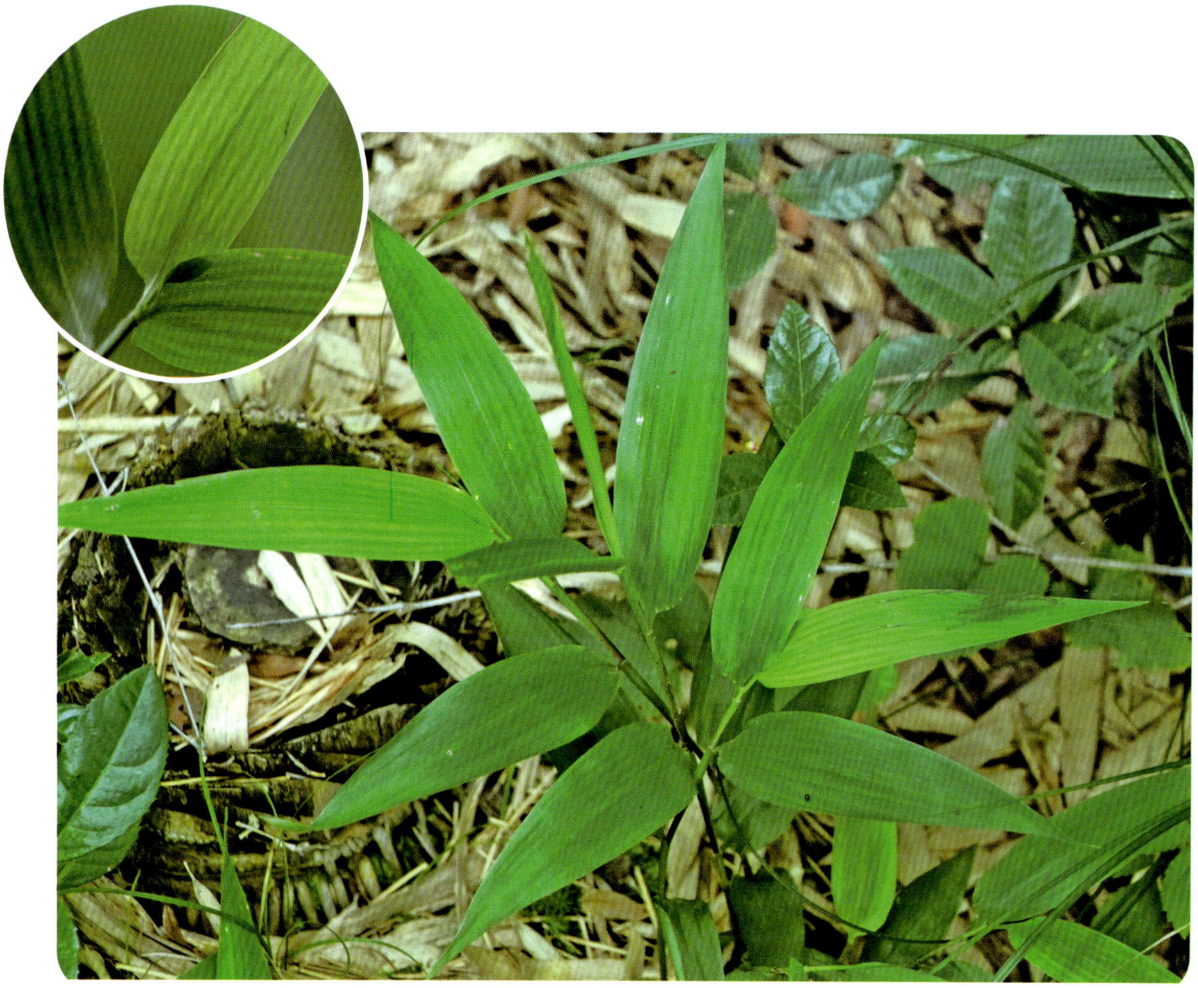

婆婆纳

[药材来源] 为玄参科植物婆婆纳 *Veronica didyma* Tenore.、阿拉伯婆婆纳 *Veronica persica* Poir. 的全草。

[江山土名] 将军草。

[性味归经] 甘、淡，凉。归肝、肾经。

[功能主治] 补肾强腰，解毒消肿。用于肾虚腰痛，疝气，睾丸肿痛，妇女带下，痈肿。

[采收加工] 春季采收，鲜用或晒干。

[参考资料] 全草含黄酮苷类成分，如 4- 甲氧基高山黄芩素 -7-O-D- 葡萄糖苷、6- 羟基木犀草素 7-O-D- 葡萄糖苷、婆婆纳苷 -A 等。婆婆纳、紫花地丁等配伍，水煎服，药渣捣烂外敷，可治痈肿。

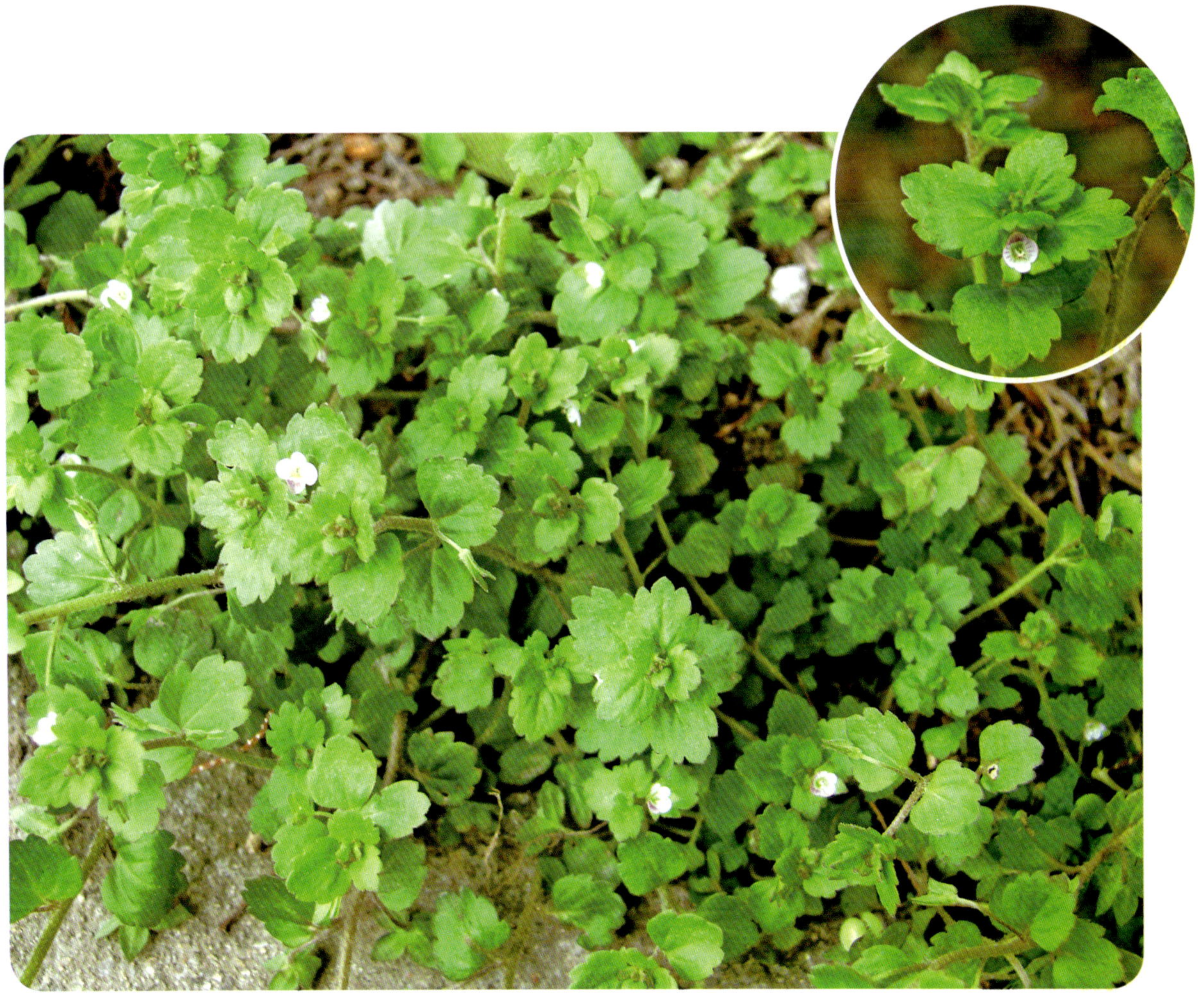

绵枣儿

[药材来源] 为百合科植物绵枣儿 *Scilla scilloides*（Lind.）Druce 的鳞茎或全草。

[江山土名] 老鸦葱。

[性味归经] 苦、甘，寒。小毒。归肝、心经。

[功能主治] 活血止痛，解毒消肿，强心利尿。用于跌打损伤，筋骨疼痛，疮痈肿痛，乳痈，心源性水肿。

[采收加工] 夏、秋二季采收，鲜用或晒干。

[参考资料] 鳞茎含皂苷类：绵枣儿糖苷 D_1、E_1、E_2、E_3、E_4、E_5、G_1，绵枣儿素等。还含有甾醇类及两种三萜螺环内酯化合物。具有抗肿瘤作用，绵枣儿鳞茎分离的多种化合物在体外能抑制 HT1080、PC_3 等 8 种肿瘤细胞系细胞。其中的绵枣儿糖苷 E_1 抗肿瘤活性最强。

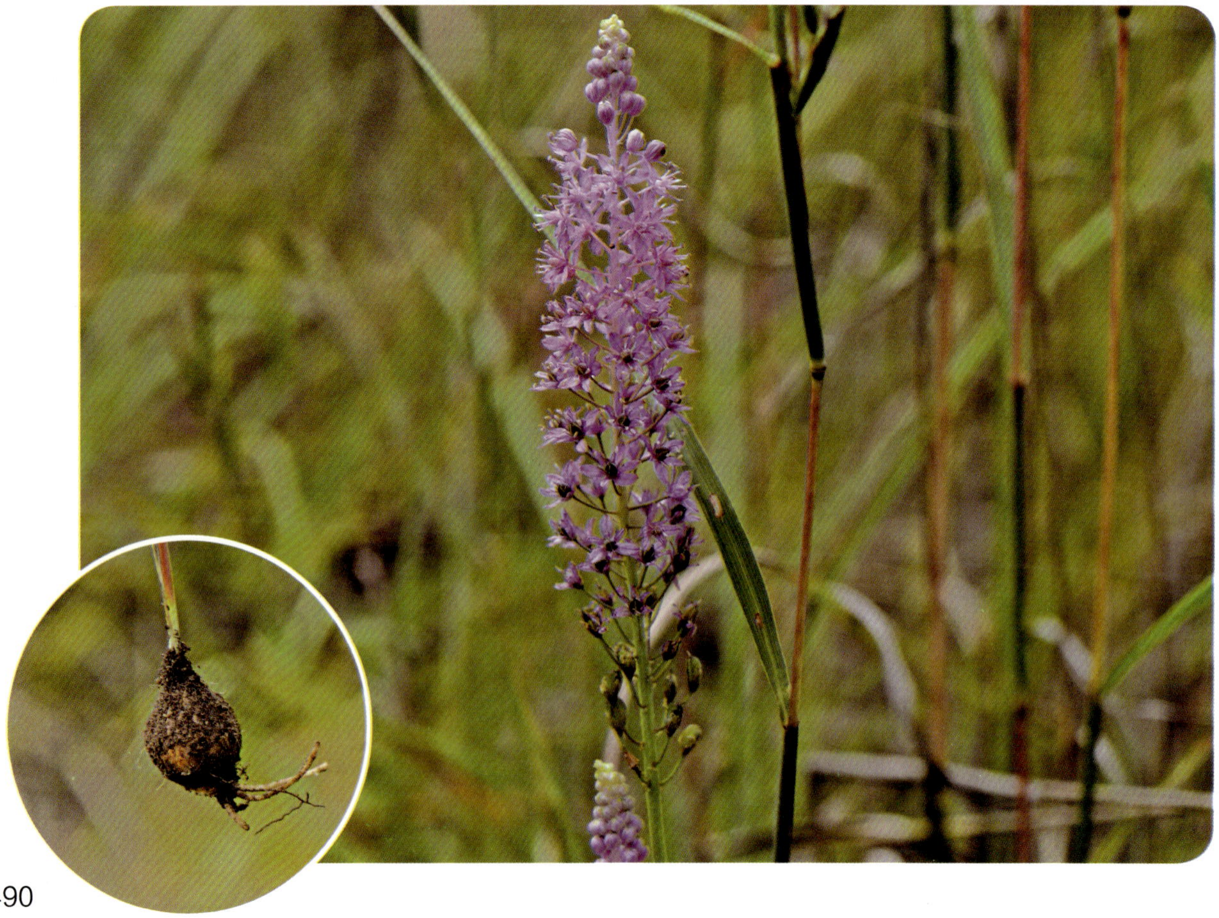

绵萆薢

［药材来源］为薯蓣科植物绵萆薢 *Dioscorea spongiosa* J. Q. Xi，M. Mizuno et W. L. Zhao 的根茎。

［江山土名］大萆薢、山畚箕。

［性味归经］苦，平。归肾、胃经。

［功能主治］利湿去浊，祛风除痹。用于膏淋，白浊，白带过多，风湿痹痛，关节不利，腰膝疼痛。

［采收加工］秋、冬二季采挖，除去须根，洗净，切片，晒干。

［参考资料］绵萆薢、益智仁、石菖蒲、乌药配伍治小便时下白，凝而如油，澄下如膏。肾阴亏虚、遗精滑精者慎用。绵萆薢之功，长于祛风湿，所以能治缓弱顽痹、遗浊、恶疮诸病之属风湿者。

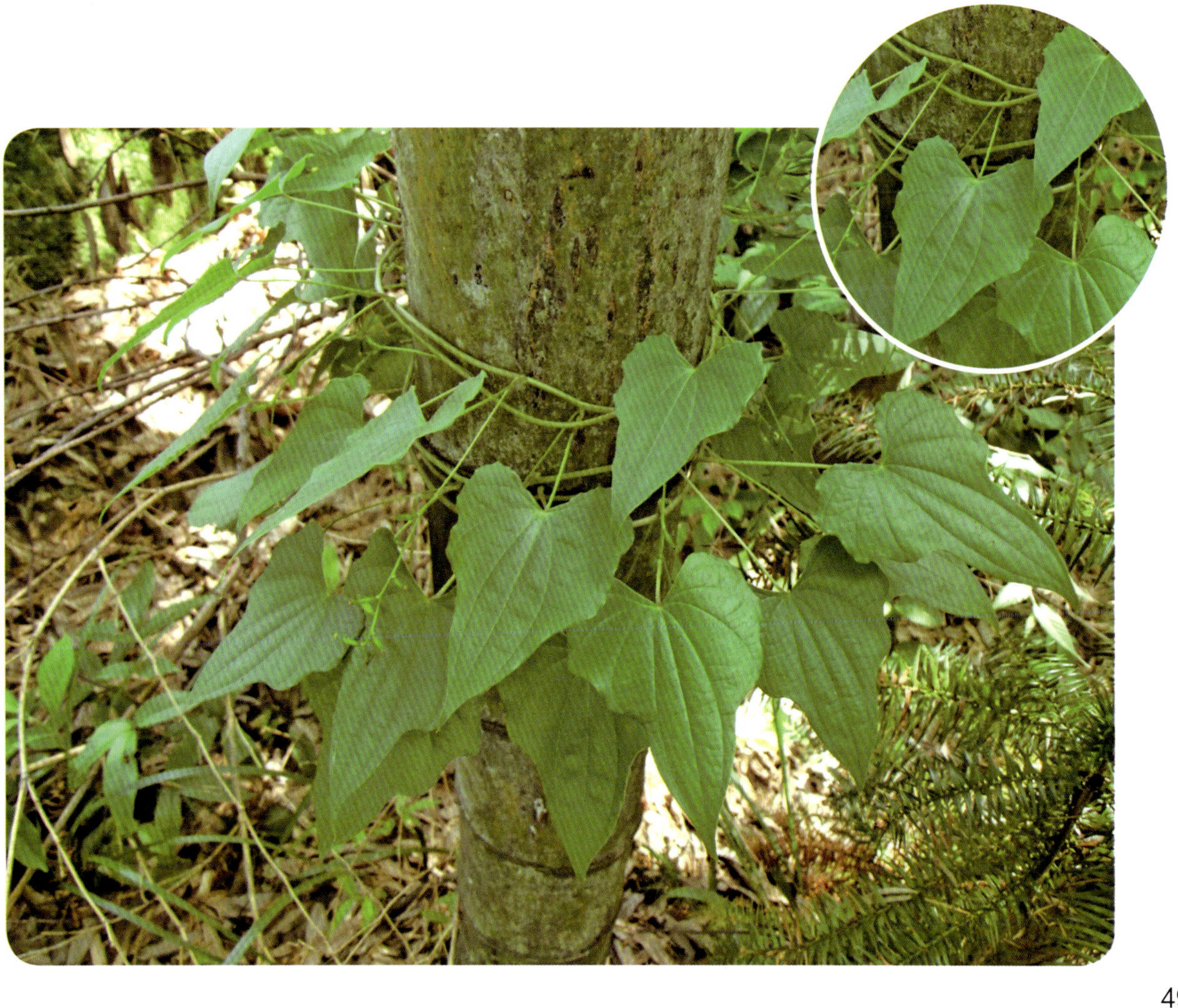

绿 豆

[药材来源] 为豆科植物绿豆 *Phaseolus radiatus* L. 的种子。其种皮（绿豆衣）也可药用。

[江山土名] 绿豆。

[性味归经] 甘，凉。归心、胃经。

绿豆衣：甘，寒。归心、膀胱经。

[功能主治] 清热解毒，消暑。用于暑热烦渴，热毒疮痈。

绿豆衣：清热解毒，消暑止渴，利尿消肿。用于暑热烦渴，肿胀，痈肿热毒，药物中毒。

[采收加工] 立秋后种子成熟时采收，将全株拔出，晒干，打落种子。

绿豆衣：夏季果实成熟时采收，取出种子，破碎，簸取种皮。

[参考资料] 绿豆表面黄绿色或暗绿色，有光泽。种脐位于一侧上端，呈白色纵向线形。种皮薄而韧。种仁黄绿色或黄白色，肥厚。气微，嚼之有豆腥味。绿豆衣呈不规则片状，大小不一。外表面黄绿色，具致密易脱落的黄白色网纹；内表面光滑，淡棕色。有的可见长圆形白色的种脐。质脆。气微，味淡。

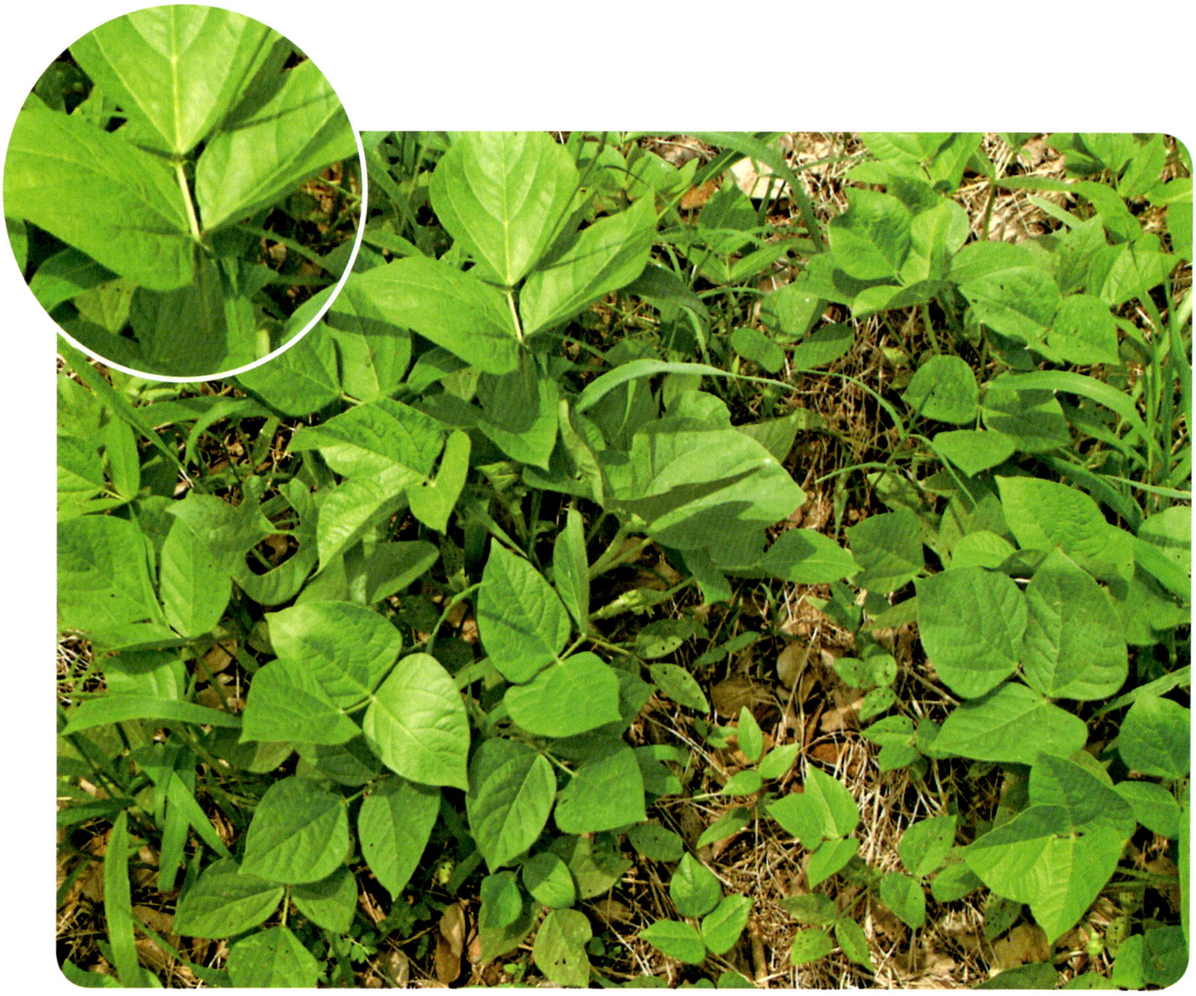

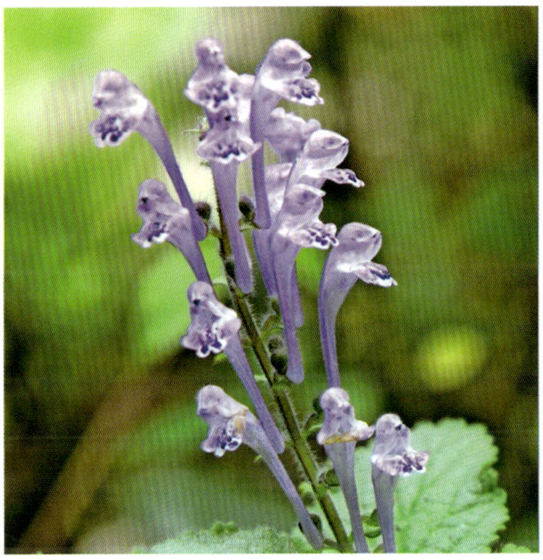

十二画

琴叶榕

[药材来源] 为桑科植物琴叶榕 *Ficus pandurata* Hance 的根或叶。

[江山土名] 牛奶柴、水榕。

[性味归经] 甘、辛，温。归肺、肾经。

[功能主治] 祛风除湿，解毒消肿，活血通经。用于风湿痹痛，黄疸，疟疾，百日咳，乳汁不通，乳痈，痛经，闭经，痈疖肿痛，跌打损伤，毒蛇咬伤。

[采收加工] 夏、秋二季采收，鲜用或晒干。

[参考资料] 琴叶榕根的水提取液体外能清除超氧阴离子。水提取液灌胃，能升高大鼠血清超氧化物歧化酶，减少丙二醛含量，所以具有抗氧化作用。琴叶榕根的提取物给细菌性前列腺炎模型大鼠喂饲减少尿液、前列腺液白细胞，增加琥珀酸脱氢酶、β-羟化甾体脱氢酶、酸性磷酸酶的活性，前列腺组织结构基本完整，所以具有抗炎作用。

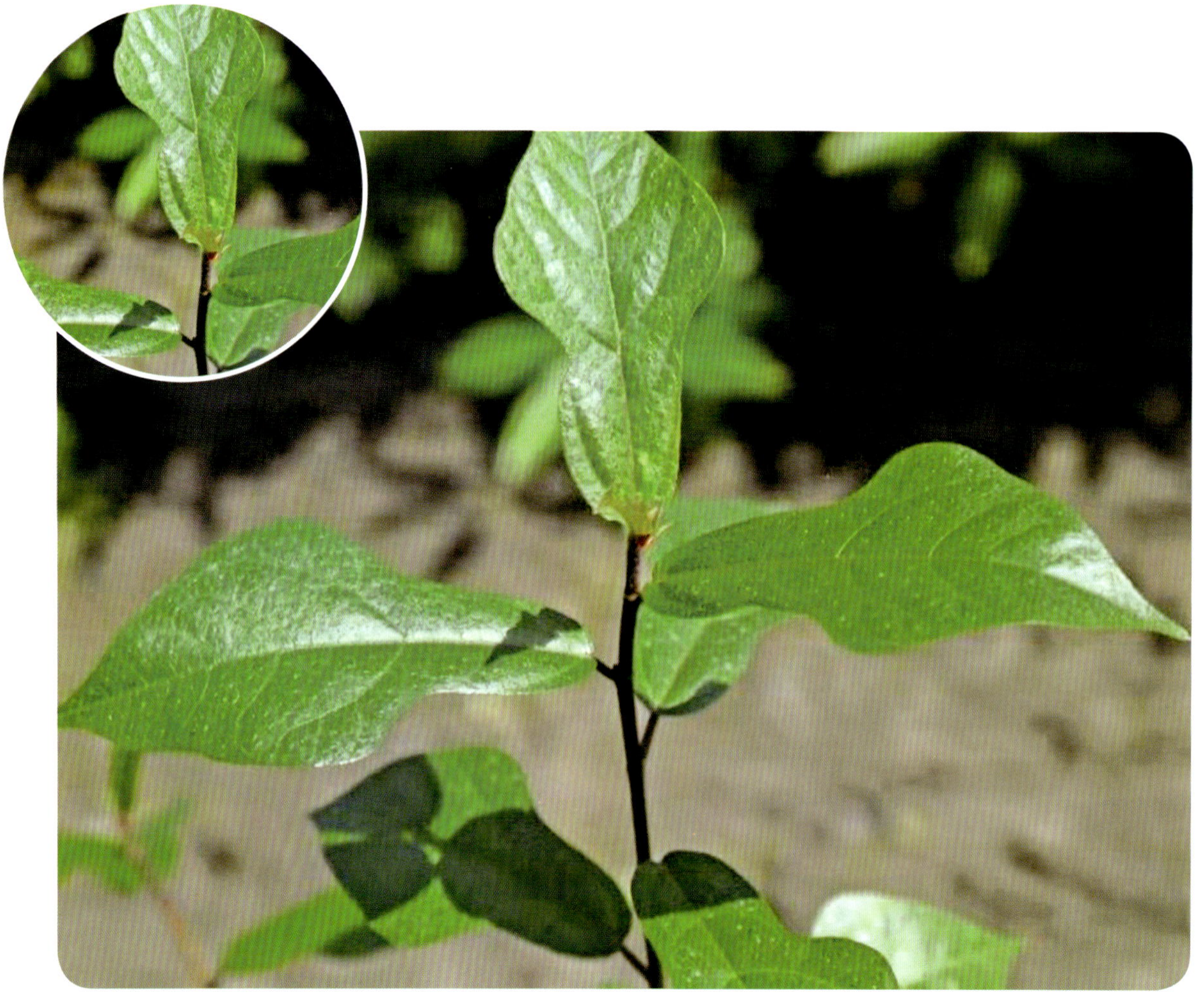

斑叶兰

[药材来源] 为兰科植物斑叶兰 *Goodyera schlechtendaliana* Rchb. F. 的全草。

[江山土名] 斑叶兰。

[性味归经] 甘、辛，平。归肺、肾经。

[功能主治] 润肺止咳，补肾益气，行气活血，消肿解毒。用于肺痨咳嗽，气管炎，头晕，乏力，神经衰弱，阳痿，跌打损伤，骨节疼痛，咽喉肿痛，乳痈，疮疖，瘰疬，毒蛇咬伤。

[采收加工] 夏、秋二季采收，晒干。

[参考资料] 主要含有黄酮苷类化合物，对肝损伤有保护作用。还具有清热解毒、消炎退肿作用，可用于治疗毒蛇咬伤、痈肿疮疖、肺病咳嗽、气管炎。

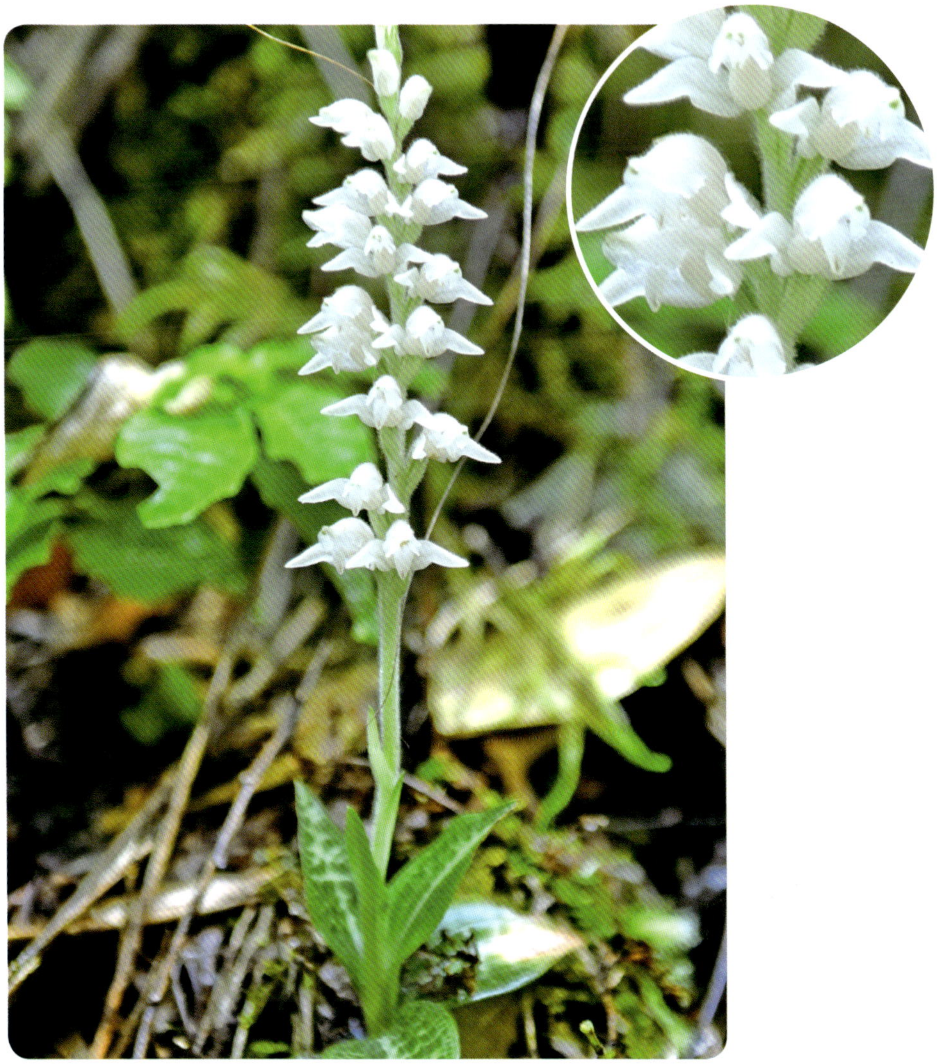

博落回

[药材来源] 为罂粟科植物博落回 *Macleaya cordata*（Willd.）R. Br. 的全草。

[江山土名] 帆竹回、山竹回。

[性味归经] 苦，寒。大毒。归肝、大肠经。

[功能主治] 清热解毒，活血散瘀，杀虫止痒。用于痈肿疮毒，下肢溃疡，烧、烫伤，湿疹，顽癣，跌扑损伤，风湿痹痛，阴痒。

[采收加工] 夏、秋二季采收，除去杂质，干燥。

[参考资料] 根含有血根碱、白屈菜红碱、博落回碱。博落回中的三种生物碱，有杀线虫作用，对某些细菌及真菌也有抑制效力。博落回含多种生物碱，毒性颇大。

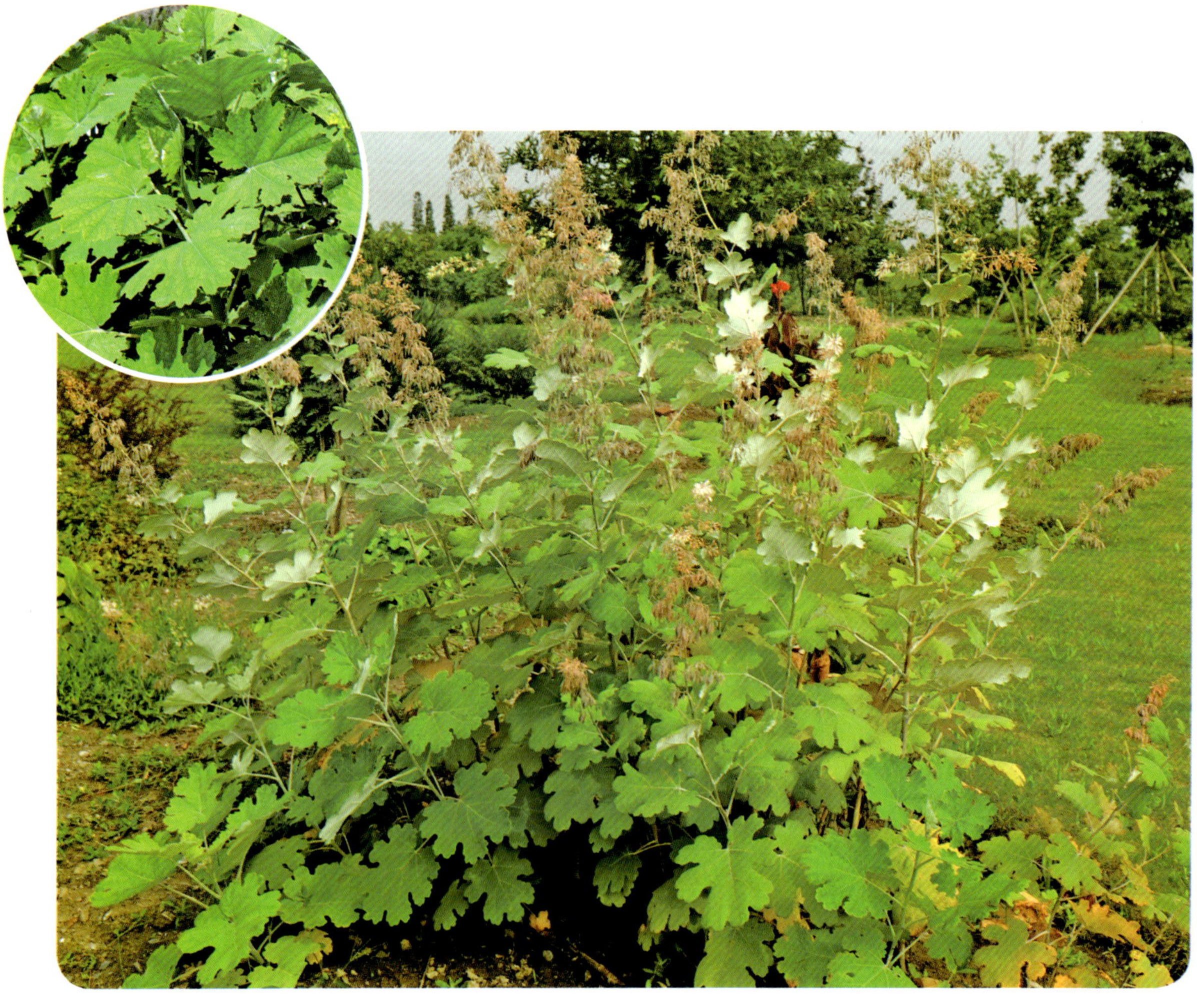

喜 树

[药材来源] 为蓝果树科植物喜树 *Camptotheca acuminata* Decne 的果实、根及根皮。

[江山土名] 喜树。

[性味归经] 苦、辛，寒。有毒。归脾、胃、肝经。

[功能主治] 清热解毒，散结消癥。用于食道癌，贲门癌，胃癌，肠癌，肝癌，白血病，牛皮癣，疮疡。

[采收加工] 果实于秋季成熟时采收，晒干。根及根皮全年可采，但以秋季采剥为好，除去外层粗皮，晒干或烘干。

[参考资料] 喜树碱是从喜树中提取的生物碱。它在体外是一种强大的核酸合成抑制剂，对 RNA 的合成抑制是可逆的，对 DNA 的合成抑制也较持久，是细胞周期特异性药物，主要作用于 S 期细胞，亦能延缓 G2/M 转换期。与常用抗肿瘤药物无交叉耐药性。

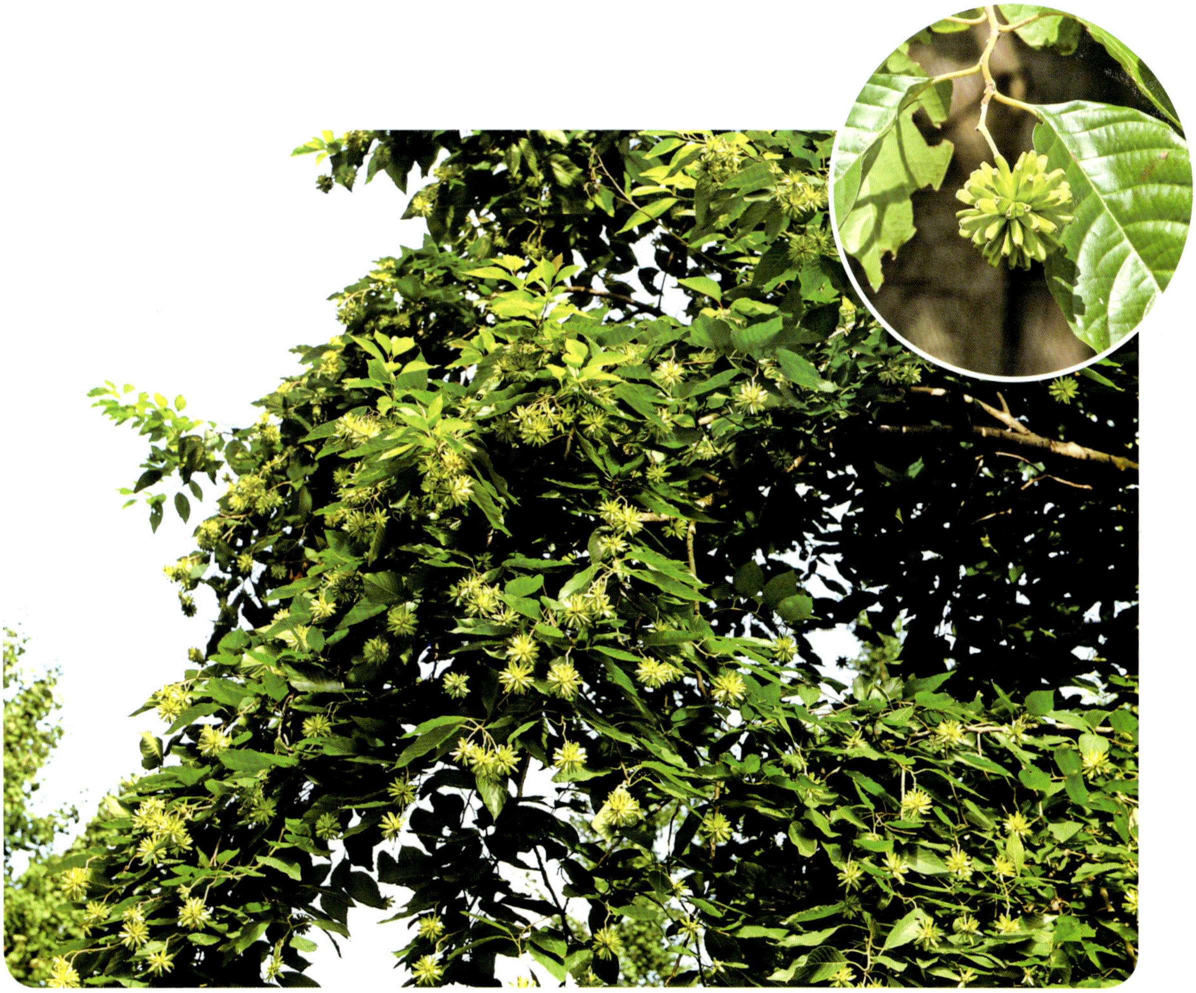

葫芦壳

［药材来源］为葫芦科植物葫芦 *Lagenaria siceraria*（Molina）Standl. 的近成熟果皮。

［江山土名］葫芦壳。

［性味归经］甘、平。归肺、小肠经。

［功能主治］利水，消肿，散结。用于水肿，四肢、面目浮肿，腹水肿胀，小便不利。

［采收加工］秋季果实近成熟时采收，收集果皮，干燥。

［参考资料］葫芦壳的外表面黄棕色，较光滑；内表面黄白色或灰黄色，松软。质坚脆，易折断，断面粗糙。气微，味淡。

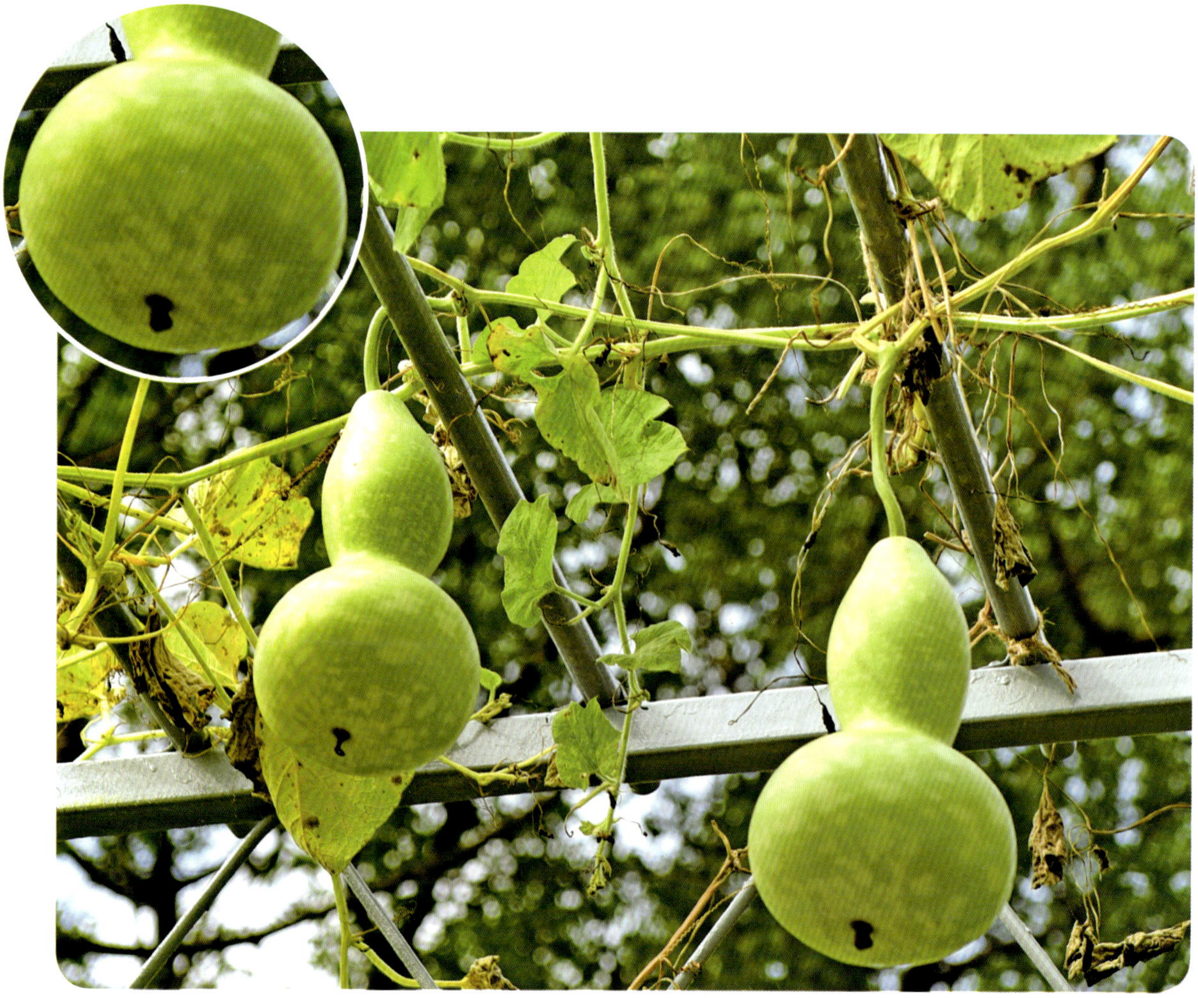

葛根

[药材来源] 为豆科植物野葛 *Pueraria lobata*（Willd.）Ohwi 的根。其花（葛花）也可药用。

[江山土名] 野葛。

[性味归经] 甘、辛，凉。归脾、胃、肺经。

葛花：甘，平。归脾、胃经。

[功能主治] 解肌退热，生津止渴，透疹，升阳止泻，通经活络，解酒毒。用于外感发热头痛，项背强痛，口渴，消渴，麻疹不透，热痢，泄泻，眩晕头痛，中风偏瘫，胸痹心痛，酒毒伤中。

葛花：解酒毒，清湿热。用于酒毒烦渴，湿热便血。

[采收加工] 秋、冬二季采挖，趁鲜切成厚片或小块，干燥。

葛花：秋季花初开时采收，干燥。

[参考资料] 葛根解散阳明温病热邪之要药也，故主消渴，身大热，热壅胸膈作呕吐。发散而升，风药之性也，故主诸痹。伤寒头痛兼项强腰脊痛，及遍身骨疼者，足太阳也，邪犹未入阳明，故无渴证，不宜服。

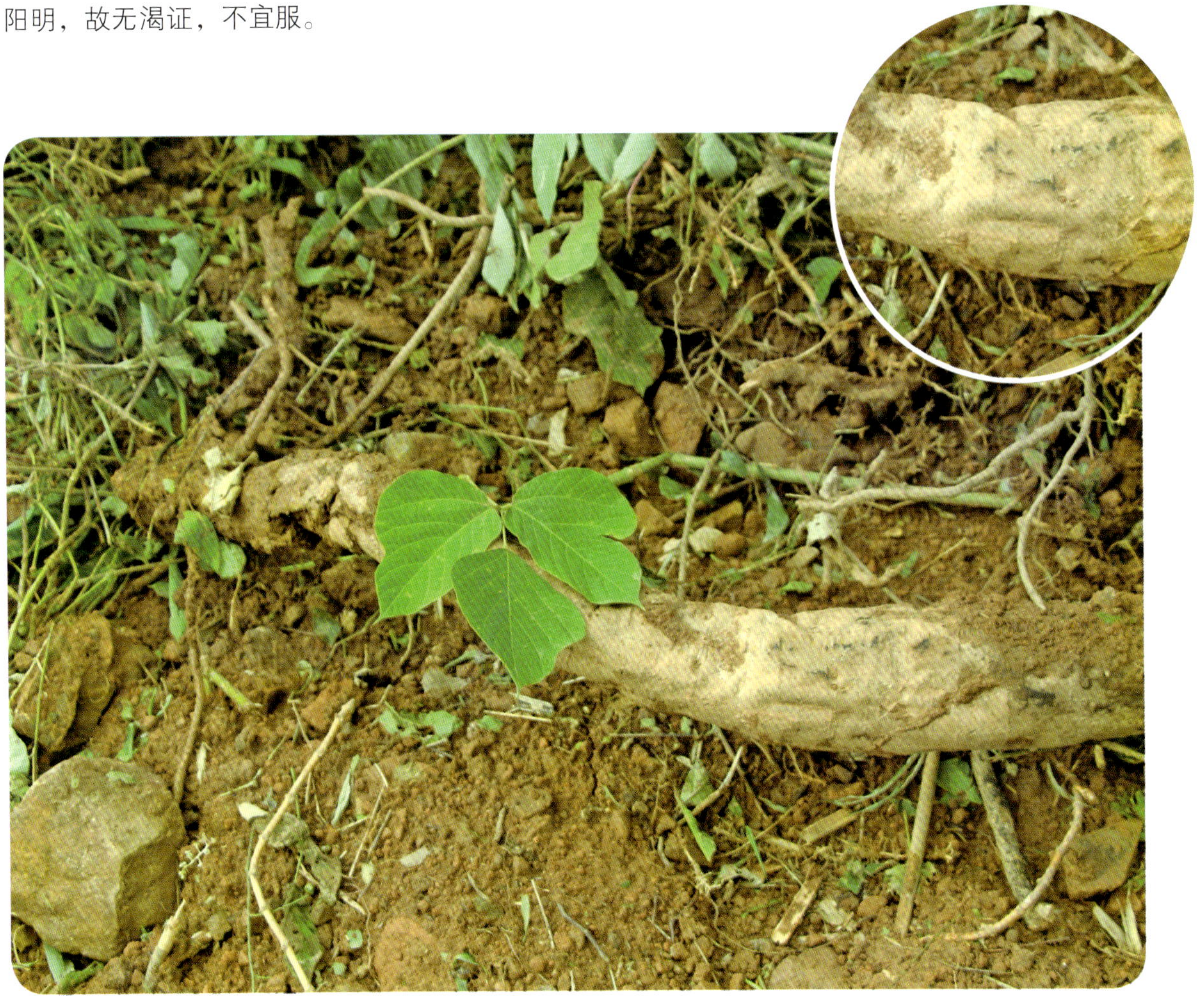

葎草

[药材来源] 为桑科植物葎草 *Humulus scandens*（Lour.）Merr. 的地上部分。

[江山土名] 拉拉藤。

[性味归经] 甘、苦，寒。归心、肺、肾经。

[功能主治] 清热解毒，利尿，退虚热。用于肺热咳嗽，小便不利，肺痨咳嗽，午后潮热，皮肤湿疹，蛇虫咬伤，疮疡痈肿。

[采收加工] 夏、秋二季采收，晒干。

[参考资料] 含木犀草素、葡萄糖苷、胆碱及天门冬酰胺，其他尚有挥发油、鞣质及树脂。球果含葎草酮及蛇麻酮。叶含大波斯菊苷、牡荆素。挥发油中主要含 β－葎草烯、石竹烯等。茎、叶的乙醇浸液对革兰氏阳性菌有显著抑制作用。

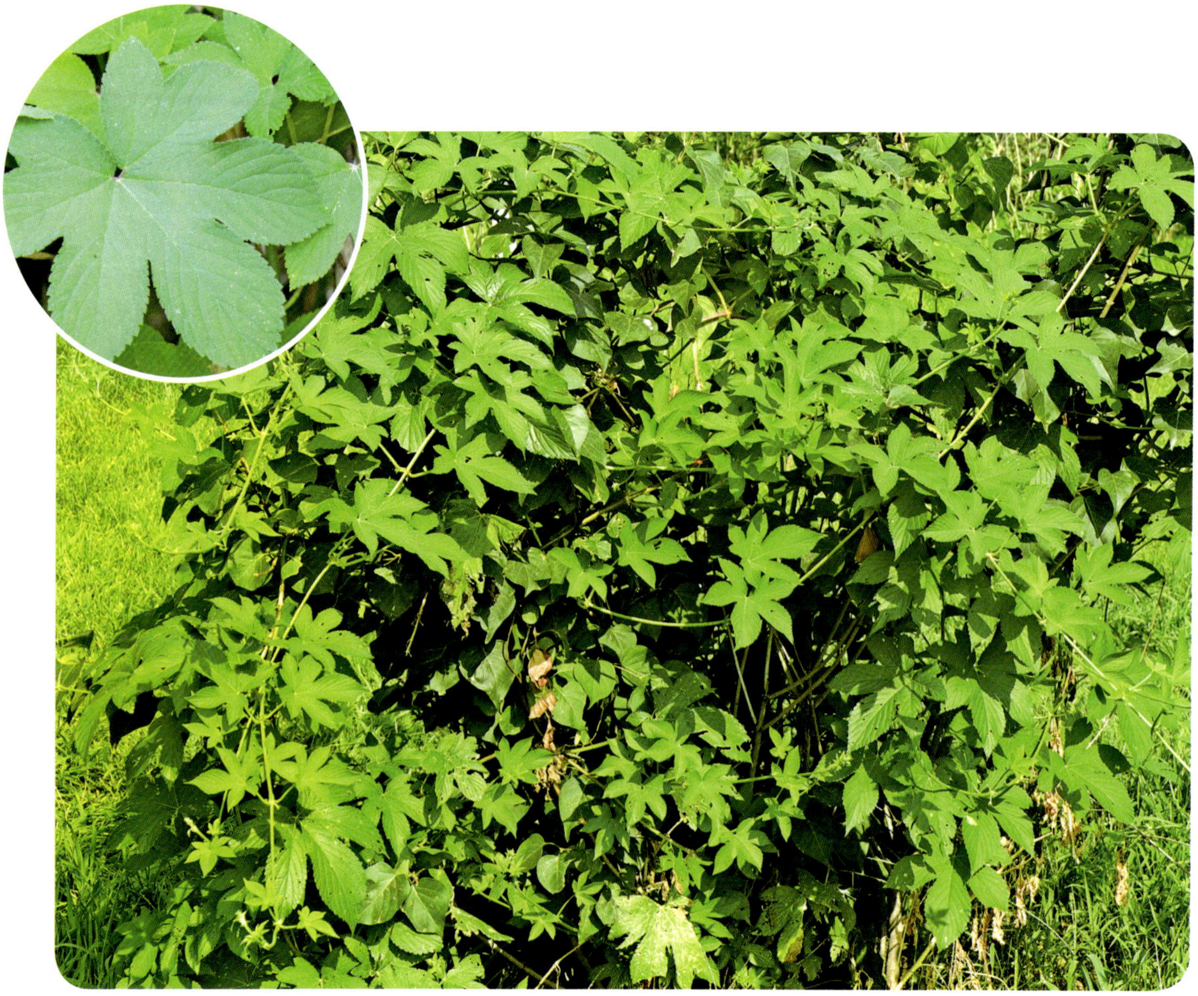

落新妇

［药材来源］为虎耳草科植物落新妇 *Astilbe chinensis*（Maxim.）Franch. et. Sav. 或大落新妇 *Astilbe grandis* Stapf ex Wils. 的根。

［江山土名］红升麻。

［性味归经］辛、苦，温。归脾、肺经。

［功能主治］活血散瘀，解毒止痛。用于跌打损伤，风湿痹痛，积聚疼痛。

［采收加工］夏、秋二季采挖，除去泥沙、须根及鳞毛等，或趁鲜切厚片，干燥。

［参考资料］体内抗肿瘤实验结果表明，落新妇根具有抑制小鼠 S180 实体瘤生长及延长 EAC 腹水癌小鼠的生存期，并在较低浓度时有促进体外淋巴细胞转化的作用，揭示该药在体内有一定的抗肿瘤作用。

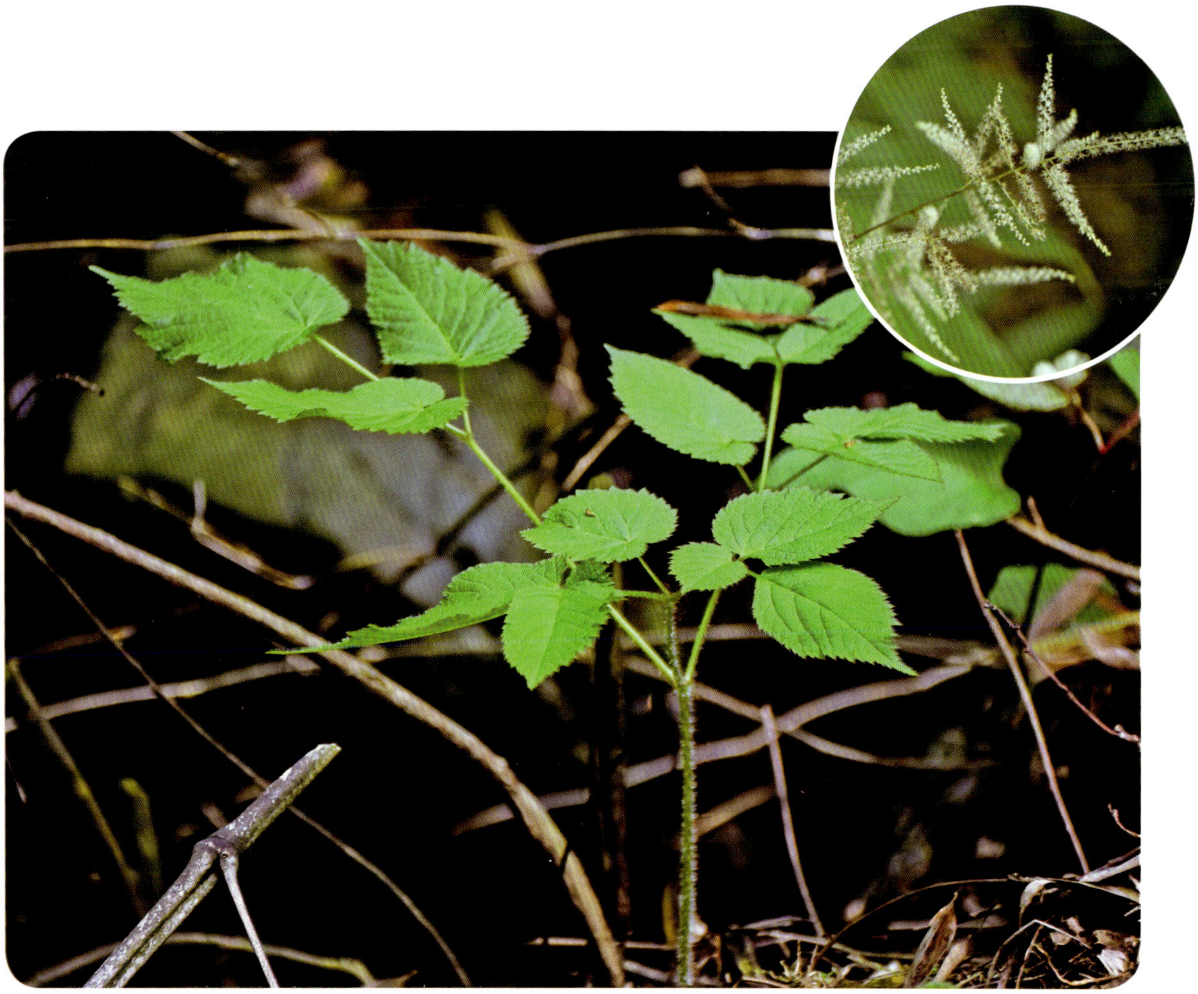

萱草根

[药材来源] 为百合科植物萱草 *Hemerocallis fulva* L.、黄花菜 *Hemerocallis citrina* Baroni 或小萱草 *Hemerocallis mincr* Mill. 的根及根茎。

[江山土名] 黄花菜、金针菜。

[性味归经] 甘、凉。有小毒。归脾、肺、膀胱经。

[功能主治] 利尿消肿。用于浮肿，小便不利。

[采收加工] 春、秋二季采挖，洗净，略烫，晒干。

[参考资料] 多服损目，小便失禁。服过量可致瞳孔扩大，呼吸抑制，甚至死亡，因此必须加以谨慎，要在医师指导下使用，以免发生事故。

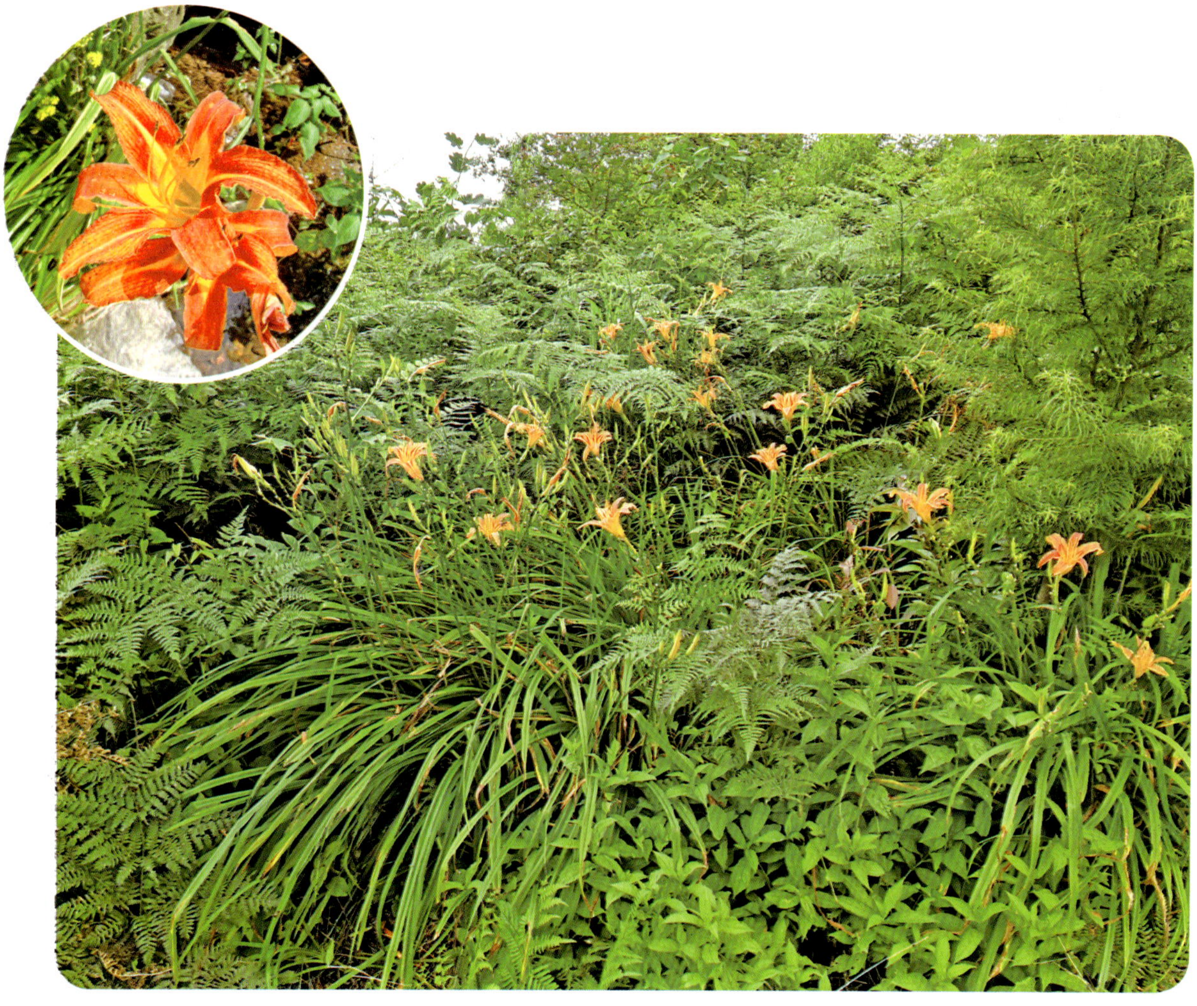

萹蓄

[药材来源] 为蓼科植物萹蓄 *Polygonum aviculare* L. 的地上部分。

[江山土名] 萹蓄。

[性味归经] 苦，微寒。归膀胱经。

[功能主治] 利尿通淋，杀虫，止痒。用于热淋涩痛，小便短赤，虫积腹痛，皮肤湿疹，阴痒带下。

[采收加工] 夏季叶茂盛时采收，除去根和杂质，晒干。

[参考资料] 萹蓄能利小便，治五淋白浊。萹蓄有利尿作用，可使尿量、钠和钾排出增加，其灰分亦有同样作用。其煎剂对福氏痢疾杆菌和宋内氏痢疾杆菌皆有抑制作用。

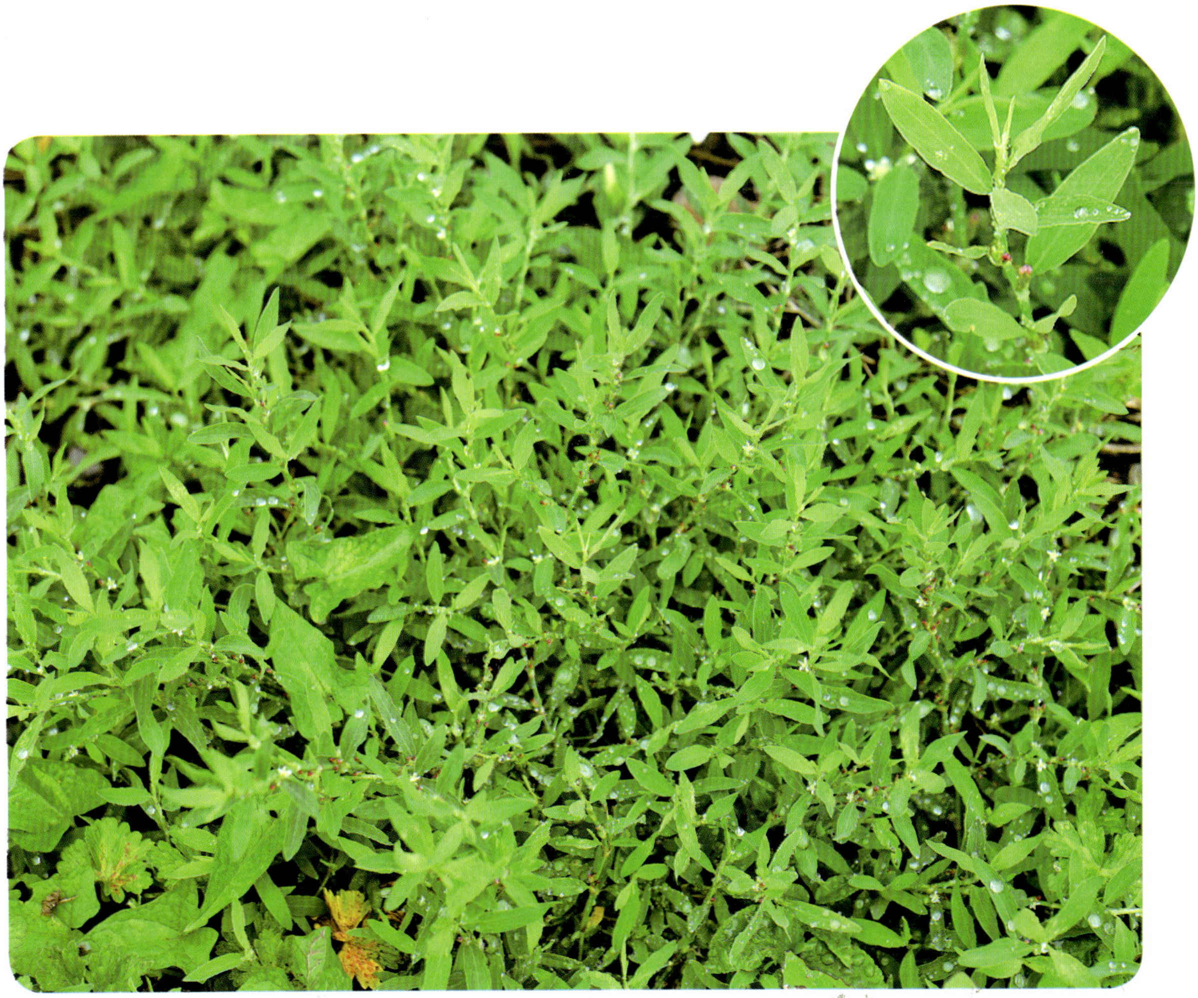

韩信草

［药材来源］为唇形科植物韩信草 *Scutellaria indica* L 的全草。

［江山土名］疔疮草。

［性味归经］辛、苦，寒。归心、肝、肺经。

［功能主治］清热解毒，散瘀止痛，止血消肿。用于肺热咳喘，牙痛，咽痛，痈肿疔毒，皮肤瘙痒，肺痈，肠痈，瘰疬，毒蛇咬伤，跌打损伤，筋骨疼痛，吐血，咯血，便血，创伤出血。

［采收加工］春、夏二季采收，晒干。

［参考资料］根含黄酮类成分，如黄芩苷、半枝莲素、汉黄芩素、山姜素等。

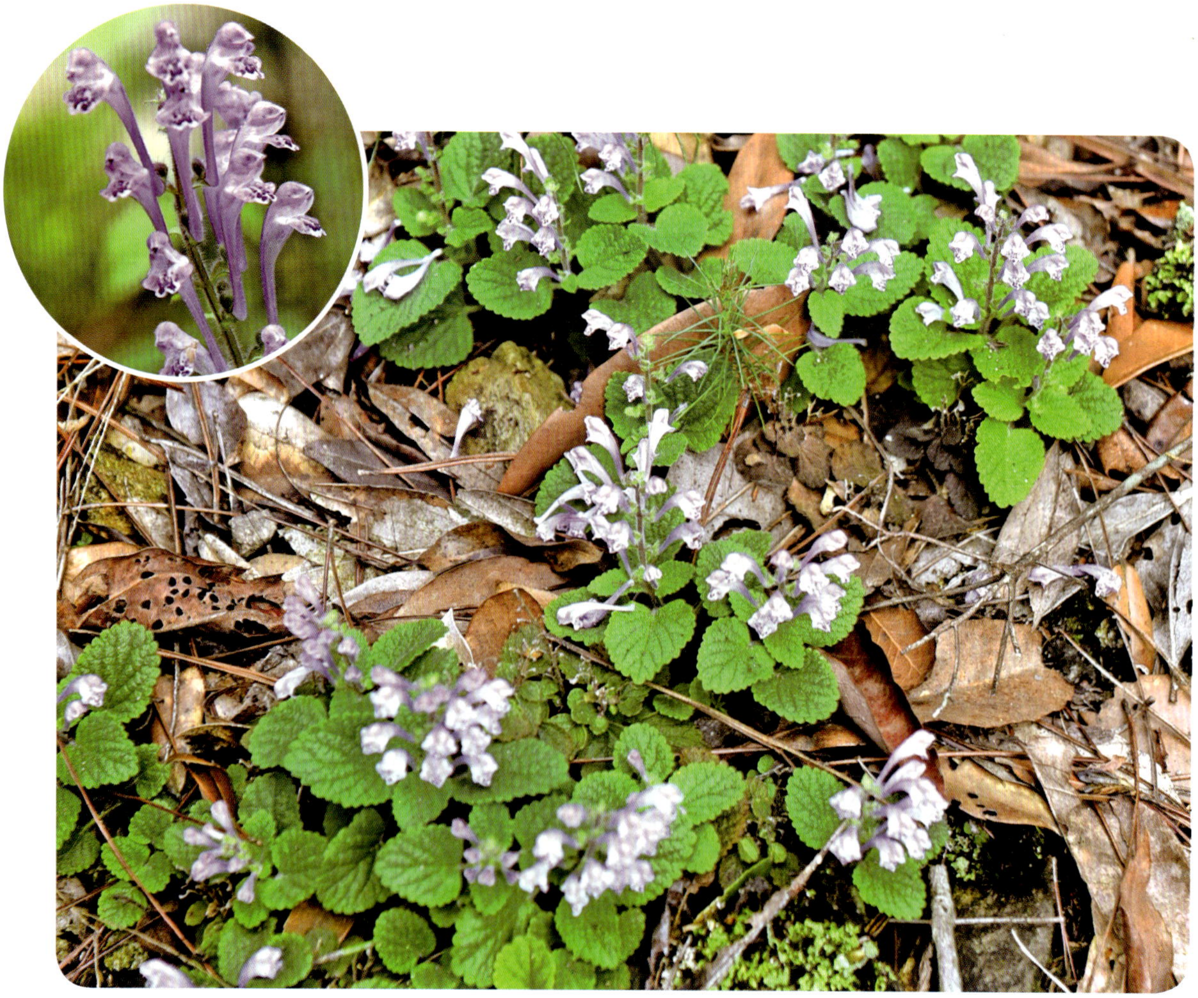

楮头红

[药材来源] 为野牡丹科植物楮头红 *Arcopyramis nepalensis* Wall. 的全草。

[江山土名] 耳环草、肉穗草。

[性味归经] 苦、甘，微寒。归肺、肝经。

[功能主治] 清热平肝，利湿解毒。用于肺热咳嗽，头目眩晕，耳鸣，耳聋，目赤羞明，风湿痹痛，跌打伤肿，疔疮肿毒。

[采收加工] 夏、秋二季采收，晒干。

[参考资料] 楮头红、桑叶、冬青叶等配伍，水煎服，可治肺热咳嗽。

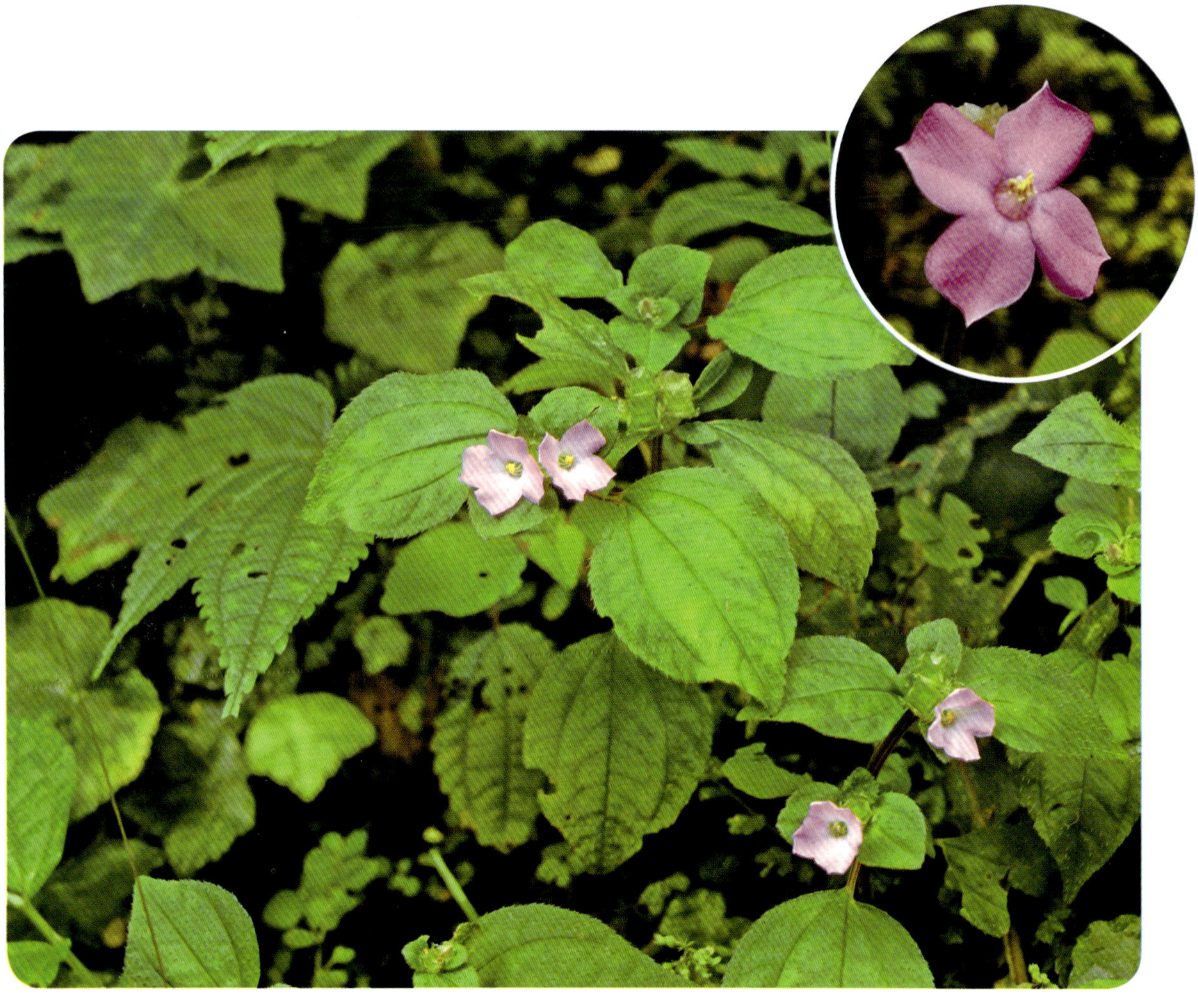

楮实子

[药材来源] 为桑科植物构树 *Broussonetia papyrifera*（L.）Vent. 的成熟果实。

[江山土名] 狗皮柴。

[性味归经] 甘，寒。归肝、肾经。

[功能主治] 补肾清肝，明目，利尿。用于肝肾不足，腰膝酸软，虚劳骨蒸，头晕目昏，目生翳膜，水肿胀满。

[采收加工] 秋季果实成熟时采收，洗净，晒干，除去灰白色膜状宿萼和杂质。

[参考资料] 补肾强筋骨，用治肾虚阳痿、腰酸，常与熟地黄、枸杞子、肉苁蓉、怀牛膝等配合应用。本品尚有养肝明目作用，故又可用于血虚头晕、眼花等。

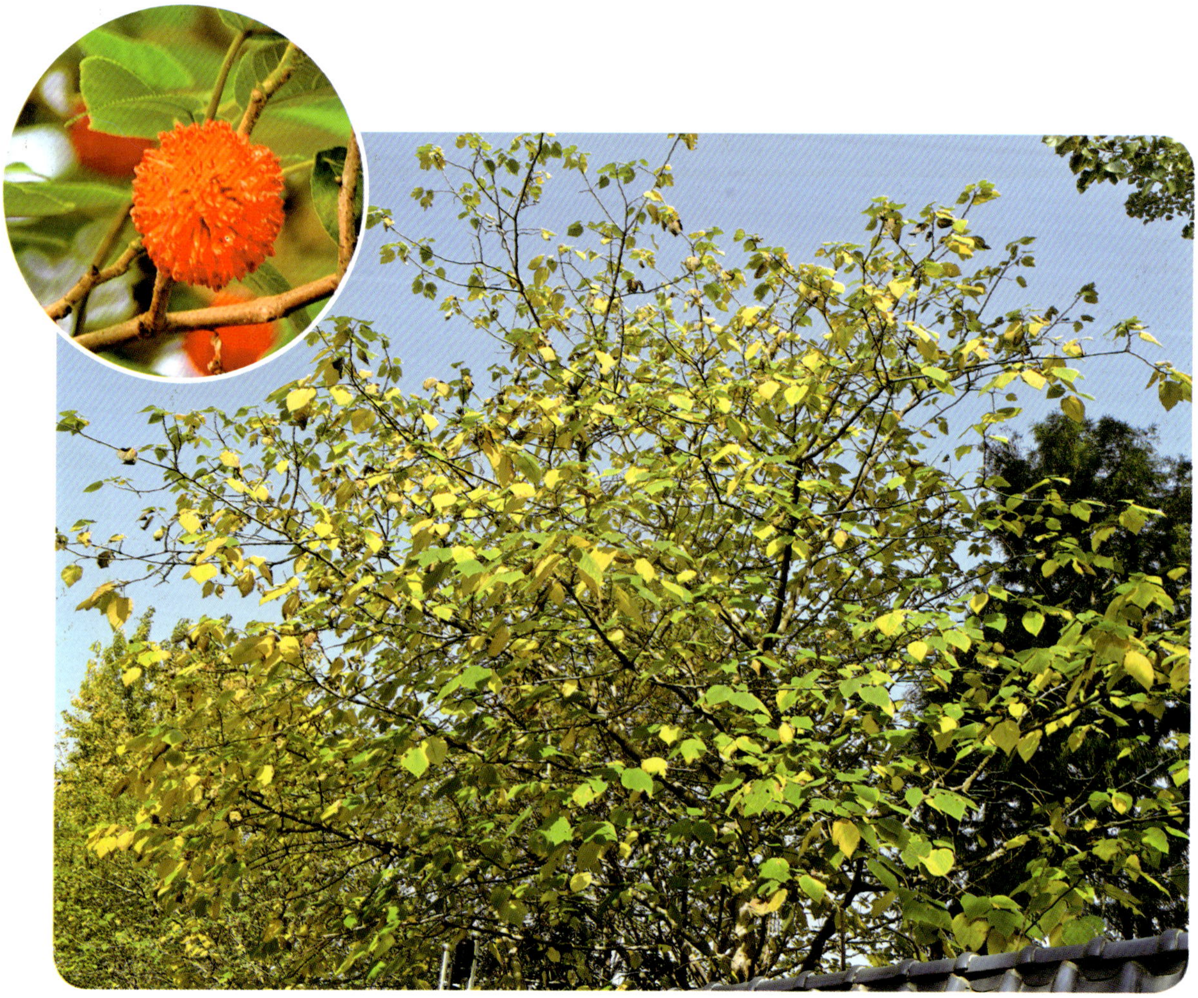

棕榈

[药材来源] 为棕榈科植物棕榈 *Trachycarpus fortunei*（Hook. f.）H. Wendl. 的叶柄或叶鞘。其干燥近成熟或成熟果实（棕榈子）也可药用。

[江山土名] 棕披。

[性味归经] 苦、涩，平。归肺、肝、大肠经。

棕榈子：苦、涩，平。归肝、肺经。

[功能主治] 收敛止血。用于吐血，衄血，尿血，便血，崩漏。

棕榈子：收敛止血。用于吐血，衄血，便血，尿血，痢疾。

[采收加工] 采棕时割取旧叶柄下延部分和鞘片，除去纤维状的棕毛，晒干。

棕榈子：秋季果实近成熟或成熟时采收，除去杂质，干燥。

[参考资料] 果实含多酚类，主要为无色花青素和儿茶素类化合物。据报道棕榈醇提物对小鼠离体子宫及小鼠、蛙的在体肠系膜微血管有收缩作用，可使小鼠子宫紧张度增高，子宫收缩频率增加，甚至呈现强直收缩现象。此外，还有较好的凝血作用。

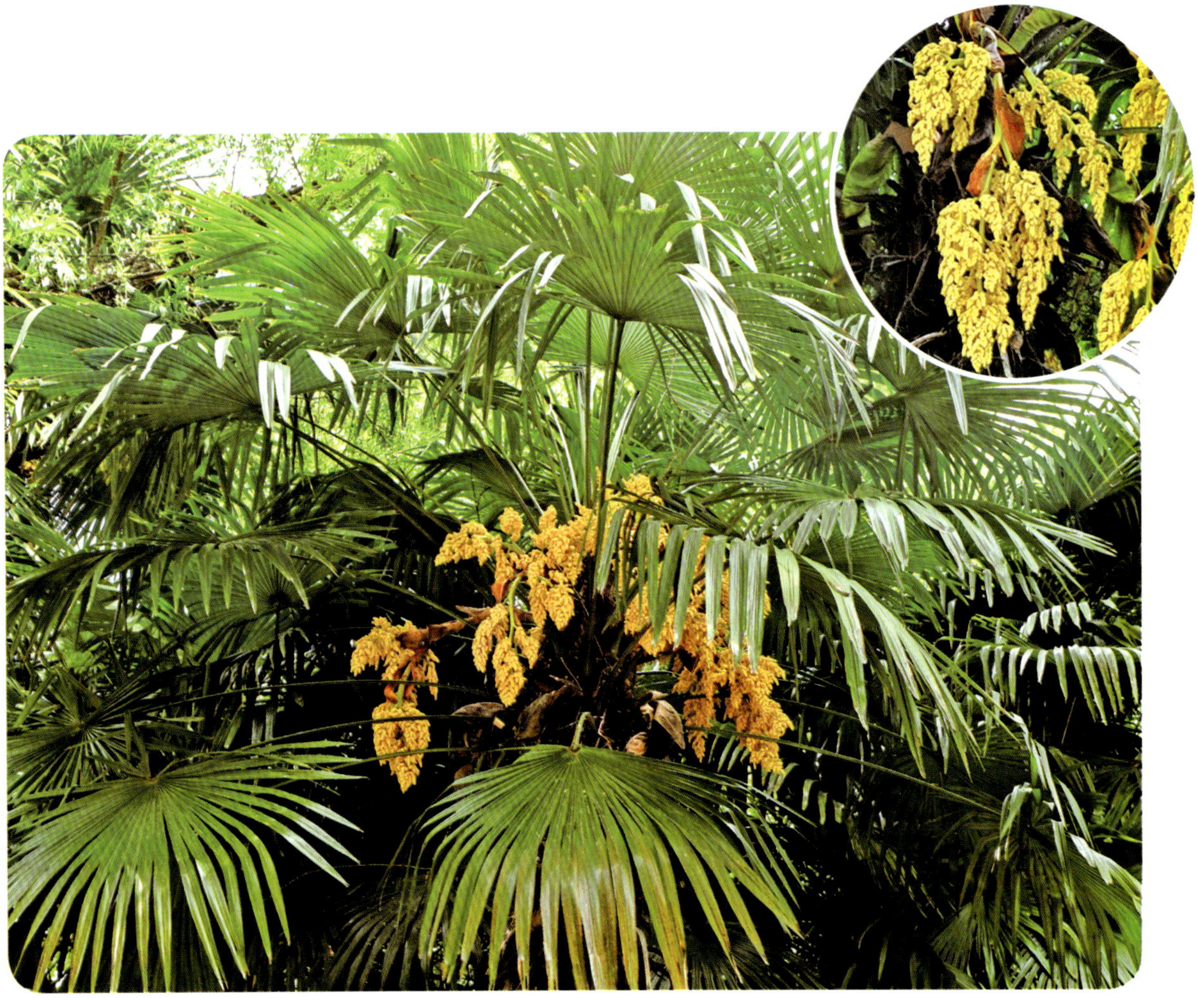

榔 榆

[药材来源] 为榆科植物榔榆 *Ulmus parvifolia* Jacq. 的树皮及根皮。

[江山土名] 匹榔树。

[性味归经] 甘、微苦，寒。归肝、膀胱经。

[功能主治] 清热利水，解毒消肿，凉血止血。用于热淋，小便不利，疮疡肿毒，乳痈，水火烫伤，痢疾，胃肠出血，尿血，痔血，腰背酸痛，外伤出血。

[采收加工] 夏、秋二季采收，鲜用或晒干。

[参考资料] 榔榆的提取物有抗脂质过氧化作用。鲜榔榆皮、鲜白鲜皮、鲜蒲公英共捣烂，敷患处，可治乳痈红肿。榔榆根皮，研成细粉，消毒后撒敷创面，可治创伤出血、外科手术出血。

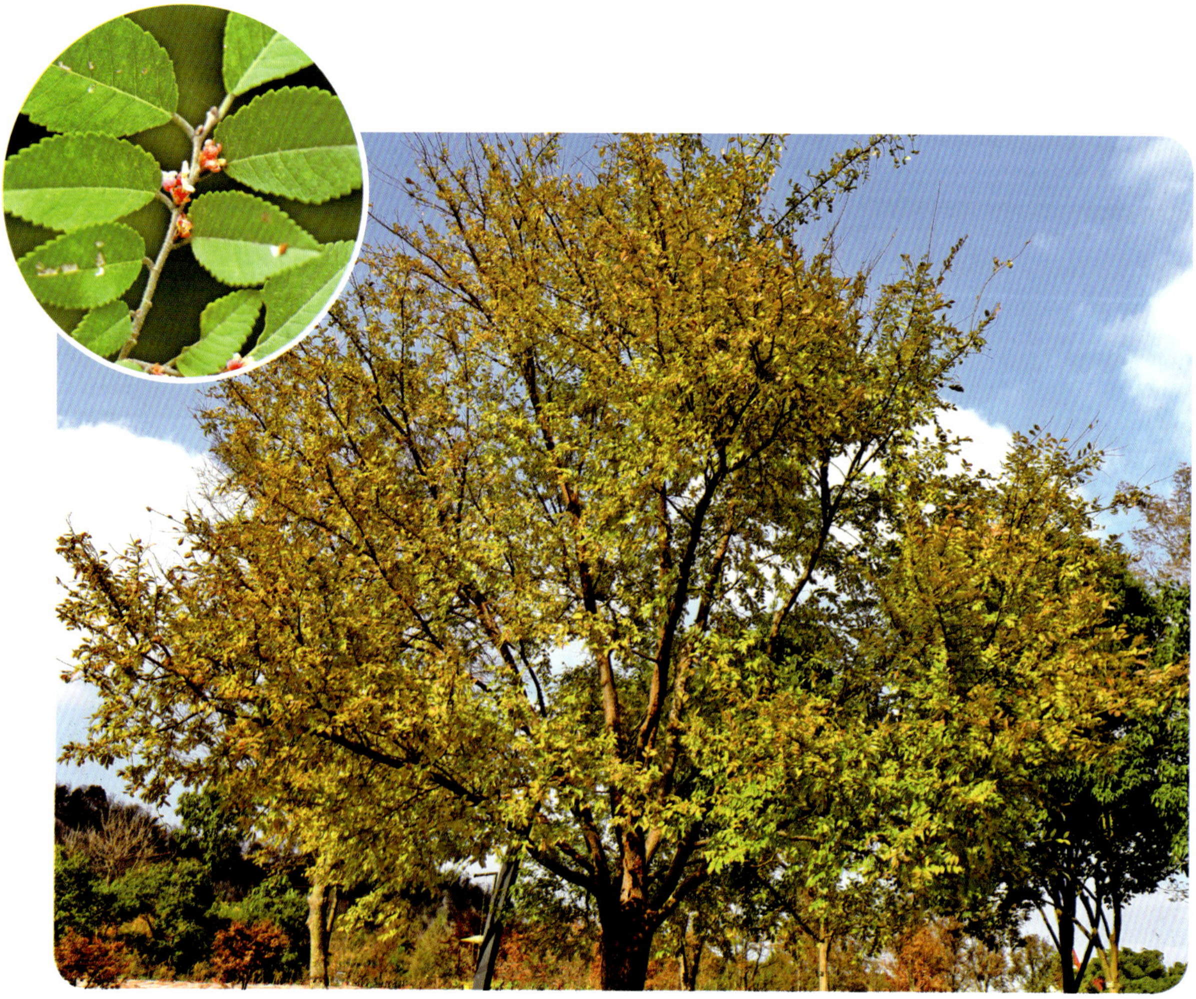

棣棠花

[药材来源] 为蔷薇科植物棣棠花 *Kerria japonica*(L.)DC. 的花。其根（棣棠根）也可药用。

[江山土名] 金碗、地棠。

[性味归经] 微苦、涩，平。归肝、脾、肾经。

棣棠根：微苦、涩，平。归肝、脾、肾经。

[功能主治] 化痰止咳，利湿消肿。用于咳嗽，风湿痹痛，产后劳伤痛，水肿，小便不利，消化不良，痈疽肿毒，湿疹，荨麻疹。

棣棠根：祛风，化痰，解毒。用于关节疼痛，肺热咳嗽，痈疽肿毒。

[采收加工] 春季开花时采收，鲜用或晒干。

棣棠根：夏、秋二季采收，鲜用或晒干。

[参考资料] 棣棠花水煮醇沉液给大鼠灌服，能提高大鼠尿量，对尿中 Na^+、Cl^- 含量无明显影响，但增加尿中 K^+ 的含量，有较好的利尿作用。

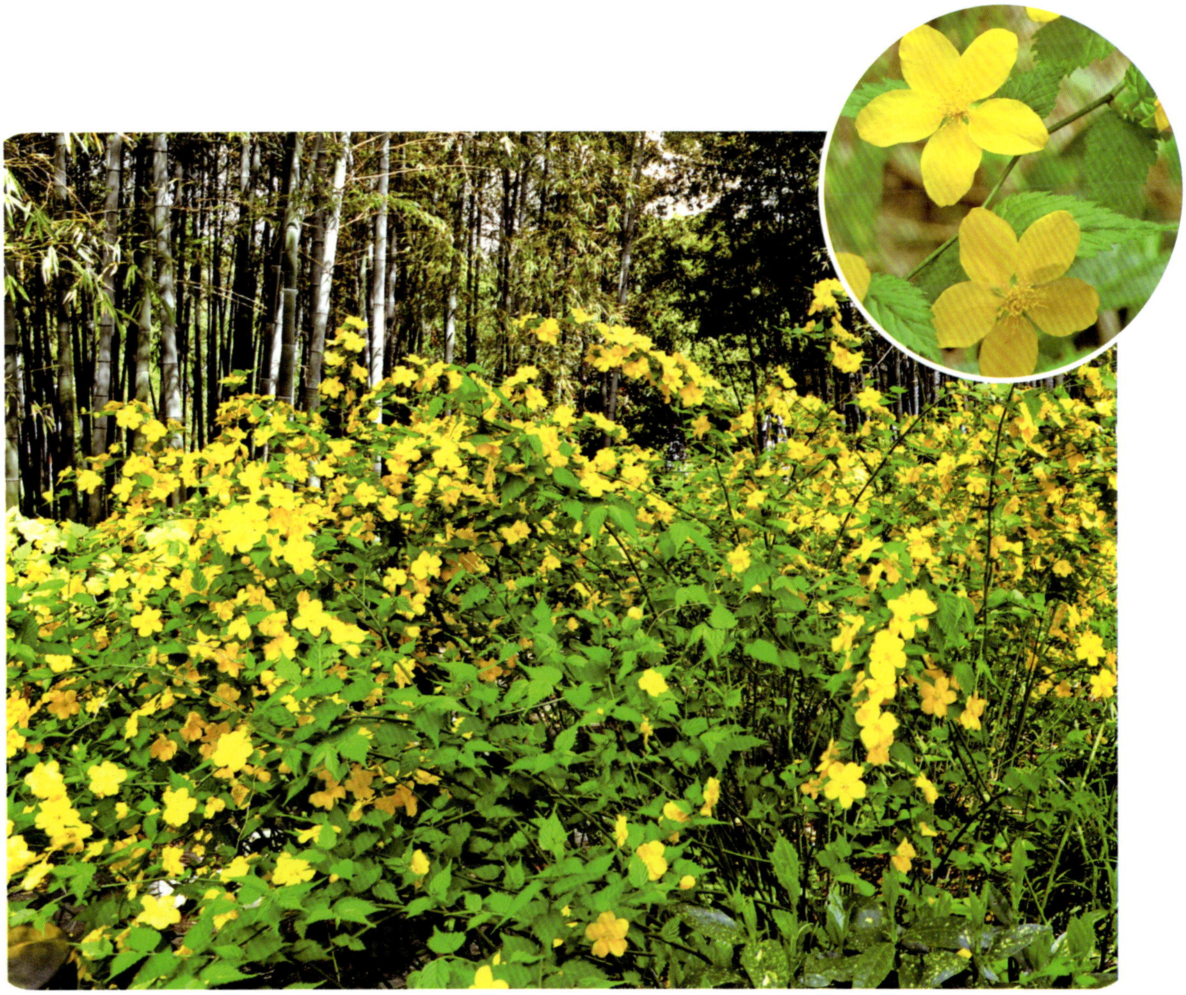

粟米草

[药材来源] 为粟米草科植物粟米草 *Mollugo pentaphylla* L. 的全草。

[江山土名] 鸭脚瓜子草。

[性味归经] 淡、涩，凉。归肝、肾经。

[功能主治] 清热化湿，解毒消肿。用于腹痛泄泻，痢疾，感冒咳嗽，中暑，皮肤热疹，目赤肿痛，疮疖肿毒，毒蛇咬伤，烧烫伤。

[采收加工] 夏、秋二季采收，鲜用或晒干。

[参考资料] 粟米草提取物对大鼠角叉莱胶诱导的足肿胀有抑制作用，可降低肝毒素升高的丙氨酸氨基转移酶、天冬氨酸氨基转移酶，减轻肝脏病理性损伤。鲜粟米草、青木香、仙鹤草等配伍，水煎服，可治肠炎、腹泻、痢疾。

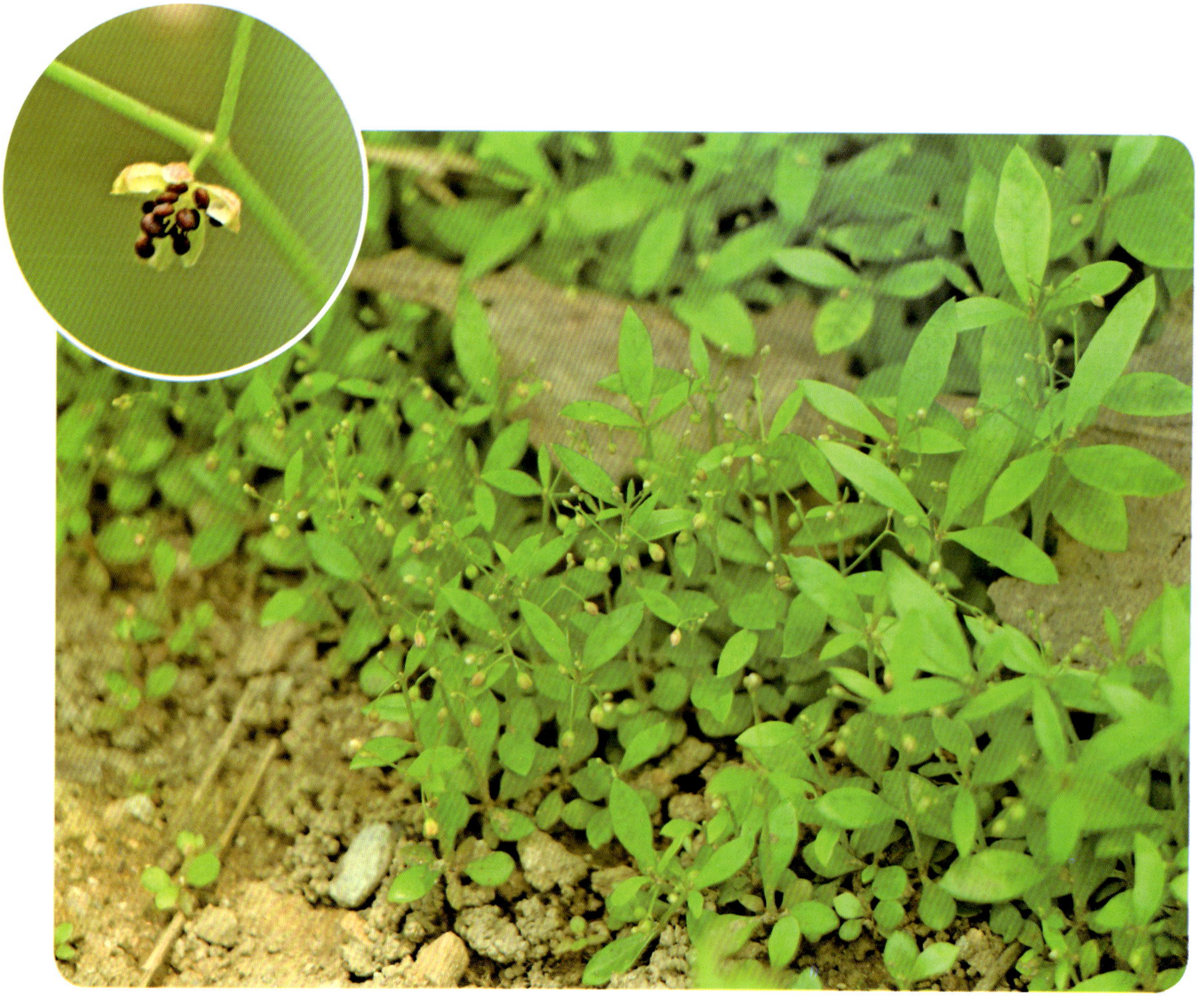

酢浆草

[药材来源] 为酢浆草科植物酢浆草 *Oxalis corniculata* Linnaeus 的全草。

[江山土名] 老鸦酸。

[性味归经] 酸，寒。归肝、肺、膀胱经。

[功能主治] 清热利湿，凉血散瘀，消肿解毒。用于咽喉炎，扁桃体炎，口疮，泄泻，痢疾，黄疸，淋证，赤白带下，麻疹，吐血，衄血，疔疮，疥癣，跌打损伤。

[采收加工] 夏、秋二季采收，除去泥沙、杂质，鲜用或晒干。

[参考资料] 有较好的抗菌作用，酢浆草煎剂在平板挖沟法中对金黄色葡萄球菌、福氏痢疾杆菌、伤寒杆菌、铜绿假单胞菌、大肠杆菌均有抑制作用。

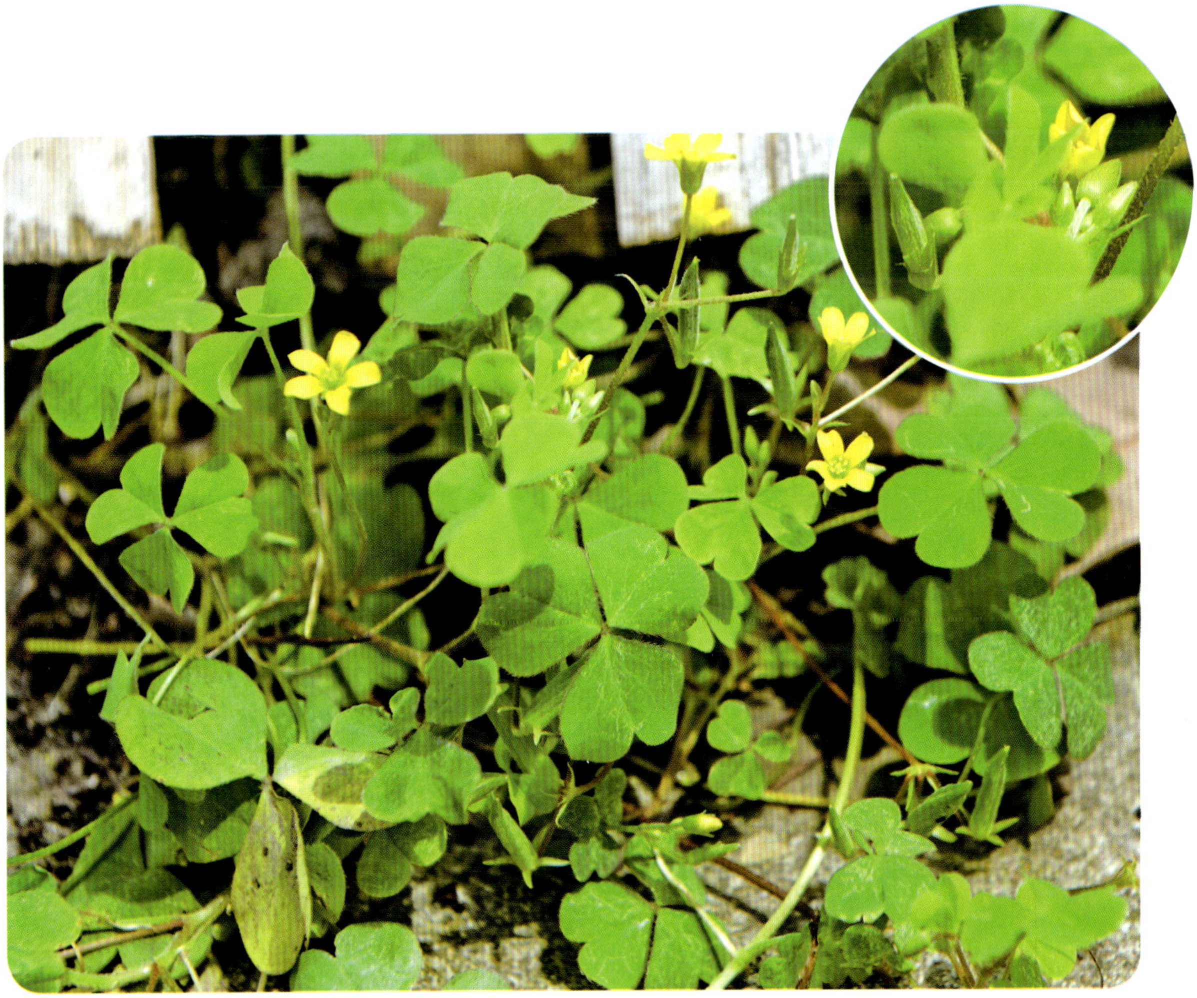

紫花地丁

［药材来源］为堇菜科植物紫花地丁 *Viola yedoensis* Makino、长萼堇菜 *Viola inconspicua* Bl. 或戟叶堇菜 *Viola betonicifolia* Smith 的全草。

［江山土名］犁头草。

［性味归经］苦、辛，寒。归心、肝经。

［功能主治］清热解毒，凉血消肿。用于疔疮肿毒，痈疽发背，丹毒，毒蛇咬伤。

［采收加工］春、秋二季采收，除去杂质，晒干。

［参考资料］紫花地丁多用于热毒壅盛之时，内服多配合金银花、连翘、野菊花等同用；外用可取新鲜地丁草捣烂外敷疮痈局部。

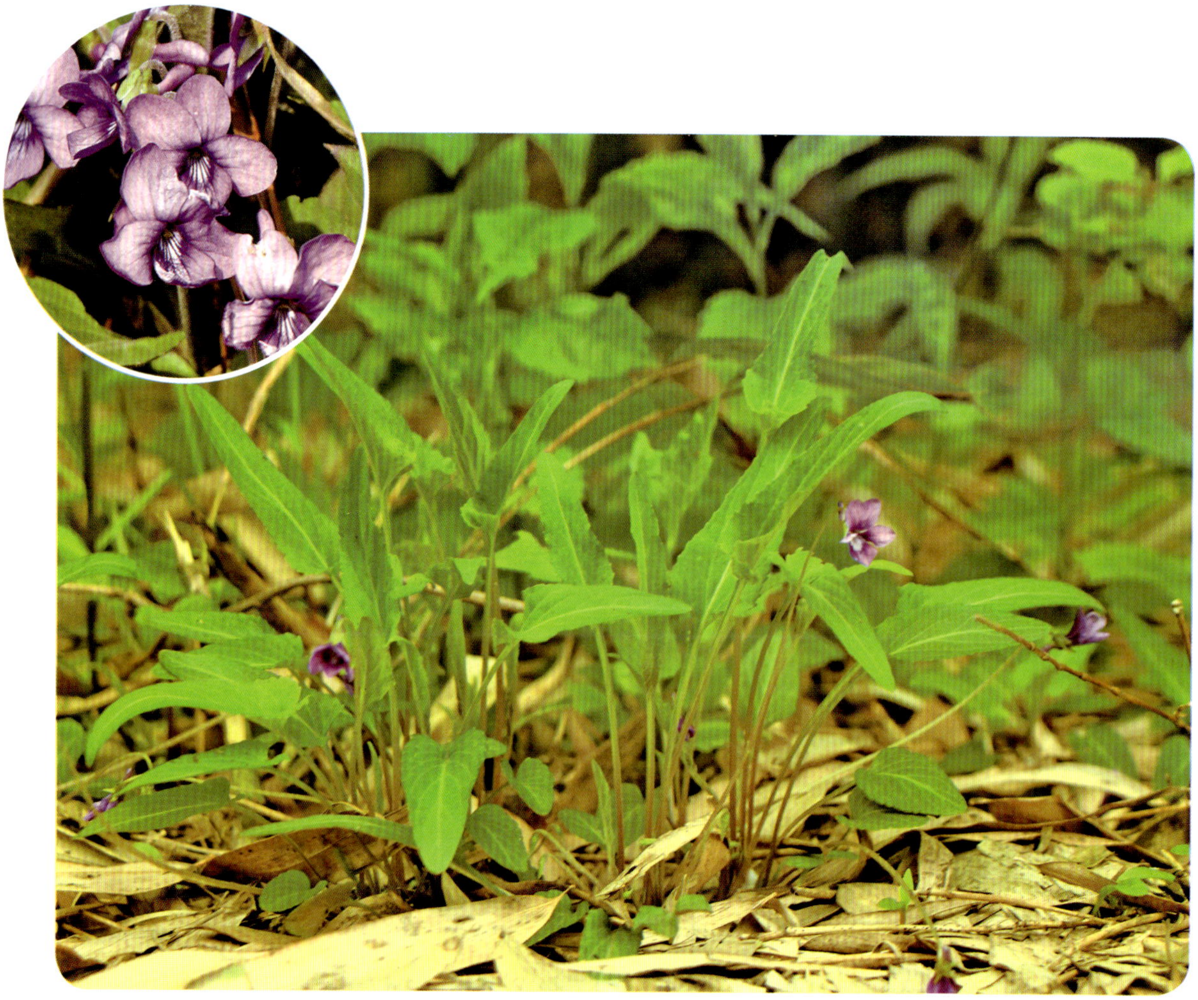

紫花前胡

[药材来源] 为伞形科植物紫花前胡 *Peucedanum decursivum*.（Miq.）Maxim. 的根。

[江山土名] 野当归。

[性味归经] 苦、辛，微寒。归肺经。

[功能主治] 降气化痰，散风清热。用于痰热喘满，咯痰黄稠，风热咳嗽痰多。

[采收加工] 秋、冬二季地上部分枯萎时采挖，除去须根，晒干。

[参考资料] 辛散苦降，稍有散风之力，长于降气化痰，故适用于肺气不降、清肃之令不行，痰稠喘满、咯痰不畅等，常于桑白皮、紫苏子、苦杏仁等药配伍；至于用治风热郁肺、咳嗽痰多，可与薄荷、牛蒡子、桔梗等品同用。

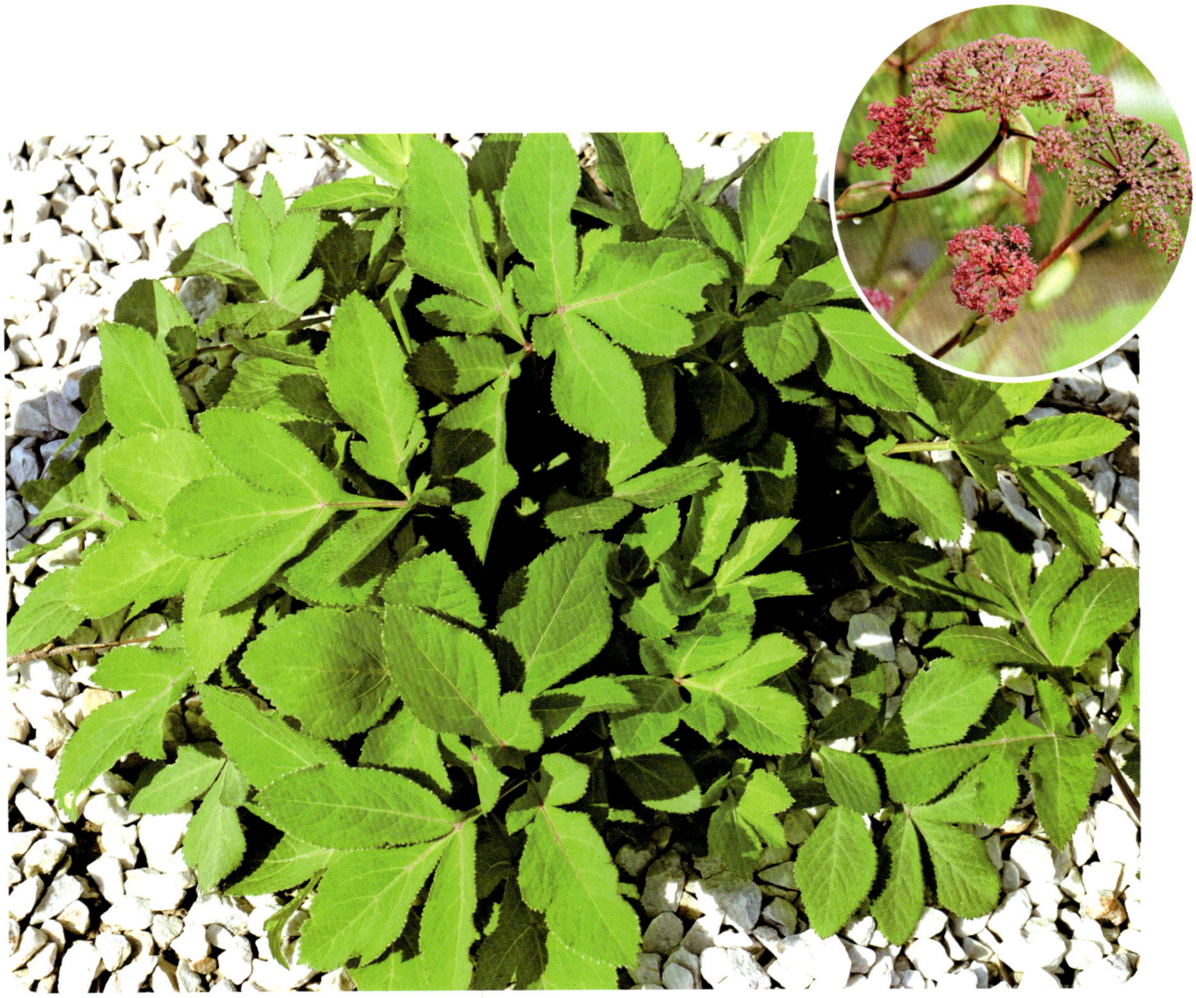

紫苏叶

[药材来源] 为唇形科植物紫苏 *Perilla frutescens*（L.）Britt. 的叶（或带嫩枝）。其干燥成熟果实（紫苏子）和茎（紫苏梗）也可药用。

[江山土名] 紫苏、皱苏。

[性味归经] 辛，温。归肺、脾经。

紫苏子：辛，温。归肺经。

紫苏梗：辛，温。归肺、脾经。

[功能主治] 解表散寒，行气和胃。用于风寒感冒，咳嗽呕恶，妊娠呕吐，鱼蟹中毒。

紫苏子：降气化痰，止咳平喘，润肠通便。用于痰壅气逆，咳嗽气喘，肠燥便秘。

紫苏梗：理气宽中，止痛，安胎。用于胸膈痞闷，胃脘疼痛，嗳气呕吐，胎动不安。

[采收加工] 夏季枝叶茂盛时采收，除去杂质，晒干。

紫苏子：秋季果实成熟时采收，除去杂质，晒干。

紫苏梗：秋季果实成熟后采割，除去杂质，晒干，或趁鲜切片，晒干。

[参考资料] 紫苏叶能散表寒，发汗力较强，用于风寒表证，恶寒、发热、无汗等症，常配生姜同用。紫苏叶行气宽中用于脾胃气滞、胸闷、呕恶，不论有无表证，均可应用，常与藿香配伍。行气安胎，常配砂仁、陈皮，治疗妊娠恶阻、胎动不安。紫苏叶辛温，解鱼蟹毒，中鱼蟹毒后可用单味紫苏煎服，或配合生姜同用。紫苏子可增强学习记忆功能，其有效成分是紫苏子油，该作用与小鼠脑内的核酸蛋白质及单胺类神经递质的含量有关。紫苏梗能使郁滞上下宣行，凡顺气诸品惟此纯良。其性微温，比枳壳尤缓。病之虚者，宽胸利膈，疏气而不迅下。入安胎饮，顺气养阴；入消胀汤，散虚肿满。

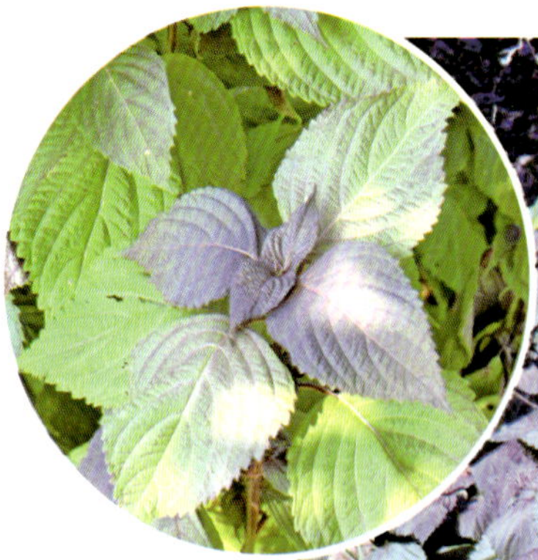

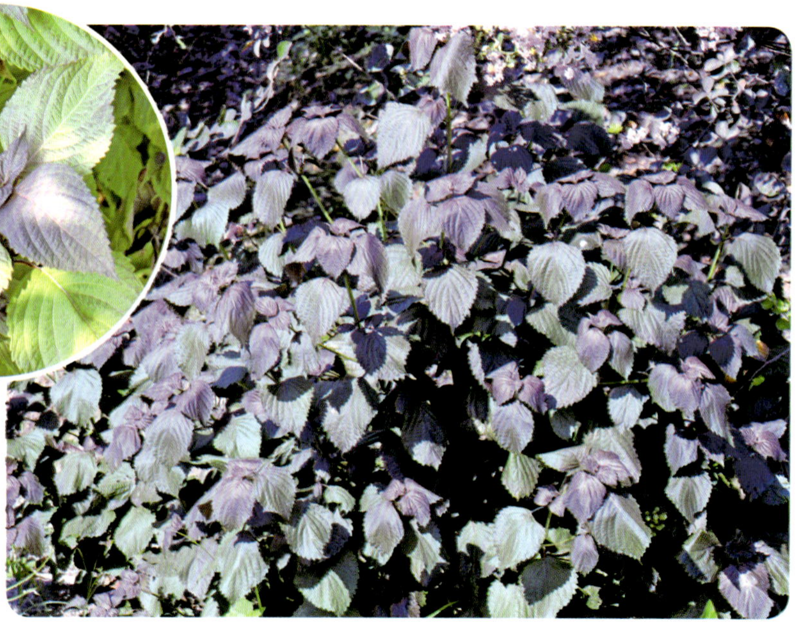

紫茉莉

[药材来源] 为紫茉莉科植物紫茉莉 *Mirabilis jalapa* L. 的根。

[江山土名] 胭脂花。

[性味归经] 微甘、苦，凉。归肝、胃、膀胱经。

[功能主治] 清热利湿，活血消肿。用于乳痈，赤白带下，月经不调，热淋，痈疮肿毒。

[采收加工] 秋季采挖，除去须根，洗净，晒干。

[参考资料] 紫茉莉的提取物使离体兔心的心率和收缩振幅增加，但很快恢复正常；使猫血压上升随即恢复；使兔十二指肠的张力和收缩幅度降低。

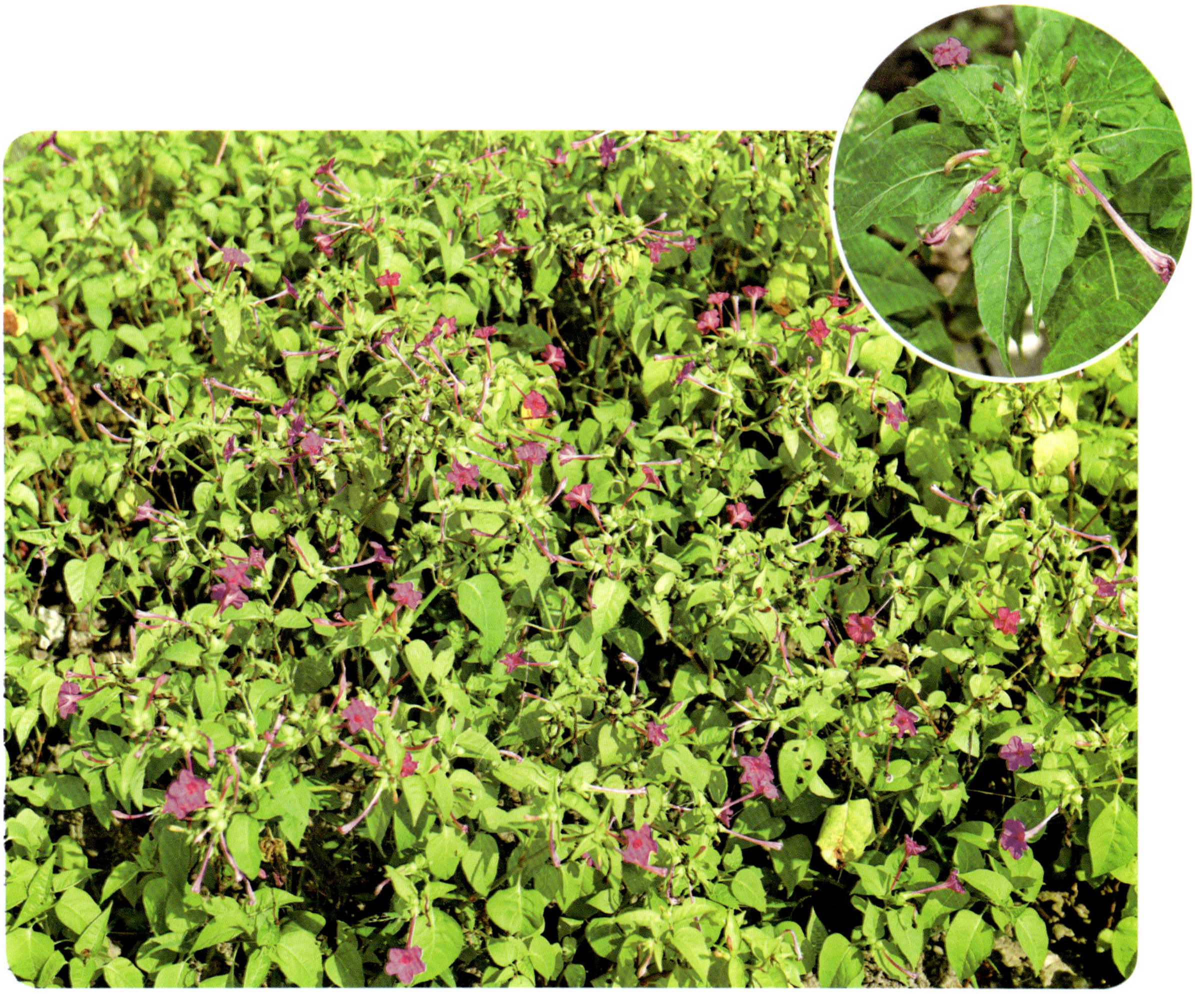

紫珠叶

[药材来源] 为马鞭草科植物杜虹花 *Callicarpa formosana* Rolfe、华紫珠 *Callicarpa cathayana H. T. Chang*、裸花紫珠 *Callicarpa nudiflora* Hook. et Arn. 的叶。

[江山土名] 紫珠。

[性味归经] 苦、涩，凉。归肝、肺、胃经。

[功能主治] 凉血收敛止血，散瘀解毒消肿。用于衄血，咯血，吐血，便血，崩漏，外伤出血，热毒疮疡，水火烫伤。

[采收加工] 夏、秋二季枝叶茂盛时采摘，干燥。

[参考资料] 主要含有紫珠萜酮、木犀草素、芹菜素、大波斯菊苷、木犀草苷。

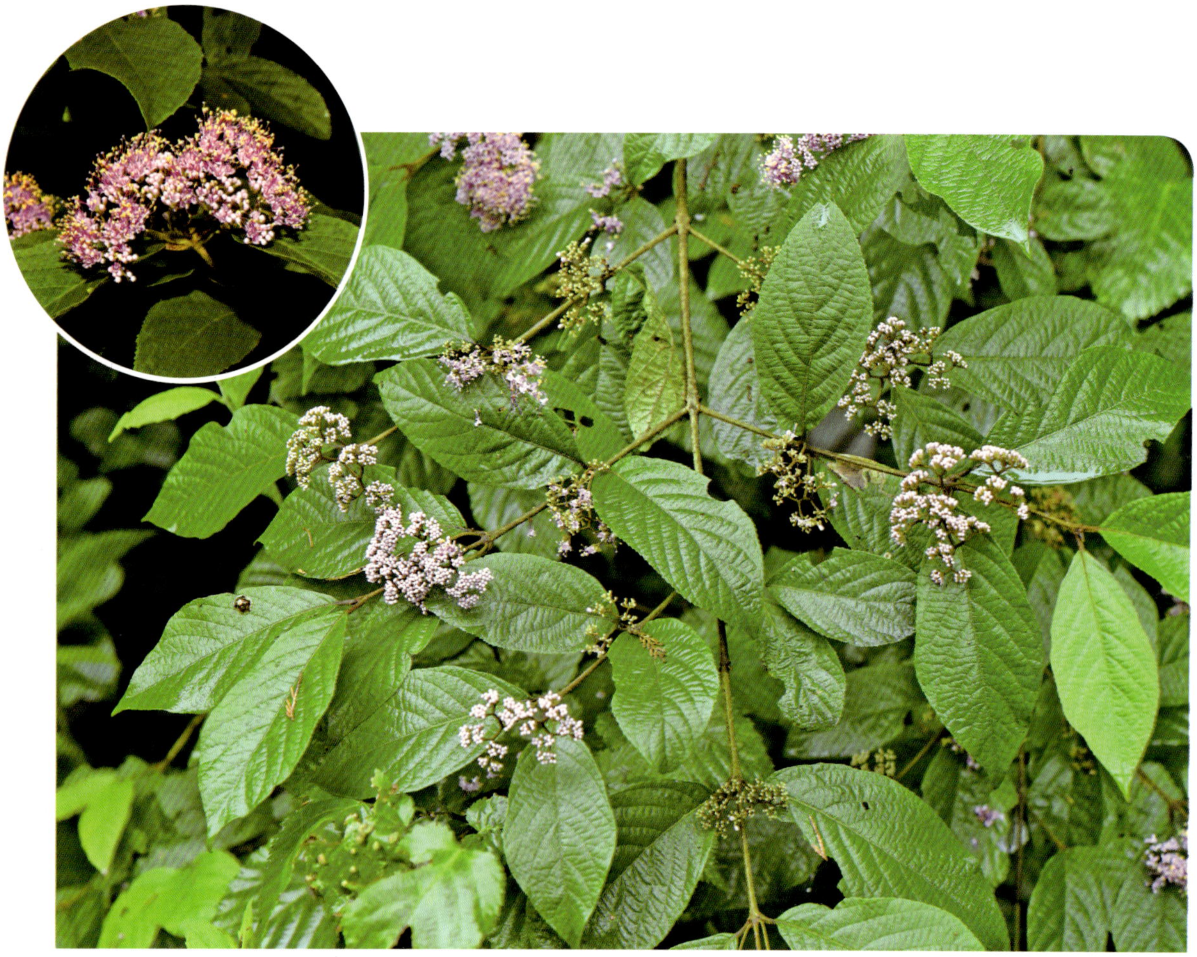

紫萁贯众

[药材来源] 为紫萁科植物紫萁 *Osmunda japonica* Thunb. 的根茎和叶柄残基。

[江山土名] 大叶狼衣。

[性味归经] 苦，微寒。有小毒。归肺、胃、肝经。

[功能主治] 清热解毒，止血，杀虫。用于疫毒感冒，热毒泻痢，痈疮肿毒，吐血，衄血，便血，崩漏，虫积腹痛。

[采收加工] 春、秋二季采挖，洗净，除去须根，晒干。

[参考资料] 根茎无鳞片，上侧密生叶柄残基，下侧着生多数棕黑色弯曲的细根。叶柄基部呈扁圆柱形，弯曲。具托叶翅，但翅多已剥落。表面棕色或棕黑色，横断面呈新月形或扁圆形，维管束组织呈 U 形，且常与外层组织分离。味微涩。含尖叶土杉甾酮 A、脱皮甾酮及脱皮酮。

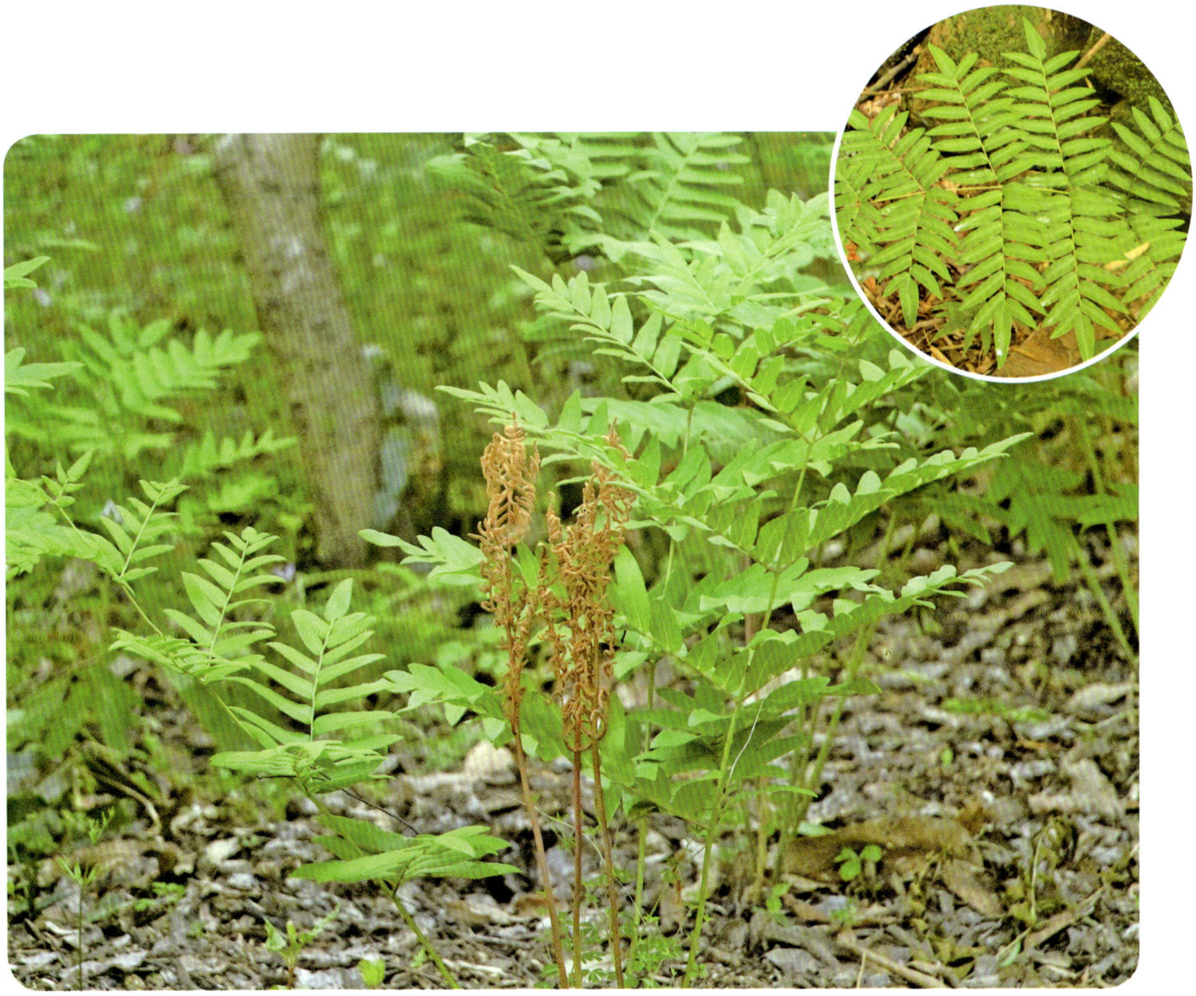

紫 麻

[药材来源] 为荨麻科植物紫麻 *Oreocnide frutescens*（Thunb.）Miq 的全株。

[江山土名] 大叶麻。

[性味归经] 甘，凉。归肝、脾、肾经。

[功能主治] 清热解毒，行气活血，透疹。用于感冒发热，跌打损伤，牙痛，麻疹不透，肿疡。

[采收加工] 夏、秋二季采收，鲜用或晒干。

[参考资料] 全株有毛，茎上有棱槽。叶皱缩，展平后卵状长圆形或卵状披针形，先端渐尖，基部楔形，边缘有锯齿；果实卵形。气微，味微甜。

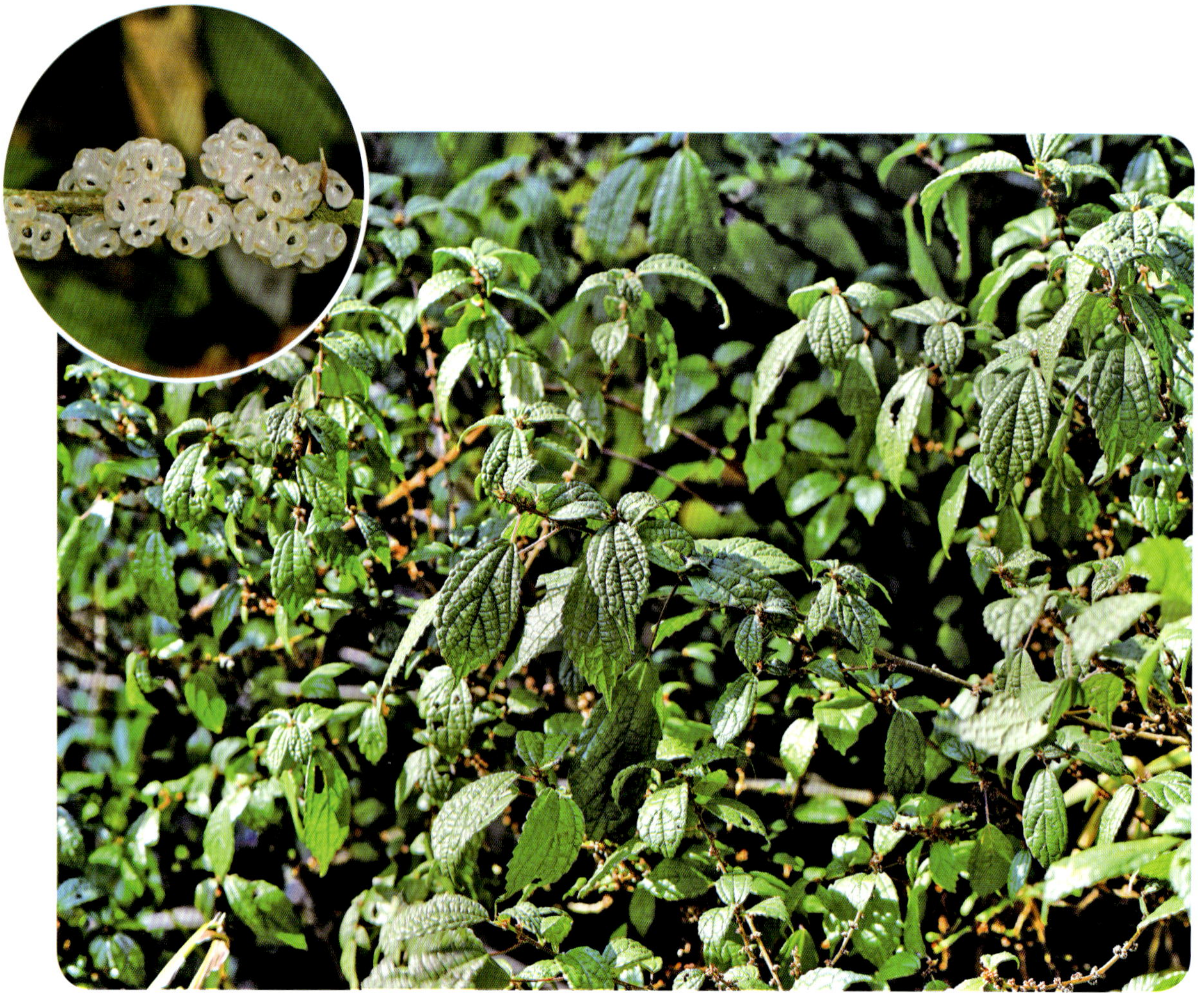

景天三七

[药材来源] 为景天科植物景天三七 *Sedum aizoon* L. 新鲜或干燥全草。

[江山土名] 小娘靠修、费菜。

[性味归经] 甘、微酸，平。归心、肝经。

[功能主治] 安神补血，散瘀止血。用于心神不安，吐血，咯血，鼻衄，牙龈出血，内伤瘀血，白带，崩漏。

[采收加工] 夏、秋二季采挖，除去泥沙，鲜用；或投入沸水中略烫，干燥。

[参考资料] 景天三七的根茎粗短，略呈块状，表面灰棕色，切面紫棕色或暗棕色。茎圆柱形，表面暗棕色或紫棕色，有纵棱，质脆，切面常中空。叶互生，聚伞花序疏松，蓇葖果星芒状排列。肠胃虚弱，大便溏薄者忌用。其提取物有扩张动脉血管、兴奋心脏、解毒、降压、镇静、活血止血、安神定气等作用。

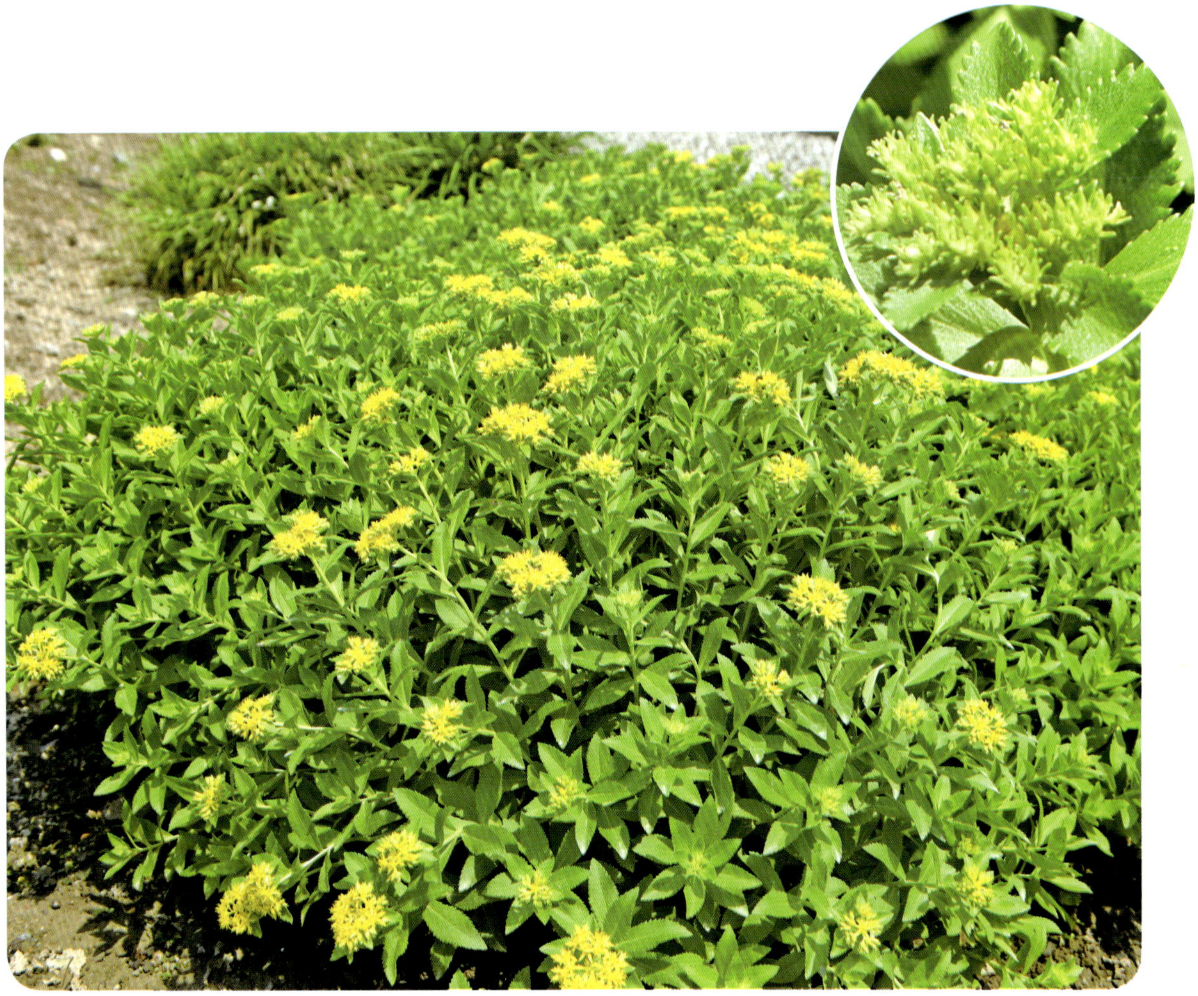

黑豆

［药材来源］为豆科植物大豆 *Glycine max*（L.）Merr. 的干燥成熟种子。其黑色种子的种皮（穞豆衣）也可药用。

［江山土名］黑豆。

［性味归经］甘，平。归脾、肾经。

穞豆衣：甘，平。归肝、肾经。

［功能主治］益精明目，养血祛风，利水，解毒。用于阴虚烦渴，头晕目昏，体虚多汗，肾虚腰痛，水肿尿少，痹痛拘挛，手足麻木，药食中毒。

穞豆衣：养血疏风。用于阴虚烦热，盗汗，头晕，目昏，风痹，肾虚水肿。

［采收加工］秋季采收成熟果实，晒干，打下种子，除去杂质。

穞豆衣：夏季果实成熟时采收，取出种子，破碎，簸取种皮。

［参考资料］穞豆衣为卷曲状或不规则的碎片。外表面棕黑色或黑色，有光泽，有的可见长圆形、灰黑色、具线状种沟的种脐；内表面灰黄色或暗棕色，光滑。质脆。气微，味微甘。应置干燥处，注意防蛀。

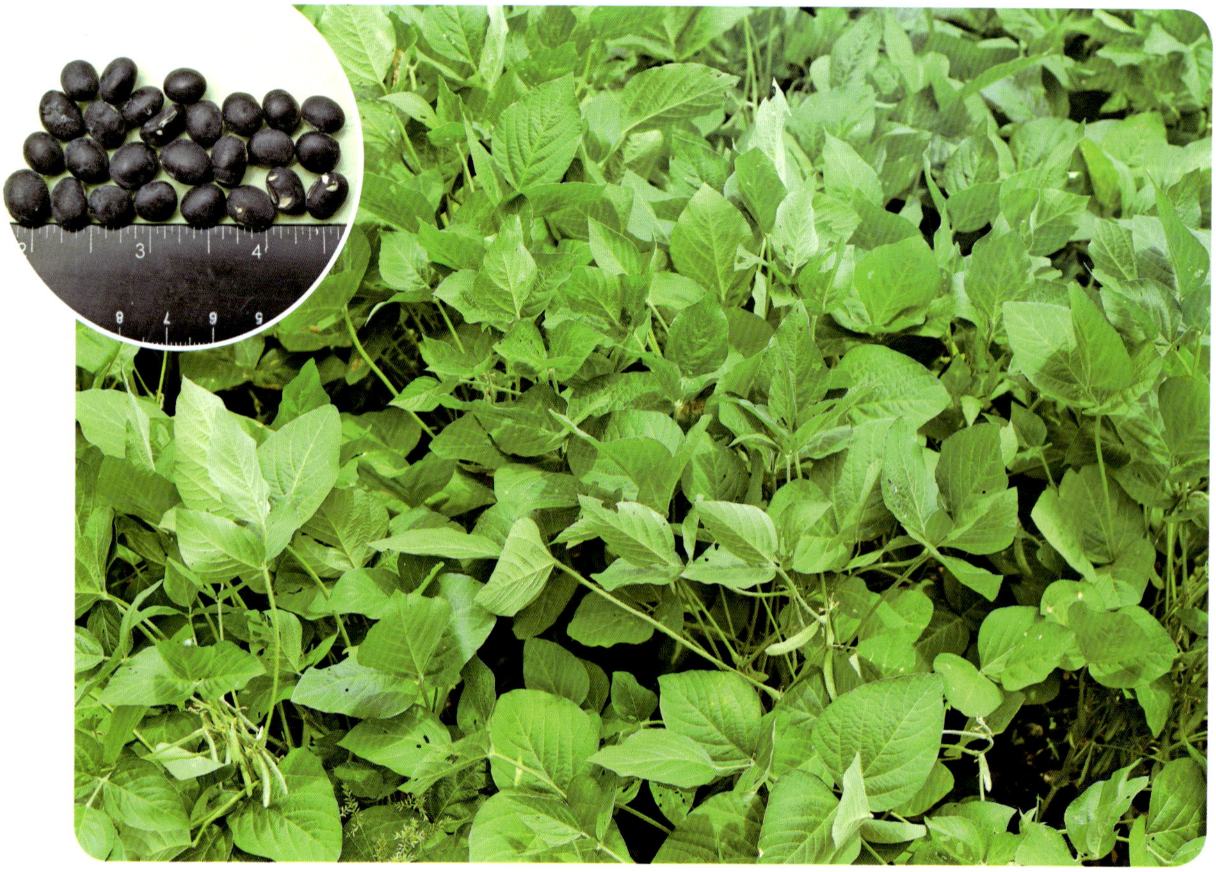

黑芝麻

[药材来源] 为脂麻科植物脂麻 *Sesamum indicum* L. 的干燥成熟种子。

[江山土名] 胡麻。

[性味归经] 甘，平。归肝、肾、大肠经。

[功能主治] 补肝肾，益精血，润肠燥。用于精血亏虚，头晕眼花，耳鸣耳聋，须发早白，病后脱发，肠燥便秘。

[采收加工] 秋季果实成熟时采割植株，晒干，打下种子，除去杂质，再晒干。

[参考资料] 黑芝麻呈扁卵圆形，表面黑色，平滑或有网状皱纹。尖端有棕色点状种脐。种皮薄，子叶 2，白色，富油性。气微，味甘，有油香气。

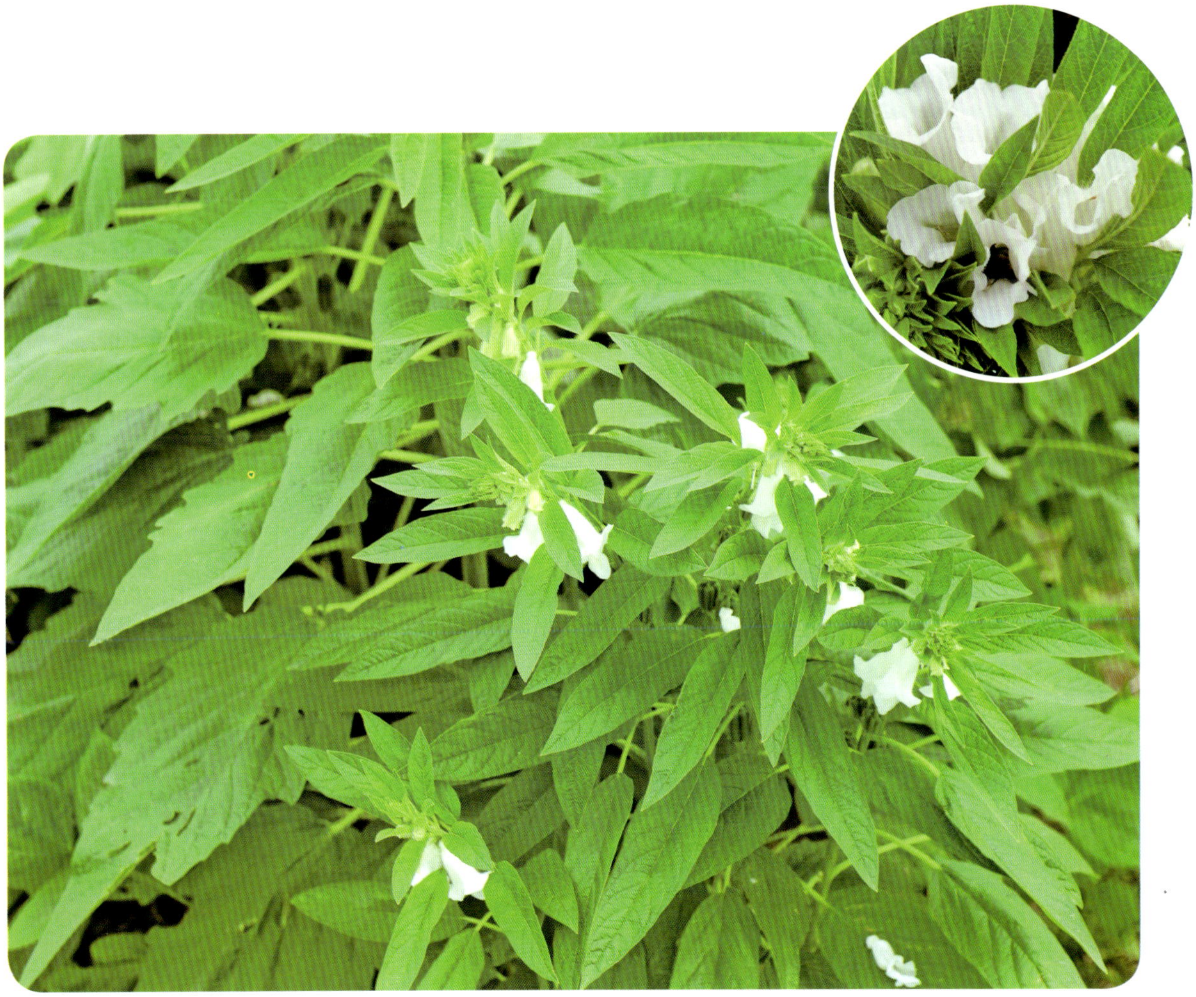

锈毛钝果寄生

[药材来源] 为桑寄生科植物锈毛钝果寄生 *Taxillus levinei*（Merr.）H. S. Kiu 的带叶茎枝。

[江山土名] 锈毛寄生。

[性味归经] 苦，凉。归肺、肝经。

[功能主治] 清肺止咳，祛风湿。用于肺热咳嗽，风湿腰腿痛，皮肤疮疖。

[采收加工] 全年均可采收，扎成束，晾干或鲜用。

[参考资料] 含有原儿茶酸、异槲皮苷等。

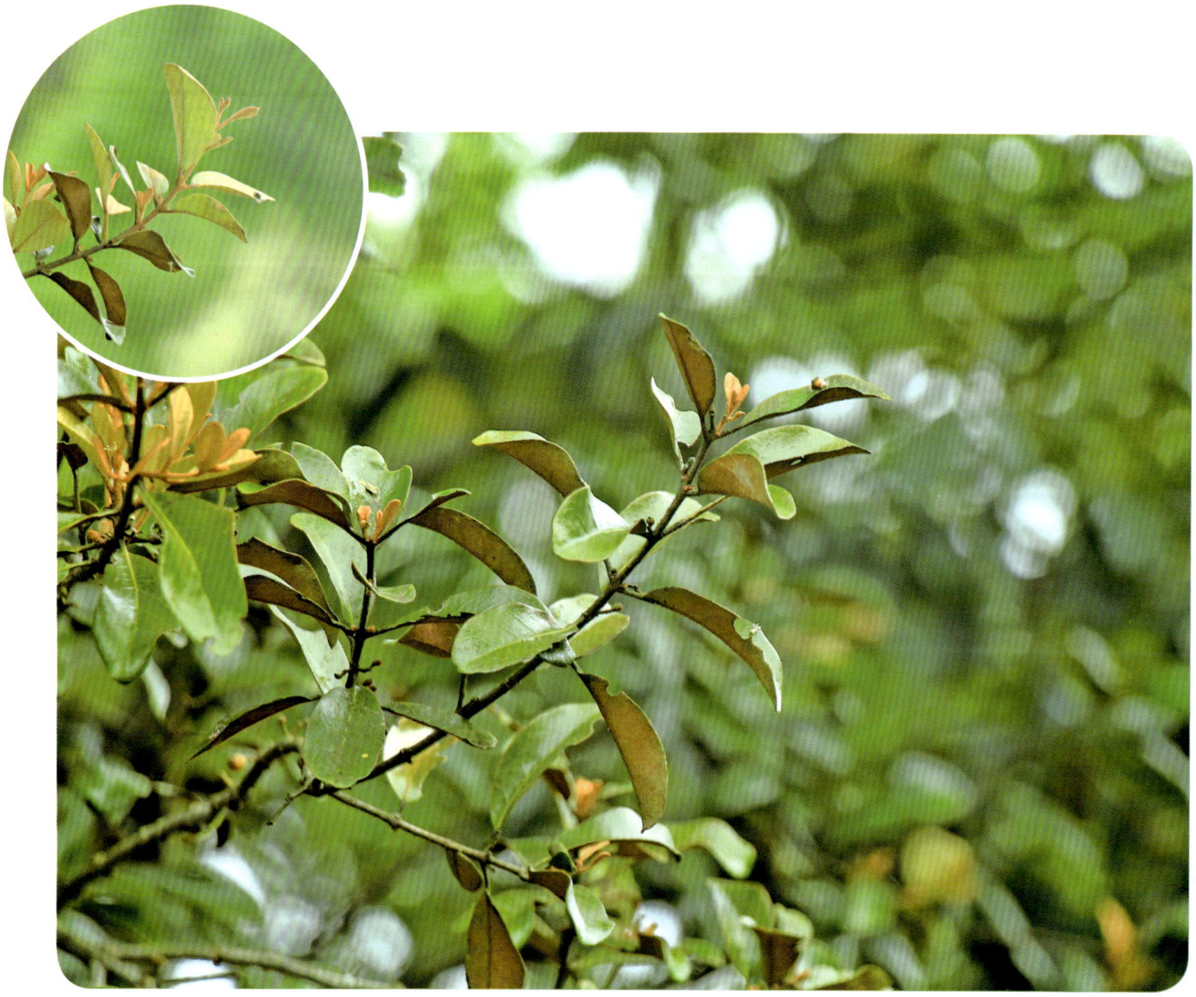

鹅不食草

[药材来源] 为菊科植物鹅不食草 *Centipeda minima*（L.）A. Br. et Aschers. 的全草。

[江山土名] 鹅不食草。

[性味归经] 辛，温。归肺经。

[功能主治] 发散风寒，通鼻窍，止咳。用于风寒头痛，咳嗽痰多，鼻塞不通，鼻渊流涕。

[采收加工] 夏、秋二季花开时采收，洗去泥沙，晒干。

[参考资料] 鹅不食草能祛痰止咳，用于治疗百日咳、咳嗽痰多的病症，单用时需加冰糖或白糖，多次少量饮服。鹅不食草又能治疗鼻渊流涕、鼻塞不通，既可内服，又可外用。内服配辛夷花、苍耳子等药同用；外用配辛夷花、细辛、白芷等研末，取少量吹鼻。鹅不食草治疗疮痈、跌打损伤以及蛇咬伤之症，主要采用新鲜者打烂外敷，有解毒消肿作用。

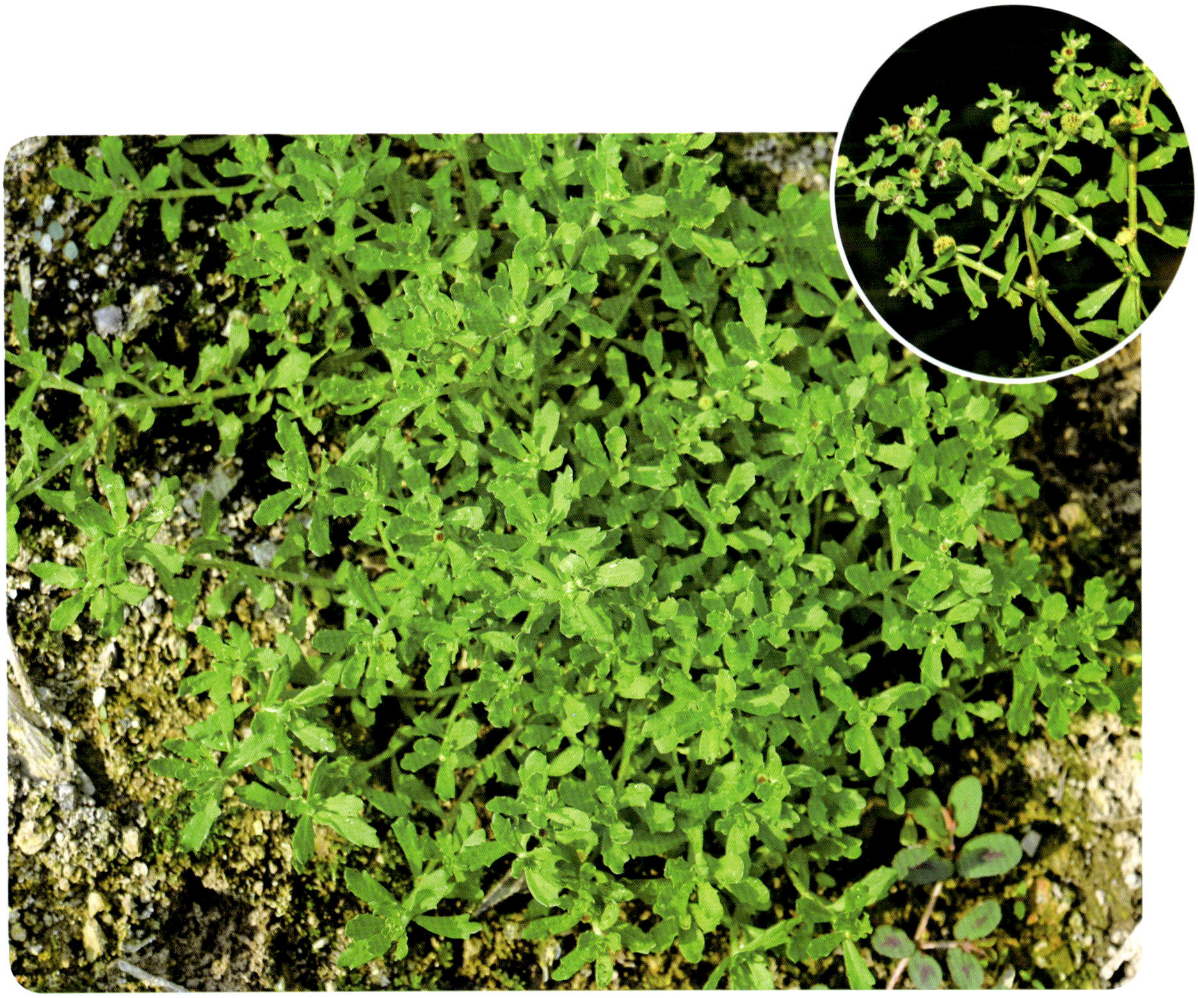

筋骨草

[药材来源] 为唇形科植物筋骨草 *Ajuga decumbens* Thunb. 的全草。

[江山土名] 苦草、毛苦草。

[性味归经] 苦，寒。归肺经。

[功能主治] 清肺止咳，利胆退黄，凉肝熄风，软坚散结。用于气管炎，吐血，衄血，赤痢，淋病，咽喉肿痛，疔疮，痈肿，跌打损伤。

[采收加工] 3～4 月或 9～10 月，采收，除去杂质，晒干，或鲜用。

[参考资料] 全草含有黄酮苷及皂苷、生物碱、有机酸、鞣质、酚性物质、甾体化合物、还原糖等。甾体化合物中，含怀苋甾酮、蜕皮甾酮以及微量的筋骨草甾酮 C 等昆虫变态激素；另含一种与此激素作用相反的成分筋骨草内酯。

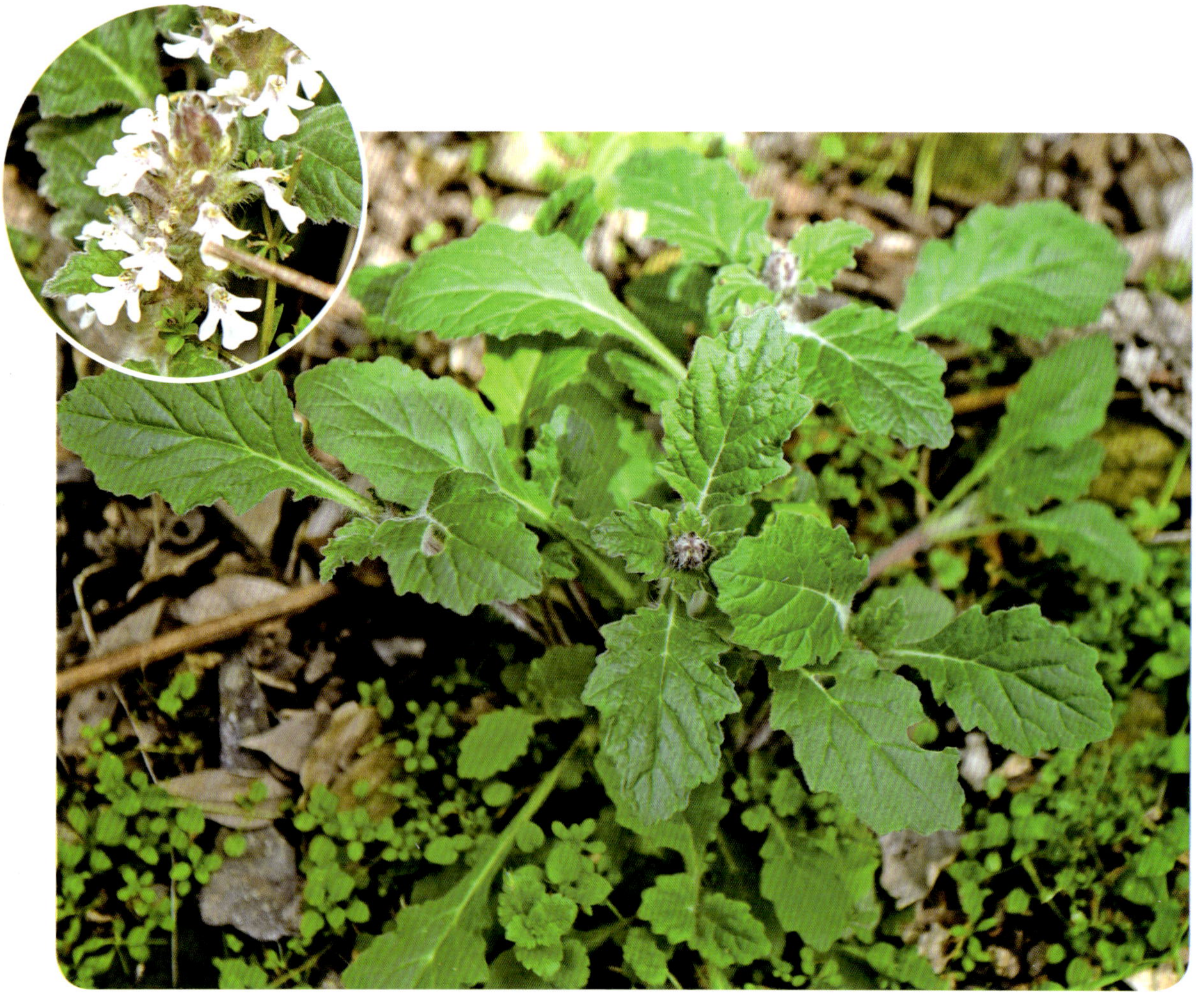

温山药

［药材来源］为薯蓣科植物参薯 *Dioscorea alata* L. 或山薯 *Dioscorea fordii* Prain et Burkill 的干燥根茎。

［江山土名］大薯。

［性味归经］甘，平。归脾、肺、肾经。

［功能主治］健脾，补肺，益精气，消肿，止痛。用于脾虚久泻，肺虚喘咳，水肿，小便不利，肾虚不固的遗精，尿频。

［采收加工］冬季茎叶枯萎后采挖，切去茎基，洗净，除去外皮及须根后干燥。

［参考资料］入补阴药宜生用，健脾宜炒黄用。

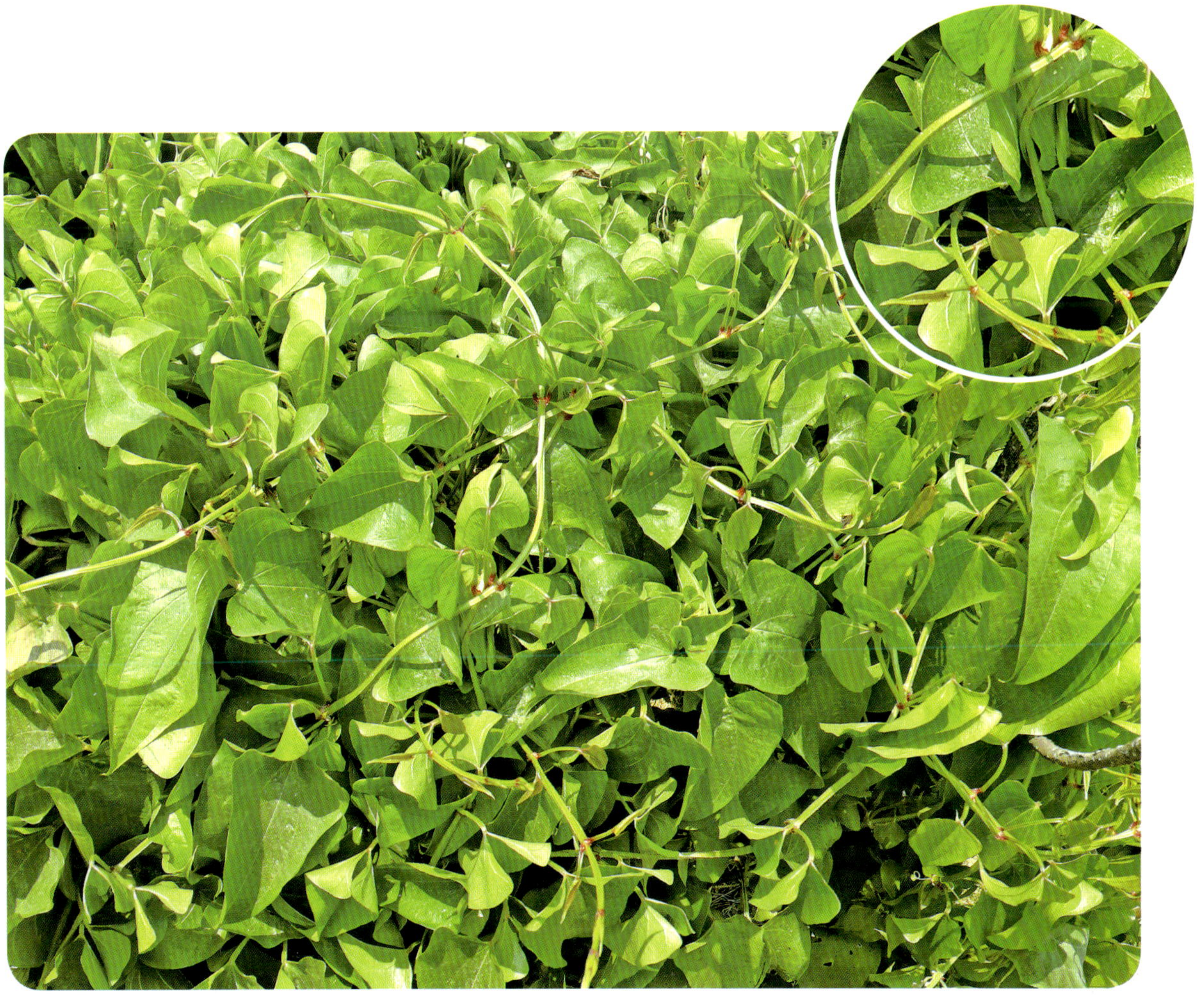

寒　莓

[药材来源] 为蔷薇科植物寒莓 *Rubus buergeri* Miq. 的茎叶。

[江山土名] 十月妙。

[性味归经] 苦、酸，凉。归肝、肺、肾经。

[功能主治] 清热解毒，凉血止血。用于肺结核咯血；外用治创伤出血，黄水疮。

[采收加工] 夏、秋二季采收，晒干。

[参考资料] 据报道，寒莓水煎服，可治肺结核咯血。

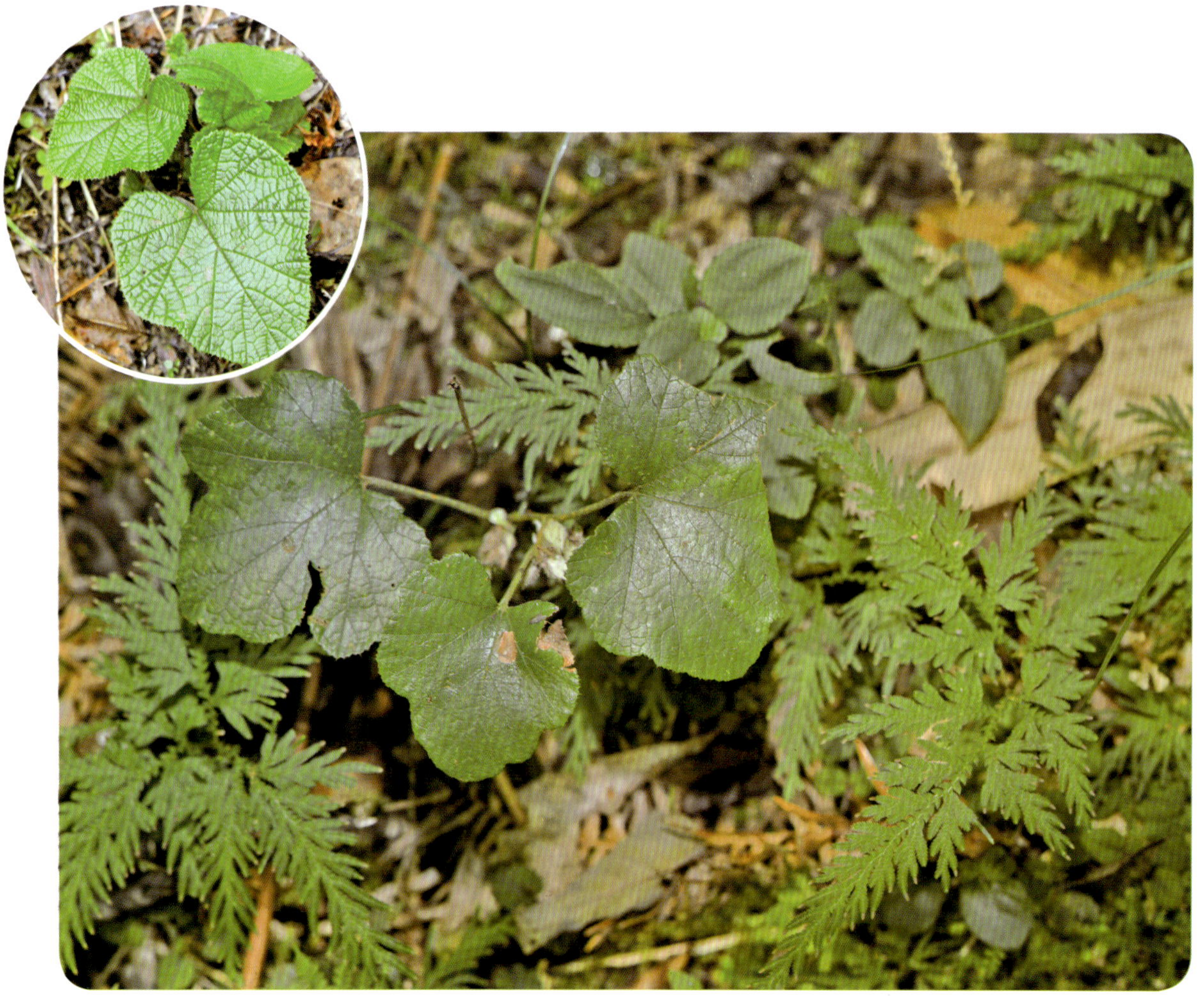

隔山香

[药材来源] 为伞形科植物隔山香 *Ostericum citriodorum*（Hance）C. Q. Yuan & R. H. Shan 的根。

[江山土名] 鸡爪参。

[性味归经] 辛、微苦，平。归肺、心、胃经。

[功能主治] 疏风清热，祛痰止咳，消肿止痛。用于感冒，咳嗽，头痛，腹痛，痢疾，肝炎，风湿痹痛，疝气，月经不调，跌打肿痛，疮痈，毒蛇咬伤。

[采收加工] 秋后采挖，除去泥沙，晒干。

[参考资料] 隔山香、紫苏叶、生姜等配伍，水煎服，用于治感冒。

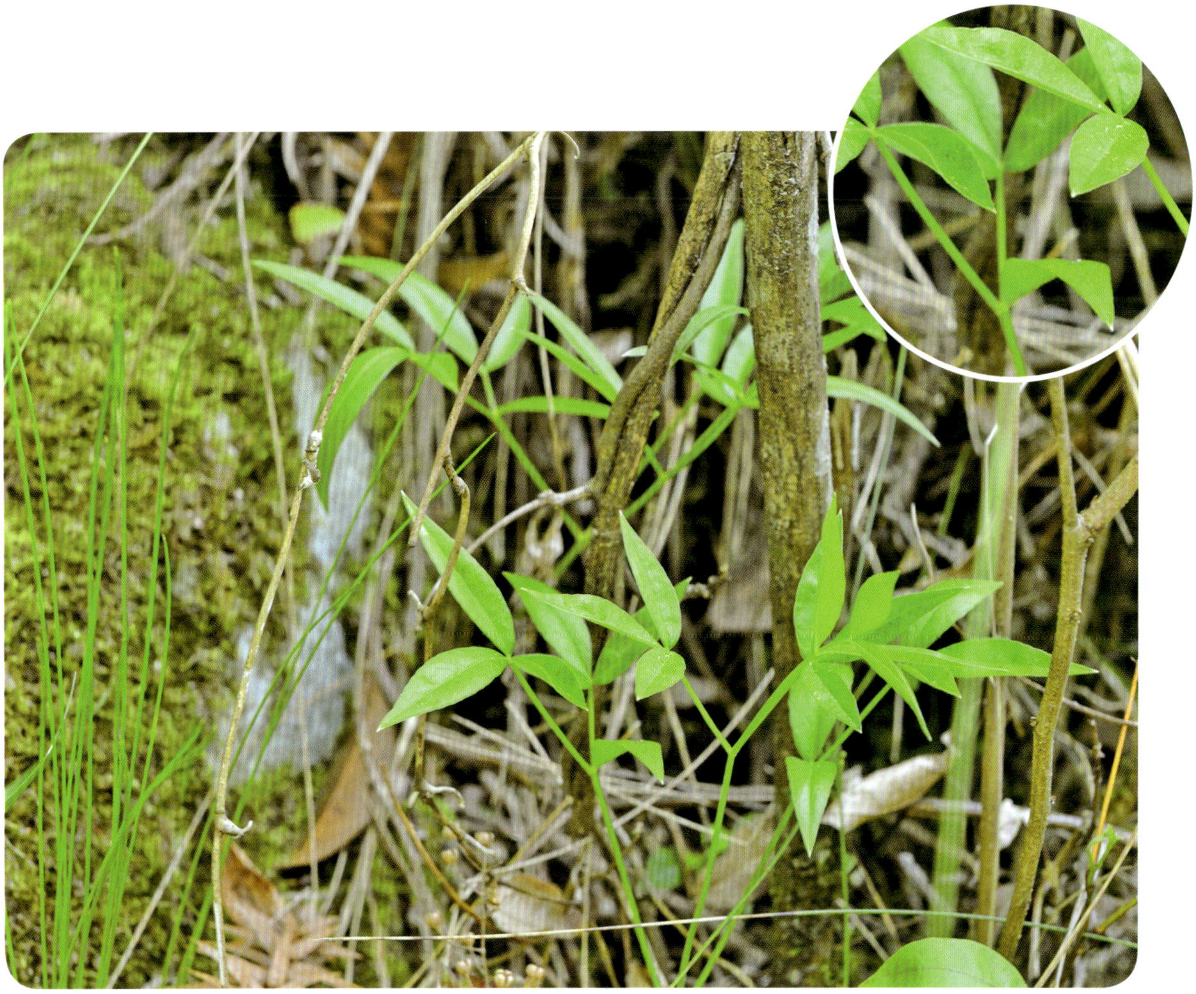

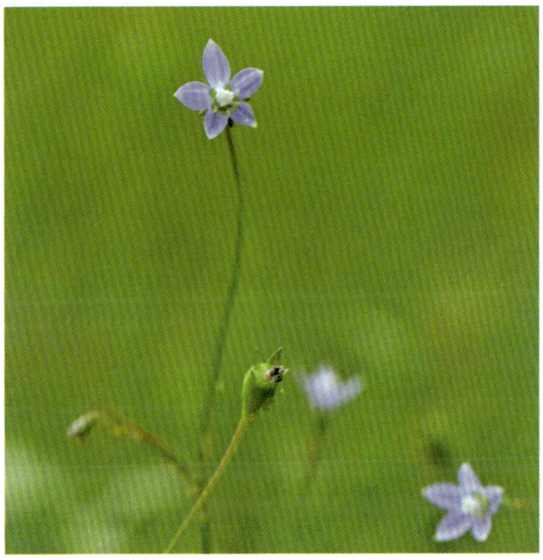

十三画

蓝花参

[药材来源] 为桔梗科植物蓝花参 *Wahlenbergia marginata*（Thunb.）A. DC. 的全草。

[江山土名] 娃儿草、雀舌草。

[性味归经] 甘、微苦，微温。归脾、心经。

[功能主治] 祛风解表，宣肺化痰。用于感冒，慢性气管炎，腹泻，痢疾，百日咳，劳倦乏力，颈部淋巴结结核，急性结膜炎。

[采收加工] 夏、秋二季采收，晒干。

[参考资料] 含有植物甾醇、三萜成分，内酯、香豆精、多糖、酚性等。

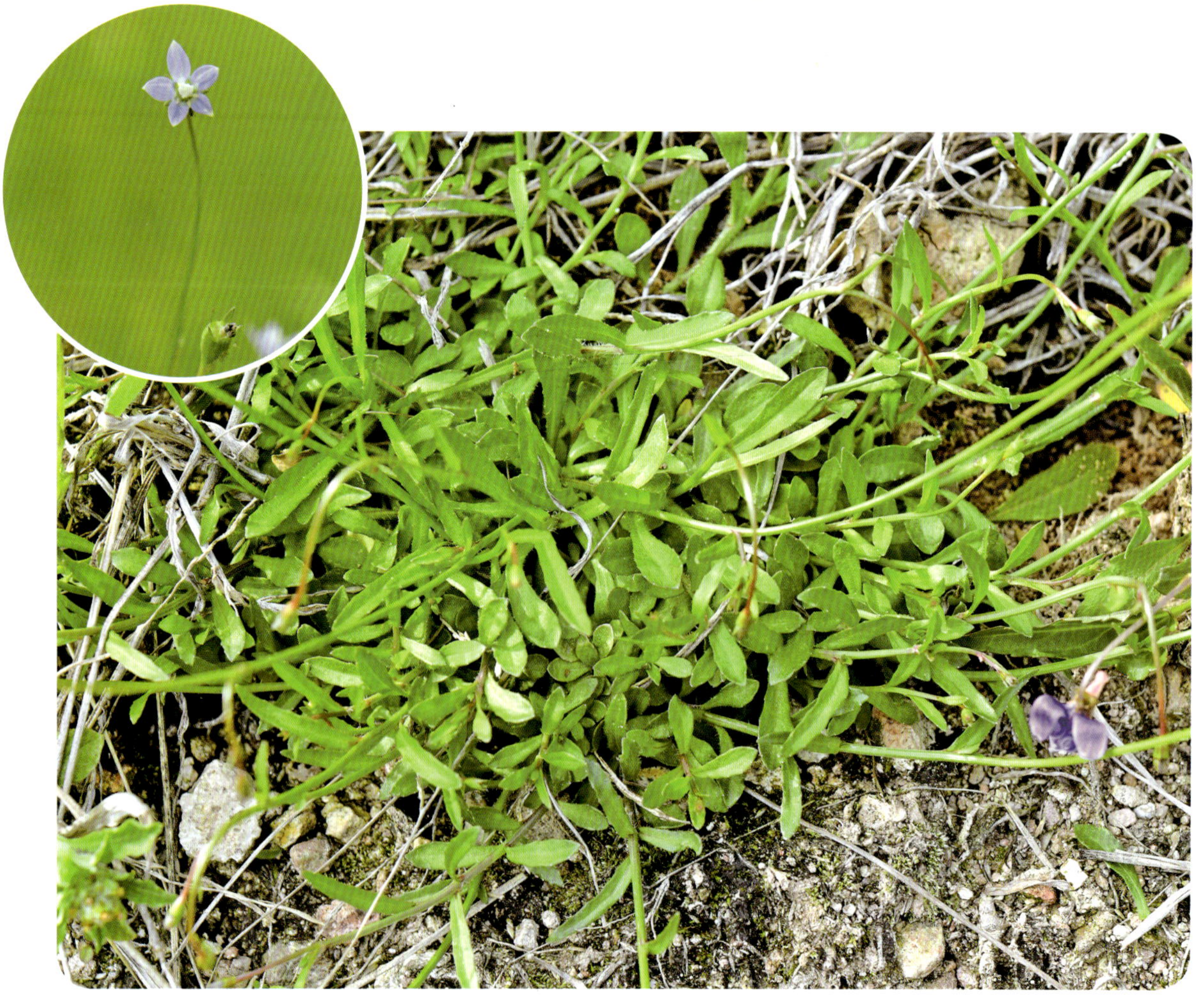

蓖麻子

[药材来源] 为大戟科植物蓖麻 *Ricinus communis* L. 的成熟种子。

[江山土名] 蓖麻子。

[性味归经] 甘、辛，平。有毒。归大肠、肺经。

[功能主治] 泻下通滞，消肿拔毒。用于大便燥结，痈疽肿毒，喉痹，瘰疬。

[采收加工] 秋季采摘成熟果实，晒干，除去果壳，收集种子。

[参考资料] 种子含有脂肪油，油饼含蓖麻碱、蓖麻毒蛋白及脂肪酶。含脂肪油（蓖麻油），油中含顺蓖麻酸、亚油酸、油酸等，并含蓖麻毒蛋白 D 等。蓖麻种子中的油本身并无致泻作用，在十二指肠内受脂肪分解酶的作用，皂化成蓖麻油酸钠与甘油。蓖麻油酸钠对小肠有刺激性，引起肠蠕动增强，小肠内容物急速向结肠推进，排出半流质粪便，排便后可有暂时的便秘。

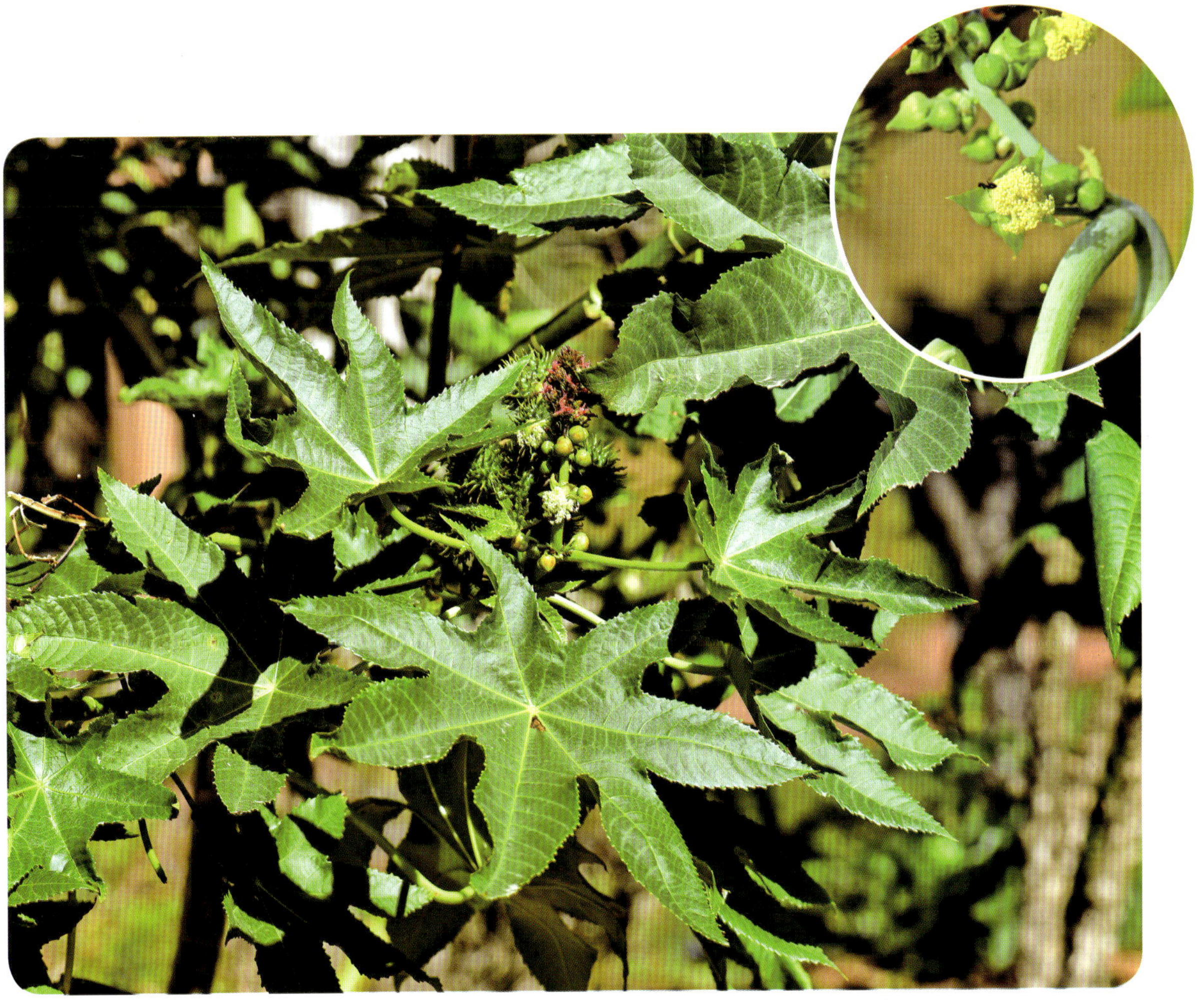

蓬 蘽

[药材来源] 为蔷薇科植物蓬蘽 *Rubus hirsutus* Thunb. 的果实。

[江山土名] 大水妙。

[性味归经] 甘、酸，温。归肝、肾经。

[功能主治] 补肾益精，缩尿。用于头目眩晕，多尿，阳痿，不育，须发早白，痈疽。

[采收加工] 秋季果实成熟时采收，晒干。

[参考资料] 蓬蘽，取汁，合成膏，涂发，可治须发早白。蓬蘽为养五脏、益精气之药也。此药虽养五脏，如服食过多，性味有偏，发生急而疏泄多，会有反激之患。

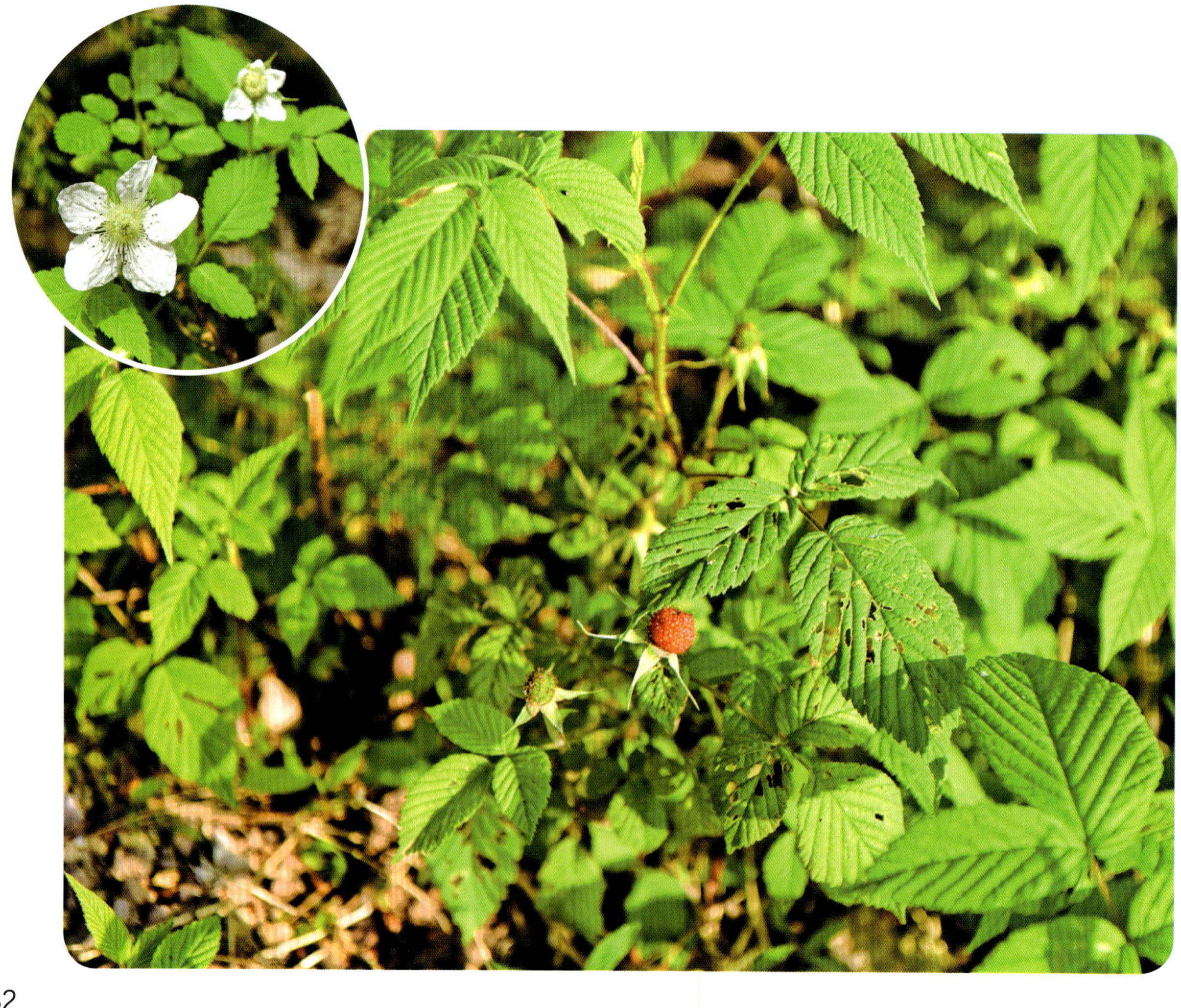

蒲公英

［药材来源］为菊科植物蒲公英 *Taraxacum mongolicum* Hand.–Mazz.、碱地蒲公英 *Tarxacum boreali sinense* Kitam. 或同属数种植物的全草。

［江山土名］蒲公英。

［性味归经］苦、甘，寒。归肝、胃经。

［功能主治］清热解毒，消肿散结，利尿通淋。用于疔疮肿毒，乳痈，瘰疬，目赤，咽痛，肺痈，肠痈，湿热黄疸，热淋涩痛。

［采收加工］春至秋季花初开时采挖，除去杂质，洗净，晒干。

［参考资料］含有蒲公英甾醇、蒲公英赛醇、蒲公英苦素、咖啡酸、胆碱、菊糖等。性平，味甘微苦。可清热解毒，消肿散结。有显著的催乳作用，治疗乳腺炎十分有效。无论煎汁口服，还是捣泥外敷，皆有效验。此外，蒲公英还有利尿、缓泻、退黄疸、利胆、助消化、增食欲的作用，治疗胃及十二指肠溃疡，还可防治胃癌、食管癌等癌症。

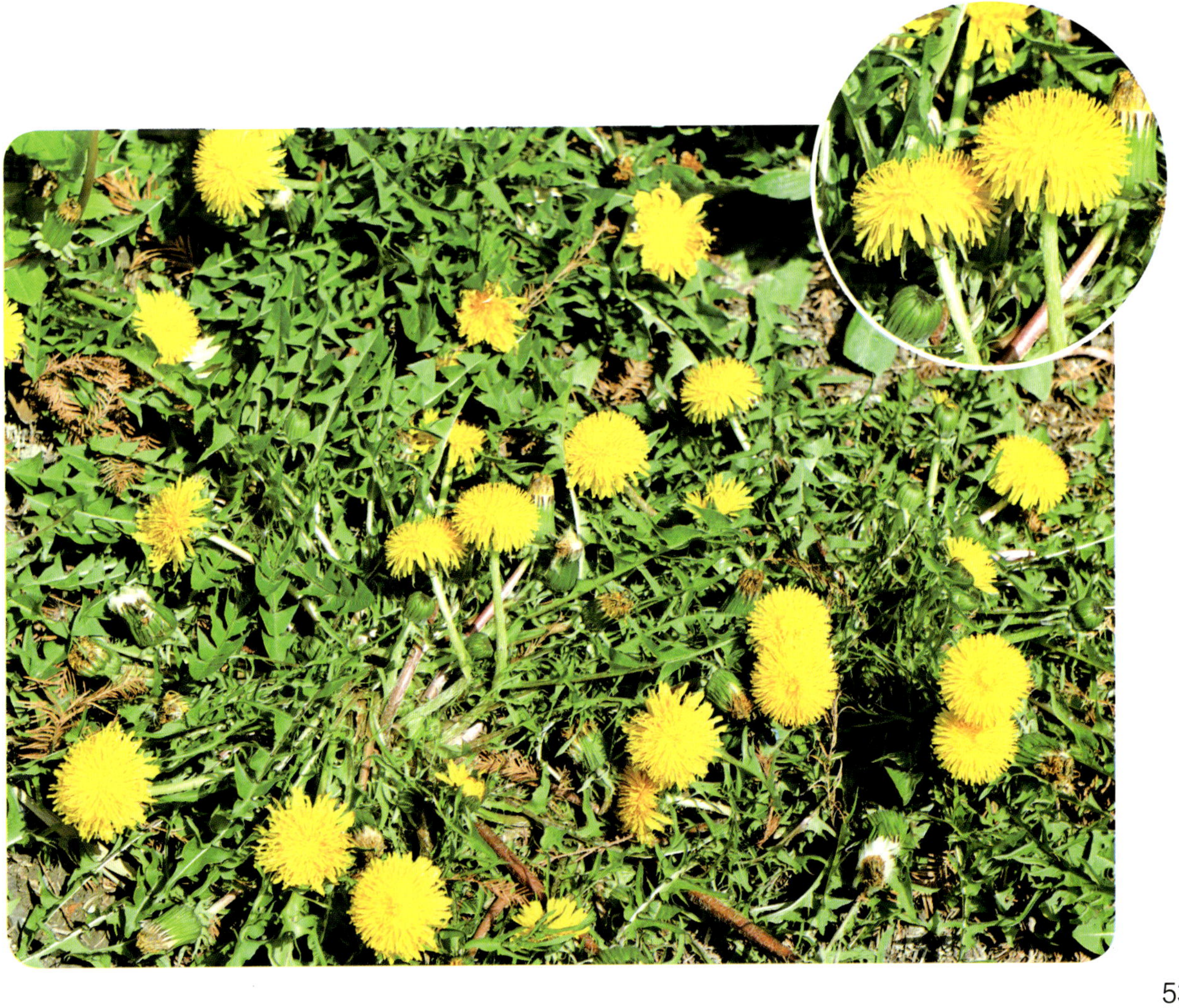

蒲种壳

[药材来源] 为葫芦科植物瓠子（瓠芦）*Lagenaria siceraria*（Molina）Standl. var. hispida（Thunb.）Hara 的干燥成熟果皮。

[江山土名] 瓠芦壳。

[性味归经] 苦，寒。归心、肝经。

[功能主治] 利水，消肿。用于腹水胀满，小便不利。

[采收加工] 秋季果实成熟后采收，收集果皮，干燥。

[参考资料] 呈不规则的碎块或块片状，外表面灰黄色至黄棕色，较光滑；内表面黄白色或灰黄色，稍松软。质坚脆，断面粗糙。气微。

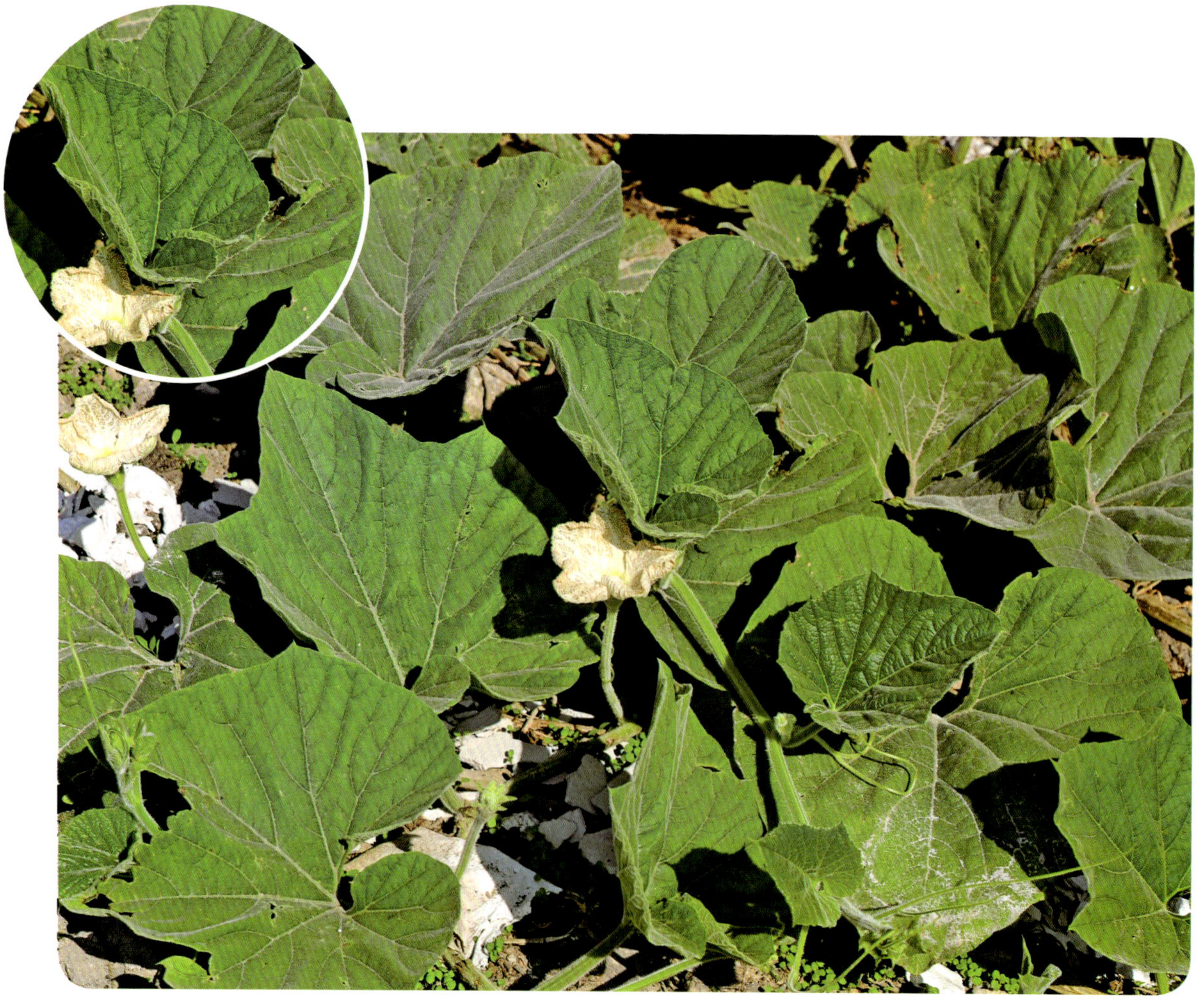

蒲 黄

[药材来源] 为香蒲科植物水烛香蒲 *Typha angustifolia* L.、东方香蒲 *Typha orientalis* Presl 或同属植物的花粉。

[江山土名] 水蜡烛。

[性味归经] 甘，平。归肝、心包经。

[功能主治] 止血，化瘀，通淋。用于吐血，衄血，咯血，崩漏，外伤出血，经闭痛经，胸腹刺痛，跌扑肿痛，血淋涩痛。

[采收加工] 夏季采收蒲棒上部的黄色雄花序，晒干后碾轧，筛取花粉。剪取雄花后，晒干，成为带有雄花的花粉，即为草蒲黄。

[参考资料] 将蒲黄水调为膏，擘为块，人多食之，以解心脏虚热，小儿尤嗜。

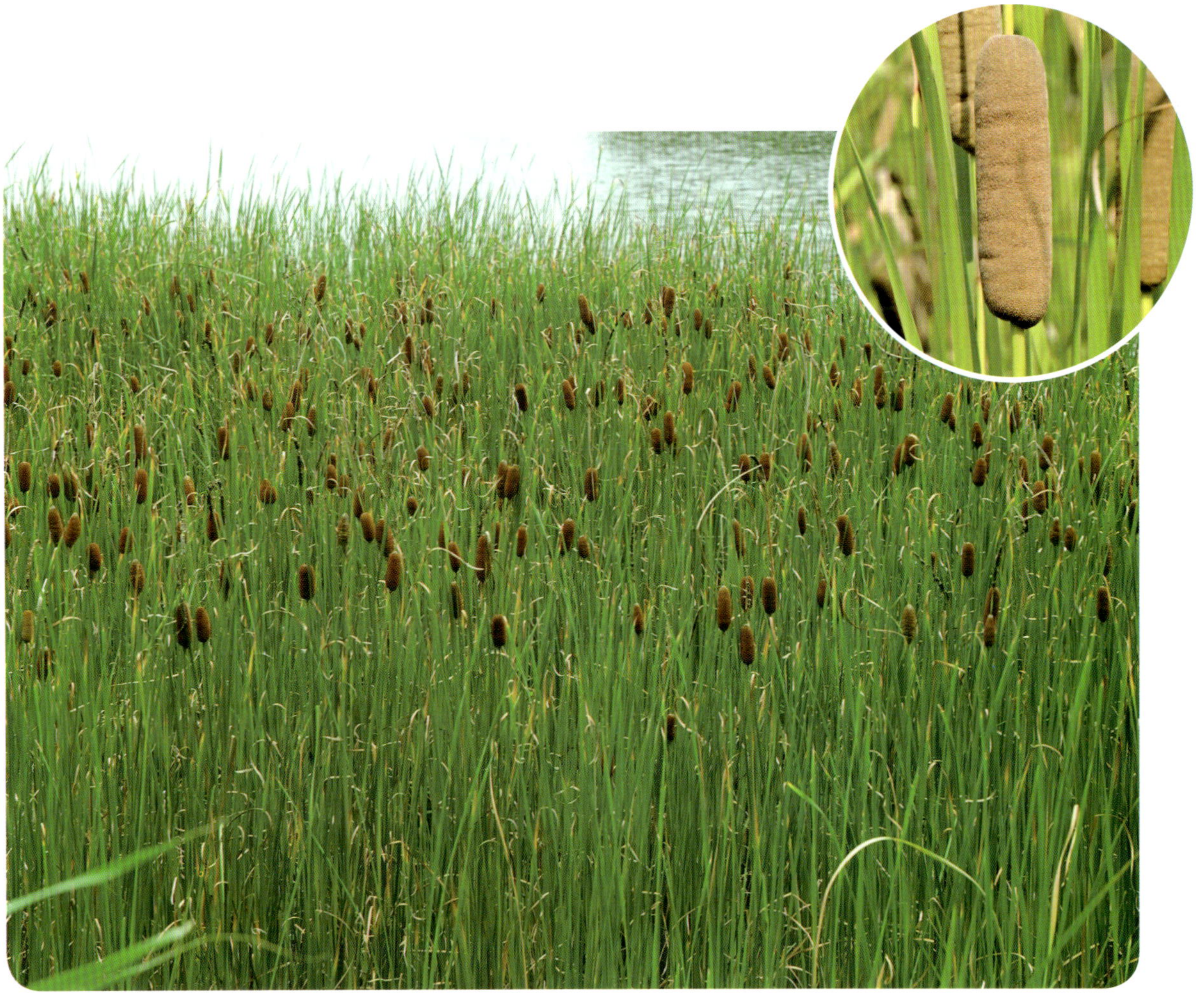

椿 皮

[药材来源] 为苦木科植物臭椿 *Ailanthus altissima*（Mill.）Swingle 的根皮或干皮。其干燥成熟果实（凤眼草）也可药用。

[江山土名] 臭椿。

[性味归经] 苦、涩，寒。归大肠、胃、肝经。

凤眼草：苦、涩，寒。归大肠、肝、胃经。

[功能主治] 清热燥湿，收涩止带，止泻，止血。用于赤白带下，湿热泻痢，久泻久痢，便血，崩漏。

凤眼草：清热燥湿，止血，止带。用于痢疾，肠风便血，尿血，崩漏，白带。

[采收加工] 全年均可剥取，晒干，或刮去粗皮晒干。

凤眼草：秋季果实成熟时采收，除去果柄，干燥。

[参考资料] 树皮含有臭椿苦内酯、乙酰臭椿苦内酯、臭椿辛内酯 C 等；并含有多种有毒生物碱，如 β－卡波林衍生物。凤眼草含有臭椿内酯、查杷任酮及酚性物质。

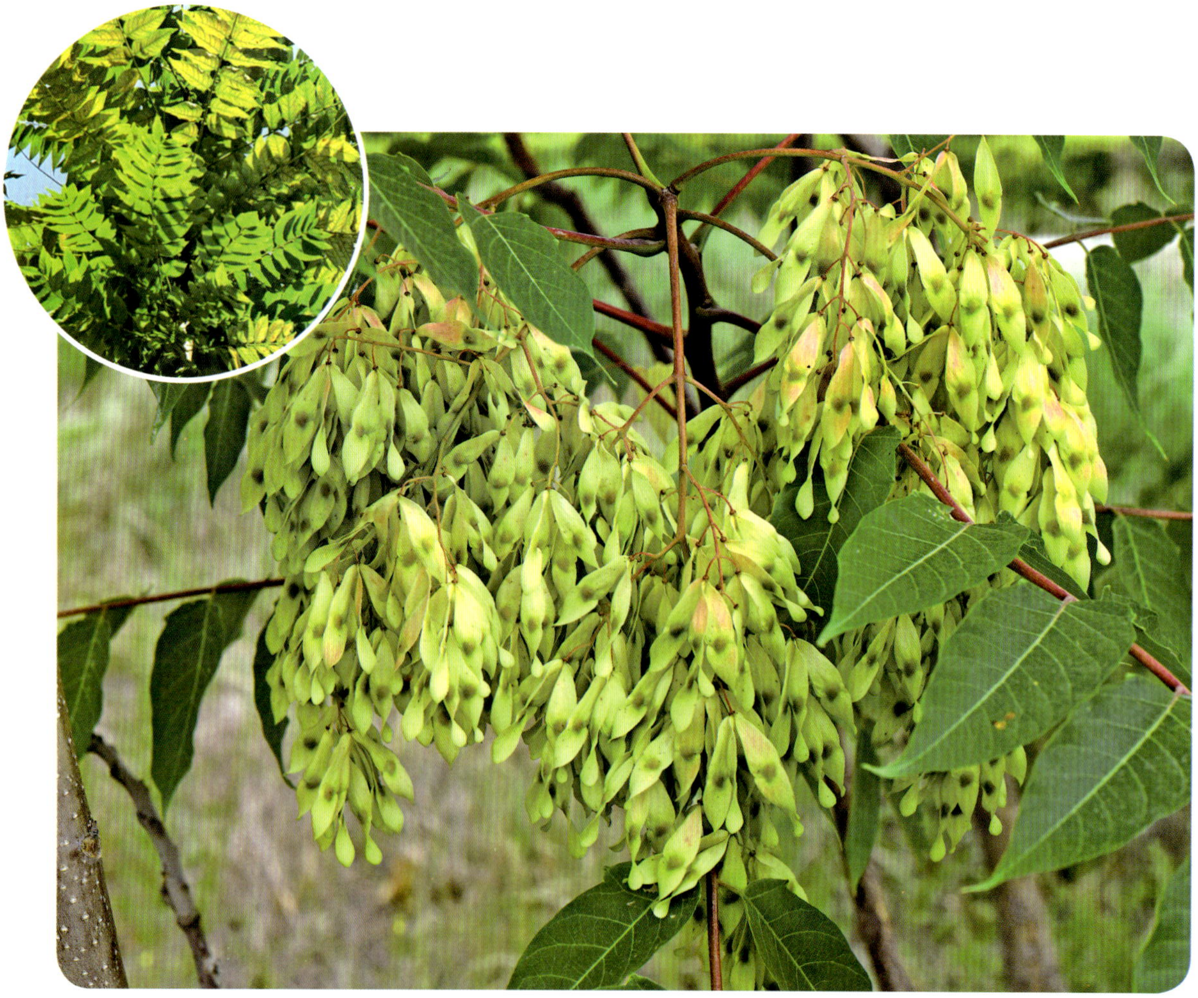

槐 花

[药材来源] 为豆科植物槐 *Sophora japonica* L. 的花及花蕾。其干燥成熟果实（槐角）也可药用。

[江山土名] 豆槐、槐米、槐花。

[性味归经] 苦，微寒。归肝、大肠经。

槐角：苦，寒。归肝、大肠经。

[功能主治] 凉血止血，清肝泻火。用于便血，痔血，血痢，崩漏，吐血，衄血，肝热目赤，头痛眩晕。

槐角：清热泻火，凉血止血。用于肠热便血，痔肿出血，肝热头痛，眩晕目赤。

[采收加工] 夏季花开放或花蕾形成时采收，及时干燥，除去枝、梗及杂质。前者习称“槐花”，后者习称“槐米”。

槐角：冬季采收，除去杂质，干燥。

[参考资料] 槐花味苦、性微寒，归肝、大肠经，入血敛降，体轻微散。具有凉血止血、清肝泻火的功效，用于肠风便血、痔血、血痢、尿血、血淋、崩漏、吐血、衄血、肝火头痛、目赤肿痛、喉痹、失音、痈疽疮疡。槐花含有芦丁（即芸香苷）、槲皮素、鞣质、槐花二醇、维生素 A 等物质，能改善毛细血管的功能，保持毛细血管正常的抵抗力，防止因毛细血管脆性过大，渗透性过高引起的出血、高血压、糖尿病，服之可预防出血。

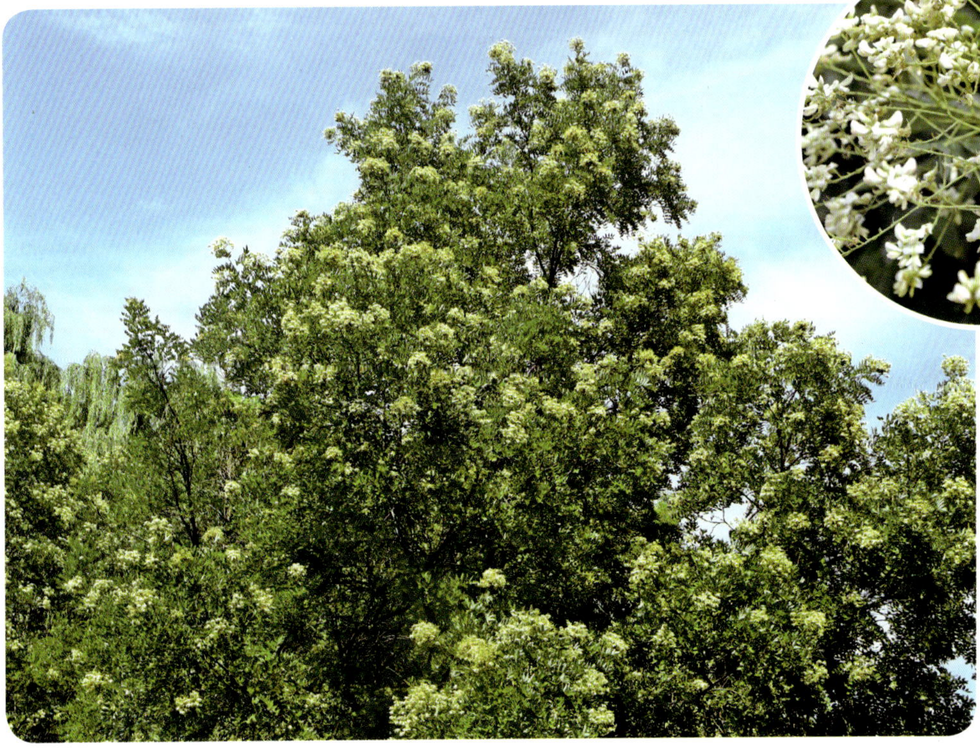

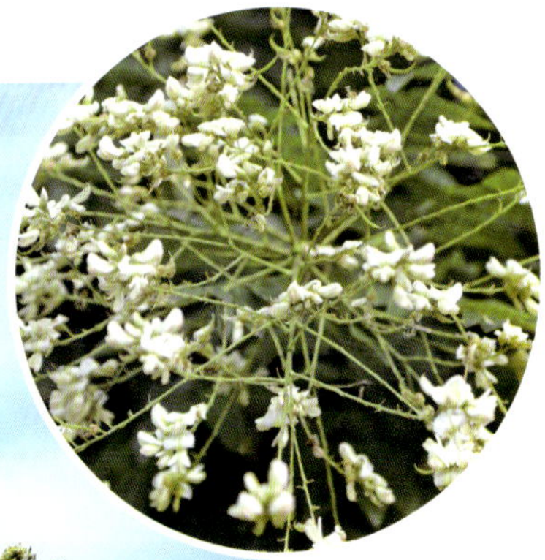

楤木

[药材来源] 为五加科植物楤木 *Aralia chinensis* L. 或棘茎楤木 *Aralia echinocaulis* Hand Maz 的茎。

[江山土名] 鸟不落叶、老虎槌刺。

[性味归经] 微苦，温。归肝、心、肾经。

[功能主治] 祛风湿，活血止痛。用于关节炎，胃痛，坐骨神经痛，跌扑损伤。

[采收加工] 全年可采收，晒干。

[参考资料] 茎皮中含有齐墩果酸、刺囊酸、常春藤皂苷元以及谷甾醇、豆甾醇、菜油甾醇、马栗树皮素二甲酯。

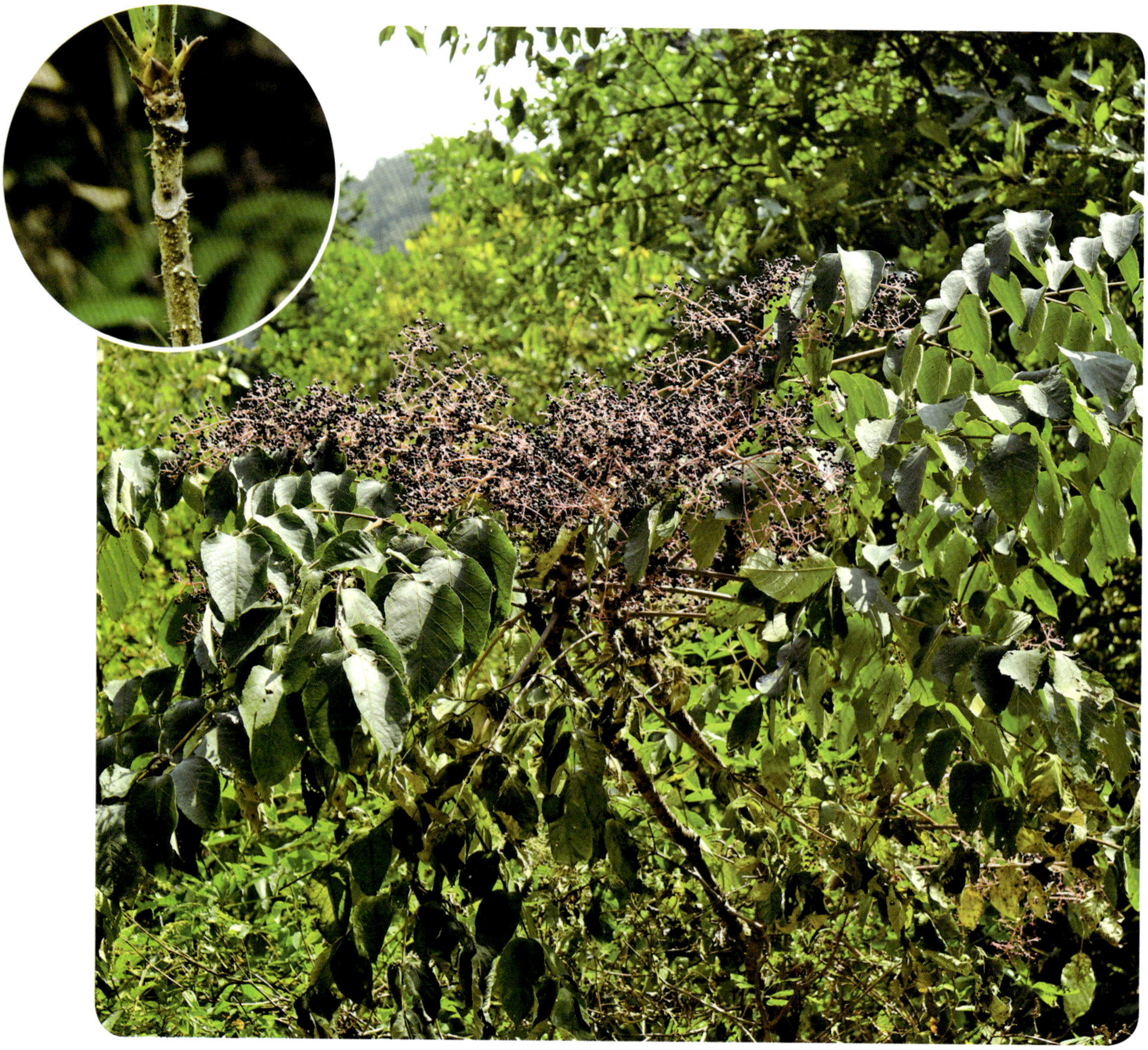

楼梯草

[药材来源] 为荨麻科植物楼梯草 *Elatostema involucratum* franch. et Sav. 的全草。

[江山土名] 楼梯草。

[性味归经] 微苦，平。归肝、大肠经。

[功能主治] 清热除湿，活血散瘀，解毒消肿，利水消肿。用于湿热下注腹痛，风湿性关节炎，痢疾，黄疸，风湿疼痛，骨折，痈疖肿毒，全身水肿，小便不利等。

[采收加工] 夏、秋二季采收，切碎，晒干。

[参考资料] 据报道，楼梯草煮鸭蛋，兑甜酒服，可治黄疸。楼梯草煎水，冲黄酒、红糖适量，温服，可治闭经。

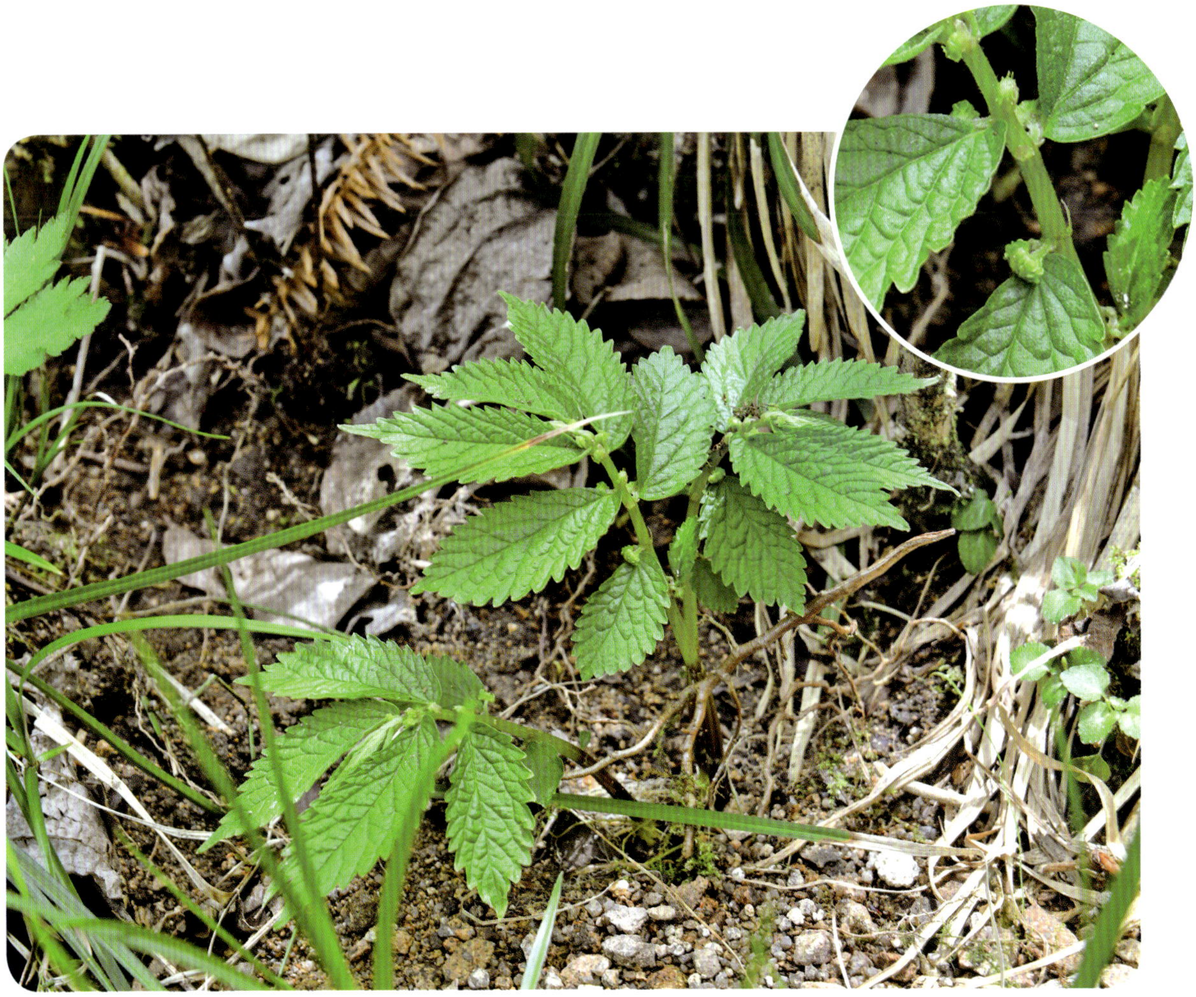

雷公藤

[药材来源] 为卫矛科植物雷公藤 *Tripterygium wilfordii* Hook. f. 的去皮的根。

[江山土名] 断肠草、菜虫药。

[性味归经] 苦、辛，凉。有大毒。归心、肝经。

[功能主治] 祛风，解毒，杀虫。外用治风湿性关节炎，皮肤发痒等。

[采收加工] 秋季采挖，去净二层皮，晒干或生用。

[参考资料] 含有雷公藤碱、雷公藤定碱等多种生物碱，二萜内酯、雷藤酮及卫矛醇等。雷公藤中毒则恶心，呕吐，腹痛，腹泻，血压下降，呼吸困难，最后因心脏及呼吸抑制而死亡。解救用催吐、洗胃、灌肠、导泻等法，或给蛋清、面糊保护黏膜，注射葡萄糖，给予强心兴奋剂，给氧等对症治疗。

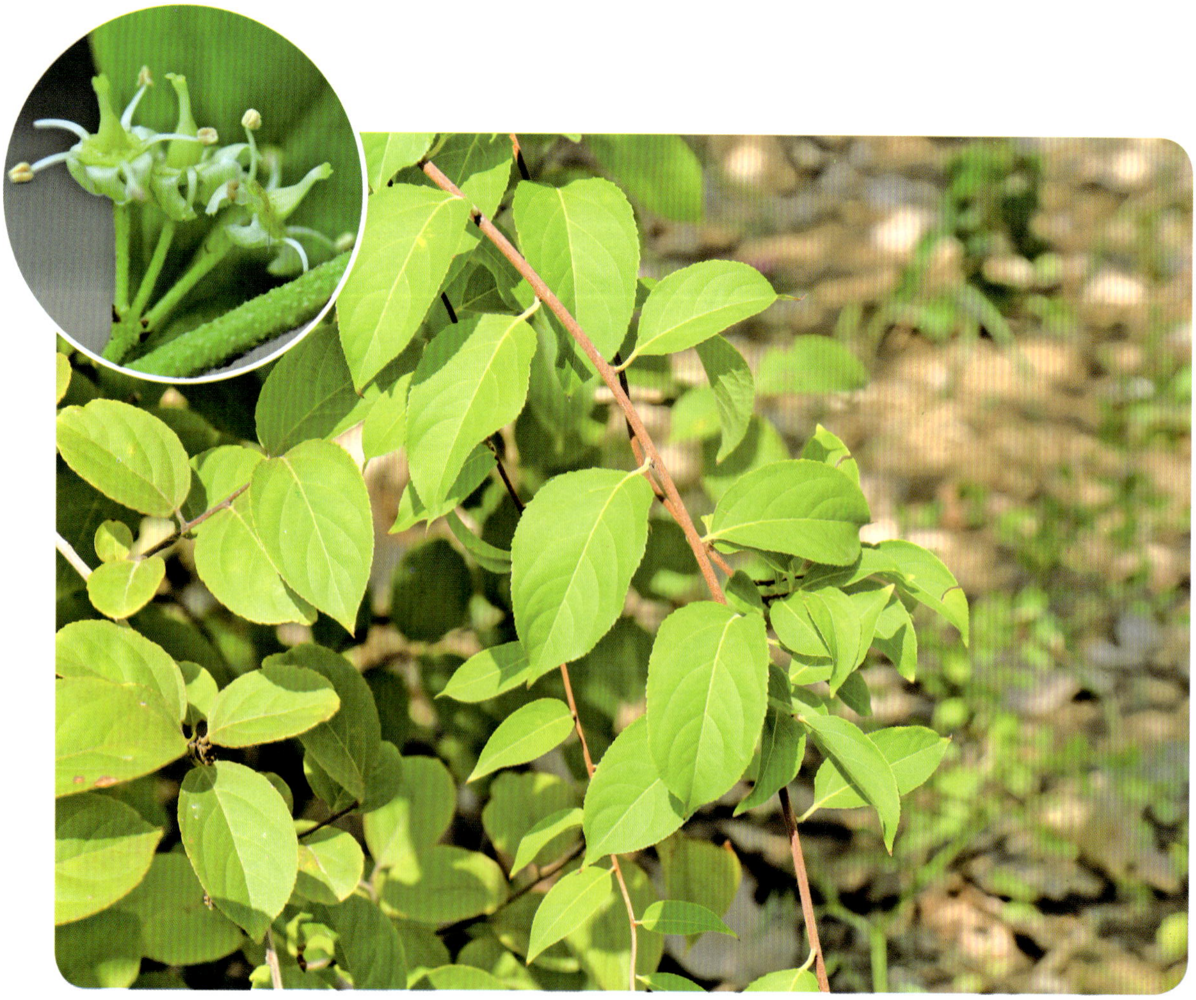

路路通

[药材来源] 为金缕梅科植物枫香树 *Liquidambar formosana* Hance 的成熟果序。

[江山土名] 枫树子。

[性味归经] 苦，平。归肝、肾经。

[功能主治] 祛风活络，利水，通经。用于关节痹痛，麻木拘挛，水肿胀满，乳少，经闭。

[采收加工] 冬季果实成熟后采收，除去杂质，干燥。

[参考资料] 路路通具通利之性，功能行气宽中而止痛，在临床上用于脘腹胀痛、大便不爽等，可与木香、乌药、枳壳等同用。本品又能活血通络，对妇女月经不调、月经量少而腹胀者，可与香附、茺蔚子等配伍；对风湿痹痛、腰腿酸痛、筋络拘挛等，可与当归、川芎、独活、桑寄生等同用。

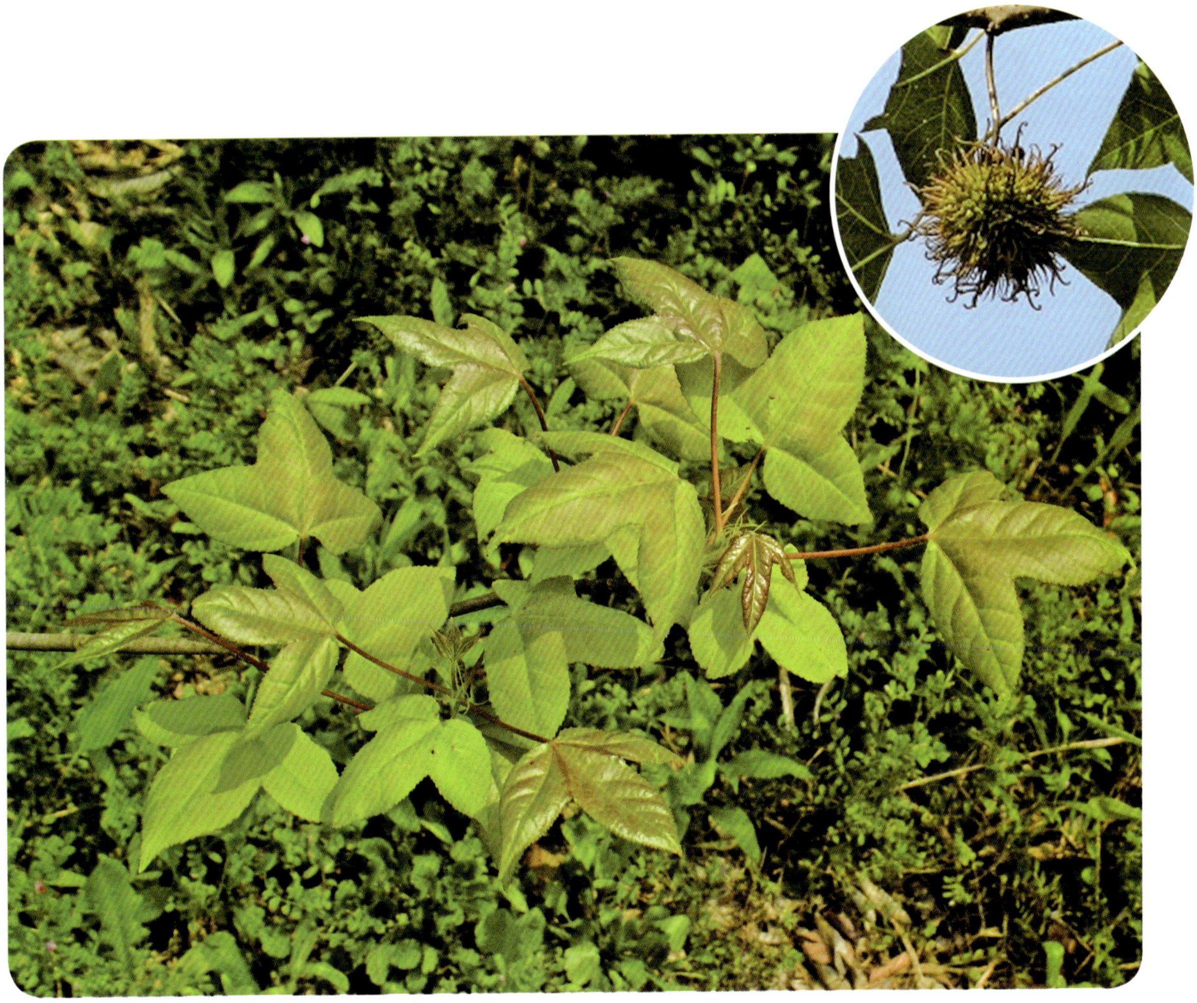

矮地茶

[药材来源] 为紫金牛科植物紫金牛 *Ardisia japonica*（Thunb.）Blume 的全草。

[江山土名] 平地木、叶底珠。

[性味归经] 辛、微苦，平。归肺、肝经。

[功能主治] 化痰止咳，清利湿热，活血化瘀。用于新、久咳嗽，喘满痰多，湿热黄疸，经闭瘀阻，风湿痹痛，跌打损伤。

[采收加工] 夏、秋二季茎叶茂盛时采挖，除去泥沙，干燥。

[参考资料] 含有紫金牛酚Ⅰ、Ⅱ，紫金牛素，岩石菜内酯，信筒子醌，酸金牛醌及槲皮苷，挥发油等。矮地茶：性平偏凉，祛痰止咳平喘作用较明显，咳喘有痰而属热者尤为适宜。又能清利湿热，活血化瘀，也可用治湿热黄疸、水肿，以及经闭痛经，风湿痹痛，跌打损伤等。

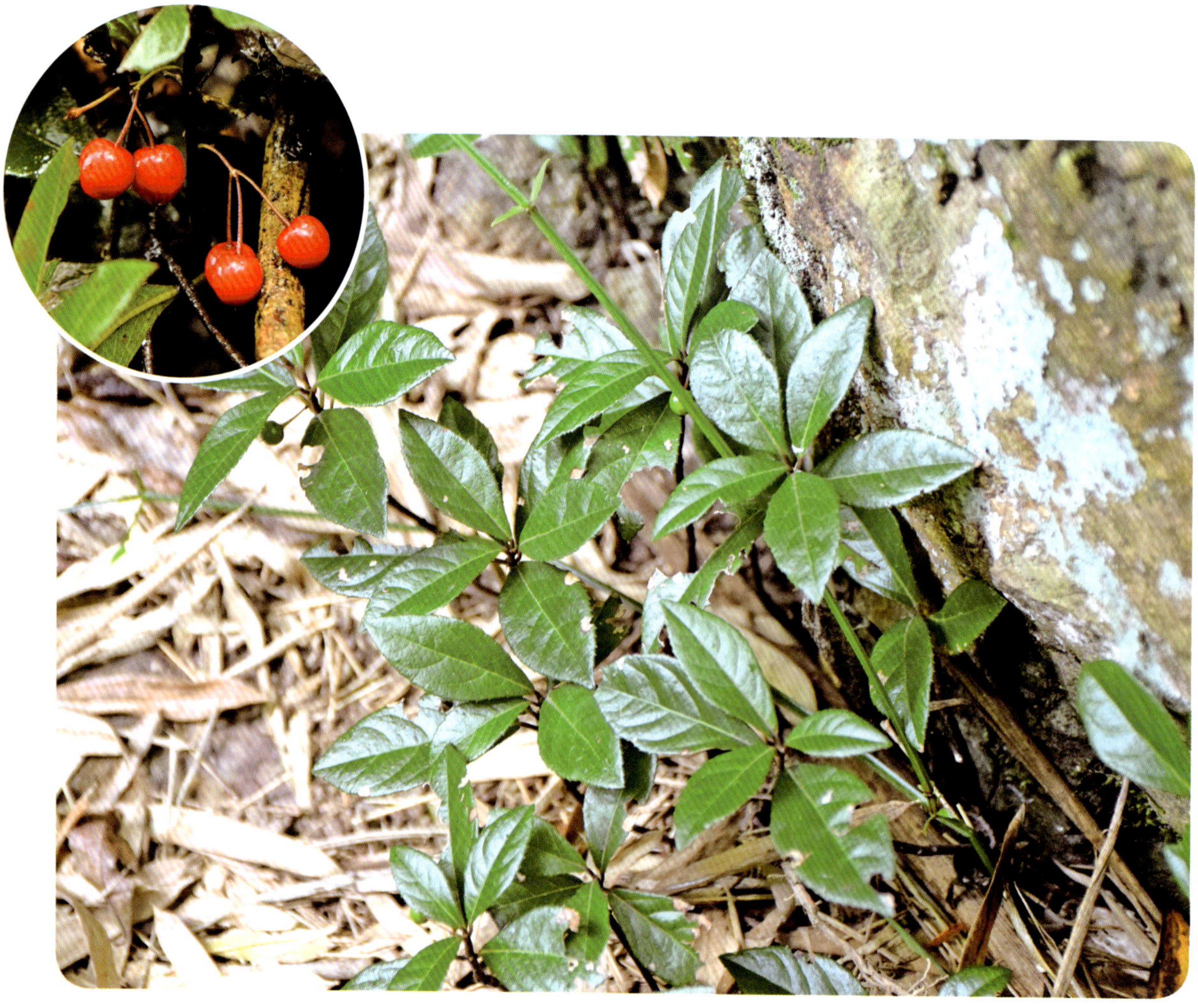

腹水草

［药材来源］为玄参科植物爬岩红 *Veronicastrum axillare*（Sieb.et Zucc.）Yamazaki 或毛叶腹水草 *Veronicastrum villosulum*（Miq.）Yamazaki 的地上部分。

［江山土名］两头拿、仙人搭桥。

［性味归经］苦，寒。归肝、肺、肾经。

［功能主治］逐水消肿，清热解毒。用于急性结膜炎，急性肾炎，肝硬化腹水，黄疸型肝炎；外用于疮疡肿毒。

［采收加工］夏、秋二季采收，除去杂质，洗净，干燥。

［参考资料］含有甾醇、甘露醇、鞣质、树脂、糖类、无机盐等。正常人口服腹水草 5 ～ 10 克，1 ～ 4 小时内尿量略增加，4 小时后尿量显著减少，氯化物排泄情况与尿量相似；服药后即感头晕，约 1 小时后恶心、呕吐，4 小时后腹部绞痛，腹泻，至 8 小时后逐渐恢复，犬口服及肌肉注射均出现呕吐，说明腹水草引起呕吐是吸收后的中枢作用。因此腹水草消除腹水的作用，是通过猛烈的吐、泻来达到排除体内液体，并非利尿作用。

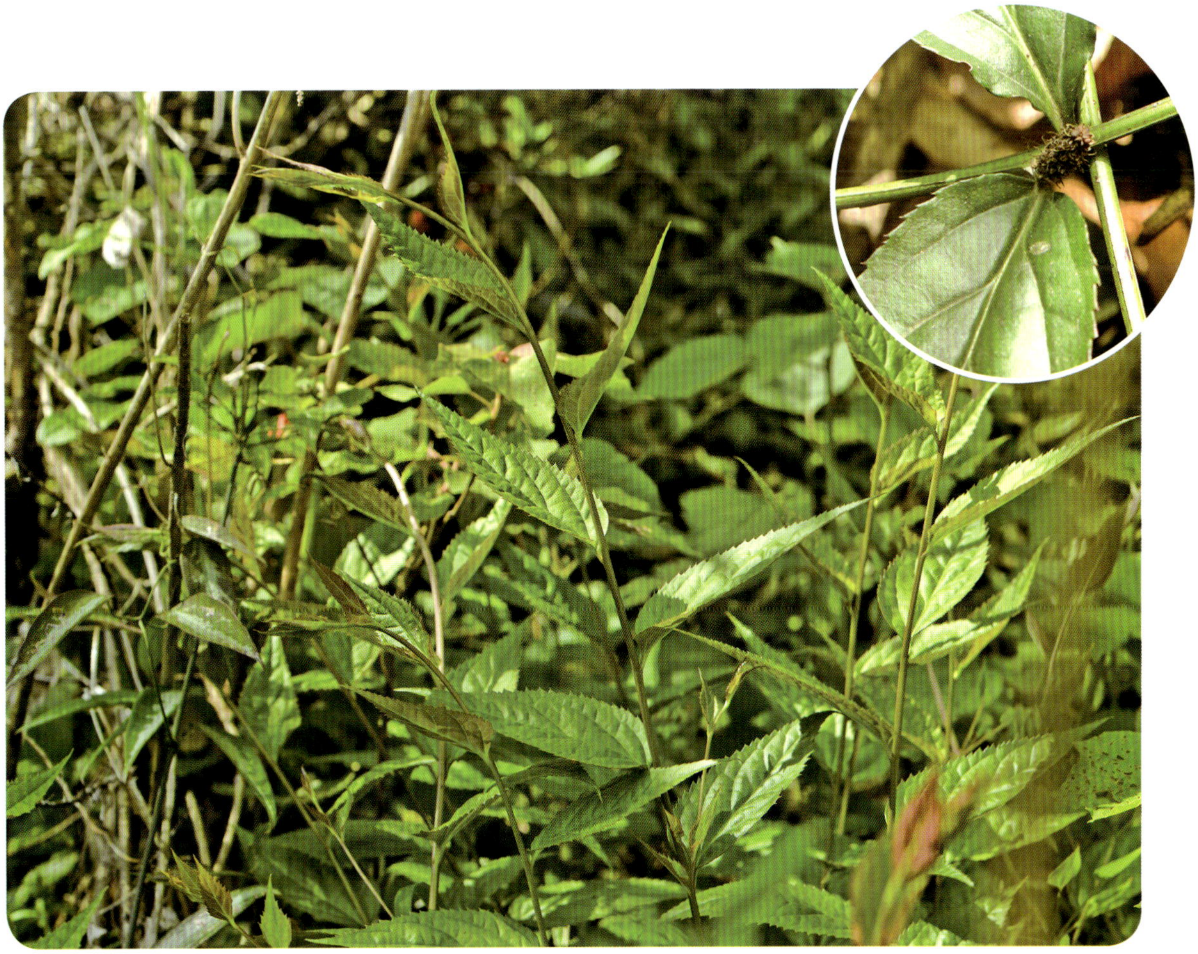

福 参

[药材来源] 为伞形科植物福参 *Angelica morii* hayata 的根。

[江山土名] 土参。

[性味归经] 辛、甘、苦，温。归脾、肺、肾经。

[功能主治] 温中益气。用于脾虚泄泻，虚寒咳嗽。

[采收加工] 秋季采挖，除去须根刮净外皮，晒干或蒸熟晒干。

[参考资料] 根含有香豆素类，如补骨脂素、香柑内酯、对香豆酸、伞形花内酯等。

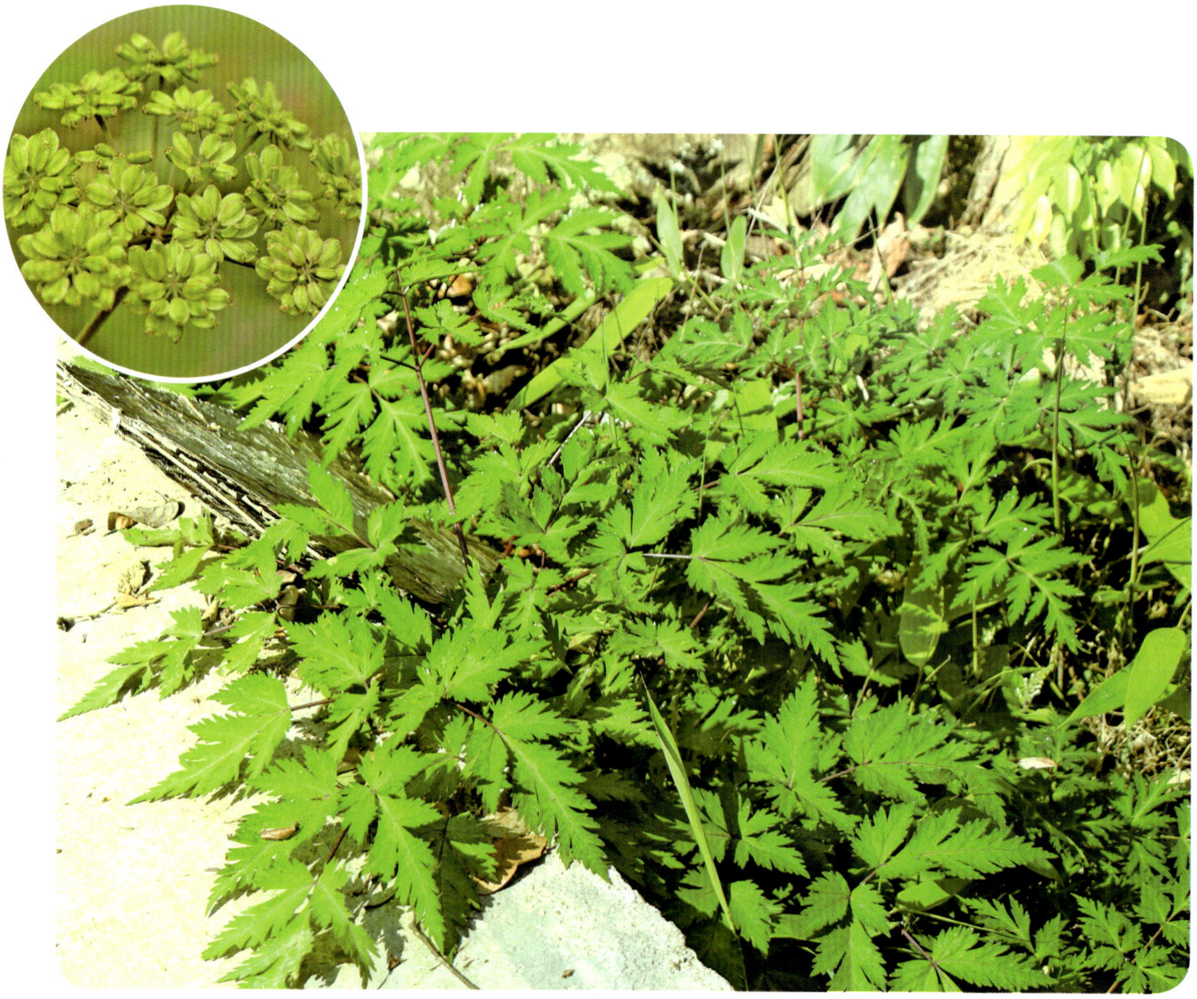

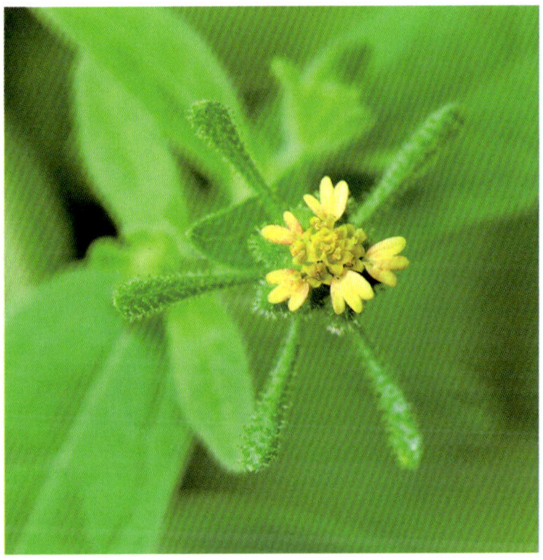

十四画

榧子

[药材来源] 为红豆杉科植物榧 *Torreya grandis* Fort. 的成熟种子。

[江山土名] 香榧。

[性味归经] 甘，平。归肺、胃、大肠经。

[功能主治] 杀虫消积，润肺止咳，润燥通便。用于钩虫病，蛔虫病，绦虫病，虫积腹痛，小儿疳积，肺燥咳嗽，大便秘结。

[采收加工] 秋季种子成熟时采收，除去肉质假种皮，洗净，晒干。

[参考资料] 种子含脂肪油，其中有棕榈酸、硬脂酸、油酸、亚油酸的甘油酯、甾醇。又含草酸、葡萄糖、多糖、挥发油、鞣质等。榧子浸膏在试管内对猪蛔、蚯蚓无作用，能驱除猫绦虫。榧子含生物碱，对子宫有收缩作用。

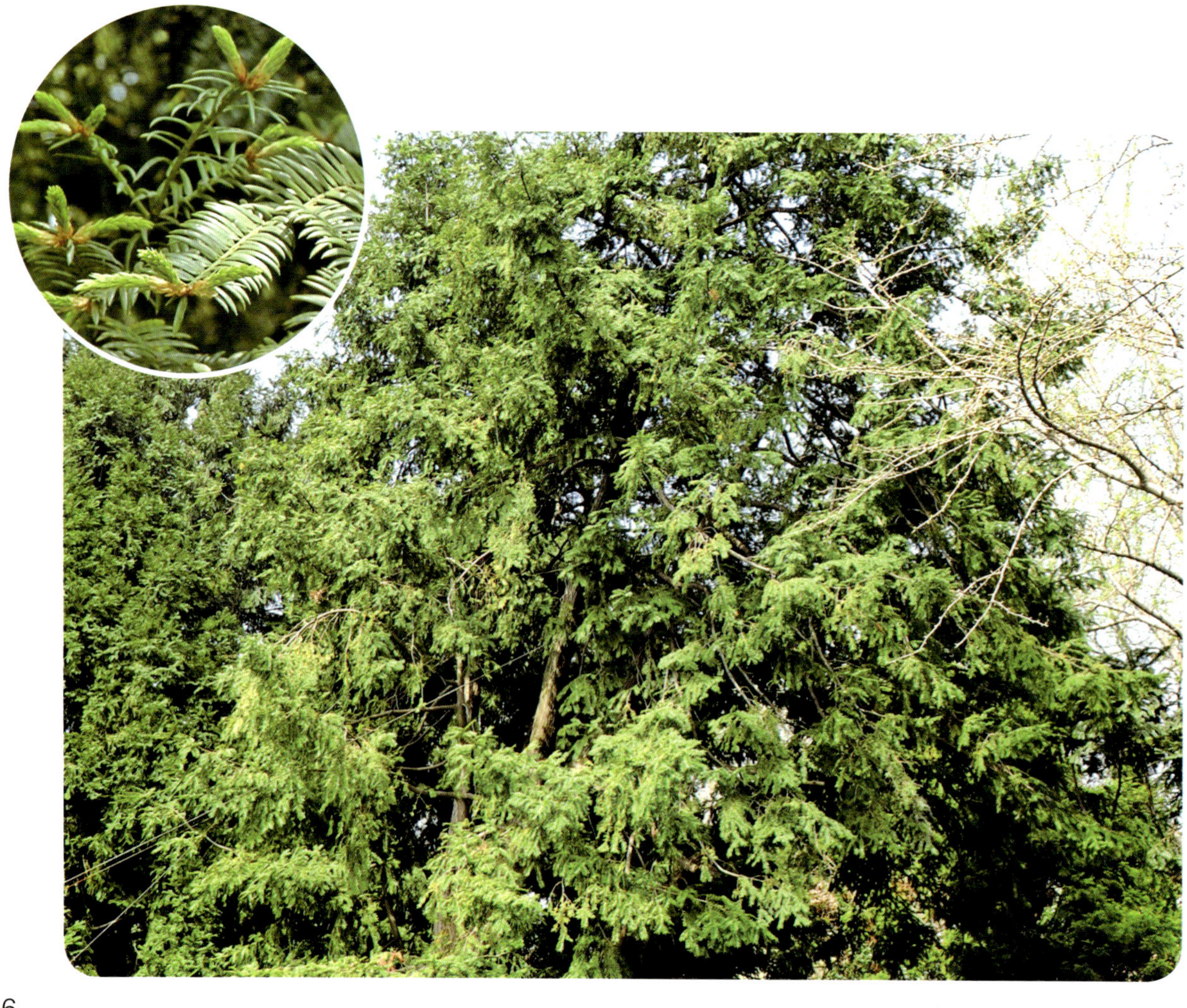

豨莶草

[药材来源] 为菊科植物豨莶 *Siegesbeckia orientalis* L.、腺梗豨莶 *Siegesbeckia pubescens* Makino 或毛梗豨莶 *Siegesbeckia glabrescens* Makino 的地上部分。

[江山土名] 豨莶。

[性味归经] 辛、苦，寒。归肝、肾经。

[功能主治] 祛风湿，利关节，解毒。用于风湿痹痛，筋骨无力，腰膝酸软，四肢麻痹，半身不遂，风疹湿疮。

[采收加工] 夏、秋二季花开前和花期均可采割，除去杂质，晒干。

[参考资料] 用于风湿痹痛、筋骨不利等症，常与臭梧桐同用。本品性味苦寒，又有化湿热作用，故痹痛偏于湿热的病症尤为适宜。

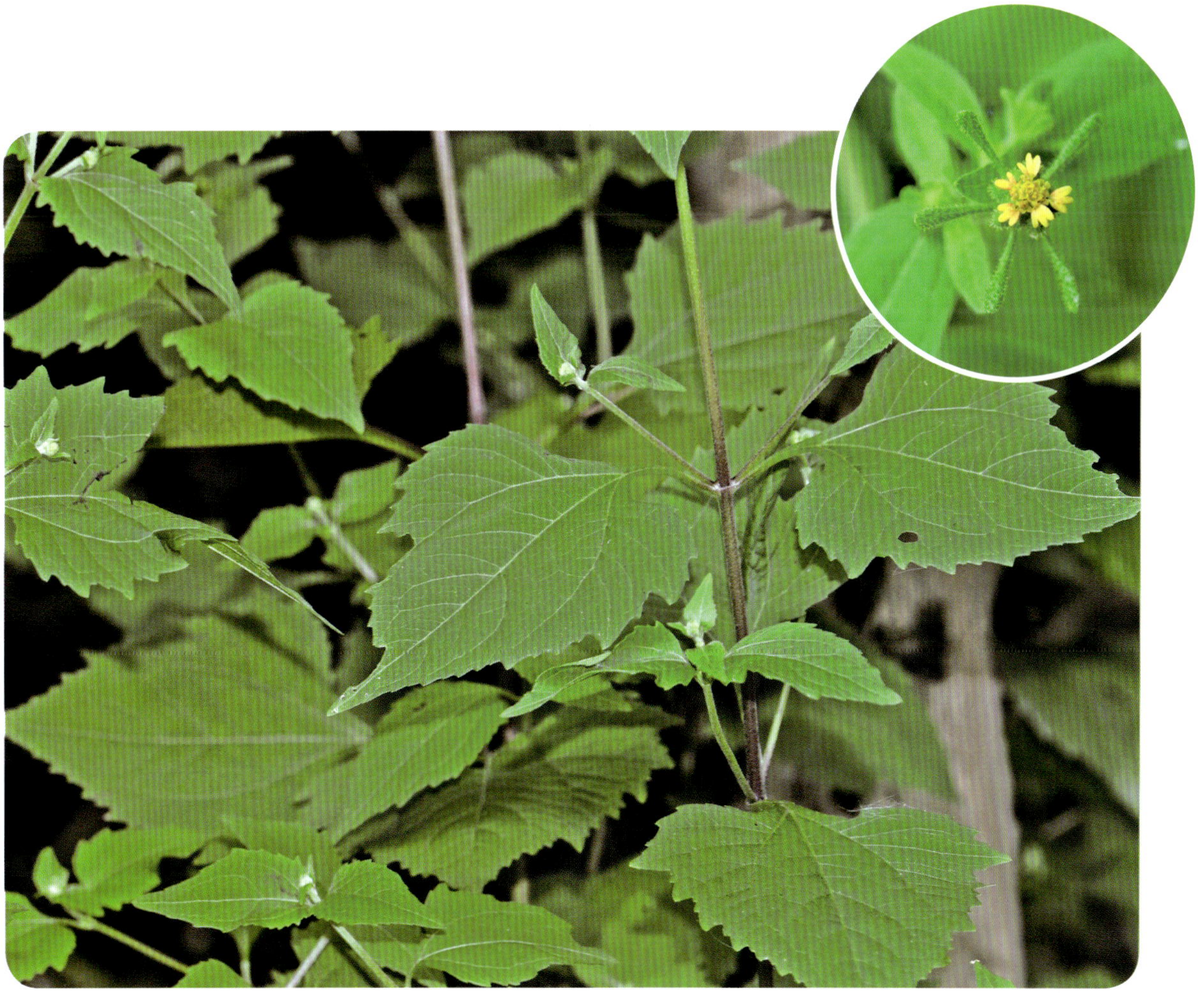

蝇子草

[药材来源] 为石竹科植物蝇子草 *Silene fortunei* Vis. 的带根全草。

[江山土名] 蝇子草。

[性味归经] 辛、涩，凉。归肝、脾、肾经。

[功能主治] 清热利湿，活血解毒。用于痢疾，肠炎，热淋，带下，咽喉肿痛，劳伤发热，跌打损伤，毒蛇咬伤。

[采收加工] 夏、秋二季采收，鲜用或晒干。

[参考资料] 根和叶含氨基酸。蝇子草根提取物低浓度刺激肿瘤细胞增殖，高浓度抑制增殖，诱导细胞凋亡。

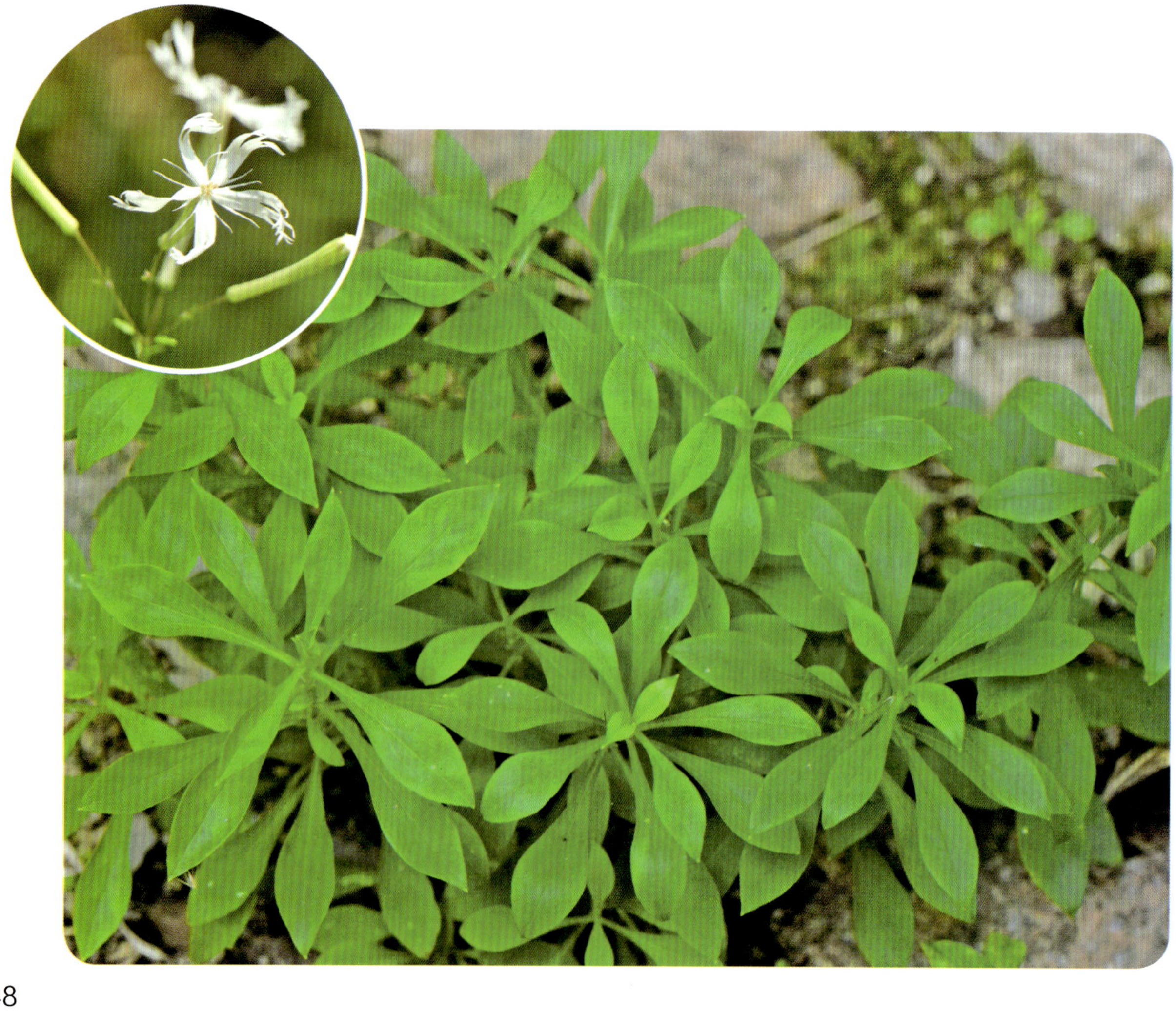

蜘蛛抱蛋

[药材来源] 为百合科植物蜘蛛抱蛋 *Aspidistra elatior* Bl. 的根茎。

[江山土名] 飞天蜈蚣。

[性味归经] 辛、甘，微寒。归心、肺、肾经。

[功能主治] 活血止痛，清肺止咳，利尿通淋。用于跌打损伤，风湿痹痛，腰痛，经闭腹痛，肺热咳嗽，砂淋，小便不利。

[采收加工] 全年均可采，除去须根及叶，洗净，鲜用或切片晒干。

[参考资料] 含有蜘蛛抱蛋苷、甲基原蜘蛛抱蛋苷、槲皮素等。蜘蛛抱蛋、十大功劳等配伍，酒水各半炖服，可治关节痛。

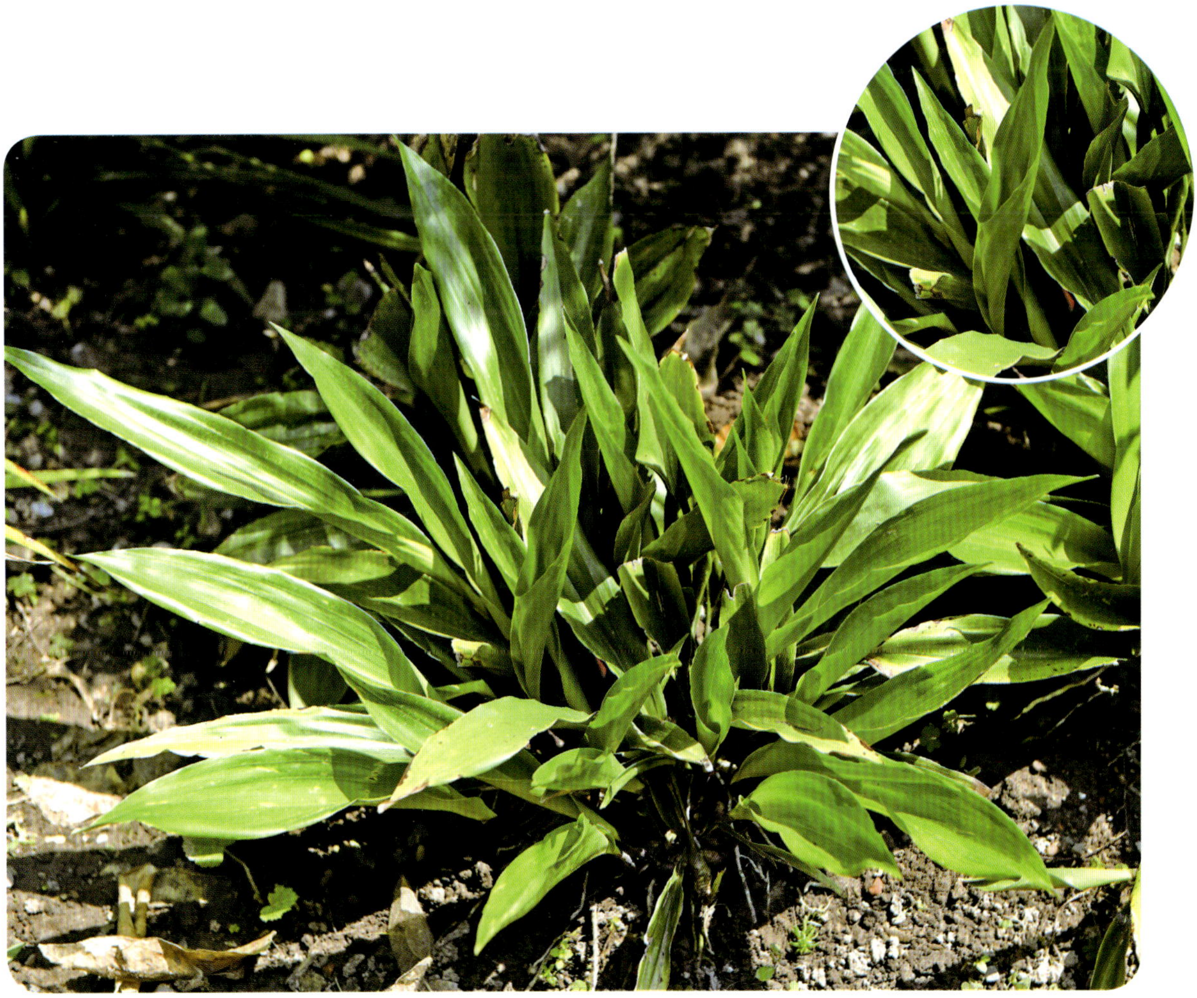

算盘子

[药材来源] 为大戟科植物算盘子 *Glochidion puberum*（L.）Hutch 的果实。其根（算盘子根）也可药用。

[江山土名] 孵鸡娘柴。

[性味归经] 苦，凉。小毒。归肝、肾经。

算盘子根：微苦，平。归肝、肾、肺经。

[功能主治] 清热除湿，解毒利咽，行气活血。用于痢疾，泄泻，黄疸，疟疾，淋浊，带下，咽喉肿痛，牙痛，疝痛，产后腹痛。

算盘子根：清热利湿，活血解毒。用于治疗痢疾，疟疾，黄疸，白浊，劳伤咳嗽，风湿痹痛，崩漏，带下，喉痛，痈肿，跌打损伤。

[采收加工] 秋季果实成熟时采集，晒干。

算盘子根：秋季采集，除去泥土，洗净，晒干。

[参考资料] 算盘子水煎服，红糖调服，可治菌痢、肠炎。算盘子还可治黄疸、瘰疬等。孕妇慎用。

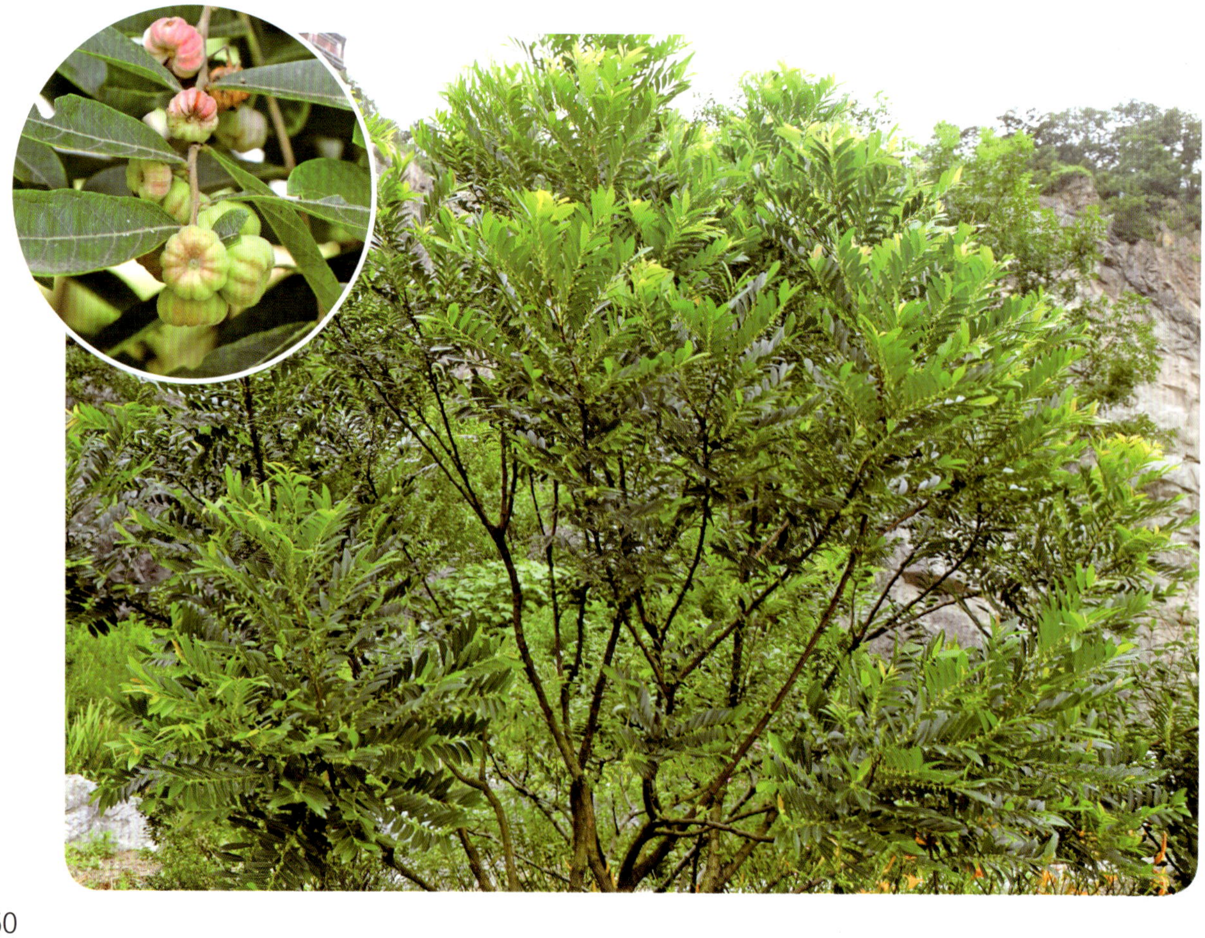

腐　婢

［药材来源］为马鞭草科植物豆腐柴 *Premna microphy* lla turcz. 的茎叶。

［江山土名］大人小倪。

［性味归经］苦、微辛，寒。归肝、脾、大肠经。

［功能主治］清热解毒，消肿止痛，收敛止血。用于腹痛泄泻，痈肿，疔疮，丹毒，蛇虫咬伤，创伤出血。

［采收加工］夏季采收，除去杂质，晒干。

［参考资料］含有臭梧桐碱，具有促进生长、抗疲劳的作用。腐婢叶提取物加入饲料中喂饲，小鼠食欲、体重和生长速度提高，但脂肪无明显增加，并提高小鼠爬杆耐力和游泳耐力。

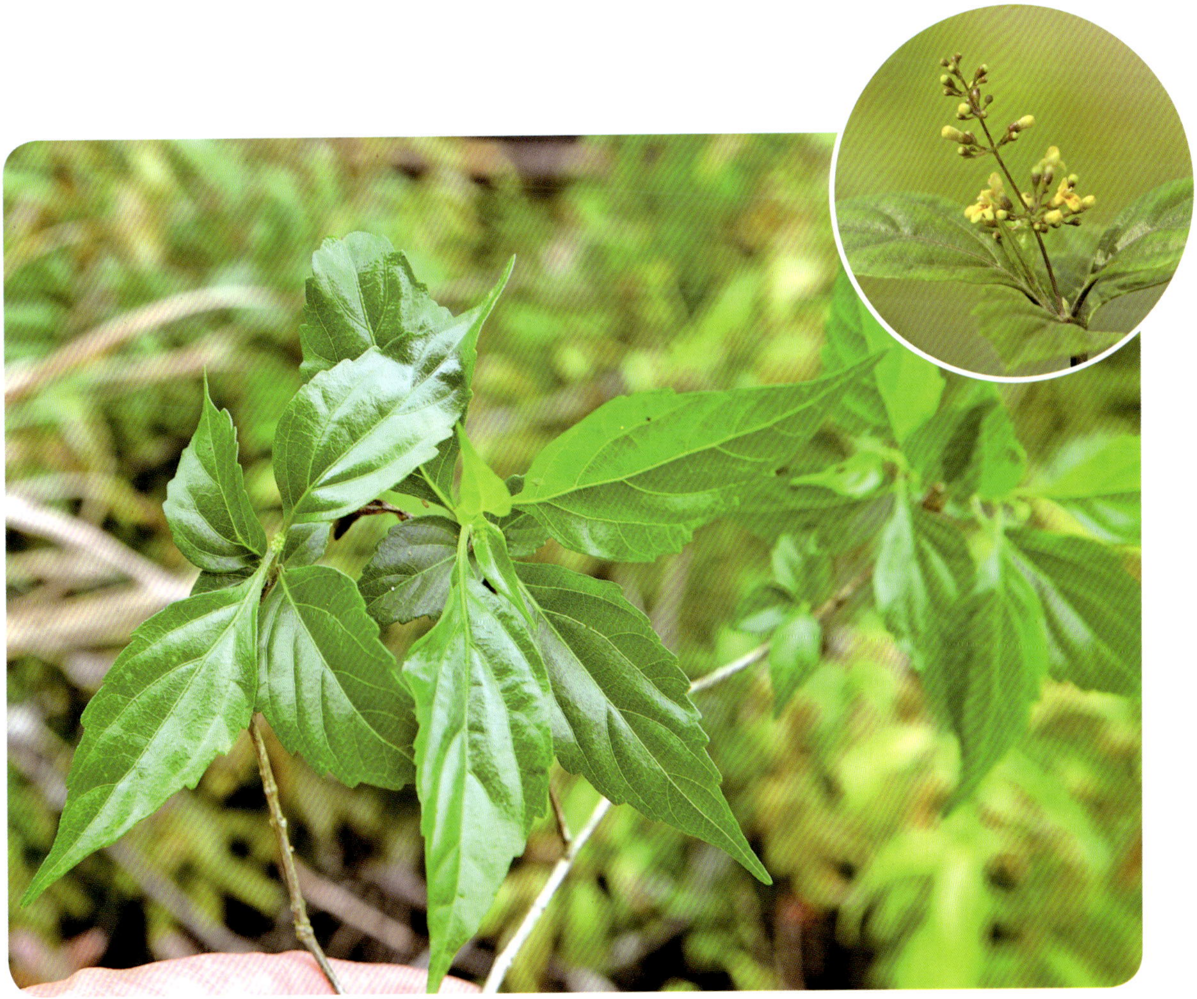

辣　椒

[药材来源] 为茄科植物辣椒 *Capsicum annuum* L. 或其栽培变种的干燥成熟果实。

[江山土名] 辣椒。

[性味归经] 辛，热。归心、脾经。

[功能主治] 温中散寒，开胃消食。用于寒滞腹痛，呕吐，泻痢，冻疮。

[采收加工] 夏、秋二季果皮变红色时采收，除去枝梗，晒干。

[参考资料] 有强烈的局部刺激作用；口服能增进食欲，促进胃肠道消化功能。含辣椒碱可刺激人舌的味觉感受器，反射性地引起血压的暂时上升。

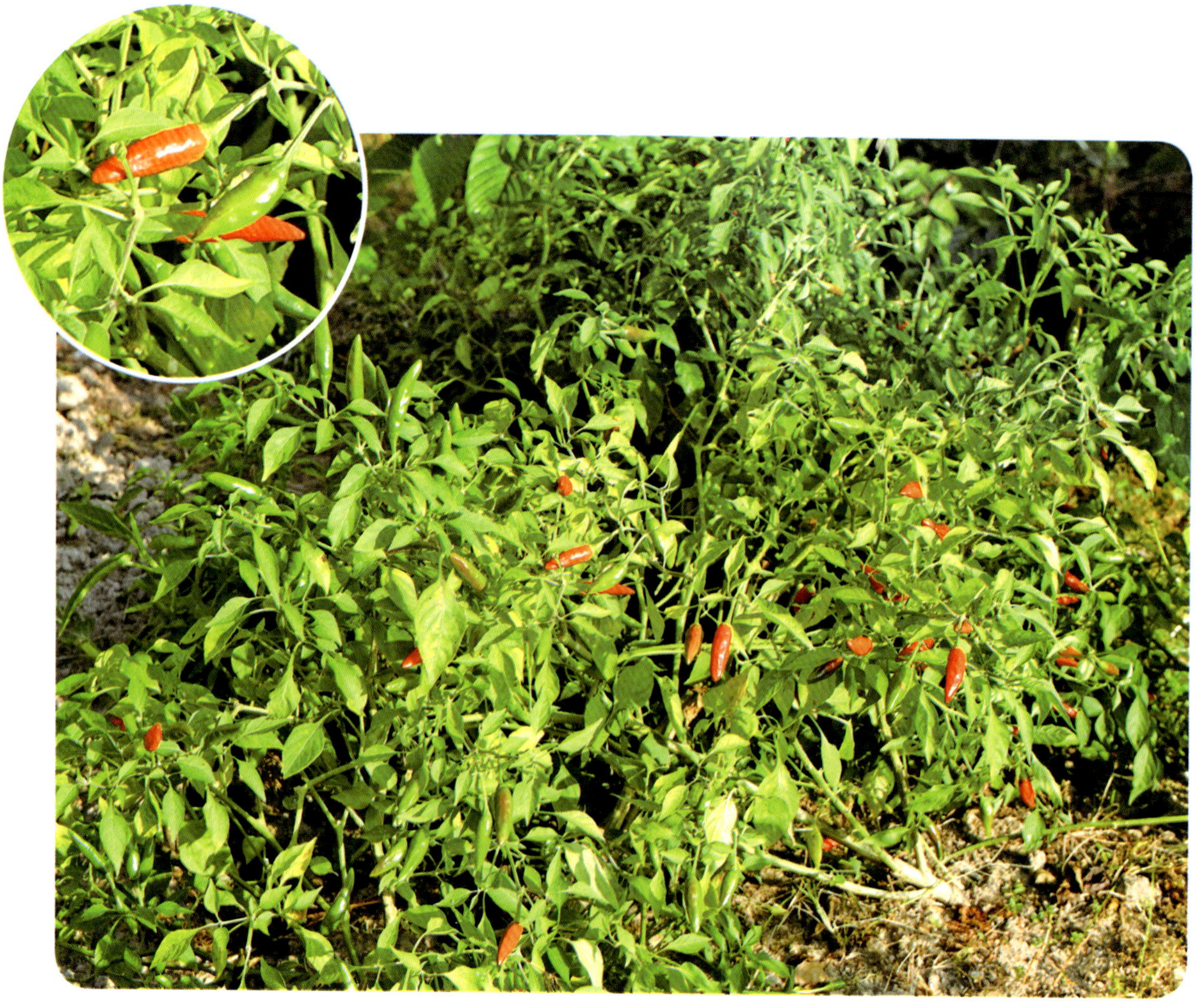

辣蓼

[药材来源] 为蓼科植物辣蓼 *Polygonum hydropiper* L. 的全草。

[江山土名] 辣蓼。

[性味归经] 辛，温。归脾、胃、大肠经。

[功能主治] 化湿，行滞，祛风，消肿。用于腹痛，吐泻转筋，泄泻，痢疾，风湿，脚气，痈肿，疥癣，跌扑损伤。

[采收加工] 夏、秋二季采收，除去杂质，洗净，晒干。

[参考资料] 含有苷类和鞣质。其流浸膏及其提取物对金黄色葡萄球菌、绿脓杆菌、溶血性链球菌有较强的抑菌作用。

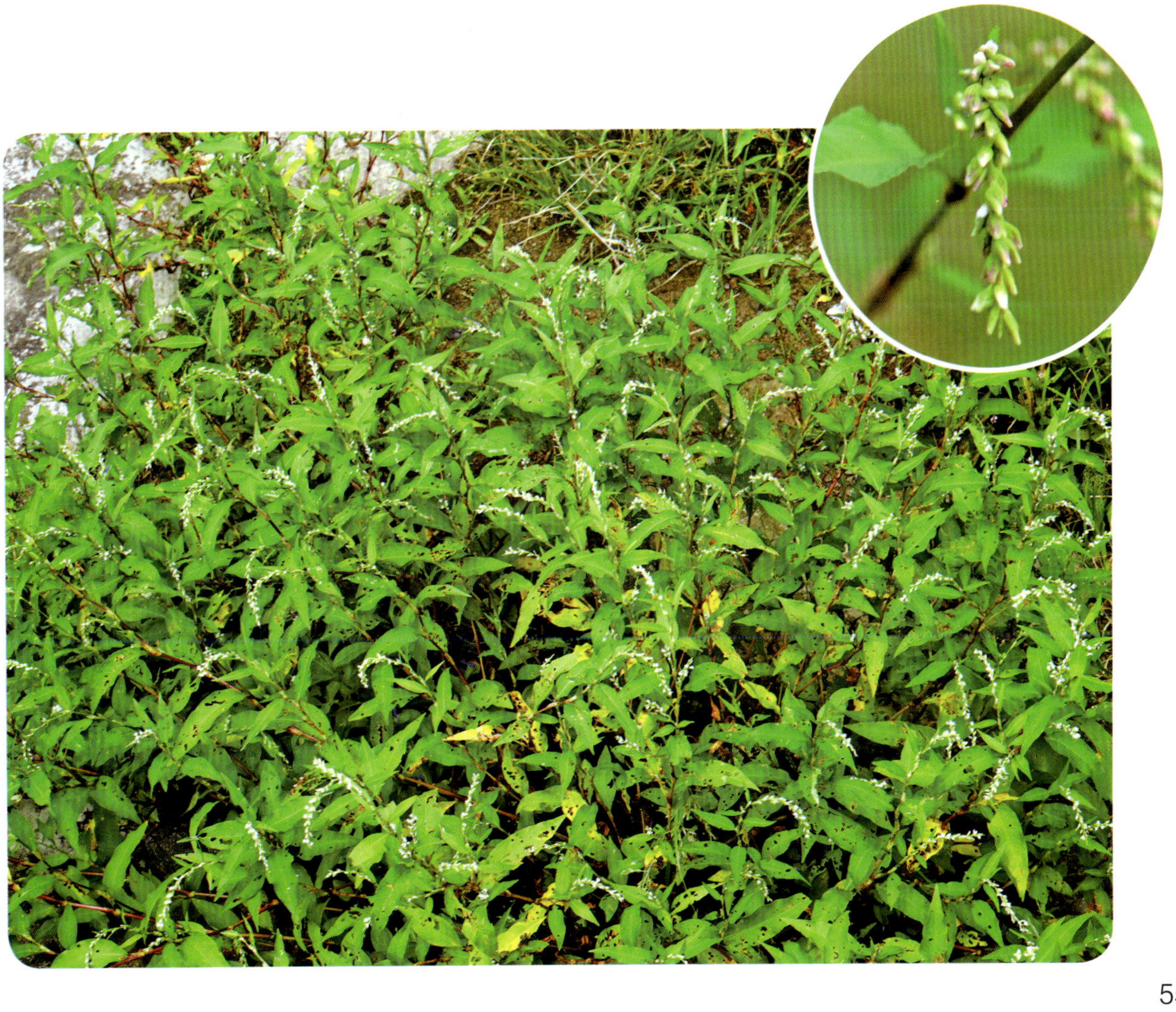

漆姑草

[药材来源] 为石竹科植物漆姑草 *Sagina japonica*（Sw.）Ohwi 的全草。

[江山土名] 漆姑草。

[性味归经] 苦、辛，凉。归肝、胃经。

[功能主治] 凉血解毒，散结消肿，杀虫止痒。用于疮毒肿痛，瘰疬，漆疮，龋齿痛，跌扑损伤。

[采收加工] 夏、秋二季采收，洗净，鲜用或晒干。

[参考资料] 漆姑草全草含挥发油、皂苷和黄酮等成分，具有抗肿瘤和镇咳、祛痰作用。

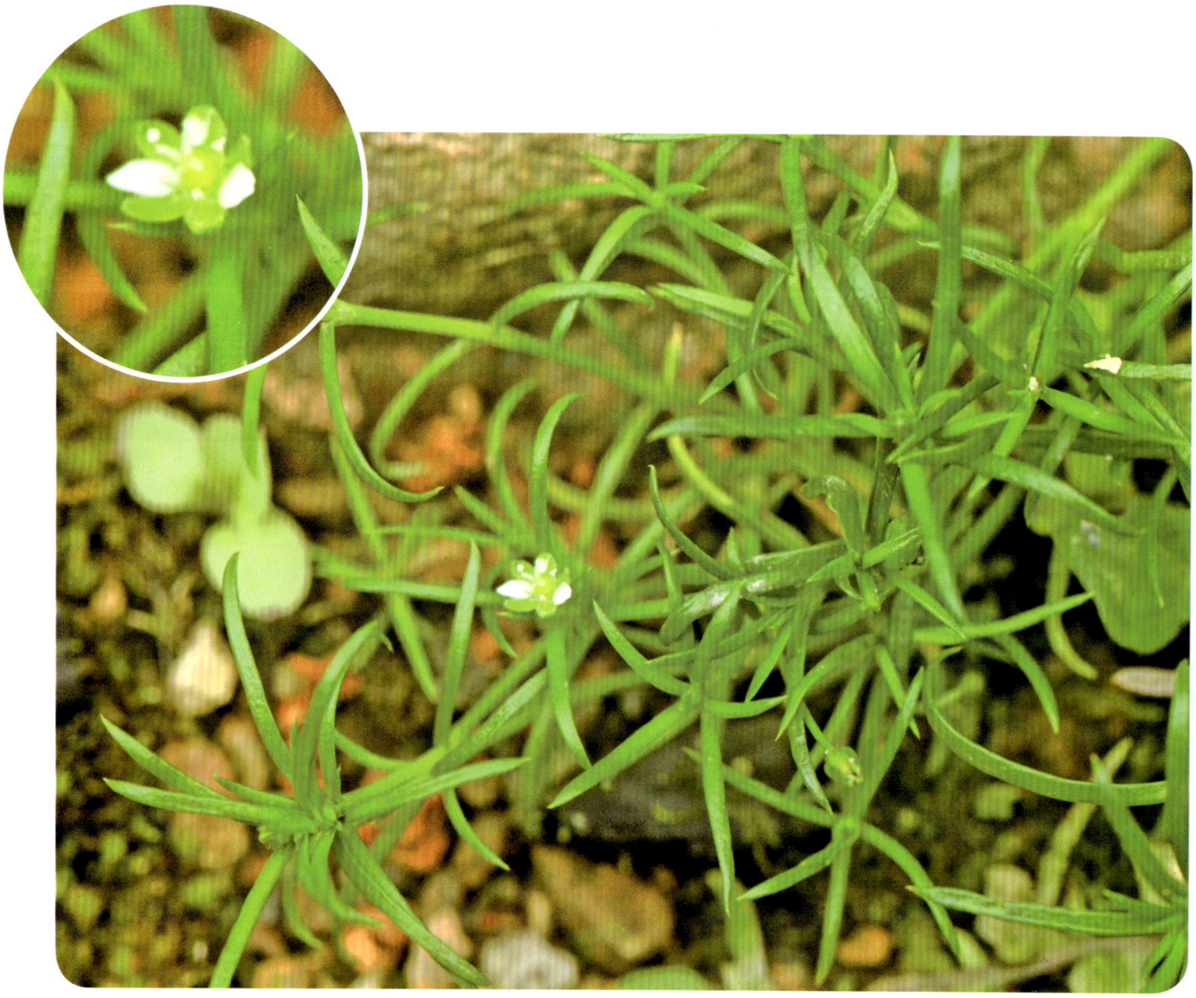

滴水珠

[药材来源] 为天南星科植物滴水珠 *Pinellia cordata* N. E. Br 的块茎。

[江山土名] 滴水珠。

[性味归经] 辛，温。有毒。归肝经。

[功能主治] 消肿解毒，散结止痛。用于毒蛇咬伤，乳痈，肿毒，深部脓肿，瘰疬，头痛，胃痛，腰痛，跌打损伤。

[采收加工] 春、夏二季采挖，洗净，晒干。

[参考资料] 内服切忌过量。内服粉末需装入胶囊服用，以免引起喉舌麻痹。孕妇及阴虚、热证禁服。

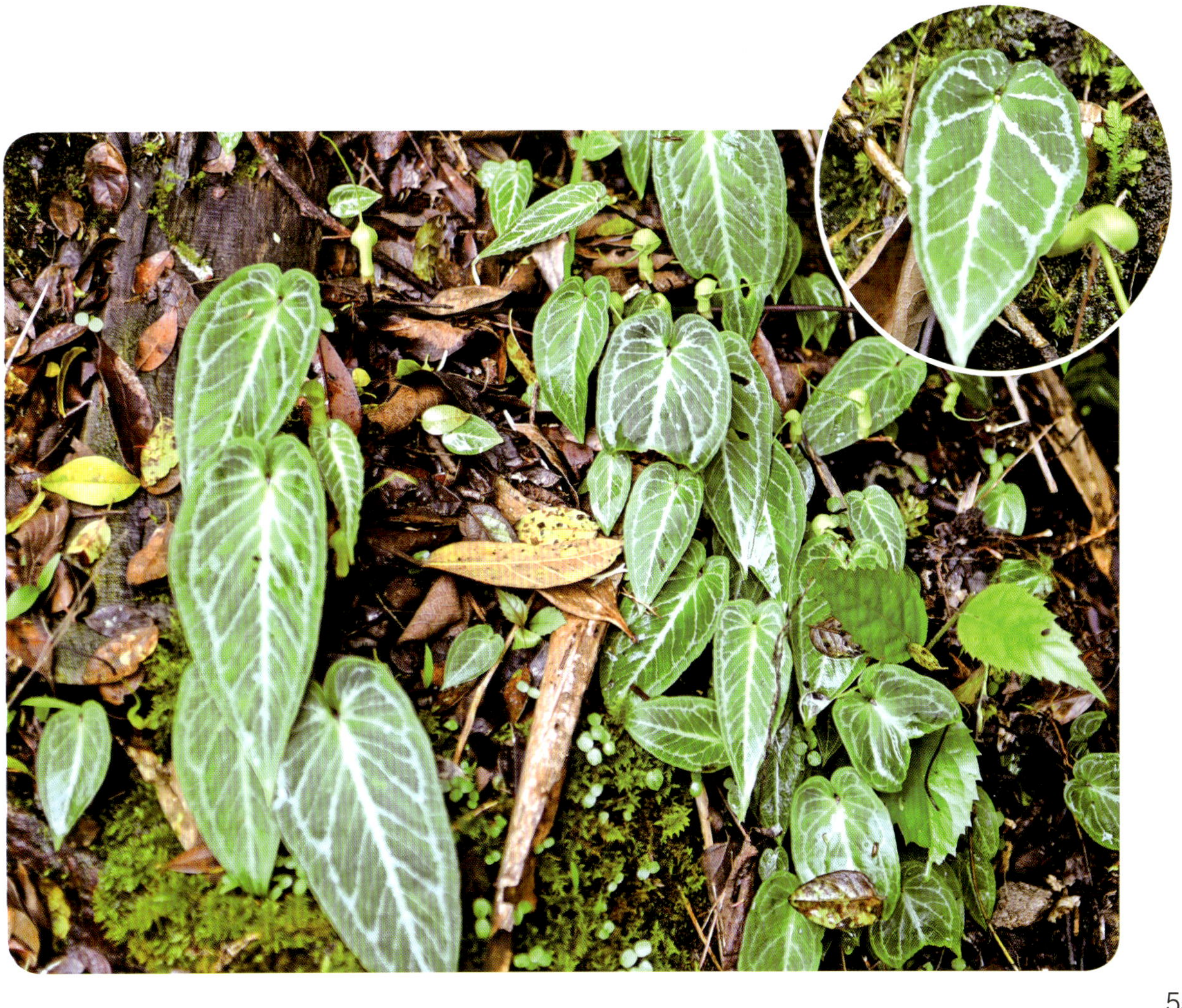

蜜柑草

[药材来源] 为大戟科植物蜜柑草 *Phyllanthus matsumurae* Hayata. 的全草。

[江山土名] 蜜柑草。

[性味归经] 苦，寒。归肝、肾经。

[功能主治] 清热利湿，清肝明目。用于黄疸，痢疾，泄泻，水肿，淋病，小儿疳积，目赤肿痛，痔疮，毒蛇咬伤。

[采收加工] 夏、秋二季采收，晒干。

[参考资料] 全草含酚类化合物，如老鹳草鞣质、并没食子酸、没食子酸、原儿茶酸等；黄酮类，如槲皮素等。具有抗肿瘤作用，对小鼠 Lewis 肺癌有较好的抗癌作用。

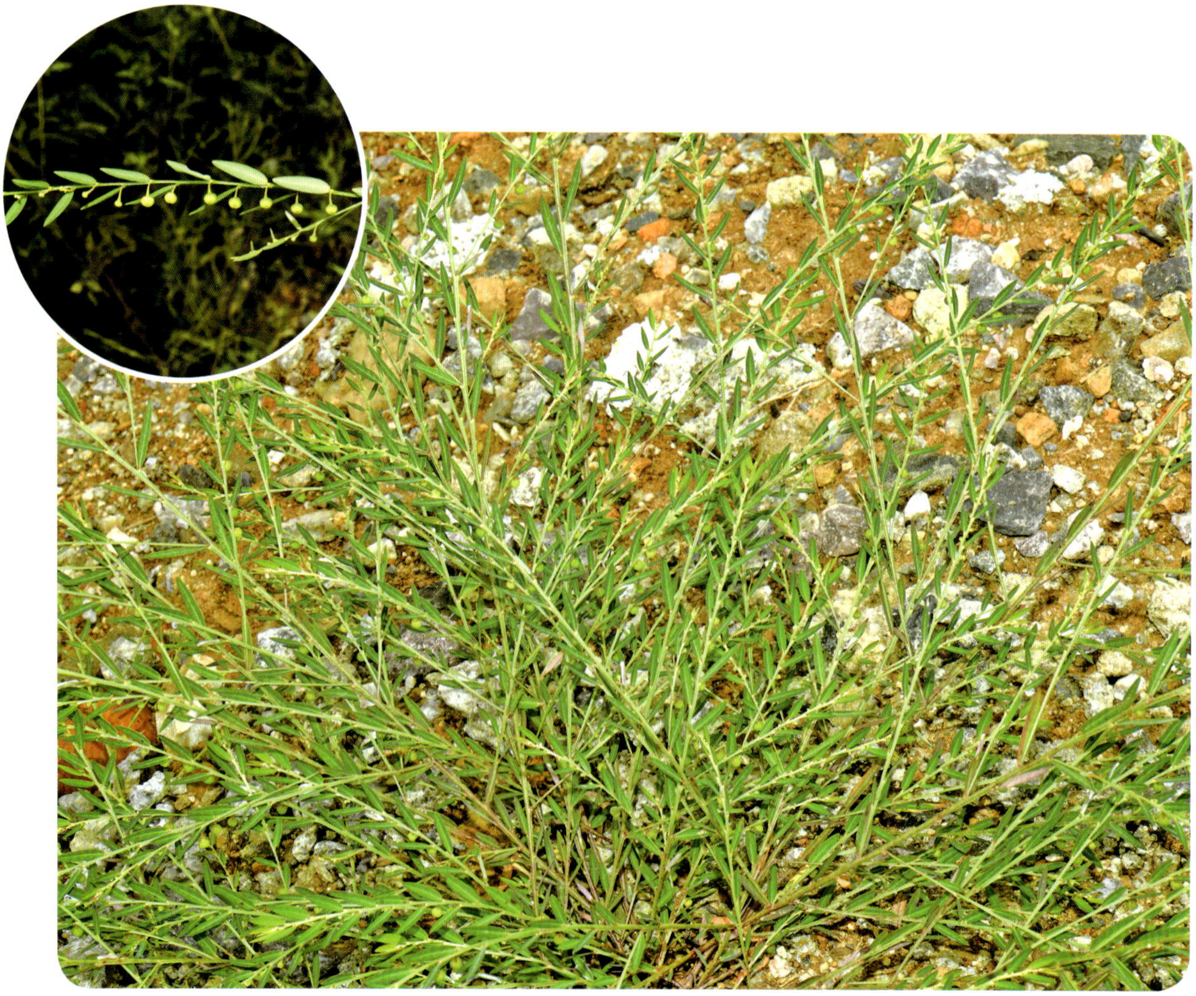

翠云草

[药材来源] 为卷柏科植物翠云草 *Selaginella uncinata*（Desv.）Spring 的全草。

[江山土名] 蓝地柏、绿绒草。

[性味归经] 甘、淡，凉。归肺、肝、大肠经。

[功能主治] 清热利湿，止咳止血，消肿止痛。用于湿热黄疸，泻痢，水肿，肺热咳嗽，咯血，跌打伤痛，出血等。

[采收加工] 全年均可采收，洗净，鲜用或晒干。

[参考资料] 含二脂酰甘油基三甲基高丝氨酸。

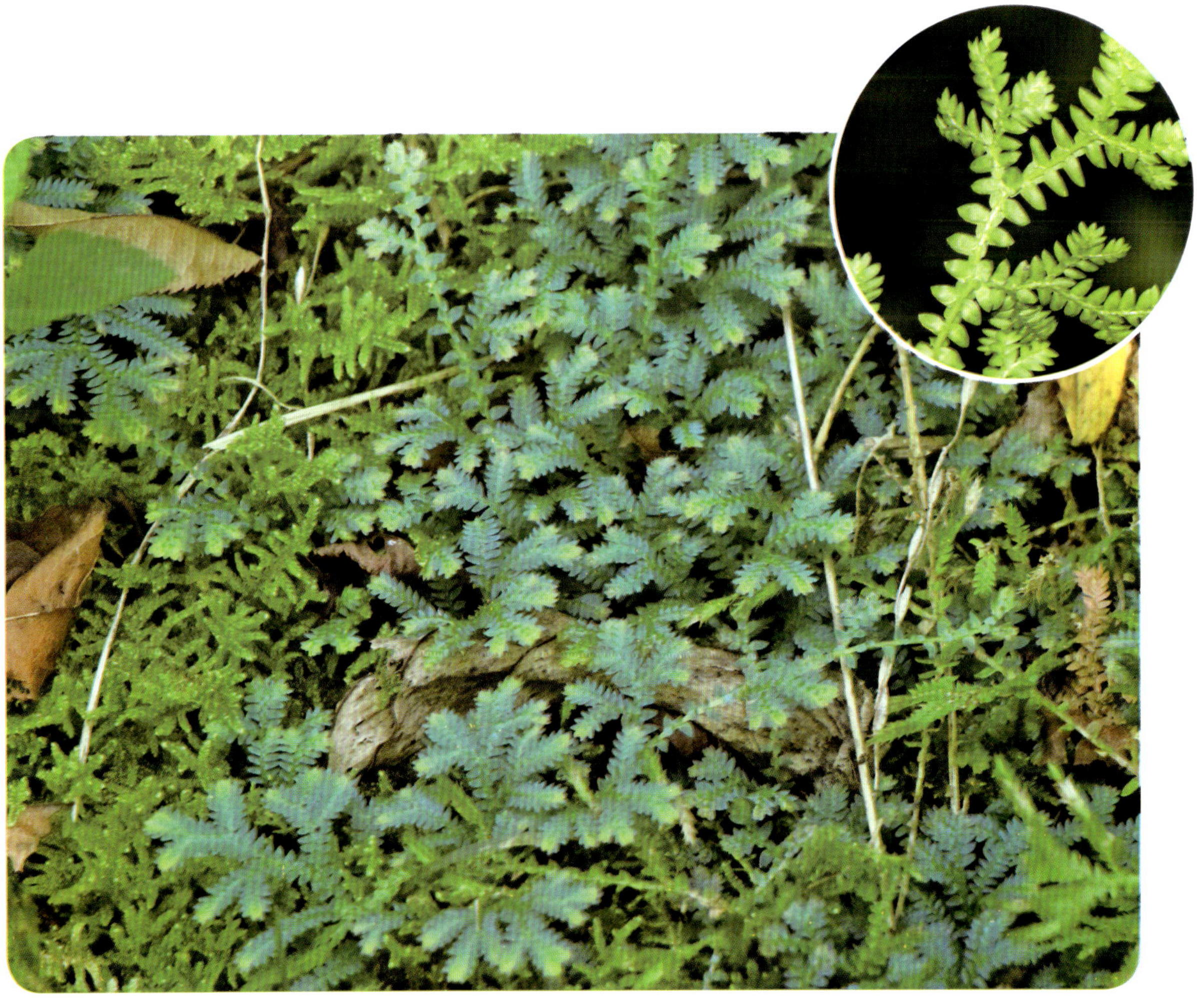

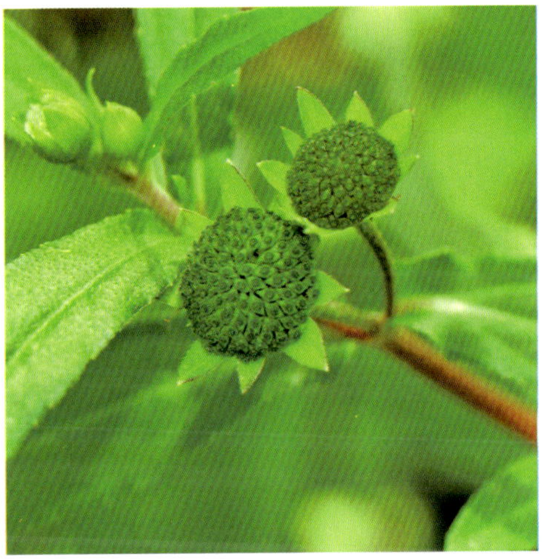

十五画

槲寄生

［药材来源］为桑寄生科植物槲寄生 *Viscum coloratum*（Komar.）Nakai 的带叶茎枝。

［江山土名］寄生。

［性味归经］苦，平。归肝、肾经。

［功能主治］祛风湿，补肝肾，强筋骨，安胎元。用于风湿痹痛，腰膝酸软，筋骨无力，崩漏经多，妊娠漏血，胎动不安，头晕目眩。

［采收加工］冬季至次春采割，除去粗茎，切段，干燥，或蒸后干燥。

［参考资料］茎叶含有齐墩果酸、β－香树脂醇、内消旋肌醇及黄酮类化合物；叶还含有黄槲寄生苷 A、B 及羽扁豆醇。槲寄生还具有活血散瘀、消炎解毒、生肌长骨、祛风除湿等作用，可治跌打损伤、骨折、疮疖肿痛、风湿性关节炎。

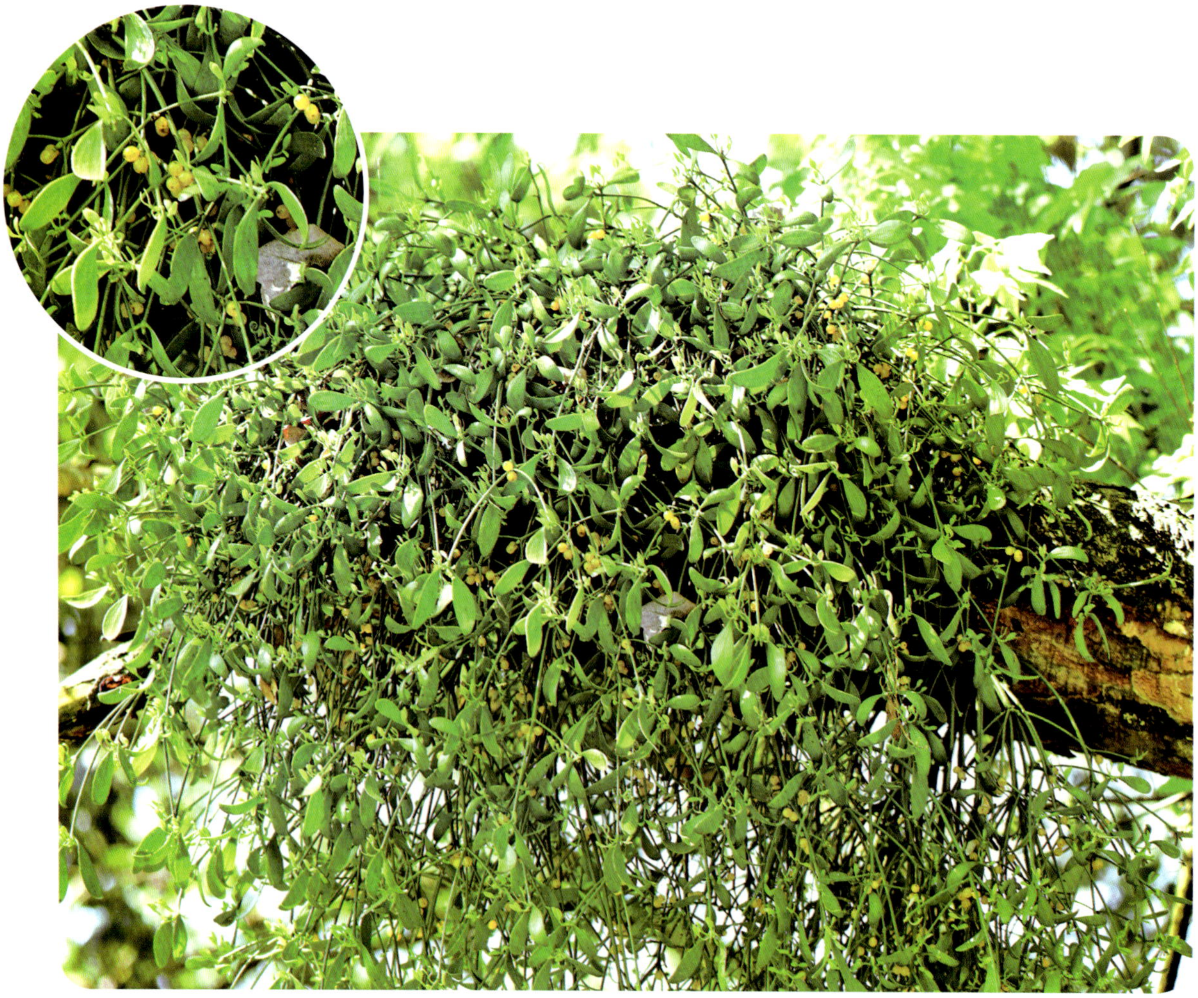

樟树根

[药材来源] 为樟科植物樟 *Cinnamomum camphora*（Linnaeus）J. Presl 的根或茎枝。其干燥成熟果实（樟树子）也可药用。

[江山土名] 樟树。

[性味归经] 辛，温。归肝、脾经。

樟树子：辛，温。归肝、胃经。

[功能主治] 祛风湿，利关节，行气活血。用于风湿痹痛，四肢关节酸痛，心腹胀痛，跌打损伤，脚气，疥癣。

樟树子：祛风散寒，温胃和中，理气止痛。用于脘腹冷痛，寒湿吐泻，气滞腹胀，脚气。

[采收加工] 全年可采收，选取生长 8 年及 8 年以上树龄的根及直径 3cm 以上的茎枝或砍伐后留下的树根，除去泥沙，锯断劈成长条或块片，阴干。

樟树子：秋、冬二季果实成熟时采收，干燥。

[参考资料] 含挥发油，油中主成分为 d- 樟脑、桉油精、黄樟油醚，尚含僮脑醇、樟脑酮及 d- 蒎烯、莰烯、水芹烯、α - 柠檬烯、杜松烯等。

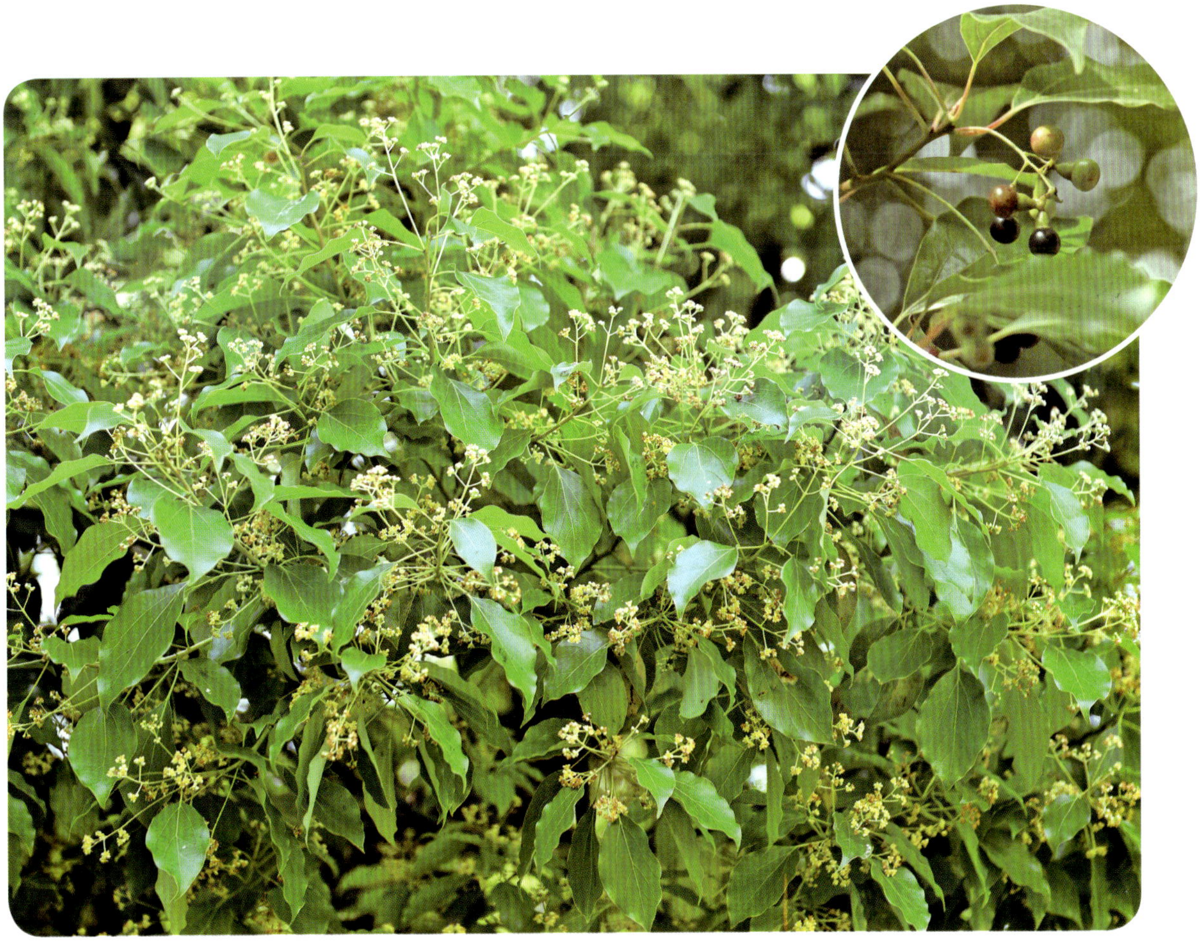

樟梨子

[药材来源] 为樟科植物樟 *Cinnamomum comphora*（L.）Presl 的干燥果实的变异物。其根、茎的提取物（樟脑）也可药用。

[江山土名] 樟树梨。

[性味归经] 辛，温。归心、肝经。

樟脑：辛，热。归心、肝经。

[功能主治] 散寒化滞，行气止痛。用于胃脘疼痛，吐泻腹痛；外用于瘀血肿痛。

樟脑：通窍，辟秽，杀虫，止痛。用于热病神昏，心腹胀痛，疮疡疥癣，牙痛，跌扑损伤。

[采收加工] 秋、冬二季采收，除去杂质，干燥。

樟脑：全年可加工。

[参考资料] 呈不规则的圆球形，表面土黄色，凹凸不平，基部有杯状果托。质坚硬，断面红棕色。香气特异，味辛、涩。

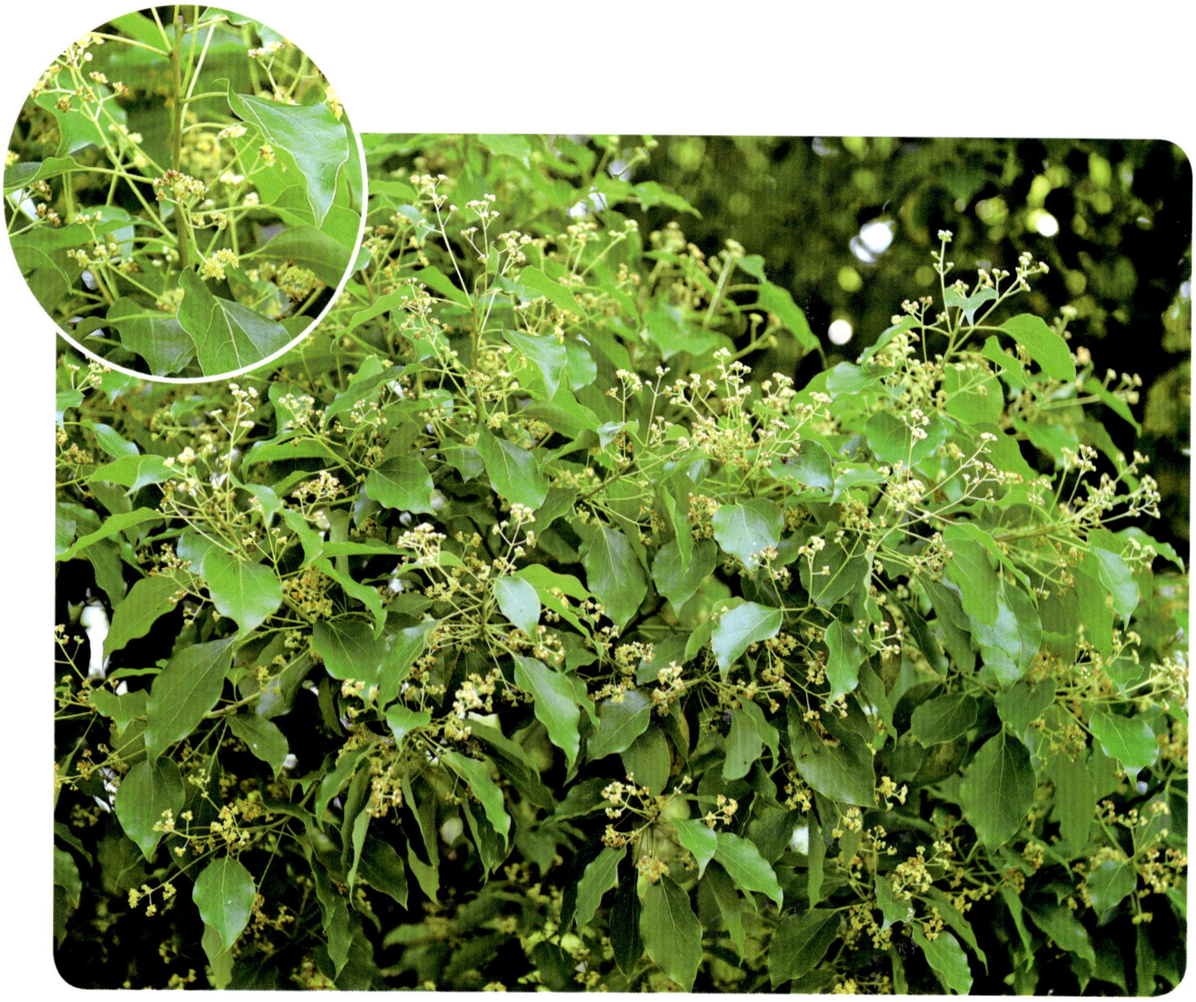

醉鱼草

[药材来源] 为醉鱼草科植物醉鱼草 *Buddleja lindleyana* Fort 的茎叶。

[江山土名] 毒鱼草。

[性味归经] 辛、苦，温。有毒。归肝、肾经。

[功能主治] 祛风解毒，驱虫，化骨鲠。用于痄腮，痈肿，瘰疬，蛔虫病，钩虫病，诸鱼骨鲠。

[采收加工] 夏、秋二季采收，晒干。

[参考资料] 含醉鱼草苷（即刺槐苷）等。具有抑菌杀虫作用，醉鱼草对某些昆虫有杀灭作用，煎剂体外可抑制金黄色葡萄球菌。

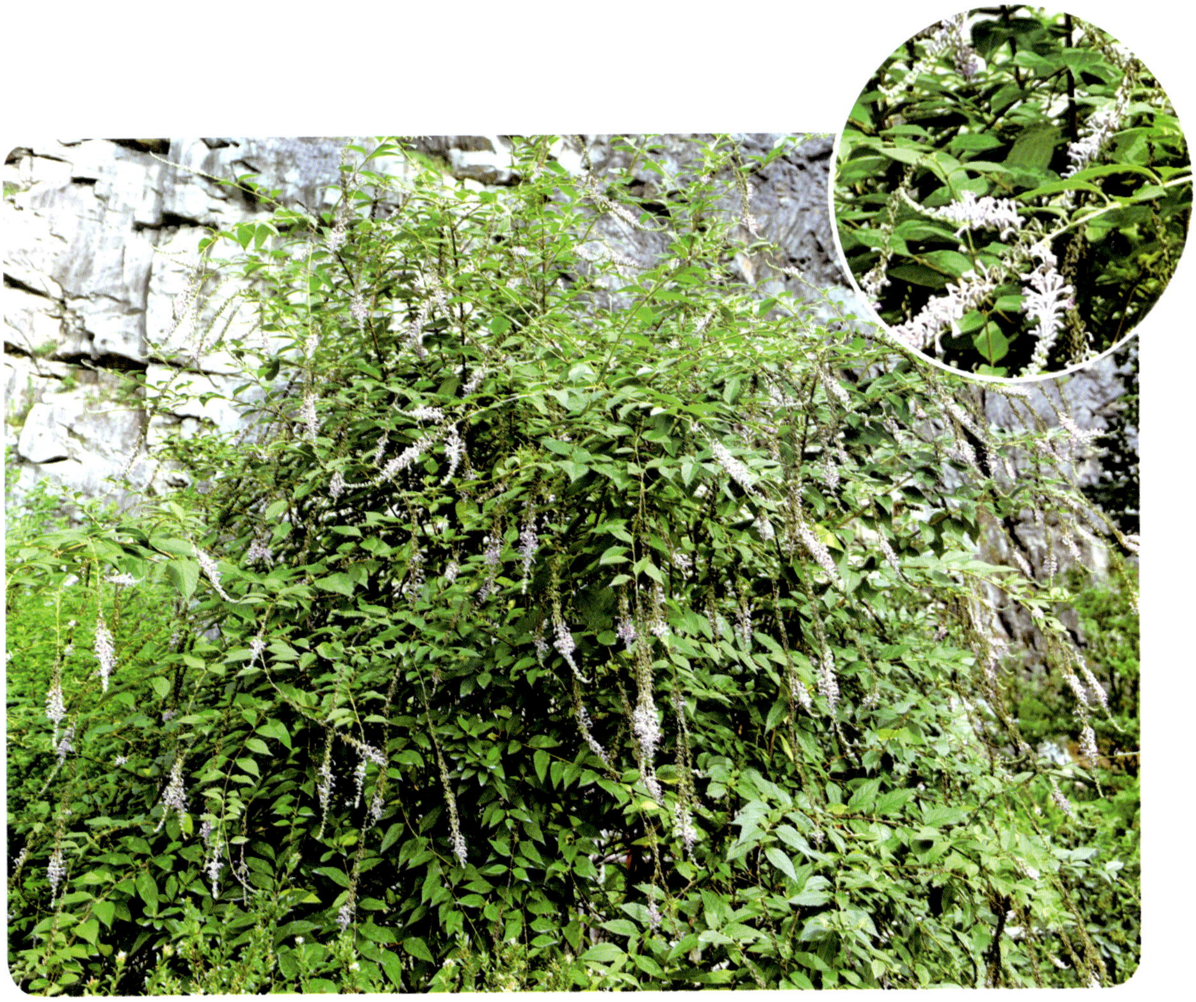

墨旱莲

[药材来源] 为菊科植物鳢肠 *Eclipta prostrata* L. 的地上部分。

[江山土名] 旱莲草、灰肠头。

[性味归经] 甘、酸，寒。归肾、肝经。

[功能主治] 滋补肝肾，凉血止血。用于肝肾阴虚，牙齿松动，须发早白，眩晕耳鸣，腰膝酸软，阴虚血热吐血、衄血、尿血，血痢，崩漏下血，外伤出血。

[采收加工] 花开时采割，晒干。

[参考资料] 墨旱莲、车前草等配伍，能清热解毒、凉血止血，利水通淋。墨旱莲、女贞子等配伍，能补肾滋阴、养肝明目。

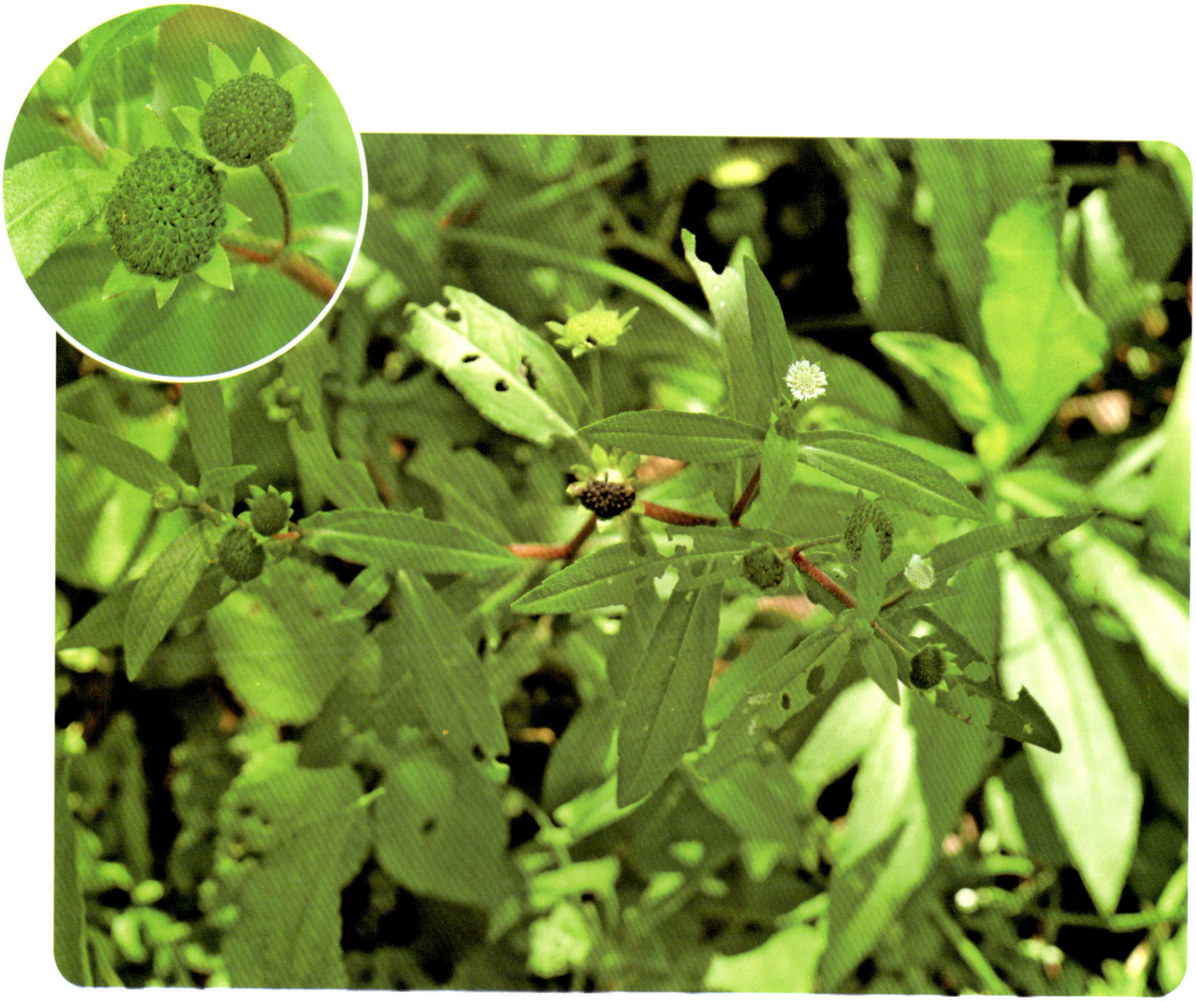

稻芽

［药材来源］为禾本科植物稻 *Oryza sativa* L. 的成熟果实经发芽干燥的炮制加工品。

［江山土名］谷芽。

［性味归经］甘，温。归脾，胃经。

［功能主治］消食和中，健脾开胃。用于食积不消，腹胀口臭，脾胃虚弱，不饥食少。炒稻芽偏于消食，用于不饥食少。焦稻芽善化积滞，用于积滞不消。

［采收加工］将稻谷用水浸泡后，保持适宜的温、湿度，待须根长至约 1cm 时，干燥。

［参考资料］脾胃虚弱泄泻可选用与茯苓、芡实、建曲、山楂、扁豆、泽泻、谷芽、甘草等配伍。

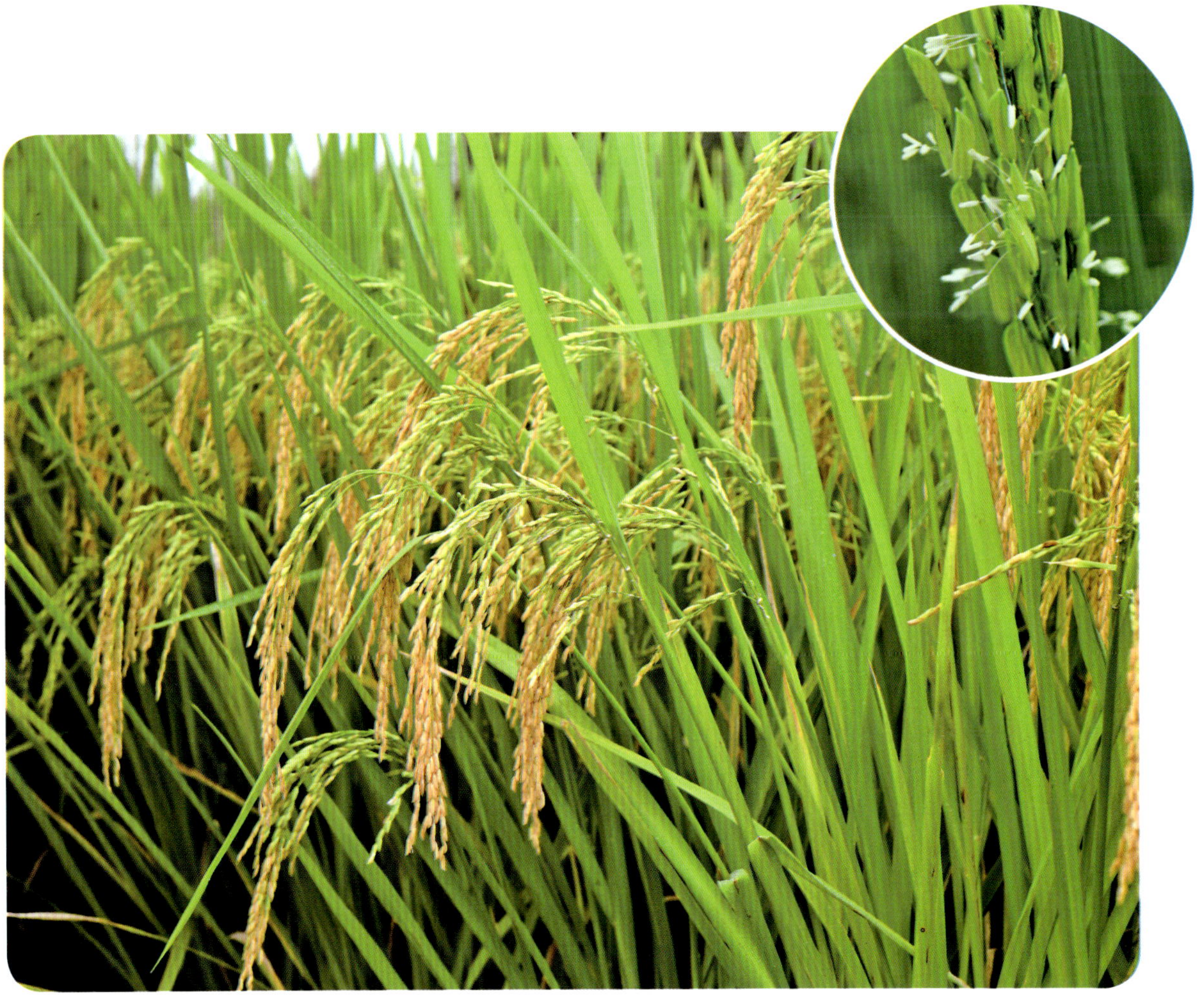

瘪桃干

[药材来源] 为蔷薇科植物桃 *Prunus persica*（L.）Batsch 未发育的干燥幼果。

[江山土名] 桃干。

[性味归经] 苦，微温。归肺、肝经。

[功能主治] 止汗。用于自汗，盗汗。

[采收加工] 夏季果实未成熟时采收，干燥。

[参考资料] 呈长圆形或卵圆形，略扁，先端渐尖，鸟喙状，基部不对称。表面黄绿色，网状皱缩，密被黄棕色短柔毛。质韧，无硬核。

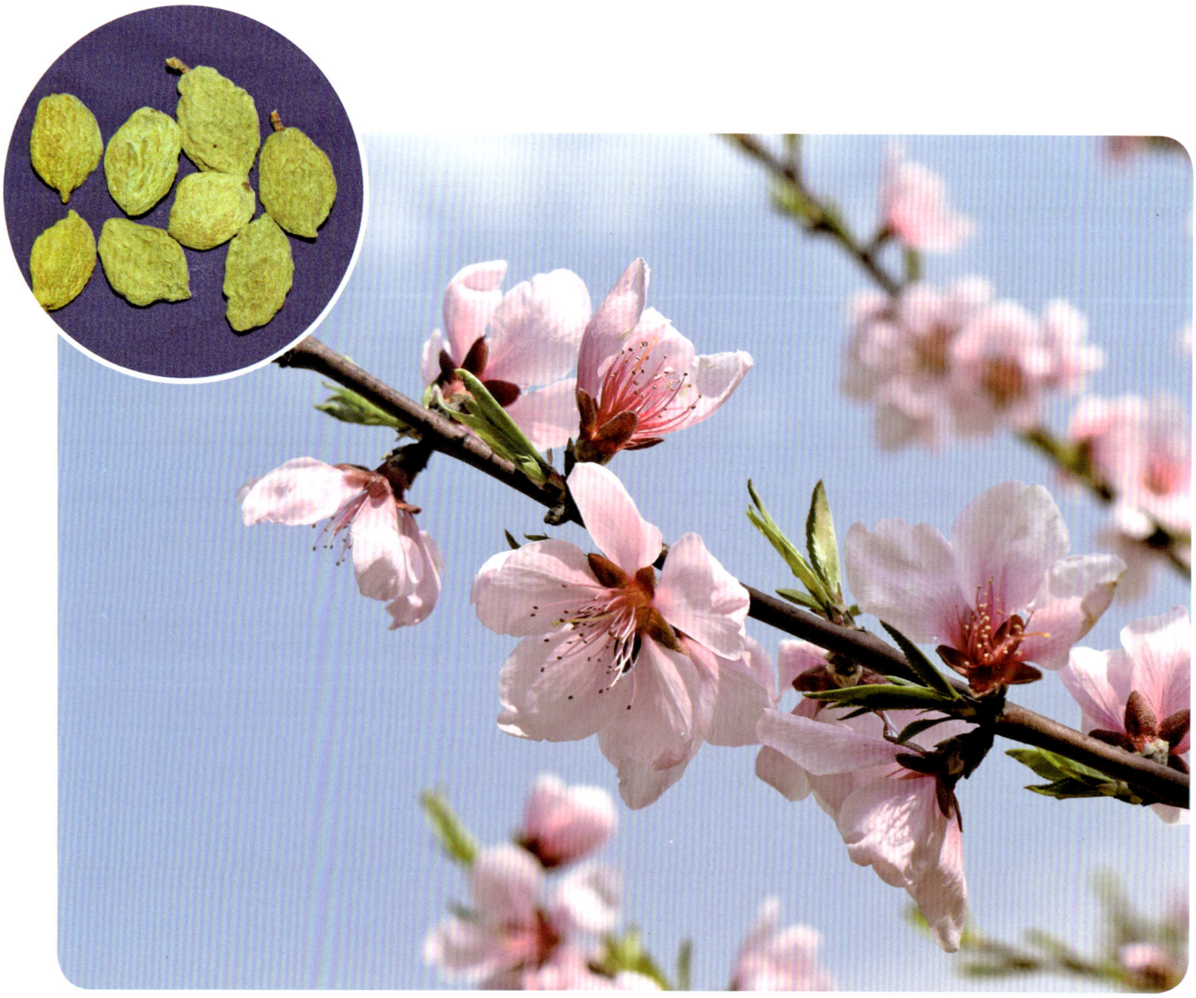

薤白

［药材来源］为百合科植物小根蒜 *Allium macrostemon* Bge. 或薤 *Allium chinense* G. Don 的鳞茎。

［江山土名］细毛葱。

［性味归经］辛、苦，温。归心、肺、胃、大肠经。

［功能主治］通阳散结，行气导滞。用于胸痹心痛，脘腹痞满胀痛，泻痢后重。

［采收加工］夏、秋二季采挖，洗净，除去须根，蒸透或置沸水中烫透，晒干。

［参考资料］有宽胸行气止痛作用，适用于冠心病之胸闷不舒或心绞痛，还可治老年人慢性肠炎、菌痢。

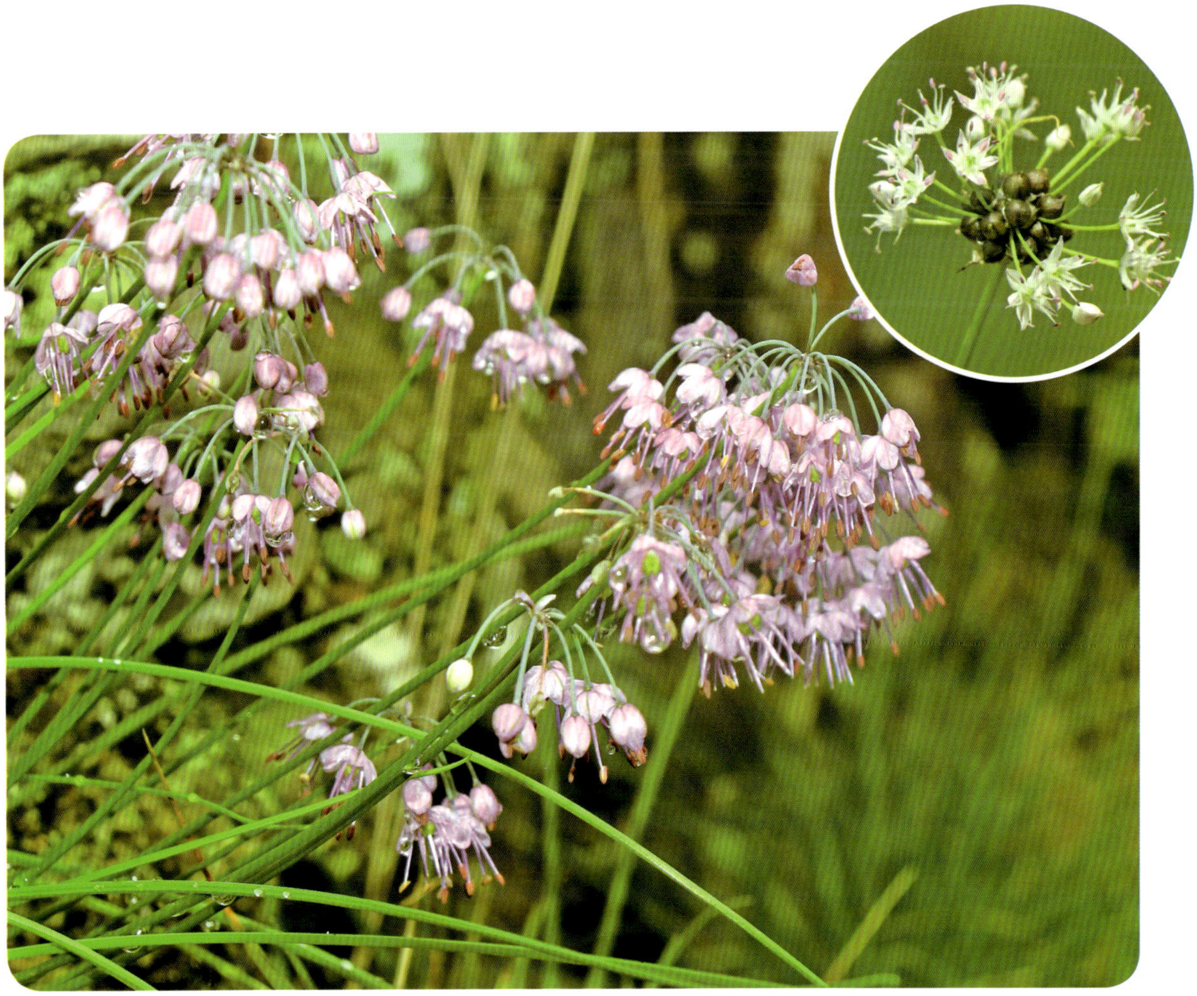

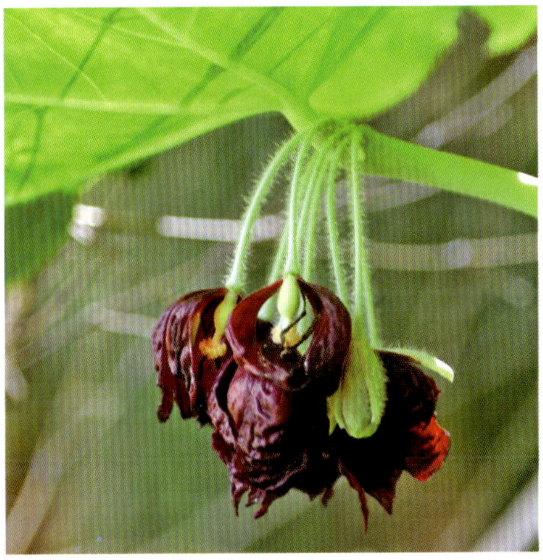

十六画及以上

薏苡仁

［药材来源］为禾本科植物薏苡 *Coix lacrymajobi* L. var. *ma-yuen*（Roman.）Stapf 的成熟种仁。其干燥根及茎基（薏苡根）也可药用。

［江山土名］米仁。

［性味归经］甘、淡，凉。归脾、胃、肺经。

薏苡根：苦、甘，微寒。归脾、胃、肝经。

［功能主治］利水渗湿，健脾止泻，除痹，排脓，解毒散结。用于水肿，脚气，小便不利，脾虚泄泻，湿痹拘挛，肺痈，肠痈，赘疣，癌肿。

薏苡根：清热通淋，利湿驱虫。用于热淋，血淋，黄疸，水肿，白带过多，脚气，风湿痹痛，蛔虫病。

［采收加工］秋季果实成熟时采割植株，晒干，打下果实，再晒干，除去外壳、黄褐色种皮和杂质，收集种仁。

薏苡根：秋季收取米仁后，斩取根部，除去离根 1cm 处以上残茎，晒干，或切断晒干。

［参考资料］治疗脚气浮肿，可配防己、木瓜、苍术等，或合赤小豆、冬瓜皮煮粥服；对湿滞经络的风湿痹痛、四肢拘挛等，偏热重者，与苍术、黄柏、牛膝配伍，寒重者，当配麻黄、苦杏仁、甘草；湿热并重者，宜配伍滑石、栀子、车前子等。

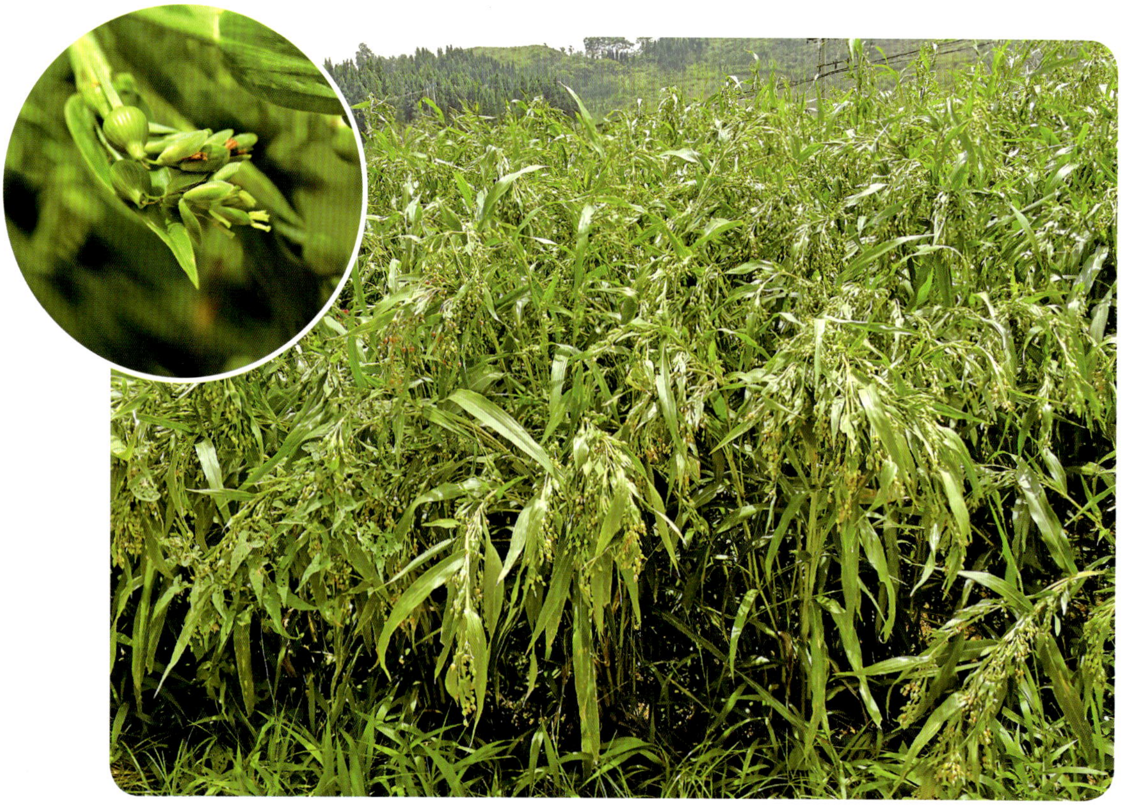

薄 荷

[药材来源] 为唇形科植物薄荷 *Mentha haplocalyx* Briq. 的地上部分。

[江山土名] 细叶薄荷。

[性味归经] 辛，凉。归肺、肝经。

[功能主治] 疏散风热，清利头目，利咽，透疹，疏肝行气。用于风热感冒，风温初起，头痛，目赤，喉痹，口疮，风疹，麻疹，胸胁胀闷。

[采收加工] 夏、秋二季茎叶茂盛或花开至三轮时，选晴天，分次采割，晒干或阴干。

[参考资料] 薄荷用于祛风、防腐、消炎、镇痛、止痒、健胃等药品中。该药适用于感冒发热、头痛、咽喉肿痛、无汗、风火赤眼、风疹、皮肤发痒、疝痛、下痢及瘰疬等；外用有轻微的止痛作用，用于神经痛等。

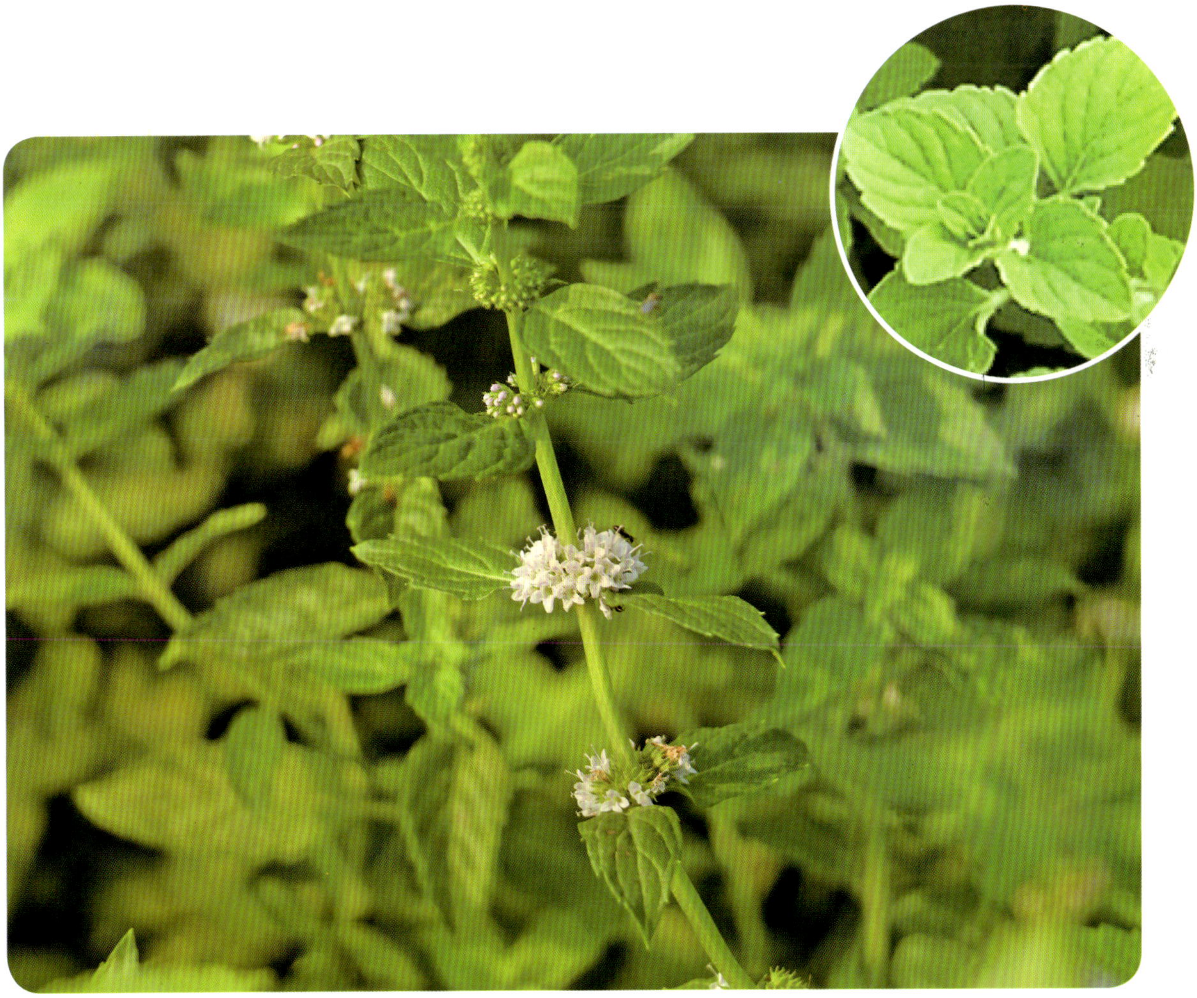

薜荔

［药材来源］为桑科植物薜荔 *Ficus pumila* L. 的带叶不育幼枝。其干燥花序托（薜荔果）也可药用。

［江山土名］凉粉果、木馒头。

［性味归经］苦，微寒。归心、肝、肾经。

薜荔果：酸，平。归肝、肾经。

［功能主治］祛风通络，凉血消肿。用于风湿热痹，筋脉拘挛，腰膝酸痛，喉痹，痈肿，跌扑损伤。

薜荔果：补肾固精，通乳，活血消肿，解毒。用于肾亏腰酸，阳痿遗精，乳汁缺少，痈肿初起。

［采收加工］春、秋二季采收，除去气生根，干燥。

薜荔果：秋季采收将成熟的花序托，去柄，晒干。

［参考资料］现代药理表明，所含的 β－谷甾醇有一定的抗肿瘤作用。薜荔果对宫颈癌、乳腺癌、大肠癌、食道癌、恶性淋巴瘤等患者尤为适宜。

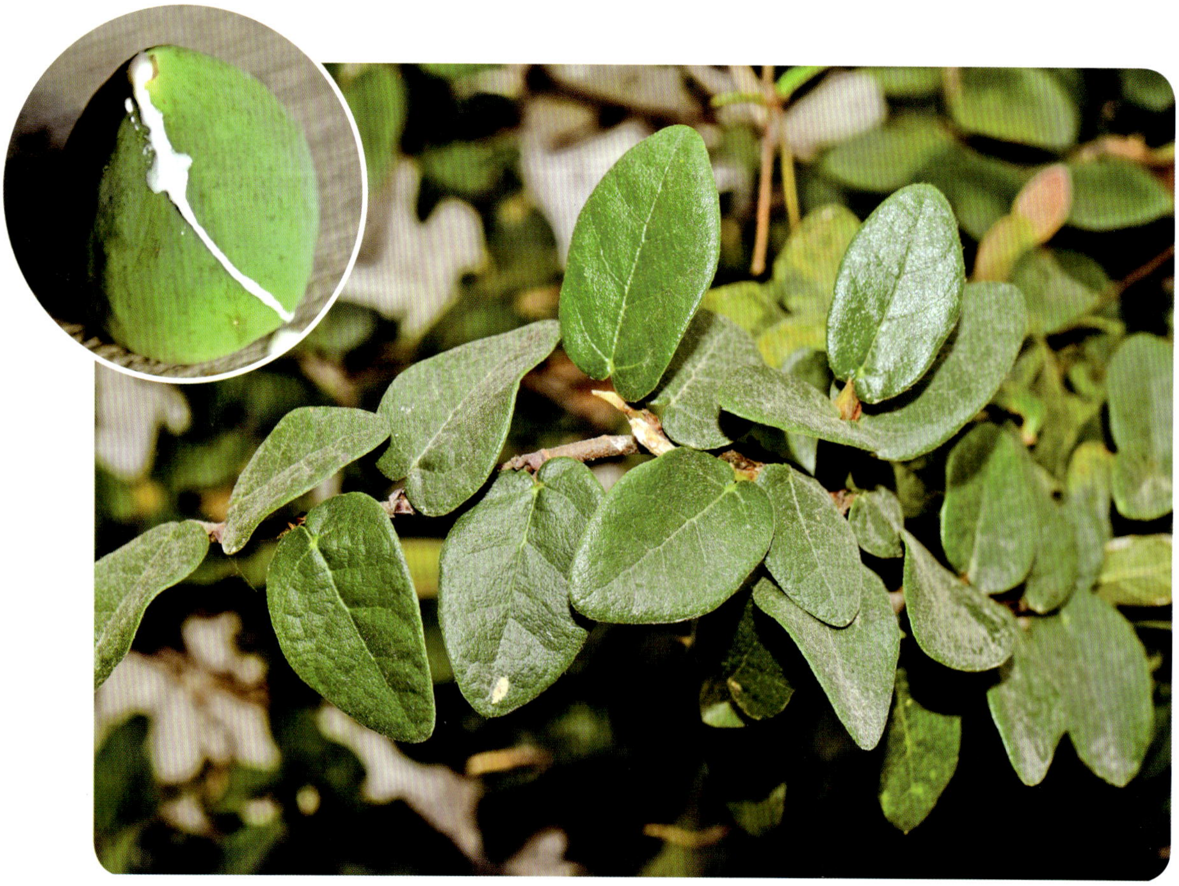

藜 芦

［药材来源］为百合科植物牯岭藜芦 *Veratrum schindleri*（Baker）Loes. F. 的干燥根及根茎。

［江山土名］七厘丹。

［性味归经］辛、苦，寒。有毒。归肺、胃、肝经。

［功能主治］吐风痰，杀虫毒。用于中风痰壅，喉痹，疟疾，疥癣，恶疮。

［采收加工］夏季花未开时采挖，除去茎叶，洗净，干燥。

［参考资料］根表面黄褐色或灰褐色，有纵皱纹，有的有横皱纹；切面皮部厚，类白色，粉性，中柱小，淡黄色，可见导管孔，易与皮部分离。根茎顶端宿存棕褐色的网状纤维。质脆。气微，味苦辛。

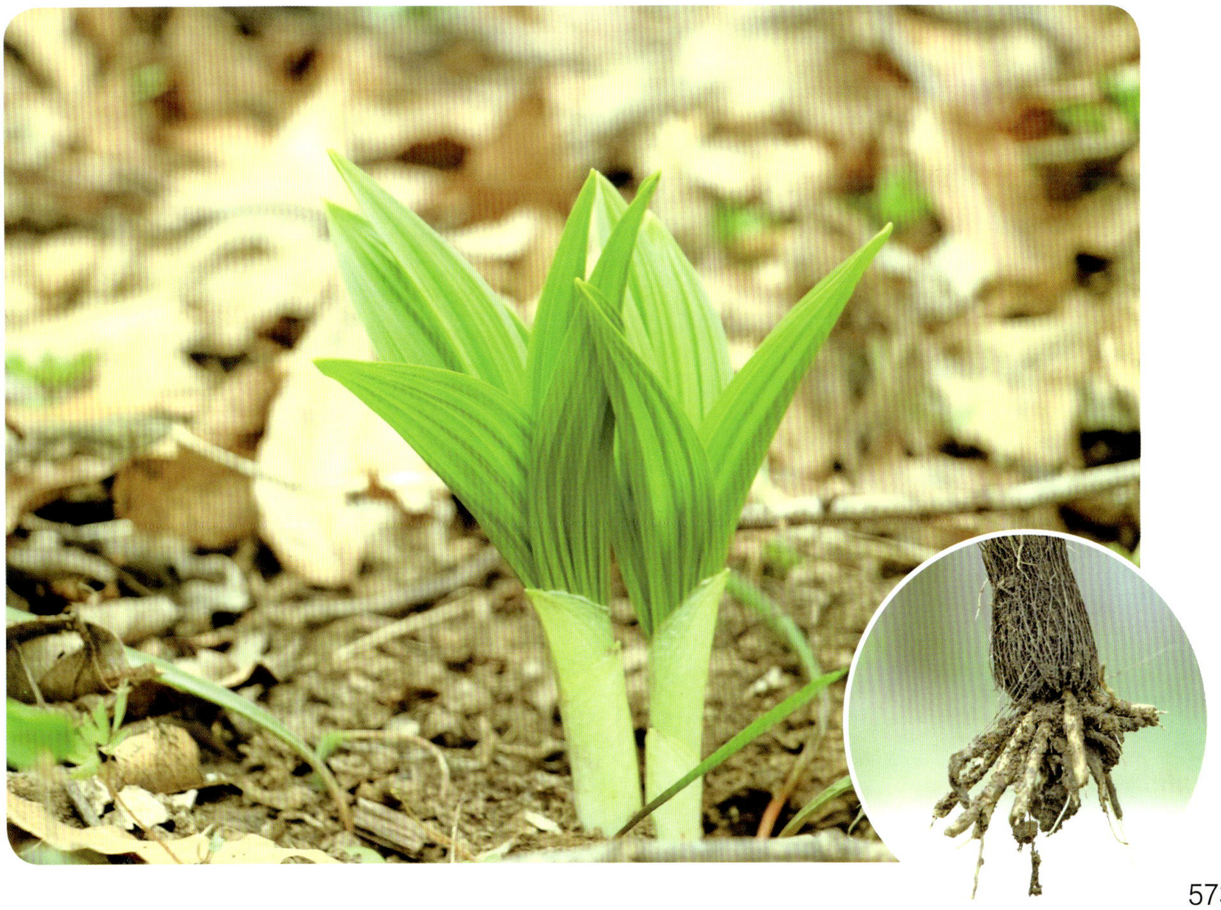

藤梨根

[药材来源] 为猕猴桃科植物猕猴桃 *Actinidia chinensis* Planch 的根及地下茎。

[江山土名] 猕猴桃根、洋桃根。

[性味归经] 苦、涩，凉。归肝、肾经。

[功能主治] 清热解毒，活血散结，祛风利湿。用于风湿性关节炎，淋巴结结核，跌扑损伤，痈疖，高血压，胃癌。

[采收加工] 全年均可采挖，洗净，趁鲜切厚片，干燥。

[参考资料] 常与野葡萄藤、半枝莲、半边莲、白茅根等配伍，用于各种癌症，尤其对于肠胃道方面的癌症应用更多。可配合寻骨风、络石藤、防己等用于风湿骨痛；配伍蒲公英、田基黄等治黄疸。

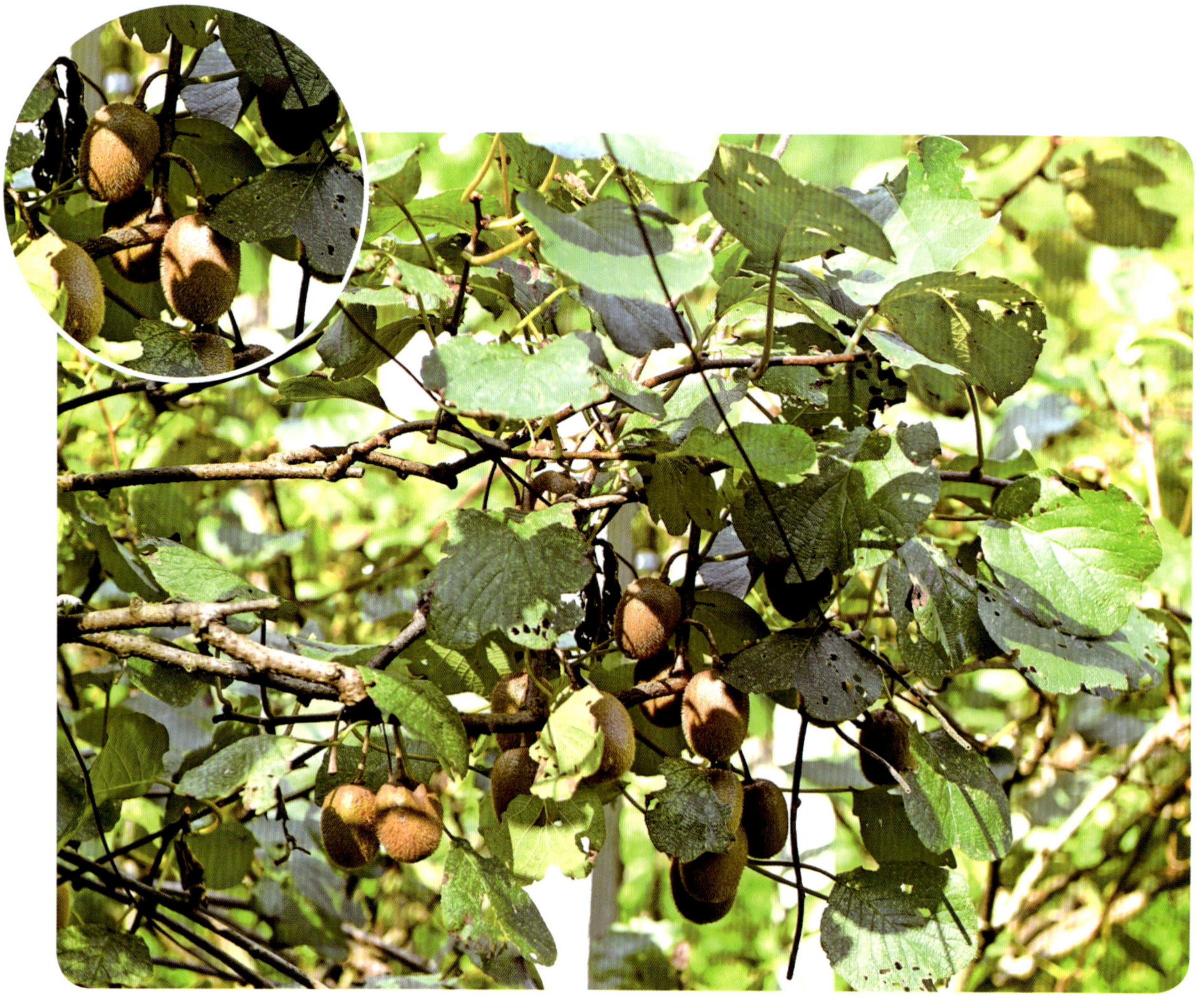

檵木

[药材来源] 为金缕梅科植物檵木 *Loropetalum chinensis*（R. Br.）Oiv. 的叶。其干燥或新鲜的根（檵木根）也可药用。

[江山土名] 绕枧。

[性味归经] 苦、涩，凉。归心、肺、肾经。

檵木根：苦、涩，平。归肝、肾经。

[功能主治] 清热解毒，收敛，止血。用于吐血，崩漏，腹泻；外用于烧、烫伤，外伤出血。

檵木根：健脾，利湿，祛痰，活络。用于风湿痹痛，脱肛，子宫脱垂，血瘀经闭，白带，跌打损伤。

[采收加工] 夏、秋二季枝叶茂盛时采收，晒干。

檵木根：全年可采收，晒干。

[参考资料] 主要含有黄酮成分，如槲皮素、木犀草素等。还含鞣质成分：没食子酸等。具有抗菌作用，煎剂对金黄色葡萄球菌、福氏痢疾杆菌、伤寒杆菌等，均有抑制作用。临床曾作为皮肤消毒剂。还能增加猫冠脉流量，降低心肌的氧利用率，心肌氧耗量相对降低；此外还能增加离体兔心的冠脉流量，并增强收缩，对外周血管有直接扩张作用。

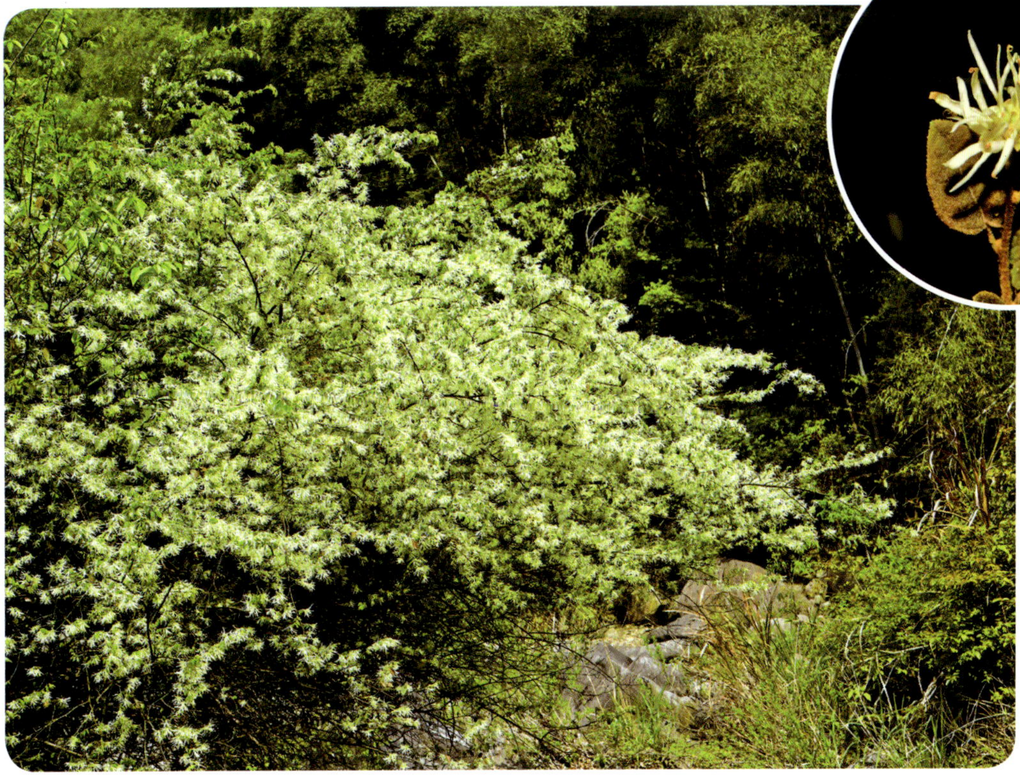

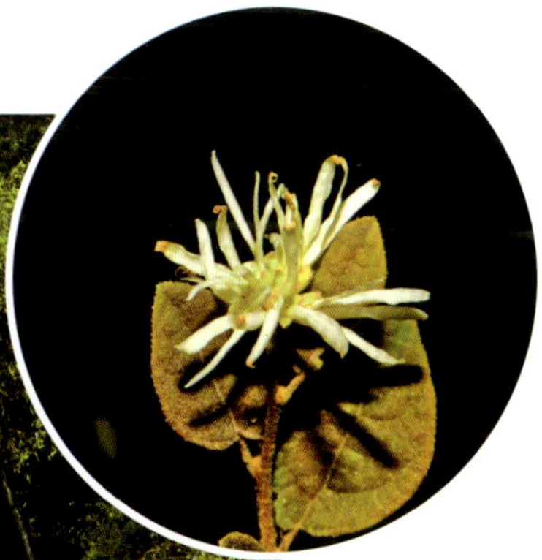

覆盆子

［药材来源］为蔷薇科植物华东覆盆子 *Rubus chingii* Hu 的果实。

［江山土名］郭公妙。

［性味归经］甘、酸，温。归肝、肾、膀胱经。

［功能主治］益肾固精缩尿，养肝明目。用于遗精滑精，遗尿尿频，阳痿早泄，目暗昏花。

［采收加工］夏初果实由绿变绿黄时采收，除去梗、叶，置沸水中略烫或略蒸，取出，干燥。

［参考资料］覆盆子滋养肝肾，且有收涩作用，故有良好的固精缩尿的功效。配以枸杞子、菟丝子、五味子等则益肾补精，用治肾虚阳痿、遗精早泄；配以桑螵蛸、益智仁、菟丝子等则固肾缩尿，用治小便频数、小儿遗尿等。

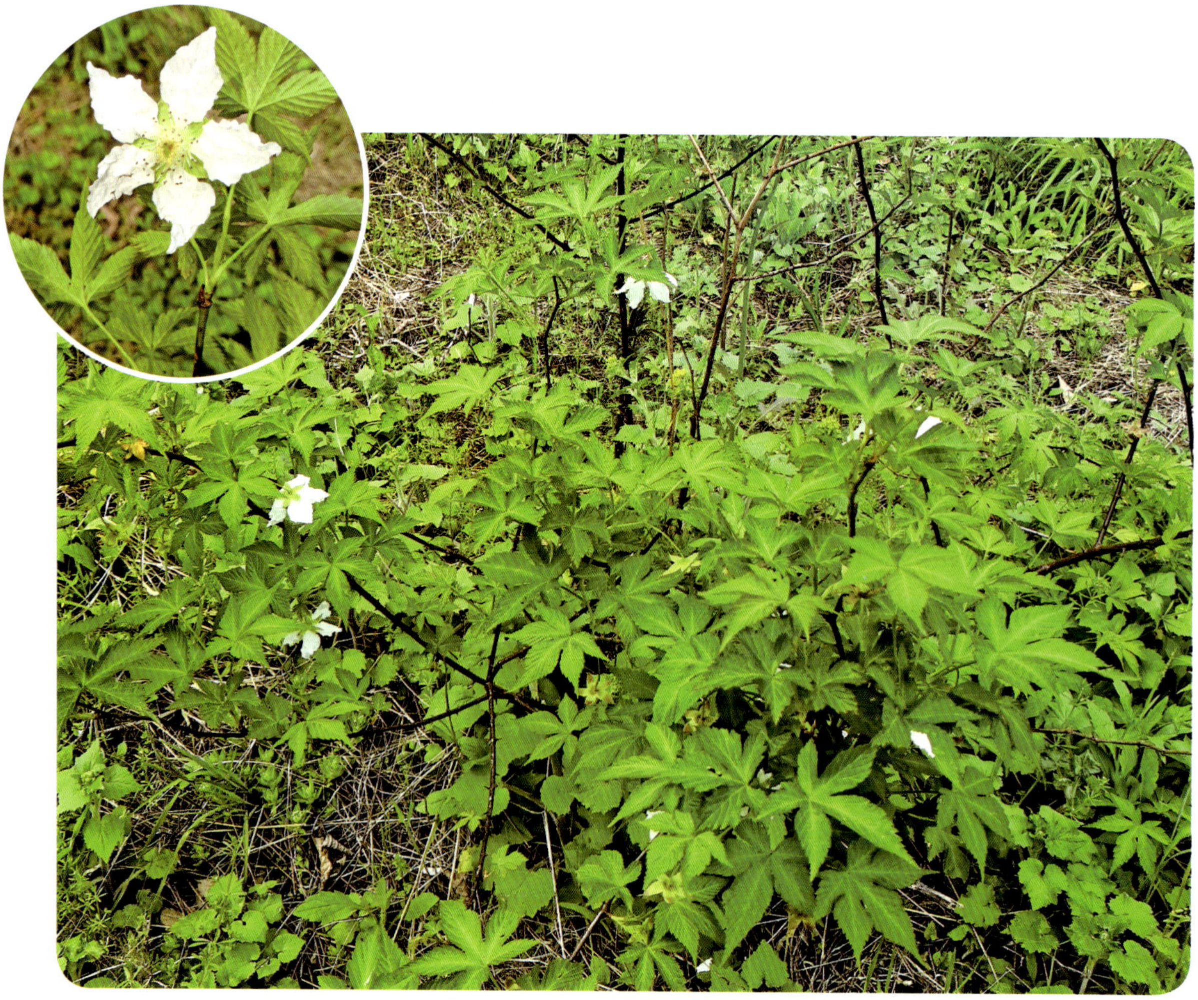

瞿 麦

[药材来源] 为石竹科植物瞿麦 *Dianthus superbus* L. 或石竹 *Dianthus chinensis* L. 的地上部分。

[江山土名] 石竹。

[性味归经] 苦，寒。归心、小肠经。

[功能主治] 利尿通淋，活血通经。用于热淋，血淋，石淋，小便不通，淋沥涩痛，经闭瘀阻。

[采收加工] 夏、秋二季花果期采割，除去杂质，干燥。

[参考资料] 瞿麦苦寒降泄，能清心与小肠火，导热下行，有利尿通淋之功，为治淋常用药。尤以热淋最为适宜。常与萹蓄、木通、车前子配伍；治小便淋沥有血，则与栀子、甘草等配伍；治石淋，与石韦、滑石、冬葵子配伍。本品还能破血通经，对于血热瘀阻之经闭或月经不调尤宜，常与桃仁、红花、丹参、赤芍等配伍。

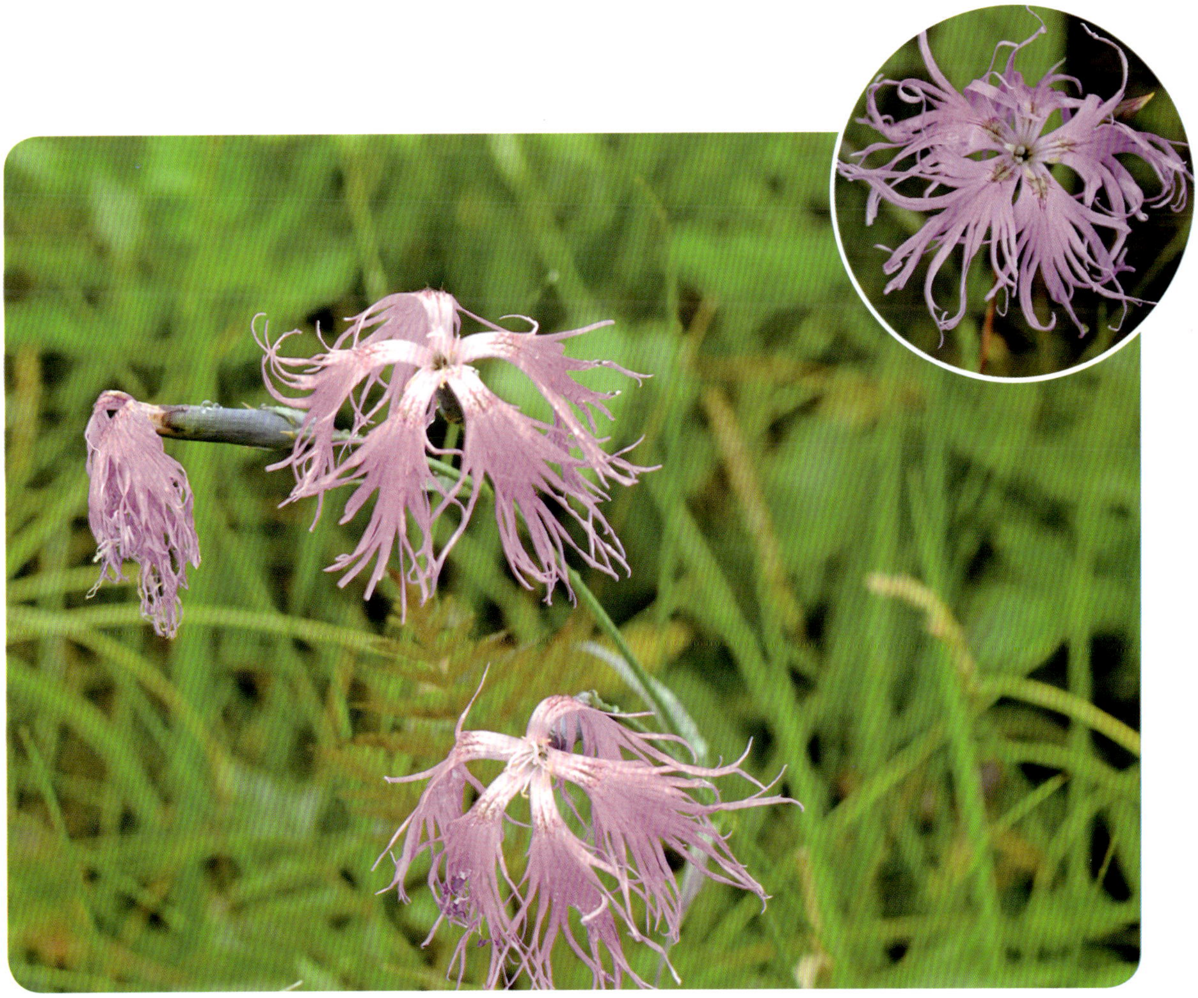

翻白草

［药材来源］为蔷薇科植物翻白草 *Potentilla discolor* Bge. 的全草。

［江山土名］翻白菜、雉鸡腿。

［性味归经］甘、微苦，平。归肝、胃、大肠经。

［功能主治］清热解毒，止痢，止血。用于湿热泻痢，痈肿疮毒，血热吐衄，便血，崩漏。

［采收加工］夏、秋二季开花前采挖，除去泥沙和杂质，干燥。

［参考资料］全草煎剂对痢疾杆菌有抑制作用。叶和根的煎剂对兔肠管有抑制作用，能扩张豚鼠支气管，对豚鼠子宫有兴奋作用。根的煎剂给感染阿米巴的大鼠灌胃，对体内阿米巴原虫有一定抑制作用。

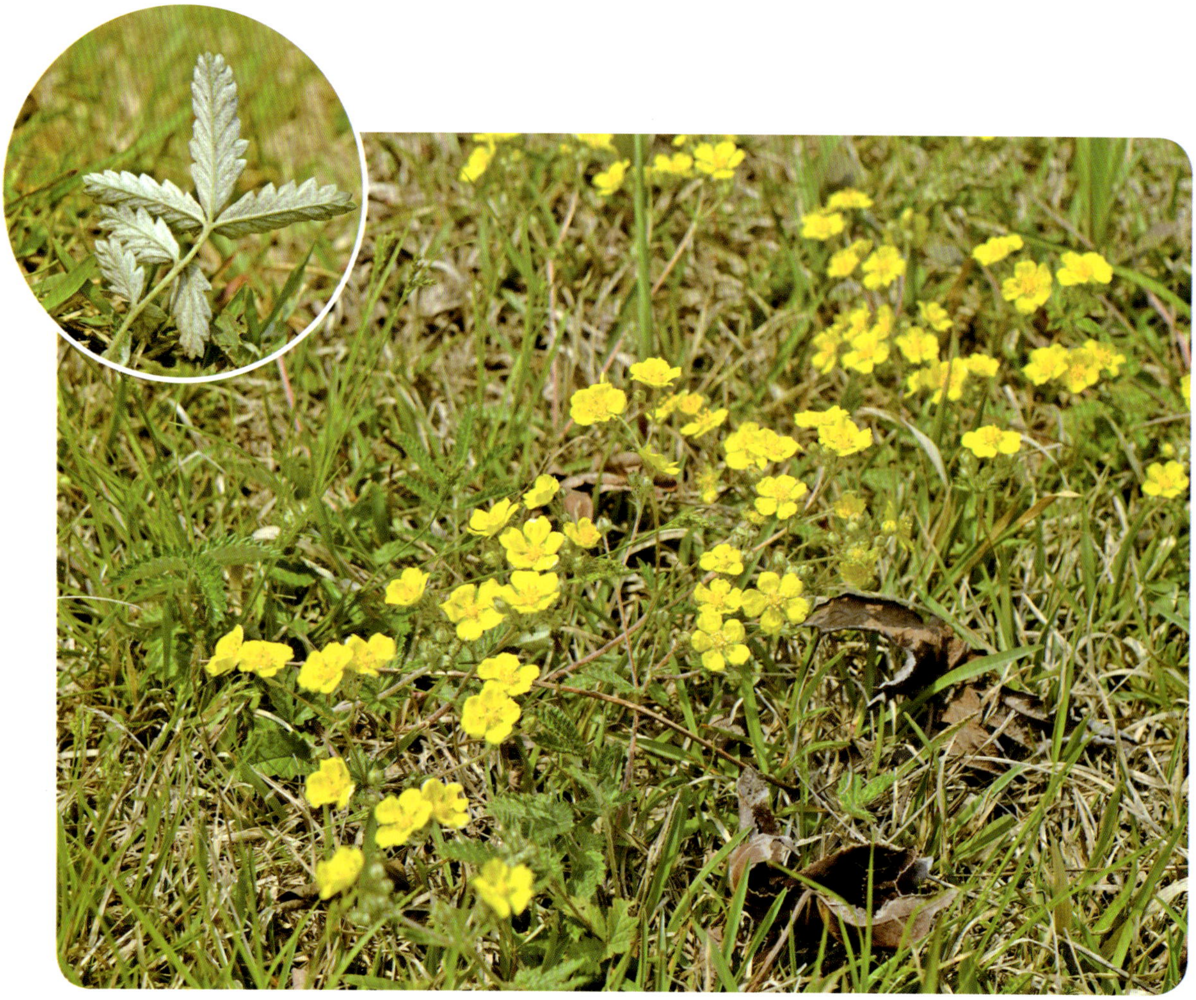

糯米团

[药材来源] 为荨麻科植物糯米团 *Meemorialis hirta*（Blume）Wedd. 的全草。

[江山土名] 糯米团、糯米条。

[性味归经] 淡，平。归肝、脾、胆经。

[功能主治] 健脾消食，清热利湿，解毒消肿。用于消化不良，食积胃痛，白带；外用治血管神经性水肿，疔疮疖肿，乳腺炎，跌打肿痛，外伤出血。

[采收加工] 秋季采根，洗净晒干或碾粉备用；茎叶随时可采。

[参考资料] 鲜糯米团根适量，加食盐少量捣烂，敷患处，可治血管神经性水肿。

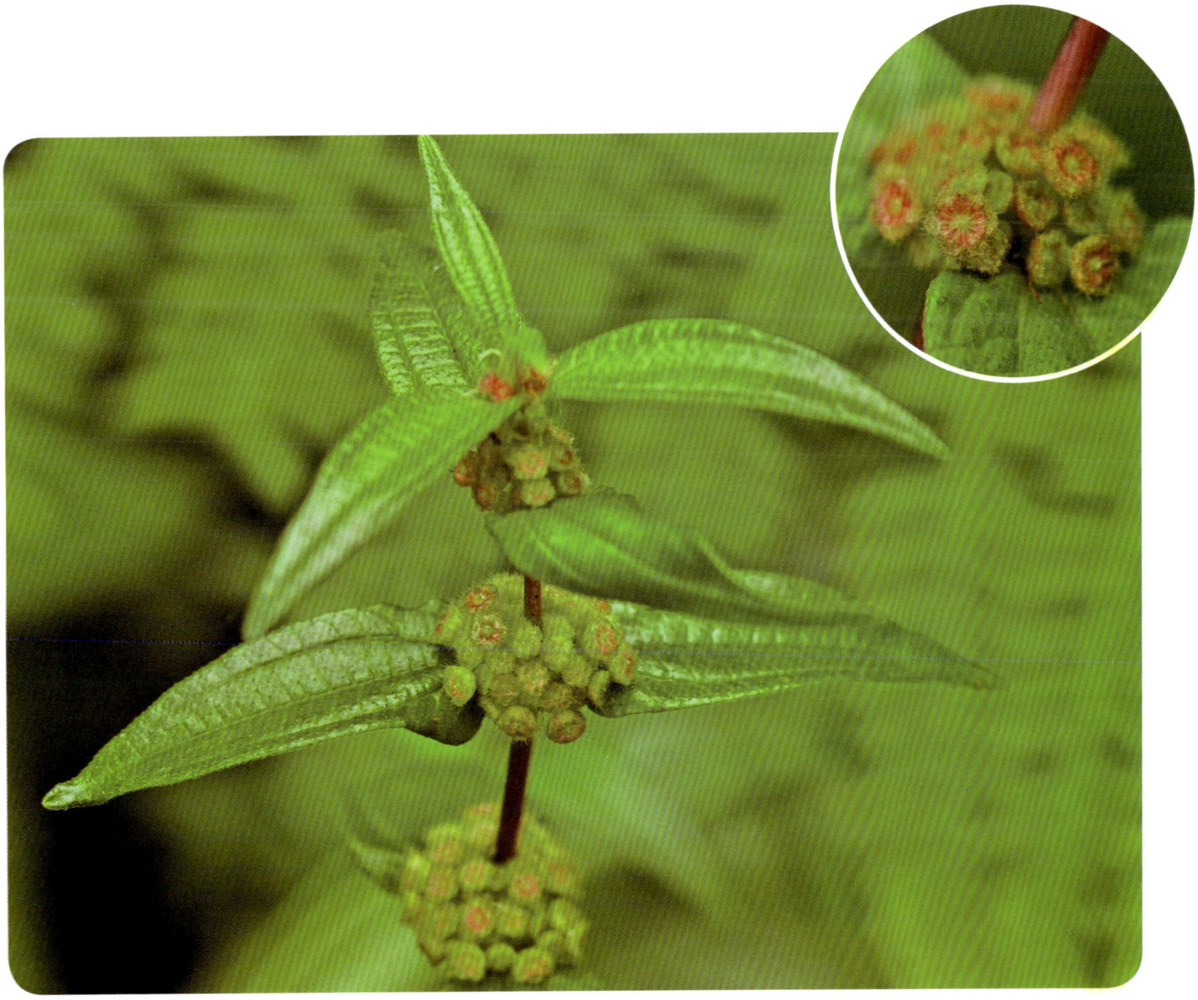

糯稻根

[药材来源] 为禾本科植物糯稻 *Oryza sativa* L. var. glutinosa Matsum. 的根及茎基。

[江山土名] 糯谷根。

[性味归经] 甘，平。归心、肝经。

[功能主治] 止汗，利湿。用于自汗，盗汗，肝炎。

[采收加工] 秋季采挖，洗净，干燥。

[参考资料] 主要含有胱氨酸、组氨酸等多种氨基酸及葡萄糖、果糖、山柰素成分。糯稻根、紫参等配伍，加糖适量煎服，可用于治肝炎。

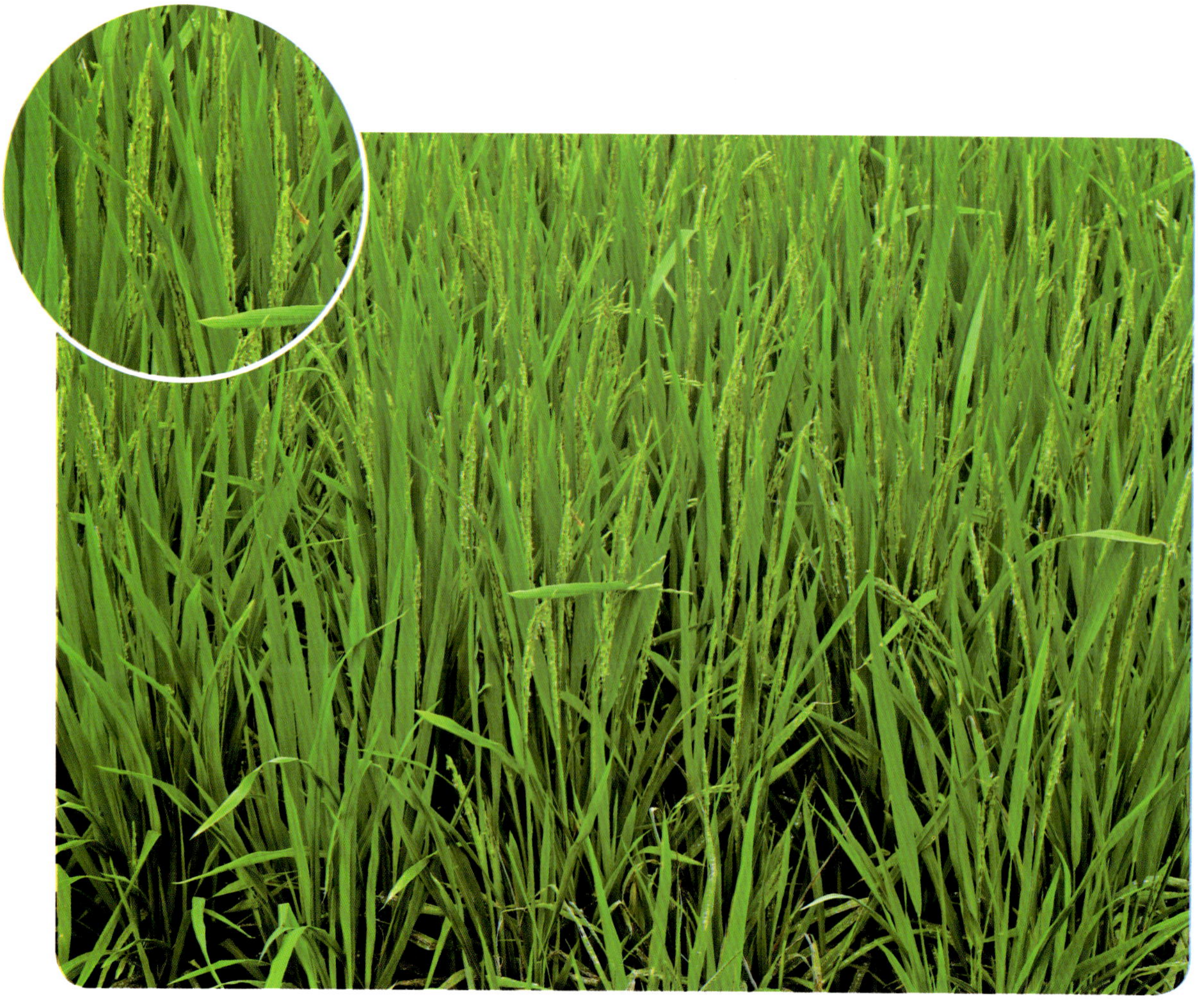

衢枳壳

［药材来源］为芸香科植物常山胡柚 *Citrus changshan-huyou* Y. B. Chang 的未成熟果实。

［江山土名］胡柚。

［性味归经］苦、辛、酸，微寒。归脾、胃经。

［功能主治］理气宽中，行滞消胀。用于胸胁气滞，胀满疼痛，食积不化，痰饮内停，脏器下垂。

［采收加工］7 月果皮尚绿时采收，自中部横切为两半，晒干或低温干燥。

［参考资料］其中的柚皮苷等对微细血管扩张、抑制血糖升高有一定作用。胡柚性凉，还具有清热解毒、平喘化痰、生津止咳、醒酒醒脑、消食利尿功能，常山胡柚鲜果中有较高含量的 SOD 酶，能延缓组织衰老。

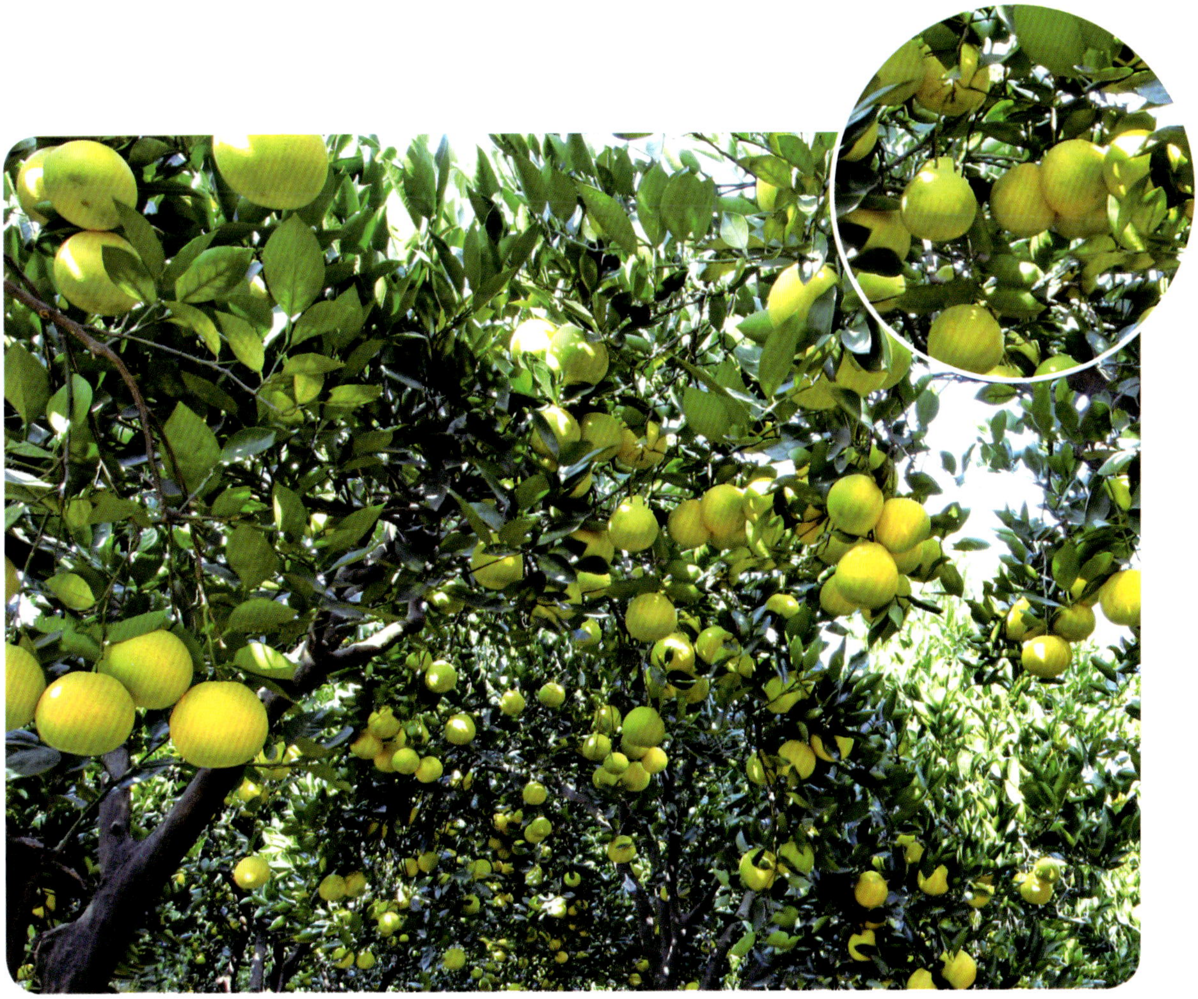

参考文献

[1] 国家药典委员会. 中华人民共和国药典[S]. 北京: 中国医药科技出版社，2015.

[2] Nawal Shrestha, Xian-Chun Zhang. Recircumscription of Huperzia serrata complex in China using morphological and climatic data[J]. Journal of Systematics and Evolution, 2015, 53(1): 88–103.

[3]《浙江药用植物志》编写组. 浙江药用植物志[M]. 杭州: 浙江科学技术出版社，1980.

[4]《浙江植物志》编委会. 浙江植物志[M]. 杭州: 浙江科学技术出版社，1993.

[5] 浙江省食品药品监督管理局. 浙江省中药炮制规范(2015年版)[S]. 北京: 中国医药科技出版社，2016.

[6] 浙江省食品药品监督管理局. 浙江省中药炮制规范(2005年版)[S]. 杭州: 浙江科学技术出版社，2006.

[7] 江西省食品药品监督管理局. 江西省中药饮片炮制规范(2008年版)[S]. 上海: 上海科学技术出版社，2009.

[8] 福建省食品药品监督管理局. 福建省中药饮片炮制规范(2012年版)[S]. 福州: 福建科学技术出版社，2013.

[9] 安徽省食品药品监督管理局. 安徽省中药饮片炮制规范(2005年版)[S]. 合肥: 安徽科学技术出版社，2006.

笔画索引

（包含中药名、植物名、江山土名）

一画

二画

三画

四画

五画

六画